从巫术到分子

医学和病理学发展简史

FROM MAGIC TO MOLECULES: AN ILLUSTRATED HISTORY OF DISEASE

从巫术到分子

医学和病理学发展简史

FROM MAGIC TO MOLECULES: AN ILLUSTRATED HISTORY OF DISEASE

原　著　Jan G. van den Tweel

　　　　Jiang Gu

　　　　Clive R. Taylor

主　译　顾　江

北京大学医学出版社

图书在版编目（CIP）数据

从巫术到分子：医学和病理学发展简史 /（荷）简·
G. 范·登·特维尔（Jan G. van den Tweel），顾江，
（美）克莱夫·R. 泰勒（Clive R. Taylor）原著；顾江
主译. —北京：北京大学医学出版社，2021.1

ISBN 978-7-5659-2191-9

Ⅰ. ①从… Ⅱ. ①简… ②顾… ③克… Ⅲ. ①病理学
– 医学史 – 世界 Ⅳ. ① R36-091

中国版本图书馆 CIP 数据核字（2020）第 072895 号

从巫术到分子——医学和病理学发展简史

原　　著：Jan G. van den Tweel　Jiang Gu　Clive R. Taylor

主　　译：顾　江

出版发行：北京大学医学出版社

地　　址：（100083）北京市海淀区学院路 38 号　北京大学医学部院内

电　　话：发行部 010-82802230；图书邮购 010-82802495

网　　址：http://www.pumpress.com.cn

E-mail：booksale@bjmu.edu.cn

印　　刷：中煤（北京）印务有限公司

经　　销：新华书店

责任编辑：陈　奋　张立峰　　责任校对：靳新强　　责任印制：李　啸

开　　本：889 mm×1194 mm　1/16　　印张：34　　字数：975 千字

版　　次：2021 年 1 月第 1 版　2021 年 1 月第 1 次印刷

书　　号：ISBN 978-7-5659-2191-9

定　　价：160.00 元

本书由

北京大学医学科学出版基金

资助出版

译者名单

主　译　顾　江　汕头大学医学院
策划统筹　陈雪玲　汕头大学医学院
译　者　（按姓名汉语拼音排序）

毕延伟　汕头大学医学院

陈倩倩　汕头大学医学院

陈雪玲　汕头大学医学院

陈玉荣　汕头大学文学院

顾　江　汕头大学医学院

郭　素　中国华电科工集团

胡巧玲　北京大学深圳医院

黄灿灿　上海市第十人民医院

黎紫腾　汕头大学医学院

李京航　汕头大学医学院

李　俊　汕头大学医学院

李　哲　汕头大学医学院

刘人铭　汕头大学医学院

马晓楠　汕头大学医学院

宋　喆　华大基因股份有限公司

苏作清　汕头大学医学院

吴燕云　杭州市妇产科医院

杨体群　中山大学附属第一医院

杨　扬　汕头大学医学院

郁万春　汕头大学医学院

曾嘉茵　汕头大学医学院

张碧颖　中山大学孙逸仙纪念医院

张书铭　厦门大学附属翔安医院

张伟锋　汕头大学医学院

张艺敏　汕头市中心医院

赵婵媛　汕头大学医学院

赵小娟　汕头大学医学院

郑丹阳　中山大学肿瘤医院

周俊杰　华中科技大学附属协和医院

朱　平　复旦大学上海医学院

朱小情　汕头大学医学院

朱子琪　汕头大学医学院

原著者名单

Samir S. Amr, MD
Chairman, Department of Pathology and Laboratory Medicine
King Fahad Specialist Hospital
Dammam, Saudi Arabia

J. Bruce Beckwith, MD
Emeritus Professor of Pathology
Missoula, Montana, USA

Christina Basso PhD
University of Padua Medical School
Department of Cardiac, Thoracic and Vascular Sciences
Director, Unit for Cardiovascular Pathology
Padua, Italy

Andrea A. Conti, MD, PhD, MPH
University Researcher
Department of Experimental and Clinical Medicine
University of Florence
Florence, Italy

Robin A. Cooke, OBE, OAM, MD, FRCPA, FRCPath, FACTM
Emeritus Consultant (pathologist)
Royal Brisbane Hospital
Professor Department of Pathology
Princess Alexandra Hospital, Brisbane, Australia

Paul P. De Saint-Maur, MD
Emeritus Professor of Pathology
Saint-Maur des Fossés, France

Anthony A. Gal, M.D.
Emeritus Professor
Department of Pathology and Laboratory Medicine
Emory University School of Medicine
Atlanta, Georgia, USA

Stephen A. Geller, M.D.
Emeritus Chairman Pathology and Laboratory Medicine
Cedars-Sinai Medical Center
Professor, David Geffen School of Medicine of UCLA
Los Angeles, CA,USA

Jiang Gu, MD PhD
Professor of Pathology
Shantou University Medical College
Guangdong, 515041, China

Russell A. Harley, MD
Professor of Pathology and Laboratory Medicine
Medical University of South Carolina
Charleston, SC, USA

Frans G. I. Jennekens, MD, PhD
Emeritus Professor of Neuromuscular diseases
Utrecht, The Netherlands

J. Charles Jennette, MD
Brinkhous Distinguished Professor and Chair
Department of Pathology and Laboratory Medicine
University North Carolina at Chapel Hill
Chapel Hill, North Carolina, USA

M. Lamar Jones, BS, HT/HTL(ASCP)
Education Coordinator
Histotechnology Program
Carolinas College of Health Sciences
Charlotte, NC, USA

Gabriella Nesi, MD, PhD
Associate Professor of Pathology
Division of Pathological Anatomy
Department of Surgery and Translational Medicine
University of Florence, Italy

Donald J. Ortner (decased)
Department of Archaeological Sciences
The University of Bradford
Bradford, West Yorkshire BD7 1DP, UK
Department of Anthropology
National Museum of Natural History, Smithsonian Institution
Washington, DC 20560, USA

Robert Y. Osamura, MD, PhD
Emeritus Professor Tokai University
Professor of Pathology
International University of Health and Welfare
Tokio, Japan

Raffaella Santi MD, PhD
Consultant histopathologist
Division of Pathological Anatomy
Careggi University Hospital
L. go Brambilla 3, 50134
Florence, Italy

Roland Sedivy, MD, PhD, MLS
Professor of Pathology
Head of Department of Pathology
Danube Private University
Krems/Donau, Austria

Pieter J. Slootweg, MD, DMD, PhD
Emeritus Professor of Pathology
Department of Pathology
Radboud University Medical Center
Nijmegen, The Netherlands

Carol L. Starr
Educational Analyst/Historian
Rockville, Maryland, USA

Clive R. Taylor MA, MD, DPhil. FRCPath.
Professor of Pathology and Laboratory Medicine
Emeritus Chairman
Keck School of Medicine
University of Southern California
Los Angeles, California, USA

Emma Jean Mildred Taylor, MD
Assistant Professor of Dermatology and Dermatopathology UCLA
Board Certified Dermatologist and Dermatopathologist
Los Angeles, California, USA

Gaetano Thiene, MD, FRCP
Professor, Cardiovascular Pathology
Director, PhD School on Specialistic Translational Medicine
'G.B.Morgagni' Department of Cardiac, Thoracic and Vascular Sciences

University of Padua
Padua, Italy

Jan G. Van Den Tweel , MD, PhD
Emeritus Professor of Pathology
University Medical Center Utrecht
Utrecht, The Netherlands

Paul J. Van Diest, MD, PhD
Professor and Head, Department of
Pathology
University Medical Center Utrecht
Utrecht, The Netherlands
Professor of Oncology
Johns Hopkins Oncology Center
Baltimore, MD, USA

Jan Van Gijn, MD, FRCP, FRCP(Edin)
Emeritus Professor of Neurology
University Medical Center Utrecht
Utrecht, The Netherlands

Jan J. Weening, MD, PhD
Professor of Pathology University of
Amsterdam
Pathology Department Tergooi Hospital
Hilversum, The Netherlands

Robert H. Young, MD, FRCPath
Pathologist, Massachusetts General
Hospital
Robert E. Scully Professor of Pathology,
Harvard Medical School

James Homer Wright Pathology
Laboratories
Massachusetts General Hospital,
Boston, MA. USA

Fabio Zampieri, PhD
Lecturer, History of Medicine
Department of Cardiac, Thoracic, and
Vascular Sciences
University of Padua Medical School
Padua, Italy

Vsevolod Zinserling, MD, Ph.D
Professor of Pathology
University of St. Petersburg
St. Petersburg, Russia

原著前言

　　《从巫术到分子——医学和病理学发展简史》叙述了人类在医学和生物学上的重大发现，这些发现极大改变了有历史记载以来人们对疾病的性质和病因的理解。本书是由病理和其他专科临床医生所撰写的，面向的读者包括病理学、医学、健康和生物科学等领域的学者，以及相关领域的学生群体，故本书以通俗易懂的方式叙述。作者着重描述了那些重大发现发生的历史背景，这对那些对历史稍有兴趣或者对人类的祖先所患疾病感到好奇的人会有很大吸引力。《从巫术到分子——医学和病理学发展简史》这本书是要告诉读者那些为人类对疾病的认知做出过重要贡献的人和事。

本书的"历史"

　　医学的历史是一部很活跃的科研发展史，其中有大量的文献和一些著名的书籍，包括通俗读物，但致力于基础病理历史的论著，即关于疾病究竟如何及为何发生方面的书籍则很少。许多病理学家对本专业领域的疾病史很有兴趣，然而，很少有致力于研究病理学历史的国家或国际组织。欧洲没有任何类似组织，直至近期，欧洲病理医师协会成立了一个病理学历史工作组，并在欧洲病理医师年会上举行了为期两天的会议。美国的病理学历史协会有较长的历史，但仅在美国和加拿大病理学术会议上召开过一个长达两小时的"卫星会议"，除此之外没有任何其他活动。"乏人知晓、乏人关注"可能是当下对病理学史的最好描述。

　　2008 年，在简·G.范·登·特维尔（Jan G. van den Tweel）担任病理学史协会主席期间，美国和加拿大病理学术年会的宣传题目为"改变病理学的著名欧洲人"。这吸引了众多的关注，与会人数远远超过会议室所能容纳的人数。之后，许多自发组织的病理学史讨论会受到欢迎，这使得人们有了撰写相关文章或书籍的想法。此前，这方面的历史著作少之又少。其中最为著名的是埃斯蒙德·R.隆（Esmond R. Long）撰写的《病理学史》（A History of Pathology）一书。该书在 1929 年首次出版［出版商为威廉和威尔金斯出版社（Willams and Wilkins）］，第 2 版由多弗（Dover）更新并于 1964 年出版，两次出版的内容都允许我们免费引用。本书是在杂志《魏尔啸文献》（Virchows Archiv）的主编赫夫勒教授（Professor H. Höfler）和他的继承人弗莱德·T.博斯曼（Fred T. Bosman）的推动下完成的。原计划是以文章形式将每个单独的章节发表在杂志上，再将其汇编成书。遗憾的是，项目进展到一半时，《魏尔啸文献》的出版社施普林格（Springer Verlag）改变了出版策略，历史书不再是其重点业务，因此，不再为本书出版印刷版本，而是仅出版一本集成电子书。但电子书会因为没有校正、修改而产生严重的问题，许多章节会脱节，而无法建立任何联系。

　　已经在《魏尔啸文献》上发表文章的作者们敦促我们，尽快找到其他愿意完成这个计划的出版社。许多出版社都表示感兴趣，但都因为书中彩图质量要求高，而未同意出版。其他出版社的售价又远远超过广大读者可接受的范围。幸运的是，北京大学医学出版社表示同意以高质量和合理的价格出版这本书。此外，他们提出同时出版英文版本和中文版本，我们当然也十分赞同。这就是本书的由来。

　　我们为这本书制定了新的目录，但随之出现一个新问题，那些已经发表在《魏尔啸文献》上的文章版权归施普林格（Springer Verlag）出版社所有。幸好，施普林格出版社给了我们前所未有的支持，允许我们使用已发表的文章，并允许对这些文章进行修改。很明显，如果没有这些支持，本书的出版将会受阻。

　　在此，我们还要感谢加拿大安大略省哈密尔顿（Hamilton）的贝克（BC Becker）出版社，为本书第 23 章中使用多尼根（Donegan）医生发表的《乳腺癌历史》（History of Breast Cancer）文章提供版权许可。

本书内容的选择

历史是已发生的事实所形成的故事，或者说，如本书一样，是许许多多真实故事的集合。这些不同的时间、地点、人物以及不同的发现对人类认识疾病的性质和起因做出了贡献。本书的作者不是历史学家，而是活跃在医学前沿的专业人士，他们基于对疾病的病理基础感兴趣而共同完成了本书。所以，本书并非由那些终日坐图书馆研究古老文献的史学家所作，尽管史学家也能起到一定的作用。本书的作者都是依据亲身的经验及发表的相关文献，有选择性地描述他们在各自病理学领域的经验和感兴趣的事件。

每本书都会在字数上受到限制，因此，从开头到结尾必须对内容有所选择。而作者们选择的内容也会受到一定局限，使每个章节的页数和图解都受到影响。

从概念到实际，《从巫术到分子》涉及了不同时期的医学分支，如病理解剖学或近代的组织学和外科病理学，在了解这些知识的过程中，我们的视角从全身，到器官、组织、细胞，再到分子，从肉眼观察到显微镜下更细微的组成。细胞病理学属于一个亚学科，在本书中涉及较少，许多属于广义"病理学"上的重大发现，比如微生物学、化学、血液学等都只能简单涉及。因此，巴斯德（Pasteur）、科赫（Koch）、梅契尼柯夫（Metchnikoff）和兰德施泰纳（Landsteiner）等许多学者，在他们那个时代的"震惊世界"的发现，在本书中只占很少的篇幅。与此相同，许多人类历史上至关重要的疾病，如疟疾、黑热病、黄热病等，只在涉及组织病理学时有所提及。

编者与作者完成这本书，并不是为了完成一部包罗几千年来所发生的所有相关重大事件的百科全书。确切地说，书中那些"里程碑"式的重大事件都是根据不同作者的经验感受，从专家的角度认为"意义重大"，并将这些发现和发现者放到当时的时代背景下，设身处地的描述。我们知道许多读者可能会从个人经验出发，认为部分章节的内容"选择不恰当"，可能选多或选少了。然而，不管从哪个医学史角度上看本书中的"里程碑"事件及相关历史人物，都十分重要，每个致力于研究和了解疾病的人都会被吸引。

编者与作者都希望这本书能提高人们对于疾病病理基础发展史的兴趣，并引导读者更好地理解我们作为医学工作者所做的工作，以及为什么和怎么做这些工作。

译者前言

由于以下诸多原因，这是一本不寻常的书。

1. 到目前为止，记录和描述医学特别是病理学发展历史的专著非常稀少，这本书填补了文献中的这一空白。这是英文和中文两种文字同步出版的一本原创性著作，由北京大学医学出版社出版，书中配置了大量珍贵的图片，这样的双语图解原创出版物在国内外都很少见。

2. 此书的作者包括世界各国 30 位知名的病理学家，各自撰写了自己所在国家或自己熟悉领域的病理学和医学的发展历史，每位作者根据自己的专业判断，选择自己认为重要和有兴趣的内容，他们写作风格严谨，对重要事件的描述都注明了出处，此书内容非常丰富，且有深度，而且每个章节风格各异，独具特色，情趣横生。

3. 仔细阅读下去，你会发现各个国家和地区的医学发展都有许多有趣的细节，各个领域都有自己的重要事件和代表人物，作者在描述时有记录也有点评，使具有医学知识背景的读者和一般读者都会受益，这与通常意义下单纯记载历史的书籍很不相同。

4. 读到后来你会发现，几百年前许多国家之间虽然信息互不相通，但病理学和医学的发展却有许多惊人的类似，病理学与医学的发展有其固有的规律，能达到今天这样的高度绝非偶然，推动医学发展的原动力是人类对健康、幸福和长寿的追求，同时与人类文明的发达水平和当时的群体智力水平密切相关，与此同时，人们对疾病的认识深度，与当时社会、宗教、制度等外部环境和文明发展水平密不可分。社会的富足、思想的开放对医学的发展有极大的促进作用，而社会的动荡和思想理念的僵化使医学止步不前，甚至倒退，阅读此书使我们对科学发展规律的认识上深受启发。

5. 同时我们也会认识到，具体到某个国家和领域的发展进程中也存在许多偶然因素，一些伟大医学科学家的出现，某些关键技术的发明，对医学和病理学的快速发展起到了决定性的推动作用，几千年来，医学的发展主要靠的是知识经验的积累、记载和应用，是一个缓慢上升的曲线。而近几百年来，由于其他基础科学的发展，新的技术不断涌现，使医学特别是病理学得到了突发猛进的发展，我们有理由对下一个数百年有更大的期待。

6. 这本书不单是对医学发展史的记录和评述，也是一本非常好的中英文对照学习教材，在内容上和英语学习上都可使读者受益。

我在这里向所有参与翻译此书的人表示衷心的感谢，他们的名字已经在译者名单中详细列出。特别需要感谢的是我的科研助理陈雪玲女士，她在组织、翻译、校对这本书的过程中花费了巨大的心血。她用了一年多的时间，一丝不苟，精益求精，使这本英文原著的中文翻译质量得到了提升和保证。在翻译开始之前，我严重低估了翻译此书的工作量，后来发现，由于这是一本记载历史的英文原著，而且是由各个不同国家的学者撰写而成，其中含有大量的人名、地名、病名和书名等，而许多专用名称都出自本国语言，是第一次在中文中出现，需要大量的核实和校对工作，同时所有章节中的专用名称必须完全一致，这就需要花费大量时间和精力去完成，没有陈雪玲女士的全力投入和孜孜不倦的努力，这本译著达不到今天这样的水平。

当然，还要感谢北京大学医学出版社，他们为此书提供了出版基金支持；编辑部的工作人员，包括药蓉副总编和责任编辑陈奋、张立峰等，认真负责，对质量严格把关，精益求精。同时赞扬北京大学医学出版社在选择出版物时不完全从经济效益角度出发，而同时考虑了学术价值和社会影响力。我觉得此书的出版，对世界医学发展史和对各国医学和病理学的发展历史的记录和评价是一个很大的贡献，仔细阅读，不但能使读者有很多知识上的收获，同时还会是一种精神上的享受。

最后，我为能与当今病理学界的两位巨匠共同编写此书感到无限荣幸，简·G.范·登·特维尔（Jan G.van den Tweel）教授和克莱夫·R.泰勒（Clive R.Taylor）教授分别是欧洲和美国病理学界的领军人物，他们为此书的策划、组织、撰写和发表投入了巨大的心血。遗憾的是简·G.范·登·特维尔教授只看到了英文版的出版，他在2020年2月，中文译本出版之前，不幸因心脏病辞世，我在此以中文译本的出版作为对他的纪念。

顾　江

2020 年 5 月

致　谢

作为主编，我们由衷感谢所有作者对此书的热情支持和他们独到的贡献，正因为他们，我们才有可能完成这本书——《从巫术到分子——医学和病理学发展简史》。

在此，我们也要致敬我们的朋友兼同事——比尔·威廉·A.伽德纳（Bill William A.Gardner），正是他帮助我们推进出版本书的想法和关于美国病理学史章节的构思。同时也向唐纳德·J.奥特纳（Donald J. Ortner）致敬，感谢他对于古代病理学章节的贡献。遗憾的是，他们都在我们完成本书前去世了。我们谨以这本书来纪念他们。

许多作者都十分慷慨地在他们所写的章节中充分肯定其同仁的杰出贡献，尽管从客观上来讲，这些作者本人在各自领域上的成就远高于他们的同仁。他们被邀请撰写某些章节这件事本身，就说明我们多么看重他们对相关领域的杰出贡献。

我们也十分感谢施普林格出版社，特别是施普林格临床医学的主编加布里尔·M.施拉德尔（Gabriele M. Schröder）女士，正是由于她的帮助，我们才获得了《病理学历史》系列中许多已发表在《魏尔啸文献》杂志上的文章的版权许可，这些文章的出处在本书相关章节都有明确标注。埃斯蒙德·R.隆的《病理学史》（1982 年版）一书的版权许可是由威廉和威尔金斯出版社提供的，他们协助我们联系多弗出版社，并允许我们随意引用该书内容，这些在本书中也有相应标注。南加州大学也为泰勒教授提供了一个小小的资金资助，这为我们的撰写工作提供了不少经费上的帮助。

最后，我们十分感谢北京大学医学出版社孜孜不倦的工作，感谢他们的热情支持，以及他们从外文、作者和读者的角度，与我们一起顺利完成本书的庞大工作量，当然也包括同期出版的中文版本的工作。

简·G.范·登·特维尔（Jan G. van den Tweel）

顾江（Jiang Gu）

克莱夫·R.泰勒（Clive R. Taylor）

2019 年 2 月

目　录

第一部分　正误交织的时代

第1章

古代"病理学"——巫术与理性之战

简·G.范·登·特维尔（Jan G. van den Tweel）

根据威廉和威尔金斯出版社 1929 年出版，多弗出版社 1965 年出版的英文原著《病理学史》（*A History of Pathology*）改编，原著者埃斯蒙德·R.隆（Esmond R. Long）。

早期，对于病理学或其他医学实践者们而言，没有一件可以明确界定学科开端和专业范围的标志性事件。事实上，所有的医学专业史都有着同样的根源，早在远古时代，人们便开始为威胁健康的疾病寻找原因。无论是在生活中还是在死后的葬礼准备上，人们往往最先留意到的是那些能直接观察到的疾病的明显症状。此外，上个世纪[①]，考古发现为我们提供了许多观察材料——从史前至今带有明显外在症状的诸多病例，我们借此逐步在考古发现和古代病理研究间建立联系。因此，世界各地的博物馆内保存的大理石和陶土雕像揭示了医学发现的过程，这些作品如今可被看做是疝、乳腺肿瘤、静脉曲张、胃溃疡及其他疾病的案例[1-3]。

埃及，美索不达米亚，印度

最早记录疾病的文学始于古埃及医学文献，其中最著名、最古老的是《卡洪城妇科莎草纸文稿》（*Kahun Gynaecological Papyrus*）（约公元前

1800 年）、《艾德温·史密斯莎草纸文稿》[4]（*Edwin Smith Papyrus*）（约公元前 1600 年）和《埃伯斯莎草纸文稿》（*Ebers Papyrus*）（约公元前 1550 年），在这些莎草纸手稿中，后两者非常著名。

艾德温·史密斯是一位资深的美国商人和文物收藏者，19 世纪后期居住在埃及。1862 年他在古城卢克索市（Luxor）从商人穆斯塔法·阿加（Mustapha Agha）手中购买了一份手稿，这份手稿也因此以他为名。《艾德温·史密斯莎草纸文稿》（图 1-1）采用僧侣体（hieratic script）写作，大约写于公元前 1600 年。僧侣体，区别于普通文件所用的通俗体（demotic script），是当时书写官方文件和宗教文本的正式语体。一直以来，这份手稿被公认是埃及古王国参考底稿的未完成版，手稿中使用的古语法、术语、形式和评论都证明了这点。这份文稿最早可能源自印何圚（Imhotep），他是一位建筑师、大祭司，同时也是古王国（公元前 3000—公元前 2500 年）的医师。当然，其中部分内容也有可能是出自某些不知名人士之笔。手稿准确地记载了 48 例处理创

[①]指 19 世纪。——编辑注

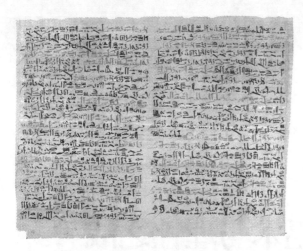

图 1-1 《艾德温·史密斯莎草纸文稿》的一部分。https：//commons.wikimedia.org/wiki/File：Edwin_Smith_Papyrus_v2.jpg

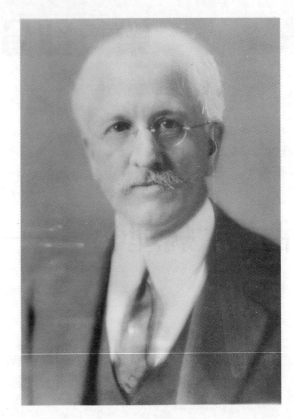

图 1-2 詹姆斯·亨利·布雷斯特德（1865—1935），埃及学家和历史学家。https：//en.wikipedia.org/wiki/James_Henry_Breasted#/media/File：Smithsonian_Institution_Archives_-_SIA2007-0364.jpg

伤和骨折的医学病例。病例 39 至 46 都提到（男性）乳腺或胸部疾病，其中，有 5 例是外伤性的，还有 3 例是其他病理学病变。病例 39、45 和 46 都各有一个标题：乳头肿瘤、乳房隆起性肿瘤以及乳头脓肿。身体器官组织损伤，被认为是肿瘤，其实是一种臆测。

　　直到 1930 年，这份手稿才被詹姆斯·亨利·布雷斯特德（James Henry Breasted）（图 1-2）[5] 翻译为英语。如今，这份原始手稿是纽约医学院（New York Academy of Medicine）的宝贵财产。

　　《埃伯斯莎草纸文稿》比《艾德温·史密斯莎草纸文稿》晚了几十年。它于 1862 年被史密斯买到，1872 年，被卖给德国的古埃及病理学家乔治·埃伯斯（Georg Ebers）（图 1-3），1875 年，埃伯斯将其带到了莱比锡（Leipzig），同时制作了一份拉丁英文版的摹本[6]。这份手稿就是现在众所周知的《埃伯斯莎草纸文稿》（Ebers Papyrus）。其第一本德译本于 1890 年出版[7]，第一本英译本于 1930 年出版[8]，而原始手稿仍保存在德国的莱比锡大学图书馆。这份手稿也是用僧侣体写作的，我们以此可推断出这也是一份古老文本的摹本（甚至可追溯到公元前 3400 年）。它是那个时代涉及面最广的文本，既有疾病事实，也有"幻想"。手稿记载了肠道肿瘤、肛门炎症和肠道蠕虫病，也描述了一些关于泌尿生殖器官的疾病，如膀胱炎、前列腺增生和萎缩，以及前

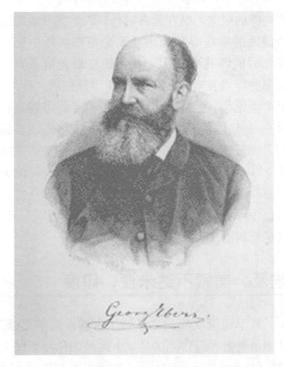

图 1-3 乔治·埃伯斯（1837—1898），埃及古物学者和小说家。https：//en.wikipedia.org/wiki/Georg_Ebers#/media/File：Georg_Ebers.jpg

列腺结石。在肿瘤方面，我们能看到关于神经和血管肿瘤、脂肪肿瘤和皮肤肿瘤的记载。显然，当时人们就已经对心血管系统和肾有了简单的理解。然而，尽管埃及王朝有着成千上万种仪式，精致的防腐技术更是可以让尸体保存近 5000 年，但除了描述男子乳房或胸部的异常情况，残存的医学手稿只有少量关于人体病理解剖学的信息。

然而，马克·鲁费尔[9-10]（Marc Ruffer）的调查（大体标本和显微镜观察）和其他学者（1910 年左右）关于古埃及木乃伊的研究结果表明：①脊柱内会出现骨肿瘤和结核；②骨髓炎和关节炎畸形是普遍的；③老年人的动脉硬化症、胆结石和外科脓肿都是常见疾病。鲁费尔的重要贡献之一是在第二十王朝时期（公元前 12 世纪）的两个木乃伊的肾小管内发现了血吸虫卵的钙化灶。在同时期的木乃伊中，他相当肯定地描述了天花病变的存在。此外，他还证明了在这段时期波茨疾病（即结核性脊椎炎）的出现（见第 29 章）。

美索不达米亚（Mesopotamian）王国文明（主要是公元前 2000 年后期）的兴起，为我们留下亚述巴尼帕图书馆（Assurbanipal Library）（大约公元前 7 世纪）珍藏的许多刻有医学铭文的泥板，这些医学铭文可追溯到古老的苏美尔人和亚述人的治疗传统，铭文的主要内容是医疗诊断和预后。罗伊·波特（Roy Porter）[11]描述肺结核的病症是 "患者不断咳嗽，甚至咯血，手冷脚却暖，容易出汗，胸痛胸闷或呼吸困难。"

几乎同时，巴比伦（Babylon）的国王汉谟拉比（King Hammurabi，公元前 1728 年—公元前 1686 年）制定了《汉谟拉比法典》（Code of Hammurabi），这是一部处理社会矛盾、家庭纠纷和职业问题的法典。其中还包括对医生若在手术中出现失误或收费不当的法律惩罚。

《汉谟拉比法典》和亚述巴尼帕图书馆的泥板文字提供了不少巴比伦人和亚述人关于医学和外科实践的信息，但看得出绝大部分人还是将原因不明的疾病归咎于恶魔作祟。罗伊·波特（Roy Porter）[11]曾描述癫痫病患者 "发作时像一只待宰的绵羊，两眼发直，舔唇，口吐涎沫。这是被神魔附体的表现。如果患者意识清醒，是可以赶走邪魔的；如果患者失去意识，邪魔无法被驱赶。"

除了埃及，中国（见第 10 章）和印度的医学历史也是源远流长的。印度历史包括史前印度次大陆（Indian subcontinent）的迁徙和社会化，之后的印度河流域文明（The Indus Valley Civilization）和雅利安文化（Indo-Aryan culture）入侵吠陀文明（Vedic Civilization）。印度河流域文明是青铜时代的文明，从公元前 3300 年持续到公元前 1300 年，鼎盛期是公元前 2600 年—公元前 1900 年。印度河流域文明衰败后，雅利安人从欧亚大陆北部草原入侵印度北部，他们带来了他们独特的宗教传统，被称为 "吠陀文化"。"吠陀" 的意思是 "知识"（宗教教义的总和）。公元前 1500 年—公元前 500 年，吠陀文明孕育了 "阿育吠陀（Ayurveda）"，意为 "生命的知识"，这是关于自然治疗的医学体系。中国传统医学和西藏医学，其实都植根于阿育吠陀医学，甚至希腊医学也可能受其影响。阿育吠陀的八大分支包括：内科学、外科学、头颈外科学及治疗、眼科学和耳鼻喉科学、毒理学、儿科学、老年医学、精神病学和生育学。

阿育吠陀医学的两本主要著作是《妙闻集》（Sushruta Samhita）和《遮罗迦集》（Charaka Samhita）。这两本书认为，人的健康和疾病并非命中注定，人可以通过自身努力来延长寿命。医学的目的就在于治愈疾病、保持健康和延长寿命。

《妙闻集》（图 1-4）大约成书于公元前 500 年，作者是妙闻（Sushruta）——古印度的外科医生。他在书中提到了 120 多种手术器械和 300 例外科手术，包括肠吻合术、前列腺切除术、白内障外科和引流脓肿。此外，还有一些关于儿科和产科的内容。书中还强调了人体解剖和动物解

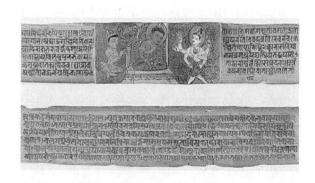

图 1-4 《妙闻集》（印度医学论著），Lacma M.87.271a-g.jpg

剖对于解剖学的重要性。妙闻提到了几百种来自动物、植物和矿物的药材，其中还涉及毒理学。于是妙闻又将毒药和引起中毒的方法进行分类，并细致地说明了中毒症状、急救措施和长期疗法。

而《遮罗迦集》的写作时间大概在公元前400年到公元前200年间。此书是遮罗迦（Charaka）独立创作还是由他的学生和追随者集体创作，或是改编自另外一本更古老的文集，现在都无法确定。遮罗迦用诗歌体写作，押韵和旋律更便于读者记忆，所以，现代学习阿育吠陀的学生经常能够将文本或其中部分背下来。P.V. 夏尔马（P. V. Sharma）[12] 翻译的英文版本很好，忠实度高，学术性强。《遮罗迦集》主要是介绍阿育吠陀医学的理论知识，特别是内科。书中好几章都在介绍如何处理发热、内出血、麻风病和腹部疾病等；而在第46页中，遮罗迦还提到壮阳的方法，"年轻男性只要免于恐惧和生活不规律，多喝酥油和牛奶，意志坚定，性生活一定会变得和谐愉快。"

这两本书的影响持续了2000多年，甚至现在，印度很多人仍然在沿用传统医学。

古希伯来人对医学卫生学有着独到的贡献，而在疾病本质的认知上却接受了埃及人、巴比伦人和亚述人的神学观念。直到公元2—3世纪才完成的《塔木德》（The Talmud）得益于更为成熟的希腊科学，也反映了希腊人的观点，特别是在论述浅表病理解剖结构的部分。《塔木德》甚至还包含了实验病理学领域的观察记录，如子宫和脾切除。犹太人对肉类的食用有十分细致的戒律规定，这使得他们十分了解患病动物的病理状况，并潜移默化地形成了病理解剖学的传统。

亚述人、巴比伦人、犹太人和埃及人无一例外地被米提亚人和波斯人击败。波斯人在伊斯兰统治时期对医学发展产生了重大影响，而事实上，他们的医学科学源自于前基督教时代。居鲁士大帝（Cyrus the Great）和他的女婿大流士一世（Darius I）曾从印度河打到多瑙河并成功征服了欧亚，这对翁婿曾招集许多埃及和希腊医生到波斯王朝。希罗多德（Herodotus）甚至证明，克罗托那（Crotona）的迪莫塞迪斯（Democedes）（公元前520年）——雅典某所医学院的建立者，曾经治好了大流士之妻、居鲁士之女阿托莎（Atossa）的乳腺癌。尽管这一叙述的准确性有待考证，但作为第一个有记录的肿瘤病理学病例，此案例受到当今病理学家的关注。

希腊

古希腊文献记载，阿波罗的儿子阿斯克勒庇俄斯（Asklepios）（即拉丁文 Aesculapius）是希腊的医神，他的一群女儿都十分热爱医学，特别是许革亚（Hygieia）和帕那刻亚（Panacea）。阿斯克勒庇俄斯和女儿们都是与天地共存的神，所以关于他们的生卒年，文献中并没有明确记载。他们不在实验室，而是在古希腊圣殿或寺庙内为患者们诊断、治疗，位于希腊古镇埃皮达鲁斯（Epidaurus）的阿斯克勒庇俄斯神庙就是医神的诊所（见第24章）。医神及其追随者为医学的发展做出了杰出贡献，他们是作为天神，而非病理学家，得以在医学上名垂青史。

因此，希腊医学的起源有所不同，它很少基于之前的实践。埃及和美索不达米亚平原的医学理念与临床实践，只有巫师才配拥有。巫师，即"医学祭司"，是指那些迷信且受神魔指引的人。人们一旦受疾病困扰，就会向巫师寻求援助，而巫师诊治的方法却是用贡品祭祀神魔来平息他们的怒气。在最早期，希腊医学界比埃及和巴比伦更坚信疾病是由神的行为意志引起的。

在包括哲学、逻辑学、"科学"在内的希腊文化全面发展时期，从医者初步形成了一套从思想到实践的体系，这套不成熟的体系竟与三千年后的病理学原理有着相似之处。若干世纪后，希腊医师逐步将专属于神的诊断和治疗疾病的权力移交到人身上。

随着波斯帝国的衰退，希腊文化进入昌盛期，人们习惯地把很多医学著作归功于生活在这一时期的希腊科斯岛（Ros）名医希波克拉底（Hippocrates，约公元前460年—公元前370年）。他是一个神话般的人物，多年以来一直被称为"医学之父"[13]。他在希腊科斯岛的医药中心（Asklepion，阿斯克勒庇俄斯神庙）实践并教授医学知识，那里也因此被认为是现代医学院的前身。医学中心留下许多伟大著作，可惜至今仍无法确定作者的身份。现代学术逐步将希波克拉底的个人理念从科斯学派（Coan school）的整体信念中区分开来，但习惯仍将科斯学派的整体著作称为《希波克拉底文集》（Hippocratic Collection）（图 1-5，1-6）[14]。

随着希波克拉底学派开始对医疗的科学研究，医学界逐步与巫术和神魔论划清界限。而患者或患者家属，无论贫富，都习惯把如乳腺癌和静脉曲张的黏土模型放在埃皮达鲁斯的阿斯克勒庇俄斯神庙的祭坛上，祈祷超自然的魔法能治愈他们的疾病。希波克拉底学派的学者们提出了一套迅速成为医学理论主流的关于疾病的机械理论，这套理论就是后世人所熟知的"体液病理学"。我们无法确定这个学说基本内容的起源，但很有可能是受了巴比伦文化的影响。简单来说，"体液学说"认为疾病是由体内液体的失衡引起的，这种说法是最好理解的。而事实上，在希波克拉底学派的构思中，"体液学说"是一个

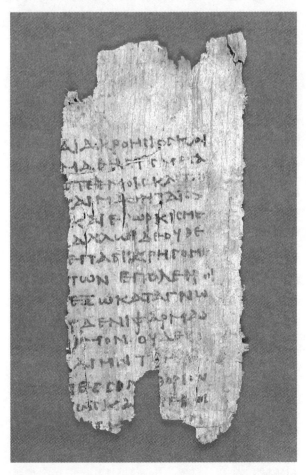

图 1-5 希波克拉底誓言部分。https：//upload.wikimedia. org/wikipedia/commons/3/3c/Papyrus_text%3B_fragment_ of_Hippocratic_oath._Wellcome_L0005847EA.jpg

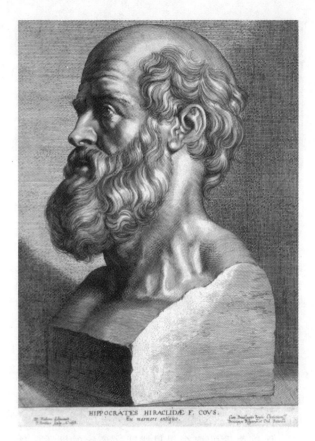

图 1-6 佛兰得画家彼得·保罗·鲁本斯（Pieter Paul Rubens，1557—1640）画的希波克拉底的画像。https：// upload.wikimedia.org/wikipedia/commons/3/32/Hippocrates_ rubens.jpg

复杂的系统学说，恐怕连当代逻辑思维能力极强的史学家都无法解释清楚。

体液病理学在科斯学派的推动发展下，采用哲学理论的基本概念，提出希腊哲学中的四个基本元素"空气""水""火"和"土"，以及物质的四种状态"潮湿""寒冷""温暖"和"干燥"。学者们发现在人体体液中有四种它们的类似物："血液"湿热如空气，"黏液"湿寒似水，"黄胆汁"干热类火，"黑胆汁"干寒像土。而且，在人体内这些体液的来源都是非常明确的：血液源于心脏，黏液源于大脑，黄胆汁源于肝，黑胆汁源于脾。

四种体液的平衡是健康的基础，而体液系统紊乱则导致疾病的发生。例如，人体的任何部位一旦排出源于头部的多余黏液，就有可能引起肺结核、腹部水肿、肠道痢疾或痔疮等。在希波克拉底提出的发病原理中，黏膜炎和流动性强的黏液起了重要作用。从希波克拉底到盖伦（Galen）

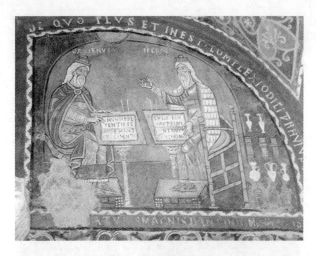

图1-7　12世纪，意大利阿纳尼（Anagni）的壁画——盖伦和希波克拉底，由尼娜·奥尔丁·图恩（Nina Aldin Thune）拍摄

（图1-7）再到文艺复兴时期，古人普遍认为来自邪恶的最大力量是黑胆汁，因此决不夸张地称这段时期为"atrabilis时期"，即"黑胆汁（black bile）时期"。

体液失调的概念最早描述了疾病的性质，体液失调的类型或多或少与环境影响有关。理论上，黏液失调多发生在冬天，血液失调多发生在春天，而黄胆汁和黑胆汁性体液失调多发生在夏季和秋季。因此，"流行病"原是指在特定时间、特定地点发生的某种疾病，而不是指会扩散传染的疾病。根据希波克拉底提出的医学理论，疾病的发生大多有三个阶段：第一阶段是形成期，第二阶段是成熟期，也可称为"消化期"，身体对这种改变产生发热等反应，第三阶段是危险期，这阶段的医治方法是消除疾病引起的多余体液或异常体液混合物。

希波克拉底学说已经在人们心中根深蒂固，因此他们相信疾病的某些症状例如发热，只不过是机体通过自我调节体液温度来保持身体健康的方式。其他如咳嗽、呕吐、腹泻、出汗、溃疡等症状，其实是身体通过自我调节将体内多余体液排出的过程。如果机体无法顺利地排出多余体液，死亡可能就会随之发生。

今天，我们再看"体液学说"，会发现它对疾病的认识并没有超越当时祭司和从医者的想象框架。尽管，在19世纪左右的时间里，有很大部分的"科学"已经设法进入了当代医学和生理学领域，但这些"科学"仍然被认为是空想。尽管如此，我们还是应该铭记希波克拉底学派推崇的"病理学"，因为它不完全局限于猜测，而是有大量关于当时的疾病过程的真实临床经验，这些为医疗实践的发展奠定了基础。

希波克拉底理论的作者们针对伤口炎症、产后感染、咽炎和其他症状进行了详尽描述。他们指出，患者伤口化脓期间会伴有畏寒和发热症状，而且深信，患者的脓液在温度升高到一定程度后会转化成血液，这也是"体液学说"的核心。他们对浅表器官肿瘤的认识，非常相似于现代理念。他们介绍了术语"carcinos"和"carcinoma"，认为"carcinos"代表着一种不能愈合的溃疡甚至痔疮，而"carcinoma"则指恶性肿瘤。并且用"scirros"形容一种硬的肿瘤，与开放性损伤、carcinos和carcinoma区分开来。现在的术语"硬癌"（scirrhus）就几乎保留了其原有含义。在妇科疾病方面，他们提到宫颈部的硬癌和乳房的硬结会形成非溃疡型的肿物。这大概是最早的关于良性肿瘤的描述。

阿尔基罗库斯（Archilochus，公元前719年—公元前633年）提到的术语"phymata"（皮肤肿物）显然包括脓肿（abscesses）、结节（tubercles）和我们今天所说的肿瘤（tumors）。早期关于肺结核的著作常出现"phymata"一词，因此一部分人以为希波克拉底理论的作者看到了肺病患者尸体表面的结节。所以罗马人将这个词翻译为"tuberculum"（结节）。

当时学者们是从经典的临床角度来描述疟疾的，但除了空气质量问题以外的其他发病原因仍属未知，引发伤寒和流感的原因也还不清楚。而人们当时对腮腺炎有详尽的描述，肺炎更是众所周知。希波克拉底理论的作者经常将肺炎与胸膜炎区分开来，但他们眼中的胸膜炎也有可能是肺炎的一种，他们认为，胸腔积脓是肋骨与病态的肺之间自发的排脓现象。然而，学者们所有的描述都有一个共同点，那就是只观察患者身上的症状和外在变化，而没有进一步探索内部解剖结构的变化，所以"病理解剖学"在当时仍是一个未知领域。

希波克拉底时代的希腊人几乎不懂解剖学，埃斯蒙德·隆[2]（Esmond Long）就曾引用过这段话："将希波克拉底理论中所有关于人体结构的内容拼凑在一起，都不可能形成规范的、完整的人体解剖学理论，除了对骨骼的认识，他们对其他器官知之甚少。他们还经常混淆神经、韧带和肌腱的名字，对动脉和静脉也不能很好区分。此外，他们认为肌肉的存在仅仅只是为了遮盖骨骼，其作用无非等同于信封或装饰品。他们只关注大脑、心脏、肝、肺、消化道和生殖器官结构和功能上出现的严重问题，却从不肯在常规解剖学上下工夫。但即使这样也不妨碍他们对脏器及其功能的探索和定义，毕竟这是没人可以验证或者否定的。"

为了正确理解解剖病理学的发展障碍，不得不提到希腊人火化死者的传统及其迷信。他们认为如果没有按照习俗处理尸体，死者的灵魂将会永远不安地徘徊在冥河岸边。

尽管如此，在希波克拉底时期，人们不断进行动物解剖。因此，一般而言内脏的位置和特征可以很快被了解。此时我们必须提及亚里士多德（Aristotle，公元前 384 年—公元前 322 年），因为在那个时期没有比他更伟大的哲学家、生理学家、胚胎学家和比较解剖学家。这位伟大的学者是马其顿王国（Macedonia）菲利普（Philip）的顾问，同时还是他的儿子亚历山大大帝（Alexander the Great）的导师。他是拥有最高社会地位的佼佼者，更是一个百科全书式的学者。尽管亚里士多德本人从未解剖过人体，但他间接地推动了解剖学的发展。他的动物研究硕果累累，毋庸置疑，他因此成为动物学科的奠基人之一，其理论成果更是为人体解剖学的发展打下了重要基础。

亚历山大学派

公元前 330 年，亚历山大大帝征服了埃及。为了进一步加强希腊与富庶的尼罗河流域之间的联系，他在公元前 331 年建立了亚历山大城并将其建设为埃及的希腊文化中心。随着亚历山大帝国的解体和统治者的早逝，亚历山大城和埃及由马其顿帝国的托勒密一世（Ptolemy）接手管理，他是亚历山大大帝最睿智的朋友。托勒密一世也深受亚里士多德思想的影响，重视文化普及，并

建立了亚历山大博物馆（Museum of Alexandria）、亚历山大图书馆（Alexandrian Library）和世界第一所大学。他的继任者托勒密二世也做出很大贡献，亚历山大城在他的统治下成为艺术和科学的中心，各个学科繁荣发展，最有名的莫过于医学院。有史以来第一次，解剖学成为医学体系中的重要组成部分。当时亚历山大显然还处于古代时期，而人体解剖已大量用于医学领域。几个世纪以来，亚历山大城作为古代的艺术文化中心，其城市本身和它的博物馆吸引着无数邻国学者。

第一批慕名而来的国外学者是希罗菲勒斯（Herophilus，公元前 325 年—公元前 255 年）和埃拉西斯特拉图斯（Erasistratus，公元前 330 年—公元前 250 年），后者可能是国王塞琉古一世（Seleusus I Nicator）的御用医师（图 1-8）。希罗菲勒斯出生在卡尔西登小镇，后来去科斯岛成为普拉克撒哥拉斯（Praxagoras）的学生、希波克拉底的忠实信徒。希罗菲勒斯是第一个解剖人体的学者，他视解剖学为科学，不断尝试在机体结构与疾病间建立联系[14,15]。与他同时代，来自科斯岛的埃拉西斯特拉图斯，与其说是解剖学家，不如说是生理学家。他们虽然缺乏完整的解剖学和生理学知识，但仍试图通过观察形态变化来解释疾病的病症。因此他们被认为是解剖学的鼻祖。他们在第一次大规模解剖研究中，不仅解剖了尸体，还做了活体解剖。冯·施塔登（Von

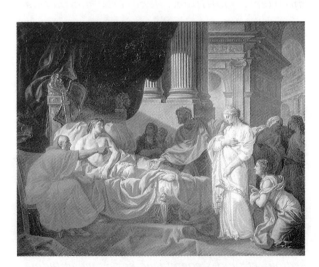

图 1-8　埃拉西斯特拉图斯正在诊断塞琉古一世的儿子安太阿卡斯（Antiochus）的病情，他因为思念继母斯特拉托妮可（Stratonice）生病。https://upload.wikimedia.org/wikipedia/commons/7/73/David-Antiochus_et_Stratonice.jpg

Staden）[14] 曾说："从古希腊至今，尽管人体药物试验和动物活体解剖实验在西方科学史中多次出现，但希罗菲勒斯和埃拉西斯特拉图斯打着科学研究和造福人类的旗号强制性地解剖活体。这无疑使他们陷入孤立的处境……"

亚历山大城仅有一段短暂时期，可以进行尸体解剖和活体解剖，那时切割人体还是被看做一种亵渎，诚如冯·施塔登所说，在托勒密一世的追随者和科学家孜孜不倦的共同努力下，解剖研究得以克服传统禁忌继续发展。

科尼利厄斯·塞尔苏斯（Cornelius Celsus）（见下文）在约 300 年后把视线转向身体内部疾病，他在《论医学》（De Medicina）这本书（绪言 23）中作了以下假设 [比尔·塞耶[16]（Bill Thayer）从拉丁文原文翻译的英文版]：

拉丁文原文：*Praeterhaec, cum in interioribus partibus et dolores et morborum varia genera nascantur, neminem putant his adhibere posse remedia, qui ipsas ignoret. Ergo necessarium esse incidere corpora mortuorum, eorumque viscera atque intestina scrutari；longeque optime fecisse Herophilum et Erasistratum, qui nocentes homines a regibus ex carcere acceptos vivos inciderint, considerarintque etiamnum spiritu remanente ea, quae natura ante clausisset, eorumque positum, colorem, figuram, magnitudinem, ordinem, duritiem, mollitiem, levorem, contactum, processus deinde singulorum et recessus, et sive quid inseritur alteri, sive quid partem alterius in se recipit；neque enim, cum dolor intus incidit, scire quid doleat eum, qui, qua parte quodque viscus intestinumve sit, non cognoverit neque curari id, quod aegrum est, posse ab eo, qui quid sit ignoret；et cum per volnus alicuius viscera patefacta sunt, eum, qui sanae cuiusque colorem partis ignoret, nescire quid integrum, quid corruptum sit；ita ne succurrere quidem posse corruptis. Aptiusque extrinsecus inponi remedia conpertis interiorum et sedibus et figuris cognitaque eorum magnitudine；similesque omnia, quae posita supra sunt, rationes habere. Neque esse crudele, sicut plerique proponunt, hominum nocentium et horum quoque*

paucorum suppliciis remedia populis innocentibus saeculorum omnium quaeri.

译文如下："身体内部器官也会有病痛的时候，若对人体一无所知，医师又怎能治疗患者呢？因此，解剖死尸并检查其内脏和肠道功能，显然十分必要。希罗菲勒斯和埃拉西斯特拉图斯解剖从监狱里提出来的活生生的犯人：他们让这些犯人还在呼吸的情况下，观察其选取样本的位置、颜色、形状、大小、硬度、柔软性、平滑性、相关关系等。在解剖过程中，他们密切留意机体的变化。当时的亚历山大人普遍认为这是研究人体解剖的最好方法。因为，一旦病痛在体内发作，除非患者自己说得清楚到底是哪个部位不舒服，否则医生无法对症下药。同理，一个对人体结构知之甚少的医生又怎能胜任救死扶伤的工作？解剖后，倘若尸体内脏有伤口的存在，而解剖者却无法分辨内脏上的哪一部分是健康的，哪一部分又是受损的，他必定无法医治受损部位。只有对人体器官的位置、形状和大小都非常熟悉的医师才有可能使患者痊愈。诚如大多数人所说的——尽管解剖活生生的犯人确实残忍，但为了帮助无辜善良的患者们寻求医治方法，也只能牺牲少数罪无可恕的犯人。"

塞尔苏斯在书中证实了希罗菲勒斯和埃拉西斯特拉图斯使用活体解剖做研究，也传递出对这种做法的理解——他在自己的著作中丝毫没有谴责之意。但他又在绪言 74 中写道："尸体解剖是医学生的必修课，因为他们必须清楚人体各个器官的位置和关系，但活体解剖是残忍的、过分的，事实上，尸体解剖就能满足要求。他们应该了解体内器官的位置和排布，尸体解剖可展现的会好于活体解剖。"他更多谴责了迦太基（Carthage）的基督徒作家德尔图良（Tertullian，公元 155—240 年，罗马天主教神父），此人是这样评价希罗菲勒斯的："那个医生——更确切地说，是那个手染鲜血的屠夫，他为了获取所谓的知识残害生命。我不知道他是否已经明白人体内所有的器官构造，但他造成的死亡都是非自然死亡，他进行解剖的过程就是一个剥夺生命的过程。"

撇开道德方面的考虑（那时期与现代非常不同），希罗菲勒斯和埃拉西斯特拉图斯的研究成果对后世医学影响深远。希罗菲勒斯所著的《论解剖学》（*On Anatomy*）传授了解剖人体中枢和周围神经系统、视神经和眼内结构、肠道，以及男、女性生殖系统的方法与技巧。亚里士多德的研究早就区分了大脑和小脑，希罗菲勒斯却是第一个谈论脑室和"窦汇"（四个脑静脉窦汇合点）。像埃拉西斯特拉图斯一样，希罗菲勒斯也做过辨别运动神经和感觉神经的工作，但他最重要的成就是最早发现了颅内神经。他们二人及其追随者动摇了希波克拉底的"体液学说"在医学界的主流地位，但他们却没能在这个领域引入新的学说，因此其影响是局部的、短暂的。所以，在公元前 48 年亚历山大图书馆被破坏之前，希波克拉底的学说再次占主导地位。

盖伦时代之前的罗马：塞尔苏斯

"大希腊"沦陷后，希腊时代随之结束了，但希腊文化和医学成就对新兴的罗马影响深远。罗马早期的医学从业人员不是来自希腊，就是曾经接受过希腊医学方法的培训。最初"方法学派"（Methodism）在罗马占主导地位，疾病通常被解释为所谓身体微孔的大小变化，即收缩或非正常扩张。

在这个时代，比提尼亚的阿斯克莱皮亚德斯（Asclepiads of Bithynia，公元前 128 年—公元前 65 年）公然反对体液学说，但他的立论似乎没有基础，也不是亚历山大派的医学遗产。他主张"原子病理学说"（strictum et laxum），立足于讨论"身体微孔"与"原子"的变异和相互关系。他认为，毛孔收缩会引发急性病，毛孔舒张会引起慢性病。令人难以置信的是，学者们似乎已经遗忘了亚历山大时期解剖学家对人体患病后内在器官变化的研究成果。

多亏了罗马作家塞尔苏斯（Aulus Cornelius Celsus，公元前 25 年—公元 35 年，有许多不同的日期记载）（图 1-9）漂亮又简洁的文笔，亚历山大时代的医学成就才得以流传。塞尔苏斯的生平鲜为人知，我们唯一知道的是他在皇帝提比略（Tiberius）（公元 1 世纪 14—37 年间为罗马皇帝）统治时期用拉丁文写了许多科学文献和学术专著（很多是希腊著作的译本）。这些著作涵盖了辩论学、法学，以及农业、军事科学和哲学多

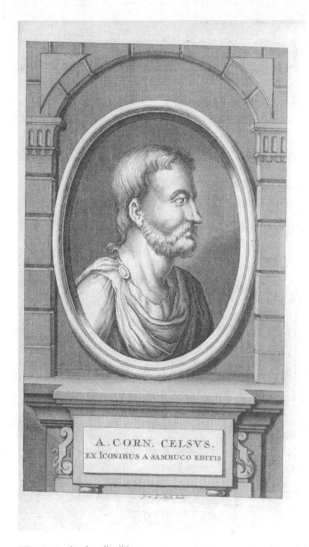

图 1-9　塞尔苏斯。http://www.sciencemuseum.org.uk/broughttolife/people/auluscorneliuscelsus.aspx

个领域，对后世影响很大。人们对塞尔苏斯是否具有（执业）医师的资质颇多争议，但他写的 8 本医学著作声名远扬，取名为《论医学》（*De Re Medicina*）[16-17]（图 1-10）。

《论医学》是那个年代最伟大的医学著作。然而，塞尔苏斯在当时可能不属于有资质的专业医师，他在世时的影响有限，但他的《论医学》却为 2000 年前的医学科学点亮了一盏明灯。受阿斯克莱皮亚德斯、希波克拉底、亚历山大学派和其他已经绝迹的医学著作的启发，《论医学》比其他任何著作都更加突出，是自希波克拉底学说以来病理解剖学积累起来的进步。在第一卷中塞尔苏斯介绍了医学发展史并提到许多医学作家，有很多人我们也只是通过这本书才知道的。第二卷病理学通论，第三卷介绍的是特定疾病。

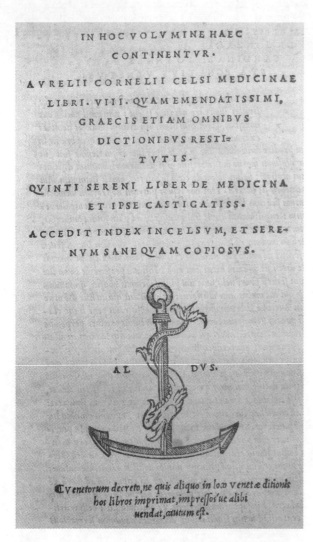

图 1-10　塞尔苏斯《论医学》的封面。https://upload.wikimedia.org/wikipedia/commons/thumb/3/30/De_medicina_V00117_00000006.tif/lossy-page1-2088px-De_medicina_V00117_00000006.tif.jpg

然而不是在第二卷，而是第三卷书中提到了炎症的经典定义，至今它还时常被引用："*Notae vero inflammationis sunt quattuor, rubor et tumor, cum calore et dolore*"（炎症四个特征：红、肿、热、痛），这也是今天每个医学生都会学到的知识点。这册书还描述了发热和"最危险的肺病（希腊人称为肺痨）"的临床症状。第四卷（人体部分）是那一时期病理观察最丰富的库藏，恰如其后博内特（Bonet）和莫尔加尼（Morgagni）的经典医学著作，整理记录了"从头到脚"的疾病。

塞尔苏斯将"peripneumonia（胸膜肺炎）"定义为一种全肺感染的疾病，就像我们今天所说的肺炎。他说脾"大到可以触及而且结构致密能

抵抗一定压力"。他对阑尾炎的记载相当准确，"如同得了犬瘟的症状，盲肠部位出现剧烈的疼痛和炎症反应，盲肠右侧更是明显。"第五卷书记录了许多伤口处"血液，脓液和脓肿"的情况，其中包括皮肤癌。塞尔苏斯在第五、六卷中还提到很多详细的医疗急救措施，包括阿片类药物、利尿剂、泻药、缓泻药等药物的使用。第七卷记录的是公元 1 世纪罗马帝国的外科手术，如取石术和白内障手术。第八卷是关于骨骼，记载了如关节脱位、骨折等骨科问题。

这些珍贵的原始书卷多数已遗失，因此我们只能通过残存的片段读到部分内容。直到 1443 年，教皇尼古拉斯五世（Pope Nicolas Ⅴ）在米兰教堂里发现了一份古老的《论医学》的手稿。1478 年，《论医学》第一次出版，医生们纷纷抢购、爱不释手，所以此书对文艺复兴时期的医学发展影响巨大。

公元 1 世纪，医学界只有少数新发现，当时的主要医生都是亚裔希腊人，他们接受抽象哲学的训练，有很好的观察力，却无意通过严谨的试验来证实其推测。在当时的文明世界，医者不再解剖人体，病理解剖学也因此停滞不前。"体液学说"的影响虽不如从前，但却仍被视为主流理论。尽管塞尔苏斯用简洁的语言介绍了亚历山大学派理念的主要内容，亚历山大学派理论还是难逃被抛之脑后的厄运。而居主导地位的亚裔希腊医师却不敢尝试去验证他们的猜测，以致于本该成就不菲的医学研究却在未来的一千年里陷入低迷。

尽管如此，其他学派仍有众多信徒，比如"灵气学派"（Pneumatic school），他们既不接受"体液学说"，也不接受病理学说。不少非传统的"方法学派"更倾向于支持身体微孔的收缩和舒张学说，但他们并不拘泥于此，而是对真理持开放态度，不论其来源。这些人也被称为"折中学派"（eclectics）。

"折中学派"中最出名的是索兰纳斯（Soranus）（约公元 100 年），他出生在小亚细亚平原的以弗所市（Ephesus），后来到亚历山大学校求学，最终在罗马成为一名医生并活跃在图拉真和哈德良（Trajan and Hadrian）统治时期。他以擅长妇产科而家喻户晓，但事实上他在医学其

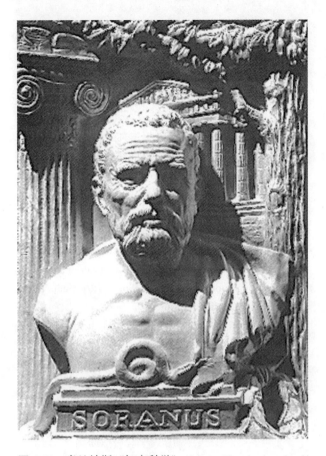

图 1-11 索兰纳斯《妇产科学》。https：//books.google.nl/books?id=YQMAAAAQAAJ&printsec=frontcover&dq=inauthor：%22Friedrich+Reinhold+Dietz%22&hl=nl&sa=X&ved=0CEAQ6AEwBGoVChMIl9byn77QxwIVSVQUCh2ppwSF#v=onepage&q&f=false

他分支也有同等成就，只不过因为他在妇产科方面的著作被更多地保存下来（图 1-11）。他致力于女性生殖器官的病理学研究，探讨了子宫炎症、子宫肿瘤和子宫硬结（可能是指良性肿瘤和良性"纤维"瘤）、白带，以及子宫过量出血等女性疾病。通过塞利乌斯·奥雷利安努斯（Caelius Aurelianus）（公元 5 世纪）的总结汇编，我们了解到他的病理学理论主要在方法学派范畴，强调身体的整体状态以及特定部位的临床表现。例如，他认为肺炎是一种全身性疾病，只不过主要集中表现在肺部。

以弗所的鲁弗斯（Ruffus）（公元 1 世纪晚期）也曾在罗马接受过亚历山大和索兰纳斯学派的教导。他记录了当时在欧洲日益严重的两种"瘟疫"——麻风病和鼠疫，甚至还提到了丹毒。他在《论人体部位的命名》（On the Naming of the Parts of the Human Body）这本系统命名手册中传递了独特的解剖理念，但值得注意的是，他十分惋惜不能像前人那样进行人体解剖，只能局限于猴子，对此耿耿于怀。他也描述了皮肤癌，但其中一些记录可能指的是黑色素细胞瘤（见第 24 章）。

与索兰纳斯同时代的来自阿帕米亚（Apameia）的阿奇基尼斯（Archigenes）也是一位伟大的叙利亚外科医生，更是被公认为"灵气学派"的代表。他著述的具体内容至今无法确定，但鉴于古人有大量引用他人论著而不注明出处的恶习，我们有充分的理由相信阿莱泰乌斯（Aretaeus）（见下文）和埃提乌斯（Aëtius）（公元 6 世纪）的作品有很大一部分来源于阿奇基尼斯。他似乎对乳腺癌和子宫癌很有研究，注意到男性乳房偶尔会发生癌症。他再次提起了曾令早期希腊人印象深刻的一个类比——难以摆脱的癌症就像螃蟹顽固的抓附，他认为手术切除有时是不能根治疾病的，让患者擦拭药膏或许能带来更好的治疗效果。他留下一种名为"阿奇基尼斯抗恶疮膏"（Medicamentum Archigenis ad Cancros Ulceratos）的药膏，直到 16 世纪还有人在使用。

最后，"折中灵气学派"的代表人物是卡帕多西亚（Gappadocia）的阿莱泰乌斯（公元 2 世纪），尽管无法确定他的生卒年，但他留下了经典著作《急慢性疾病的成因和特征》（The Causes and Characteristics of Acute and Chronic Disease）。在书中，我们可以看到他依然遵循希波克拉底学派的生理学和病理学理论，但同时他也尝试用更现代的眼光关注解剖细节。每章开篇都从解剖学上简要描述将要讨论的部位。他为每种疾病都至少假定了一套解剖学基础。他相信痢疾患者的肠道存在溃疡，也解释了交叉性瘫痪。他还将腹水和伴随呼吸困难和心脏衰竭的全身性水肿联系在一起，并绘制出"肺部无溃烂，而充满体液和凝结物"的肺结核图像以证实该病常伴有肠道末端松弛。此外，他还附上了触目惊心的图画以显示这一疾病导致的消瘦。这些都反映出他的解剖学观点已十分先进。他对肺炎、糖尿病、麻风病和白喉（ulcera Syriaca）的临床描述是深受赞誉的。他著作中的多数内容可能源自阿奇基尼斯，但教学方法应该是阿莱泰乌斯自创的。他仅仅标注自己引用了希波克拉底学派的内容，而他的工作却促使对疾病的解释回归到"体液学说"，将这一理论发展到顶峰的是即将在下一章讨论到的文学巨头盖伦。

参考文献

1. Ackerknecht EH. A short History of Medicine. The John Hopkins University Press, 1982.

2. Long E. A history of pathology. New York: Dover Publications, 1965.

3. Nutton V. Ancient medicine. London: Routledge, 2004.

4. https://ceb.nlm.nih.gov/proj/ttp/flash/smith/smith.html.

5. Breasted JH. The Edwin Smith Surgical Papyrus. Chicago: University of Chicago Press, 1930.

6. http://www.newworldencyclopedia.org/entry/Ebers_Papyrus.

7. Joachim H. Papyros Ebers. Das älteste Buch über Heilkunde. G Reimer, Berlin, 1980.

8. Bryan CP The Ebers Papyrus (translation from the German version), Geoffrey Bles, Publisher, London, 1930.

9. Roy L. Sandison AT Sir Marc Armand Ruffer (1859-1917), Pioneer of Paleopathology. Med Hist, 1967, 11:150-156.

10. Ruffer MA. Studies in the Palaeopathology of Egypt. Edited by RL Moodie, University of Chicago press, 1921.

11. Jones WH, Withington ET. The works of Hippocrates. William Heineman Ltd, London, 1923.

12. Longrigg J, Greek Medicine. From the Heroic to the Hellenistic Age. Second Impression, Antony Rowe Ltd, Eastbourne, Great Britain, 2001.

13. Von Staden H, Herophilus. The art of medicine in early Alexandria. Cambridge University Press, 1989.

14. http://penelope.uchicago.edu/Thayer/E/Roman/Texts/Celsus/Prooemium*.html.

15. Constantini R. Aur. Corn. Celsi de Medicina libri octo. Amsterdam: Joannem Wolters, 1687.

16. Spencer WG. Celsus De Medicina. London: Heinemann, 1935-1938.

17. Gordon BL. Medicine Thronghont Antiqnity. Philadelphia: F. A. Davis Co., 1949.

翻　译：陈玉荣　陈雪玲
校　对：郭　素　陈雪玲

第 2 章

黑暗时代的到来及盖伦和他的继承者

简·G. 范·登·特维尔（Jan G. van den Tweel）

根据威廉和威尔金斯出版社 1929 年出版，多弗出版社 1965 年出版的英文原著《病理学史》（A History of Pathology）改编，原著者埃斯蒙德·R. 隆（Esmond R. Long）。

在最初的 150 年间，希腊和亚历山大学派依然是罗马医学的主导思想[1]。而塞尔苏斯（Celsus）总结的理论并没有直接推动医学实践的发展。当时对医学事业做出巨大贡献的其实是克劳迪亚斯·盖伦[2]（Claudius Galenus，公元 130—201）（图 2-1），其影响力持续了将近 1500 年。

盖伦出生在小亚细亚富裕的文化城市珀加蒙（Pergamum），这里影响了他未来职业生涯的选择，也影响了未来医学界的发展。位于珀加蒙的药神殿（Asklepeion），甚至早于珀加蒙城市，并且是罗马时代首屈一指的著名学术中心。我们可以在埃留斯·阿里斯提德斯（Aelius Arisitides）的《神圣的故事》（Sacred Tales）中看到那里的生活情况。当时，祭司是最高权威，而"医师"自由地混在其中使用阿斯克勒庇俄斯（Asklepios）的古老传说和类似"方法学派"的学说作为理论基础为患者诊治疾病。因此，阿里斯提德斯、萨堤洛斯（Satyrus）、盖伦和其他医生最开始的从业生涯都是通过解读"梦境"[被认为是"医神"阿斯克勒庇俄斯（Asklepios）的神喻]来寻找治疗方法的。慢慢地，神殿医学的迷信才逐渐被更加可靠的经验医学取代。

盖伦 20 岁之前就去过许多文明世界的医学中心，而亚历山大（Alexandria）是他的最终目标，也是后来他提到最多的地方。到达亚历山大

后，他在解剖学家马里诺斯（Marinos）创办的学校学习，马里诺斯非常擅长教学并且宣称自己

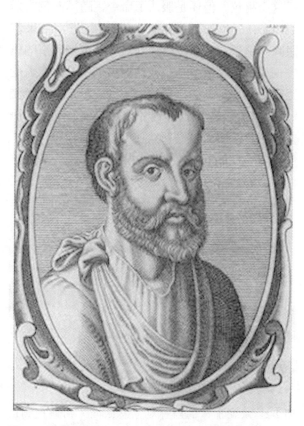

图 2-1　克劳迪亚斯·盖伦。这是 18 世纪乔治·保罗·布施（Georg Paul Busch）所作的盖伦画像。来自维基百科，公共资源。https://en.wikipedia.org/wiki/Galen#/media/File：Galenus.jpg

已经揭示了人体的所有奥秘。盖伦28岁时回到了珀加蒙，此时人们已经通过他的作品对他有所了解，不久，这位年轻有为的解剖学家被任命为角斗场的专职医生，这份工作让他积累了很多手术经验（图2-2）。然而，四年后他辞掉了这份越来越枯燥乏味的差事，像当时小亚细亚的许多年轻有为的医生一样前往罗马。在罗马的5年，他一边行医，一边为上流阶层的听众发表解剖学演讲。他十分受欢迎，但却未曾荒废他的解剖学研究。这段时间里他硕果累累，家喻户晓。

然而，同行的嫉妒最终让盖伦忍无可忍，他措辞严厉地发表了反对意见，但终究还是离开了罗马，恰好避开了公元166年的瘟疫。他还没有回到珀加蒙，罗马皇帝马可·奥利利乌斯·安东尼纳斯（Marcus Aurelius Antoninus）就召见了他，希望他能和自己以及卢修斯·韦鲁斯（Lucius Verus）一起出征阿奎莱亚（Aquileia，意大利的古罗马城市），讨伐马可曼尼（Marcomanni）和夸地（Quadi）人组成的日耳曼部落。盖伦虽然厌恶这个提议，但还是服从了命令，随军向色雷斯（Thrace）和马其顿（Macedonia）行进，结果却眼睁睁地看着这场军事计划被一场突如其来的瘟疫彻底打乱，韦鲁斯也在这场瘟疫中丧生。盖伦跟随安东尼纳斯去了罗马，明确表示自己已经受够了战场，只愿能安静地从事医学实践和学术研究的工作。安东尼纳斯勉强同意，命他担任儿子康茂德（Commodus）的私人医生，而事实上这

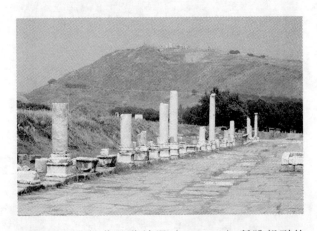

图2-2　从帕加蒙的药神殿（Asklepion）所眺望到的雅典卫城，盖伦住在雅典时肯定也有去探访和工作[照片由因戈·梅林（Ingo Mehling）拍摄]。https：// upload. wikimedia. org/wikipedia/commons/6/64/Pergamon_ Acropolis. Jpg

个职位并不会占用他太多时间。也就是说，从公元169年直至人生终点，他名义上是为安东尼纳斯、康茂德和塞普蒂米乌斯·塞维鲁（Septimius Severus）服务，而实际上他几乎把所有时间和精力都投入到科学研究和著书立说上，所涉领域不仅只有医学方面，甚至还包括了哲学和修辞学。

盖伦大概是有史以来最伟大的医学人物。他从504本书中选取153本编成了两大本参考书目。其中，只有150本希腊原版、拉丁语译本和阿拉伯语译本被保存下来，而其余作品仅有拉丁语和阿拉伯语译本[3]。除了多篇短文、药理学论文和为希波克拉底著作注释外，他还写了一些手册，例如《关于感染的6本书》（Περί τῶν πεπονθότων τόπων）、《探讨自然能力的3本书》（Περί φυσικῶν δυνάμεων）、《关于身体各部分机能的17本书》[4]（Περί χρείας μορίων）、《解剖步骤的15本书》[5]（Περί τῶν ἀνατομικῶν ἐγχειρήσεων）和《治疗方法的14本书》（Θεραπευτική μέθοδος）。这些著作都足以证实：盖伦是一名优秀的医生，更是一位见解独到的哲学家（图2-3）。

盖伦所有著作只有三分之一得以保存，但他对医学界的影响持续了一千多年，直至中世纪。通过解剖动物（主要是猪和猴子），他意识到神经系统和泌尿系统对人体的重要性。他还认为通过放血和排出多余体液可以治疗癌症。他的著作在他辞世后统治欧洲医学界长达14个世纪，其中不论真理还是谬误全被人们当做教条膜拜，为此他饱受诟病。但事实上，与其说这是他的罪过，不如说是因为后世学者们盲目接受他的观点。不可否认，他这个人自视清高，作品中也充满了强烈的自我陶醉，甚至经常毫不掩饰地抨击意见相左之人。然而，这在公元2世纪算不上是什么失礼的职业行为，更何况，直至今天，这种人也不少见。

总的来说，盖伦最杰出的贡献在于他对科研坚持不懈的努力和出版了大量医学著作。他所犯的错误和不恰当类比并不能抵消他取得的成就，就像20世纪科学文献每天发布的大量错误最终不能掩盖这个世纪的科学进步一样，21世纪也同样会取其精华，去其糟粕，就像维萨利亚斯（Vesalius）、哥伦布（Colombo）、法洛

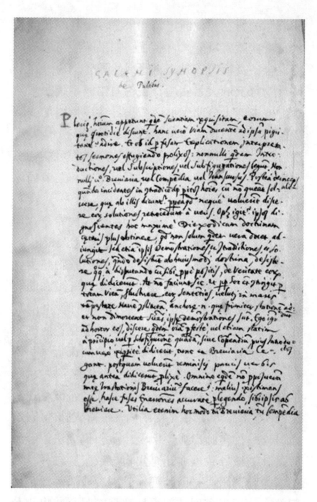

图 2-3 盖伦的《论脉冲》（De Pulsibus）手稿，约 1550 年，于威尼斯。[由美国贝塞斯达（Bethesda）国家卫生研究所（NIH）/ 美国国家医学图书馆（NLM）提供]

皮奥（Fallopius）、哈维（Harvey）和莫尔加尼（Morgagni）对待盖伦的作品，也是在经过协商后留下大量已确定的事实。

本章，我们谈论的主要问题不是盖伦的解剖学和生理学理念，而是他对病理学的贡献。盖伦在希波克拉底"体液病理学说"的基础上提出一个自创概念——"引导之气"或"灵气"。必须承认的是，盖伦的整体理念远远超出了科斯学派最著名的体液学家，是他而非希波克拉底本人，令中古 13 个世纪以来的人们对黑胆汁畏惧不已。盖伦所有关于疾病的著作、病理学理论和体液病理学学说，不分对错，都被贴上了权威的标签。

须知盖伦对身体病理变化的知识积累是在没有机会进行尸检的情况下完成的。虽然他离开亚历山大后在珀加蒙看过一些被肢解的角斗士的正常尸体，短暂的随军期间也应该见过军医解剖那些被杀的野蛮人，但他真正参与过的尸体解剖也只不过两三例。盖伦主要是通过观察患者的症状，并将其与猩猩和猪的解剖知识巧妙地结合在一起，据此猜测人体患病时特有的异常反应。如果当时罗马允许尸检的话，他肯定会学到和发现更多知识，生活在那个时代的人没有谁能比他拥有更多机会。

盖伦的病理学观点和发现主要在他的这些著作：《论疾病定位》（Seats of Disease）、《论异常肿瘤》（Abnormal Tumors）、《论治疗方法——致格劳孔》（Therapeutic Method-addressed to Glaucon）、《论自然机能》（Natural Faculties）和《论各部位的疾病》（Parts Affected）中。第一本是关于各部位病理和诊断的长篇著作。《论异常肿瘤》简短但非常重要。《论治疗方法》是送给一位哲学家朋友的，探讨了不同疾病的本质和治疗方法，这本书很快成为病理学及治疗学的教科书。《论自然机能》是一篇生理学文章，其中频繁提及生理异常。《论各部位疾病》顾名思义，是一本关于特殊病理学和病理生理学的参考书。

盖伦的病因学理念都是基于他提出的"呈递"（presentation）和"黏附"（adhesion）概念：当到达某个器官的液体种类合适、分量适中时，它们会黏附在器官上并被充分利用。肠道内液体的正常消化和吸收就是一个很好的例子。人体内呈递和黏附的失衡会导致疾病的发生。例如，一旦消化道拒绝接受呈递到此的食物，即不允许"黏附"，呕吐就会发生。据此，他将水肿解释为体腔和皮下组织中充满液体的一种疾病，事实上盖伦对水肿的总体和外部特征的观察丝毫不亚于现代医学。他认为组织水分过多是因为呈递到那一部分的液体太稀，不能黏附并转变成组织液，因此很容易从身体的具体部位流走。而在这样的情形下他犯了一个严重错误，便是反驳了埃拉西斯特拉图斯（Erasistratus）对于腹水和腹腔积液的解释。亚历山大学派曾将这种情况记录为肝木质性硬化（即今天所说的肝硬化）的结果（见第 1 章）。很显然，盖伦对埃拉西斯特拉图斯的观点就好像是牛见到了红布，觉得有责任反驳他。

在谈论腹部水肿时，盖伦写到"这主要是由痔疮压迫造成的"，并补充说"这种水肿与肝无关"。然而，如埃斯蒙德·R.隆所说，"盖伦对血液循环的错误认知导致他无法认识到，肝-肠门静脉功能异常会导致直肠静脉的扩张。正是直肠静脉的扩张在某种程度上缓解了肝功能失调导致的血流障碍，从而避免了腹水的产生。"

盖伦解释黄疸病所依据的原理与水肿相似。他清楚黄疸是血液吸收胆汁引起的，也观察到当人体内充满胆汁时，粪便常常不含有胆汁。可惜，他解释黄疸时却忽略了这一重要联系，而倒退到古人对脾与胆汁间关系的猜测。科斯学派认为黄疸是由脾过度分泌胆汁引起的，而盖伦提出，发生黄疸是因为脾没有及时将血液中的黑胆汁运走，其实，这又是盖伦所说的"呈递"和"黏附"一旦失衡，就会生病的原理。也就是说，脾的作用本是清除血液中的黑胆汁，但如果脾的功能紊乱，比方说因内部脓肿而变大，那么黏附失败，黑胆汁不能被脾吸收，因此血液颜色会加深。

盖伦是一个对炎症研究很感兴趣的人，他将炎症归在病态水肿或肿瘤中，他在许多著作中长篇大论地分析这点，不可否认他对事实颇有洞见的理解。他认为疾病是由体液和"灵气"（pneumatic）控制的，而炎症的发生是因为体液在感染部位的过度累积。当体液持续滞留，除了发生塞尔苏斯所说的四大症状——红、肿、热、痛外，盖伦认为还会出现第五种——功能丧失，紧接着是血清渗出和化脓，之后则可能发生普遍性溃烂（败血症）。坏疽是重度炎症，盖伦敏锐地指出，如果腿部发生坏疽，那么相应的动脉就不再具有渗透性。若是盖伦对炎症的研究到此为止，结果将百利而无一害，但他坚持运用体液学说的所有观点，导致长期恶劣的影响。盖伦盲目地崇拜他的老师希波克拉底，极力主张"煎煮（coction）"或化脓是伤口愈合过程的重要环节。几个世纪后的迂腐信徒，特别是阿拉伯人，为了追随盖伦和希波克拉底的理论，不是让过程自然发生而是想方设法促成化脓，以至于后来竟出现了"化脓有益"的观点，这是医学发展史上最有害的概念。

另一方面，盖伦能从患者的外部症状判断出体内炎症的存在，这在当时是非常厉害的。他不仅能从尿液中检测出脓液，还能依据脓液状态推断病源的所在。他断定，如果脓液呈悬浮状或膜状，炎症就有可能来自膀胱；如果脓液与尿液能够混合，炎症应该是来自肾或输尿管。通过在活体动物肾上的大量实验，盖伦对泌尿系统非常熟悉。他未能十分明确地区分出导致尿量增加或减少的肾炎，但比较了解结石引起的肾炎。他发现膀胱的结石往往来自肾，而且这个过程可能会引起剧烈疼痛。他还猜测泌尿系统结石和关节痛风之间具有的相似性。

盖伦虽然写了许多关于肺部病理的专著，但几乎没有什么进展。他对支气管炎（bronchitis）和脓胸（empyema）无所不知，并把脓胸归类到病态肿胀中。他很好地区分了周围性肺炎和肋膜炎，但却和其他前人一样过分强调肋膜炎的存在。在肺结核方面，他完全照搬希波克拉底的观点。遗憾的是他对罗马时期肺结核的流行只字不提，只是简单地指出了女性比男性更容易发病。他对肺病做出两种解释：一种是如同希波克拉底学派所说的，肺结核是由脑内黏液落入肺内所致；而另外一种是肺出血，但至今我们仍无法解释到底是肺结核导致出血还是出血导致了肺结核。盖伦认为肺部出血是由肺部血管破裂或局部溃疡引起的。他还观察到肺部慢性溃疡有时会咳出小片状肺组织甚至小结石，若伴有很快消瘦则可诊断为肺结核，否则不是。关于结核结节，很显然他从未见过也并不理解，只是照搬了希腊人的说法，但他却自认有资格解释它们：这些结节的病因是凝结的组织液太过黏稠而不能通过血管。他对于肺结核的理解模糊不清，这也说明只有通过尸体解剖，才有可能理解这类疾病。值得注意的是，在这之后肺结核研究并没有什么进展，直到1500年后——荷兰人西尔维乌斯·德·勒·博埃（Sylvius de le Boë，1614—1672）研究肺病患者的尸体后，情况才有所好转。

对于发热，盖伦做了详细的症状学分类。为此他提出了一个推测性的体液病因。他明确地区分了持续热和间歇热，以及黏液、黄胆汁、黑胆汁在每日热、间日热、四日热中的特异作用。罗马沼泽的恶劣空气为盖伦对疟疾的临床研究提供了大量的机会。

盖伦对肿瘤的分类特别感兴趣，他的"肿瘤分类法"在文艺复兴后的很长一段时间仍被奉为经典。他将肿瘤分成三类：第一类 tumores secundum naturam，包括所有正常生理性的肿胀，比如青春期的乳房和妊娠期的子宫；第二类 tumores supra naturam 是继发性肿瘤，损伤后的再生过程，比如创伤后瘢痕的形成；第三类 tumores praeter naturam 也是最大一类肿瘤，包括我们现在所说的肿瘤，也包括很多炎症损伤、局部水肿、坏疽、囊肿和其他感染（盖伦并不能确定它们的本质）。古希腊人基本上是根据溃疡的恶性程度来区分硬癌、肉瘤和癌。他们认为黑胆汁是所有癌症的成因，盖伦声称自己通过反复观察发现：性格忧郁的女性比性格乐观的女性更易患癌症，而且身体上黑胆汁较多的部位，例如脸、嘴唇和乳腺，更倾向于长肿瘤。刺激性胆汁导致恶性溃疡，而温和的胆汁则引起隐匿肿瘤，也就是非溃疡肿瘤。他并不了解肿瘤，但竟也不怀疑肿瘤转移的现象。

希波克拉底曾将肿瘤比作螃蟹，由此产生了两个术语："肉瘤（carcinos）"和"癌（cancer）"，盖伦再次重述这个类比："肿瘤就像螃蟹的脚一样延伸到身体的每个部分，在这类疾病中静脉血管是扭曲的，所形成的图像非常类似。"当时的盖伦没有淋巴系统的概念，所以，我们今天所知道的肿瘤向淋巴管延伸的现象，被他误以为是肿瘤为了和黑胆汁建立有效连接，拼命地向着血管生长。水肿周围血管的扩张成了盖伦所看到的螃蟹样肿块。以上是盛行了一千多年的盖伦的观点。

然而，奠定盖伦在医学史上长期主导地位的，并不仅仅是他对多种疾病理论的阐释，而是他大胆且成功地创建了一个统一的生物学科，包括解剖学、生理学、病理学的各分支。其中病理学是以"气质"为基础，每个人都有各自的体质。盖伦生理学的中心观点在他那本伟大的著作《身体各部分器官的机能》[4]（*On the Function of Parts of the body*）中得到了很好的阐述，其所传递出的不朽思想是自然界中存在的所有包罗万象的设计。这一思想非常契合当时日益兴起的一神论热潮，因此基督教徒和伊斯兰教徒都将其奉为金科玉律。

盖伦之后，人类的医学研究进入了一段漫长的停滞期，除了塞尔苏斯外，罗马人对于医学的发展基本没有什么贡献。随着北方野蛮人的入侵

和罗马人生活的动荡不安，来自小亚细亚和附近岛屿的希腊医生对罗马帝国的西部首都越来越失望，因为它已不再是可以安心做学问的好地方。甚至在东部帝国拜占庭或康斯坦丁的法庭上，探究务实的精神也不见了。几百年来，那些留下来的希腊学者充实他们自己的最好方式就是编写和修订前人的著作，如希波克拉底、阿奇基尼斯（Archigenes）、安提拉斯（Antyllus）、索尔纳斯和盖伦[6]等人（图 2-4）。

努顿（Nutton）曾作了一个简练的概括[1]："时光若能回到公元 350 年前后，那是完全不同的光景：罗马帝国不仅拥有了第二个首都康斯坦丁（公元 330 年），还将基督教确立为官方宗教（公元 381 年），并且医学界的著作概论、手册和百科全书都是当时最新的研究成果。"

在这段百废待兴的时期[7]，出现了四个闪耀的人物：珀加蒙的奥里巴西乌斯（Oribasius）、亚米达（Amida）的埃提乌斯（Aëtius）、他拉勒（Tralles）的亚历山大（Alexander）和埃伊纳岛（Aegina）的保罗（Paul）。尽管早期已经出现类似的著作，但这些人将早期著作的精华部分总结成条理清晰的知识体系。

奥里巴西乌斯（公元 325—400）[8]是盖伦的老乡，他也在医学发达的珀加蒙接受了教育。后来，他去了亚历山大最好的医学培训基地深

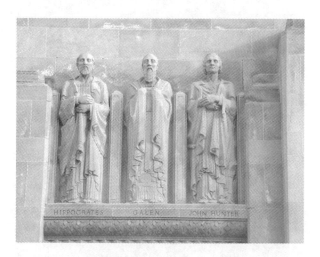

图 2-4　希波克拉底、盖伦与约翰·亨特（John Hunter）的雕像，位于洛杉矶南加州大学医学中心（University of Southern California Medical Center），雕刻者：萨尔瓦多·斯卡皮塔（Salvatore Scarpitta），1934 年完成。[来自克莱夫·R. 泰勒（Clive R. Taylor）个人收藏]

入学习，他的导师是著名的医生——塞浦路斯（Cyprus）的泽诺（Zeno）。在康斯坦丁统治时期，年轻的奥里巴西乌斯与康斯坦丁的儿子兼继承者朱利安（Julian）成为了好朋友，后来更是与他一起并肩作战。公元 363 年，朱利安战死沙场，而奥里巴西乌斯被流放，不得不背井离乡。不久后他又被新国王瓦林斯（Valens）召回。作为国王的医生，他有充足的时间和资源来研究早期作者的著作。在他的 70 多本著作中，现仅存 25 本，这些书的最大价值在于注明了引文原作者。其中，达伦博格（Daremberg）1860 年翻译的 6 卷法语版书籍被很好地保存了下来。奥里巴西乌斯还写了 9 本名为《我的儿子伊斯阿奇：关于全科医学的 9 本书》[9]（*Synopses for my son Eusthachius: nine books about the whole of Medicine*）。由于奥里巴西乌斯的编纂，阿奇基尼斯（1—2 世纪）、安提拉斯（2 世纪，通过结扎

上下切口的方法治疗动脉瘤，并阐述了气管切开术）及其他人的专著才为后人所知（图 2-5）。

亚米达的埃提乌斯（502—575），来自美索不达米亚，是国王查士丁尼（Justinian）的私人医生，也是《医学十六书》（*Βιβλία Ιατρικά Εκκαίδεκα*）（图 2-6）的作者。在这些书中，我们可以看到埃提乌斯总结了自己的人生经验，还汲取了包括亚历山大图书馆手稿中前人的医学知识。他的汇编著作大多取材于以弗所的鲁弗斯（Rufus）、亚历山大的利奥尼兹（Leonides）、索兰纳斯和阿奇基尼斯的作品。他的著作证实了医学界思想的不断进步。在已有病理学知识的基础上，他进一步探索疾病的成因并以此治疗患者。他很好地区分了溃疡型子宫肿瘤和非溃疡型子宫肿瘤。他写道，肿瘤多发于子宫颈部，触感较硬，表面不光滑；颜色微红，接近铅灰色；常分泌出稀薄的红黄色液体。即使冲洗阴道并使用阴

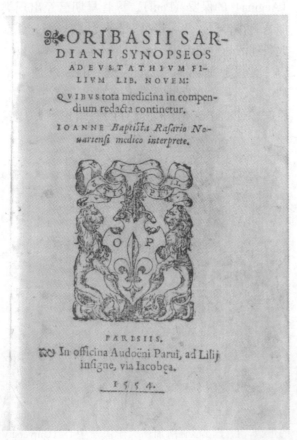

图 2-5 奥里巴西乌斯 1554 年发表的作品纲要（巴黎）。http://babel. hathitrust. org/cgi/pt?id=ucm. 530945501x#view=1up；seq=7

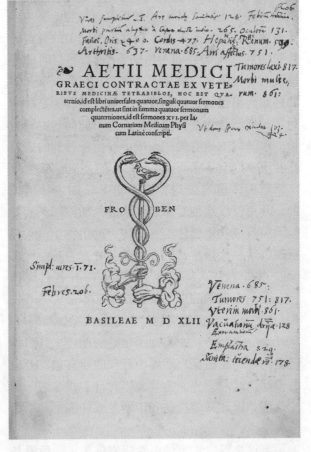

图 2-6 亚米达的埃提乌斯 1542 年发表的作品首页。http://exhibits. hsl. virginia. edu/treasures/files/2011/12/R126_A37_1542_title_big. Jpg

道栓剂，也无法治愈这种疾病。埃提乌斯非常理解脓毒病患者需要隔离空间和无微不至照顾的需求，于是他想方设法地用隔离物建立了一个私人病房，使患者能在那得到隔离和治疗。他可能是从阿奇基尼斯那得到这类肿瘤的相关知识。根据沃尔夫（Wolff）[10]的观点，埃提乌斯也描述了肛门区域的裂缝和湿疣，这些特征可能指示着直肠癌。埃提乌斯对眼、耳、鼻、喉和牙齿等相关疾病的描述是古代最优秀的。除了外科，他在其他方面鲜有独创或新发现，因此不能说他为病理学增添了内容。他的基督教信仰反映在教学过程中，他常在课堂上信手拈来《圣经》的语句。例如，为了移去卡住喉咙的骨头，他会在固定好患者的颈部后说："像麻风乞丐从坟墓中走出来吧，像约拿从鲸鱼中出来吧，骨头，出来或者下去吧。"

他拉勒的亚历山大（525—605）曾到多个地方求学，在罗马和拜占庭也都生活过一段时间，他的突出成就在于建立了生理诊断和病理解剖的细微联系。在《梅第奇图书馆部》[11]（*Medici Libri Duodeni*）（图 2-7）这本书中，他清楚地描述了胸部状况并通过叩诊、点按和触诊的方法分别诊断腹水、水肿和脾大。这也是当时医学界流行的诊断方法。尽管体液病因学仍占主导地位，但这些现象表明，疾病解剖的理念越来越深入人心。他的著作流行了接近 1 个世纪，不幸的是，这个世纪恰是医学的主要衰退期。

一个世纪以后，埃伊纳的保罗（625—690）确实写了几部医学著作，最初的标题已经不为人知，大致是《论医学》（*De Re Medica Libri Septem*）[12]。这部著作（图 2-8）极大拓展了奥里巴西乌斯的作品，产生了深远的影响，尤其对外科手术。然而，我们无法确定的是书中有多少观点是保罗自己的观察。值得注意的是，从盖伦时期（公元 2 世纪）到亚历山大和保罗时期（公元 7 世纪），人们已经意识到内部肿瘤的存在。亚历山大曾提过肝癌，保罗也说过"身体每一部位都可能发生癌症"（*In omni corporis parte cancer nasci solet*）。保罗的第四本书是迄今为止最博学的一本外科书，包括疝气、瘘管、乳房缩小术（breast reductions）等几乎所有疾病。但他是个黑胆汁学说的忠实信徒，对病理学理论没有太大贡献。

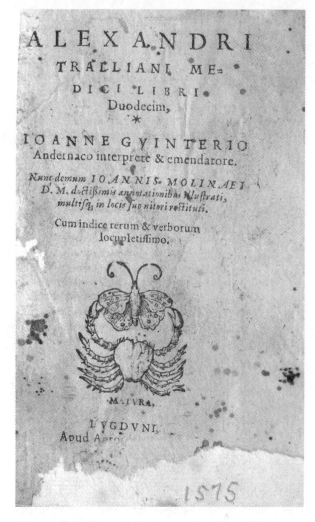

图 2-7 他拉勒的亚历山大 1548 年发表的作品首页。http://reader. digitalesammlungen. de/de/fs1/object/display/bsb10138743_00005. Html

保罗之后，拜占庭时期最活跃的医学时代逐渐走向低谷，连汇编领域都毫无成果。然而，盖伦的医学理论得以幸存并发扬光大。盖伦理论的局限被后人逐步改善，但他著作中的实用和实证部分却被教条主义取代。这是一个缓慢且间断的过程。直到几百年后，阿维森纳（Avicenna）才第一次为盖伦的观点构建出一个富有逻辑性的结构化的系统。此时，医学的未来只能寄希望于阿拉伯人，我们将在下一章中讨论这个问题。

十字军东征（13—14 世纪）后，社会动乱，医学再度衰败。公元 12—15 世纪，欧洲修道院成了希腊医学的重要知识库。修道士多数成为医生（非外科医生），而那些从前线退役且没有什么才能的修道士只能从事抄写和注释前

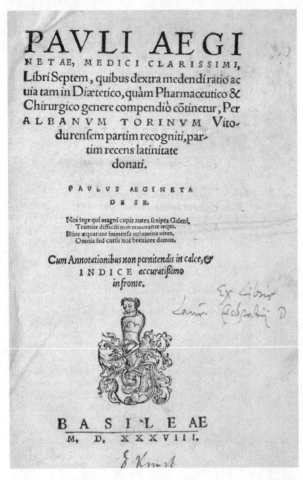

图 2-8 埃伊纳的保罗 1846 年发表的《论医学》英语版首页。https://books.google.nl/books?id=AFdhAAAAIAAJ&pg=PR3&hl=nl#v=onepage&q&f=false

人著作的工作，特别是盖伦的专著。借此，已经被遗忘了的塞尔苏斯著作得以复活。最初这是一个医学发展的停滞期，但随着一大批学校在蒙彼利埃（Montpellier）、巴黎、意大利、萨勒诺（Salerno）、博洛尼亚（Bologna）和帕多瓦（Padua）等地的兴起，医学研究也逐渐苏醒。萨

勒诺曾是十字军东征的战场，因此这个城市的外科手术水平很高。而在博洛尼亚，人们对基础科学、解剖学与病理解剖学产生了新的兴趣。下面几个章节将会介绍这方面的内容。

参考文献

1. Nutton V. Roman Medicine, 250 B. C. to A. D. 200. In Conrad LL et al. The Western Medical Tradition 800 B. C. to A. D. 1800, (Chapter 2), Cambridge University Press, 2009.
2. Mattern S. The prince of medicine. Galen in the Roman Empire. Oxford University Press, New York, 2013.
3. Galen. Many translations of his books in Loeb Classical Library.
4. May MT. On the function of parts of the body, Cornell University Press, 1968.
5. Springer C. (Galen) Anatomical procedures, Books 1-9, Oxford University Press6, 1956.
6. Diels H. Die Handschriften der antiken Ärzte. 1. Hippokrates und Galenos, 1905.
7. Diels H. Die Handschriften der antiken Ärzte. 2. Die übrigen griechischen Ärzte außer Hippokrates und Galenos, 1906.
8. Tempkin O, Oribasius. Johns Hopkins University Press, Baltimore, USA, 1956.
9. Oribasius. Novem libri ad filium Eustachium http://babel.hathitrust.org/cgi/pt?id=ucm.530945501x#view=1up；seq=7
10. Wolf-Heidiger G, Cetto AM. Anatomical Dissection in pictorial representation, 1957.
11. Alexander of Tralles. Twelve books on Medicine (Latin) http://www.digitalcollections.de/index.html?c=autoren_index&l=en&ab=Alexander+%5BTrallianus%5D.
12. Paul of Aegina. The seven books on Medicine https://books.google.nl/books?id=AFdhAAAAIAAJ&pg=PR3&hl=nl#v=onepage&q&f=false.

翻　译：陈玉荣　陈雪玲
校　对：郭　素　陈雪玲

第 3 章

阿拉伯伊斯兰医学——古老世界与早期复兴的桥梁

萨米尔·S. 阿姆鲁（Samir S. Amr）

阿拉伯医学（或伊斯兰医学）的发展贯穿整个伊斯兰文明时期——从 7 世纪伊斯兰教在阿拉伯半岛的崛起，到 14 世纪伊斯兰帝国在中东和西班牙的衰败，长达 7 个世纪之久。伊斯兰帝国在其鼎盛时期有两个政治中心：东部的巴格达（Baghdad，现伊拉克首都）和西部安达卢西亚（Andalusia）的科尔多瓦（Cordoba，西班牙）（图 3-1）。阿拉伯语是当时的通用语，所以伊斯兰医学文献都是用阿拉伯语写的。鉴于古希腊文明在医学方面的造诣，阿拉伯医生、医学教育工

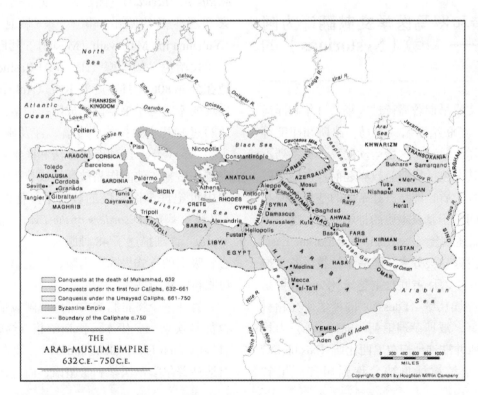

图 3-1　在倭马亚王朝时代，阿拉伯伊斯兰帝国包括今天的中东和北非国家，跨越从西班牙到印度和中国的边界［已获得出版商霍顿·米弗林（Houghton Mifflin）公司及所有权保留者的许可］

作者及医学生都高度重视希腊的文化遗产。直至 9 世纪，从希波克拉底（Hippocrates）到盖伦（Galen），几乎所有重要的希腊医学著作都被直接或间接地（通过古叙利亚语[1]的转换）翻译成阿拉伯语。

为了更好地理解阿拉伯伊斯兰医学及其对现代医学的影响，我们应该设法弄清楚伊斯兰文明的起源：它是如何被保存下来的，又是怎样在吸收古希腊和罗马医学知识[2]的同时引入新的想法和发现，最后又是如何传播到西方世界[3]。这段历史可以被划分为以下 3 个阶段[4]：

1. 公元 750—850 年，古希腊和罗马的医学著作逐步被翻译成阿拉伯语，多数译作完成于公元 9 世纪。
2. 公元 900—1100 年，阿拉伯人接纳新想法，引入了新的医学知识。这个阶段跨越了两个多世纪。
3. 公元 1100—1400 年，阿拉伯医学文献被翻译成拉丁语传入西方世界。这个阶段跨越了 3 个世纪，正好与东西方伊斯兰帝国的衰落时期一致。

把古希腊和罗马医学文献翻译为阿拉伯语——景教（Nestorians）的作用

伊斯兰文明早期曾盛行过一场"百年翻译运动"，那是一场联结希腊、罗马、波斯和印度等中西文化的译介活动。这场运动起源于一系列不寻常事件，其中包括伊斯兰教崛起前拜占庭和波斯帝国的宗教矛盾，即拜占庭帝国的基督教派与景教教派之间关于基督本质的神学冲突。这一争端导致东方亚述教会（Assyrian Church of the East，景教）从拜占庭教会分离，随后景教教派备受迫害，公元 489 年，拜占庭君主芝诺（Zeno）更是终止了他们在埃德萨（Edessa）的神学研究和科学研究。幸好，波斯萨珊王朝（Sassanids）为景教提供避难所并准许他们在尼西比斯（Nisibis）[5]开设学校。景教教徒也被允许到胡齐斯坦省

（Khuzestan）的刚迪沙普尔（Gundishapour）学院学习。在库思老君主（Emperor Khosrau，531—579）的指导下，景教把希腊语和叙利亚语著作翻译成波斯语[6]。公元 638 年，萨珊帝国败给了阿拉伯穆斯林。刚迪沙普尔也称君迪沙普尔（Jundishapur），在政变中幸存下来并作为伊斯兰学术中心持续存在了几个世纪[7]。穆斯林哈里发①（Muslim Caliphs）却反而鼓励把希腊和罗马的医学书籍翻译成阿拉伯语[8]。

君迪沙普尔学院的景教医师中，负责将希腊文献翻译成阿拉伯语的主要是布提书（Bukhtishu）家族，这个家族六代人都是医生，世世代代为阿巴斯王朝的哈里发服务[9]。家族中最负盛名的是吉卜利勒·伊本·布提书（Jibril ibn Bukhtishu）和他的外孙吉尔吉斯·伊本·吉卜利勒（Jirjis ibn Jibril），他们和同时代人基本上翻译了盖伦、亚里士多德（Aristotle）、柏拉图（Plato）和毕达哥拉斯（Pythagoras）的全部作品。布提书家族中还有一个叫欧拜杜拉·伊本·朱柏尔（Ubaidullah ibn Jibrail）的成员，他写了一本关于动物入药的书，书名为《动物利用书》（*Kitab Mnafe Al Haywan*）（图 3-2）。另一个景教翻译家和医生是约哈纳·伊本·马萨卫（梅苏特）[Yuhanna ibn Masawaih（Mesuë）]。阿巴斯王朝的哈里发哈伦·赖世德（Harun Al-Rashid）命令他把在公元 806 年拜占庭安卡拉（Ankara）沦陷后发现的希腊医学书籍翻译成阿拉伯语。此外，他还写过好几本阿拉伯语专著，涉及眼科、发热、头疾、营养学、医师考核方法和医学格言等不同主题。后来，他的作品被翻译成拉丁文，成为欧洲中世纪许多医学院的教科书。他的大作之一《眼科疾病》（*Disorders of the Eye*，也称 *Daghal Al Ain*）详细描述了 48 种眼科疾病，包括通过空心管吸引的方式去除白内障，这是第一本系统探讨眼科问题的书。

另外一个将希腊文本翻译成阿拉伯语的景教教徒是侯奈因·伊本·伊斯哈格（约翰尼惵斯）[Hunayn ibn Ishaq（Johannitius）]。他在梅苏特的君迪沙普尔学习医学和希腊语，而且还翻译了盖

---

① 哈里发：伊斯兰政治、宗教领袖的称谓。——译者注

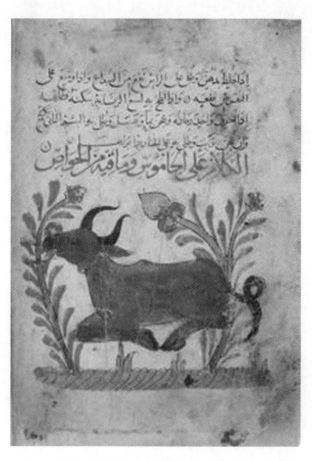

图 3-2　布提书家族的欧拜杜拉·伊本·朱柏尔（Ubaidullah ibn Jibrail）写的《动物利用书》，这一页介绍了水牛的特点

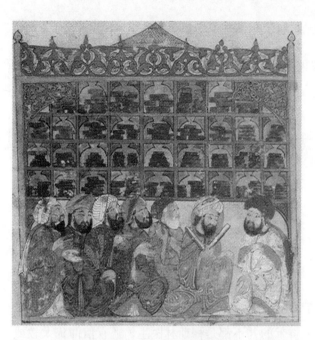

图 3-3　一位学者和他的学生在充满书籍的图书馆里发现了由叶海亚·伊本·瓦斯蒂（Yahya ibn Wasti）注释的《哈利里玛卡梅集》（*Maqamat Al Hariri*）手稿（法国国家图书馆）

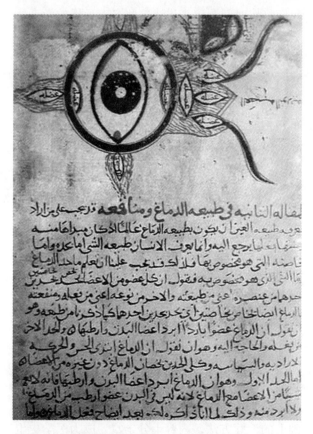

图 3-4　12 世纪发现的《眼科十论》是侯奈因·伊本·伊斯哈格写于 9 世纪的关于眼睛的著作。它清楚地描述了眼部肌肉，也论述了大脑与眼睛的关系

伦、希波克拉底、柏拉图、托勒密（Ptolemy）、欧几里得（Euclid）、亚里士多德的很多著作。他是巴格达的智慧馆（也称"智慧之家"）[Bayt Al Hikmah（The House of Wisdom）] 的馆长，"智慧之家"是阿拔斯王朝（Abbasside）的哈里发马穆（Caliph al-Ma'mūn）在公元 830 年建立的，那里收藏了许多来自希腊、拜占庭和其他国家的文献、手稿和译稿[10-13]（图 3-3）。除了翻译希腊书籍，侯奈因也创作了一些著作，包括《医学问答》[*Masail fial Tibb*（*Questions and answers in Medicine*）]，并译成拉丁文为 *Isagoge Johannitii ad parvum artem Galeni*，《眼科十论》[*Kitāb al-`ashar maqālāt fī al-ayn*（*Ten Treatises on the Eye*）]（图 3-4），并译成拉丁文为 *Galeni Liber de Oculis translatus a Demetrio*，它被认为是阿拉伯最系统的眼科学专著之一[14]。在侄子胡拜斯（Hubais）的帮助下，侯奈因写了更多的作品，为医学界对

眼科疾病的理解做出了巨大贡献[11]。

新医学知识的创新阶段——伟大的阿拉伯和穆斯林医生和学者

这一阶段的创新和创造力源自早期直接观察和方法论分析的科学原则。在这一原则的指导下，阿拉伯和穆斯林的医生、学者们将医学知识进行分类并使之系统化，编写出一系列百科全书般的概论，这些概论在穆斯林和西方世界流传了几个世纪之久[15]。直到17世纪，他们的书都是欧洲大学教科书的主要参考来源，可见他们对中世纪欧洲医学的影响之深远。

值得一提的是，这些为中世纪欧洲医学做出贡献的并不都是穆斯林医生，还有信仰犹太教或基督教的医生、哲学家和学者，他们活跃在伊斯兰文明时期，尤其是9、10、11世纪的"黄金时代"[16]。这批知识分子来自伊斯兰世界的各个阶层，许多人在今天仍然是大名鼎鼎的。接下来，我们将按时间顺序来讲述这些名声远播的学者。

拉齐斯 [Al-Razi（Rhazes）]

拉齐斯（865—925），阿拉伯文全名艾布·伯克尔·穆罕默德·伊本·扎卡里亚·拉齐（Abu Bakr Muhammad Ibn Zakariya Al Razi），出生于雷伊（Al Rayy）[靠近现在的伊朗德黑兰（Tehran）]。他早期的兴趣是音乐、哲学和炼金术，又因发现硫酸和乙醇而声名鹊起。后来，他在阿里宾·赛赫勒·拉班·塔巴里（Ali bin Sahl Rabban Al Tabari）门下学医并成为阿巴斯王朝时巴格达医院的院长。令人震惊的是，他一生竟写了224本涵盖各种主题的著作。他最重要的作品《医学大全》（Al-Hawi fi al-Tibb）被欧洲称为《医学集成》（Liber Continens）（图3-5和图3-6），这本书不但总结了阿拉伯人当时从希腊、罗马等地吸收到的许多医学知识，还编入了拉齐斯个人的临床观察、个案研究及临床实践基础上的治疗方法，内容十分丰富，成为医学史上的一部百科全书式著作[17]。一千年后，迈耶霍夫（Meyerhof）再次整理了33例已经被拉齐斯诊治的疾病，并将它们详细记录在他的传记《医学集

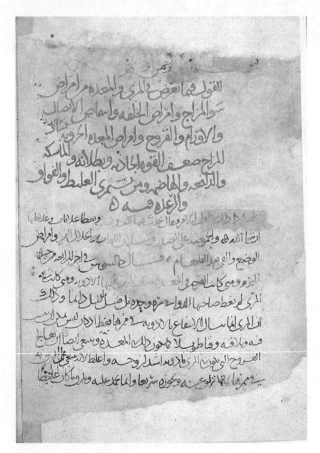

图3-5 胃肠道疾病和胃与食管的部分，出自拉齐斯的《医学大全》（*The Comprehensive Book on Medicine*），在欧洲称之为《医学集成》，这个副本是在公元1094年11月30日完成的（MS A 17, fol. 1b，美国马里兰州贝塞斯达国家医学图书馆）

成》（Al-Hawi）[18]里。拉齐斯实践经验丰富，知识视野开阔。他为神经学和神经解剖学的发展做出了重大贡献[19]，我们可以从他对头颅和脊髓神经的描述中感受到这一点。拉齐斯区分了肾绞痛和结肠炎，并从病因、诊断、治疗等方面阐述了肾的疾病，特别是肾的结石。此外，他在公元910年写了《天花和麻疹》（Kitab Al-Jadari Wal-Hasba）（图3-7），第一次将天花与麻疹区别开来。这本书原是用阿拉伯语写的，15世纪时被翻译成拉丁文（Liber de Variolis et Morbillis or Liber de Pestilentia）。在未来的数百年中，此书一直是治疗天花或麻疹的主要参考书籍[21]。除此之外，他还写了第一部儿科专著，也被翻译为拉丁文版《实用儿科》（Practica Puerorum）[22]。

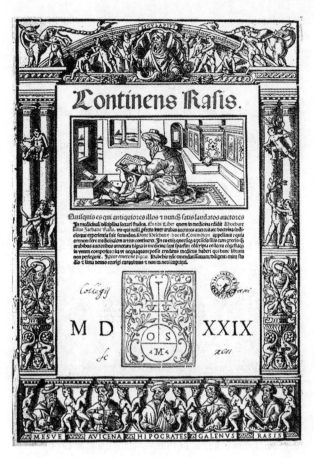

图 3-6 拉齐斯著作的不朽译本（拉丁文），欧洲人称之为《医学集成》。1529 年在威尼斯和意大利出版。在封面底部标注了权威医生的名字，包括梅苏特、阿维森纳、希波克拉底、盖伦和拉齐斯

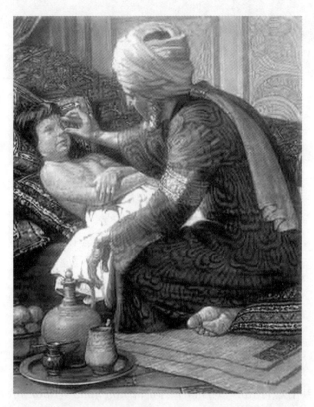

图 3-7 拉齐斯为皮疹患者做检查后写了一篇关于区分麻疹和天花的论文。（《医学上伟大的时刻》，1960 年，戴维斯帕克和他的公司）

伊本·西纳（阿维森纳）[Ibn Sina（Avicenna）]

阿维森纳（980—1037），阿拉伯文全名为艾布·阿里·侯赛因·伊本·阿卜杜拉·伊本·西纳（Abu Ali Al-Hussein Ibn Abdullah Ibn Sina），是那个时代最有影响力的穆斯林医生和哲学家。他的学生和追随者称他为"掌管智慧的人"，他还有另一个称号"第二位老师"（亚里士多德是第一位老师）[23]。欧洲人称阿维森纳为"医学王子"，把他和希波克拉底、盖伦并称为西方传统医学的三大巨匠（图 3-8）。萨顿（Sarton）说，阿维森纳与盖伦都是哲学家兼医生，这样的双重身份使他们更受世人瞩目[24]。托马斯·阿奎那（St. Thomas Aquinas）和罗杰·培根（Roger Bacon）曾恭敬地承认自己从阿维森纳的著作和

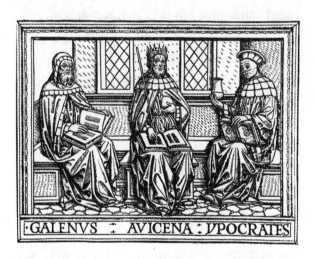

图 3-8 欧洲学术中心高度重视阿维森纳。15 世纪木刻拉丁医学书的时代，他的作品就与医学祖先盖伦和希波克拉底的著作一同出现

思想中获益。威廉·哈维（William Harvey）更是将阿维森纳当做自己的精神力量源泉。在欧洲人眼中，阿维森纳是不信教的异教徒，但是基督徒但丁·阿利盖里（Dante Alighieri）在他的史诗

《神曲》（*La Divina Comedia*）[25]中这样称赞阿维森纳："天堂会给予他一个荣誉之地。"

阿维森纳出生在布哈拉（Bukhara，今天的乌兹别克斯坦），父亲是乌兹别克斯坦人（Uzbek），母亲是塔吉克人（Tajik）。他是一个神童，精通阿拉伯语，熟读文学经典，10岁就能背诵古兰经（Qur'an）。13岁开始学医，5年后，年仅18岁的他成为了一位颇有名气的内科医生。据称，他写了450部作品，至今尚存240余部[26]。他的著作涵盖了哲学、医学、几何、天文、算术、神学和艺术等方面。他的哲学书中最具影响力的是《论治疗》[*Kitab al Shifa*（*The Book of Healing*）]，这是一本哲学百科全书，他在这本书中将亚里士多德和柏拉图的哲学传统与伊斯兰神学放在一起讨论，把知识划分为理论知识（物理、形而上学与数学）和实践知识（伦理、经济与政治）。他的另外一本哲学书《指示与评论书》[*Kitab al-Isharat wa al tanbihhat*（*Book of Directives and Remarks*）][26]也颇有影响。

阿维森纳最负盛名的著作是《医学规则》（*Al Qanun fi al Tibb*），欧洲人将其翻译为《医典》（*Canon*）。全书超过100万字，包括药物疗法（列出760种药物）在内，该书被分为五卷：

第一卷为总论。综合概述了医学定义、基本学说及其与哲学的关系，并分门别类地详细介绍了各种疾病的起因、症状、预防和治疗方法。

第二卷探讨了一般药物和药理学。

第三卷介绍了与脑、眼、耳、喉、口腔、呼吸器官、心脏、乳腺、胃、肝、脾、肠、肾、生殖器等器官的相关疾病（图3-9）。

第四卷记载了发热病（图3-10）、流行病的病状和对流行病的预防和保健卫生措施。

第五卷涉及治疗方法与配方。

阿维森纳在《医典》中记录了眼部解剖结构和诸如白内障等眼科疾病。他用了好几个章节来描述脊柱的神经解剖、脊柱神经特点和神经传导[27]。阿维森纳还详尽地阐述了脑积水[28]和面瘫（歪嘴，他称之为"laqve"）的病症[29]。他认为，肺结核是会传染的[30]。他在书中描述了糖尿病的症状，并提出肺结核会使糖尿病的病情变得更加复杂[31]。他通过论述为患者做脉搏检查的重要性（脉理学）[32]成为了第

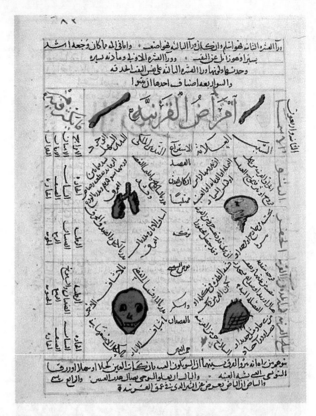

图3-9　出版于14世纪阿维森纳的《医典》副本的第五卷，题为《角膜病》。叙利亚大马士革国家博物馆

一个注意到颈动脉窦过敏（血管迷走性晕厥）[33]的人。他还提到了一些精神疾病，包括所谓的"相思病"（disorder of "love"），他认为这是一种严重抑郁的强迫症。他曾经认真观察过一位发着高热、身体虚弱的年轻患者，发现当他提及巴格达社区的不同街道时，这位年轻人的脉搏竟有不同的变化，阿维森纳以此判断出患者的情人住在哪条街道。经患者家属同意，年轻人和自己的情人走到了一起，爱情的力量使年轻人很快地恢复了健康[34]。此外，阿维森纳也谈到恶性肿瘤是容易复发的[35]。

《医典》被认为是不朽著作，是中世纪阿拉伯医学百科全书式的作品[36]。12世纪，克雷默那（Cremona）的杰勒德（Gerard）把《医典》翻译成拉丁文，直到17世纪欧洲各大学仍把它作为医学教材[37]。尽管这是一部鸿篇巨制，但仍然有不少于14种古籍版本在帕多瓦（Padua）、米兰（Milano）、斯特拉斯堡（Strasbourg）、博洛尼亚（Bologna）、帕维亚（Pavia）、威尼斯（Venice）和里昂（Lyon）出版（图3-11）。此外，还发现

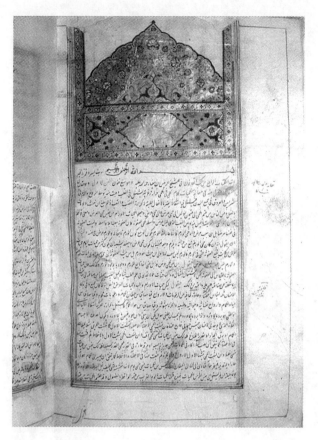

图 3-10 《医典》其中的四本书，都以精美图案装饰封面。这一部分是讲述发热的。发现时间不详，大概是在 15 世纪左右在伊朗发现的（MS A 号：53，fol. 386b，美国马里兰州贝塞斯达国家医学图书馆）

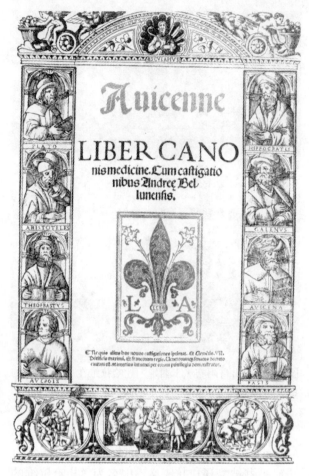

图 3-11 《医典》的拉丁文译本为 *Liber Canonis Medicine*，于公元 1527 年在威尼斯被发现。这些木刻用两列文字记录了希腊古典医学和科学文献的作者

了希伯来语古籍版 [那不勒斯（Naples），1491]。16 世纪，人们发现了更多阿维森纳的拉丁语版著作 [24]。

阿布·卡西姆·扎哈拉维（艾布尔卡西斯）[Abu Al Qasem Al Zahrawi（Albucasis）]

阿布·卡西姆·扎哈拉维（Abu Al Qasem Al Zahrawi）（936—1013），出生于穆斯林治理下的西班牙首都科尔多瓦（Cordoba）[安达卢斯（Al-Andalus）或安达卢西亚（Andalusia）]。在阿拉伯人统治西班牙的黄金时期，他曾担任西班牙伊斯兰教哈里发哈卡姆二世（Hakam Ⅱ）的御医 [38]。在公元 1000 年左右，他开始写作《医学方法》[*Al Tasreef Liman Ajaz Aan Al-Taaleef*（*The Clearance of the Methods of Medicine*）]。这部医学百科全书有 30 册，覆盖了药物、手术、助产学、药理学、治疗学、营养学、心理学、度量学和药物化学等方面的医学知识。早期，"病理学"是一个备受冷落的话题，但现在它的重要性早已成为共识。扎哈拉维是外科学的先驱。他在《医学方法》中，用三个章节详细介绍了手术过程和手术器械的使用（图 3-12A）。据称，他介绍的手术工具不少于 200 种，包括刀、探针、手术刀、手术剪、钳、钩等 [39]。他使用烧灼术并且设计了可用来移除死胎、切除扁桃体和拔牙的手术器械 [40]。他被认为是第一个做甲状腺手术的外科医生 [41]。阿卜杜拉·哈利姆（Abdulhalim）等人的研究专著介绍了艾布尔卡西斯的膀胱切除术 [42]，也提到了他在女性手术中的技巧及其在复杂情况下对二级手术的建议，高度肯定他发明的挤压钳（*Al-kalaleeb* forceps）和破碎钳（*Al-*

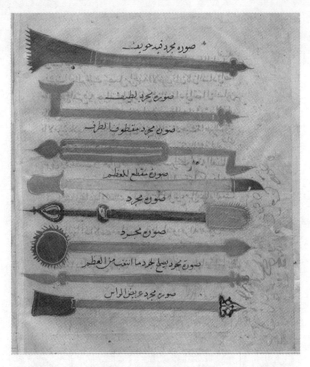

图 3-12A　出自阿布·卡西姆·扎哈拉维在 10 世纪写的《医学方法》，其中几种外科手术器械是他亲自设计的

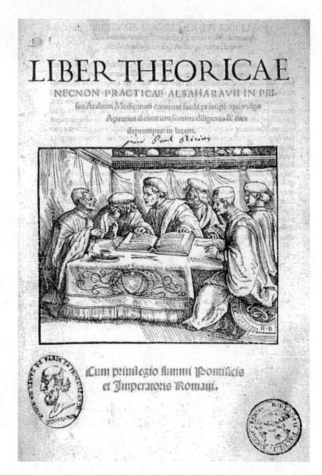

图 3-12B　《医学方法》的拉丁文译本《扎哈拉维的理论与实践书》的首页，前两本书的译本在公元 1519 年出版

Mishaab forceps）对震波碎石的贡献[42]。《医学方法》一书被翻译成拉丁文，书名为《扎哈拉维的理论与实践书》（*Liber theoricae necnon practicae Alsaharavii*）（图 3-12B）。这本书后来被其他学者称为《外科学》（*Chirurgia*）。

阿尔哈曾［Ibn al-Haytham（Alhazen）］

阿尔哈曾，拉丁文名为伊本·海赛姆（Ibn al-Haytham）（965—1040），出生于现在的伊拉克巴士拉（Basra）。他最初是一名公务员，在巴士拉担任法官，后来转向科学研究，在数学和物理方面取得了突出成就。埃及有一位古怪的统治者邀请他去修筑大坝以控制和调节尼罗河的洪水，但他无法完成这一任务而被捕入狱[43]。他在多年的囚禁生涯中写了《光学书》（*Kitab Al Manazer*）（图 3-13），被西方人称为《光学宝鉴》（*Opticae Thesaurus Alhazeni* 或 *De aspectibus* 或 *Perspectiva*）[44-45]。这本书被翻译成拉丁文，阿尔哈曾因此书被称为"现代光学之父"（图 3-14）。阿尔哈曾并不认同古希腊的视觉理论：欧几里得和托勒密的视线发射理论认定视觉光线是从观察者的眼睛发出的，而古希腊哲学家的透射理论（intromission theory）认为光来源于物体并通过反射进入人眼；柏拉图和盖伦的光学理论则是发射理论和透射理论二者的结合。阿尔哈曾批驳了那些流行的传统光学理论[46]。他假定光源发射出来的光线映入人眼后才形成图像[11]，为了验证这一假设，他又制定了严格的实验方法[47]。他综合观测与理性论证的科学方法对后来的罗杰·培根（Roger Bacon）和约翰尼斯·开普勒（Johannes Kepler）影响很大。培根（1214—1296），杰出的方济会修士，师从罗伯特·格罗斯泰斯特（Robert Grosseteste）。罗伯特·格罗斯泰斯特（林肯的主教）也明显受到阿尔哈曾学说的影响[43]。据称，阿尔哈曾写过 200 部著作，而至少有 96 部是声名远扬的。他的书中一半是关于数学的，有 23 本是谈论天文学的，14 本是介绍光学的。此外，还有涉及哲学、心理学和医学等其他主题的

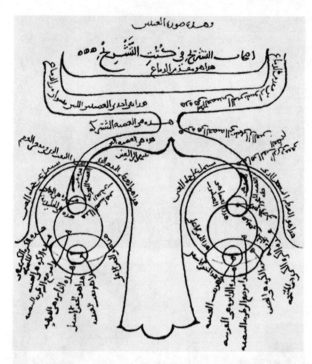

图 3-13 阿尔哈曾的《光学书》(或称《光学宝鉴》)上关于眼的解剖结构图。特别说明,图中视交叉绘制清晰可见

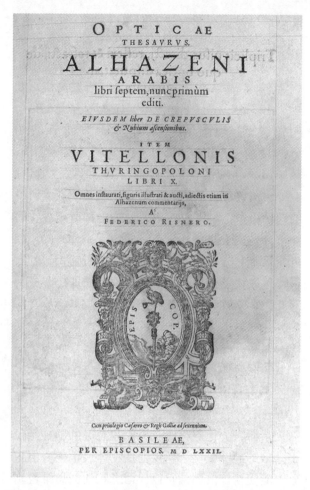

图 3-14 1572 年,弗里德里希·里斯内(Friedrich Risner)在巴塞尔出版阿尔哈曾的《光学宝鉴》拉丁文译本

著作。除了最重要的《光学书》,还包括《光论》(*Risalah fi al-Dawa*)、《平衡的智慧》(*Mizan al-Hikmah*)、《重心论》(*Maqalah fi al-Qarastun*)、《托勒密的疑惑》(*Al-Shukuk al Batlamyus*)、《七大行星运动模型》(*The Model of the Motion of the Seven Planets*)。

伊本·路世德(阿威罗伊)[Ibn Rushd(Averroes)]

伊本·路世德(别名 Avén Ruiz 或 Averrhoes)(1126—1198),阿拉伯文全名为艾布·瓦希德·穆罕默德·伊本·阿哈默德·伊本·穆罕默德·伊本·路世德(Abu Al-Walid Muhammad Ibn Ahmad Ibn Muhammad Ibn Rushd),1126 年出生在安达卢斯(安达卢西亚)的科尔多瓦——西方帝国的首都,1198 年 12 月死于穆瓦希德帝国(Almohad Empire)的首都马拉喀什(Marrakesh)。当时,穆瓦希德帝国在马拉喀什掌控了非洲北部和西部。伊本·路世德被任命为塞维利亚(Seville)的首席法官(Qadi)并在那工作了 3 年(1169—1171 年)。之后,他又在科

尔多瓦担任了 10 年的首席法官职务,同时也是阿尔摩哈德·哈里发(Almohad Caliph)的顾问兼私人医生。约 1195 年,伊本·路世德因自己的哲学观点不符合主流而被指控为异端,他的哲学著作因此被烧毁,并且被驱逐到一个靠近科尔多瓦的城镇。一段时间后,哈里发撤销了驱逐令并召他回马拉喀什 [48]。

伊本·路世德知识渊博,为伊斯兰法律和法学、天文学、数学、物理学、地理学和医学做出了重要贡献 [48]。作为一个哲学家,他非常钦佩亚里士多德并称其为"一个拥有真理的巨人"并认为他是人类智慧的最高峰。他最杰出的哲学著作是《矛盾的矛盾》(*Tahfut at Tahafut*)和《哲学原理》(*Mabâdi l-Falâsifah*)。安萨里(Al-Ghazili)是与伊本·路世德同时代的神学家,他在《哲学家的矛盾》(*Tahafut al-falasifa*)一书中

试图通过抨击哲学家来表明自己对上帝的虔诚。伊本·路世德曾多次批评他[48]，但这种批评神学家的行为使伊本·路世德名威失色。除了创作哲学作品，伊本·路世德还评注过好些著作，如亚里士多德的《自然诸短篇》（*Parva Naturalia*）、柏拉图的《理想国》（*Republic*）、阿维森纳的《医典》等。同时，他还写过 20 多部医学著作，其中最著名的是《医学通则》或称《医学概论》（*Kitab al Kulliyat Fi al Tibb*），也就是欧洲人所说的《科里杰特》（*Colliget*）。它由七部分组成，第一部分是关于器官解剖（*Tashrih al-alda*）的。13 世纪后期，这本书在帕多瓦被翻译成拉丁文后，很快地取代了亚里士多德医学理念的地位，成为欧洲大学的教科书[49]，直至 18 世纪。

在《科里杰特》中，伊本·路世德把神经系统看作是一个由各种元素组成的器官，而不是一个单一的实体。他认为，神经系统是由两部分组成：不对称并头联胎（encephalus）和外周神经（periphery），而脑神经系统和感觉器官则被视为复杂器官。他声称，与想象力有关的脑神经位于大脑的额叶脑室，所以即使物体会消失，但想象力能使物体的图像得以保留。在他的思维逻辑中，人类思考的能力是大脑内侧脑室的作用，而大脑后部会影响人的记忆力[50]。

许多学者认为伊本·路世德是第一位意识到视网膜是眼唯一感光器官的人[51]。他明确地说，视觉的形成不需任何从眼发出的光。他在评注亚里士多德的《论感觉及其对象》（*On Sense and Sensible Objects*）一书中说："眼最里面的结构（视网膜）必须接受来自眼内液体的光线，就好像眼内液体必须接受空气中的光线一样。"这种说法长期被其他学者误解为：伊本·路世德将晶状体当做眼的感受器[52-53]。值得注意的是，伊本·路世德是唯一一位被画进著名壁画《雅典学院》（*The School of Athens*）的穆斯林哲学家，《雅典学院》完成于 1510—1511 年间，是拉斐尔（Raphael）受教皇尤利乌斯二世（Pope Julius Ⅱ）的委托在梵蒂冈使徒宫（the Apostolic Palace）创作的名画。这幅画画了 58 位名人，亚里士多德和柏拉图居中[54]，而壁画的左下方处，伊本·路世德身穿绿色长袍与毕达哥拉斯（Pythagoras）相邻（图 3-15）。

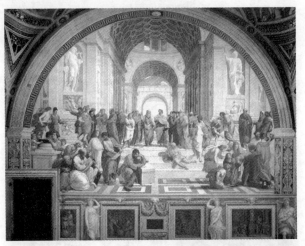

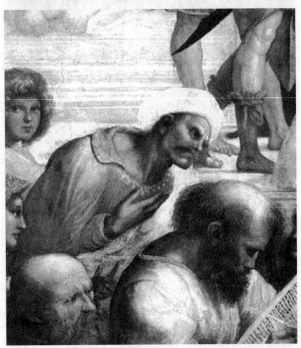

图 3-15　拉斐尔在梵蒂冈的壁画。《雅典学院》描绘的是古代最伟大的哲学家们的一次集会。壁画的左下方是毕达哥拉斯，旁边是身穿绿袍的阿拉伯哲学家伊本·路世德（阿威罗伊）。下图：放大图像的伊本·路世德

伊本·纳菲斯（Ibn al-Nafis）

伊本·纳菲斯（1210—1288）的拉丁文全名是艾拉尔丁·伊本艾比·哈兹姆·迪马什基·库拉希（Ala'al-Din ibn Abi al-Hazm al-Dimashqi al-Qurashi），出生地接近大马士革（Damascus）。他最初是在大马士革努里医院（Great Nuri Hospital）从事研究工作，后来被任命为埃及马木鲁克（Mamluk）统治者查希尔·贝尔斯苏丹

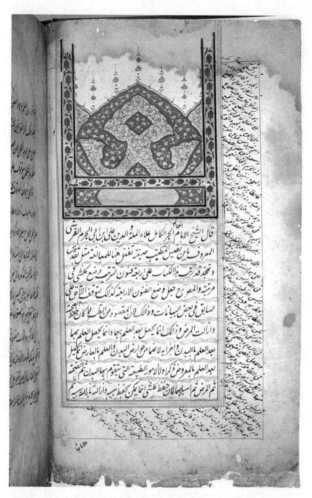

图 3-16A　出自伊本·纳菲斯写的简版医典 [或称《医典的缩影》(*Kitab Mujiz al-Qanun*) 副本的开头部分] (MS A 号：44.1，美国马里兰州贝塞斯达国家医学图书馆)

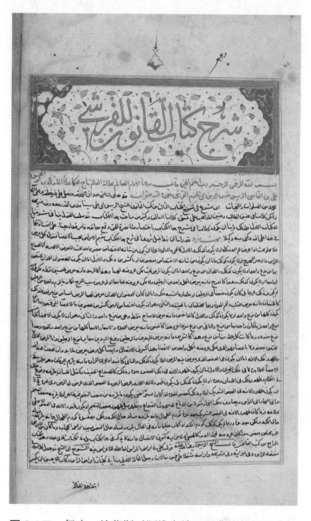

图 3-16B　伊本·纳菲斯对阿维森纳《医典》的《医典解剖学注》，在这本书中，他反对盖伦的血液通过左、右心室之间的隔膜上的毛孔流通的理论，并介绍了肺循环的概念

(Sultan Zaher Baybars) 的私人医生。他是一位多产作家，在医学、伊斯兰宗教法等领域都有相关著作，也有一些作品是对于希波克拉底和阿维森纳医学著作的评点。他的《综合性医学艺术手册》(*Kitab Al-Shamil fi al-Sina'a al Tibbiyya*) 共有 300 章，部分章节论述了手术技巧 [55]。他是第一位描述肺循环的人，比哈维早了整整 3 个世纪。他还对伟大的希腊名医盖伦提出质疑，盖伦提出血液是通过左心室隔膜上看不见的缝隙进入右心室的，而纳菲斯在《医典解剖学注》(*Sharh Tashrih al-Canon*) (图 3-16A、B) 一书中详细描述了他对肺循环的理解 [56-58]。

　　阿卜杜拉·哈利姆 (Abdel-Halim) [59] 从伊本·纳菲斯的四部医学书籍总结了他的观点。伊本·纳菲斯是第一个描述冠状动脉的人，他对

心脏血液供应和肺循环的准确阐述，开启了医学史上正确认识循环系统的先端。1547 年，伊本·纳菲斯的这些观点在威尼斯被安德里亚·阿尔帕戈 (Andreas Alpagus) 翻译成拉丁文。6 年后出现在瑟法图 (Servetus) 的《基督教补正》(*Christianismi Restituto*)，1555 年被编入维萨里 (Vesalius) 的第 2 版《人体构造》(*De Humani Corporis Fabrica*) 中，随后在巴尔韦德 (Valverde) (1554 年)、科伦坡 (也叫哥伦布) [Colombo (Columbus)] (1559 年)、切萨尔皮诺 (Cesalpino) (1571 年) 的著作中被多次引用，1628 年，哈维的著作中同样也能看到纳菲斯的理论 [59]。除此之外，他还写了一本重要的眼

科学书——《眼科学大全》(*Kitab Almuhadhdhab fi Tibb al-Ain*)。在这本详细全面的书中,伊本·纳菲斯讨论了眼科医生的艺术本质、各种动物眼睛的区别和人眼的特点、解剖结构、视觉理论,还提及常见的眼疾及其病因、症状,着重介绍了沙眼及其并发症角膜翳和翼状胬肉,并提出一些关于良好生活习惯和健康饮食的建议[60]。

从阿拉伯语到拉丁语的翻译阶段

如上述,许多阿拉伯和穆斯林医生的作品被翻译成拉丁文,随后,译本在欧洲医学院校风靡了几百年。这些翻译家中,最著名的是非洲的康斯坦丁(Constantine)、克雷莫纳(Cremona)的杰勒德(Gerard)、安纳达斯·德·维拉·诺瓦(Arnaldus de Villa Nova)、多米尼克斯·贡狄萨利努斯(Dominicus Gundissalinus)、迈克尔·斯科特(斯科特斯)[Michael Scot (Scotus)]、巴思(Bath)的阿德拉(Adelard)和法拉伊本·萨利姆(阿格里真托的摩西斯·法拉奇)[Faraj bin-Salim (Moses Farachi of Dirgent)][61]。多数翻译工作集中在三个地方:意大利的萨勒诺(Salerno)、西班牙的托莱多(Tdedo)和西西里岛(Sicily,今属意大利)。

萨勒尼塔纳医学院(Schola Medica Salernitana)

公元 9 世纪,来自卡西诺山修道院(monastery of Monte Cassino)附近的本笃会(Benedictine)修士在萨勒诺建立了萨勒尼塔纳医学院校——现代文明的第一所医学院(图3-17)(见第 4 章)。萨勒诺临近阿拉伯和伊斯兰世界,是当时欧洲的主要商业中心和教育中心,10—11 世纪发展到顶峰。萨勒诺还是个包容不同文化和种族群体的城市,这里居住着犹太人、阿拉伯人、希腊人和罗马人。在包容的社会环境下,萨勒尼塔纳医学院的四位创始人赫利诺斯(Helinus)、阿德拉(Adela)、蓬托斯(Pontus)和萨勒诺斯(Salernus)倡导思想自由、兼容并包,引领学生们学习犹太和阿拉伯的科学[62]。希腊和阿拉伯文明造就了萨勒诺学校的学

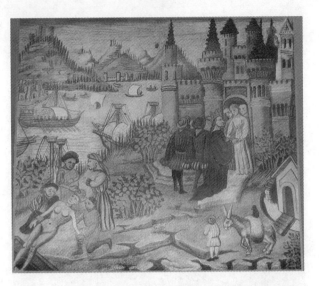

图 3-17　萨勒诺医学院的缩影曾出现在阿维森纳《医典》的拉丁文译本中。诺曼底公爵罗伯特曾受过致命箭伤,而他的妻子冒死相救,根据萨勒诺大夫的方子吸出毒素

术成就,特别是在医学方面。这所学校也有女同学,成绩斐然的是托图拉·德·鲁杰罗(Trotula de Ruggiero),她著述了一本关于女性健康的书籍,名为《女性的分娩:前中后期特征》(*De passionibus mulierum ante, in et post partum*)[63]。

最早加入这所学校的翻译家之一是非洲人康斯坦丁(1010—1087),他出生于迦太基(Carthage)(现在的突尼斯)。根据文献记载,他最初是一位穆斯林或撒拉逊人(Saracen)(中世纪时欧洲人给穆斯林起的名字),后来又皈依基督教。早期,他以商人的身份来过萨勒诺。后来他又到开罗学医,随后四处周游,去了阿拉伯、波斯、印度和埃塞俄比亚,并学会了阿拉伯语、希腊语和拉丁语。经过 39 年的游历,他回到北非,于 1065 年被萨勒诺大主教阿尔法诺一世(Alphanus Ⅰ)邀请到萨勒尼塔纳医学院任职,主持各种阿拉伯语手稿的翻译。60 岁时他皈依了基督教,在卡西诺山成为本笃会修士[64]。康斯坦丁翻译了 37 本书,其中最具影响力的是《医学艺术大全》(*Kitab Kāmil al-sinā'a al-tibbīya*),拉丁文书名为 *Pantegni*,原作者是阿里·伊本·阿拔斯·马尤斯(Ali ibn al-Abbas al-Majusi),欧洲人也称其为哈里·阿巴什(Haly Abbas)。哈里·阿巴什将此书献给布耶王朝的阿杜德·道莱(Adud al-Dawla)王子,所以这本书又被称为

《皇家医典》(*Kitab al-Malaki*, *Liber Regalis or Regalis Dispositio*)。这是第一部真正的拉丁语医学概要,在中世纪的欧洲盛极一时[65-67]。

托莱多的翻译学校

公元 1085 年,托莱多(Toledo)被伊斯兰王朝的阿方索六世(Alfonso Ⅵ)攻陷,阿方索六世承诺他会保障托莱多所有人的人身安全和财产安全,无论他们的宗教信仰是什么,他会一律平等对待,于是三个主要宗教人群穆斯林、犹太人和摩沙拉比(原基督教西班牙裔的西哥特人)开始友好相处的生活[68]。哈卡姆二世(Al-Hakam Ⅱ)在科尔多瓦的私人图书馆曾收藏多达 40 万卷书,后来遗留下来的书籍分别藏于托莱多的各大图书馆中。托莱多的翻译活动开始于公元 1130 年左右,由大主教唐·雷蒙多(Don Raimundo)亦称雷蒙·德·索夫塔(Raymond de Sauvetât)主持。第一项翻译工作是由两个人共同完成的:一位是塞维利亚的约翰 [John,别名阿凡迪尔(Avendehut)或亚伯拉罕·伊本·大卫(Abraham ibn Dawud)] —— 精通阿拉伯语和古罗曼语的犹太学者,另一位是托莱多教会的副主教多明戈·冈萨雷斯(Domingo Gonzalez,别名多米尼克斯·贡狄萨利努斯)—— 精通拉丁语和古罗曼语的基督徒。约翰先将阿拉伯语文本逐字翻译为西班牙的古罗曼语,然后再由冈萨雷斯转译成拉丁语。这种片段式的翻译方法导致译本晦涩难懂[69]。

12 世纪,托莱多的杰出译者还有杰勒德(1114—1187),他与冈萨雷斯是同代人,出生于意大利的克雷莫纳(Cremona),后来到托莱多向阿拉伯人加利卜(加利普斯)[Ghalib (Galippus)] 学习阿拉伯语[70]。他翻译了 87 本阿拉伯书,其中有 24 本与医学相关的[71]。据雅卡尔(Jacquart)所说,杰勒德翻译了阿维森纳、艾布·卡西姆·扎哈拉维、拉齐斯、阿尔哈曾、法拉比(Al-Farabi)和肯迪(Al-Kindi)等人的著作[61]。杰勒德翻译的《医典》在欧洲医学院校盛行了几百年。大阿尔伯特(Albert the Great)、蒙迪诺·德·鲁兹(Mondino de Luzzi)和盖伊·德·肖利克(Guy de Chauliac)都从杰勒德的译本中备受启发而开始研究解剖学。蒙迪诺是中世纪杰出的解剖学家。他的《人体解剖学》(*Anatomia corporis humani* 或 *Anathomia Mundini*)(1316 年)被公认为第一部基于实际操作的专门论述解剖学的书。肖利克是《大外科》(*Chirurgia magna*)(1363 年)的作者[71]。托莱多作为翻译中心的传统地位持续了 150 多年。

诸多资助翻译阿拉伯和希腊书籍的人中,有一位是托莱多的主教罗德里戈·希门尼斯·德·拉达(Rodrigo Ximénez de Rada,1170—1247)。在他任职期间,许多有名的学者和翻译家纷纷来到托莱多,包括德国人赫尔曼(Hermann)、苏格兰人迈克尔·斯科特(Michael Scot)、英国人阿尔佛雷德(Alfred)以及翻译了侯奈因·伊本·伊斯哈格的《医学问答》的本土人马克(Mark)[71]。另一位托莱多翻译学校(Toledo School of Translators)的资助人是睿智的卡斯蒂利亚国王阿方索十世(Alfonso X,1221—1284),他以官方名义让托莱多成为伊比利亚半岛翻译活动的中心(图 3-18)。阿方索根据译作主题的不同将译者分为 4 个小组:科学、历史、法律和文学[72]。阿方索本人还热衷研究天文学和星象学。

西西里岛皇家宫廷

西西里岛隶属于拜占庭帝国。公元 827 年,北非突尼斯的统治者阿格拉比王子兹亚德·杜

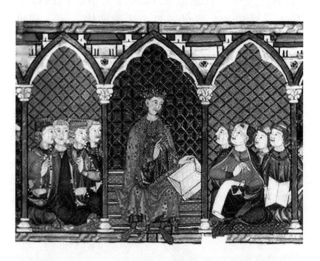

图 3-18 卡斯提尔的阿方索十世之所以被称为阿方索的智者(埃萨维奥),是因为在托莱多宫廷里,他鼓励将阿拉伯语和拉丁语著作翻译成卡斯蒂利亚的白话

拉（Ziadat Ullah）任命阿萨德·伊本·弗雷特（Asad ibn al-Furat）为领袖，由他率领穆斯林军队侵略西西里岛。公元902年，穆斯林完全控制了西西里岛。穆斯林统治期间，西西里岛繁荣发展，阿拉伯语和阿拉伯文化成为主流。150年后，约公元1060年，诺曼人入侵，西西里岛再次沦陷[73]。穆斯林战败，新任国王接踵而至，但大多数国王基本上都受到了阿拉伯文化的影响，将穆斯林学者留在宫廷里供职，并在国王的鼓励下翻译阿拉伯书籍，包括将经典的希腊著作从阿拉伯语翻译成拉丁语。诺曼国王罗杰二世（Roger Ⅱ，1095—1154）在他的宫廷里雇佣了几个穆斯林学者。穆罕默德·伊德里西（德里希斯）[Muhammad al-Idrisi（Dreses）]就是其中之一，他是一位地理学家兼制图师。公元1138年，他受罗杰二世的委托开始着手编著一本带有地图的世界地理书，书名为《探索世界之旅》（*Entertainment for those Wanting to Discover the World*），拉丁文书名是《罗杰之书》（*Tabula Rogeriana*），于公元1154年定稿[74]。在往后的三百年里，这本书里的地图是最准确、最实用的。

罗杰二世的外孙是霍亨斯陶芬王朝圣罗马皇帝弗雷德里克二世（Frederick Ⅱ，1194—1250）（图3-19）。他精通多国语言——包括阿拉伯语在内的六种语言。他自小在巴勒莫的皇家宫廷里接受教育，师从穆斯林法学家迈克尔·斯科特。公元1227年，来自托莱多的迈克尔·斯科特入宫任职占星师，直至公元1235年去世。他翻译了伊本·路世德注释的亚里士多德著作，还将阿维森纳在《动物学》（*De Animalibus*）中的理论性注解应用到动物研究的实践中[75,76]。

与卡米勒（al-Kamil）（埃及阿尤布王朝的统治者）签订了政治条约和远征圣地的军功，使弗雷德里克二世加冕自己为耶路撒冷的国王。弗雷德里克二世与卡米勒有亲密关系。卡米勒派给他能人西奥多勒斯（Theodorus）——一位来自安提俄克①（Antioch）的多米尼克基督教徒，同时又是占星家、哲学家兼翻译家。据说，西奥多

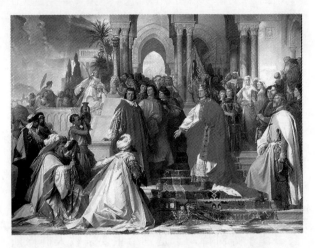

图3-19　神圣罗马皇帝弗雷德里克二世，继他的外祖父罗杰二世之后，仍保持与穆斯林学者联系。1865年，亚瑟·梅奥尔格·冯·兰贝格（Arthur Georg von Ramberg）在西西里的巴勒莫宫廷为弗雷德里克二世绘制图像。现此画藏于德国慕尼黑新绘画陈列艺术博物馆

勒斯和著名学者卡马尔·迪恩·伊本·尤努斯（Kamal al-Din ibn Yunus）共同研究过欧几里得、托勒密和阿拉伯哲学家的思想。而西奥多勒斯还在巴格达学过医[77]，写过关于皇室卫生的书。他曾写了一本关于如何照顾鹰和狗的卫生学论著并借此声名鹊起[76]。公元1235年，迈克尔·斯科特死后，他成为了宫廷占星师[77]。

约公元1242年，弗雷德里克二世提出了5个基本问题让埃及、叙利亚、伊拉克、小亚细亚和也门的穆斯林哲学家们回答，后来又让摩洛哥穆瓦希德王朝（Al-Mohad）的统治者拉希德（al-Rashid）回答，他自己答不上来，于是承诺举国上下能回答这些问题的人将会得到一大笔财富。安达卢西亚的穆斯林哲学家伊本·萨伯因（Ibn Sab'in）回答了这些问题[76]，但他拒绝了金钱奖励，这件事被完整记录在《西西里的问题》（*al-Massail al-Siqillyya*）中。弗雷德里克二世还提出了与光学相关的问题，包括光的折射和光线穿过空气和水两种媒介时物体弯曲的观象。来自埃及的学者希哈布·迪恩·奎拉菲（Shihab al-Din al-Qarafi）曾写了一本探讨光学50个问题的书，其中就包括了弗雷德里克二世提出的问题[77]。

安茹（Anjou）的查尔斯一世（Charles Ⅰ，1227—1285）是法国路易斯八世（Louis Ⅷ）最年轻的儿子，1266年攻占了西西里岛。在他统

---

① 安提俄克：古叙利亚首都，现土耳其南部城市。——译者注

治期间，他鼓励医生为宫廷服务。公元 1279 年，他任命法拉伊·本·萨利姆（Faraj bin Salim）把一本最重要的伊斯兰医学百科全书《医学集成》翻译成拉丁语，这本书被拉齐斯写入"书籍目录表"标题下[78]。法拉伊·本·萨利姆[也称法拉格斯（Farragus）或弗兰奇努斯（Franchinus）]是西西里的犹太医生和翻译家。查尔斯十分看重《医学集成》，他下令在书的扉页上绘制三幅微型画：第一幅是突尼斯王子把《医学集成》的伊斯兰版本交给查尔斯的三位使者；第二幅画是使者们把书呈递给查尔斯；第三幅画的上方是查尔斯把书移交给法拉伊，而下方则画了法拉伊正专心致志地从事翻译工作（图 3-20）。这本书和图像被奇迹般地留存至今，现存于巴黎国家图书馆[79]。法拉伊还翻译了很多盖伦的希腊语著作和伊本·贾兹拉（班加西）[Ibn Jazla（Bengazala），1030—1100）] 写的《人体体质一览表》（*Taqweem al Abdan*）。伊本·贾兹拉是一位来自巴格达的基督教医生，后来皈依伊斯兰教，其译著名为《疾病表》[*Tacuini Agritudinum（Tables of Diseases）*]。

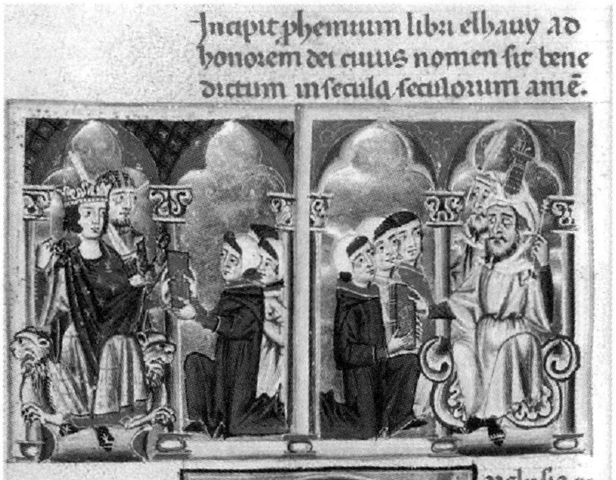

总之，伊斯兰教对西方的主要贡献是成功地传播了古典文化和古老世界的知识，在欧洲黑暗时期保存了包括希腊和罗马医学的人类文明[80]。景教徒、犹太人、波斯人[80]，集中在巴格达的教学和翻译中心的"智慧之家"，将各种著作翻译成阿拉伯语[81]；阿维森那、拉齐斯、扎哈拉维和其他学者著作中的观察精神和科学方法，都大大推动了阿拉伯伊斯兰文明时期医学界的发展。后来这些庞大的知识体系，被那些在西班牙和意大利学术中心学会了阿拉伯语的欧洲学者翻译成拉丁文并传播到欧洲各地。地区不同、语言不一、信仰有别的学者和医生都在伊斯兰文明的"黄金时代"，为医学及哲学各分支及其他知识领域做出了杰出贡献[82]。

致谢

感谢伊夫蒂哈尔·哈穆里（Iftikhar Al-Hammouri）夫人在写作和收集资料上的帮助。

参考文献

1. Hamarneh S. The physician and the health professions in medieval Islam. Bull NY Acad Med，1971，47(9)：1088-1110.

2. Campbell D. Greek medicine in its relation to the Arabians. Chapter 1 in: Arabian Medicine and Its Influence on the Middle Ages. Routledge, Trench, Trubner and Co, London，1926：3-13.

3. Shanks NJ, Al-Kalai D. Arabian medicine in the Middle Ages. J Roy Soc Med，1984，77(1)：60-65.

4. Sa'di LM. Glimpses into the history of Arabic medicine. Bull Med Libr Assoc，1958，46(2)：206-218.

5. Seleznyov NN. Nestorius of Constantinople: Condemnation, suppression, veneration, with special reference to the role of his name in East-Syriac Christianity. J East Christian Stud，2010，62(3-4)：165-190.

6. Whipple AO. Role of the Nestorians as the connecting link between Arabic and Greek medicine. Bull NY Acad Med，1936，12(7)：446-462.

7. Söylemez MM. The Jundishapur School, its history,

图 3-20 查尔斯一世，在 1266—1285 年统治着西西里王国，他向突尼斯王子取得拉齐斯的《医学集成》手稿。书的前三部分是南意大利人于 1282 年写的。此书的翻译和呈递都有专人负责

structure and functions. Am J Islamic Social Sci, 2005, 22(2): 1-27.

8. Angeletti LR. Transmission of classical medical texts through languages of the Middle-East. Med Secoli, 1990, 2(3): 293-329.

9. Nagamia H. The Bakhtishu' family. A dynasty of physicians in the early history of Islamic medicine. J Islamic Med Assoc (JIMA), 2009, 41 (1): 7-12.

10. Troupeau G. The aphorisms of Yuhanna ibn Masawaih, physician of the Calif Haroun al-Rashid, and their diffusion to the West. Hist Sci Med, 1997, 31(3-4): 317-326.

11. Haq I, Khatib HA. Light through the dark ages. The Arabist contribution to Western ophthalmology. Oman J Ophthalmol, 2012, 5(2): 75-78.

12. Nagamia HF, Puyan N. Abu Zayd Hunayn ibn Ishaq al-Ibadi: A physician translator Par Excellence. J Islamic Med Assoc (JIMA), 2008, 40(1): 9-14.

13. Meyerhof M. New light on Hunain Ibn Ishaq and his period. Isis, 1926, 8(4): 685-724.

14. Sarton G. The book of the ten treatises on the eye ascribed to Hunain ibn Ishaq (809-877 AD) by Hunain ibn Ishaq. Max Myerhof. Isis, 1929, 13(1): 106-109.

15. Savage-Smith E. Medicine, The great systematizers. Chapter 27, in: Encyclopedia of the History of Arabic Science. Volume 3. Roshdi Rashed, Editor. Routledge, London and New York, 1996, 903-962.

16. Haddad SI. Arabian contributions to medicine. Ann Med Hist, 1941. 3(1): 60-72.

17. Amr SS, Tbakhi A: Arab and Muslim Scholars and Physicians: Abu Bakr Muhammad Ibn Zakariya Al Razi (Rhazes): Philosopher, physician and alchemist. Ann Saudi Med, 2007, 27(4): 305-307.

18. Meyerhof M. Thirty-three clinical observations by Rhazes (Circa 900 A.D.). Isis, 1935, 23(2): 321-327.

19. Souayeh N, Greenstein J. Insights into neurologic localization by Rhazes, a medieval Islamic physician. Neurology, 2005, 65(1): 125-128.

20. Ashtiyani SC, Cyrus S. Rhazes, A genius physician in diagnosis and treatment of kidney calculi in medical history Iran J Kid Dis, 2010, 4(2): 106-110.

21. Behbehani AM. Rhazes. The original portrayer of smallpox. JAMA, 1984, 252(22): 3156-3159.

22. Radbill SX. Classics from medical literature IV. The first treatise on pediatrics. Am J Dis Child, 1971, 122(5): 369-371.

23. Levy R. Avicenna- His life and times. Med Hist, 1957, 1(3): 249-261.

24. Sarton G. Avicenna-physician, scientist, and philosopher. Bull NY Acad Med, 1955, 31(4): 307-317.

25. Pope AU. Avicenna and his cultural background. Bull NY Acad Med, 1955, 31(4): 318-333.

26. Amr SS, Tbakhi A. Arab and Muslim Scholars and Physicians: Ibn Sina (Avicenna): The prince of physicians. Ann Saudi Med, 2007, 27(2): 134-135.

27. Naderi S, Acar F, Mertol T, Arda MN: Functional anatomy of the spine by Avicenna in his eleventh century treatise Al-Qanun fi Al-Tibb (The Canon of Medicine). Neurosurgery, 2003, 52(6):1449-1454.

28. Aciduman A, Belen D. Hydrocephalus and its management in Avicenna's Canon of Medicine, J Neurosurg, 2007, 106(6 Suppl): 513-516.

29. Aciduman A, Arda B, Gunaydin A, Belen D. Laqve (wry mouth) considered in Avicenna's renowned treatise the Canon of Medicine. Neurocirugia, 2008, 19(3): 267-271.

30. Sharma OA. Avicenna's description of tuberculosis. Bull Indian Inst Hist Med Hyderabad,1981, 1-4:83-86.

31. Kapur A, Harries AD, Lonnroth K, et al. Diabetes and tuberculosis-Old associates posing a renewed public health challenge. Eur Endocrin, 2009, 5(1): 10-12.

32. Celik T. Time to remember Avicenna for his contribution to Pulsology. Int J Cardiol, 2010, 144(3): 446.

33. Shoja MM, Tubbs RS, Loukas M, Khalili M, Alakbarli F, Cohen-Gadol AA. Vasovagal syncope in the Canon of Avicenna: The first mention of carotid artery hypersensitivity. Int J Cardiol, 2009, 134(3): 297-301.

34. Shoja MM, Tubbs RS. The disorder of love in the Canon of Avicenna (A.D. 980-1027). Am J Psychiatry, 2007, 164(2): 228-229.

35. Eltorai I. Avicenna's view on cancer from his Canon. Am J Chin Med, 1979, 7(3): 276-284.

36. Smith RD. Avicenna and the Canon of Medicine. A millennial tribute. West J Med, 1980, 133(4): 367-370.

37. Siraisi NG. The Canon as a Latin medical book. The Canon of Avicenna. Part I. Chapter 2 in Avicenna in Renaissance Italy: The Canon and Medical Teaching in Italian Universities after 1500. Princeton, NJ: Princeton University Press, 1987: 19-40.

38. Amr SS, Tbakhi A. Arab and Muslim Scholars and Physicians: Abu Al Qasim Al Zahrawi (Albucasis): Pioneer of modern surgery. Ann Saudi Med, 2007, 27(3): 220-221.

39. Spink MS, Lewis GL. Albucasis On Surgery and Instruments. A definitive edition of the Arabic text with English translation and commentary. Berkeley and

Los Angeles: University of California Press; London: Wellcome Institute for the History of Medicine, 1973.

40. Donaldson IML. The Cyrurgia of Albucasis and other works, 1500. J R Coll Physicians Edinb，2010, 41(1):85-88.

41. Ignjatović M. Overview of the history of thyroid surgery. Acta Chir Iugosl，2003, 50(3):9-36.

42. Abdel-Halim RE, Altwaijiri AS, Elfaqih SR, Mitwalli AH: Extraction of urinary bladder stones as described by Abul-Qasem Khalaf Ibn Abbas Alzahrawi (Albucasis) (325-404H, 930- 1013 A.D.). A translation of original text and a commentary. Saudi Med J, 2003, 24 (12): 1283-1291.

43. Tbakhi A, Amr SS. Arab and Muslim Scholars and Physicians: Ibn Al-Haytham: Father of modern optics. Ann Saudi Med，2007, 27(6): 464-467.

44. Smith AM. Alhacen's theory of visual perception. A critical edition, with English translation and commentary of the first three books of Alhacen's De Aspectibus, the Medieval Latin version of Ibn al-Haytham's Kitab al-Manazer. Transactions of American Philosophical Society, Philadelphia. Volume 91, Parts 4 and 5，2001.

45. Ibn al-Haytham. The Optics of Ibn al-Haytham, Books I-III: On Direct Vision. Trans. and Commentary by A. I. Sabra. 2 vols. London: Warburg Institute, University of London, 1989.

46. Lindberg DC. Alhazen's theory of vision and its reception in the West. Isis，1967, 58(3): 321-341.

47. Gorini R. Al-Haytham the man of experience: First steps in the science of vision. J Inter Soc Hist Islamic Med (JISHIM)，2003, 2(4): 53-55.

48. Tbakhi A, Amr SS: Arab and Muslim Scholars and Physicians: Ibn Rushd (Averroes): Prince of science. Ann Saudi Med，2008, 28(2): 145-147, 2008.

49. Tamani G. The generalities of Averroes' medicine. Med Secoli，1994, 6(2): 407-423.

50. Delgado F. The neurosciences in Averroes' "Principles of Medicine". Ann Saudi Med，2012, 32(3): 327-331.

51. Koelbing HM. Averroes' concept on ocular function- another view. J Hist Med Allied Sci，1972, 27(2): 207-213.

52. Eastwood BS. Averroes view of the retina—A reappraisal. J Hist Med Allied Sci，1969, 24(1): 77-82.

53. Lindberg DL. Did Averroes discover retinal sensitivity? Bull Hist Med，1975, 49(2): 273-278.

54. Belen D, Bolay H. Averroes in the School of Athens: A renaissance man and his contribution to Western thought and neuroscience. Neurosurgery，2009, 64(2):

374-381.

55. Amr SS, Tbakhi A. Arab and Muslim Scholars and Physicians: Ibn Al-Nafis: Discoverer of the pulmonary circulation. Ann Saudi Med，2007, 27(5): 385-387.

56. Haddad SI, Khairallah AA. A forgotten chapter in the history of the circulation of the blood. Ann Surg，1936，104(1): 1-8.

57. West JB. Ibn al-Nafis, the pulmonary circulation, and the Islamic Golden Age. J Appl Physiol，2008, 105(6): 1877-1880.

58. Marios L, Ryan L, Tubbs RS, et al. Ibn al-Nafis (1210-1288): The first description of the pulmonary circulation. Am Surg，2008, 74(5): 440-443.

59. Abdel-Halim RE. Contributions of Ibn Al-Nafis (1210-1288 AD) to the progress of medicine and urology. A study and translations from his medical works. Saudi Med J，2008, 29(1): 13-22.

60. Savage-Smith E. Drug Therapy in Trachoma and its sequelae as presented by Ibn al-Nafis. Pharmacy Hist，1972, 14(3): 95-110.

61. Jacquart D. The influence of Arabic medicine in the medieval West. Chapter 28 in: Encyclopedia of the History of Arabic Science. Volume 3. Roshdi Rashed, Editor. Routledge, London and New York, 1996：963-984.

62. de Divitiis E, Cappabianca P, de Divitiis O. The "schola medica salernitana": the forerunner of the modern university medical schools. Neurosurgery，2004, 55(4): 722-745.

63. Ferraris ZA, Ferraris VA. The women of Salerno: Contribution to the origin of surgery from medieval Italy. Ann Thorac Surg，1997, 64(6):1855-1857.

64. Morris C. The medical mind of the Middle Ages in eleventh century Mediterranea. Cancer Treat Rev，1996, 22 (Suppl A):151-154.

65. Veit R. Al-Magusi's Kitab Al-Malaki and its Latin translation ascribed to Constantine the African: The reconstruction of Pantegni, Practica, Liber III. Arabic Sci Philosophy，2006, 16(2): 133-168.

66. Green M. The recreation of Pantegni, Practica, Book Ⅷ. In: Constantine the African and Alī Ibn Al-Abbās Al-Maūsī: The Pantegni and related texts. Charles S. F. Burnett and Danielle Jacquart, Editors. EJ Brill, Publisher, Leiden, The Netherlands, 1994.

67. Steinschneider M. Constantinus Africanus und sein arabischen Quellen. Virchow Arch Pathol Anat，1866, 37(3): 351-410.

68. Burnett C. Communities of learning in Twelfth-Century

Toledo. In: Communities of Learning: Networks and the Shaping of Intellectual Identity in Europe 1100-1500. C Mews and JN Crossley, Editors. Brepols Publishers, Turnhout, Belgium, 2011, 9-18.

69. Hourani GF. The medieval translators from Arabic to Latin made in Spain. Muslim World，1972, 62(2): 97-114.

70. Burnett CSF. A group of Arabic-Latin translators working in Northern Spain in the Mid-12th century. J Royal Asciatic Soc of Great Britain and Ireland，1977, 109(1): 62-108.

71. Arraez-Aybar L-A, Bueno-Lopez J-L, Raio N. Toledo School of Translators and their influence on anatomical terminology. Ann Anat，2015, 198(1): 21-33.

72. Procter ES. The scientific works of the court of Alfonso X of Castile. The king and his collaborators. Mod Lang Rev，1945, 40(1): 12-29.

73. Metcalfe A. Sicily before 1100. Phases of Islamic conquest of Sicily. Chapter 1. In: Muslims and Christian in Norman Sicily: Arabic-speakers and the end of Islam. Routlidge, Lonndon and New York, Publishers, 2003: 1-29.

74. Dohrn van-Rossum G. Al-Idrisi and his world map (1154). In: World and Global History Research and Teaching. Jalagin S, Tavera S, Dilly A. Editors. Pisa, Edizioni Plus-Pisa University Press, Pisa, 2011: 193-197.

75. Gabrielli F. Frederick II and Moslem culture. East and West，1958, 9(1-2): 53-61.

76. Haskins CH. Science at the court of the Emperor Frederick Ⅱ. Am Hist Rev，1922, 27(4): 669-694.

77. Schramm M. (2001). Frederick Ⅱ of Hohenstaufen and Arabic Science. Science in Context，2001, 14(1-2) 289-312.

78. Steinschneider M Donnolo. Pharmakologische fragmente aus dem X. Jahrhundret, nebst Beitragen zur literature der Salernitaner, hauptsachlich nach handschriftlichen hebraischen Quellen. Virchow Archiv Pathol Anat，1867, 39(2) 296-336.

79. Coulter CC. The library of the Angevin kings of Naples. Trans Proc Am Philol Ass，1944, 75: 141-155.

80. Young TC. The cultural contributions of Islam to Christendom. Moslem World，1945, 35(2): 89-110.

81. Al-Khalili J. The House of Wisdom: How Arabic Science Saved Ancient Knowledge and Gave Us Renaissance. The Penguin Press, New York, 2011.

82. Tschanz DW. The Arab Roots of European medicine. Aramco World，1997, 48(3):20-31.

翻　译：陈玉荣　陈雪玲
校　对：郭　素　陈雪玲

第 4 章

文艺复兴时期的解剖学家

斯蒂芬·A. 盖勒（Stephen A. Geller）

早在文艺复兴之前，医生们就已经开始研究人体解剖，荷马（Homer，约公元前 900 年）和赫西俄德（Hesiod，约公元前 750 年）是较早研究尸体解剖的两位。而第一个对后世产生影响的是阿尔克梅翁（Alcmaeon，约公元前 500 年），他出生在当时被希腊殖民的意大利克罗托那（Croton），穷尽一生研究解剖学，可惜现存手稿不多 [1-5]。而且，阿尔克梅翁因其研究标本取自活体 [6] 而备受塞尔苏斯（Celsus，公元前 14 年—公元 37 年）等人的抨击和谴责，因此，在当代他鲜为人所知 [7]。尽管如此，后来法洛皮奥（Fallopius）对于视神经和输卵管的发现都得归功于早期阿尔克梅翁的研究 [3]。阿尔克梅翁还首次提出大脑是人体智力的中枢器官 [4]。遗憾的是，在其后的两千多年里，解剖学并没有发展成为一门独立的学科。直到 14 世纪至 17 世纪的文艺复兴时期，解剖学才从生理学中划分出去，独立发展。

文艺复兴前，最具里程碑意义的人物是盖伦（克劳迪亚斯 - 盖伦）（Galen，Claudius Galen，公元 130 年—约公元 201 年），其对生理解剖的研究影响了整个 14 世纪，甚至是整个文艺复兴时期 [8-9]（图 4-1）。当然，在人体解剖不被理解的年代，一些作者不详的文献也对人体解剖学的发展起着不可忽视的作用。例如，公元前 5 世纪的《犹太法典》（Talmud）就有对人体骨骼数量的记载 [10]。《犹太法典》还清晰地介绍了包括胰腺在内的内脏器官 [2]，而在希波克

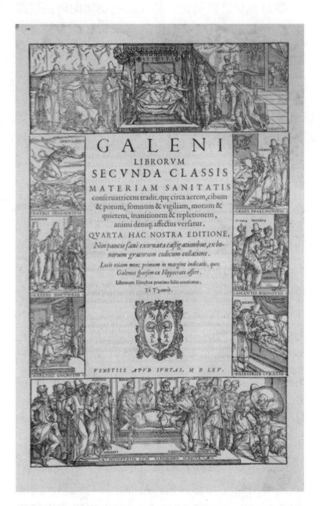

图 4-1　发表于 1565 年的盖伦的著作首页。这本书比维萨里发表《人体构造》的时间晚了 22 年（见说明），在盖伦逝世 1300 年后才出版。请注意下面的小图，图为盖伦通过实验证明需要喉返神经进行言语治疗 [感谢耶鲁大学的哈维·库欣（Harvey Cushing）和约翰·海·惠特尼（John Hay Whitney）医学图书馆]

拉底（Hippocrates）的专著《论头部创伤》（*On Wounds of the Head*）中却仅有对人体解剖的建议[4]。在解剖学著作缺乏的年代，除了阿尔克梅翁，还有希罗菲勒斯（Herophilus，公元前335年—公元前255年）和他的同代人埃拉西斯特拉图斯（Erasistratus，公元前310年—公元前250年），他们都因对人体进行活体解剖而被指控（见第5章）。即便如此，希罗菲勒斯仍然在人体解剖方面做出了许多准确的论断，被后人称为"解剖学之父"，并与安德里亚斯·维萨里[7,11,12]（Andreas Vesalius）相提并论。盖伦是一个杰出的观察者和实验者，但他的解剖见解基本都源于对巴巴利猿、猪及其他动物的解剖（图4-1）。或许，只有当人体解剖不再被认为是一种亵渎的时候，医生们才能进行更有意义的人体解剖学研究。

文艺复兴是中世纪向现代历史过渡的时期，也是艺术、自然科学（包括人体构造和功能）等知识大爆炸的时代，这一阶段的医学研究大大推动了医学史的发展，特别是为病理学研究打下了坚实的基础。

正是在文艺复兴时期，维萨里出色的基础解剖理论颠覆了人们一千多年来对解剖学的误解[1-4,6,10,13]。此外，里尔多·科伦坡（Realdo Colombo，1515/16—1559）、雅各布·贝伦加里奥·达·卡尔皮（Jacopo Berengario da Carpi，1460—1530）、巴洛梅奥·尤斯塔奇奥（Barthelomeo Eustachio，1520—1574）、西罗尼姆斯·法布里修斯（Hieronymus Fabricius，1537—1619）、蒙迪纳斯（蒙迪诺·德·鲁兹）[Mondinus（Mondino de Luzzi），1270—1326]、塞尔维特（Servetus）和西尔维乌斯（Sylvius）等其他医学家同样对那个时代的解剖学理论产生了深远影响。值得注意的是，当时大部分的解剖学发现都来自于允许人体解剖研究的意大利。例如，阿玛托斯·卢希坦纳斯（Amatus Lusitanus）（出生在罗德里格斯布朗库堡区，1511—1568）（图4-2），这位被称为"文艺复兴时期最伟大的医学人物"的西班牙犹太医生，在意大利费拉拉（Ferrara）执行了12次解剖[14-15]，唯一一位不在意大利进行人体解剖研究的是西尔维乌斯（出生于雅克杜波依斯，1478—1555），他终生都在巴黎，还曾是安德里

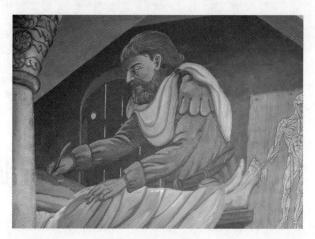

图4-2　阿玛托斯·卢西坦纳斯（Amatus Lusitanus，1511—1568）的肖像，来自特里·索诺哈文（Terry Shoonhaven）的壁画《犹太人对医学的贡献 - 历史艺术作品》（*Jewish Contributions to Medicine-A Work of Art & History*）。请注意维萨里的人体肌肉标本（见图4-7）就在卢西坦纳斯的后面，位于洛杉矶西达斯西奈医学中心（Cedars-Sinai Medical Center）的哈维·摩尔斯礼堂（Harvey Morse Auditorium）

亚斯·维萨里的老师之一（见下文）。

意大利的帕多瓦大学（University of Padua）是个学习科学的好地方，尤其适合学习解剖学和医学。伽利略（Galileo）、维萨里、法布里修斯和尤斯塔奇奥都是这里的老师，他们的学生包括尼古拉·哥白尼（Nicolaus Copernicus）和威廉·哈维（William Harvey）[1,2,13,16,17]。

本章节不会详细介绍每一位文艺复兴时期杰出的解剖学家。但维萨里作为公认的佼佼者，将会被重点介绍，而一些对医学和病理学史有巨大贡献的解剖学家，也会在本章中进行介绍。

安德里亚斯·维萨里

出生在布鲁塞尔的安德里亚斯·维萨里[也被称安德烈·韦泽尔（André Wesel），1514—1564]（图4-3）是人体解剖学的创始人。在他1543年出版的著作中，扉页上3只拿着盾牌的黄鼠狼图标代表着他的名字。维萨里对医学史的杰出贡献之一是他校正了盖伦某些错误的解剖学观点，在这之前盖伦的观念深入人心，其著作也被当做指导教材[4,13,18-20]。正是在维萨里、威廉·哈维（1578—1657）和乔瓦尼·巴蒂斯塔·莫尔加

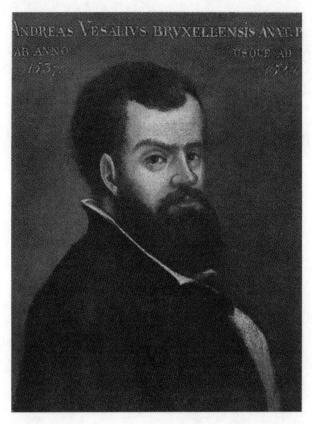

图 4-3　来自冯·卡尔卡（Von Calcar）的安德里亚斯·维萨里（1514—1564）肖像 [感谢帕多瓦大学医学院加埃塔诺·蒂内（Gaetano Thiene）教授、法比奥·扎彼尔里（Fabio Zampieri）博士]

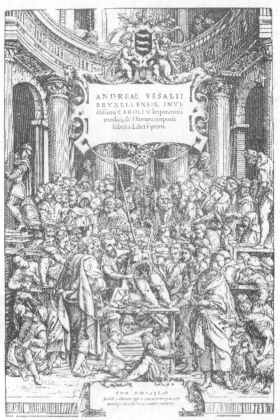

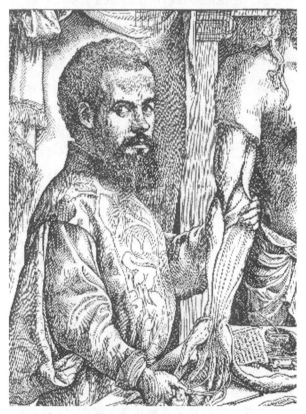

图 4-4　上．1543 年版的《人体构造》的首卷插图，维萨里正在介绍人体的左半部分（个人收藏）。
下．维萨里，来自《人体构造》另一个版本

尼（Giovanni Batista Morgagni，1682—1771）的努力下，医学研究才变得更客观、更科学。

　　伽利略（1564—1642）和维萨里等都是文艺复兴时期的大师，也是敢于挑战权威的人[18]。维萨里的巨著《人体构造》（*De humani corporis fabrica libri septum*）（共七卷）（图 4-4）于 1543 年在巴塞尔出版；同年，尼古拉·哥白尼（1473—1543）出版了他革命性的著作《天体运行论》（*De revolutionibus orbium coelestium*）。《天体运行论》提出"日心说"以否定"地心说"，即宇宙的中心是太阳而非地球。哥白尼 70 高龄才发表《天体运行论》，而《人体构造》出版时，维萨里只有 29 岁。瑞士著名生理学家阿尔布雷希特·冯·哈勒（Albrecht von Haller，1708—1777）评价《人体构造》是"前无古人的不朽之作"[18]。

　　维萨里出生在布鲁塞尔，早年在鲁汶大学（University of Lonvain）学习，后来进入巴黎大学就读医学，师从西尔维乌斯（见下文）和安德纳赫（Andernach）的约翰内斯·君特（Johannes Günther，1487—1574），不久又回到鲁汶继续他的解剖研究。在维萨里得知意大利允许人体解剖之后，他移居威尼斯，并在帕多瓦大学攻读博士学位。毕业后，他靠自己的才华留校任职，教授外科学和解剖学 [1,4,21]。帕多瓦大学成立于 1122年，是文艺复兴时期的学习圣地，著名学者有伽利略、维萨里、科伦坡、法布里修斯 [13,22]。维萨里的前三次课堂讲义都是建立在盖伦的理论基础之上，但从第四次开始，他在课程上所讲的内容基本上都是源于他自己的发现 [2,4]。虽然我们并没有看到任何以维萨里命名的人体器官，例如咽鼓管（canal of Eustachius）、韦利斯环（the circle of Willis）、前庭大腺（the glands of Bartholin）、腹股沟管（the tubes of Fallopius）等器官都是以发现者的名字命名的，但在某种程度上，维萨里已经在整个人体构造上留下了他独有的印记 [3]。

维萨里精湛的解剖技术和详细记录解剖工作的习惯，使他能够及时纠正教学过程中所犯的错误。毫不夸张地说，《人体构造》之所以能成为当时欧洲最著名、最受欢迎的书，是因其详尽的解剖图，而非文字介绍 [23,24]（图 4-5）。维萨里本身就是一位艺术家，再加上意大利威尼斯画家提香（Titian）的学生乔恩·冯·卡尔卡（Jon von Calcar，1499—1546）的帮助，《人体构造》的解剖图谱自然十分精致 [3,25-27]（图 4-6 ~ 4-8）。威廉·奥斯勒（William Osler，1849—1919）认为《人体构造》"震撼了整个医学界" [21]，他称《人体构造》和哈维、莫尔加尼的著作共同奠定了现代医学的基础 [13]。哈维在 1628 年发表的《心血运动论》（Exercitatio anatomica de motu cordis et sanguinus in animalibus）中提出了血液循环的正确理论，这些结论的发现大部分是依靠他的实践经验和数据推算而非人体解剖。莫尔加尼在 1761年发表的《疾病的位置与病因》（De sedibus et causis morborum per anatomen indagatis）中依据大量验尸数据，首次建立起临床与病理的联系。在法洛皮奥、君特和安布鲁瓦兹·帕雷（Ambroise Paré，1510—1590）等外科医生的推动下，《人体构造》成为风靡欧洲两个多世纪的经典读物（图4-5）。尽管如此，这本书还是受到了尤斯塔奇

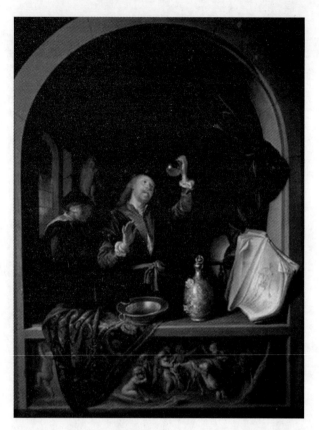

图 4-5　弗兰德的画家格里特·德奥（Gerritt Dou）1653年的作品《医生》（The Physician），画上右下角是维萨里的《人体构造》。在其发表的 100 年后仍被医生们所使用。（感谢新西兰克赖斯特彻奇美术馆提供）

奥、维萨里以前的导师西尔维乌斯以及他自己的学生科伦坡的抨击和质疑。维萨里的导师西尔维乌斯也是一名杰出的解剖学家。西尔维乌斯似乎有点嫉妒维萨里，因为很多本来可能跟随他的学生却跑到维萨里门下，而且《人体构造》的风靡影响到他自己解剖研究作品的发表。

为推广自己的学说，维萨里到欧洲多所名牌大学做演讲，当他回到帕多瓦，却发现竟有更多的人反对他的研究，他一怒之下烧毁了多年的笔记手稿和书籍，并很快辞去了帕多瓦大学的职务。不久之后，他进入罗马帝国宫廷担任国王查理五世（Charles Ⅴ）[也是西班牙国王查理一世（Charles Ⅰ）] 的宫廷御医，一直到查理五世的儿子菲利普二世（Philip Ⅱ）。1544 年，维萨里娶了家乡布鲁塞尔一位名为安妮·范·哈梅（Anne van Hamme）的姑娘，一年之后他们有了一个可爱的女儿安妮（Anne），后世对维萨里私人生活的了解仅限于此。之后的 20 年里，维萨

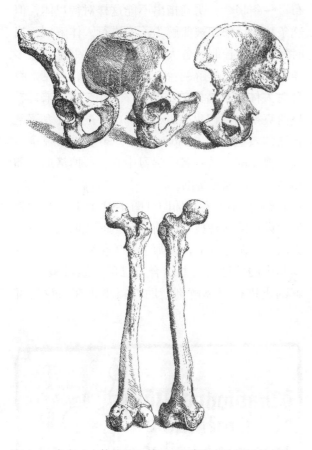

图 4-6 来自《人体构造》第 17 张感光底片展示的骨头

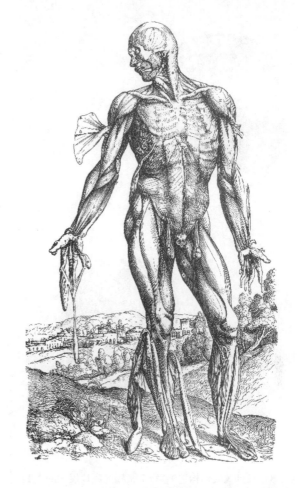

图 4-7 来自《人体构造》第 27 张感光底片展示的肌肉。此图也被称为"人类肌肉"

里一直在宫廷任职，并没有太多精力去做其他的研究工作 [2-3]。

维萨里因其解剖学家、内外科医生的多重身份而声名远扬。的确，维萨里在某段时间内可能是欧洲一流的医生，他曾和安布鲁瓦兹·帕雷一同被传召到巴黎为国王亨利二世（King Henry Ⅱ）治病，当时亨利二世在骑术比赛中伤到右眼而久治不愈 [28,29]。维萨里认为国王的病已是顽疾无法医治，果然十天之后国王就去世了。

维萨里收到了以前的学生法洛皮奥的一封信，信中纠正了维萨里研究中的一些错误，这让他倍感欣慰。于是，当他听说帕多瓦继续解剖教学工作时，便决定回到帕多瓦继续解剖教学工作。1563 年底，维萨里离开西班牙到了耶路撒冷，他要去朝圣的原因尚不清楚 [1,4,30-33]。现在流传着关于维萨里被流放的两个版本：一个是他因活体解剖一名贵族而被流放，而另外一个是他在解剖台上动第一刀时，被解剖的年轻女人突然醒了，然而这两个版本都无法得到证实。最有可能

的是，维萨里在国王菲利普的命令下带着一大笔钱去维护圣地 [4,31] 并从事植物学研究。半年后他在回西班牙的路上病得很厉害，可能是因为伤寒 [1]，在到达扎金索斯岛（桑特岛）[Zakynthos（Zante）] 不久后便去世了。而维萨里的墓地至今仍是不解之谜。

蒙迪纳斯

雷迪诺·德·鲁兹（蒙迪纳斯）（1270—1326）比维萨里早两个世纪（文艺复兴早期）出生于博洛尼亚（Bologna）。他在 1316 年写了欧洲第一本解剖学教科书《解剖学》（*Anathomia*），这本仅有 44 页的作品对人类解剖学影响深远。尽管这是一本被公认的解剖学专著，但此书是在盖伦的理论基础上展开讨论，所以难免会有很多

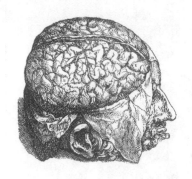

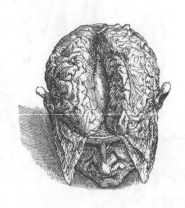

图 4-8　来自《人体构造》第 67 张感光底片展示的大脑

错误观点[2]。蒙迪纳斯在书中还简要地提到了许多重要的解剖学技术，由此可见，他对病理和手术兴趣浓厚。来自欧洲各地的学子都想拜入蒙迪纳斯门下，一直到 16 世纪末《解剖学》仍是最受欢迎的解剖学专著[1]，当然这不难理解，因为在蒙迪纳斯死后的 3 个多世纪，这本书仍被欧洲医学院校当做经典教材[2]。

　　除了深受盖伦的影响，蒙迪纳斯使用的一些术语还是从阿拉伯语派生出来的，由此可见其对阿拉伯语医学著作[1]（见第 3 章）也是十分精通。当然，这也有可能仅仅是因为蒙迪纳斯的某些手稿直接译自盖伦手稿的阿拉伯语版。

　　有人认为，当时的罗马天主教会（Roman Catholic Church）反对蒙迪纳斯进行人体解剖，但事实并非如此。适时正逢十字军东征，为了将牺牲的教徒带回国内安葬，教会通常会将尸体切成碎块并煮熟去除软组织[10]。确实，教皇博尼费斯八世（Pope Boniface Ⅷ，约 1235—1303）曾发

布过一条禁令，明确指出不能这样对待尸体，但这条禁令后来却被曲解为不能进行人体解剖。当时教会严格控制着各大高校，但教科书里的很多插图却画着大学解剖台上的人体解剖，可见，教会对人体解剖持默许态度。直至 15 世纪末，教皇西克斯图斯四世（Sixtus Ⅳ）才正式发表解剖合法的教皇训谕（Papal Bull）。事实上，教皇本人就曾在两个最有名的学习中心——博洛尼亚和帕多瓦定期练习解剖。

　　《解剖学》卷首插图（图 4-9）体现的是为教学而设定的一种典型的前维萨里时代的人体解剖方法[1]。在课堂上，讲师手拿盖伦的书，大声朗读其中的关键段落并结合自己的实践经验讲解，解剖员进行尸体解剖，助教指出正在讨论的部

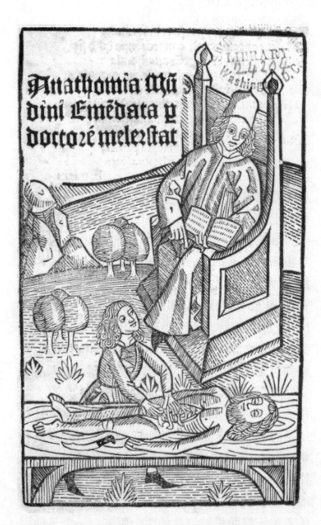

图 4-9　来自蒙迪诺·德·鲁兹（蒙迪纳斯）（1270—1326）的《解剖学》扉页。显示可能是一位女解剖员，最可能的是亚历山德拉·吉莲尼（1307—1326）（感谢美国国立卫生研究院、国家医学图书馆提供）

位。后来贝伦加里奥·达·卡尔皮（见下文）批评讲师频繁出错并曲解原文，但人们通常将这个问题归咎于阿拉伯语译文 [1]。

一谈到文艺复兴时期的解剖学家，我们就必须提到蒙迪纳斯的助手亚历山德拉·吉莲尼（Alessandra Giliani，1307—1326），她被公认为"西方第一位女解剖家" [1,2,21,34,35]。《解剖学》封面（图 4-9）上画着一个正在解剖人体的年轻女性，那是吉莲尼吗？如果吉莲尼确实是在 19 岁时因感染败血症而死，那么蒙迪纳斯出版他的第一本书时，吉莲尼还只是一个小女孩。吉莲尼短暂一生中最伟大的贡献是她发明了以染料代替血液来研究血液循环的方法。在圣彼得教堂（San Pietro e Marcellino degli Spedolari di Santa Maria di Mareto, o d'Ulmareto）有一块石碑刻着吉莲尼的生平，据说是由蒙迪纳斯的另一位助手奥托·安杰尼斯（Otto Angenius）（可能是吉莲尼的未婚夫）所立。也许这只是个传说，就像《金网》（A Golden Web） [36] 是根据她的故事改编的历史小说。

达·卡尔皮

博洛尼亚大学教授雅各布·贝伦加里奥·达·卡尔皮（Jacopo Berengario da Carpi，1470—1530），也被称为贝伦格（Berenger）或贝伦格里斯（Berengarius），是他那个时代最伟大的医生之一，也是第一个使用水银软膏治疗梅毒的人 [37-38]。他在多篇文章中提到自己解剖了 100 多具尸体，比维萨里早了半个世纪。达·卡尔皮才华横溢，在他还是一名解剖学专业的学生时，他就尝试研究生物学构造。他首次在研究肾的形态和功能时讨论了肾血管的注射问题。达·卡尔皮虽是盖伦的追随者，但他还是有自己的观察和判断的 [39]。的确，他多次强调我们应当学会自我观察而不是重复别人可能错误的陈述，尽管他自己并不能完全做到。达·卡尔皮对医学的主要贡献在于他是第一个发现阑尾并确定胆总管开口于十二指肠的医生 [2]，此外，他还准确地描述了蝶窦、松果体、侧脑室、脉络丛、心脏及其瓣膜结构（图 4-10）。他写的几本介绍性书籍都是用精美的版画装饰（图 4-11），但图画质量

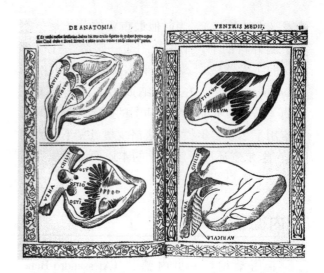

图 4-10　来自雅各布·贝伦加里奥·达·卡尔皮的《绪论》（Isagogue）第 1522 页的心脏（感谢美国国家医学图书馆和国立卫生研究院）

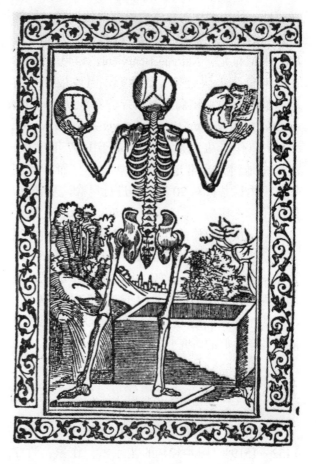

图 4-11　来自达·卡尔皮的人类骨架（感谢美国国家医学图书馆和国立卫生研究院）

不及《人体构造》。当时他最重要的著作是一本关于脑外科的书，书中介绍了一整套治疗头部外伤的手术器械[40]。达·卡尔皮的《解剖注释》（Commentaria）是在蒙迪纳斯的工作基础上完成的，是第一本拥有完整插图的解剖学书，并且被使用了200多年[38,41]。法洛皮奥（见下文）说"达·卡尔皮还原了解剖学的本质而维萨里完善了这一学科[4]。"

贝内德蒂

亚历桑德罗·贝内德蒂（Alessandro Benedetti，1460—1525）是帕多瓦解剖梯形教室的创始人[1-3]。他的著作《解剖学》（Anatomia）或称《人体发展史》（sive historiae corporis humani libri quinque）出版于1493年，比维萨里的《人体构造》早了整整50年。贝内德蒂强调解剖实践的重要性，认为解剖对象不应是那些死刑犯，尽管这是当时解剖的惯例[1,42]。贝内德蒂的老师安东尼·本尼维尼（Antonio Benivieni，1443—1502）在佛罗伦萨被认为是解剖学家，但他最有名的书《论疾病的神秘病因与治疗方案》（De abditis nonnullis ac mirandis morborum et sanationum causis）（作者去世后由他哥哥于1507年出版）却更多地讨论异常形态学和病理学，而非解剖学。贝内德蒂曾对20具尸体进行尸检，基于此，他写了《论疾病病因》（De abditis causis），这是人类第一次用尸检的方法研究疾病病因，因此很多人认为正是贝内德蒂启发了莫尔加尼（1682—1771，见第5章）。其实，无论是莫尔加尼，还是贝内德蒂，他们都不是出于对死尸的兴趣才从事尸检工作，而是为了活着的家人朋友有朝一日能受益于他们的研究[43]。

达·芬奇

列奥纳多·达·芬奇（Leonardo Da Vinci，1452—1519）（图4-12）的艺术家、作家、哲学家、技术专家兼科学家的多重身份使他被现代人认为是"通才（文艺复兴人）"。从绘制《蒙娜丽莎》（Mona Lisa）、《最后的晚餐》（The Last Supper）到发明飞行器和潜艇，达·芬奇的天赋

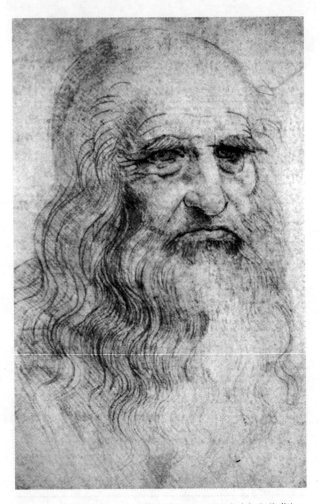

图4-12　列奥纳多·达·芬奇（1452—1519）（个人收藏）

和才能无人能及。他画作中栩栩如生的眼睛就是他熟悉解剖知识的最好证据，《维特鲁威人》（Vitruvian Man）这幅作品更是证实了达·芬奇解剖学家的身份。在解剖学研究领域，他是第一个摆脱盖伦理论和蒙迪纳斯教条束缚的学者（维萨里是第二个）。达·芬奇曾对30名男女进行尸检并打算写一本120卷的解剖学专著[1]。不幸的是，他的工作没有产生应有的影响，所以他放弃了自己的宏大构想，这无疑是病理学上的一大损失。后来，维萨里填补了这一空白。

西尔维乌斯

雅克·杜布瓦（西尔维乌斯）[Jacques Dubois（Sylvius），1478—1555]（图4-13）出生于法国的一个小镇，年轻时并没有受过正规教育，但历史上如希波克拉底、盖伦等著名医生的理论学

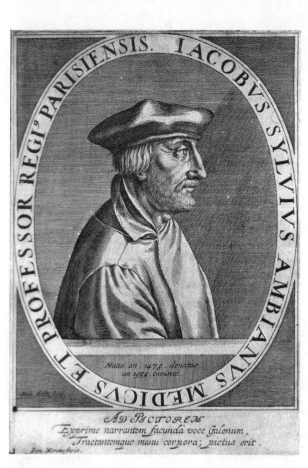

图 4-13 雅克·杜布瓦·西尔维乌斯（1478—1555）（感谢美国国家医学图书馆和国立卫生研究院）

说，他都能信手拈来。后来他到巴黎定居，虽然他没有文凭无法行医，但仍有一个年纪较大的学生自愿跟随他学习[44]。他入读蒙彼利埃（Montpellier）著名的医学院并于 51 岁时顺利获得医学学位[3]。毕业回到巴黎后不久，他就有了 400 多名学生，包括维萨里和塞尔维特[2]。他善于观察，因此他对下颌骨和脊柱的认知比以往任何人都更准确。西尔维乌斯是盖伦虔诚的追随者，但他鼓励学生们尝试人体解剖和培养观察能力，同时也提出了许多新理念。他的主要贡献之一在于改革解剖学术语。他尽可能地采用经典的器官命名法，而非简单使用数值或其他符号标记器官的传统方法。比如，他根据肌肉的位置（如上肢、胫）、形状（如菱形、锯齿）、大小（例如长、短）或结构（例如二头肌、三头肌）为不同的肌肉命名，使它们更好记。虽然他错误地分析大脑的同名横向裂缝 [后被弗朗西斯·德·勒·博埃（Franciscus de Le Boë，

1614—1672）纠正]，但他确实观察到大脑外侧裂（Sylvian fissure）的相关结构：大脑中动脉、静脉和外侧裂的胚胎前体（侧裂卵圆窝）[2]。他也确实在尤斯塔奇奥之前就提到了咽鼓管（the Eustachian tube）[45]。

随着他的学生维萨里的声名鹊起，西尔维乌斯失去了很多追随者和收入。他仅剩的学生也开始嘲讽他，甚至在其去世后的坟墓上粘贴许多讽刺文字。可怜的西尔维乌斯晚年卧病在床，神志不清时还念念不忘地要去上课，他从床上挣扎着起来，穿完靴子后却与世长辞了。

塞尔维特

米格尔·塞尔维特（Miguel Serveto，1511—1553）（图 4-14）出生于纳瓦拉（Navarre）附近。他最初在图卢兹（Toulouse）学习法律，不久又对神学感兴趣，他在欧洲旅行时写了许多宗

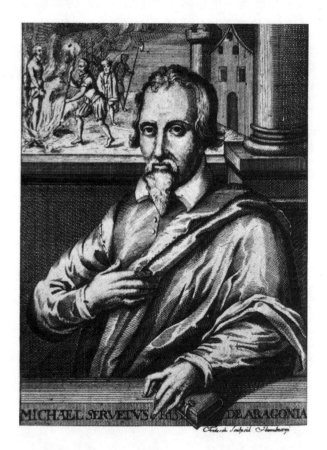

图 4-14 米格尔·塞尔维特（1511—1553）（感谢美国国家医学图书馆和国立卫生研究院）

教方面的文章。在里昂，西姆福里安·尚皮耶
（Symphorien Champier，1472—1539）医生鼓励
他到巴黎学医，与维萨里同班，师从君特[4,46,47]。
他在阿维尼翁（Avignon）和维也纳写了许多关
于宗教或医学宗教的论文，在《基督教的复兴》
（*Christianismi restituto*）一书中第一次质疑心室
穿孔的理论，更重要的是，他还提出了血液在肺
部发生氧化反应。虽然两个世纪以前伊本·纳
菲斯（Ibn Al-Nafis，1213—1288）曾做过类似
的观察[48,51-54]，但塞尔维特的这个假设还是先于
威廉·哈维的血液循环研究和马塞洛·马尔比基
（Marcello Malpighi，1628—1694）在显微镜下发
现肺毛细血管（pulmonary capillaries）[48-50]。不幸
的是，塞尔维特基于医学宗教的阐释被约翰·加
尔文（John Calvin，1487—1574）宣布为异端邪说，
塞尔维特也因此被判处火刑，活活烧死。

科伦坡

　　马特奥·里尔多·科伦坡（也称为里尔多
斯·哥伦布）[Matteo Realdo Colombo（Realdus
Columbus），1516—1559] 在成为罗马的解剖学
教授之前，曾是维萨里在帕瓦多的解剖助手（图
4-15）。维萨里对他赞不绝口[4]。科伦坡常被认
为是肺循环的发现者，但他在这一方面的研究
不如塞尔维特和伊本·纳菲斯[3]。他非常熟悉塞
尔维特的工作，但他可能不太清楚伊本·纳菲
斯的研究[53]。科伦坡的著作《解剖学》（*De re
anatomica*）很显然是模仿了维萨里的《人体构
造》，但科伦坡却不承认，还一再诋毁他的前辈，
指责他欺诈，甚至在维萨里讲解喉部器官的章节
中，大言不惭地妄议维萨里的论述基础是狗而非
人[2,3]。不可否认，科伦坡的文本比维萨里的更通
俗易懂，但如果科伦坡的著作能有原始观察数据
和插图的话，或许他也会声名远扬[3]。达·芬奇
和维萨里认为晶状体在眼球的正中央，而科伦坡
纠正了这一错误观念。更值得一提的是，科伦坡
对活体解剖，特别是心脏和血管的描述，纠正了
以前心脏收缩和舒张的概念，并论述了动脉脉冲

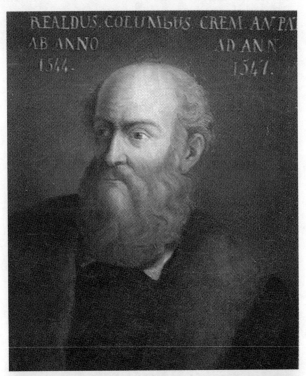

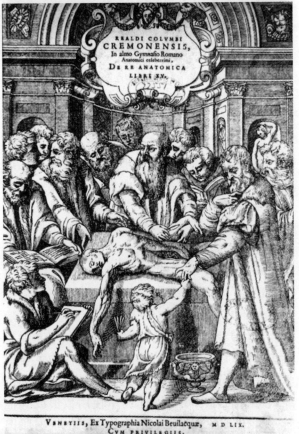

图 4-15　上．马特奥·里尔多·科伦坡（1516—1559）
（感谢帕多瓦大学医学院加埃塔诺·蒂内（Gaetano Thiene）
教授、法比奥·扎彼尔里（Fabio Zampieri）博士）。
下．科伦坡 1559 年的《解剖学》卷首。注解：有点类似
于维萨里 1543 年的《人体构造》（见图 4-4A）

的传输过程[2]。

尤斯塔奇奥

解剖学家巴洛梅奥·尤斯塔奇奥（1520—1574）（图 4-16）来自罗马而非意大利北部，无疑又是一名盖伦的追随者，而他更是维萨里对手中最强劲的一个[2,55]。他与达·芬奇一样博学多才，但他的影响力相对较小。他一生的研究成果只有少数被发表，如今大部分手稿都已遗失。杰出艺术家皮尼（Pini）为尤斯塔奇奥准备了一些很有意思的铜板插图，然而直到 18 世纪早期，这些插图被献给教皇克莱门特十一世（Pope Clement XI）和他的医生——最早提及内膜炎和疟疾的乔瓦尼·玛丽亚·兰奇西（Giovanni Maria Lancisi，1655—1720）后才真正公之于众[1,56]。假如这些插图在尤斯塔奇奥有生之年出版，那他的知名度或许不会亚于维萨里。这些插图中有的

比维萨里的插图更精准，比如，维萨里在《人体构造》中对肾的论述，明显就不如尤斯塔奇奥的观念[2,3,57,58]。尤斯塔奇奥占据了医学发展史上的诸多"第一个"：第一个注意到肾上腺腺体（"肾上腺"）、第一个发现了乳腺导管、第一个正确阐释了乳腺导管用于储存乳汁的功能[3]。他还强调了解剖变异，这个问题在他之前几乎没被注意到过。

当然，尤斯塔奇奥最为人们熟知的是他重新发现了咽鼓管，而且现在咽鼓管还以他的名字命名，但事实上最早提及咽鼓管的是阿尔克梅翁。这个误解可能始于知识渊博的威廉·莎士比亚（William Shakespeare，1564—1616）。他记得是尤斯塔奇奥发现了咽鼓管，并在 40 年后所写的《哈姆雷特》（Hamlet）中提到哈姆雷特的父亲克劳迪亚斯（Claudius）死于毒液入耳[59]。

法洛皮奥

加布里尔·法洛皮奥（Gabriele Fallopio，

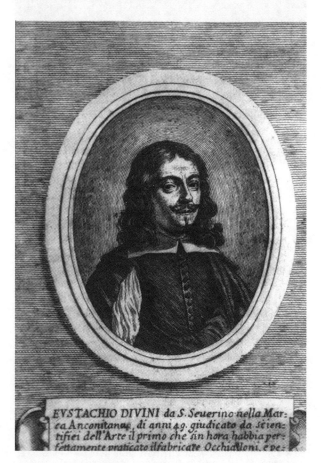

图 4-16 尤斯塔奇奥（1520—1574）（感谢美国国家医学图书馆和国立卫生研究院）

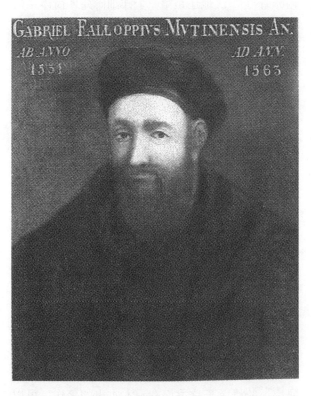

图 4-17 加布里尔·法洛皮奥（1523—1562）（感谢帕多瓦大学医学院加埃塔诺·蒂内教授、法比奥·扎彼尔里博士）

1523—1562）是 16 世纪意大利最伟大的解剖学家之一，曾被称作天才 [1]（图 4-17）。在前往比萨（Pisa）之前，他先是在费拉拉任教并开始他的研究工作，后来又到了帕多瓦。他是维萨里的学生，曾继科伦坡之后成为帕多瓦大学解剖与外科学系主席，这一职位最开始是由维萨里担任的。同时他为了激发自己对植物药学的兴趣，还担任了植物园管理员一职。他在短暂的一生中，为人类解剖学的发展做出了巨大贡献，且比维萨里更为彻底地批判了盖伦理论。

相较于维萨里而言，法洛皮奥虽然没有发表过任何显赫的著作，但他敏锐的观察力足以使他取得巨大成就，他所做的记录比当时任何人的都精确 [2]。他不仅纠正了维萨里的某些错误（特别是维萨里在对肌肉认知中的错误），而且还进一步研究了鼻、鼻窦、耳结构、静脉和动脉、脑及其他脑神经等。他还展示了面部神经管（aqueduct of Fallopius）离开听觉神经之后通过面神经管所跨越的区域，以及椎动脉通过枕骨大孔到达头骨的过程。此外，他证明了精囊的存在，并准确地描述了子宫、阴蒂、处女膜、圆韧带和输卵管 [3,60-63]。他还是第一个详细研究牙齿体系的人 [59]，后来尤斯塔奇奥继承并发展了这一体系的内容 [64]。法洛皮奥还是伟大的英国医生兼科学家威廉·哈维（1578—1657）一生中最重要的老师。

法布里修斯

杰罗拉莫·法布里奇奥·阿夸彭登特（法布里修斯）[Gerolamo Faobrizi d'Acquapendente (Fabricius)，1537—1619] 是法洛皮奥的学生，也是威廉·哈维的老师（图 4-18）。作为一名优秀的外科医生、解剖学家兼生理学家，他首次精确描述了静脉阀门 [《论静脉瓣》(De Venarum ostiolis)]，除此之外他认为血液是从心脏输送到静脉中的。毫无疑问，法布里修斯激发了哈维对血液循环方面的兴趣。法布里修斯论述了开放性动脉导管的消失和脐的退化。法布里修斯最伟大的贡献是他晚年时对胎儿分娩的解剖学和生理学研究。哈维关于这方面有一本杰出的著作，可以从中看出哈维深受法布里修斯的影响 [1]。此外，法布里修斯还证实了后来被称为"法氏囊"器官

的存在，尽管对于免疫系统发展理解的革命性突破是在 4 个世纪之后 [65,66]。

法布里修斯负责帕多瓦大学阶梯形解剖教室的建设（图 4-19），而这个解剖教室是现存唯一一个文艺复兴时期的建筑物。只要一提到这个

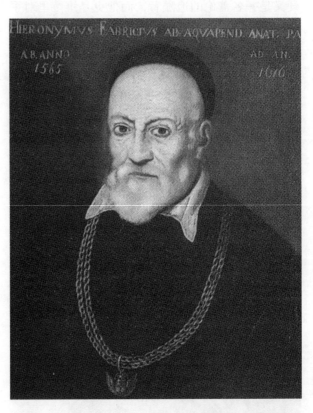

图 4-18　法布里修斯（1536—1619）（感谢帕多瓦大学医学院加埃塔诺·蒂内教授、法比奥·扎彼尔里博士）

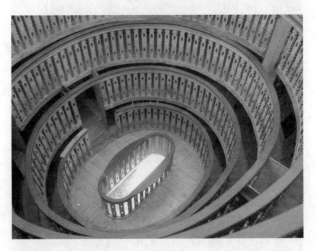

图 4-19　帕多瓦大学杰罗拉莫·法布里奇奥·阿夸彭登特解剖阶梯教室（感谢帕多瓦大学医学院加埃塔诺·蒂内教授、法比奥·扎彼尔里博士）

教室，人们自然而然就会联想到帕多瓦大学的悠久历史和这里杰出的学生们。

帕多瓦大学（IL Bo）

上文在介绍文艺复兴时期解剖学家时多次提到帕多瓦大学，这所大学成立于 1222 年，是欧洲著名的学习中心[1,13,16,17,22,33]。

莎士比亚《驯悍记》（*The Taming of the Shrew*）的主人公路森修（Lucentio）说：

"为了伟大的欲望 / 我已经看到帕瓦多美丽的艺术花园…… / 我到了…… / 应该是这个学院 / 学习一门课程和做一个独创性的研究 / 为了特拉尼奥…… 我离开了比萨 / 我来到帕多瓦，就像他离开 / 一个浅浅的浪头要把他打进深渊。"

帕多瓦大学欢迎欧洲各地的学生到这里求学，也欢迎天主教徒（Catholics）、新教徒（Protestants）和犹太人。这是当时历史上最受世人仰慕的学习之地，这里生源优秀，师资雄厚，历史上有名的哥白尼和威廉·哈维都是这里的学生，而伽利略也是这里的教师。因此，毫不夸张地说，帕多瓦大学是当时最伟大的解剖学家的摇篮，如维萨里、科伦坡、法洛皮奥、法布里修斯、维尔松（Wirsung）和瓦尔萨尔（Valsalva）等。

"Il Bo"这个流行词始于 1493 年，当时法律系的学生被要求迁移到一栋曾是小旅馆的建筑物，而这栋建筑物上有"牛的标志"，因此又被戏称为"小牛救济院"（"Hospitium Bovis"）（图

4-20）[13,22]。在维萨里《人体构造》的扉页插图中，纵向的柱子顶部上就有牛的标志，这也暗示了维萨里与帕多瓦大学的关系。

文艺复兴结束后的一个世纪，帕多瓦大学在乔瓦尼·巴蒂斯塔·莫尔加尼（1682—1771）的带领下仍继续解剖学的传统研究。莫尔加尼的不朽著作《疾病的位置与病因》，是继维萨里的解剖学和哈维的生理学之后，影响现代医学的第三个支柱[1,10,13,22,67]。莫尔加尼是杰出的观察者和孜孜不倦的研究者。为了解人类疾病的病因和病理生理过程，他穷尽一生，将多年的临床经验和病理解剖中的形态学变化结合在一起，最终在 79 岁高龄时出版了《疾病的位置与病因》这部著作。（见第 5 章）

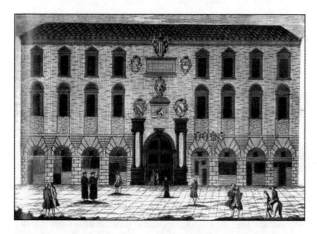

图 4-20　15 世纪早期位于圣马蒂诺路的帕多瓦大学（"Il Bo"）。（感谢帕多瓦大学医学院加埃塔诺·蒂内教授、法比奥·扎彼尔里博士）

参考文献

1. Castiglioni A. A History of Medicine, 2ⁿᵈ ed, (Transl EB Krumbhaar). New York: Alfred A. Knopf, 1947.

2. Mettler C. History of Medicine. Philadelphia: Blakiston Company, 1947.

3. Singer CJ. A Short History of anatomy from the Greeks to Harvey. New York:Dover Publications, 1957.

4. O'Malley CD. Andreas Vesalius of Brussels 1514-1564. Berkeley: University of California Press, 1964,

5. Persaud TVN. Early History of Human Anatomy: From Antiquity to the Beginning of the Modern Era. Springfield, Ill: Charles C. Thomas, 1984.

6. Magner LN. A History of Medicine. New York: Marcel Dekker, 1992.

7. Bay NS, Bay BH. Greek anatomist Herophilus: the father of anatomy. Anat Cell Biol, 2010, 43:280-283.

8. Gross CG. Galen and the squealing pig. Neurosci, 1998, 4:216-221.

9. West JB. Galen and the beginnings of Western physiology. Am J Physiol Lung Cell Mol Physiol, 2014, 307: L121-128.

10. King LS, Meehan MC. A history of the autopsy. Am J Path, 1973, 73:514-544.

11. Reveron RR. Herophilus and Erasistratus, pioneers of human anatomical dissection. Vesalius, 2014, 20: 55-58.

12. Wills A. Herophilus, Erasistratus, and the birth of neuroscience. Lancet, 1999, 354: 1719-1720.

13. Geller SA. Il Bo, the foundations of modern medicine are established. In Thiene G, Pessina AC (eds): Advances in Cardiovascular Medicine, Padova:Univ Degli Studi di Padova, 2002.

14. Feingold AJ. Three Jewish Physicians of the Renaissance. Tel Aviv: American Friends of Beth Hatefutsoth, 1996.

15. Sachar HM. Farewell Espana, the World of the Sephardim Remembered. New York: Alfred A. Knopf, 1994.

16. Castiglione A. Italian Medicine (Transl EB Krumbhaar), New York: Paul B. Hoeber, 1932.

17. Porzionato A, Macchi V, Stecco C, et al. The anatomical school of Padua. Anat Rec (Hoboken), 2012, 295: 902-916.

18. Cassirer EA. The place of Vesalius in the culture of the Renaissance. Yale J Biol Med, 1944, 16: 101-120.

19. Lucas MB. 1543 - the year of Vesalius. Adler Mus Bull, 1993, 19: 6-15.

20. Shotwell RA. Animal, pictures, and skeletons: Andreas Vesalius's Reinvention of the public anatomy lesson. J His Med Allied Sci 2015 Mar 2. Pii:jrv001. [Epub ahead of print].

21. Osler W. The Evolution of Modern Medicine. New Haven: Yale University Press, 1921.

22. Rosetti L. The University of Padua - An Outline of Its History, 2nd ed. (Transl AWM Hargraves), Trieste: Edisioni LINT, 1988.

23. Goodrich JT. Andreas Vesalius and anatomy: a re-evaluation of his efforts. Hist Sci Med, 1982, 17:13-16.

24. Goodrich JT. Sixteenth-century Renaissance art and anatomy: Andreas Vesalius and his great book - a new view. Med Herit, 1985, 1: 280-288.

25. Goodrich JT. John Stephen of Calcar. The identification of the anatomical illustrations of the De Humani Corporis Fabrica (1543). J Biocommun, 1978, 5: 26-32.

26. Gurunlouglu R, Gurunlouglu A, Williams SA, et al. The history and illustration of anatomy in the middle ages. J Med Biogr, 2013, 21: 219-229.

27. Schultz B. Art and Anatomy in Renaissance Italy. Ann Arbor, Mich: UMI Research Press, 1985.

28. Norwich I. A consultation between Andreas Vesalius and Ambroise Paré at the deathbed of Henry II, King of France, 15 July 1559. S Afr Med J, 1991, 7: 245-247.

29. Zanello M, Charlier P, Corns R, et al. The death of Henry II, King of France (1519-1559). From myth to medical and historical fact. Acta Neurochir (Wien), 2015, 157:145-149.

30. Biesbrouk M, Steeno O. The last months of Andreas Vesalius. Vesalius, 2010, 16: 100-106.

31. Biesbrouk M, Steeno O. The last months of Andreas Vesalius: Part II - From Jerusalem to Zakynthos (Zanthe). Vesalius, 2011, 17: 30-34.

32. Biesbrouck M, Steeno O. Andreas Vesalius' corpses. Acta Med Hist Adriat, 2014, 12: 9-26.

33. Lasky II. The martyrdom of Doctor Andreas Vesalius. Clin Orth Relat Res, 1990, 259: 304-311.

34. Walsh JJ. Medieval Medicine. London:A&C Black, 1920.

35. Giliani: http://en.wikipedia.org/wiki/Alessandra_Giliani.

36. Quick B b. New York: Harper Collins, 2010.

37. Russell KF. Jacapo Berengario da Carpi; 1470-1530. Aust N Z J Surg, 1953, 23: 70-72.

38. Donaldson IM. Jacapo Berengario da Carpi: the first anatomy book with a complete series of illustrations. J R Coll Physicians Edinb, 2007, 38: 375.

39. Mezzogiorno V, Mezzogiorno A, Passiatore C. A contribution to the history of renal structure knowledge (from Galen to Malpighi). Ann Anat, 1993, 175: 395-401.

40. Di Ieva A, Gaetani P, Matula C, et al. Berengario da Carpi: a pioneer in neurotraumatology. J Neurosurg, 2011, 114: 1461-1470.

41. De Santo NG, Bisaccia C, De Santo LS, et al. Berengario da Carpi. Am J Nephrol, 1999, 19:199-212.

42. Furlan S, Mazzola RE. Alessandro Benedetti, a fifteenth century anatomist and surgeon: his role in the history of nasal reconstruction. Plast Reconstr Surg, 1995, 96: 739-743.

43. Park K. The life of the corpse: division and dissection in late medieval Europe. J Hist Med All Sci, 1995, 50: 111-131.

44. Tubbs RS, Linganna S, Loukas M. Jacobus Sylvius (1478-1555): physician, teacher and anatomist. Clin Anat, 2007, 20: 868-870.

45. Bakkum BW. A historical lesson from Franciscus Sylvius and Jacobus Sylvius. J Chiropr Humanit, 2011, 18: 94-98.

46. Canale DJ. Michael Servetus, theologian, physician and heretic: a reappraisal of his contribution to physiology and medicine. J Med Biogr, 2001, 9: 137-142.

47. Trueta J. The contribution of Michael Servetus to the scientific development of the renaissance. Br Med J, 1954, 2: 507-510.

48. Khan IA, Daya SK, Gowda RM. Evolution of the theory of circulation. Int J Cardiol, 2005, 98: 519-521.

49. Bainton RH. Michael Servetus and the pulmonary circulation of the blood. Bull Hist Med，1951, 25: 1-7.

50. Bosmia A, Watanabe K, Shoja MM, et al. Michael Servetus (1511-1553): physician and heretic who described the pulmonary circulation. Int J Cardiol, 2013, 167: 318-321.

51. Ghalioungui P. Was Ibn al-Nafis unknown to the scholars of the European Renaissance. Clio Med, 1983, 18: 37-42.

翻　译：陈玉荣　陈雪玲
校　对：刘人铭　陈雪玲

第 5 章

尸检时代的兴衰

简·G.范·登·特维尔（Jan G. van den Tweel），克莱夫·R.泰勒（Clive R. Taylor）

尸检经历了一段很长的发展历史[1]，"尸检"（Autopsy）一词，源自希腊词汇"目击者"（*autoptēs*），大意为"亲眼所见"。但是，尸体检查并不能有效地呈现异常解剖的特征。因此，验尸必须先经过彻底的解剖，然后在长时间的观察、比较中逐渐发现异常解剖结构的特点。起初法医为了调查"非正常死亡"的原因会进行简单的尸检，但当时尸体解剖的开展仅限于此。直到后来，人们了解到疾病与死亡过程都伴随着形态学和生理学的变化，医学尸体解剖才真正得以发展。

公元前至公元 1000 年

如第一章所述，在希波克拉底（Hippocrates）去世后的百年内，亚历山大城科学家希罗菲勒斯（Herophilos，公元前 335 年—公元前 280 年）[2]和埃拉西斯特拉图斯（Erasistratos，公元前 304 年—公元前 250 年）开展了第一例人体解剖。不幸的是，他们这项工作的原始手稿都已遗失，我们只能通过他人记载的资料间接了解他们的工作。尽管当时缺乏足够的解剖学和生理学知识，但他们仍用已观察到的形态学变化来设法解释疾病的症状。

我们并不清楚罗马帝国时期是否进行过人体解剖（这不太可能）。虽说很多艺术作品都提到：公元 57 年 3 月，罗马暴君尼禄（Nero）毒死了自己的母亲阿格丽皮娜（Agrippina）并参与了她的尸体解剖，但并没有确凿的证据证明确有

此事（图 5-1）。在此之后，天主教神父奥古斯丁（Augustine，354—430）撰文极力反对人体解剖。现存于卡西诺山（Monte Casino）的一份手稿引用了奥古斯丁的朋友温迪辛（Vindician）医生的话："古代解剖学家是为了弄清死者的死因才去检查他们的器官，对此，我们无可厚非。但纯粹的人体解剖是有违于我们的人性和伦理的。"[3]然而，教会的禁止并不意味着人们在那个时期对疾病的认知会停滞不前。大约生活在公元 500 年的拜占庭医生——亚米达的埃提乌斯（Aetius）写了一本影响深远的巨作《医学十六书》（Bιβλία Ιατρικά Εκκαίδεκ，*Sixteen Books on Medicine*）

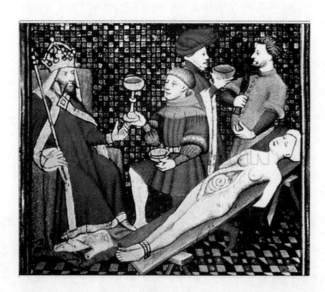

图 5-1 尼禄出席他母亲的解剖现场。出自让·桑·比尔（Jean sans Peur）出版的由乔万尼·薄伽丘（Giovanni Boccaccio）约 1410 年撰写的《名人鉴证》（De casibus virorum illustrarium）（来源：英国伦敦不列颠图书馆）

[4]，从中我们可以看到医学界的进步。后来这本书又被他人（可能是翻译家）编为《医学四书》（*tetrabibli*）。埃提乌斯研究了很多医学古籍，包括亚历山大图书馆收藏的诸多医学手稿，所以当他将自己的实践经验和传统医学观念结合起来著书时，显得游刃有余。他一直尝试运用病理学知识发现疾病病因并为患者治疗。在《子宫疾病》[περί των εν μήτρα παθών' (*about the diseases of the uterus*)] 这本书中，埃提乌斯多次提及"肿块（tumous）"这一概念，并指出子宫内的肿块是硬的，"硬癌（scirrhus）"一词就是源自希腊词汇"σκίρρος"，意为"像石头一样硬"。他认为这些子宫内的肿块可以是溃疡性的，也可以是非溃疡性的。同时他指出恶病质是子宫癌症（恶性）的临床表现。埃提乌斯虽然能为患者进行阴道"冲洗"和栓剂治疗，但他与希波克拉底观点一致，认为癌症是无法治愈的。此外，埃提乌斯深知脓毒症患者隔离治疗和强化治疗的必要性，因此，他为这类患者建造了一种由隔绝材料制成的独立房间，使脓毒症患者获得隔离和单独治疗的机会。（见第 2 章）

公元 1000 年至公元 1400 年

人类历史上直至 12 世纪才出现第一条关于尸检的书面记载。据英国史书记载，公元 1111 年，一位挪威国王从耶路撒冷返回的途中，命人切除醉酒死亡的士兵的肝，并将其与猪的肝同时浸泡在酒里以观察它们的变化（图 5-2）[5]。这件事被报道后却没有引起任何非议，由此可见尸体解剖在当时可能已经不是什么新鲜事。另一件有关人体解剖的事件记载在帕尔马的西兰贝纳（Silanbene，方济会修道士）[6] 撰写的一本史书中。书中提到：1286 年，一位克雷莫纳（意大利）医生解剖了一具死于鼠疫的患者尸体，以观察心脏的病理变化，并将其与一只同样死于鼠疫的母鸡做对比。这位修道士在书中也没有表现出丝毫的惊讶之情或反对之意。

这表明独立的尸体解剖很有可能已经存在一段时间了。博洛尼亚（意大利）外科医生威廉·塞利塞托（William of Saliceto, 1215—1280）的一本外科专著很好地体现了这一点。书

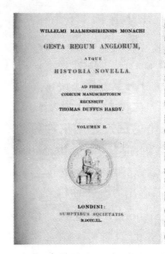

图 5-2　马姆斯伯里·威廉（Malmesburiensis W, 1125 年）的《盎格鲁国王史》（*Gesta regum Anglorum*），由托马斯·达弗斯·哈迪爵士（Sir Thomas Duffus Hardy）出版。http://archive.org/details/willelmimalmesbi02will

中描述的解剖结构都是由塞利塞托本人实践后所记。塞利塞托还质疑盖伦（Galen）"脓有利于伤口愈合"的观点，他认为脓非但不利于伤口愈合，还有碍于患者的康复。在博洛尼亚，与塞利塞托同一时期的另外一位著名人体解剖学家是塔迪厄斯·奥尔德蒂（Taddeus Alderotto, 1223—1303）。在他的作品中，他公开暗示尸检的好处。第一批写解剖类书籍的学者中有些就是他的学生。巴特洛米奥·德·瓦利尼昂（Bathelomeo de Varignana，死于 1318 年）就是奥尔德蒂的学生，他在 1302 年解剖了博洛尼亚公民阿佐利纳（Azzolina）的尸体，因为当时法院需要确认这位猝死的公民是否死于中毒，于是第一份尸检报告产生了。

公元 1400 年至公元 1770 年

在很多医生的努力下，解剖学成为认识疾病病因的重要技术手段，特别是安东尼·本尼维尼（Antonio Benivieni, 1443—1502）、让·费尔内尔（Jean Fernel, 1497—1558）、泰奥菲尔·博尼特（Théophile Bonet, 1620—1702）、赫尔曼·布尔哈夫 [Herman (n) Boerhaave, 1668—1732] 和乔瓦尼·巴蒂斯塔·莫尔加尼（Giovanni Battista Morgagni, 1682—1771）的研究与著作，对解剖学产生了重大且深远的影响。

本尼维尼（图5-3）出生在佛罗伦萨的一个传统家庭，年轻时曾亲历意大利文艺复兴的兴起和西方文艺复兴的鼎盛期（奥斯曼帝国在1453年攻占君士坦丁堡后）。学习拉丁语、希腊语和文学为他后期的作家之路打下了扎实的基础。不幸的是，他最亲密的朋友多米尼加修道士费赖·赫罗尼莫·萨沃纳罗拉（Fra Jerónimo Savonarola）（诗人兼哲学家）1489年被教会谴责为异教徒和分裂分子而逐出教会，在佛罗伦萨领主广场（Piazza della Signoria）被烧死。这里提及的多数信息都来自弗朗西斯科·帕奇诺蒂（Fransesco Pucinotti）（病理学家、历史学家兼传记作家）为本尼耶尼所写的传记，这本传记出版于1855年[7]。

本尼维尼曾到比萨大学和锡耶纳大学求学，但这两所大学并没有记录他确切的培训信息，我们能确定的是两所大学都参加了13世纪意大利的"医学复兴"。我们也无法得知本尼维尼到底从哪一年开始到佛罗伦萨行医，但应该是在1470年前后。他整个行医生涯几乎是在佛罗伦萨度过

的，他曾在好几所大型医院和教堂工作，也是佛罗伦萨很多贵族的家庭医生。圣玛丽亚纽瓦医院（Santa Maria Nuova）很可能就是其中一所，尽管尚未证实。列奥纳多·达·芬奇（1452—1519）就是在这所医院进行了尸体解剖。达·芬奇曾记录了一个在病床上平静死去的老人，他写道"为了找到他平静死去的原因，我对他做了尸检"。或许，达·芬奇和本尼维尼曾在这里讨论过病例呢。

通过许多资料，特别是本尼维尼的一位兄弟——诗人杰罗尼莫（Geronimo）的记载，我们知道，本尼维尼撰写了许多医学手稿，其中包括《论瘟疫》（De Pestulentia）和《论鼠疫》（Consilia contra Pestem）。此外，他写了一些非医学论文如《我们》（De Virtutibus）和《彗星》（De Cometa）等，也研究了不少经典作家的文学作品。他最著名的作品是1507出版的《论疾病的神秘病因与治疗方案》（De Abditis Nonnullis ac Mirandis Morborum et Sanationum Causis）（图5-4）[8-9]。那里他死后的第五年，他的兄弟杰罗尼莫发现的这份手稿，"……这些零散的、未经整理的医学知识和值得记录的医学事件是他（安东尼）从医32年来的精华，我觉得我有责任将这些片段整理成书。"

为了甄别文稿中的160个病例，杰罗尼莫向他的好友乔凡尼·罗萨蒂（Giovanni Rosati）（哲学家兼医生）寻求帮助。罗萨蒂选取了其中111例并稍做修改，然后将修改版交给杰罗尼莫出版。两人往来的信件也被收录在这本书中。幸运

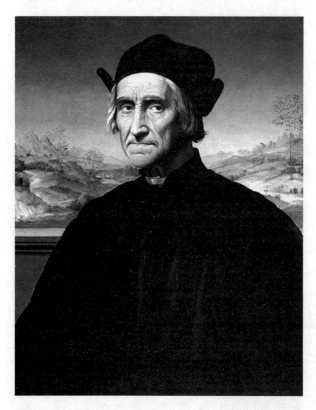

图5-3　安东尼·本尼维尼［出自里多尔福·德尔·吉兰达约（Ridolfo del Ghirlandaio）］，藏于英国伦敦国家美术馆。https://it.wikipedia.org/wiki/Girolamo_Benivieni

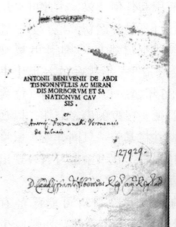

图5-4　左，本尼维尼原版著作扉页（感谢美国国立卫生研究院和国家医学图书馆）；右，第三章的翻译[9]

的是，被罗萨蒂删除的 49 例被帕奇诺蒂意外发现了，他在寻找本尼维尼另外一本书时偶然发现了《论疾病的神秘病因与治疗方案》的初稿。大多数研究了所有病例的人认为罗萨蒂的取舍稍欠考虑。例如，他省略了 1 例先天性梅毒的病例、1 例胃癌病例及其他具有详细病理报告的病例。帕奇诺蒂还发现本尼维尼曾计划发表 100 年内的医学新发现及其观点看法，然而英年早逝使得这个计划无法完成。

在发表的 111 例病例中，有 16 例是带有"验尸报告"的，这体现出这项工作的意义。同时，这也是第一本通过尸检来探索病因的医学书籍。作为第一个将尸检正常化、合理化的医生，许多人认为安东尼·本尼维尼是伟大的，他是将病理学划入科学范畴的创始人之一（甚至可能是"病理学之父"）。在他去世的 140 多年后，第一本人体解剖学专著 [维萨里的《人体构造》(*De Humani Corporis Fabrica*)，1643 年] 才正式出版，而生理学还远未被了解，可见他成就之重大。如果当时的他完全遵从盖伦理论，那他不可能正确地解释和诊断某些疾病，但他做到了。他在一些章节中记录了一些有趣的病例，如第 3 章（肝外层的结石，可能指的是胆囊）、第 33 章（肠系膜脓肿）、第 34 章（严重的腹部疼痛，可能是结肠癌）、第 36 章（硬化的胃，可能是幽门癌）和第 83 章（心脏长满了"毛发"，可能是纤维素性心包炎）。

本尼维尼的私人图书馆中一份 1487 年 12 月 25 日的目录反映了本尼维尼的广泛兴趣。佛罗伦萨的大学教授宾多·维奇（Bindo Vecchi）约在 1928 年发现了这份记录并开始研究它们[10-11]。我们从这份目录看到本尼维尼的图书馆藏有 168 本书，其中，除了维吉尔（Virgil）的 1 本书是印刷版的之外，其他的都是手稿版。西塞罗（Cicero）、塞内卡（Seneca）、萨鲁斯特（Sallustius）、奥古斯丁、弗莱维厄斯·约瑟夫斯（Flavius Josephus）、但丁（Dante）的经典作品都包含在内，此外还有亚里士多德、希波克拉底、普林尼（Pliny）、盖伦、塞尔苏斯（Celsus）、阿维森纳（Avicenna）和阿威罗伊（Averroes）等阿拉伯作家的医学著作，以及后来的医生塔代奥·迪·阿尔德奥托（Taddeo di Alderotto，即上文的塔迪厄斯·奥尔德蒂）和吉列尔莫·达·塞利塞托（Guglielmo da Saliceto，即上文的威廉·塞利塞托）的作品。安东尼·本尼维尼于 1502 年 11 月 11 日在佛罗伦萨去世，享年 59 岁。他被埋葬在佛罗伦萨桑蒂斯玛安南西耶塔（Sanctissima Annunciata），那是他生活了一辈子的城市。他的儿子在他的墓碑上用拉丁语简单地写道："致我的父亲——哲学家兼医生"。

与安东尼·本尼维尼相识 5 年的让·费尔内尔（1497—1558）（图 5-5）出生在蒙迪迪耶（Montdidier），靠近法国亚眠（Amiens），他的父亲是一个皮毛商和小旅店的老板。费尔内尔经常在自己的著作中提到亚眠，以强调他是比尼亚人。费尔内尔在老家小学毕业后搬到了克莱蒙（Clermont），后考入巴黎圣巴菲学院（Collège de St Barbe）。数学和天文学是他最感兴趣的学科，他 22 岁毕业后仍没有放弃对它们的热爱。后来他患上一种严重的疾病（可能是疟疾）而不得不离开巴黎几年，正是因为这件事他才对医学产生了兴趣。他在医学院讲授数学、天文学和星象学。1527 年，他出版了《世界观》(*Cosmotheoria*)[12]，

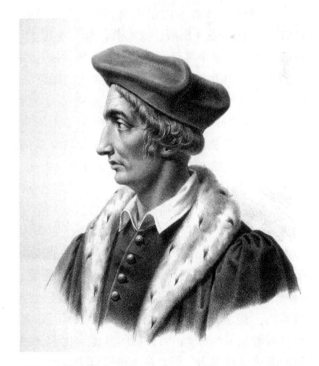

图 5-5　让·费尔内尔：法国医生、天文学家、数学家和葡萄栽培学家，由石版家 G. 恩格尔曼（G.Engelmann）印刻。http://ihm.nlm.nih.gov/images/B07803。（感谢美国国立卫生研究院和国家医学图书馆）

这本书提到，费尔内尔在得知巴黎到亚眠的距离为 56 746 突阿斯（toises，长度单位，1 突阿斯约等于 2 米）后，便可以通过一路上马车轮的转圈数精确推断出经线弧度的每一度。从那之后，他把所有的精力都投入到医学学习，于 1530 年底完成学业。1534 年，他被任命为医学教授。

费尔内尔成为一位著名的医生。他经常为去世的患者做尸检，深入地研究病理解剖学。他的批判性思维和逻辑思维使他对盖伦的体液学说产生了怀疑，但是，就当时的医学界而言，费尔内尔的这个想法出现过早，以至于他的质疑和批评根本不足以撼动盖伦极具影响力的地位。尽管如此，他还是能够合理地解释他所看到的临床和尸检结果，这些促使他更进一步地建立起正确、合理的大体病理观。费尔内尔是一个勤奋刻苦的人，他在忙碌的临床实践之余仍不断地学习、收集希腊人和阿拉伯人的手稿。1542 年，他出版了与人体解剖学（称为生理学）有关的《医学的自然一面》（*De Naturali Parte Medicina*）。在他生命的最后两年，他成为亨利二世（Henry Ⅱ）的医生，跟随国王亲赴战场，这段经历为他奠定了《通用医学》（*Universa Medicina*）（图 5-6）的基础[13]。1558 年，费尔内尔去世，9 年后也就是1567 年，这本书才出版。这本著作分为生理学、病理学和治疗三个部分，是最早的系统性描述疾病的书籍，其观念也是当时整个欧洲的医学主流。他区分了疾病的症状和体征，并将疾病分为"一般"和"特殊"。他将一般疾病定义为不确定具体发病部位的疾病（如发热），而特殊疾病是有确定发病部位的。后者又被分为膈上疾病、膈下疾病和体表疾病。他在第三册《病理学》（*Pathologiae Libri*）中描述了疾病的病因、症状和体征，并提出脊髓受压可能是麻痹症的病因（尽管他同时也给出了体液学说的解释）。他按如下顺序讨论膈下疾病：胃、肝、胆、脾、肠系膜、"他们所谓的胰腺"、肠、肾、子宫以及其他生殖器官。费尔内尔将胃癌描述为"脓肿"（这是当时对肿胀的统称）；而胃癌的溃疡与化学腐蚀后的溃疡也被混为一谈。在生殖器官中，他提到了梅毒，并就其四个不同阶段的病程提出了常规治疗建议，直至今天我们还在沿用。他的书中还描述了异常的体表肉瘤：肉芽肿、肿瘤、息肉及

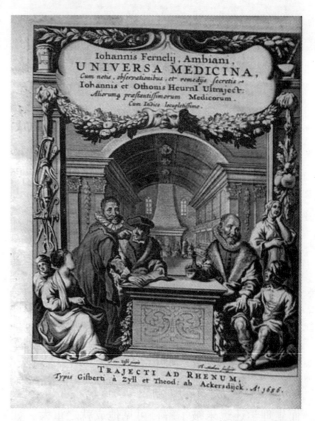

图 5-6　费尔内尔的《通用医学》（1567 年）（图片由本章第一作者提供）

可治愈的溃疡等。有个 9 岁的小女孩患上了阑尾炎，费尔内尔通过仔细检查后附上了一份尸检报告，这份报告使他成为第一个正确描述阑尾炎的医生。他也是第一个提出某些动脉瘤病是由梅毒引起的人。由于时代的局限，费尔内尔的《病理学》中也有很多误解，但他的书还是远超于他的时代，他的传记作者也十分认同这一点[14-15]。

在这一时期，另外一位著名的解剖学家是来自巴塞尔（Basel）的菲利克斯·普莱特（Felix Plater，1536—1614）。这位医生在 50 年内解剖了 300 多具尸体，提出许多具有病理解剖学价值的观点。他的病理学发现包括舌下结石、脑瘤、婴儿的胸腺肥大、肠道寄生虫，以及与终末期水肿有关的囊肿型肝和肾病。同时期的瓦彻·科伊特（Volcher Coiter，1534—1590）因对脑脊髓膜炎的描述而出名。弗兰德医生兼植物学家朗伯特·多东斯（Rembert Dodoens，1517—1585）在他的《罕见医学案例》（*Medicinalium Observationum Exempla Rara*）中写道："剖开死者的尸体去研究隐藏的疾患和潜在的病因是这

个时代的我们的殊荣。"这段时期最伟大的汇编者当属约翰·申克·冯·格拉芬贝格（Johann Schenck von Grafenberg，1530—1598）。他在生命的最后 15 年完成了伟大著作《医学罕见病例七册》（*Observationum medicarum rararum Libri VII*）（图 5-7）[16]。西尔维乌斯（Sylvius）、维萨里（Vesalius）和科伦坡（Colombo）的病理学发现只能在他们各自的解剖学著作中读到，但《医学罕见病例七册》不仅涵盖他们的发现，从希波克拉底时代以来的全部医学作家及其观点几乎都涵盖了。毫无疑问，这是当时人们了解各种解剖观点最好的书籍。

到了 16 世纪，常规解剖和尸检在媒体的报道和医生们的研究下，得到更为普遍的认可（图 5-8）。1533 年，媒体报道了一例罕见病例：一对

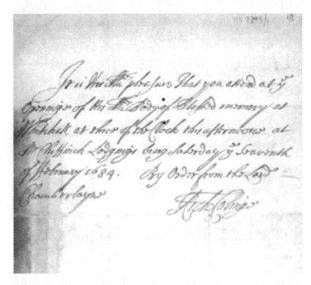

图 5-8 1684 年 2 月 7 日星期六，理查德·柯林哲（Richard Colinge，宫务大臣秘书）写给医生克里斯汀·哈勒尔 F.R.C.P（Christian Harrell F.R.C.P）的邀请信函，邀请其国王查尔斯二世（King Charles II）进行尸体解剖（出自英国伦敦惠康图书馆）

"胸腹连体"（thoracoabdominopagus）（从胸部一直连接到肚脐）的女婴出生后[17]，神父不确定是要为一个灵魂还是两个灵魂做洗礼，于是他就都做了洗礼。这对女婴出生 8 天后不幸夭折，医生通过尸检发现了两副完整的内脏，于是人们才相信这具连体婴的尸体内曾居住过两个灵魂。1566 年，尸检在耶稣会（the Jesuit order）创始人依纳爵·罗耀拉（Ignatius of Loyola）[18]的倡导下逐渐得到了教会的认可。然而，直到 17 世纪中叶，泰奥菲尔·博尼特写了一本关于本尼维尼和约翰·申克·冯·格拉芬贝格的工作和理念的著作，人们才意识到 16 世纪的医学进步。

关于博尼特的记载，十分有限。关于他的一些事迹，我们是从布雷乌斯（Breuss 或称 Bruess）[19]和艾恩斯（Irons）[20]的文章中间接得知的。博尼特于 1620 年在日内瓦出生，从小就渴望继承祖父和父亲的事业成为一名医生。他于 1643 年进入博洛尼亚大学攻读医学博士学位，那时候的他已经游览、参观了欧洲的多所大学，并且将旅途中所有看到的、听到的、读到的都记录下来。行医后亦是如此，他先是在日内瓦，1656 年又到法国纽沙特尔（Neufchatel）当医生，不久又成为亨利二世和隆格维尔公爵（Duke of

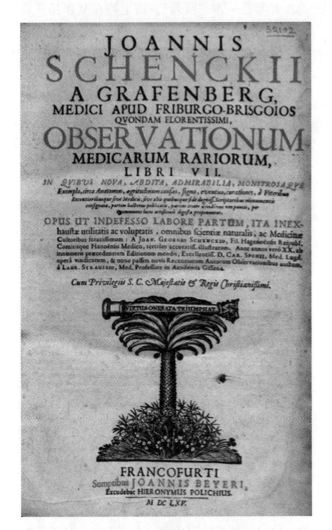

图 5-7 约翰·申克·冯·格拉芬贝格的《医学罕见病例》的扉页（感谢美国国立卫生研究院和国家医学图书馆）

Longeville）的私人医生。他向执政者提出改革医疗制度的建议，不仅没有得到政府的采纳，而且招来当地医疗保健人员的人身攻击，于是他在1666年愤而回国。后来在一次意外中他不幸听力受损，50岁左右便成了聋人。听力的缺陷使他不得不放弃行医，但此时的他已经为科学做出了巨大贡献，且还在不断增加。

博尼特是一位知识渊博的学者，精通古代和当代医学文献，特别是对病理解剖学有着浓厚的兴趣。他用接下来的10年时间完成了一本举世巨作，这本书影响了医学界近100年，直到1761年莫尔加尼出版《疾病的位置与病因》（*De sedibus et causis morborum*），他的著作才逐步退出历史舞台。

这本巨作，也是博尼特一生的心血之作，名为《尸检实践》（*Sepulchretum sive anatomia practica ex cadaveribis morbo denati*），此书还有个冗长的副标题：*Proponens historias et observationes omnium humani corporis affectuum，ipsorumq，causas reconditas relevans. Quo nomine，tam pathologiae genuinae，quam nosocomiae orthodoxae fundatrix imo medicinae veteris ac novae promptuarium，dici meretur*（图5-9）[21]，其大意是"关于人体解剖的病理学研究。运用现有理念和自我观察的结果解释人类所有疾病并探讨其内在病因"。在盖伦体液理论仍主导着医学思维的年代，能提出这个

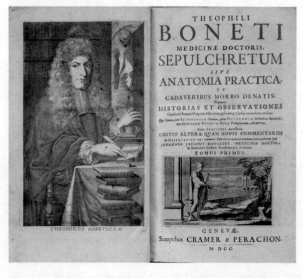

图5-9 博尼特以及使他一举成名的著作（1700年版，本章第一作者拥有）

极具挑战性的题目实在让人难以置信，这本书也是那个年代最杰出的医学著作。此书原版于1679年出版，另一个版本于1700年，即博尼特去世后第11年，在日内瓦由约翰·雅各布斯·曼彻特（Johannes Jacobus Mangetus）重新编辑出版。

这本书的第一版就有1700多页，开篇除了冗长的前言还有巨幅的引文作者列表（450多位），在一系列的交叉索引之后是近三千例尸检案例，后附博尼特本人的评论及参考文献，几乎囊括了从希波克拉底一直到博尼特时代的所有医学文献。著名医生如巴托林（Bartholin）、法洛皮奥（Fallopius）、哈维（Harvey）、马尔比基（Malpighi）、帕拉塞尔苏斯（Paracelsus）、维萨里、威利斯（Willis）等都包括在内。这些案例按照解剖部位规范排列，第一卷是头部，第二卷是胸腔，第三卷是腹腔等，然后再全部按症状分类，着实是一本"巨著"。博尼特在其作品开篇写道："此书耗费我精力甚巨，读者必将获益良多，但我希望人们能因为我的付出而对我心存感激[22]。"

我们很难从这部著作中选出一个最具代表性的解剖病例，但最引起人们兴趣的是1635年威廉·哈维（William Harvey）主持的152岁高龄的托马斯·帕尔（Thomas Parr）的尸检。虽然哈维并没有任何有价值的发现，但他从肺的实验中得知老人死于窒息。下文将引用删减版的哲学学报［*Philosophical Transactions*，1665—1672（第1册第321页）］中哈维的解剖记录："他死后（11月16日）我们立即解剖了他的尸体，尸体还是非常新鲜。他的胸部多毛，乳房硕大，生殖器完好，没有一点迹象表明他像报道所说的因过度荒淫而死……肺部虽然不再是海绵样，但依然紧贴胸腔并且充满了血液；脸是铅色的，看起来像是死前有呼吸困难的症状。腋窝和胸部的余热持续了很长一段时间。他的心脏非常健康，呈纤维状，里面的血液呈黑色稀薄状；胸部的软骨与常人无异，柔韧且富有弹性；他的内脏健康、强壮，尤其是他的胃，据观察他过去常不分昼夜地进食，他的胃中充满了干酪、牛奶、粗面包、淡啤酒和乳清，他在死亡前一天的午夜也吃了少量食物；他的肾被脂肪覆盖着，尤其健康，肾和膀胱内丝毫没有结石；肠子除了有点发白，其他的也

很正常；他的脾非常小，和一个肾差不多大。总之，他所有的内脏都非常健康，假如帕尔来到伦敦后仍同往常一样注意饮食，他可以活得更久。"

博尼特的著作真正的价值在于它重新发现和保存了其他被人遗忘的工作。书中丰富的素材、条理分明的结构，无不令人钦佩。但其主要问题是缺乏异常与疾病之间的推论。近 100 年后的 1761 年，莫尔加尼评价博尼特"是一个值得所有医学界人士乃至全人类尊重的人。他的《尸检实践》竭尽所能地收集、整理解剖案例，将各个被不同疾病夺取生命的肉体拼合成为一个完整的人；他整理了从古至今的很多著作，总结出所有病理学发现的解释、出处和时间，虽然这些零碎的知识微不足道，但将所有零碎的知识有序地整理出来却十分重要。"博尼特 68 岁生日的前两天，在他的家乡日内瓦逝世。

18 世纪上半叶，解剖数目急剧增长，使人类进一步了解疾病的发病机制。这一时期的代表之一是荷兰医生赫尔曼·布尔哈夫 [（Herman (n) Boerhaave，图 5-10）]。布尔哈夫出生在荷

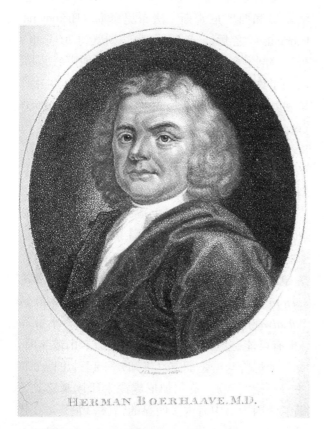

图 5-10 赫尔曼·布尔哈夫（感谢美国国立卫生研究院和国家医学图书馆）

兰莱顿（Leiden）市附近的一个小村庄沃尔豪特（Voorhout），父亲是当地的牧师，母亲在他 5 岁的时候就去世了，一年后父亲又续了弦。不幸的是，1682 年父亲突然逝世，留下了 9 个孩子。布尔哈夫年少时聪明好学，最初他考入莱顿大学（University of Leiden）学习哲学、神学和数学。1689 年，他从哲学专业毕业转入医学院，于 1693 年从医学院毕业并成为莱顿市的一名医生。他的能力并没有被埋没，1701 年，他被任命为医学讲师；1709 年，又被任命为植物学和医学教授；1714 年，成了临床医学教授；1718 年，又成了化学教授。他的名声如此之大，以至于整个欧洲的学生都渴望拜入他的门下。彼得大帝（Peter the Great）、林奈（Linnaeus）和伏尔泰（Voltaire）等人于 1716 年拜访了他。与疾病抗争多年，布尔哈夫在 1738 年逝世于莱顿市。

布尔哈夫对医学的主要贡献是引入了床边教学，因此他被认为是临床教学和现代医院之父。比如，他直接促成了爱丁堡的门罗世家，而著名的爱丁堡学派本身可以说是建立在布尔哈夫的理念之上（见第 7 章）。不仅如此，布尔哈夫还对疾病症状及其形态学关系很感兴趣，这一点与数十年后的莫尔加尼不谋而合。

布尔哈夫发表过两篇影响深远的尸检小论文。第一篇（1724 年）强调了临床病史的重要性，文中提到荷兰海军司令杨·范·瓦森纳男爵（Baron Jan van Wassenaer）在一次丰盛的晚宴上酩酊大醉，回去后感觉不舒服就喝了大量（至少 9 杯）"吐剂"（地中海蔥草水）来排空他的胃。他借着这股药劲儿不断呕吐，不一会儿胸部剧烈疼痛，放血和清汤都不见效，情况急转直下，患者在 12 小时后死于休克。布尔哈夫无法对这个灾难性的事件作出合理的解释，于是他向男爵的家人请求尸检，以找出可能的原因。体表检查和对躯体的触诊显示患者皮下气肿。尸体被解剖后，一股鸭肉的气息扑鼻而来，这正是男爵死前所享用的晚餐。肺部已经损伤并漂浮在近 3 升的胃液中。在检查左侧胸膜腔的时候发现食管上有一个一指粗的裂口。布尔哈夫因此得出结论，虽然男爵的食管是健康的，但剧烈的呕吐使食管破裂而导致死亡。在这之前这一现象还从未被发现，也因此，布尔哈夫这一发现独有千古，人们

至今依旧将这种病症称为"布尔哈夫综合征"[23]。

在另外一个案例中（1728 年），他详细描述了一位死于窒息的年轻人，这位患者的胸腔中有一个巨大的纵隔压迫性肿瘤。但是，他在细节描写上多少有些奇闻轶事的味道，所以莫尔加尼 1762 年出版巨作《疾病的位置与病因》后，他的作品就开始黯然失色了。尽管如此，布尔哈夫仍然被认为是 18 世纪最伟大的医学家之一，他的工作极大地促进了病理学的发展。

莫尔加尼（图 5-11）[24] 于 1682 年出生在意大利弗利（Forli，拉文纳西南方向约 25 公里），与著名的意大利数学家、椭圆函数的最早研究者朱利奥·迪·法尼亚诺（Giulio di Fagnano）同一天出生。少年时期的莫尔加尼被认为是一位才

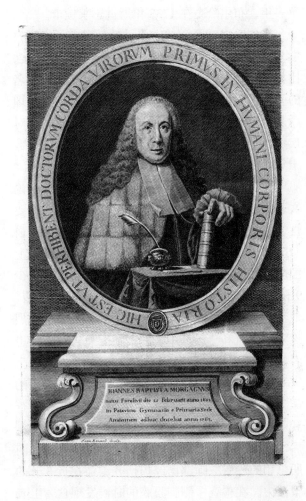

图 5-11　莫尔加尼和他的著作（感谢意大利里米尼甘伯尔兰加图书馆）

华横溢的学生，16 岁时他到博洛尼亚同时学习哲学和医学。在博洛尼亚，他很快成为了著名的学术研讨会（Accademia degli Inquiety）的成员，并于 1706 年成为该协会的主席。1701 年，他以最高的荣誉毕业，同时获得了哲学和医学双学位，并成为著名解剖学家安东尼奥·瓦尔萨尔（Antonio Valsalva）的第一位助理，之后他又为瓦尔萨尔做了 5 年的解剖示范员。同年他出版了自己的第一套解剖丛书（共 5 卷）《解剖学杂记》（Adversaria Anatomica），这使他一跃成为著名的解剖学家。第一卷中描写的人体结构包括喉、泪腺体和女性的盆腔等器官[25]。

1707 年，莫尔加尼放弃了在博洛尼亚的地位，去威尼斯学习化学和动物学。后来他回到家乡弗利，成为一名全科医生。在那儿他被帕多瓦大学聘为终身理论医学教授。早期在帕多瓦（1717—1719 年），莫尔加尼曾出版了另外 5 卷《解剖学杂记》。而事实上，他严格意义上的出版物很少，而且有一部分作品是按教廷要求写的关于医学法律问题的出版物。

莫尔加尼到帕多瓦的第三年，继维萨里、法洛皮奥和西罗尼姆斯·法布里修斯（Hieronymus Fabricius）之后，成为了威尼斯（约 20 英里[①]外）解剖学会主席。接下来的几年，他声名鹊起，成为了许多国家院所和社会团体的成员，包括德国利奥波第那帝国科学院（imperial German Caesareo-Leopoldina Academy）、英国皇家学会（British Royal Society）、巴黎科学院（Paris Academy of Sciences）、圣彼得堡科学院（St. Petersburg Academy）和柏林科学院（Berlin Academy）。

1740 年，莫尔加尼完成了一本关于他的老师安东尼奥·玛利亚·瓦尔萨尔的书——《致著名医学家安东尼奥·玛利亚·瓦尔萨尔的 18 封解剖书信》（Epistolae anatomicae duodeviginti ad scripta pertinentes celeberrimi viri Antonii Mariae Valsalvae）。伴随着这本书的还有一个小故事（也有可能是虚构的）：一次在托斯卡山散步时，莫尔加尼曾与一位朋友（未知）一起讨论博尼特的《尸检实践》。莫尔加尼越深入研读越感到不满意，因为书中有太多明显的错误，尤其是在描

[①] 1 英里 =1.6093 公里。——编辑注

述疾病状态的一般表现时频繁出错。尽管有这些错误，莫尔加尼对博尼特的作品还是给予了很高评价。在这位朋友的鼓励下，莫尔加尼给他写了 70 封信，信中记录着自己的观察。在 1761 年——莫尔加尼 79 岁高龄时，这些信被整理成《疾病的位置与病因》出版（图 5-11）[26]。

在信中莫尔加尼描述了 640 例尸检案例，他在患者病状和解剖结果之间建立联系，从而逐渐地认识到疾病也是有它的解剖学基础。他将论著分为五册，分别捐献给了他曾工作过的院校，排序顺序参考了博尼特的方式，第一册讲述头部疾病，第二册胸部，第三册腹部，第四册描述外科疾病和一些常见小病，第五册则包含了第一册至第四册的附录。大多数的解剖案例是莫尔加尼本人（或在他的参与下）完成的，剩下的一小部分出自他的导师瓦尔萨尔之手。莫尔加尼称他的解剖对象是"一个诚实的市民""一个善良而虔诚的处女"或"一位权势倾朝的国君"等。主教、神父、修女、律师、商人和罪犯，他都一视同仁。这本书一出版，就使之前所有的病理解剖著作黯然失色。这一伟大著作彻底推翻了盖伦的体液学说，并以"病理解剖学"理论取而代之成为疾病表症的基础。但是，《疾病的位置与病因》并非现代意义上的病理学书籍，它其实是一部对病症进行相应解剖学解释的临床著作。在实际操作时，莫尔加尼经常因为缺乏系统性生理学和一般病理学知识而忽略观察到的现象的重要意义。莫尔加尼没有发明新技术，也没有重大发现，更没能像 100 年后的魏尔啸（Virchow）那样推动医学革命，但他仍是 16 世纪传统医学持续发展的制高点，代表了现代医学和病理学的开端。也正是由于莫尔加尼在他那个年代的声望，才使人们逐渐并最终接受"疾病是一个以器官为基础的病理变化过程"这一观念。他所有著作的作者肖像旁都有这么一段话"这是一位真正的学者，认识人体的第一人"。即使现在回顾，他确实是认识人体的"第一人"。1771 年，莫尔加尼在帕多瓦去世，并长眠于此。

1780 年至今

法国大革命在雾月政变（1799 年 11 月 9 日）

中结束，拿破仑（Napoleon）上台，开启了 19 世纪前所未有的革命。在医学领域，集中体现在马瑞·弗朗索瓦·泽维尔·比沙（Marie-Francois-Xavier Bichat）（图 5-12）[27] 对组织结构的发现。比沙生于 1771 年，正好是莫尔加尼去世的那年。法国大革命期间他成了一名军医并得到很好的锻炼。他一生致力于研究组织学，是组织学之父。他将不同组织置于各种物理化学条件下（诸如煮沸、冰冻、腐败、烘干等），用肉眼而非借助显微镜区分出 21 种不同的组织。他在《普通病理学》（General Pathology）中提到"任何动物都是各种器官的集合……这些其实是由很多各式各样的纹理构成的……正如化学物质有它的基本元素一样……所以解剖学也有它的基本组成，正是这些基本组织构成了器官。"比沙的发现引发了一场医学革命，"组织易受攻击，我们应该从组织层面来考虑疾病，而不再是器官层面"。也就是说，疾病不是以器官为基础的结构异常，而是由大量组织异常引起的。不幸的是，比沙英年早逝（年仅 31 岁），可能死于结核性脑膜炎。他的学生何内·希欧斐列·海辛特·雷奈克（Réne-

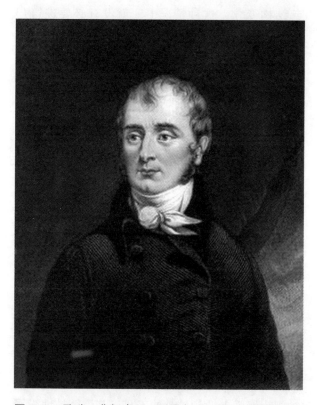

图 5-12 马瑞·弗朗索瓦·泽维尔·比沙（感谢美国国立卫生研究院和国家医学图书馆）

Théophile-Hyacinth Laennec）继承了比沙的思想。雷奈克是一名伟大的肺病病理学家，是听诊器的发明者，他延续了比沙的组织学分类思想。法国人加布里埃尔·安德拉尔（Gabriel Andral，1797—1876）也认同这一理念，他在 1828 年出版了《病理解剖学概要》（Précis d'Anatomie Pathologique），该书分为两卷，分别讲述普通病理学和特殊病理学。

与此同时，马修·贝利（Matthew Baillie）在 1793 年独立地完成了《人体重要部位的病理解剖》（The Morbid Anatomy of Some of the Most Important Parts of The Human Body）[28]。这部著作是贝利观察了上千次尸检后完成的研究成果，负责尸检的主要是他的舅舅约翰·亨特（John Hunter）和威廉·亨特（William Hunter），也有一部分是由他本人操作。他们进行非常严格的医学解剖以寻找疾病和死亡的确切原因。这本书大量引用了莫尔加尼的《疾病的位置与病因》和博尼特的《尸检实践》的内容，虽是以器官为基础进行研究，但它论述了观察到的疾病变化，以及尸检结果与死者之间存在临床相关性的疾病的可能原因。"某些疾病会出现症状异常，却不会引起结构变化，这种情况下，就没有必要进行尸检。也有一些疾病会引起人体结构上的变化，这些可用作解剖学考试的典型病变。这本著作就是为了比前人更详细地解释：疾病引起的人体重要部位的病理变化。"（贝利：第一版序言，1793 年）

正是 18 世纪前 10 年的研究成果，为解剖成为病理学中全新的、不可或缺的一部分打下坚实的基础。人们对不同器官的疾病病症有了更深入的理解，也有一些新的，激动人心的组织概念的引入，甚至是血管和淋巴丛的解剖，拓展并超越了传统解剖学观念。显微镜虽已存在，但人们暂时还没有意识到它的巨大潜力。莫尔加尼没有太关注显微镜，比沙虽建立起组织的概念，却也没有用到显微镜。直至约翰·亨特使用显微镜之后，马修·贝利的《人体重要部位的病理解剖》才称得上是完整的病理学著作。17 世纪初期，贝洛尼（Belloni）曾幽默地引用伽利略（Galileo）的话"苍蝇像羊羔一样大"。然而，显微镜一直被视为医学专业领域外的工具，其潜能被埋没了两百年之久（见第 31 章）。

这一切在 19 世纪开始发生变化，而最功不可没的当属在柏林工作的约翰内斯·缪勒（Johannes Müller，1801—1858），正是他使之后的很多事情成为可能。事实上缪勒就是组织学和细胞病理学的创始人。很显然，缪勒是第一个用显微镜分析组织的人。早在 1830 年，他就已经使用显微镜对不同的组织进行了大量研究，并将研究成果整理成册——《肿瘤的精细结构和形态》（Ueber den feinern Bau und die Formen der krankhaften Geschwülste）[29]，于 1838 年发表。同年，缪勒的学生西奥多·施旺（Theodore Schwann）首次提出细胞生长是动物生长的基础，并最终确立细胞是所有生命的共同特性这一论点，与魏尔啸"一切生命均来源于细胞"的理论不谋而合。

普通病理学，尤其是尸检，等待着某个合适的人能将莫尔加尼的疾病观点和比沙的组织概念结合在一起，并具体描述临床病症与解剖结果间的联系，以及显微镜下正常组织与病变组织的区别。这个人就是病理学家卡尔·冯·罗基坦斯基（Carl von Rokitansky，1804—1878）——病理解剖学史上的一位巨人[30]。深受法国病理学家、解剖学家兼胚胎学家约翰·弗里德里希·梅克尔（Johan Friedrich Meckel，1781—1833）的影响，年轻的罗基坦斯基成为第一个系统观察人体器官病理变化的人，他尝试在形态学与临床症状、发病机制间建立联系。他的尸检方法是解剖学与生理学的结合，他坚持尸检时必须查验尸体的所有部位，而且每具剖开的尸体都必须带有病史记录，以便推断出临床病理与形态学变化之间的正确关系。这一方式后来也得到了魏尔啸的推广。罗基坦斯基与魏尔啸之间复杂的关系使他们的学术竞争越来越激烈，也更具效率，这场激烈的竞争将在第二部分"显微镜时代——从全身到组织和细胞"的第 8 章中讨论。

此后几年，人们开始关注解剖技术的细节和标准化程序。早在 1844 年，魏尔啸还只是夏里特（Charité）医院的解剖员助理时，他就发现了停尸房解剖的问题：不但没有一套有序的取材程序，而且只有在特殊要求下才会由少数解剖员亲自尸检，除此之外，多数解剖操作都是由先前没有经任何技术培训的外科助理完成，所以"很难有任何发现"。1876 年，魏尔啸出版了一本关于解剖技术的手册（图 5-13），并得到广泛认可 [31]。在美国，这种标准化的呼声也很强烈，终于在 1872 年，弗朗西斯·德拉菲尔德（Francis Delafield）出版了《尸检与病理解剖学手册》（*Handbook of Postmortem Examination and Morbid Anatomy*）[32]。随后的 1 个世纪，尸检广为盛行，甚至超出了医学的实际意义，具体表现在 1876 年巴黎社会人类学家的成员（无神论者）成立了"相互尸检协会"（La Société d'Autopsie Mutuelle）[33]，成立协会的目的在于会员们想在死后解剖彼此，以证明灵魂不存在。然而，好景不长。大约 1970 年之后，全世界的尸检率又开始下降。这次下降的原因有很多，其中最主要的是临床医生缺乏解剖兴趣，他们中的许多人认为与现代生物化学、分子生物学和放射学分析相比，解剖学可以学习的新知识太少。但不能否认的是，时间可以检验一切。经过 150 年的发展，

医学尸体解剖已经发展成为研究疾病、死亡的重要方法，应用十分广泛，不只限于法医鉴定。

注：本章是基于简·G.范·登·特维尔和克莱夫·R.泰勒发表在《魏尔啸文献》（*Virch Archiv*）杂志上的《尸体解剖的兴衰》（*The Rise and Fall of the Autopsy*）一文（2013，462：371-380），并获得出版许可。

参考文献

1. King LS, Meehan HC. The history of the autopsy. Am J Pathol. 1973, 73(2):514-544.
2. Von Staden H. Herophilus. The art of medicin in early Alexandria. Cambridge University Press, 1989.
3. Wolf-Heidiger G, Cetto AM. Die anatomische Sektion in bildlicher Darstellung. Basel, veerlag S Karger, Humanitas prohibits so, 1967: 36.
4. Aetios of Amida. The gynaecology and obstetrics of the VIth century, A.D, Blakiston, Philadelphia , James Vincent Ricci editor, 1950.
5. Wolf-Heidiger G, Cetto AM. Die anatomische Sektion in bildlicher Darstellung. Basel, Verlag S Karger, 1967：7.
6. Greco E. Studi e richerche su Fra Salimbene da Parma descrittore nalla sua cronica della prima necropsia fatta a scopo anatomopathologico nel 1286. Minerva Med，1961, 52: 3361-3364.
7. Pucinotti M. Storia della Medicina, vol. 2, Capitolo Quinto, Antonio Benivieni 584-599. http://www2.biusante.parisdescartes.fr/livanc/?p=3584&cote=151133x02&do=page (October 2015), 1855.
8. Benivieni A. De abditis nonnullis ac mirandis morborum et sanationum causis, Filippo Giunti, Florence, 1507
9. Singer Charles. Long Esmond R. Fascimile of Benivieni's. De abditis nonnullis ac mirandis morborum et sanationum causis. Charles Thomas, Publisher, Springfield, Ill, USA. 1954 (Latin and English).
10. Bindo De Vecchi La vita e l'opera di maestro Antonio Benivieni - fiorentino. Atti della Societate Colombaria, Florence, 1921.
11. Bindo De Vecchi. Il penciero anatomoco in medicina da Benivieni a Morgagni, Florence, 1929.
12. Joannis Fernelii Ambianatis. Cosmotheoria libros duos complexa. Simon Colinoeus. Paris, 1528.
13. Joannis Fernelii Ambianatis. Universa Medicina, Zijll & Ackersdijck, Trajecti ad Rhenum, 1567.
14. Victor de Beauvillé. Jean Fernel. Histoire de Montdidier,

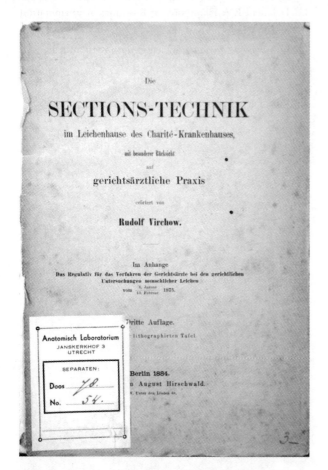

图 5-13　鲁道夫·魏尔啸 1884 年版的《解剖技术》（*Die Sektions-Technik*）（图片由本章第一作者提供）

Livre Ⅳ, Chapter Ⅱ, Section XXⅦ, 1857.

15. Sherrington Charles. The endeavour of Jean Fernel. Cambridge University Press, 1946.

16. Schenk von Grafenberg J. Observationum Medicarum Rariorum Libri Ⅶ, Frankfurt, 1665.

17. Chavarria AP, Shipley PG. The Siamese Twins of Espanola. Ann Med Hist, 1924, 6:297-302.

18. Ullman WH. Obduziert wurde Ignatius von Loyola. Med Welt, 1993, 35: 1758-1763.

19. Bruess H. Théophile Bonet und die Grundsatzliche Bedeutung seines Sepulchretum in der Geschichte der Pathologischen Anatomie. Gesnerus, 1951, 8: 32-51.

20. Irons EE. Théophile Bonet (1620-1689) His influence on the science and practice of medicine. Bull Hist Med, 1942, 12: 623-665.

21. Bonet T. Sepulchretum sive anatomia practica ex cadaveribis morbo denatis. Geneva, 1679.

22. Crellin J. http://www. researchgate. net/publication/16212806_Thophile_Bonet_(1620-1689).

23. Derbes VJ, Mitchell Jr RE. Herman Boerhaave's (1) Atrocis, nec Descripti Prius, Morbi Historia (2) The first translation ofthe classic case report of rupture of the esophagus, with annotations. Bull Med Libr Assoc, 1955, 43: 217-240.

24. Adams EW. Founders of modern medicine Ⅱ. Giovanni Battista Morgagni. Med Library and Hist J, 1903, 1(4): 270-277.

25. Morgagni GB. Adversaria anatomica prima (Bononiae), 1706.

26. Morgagni GB. De sedibus et causis morborum per anatomen indagatis (Venetiae), 1761.

27. Bichat F. Traité des membranes en général et de diverses membranes en particulier. Méquignon-Marvis, Paris, 1799.

28. Baillie M. Morbid Anatomy of Some of the Most Important Parts of the Human Body. http://books.google.com/books?id=AE8SAAAAYAAJ&dq=Morbid+Anatomy+of+Some+of+the+Most+Important+Parts+of+the+Human+Body. Accessed October. 2015.

29. Mueller J. Ueber den feinern Bau und die Formen der krankhaften Geschwülste (On the Finer Structure and Form of Morbid Tumours. J. Hölscher, Coblenz, 1838.

30. Sedivy R. Rokitansky 200 years, his legacy to the present pathology. Wien Klin Wochenschr. 2004, 116(23): 779-787.

31. Virchow R. Die Sektions -Technik im Leichenhause des Charité-Krankenhauses. Berlin, 3rd edition, August Hirschwalt, 1884.

32. Delafield F. A Handbook of Postmortem Examination and Morbid Anatomy, 1872.

33. http://www.berose.fr/?Societe-d-autopsie-mutuelle.

翻　译：陈玉荣　陈雪玲
校　对：朱子琪　陈雪玲

第二部分　显微镜时代—— 从全身到组织和细胞

第6章

法　国

保罗·德·圣莫尔（Paul De Saint Maur）

19世纪初，法国（主要是巴黎）兴起一场关于医学思维的变革，各地纷纷以不同形式开展，这场变革在欧洲持续了整整1个世纪。前半个世纪，法国医生率先归纳出临床病理学的研究方法和基础，由此推动巴黎学派成为世界医学领域的佼佼者。经过长期推广，直到下半个世纪，显微镜终于为大众所接受。

这场医学思维变革首先得益于启蒙时代和法国大革命时期（1789—1799）的哲学理念[1,2]。在大革命期间颁布的一系列法案中，有1条法案是镇压医学院校并向大众开放医疗实践。但这样混乱的无政府状态并没有持续多久。1793年，在具有化学家、医生和政治家多重身份的安托万·弗朗索瓦·德·福尔克拉（Antoine François de Fourcroy，1755—1809）的倡议下，在蒙彼利埃（Montpellier，法国南部城市）、斯特拉斯堡（Strasbourg，法国东北部城市）和巴黎建立了三家医学院校。在此之前，医学院校"由政权掌控"，外科医生在一定程度上是执业医生的附属，只掌握一门非专业的课程。而这三家医学院校成立的宗旨完全不同于先前体制下的"医学院校"，在那里，外科医生和执业医生学习相同的课程。皮埃尔·让·乔治斯·卡巴尼斯（Pierre-

Jean-Georges Cabanis，1757—1808）提出了许多新医学教学方法的基础理论，用他自己的话来概括，即"学医者应该多参加医学实践，走到患者床边，不能单靠书本的学习。"实际上，卡巴尼斯既是哲学家德·孔狄亚克（de Condillac，1715—1780）的朋友，也是其追随者。孔狄亚克延续了英国哲学家约翰·洛克（John Locke，1632—1704）的理念，并提出了"感受经验论"（sensationism）。因此，卡巴尼斯想发展"感觉医学"。

与此同时，巴黎医院一些在改革前就被任命的医生，将部分尸体运用到医疗探索中。他们对医学的贡献值得被后人铭记，他们培训的部分医生后来成为病理解剖学领域的领头人。

1769年，安东尼·波塔尔（Antoine Portal，1742—1832）任职"法兰西学院"（Collège de France）解剖学系主席。1804，安东尼·波塔尔出版《波塔尔的课》（*Portal's lessons*）一书，标志着病理解剖学的崛起。1789年，他在一个老年女性肝病病例中发现了猪油状物质，这可能是历史上第一次描述肝中的淀粉样物质。也正是他，描述了食管静脉曲张导致的破裂出血。说来也奇怪，他并不欣赏莫尔加尼（Morgagni）

的《疾病的位置与病因》(*De Sedibus et Causis Morborum*),认为该著作在许多方面不够完整且不适用于医师诊断。同时期,皮埃尔-约瑟夫·德索(Pierre-Joseph Desault,1744—1796)在主宫医院(Hôtel-Dieu Hospital)任外科医生。他进行了多例解剖,并将一些标本制成蜡块。其中的一些标本至今仍可以在迪皮特朗博物馆(Dupuytren Museum)中看到(图 6-1 A,B)。他最有名的两个学生——泽维尔·比沙(Xavier Bichat,1771—1802)和让·尼古拉斯·科维萨尔(Jean-Nicolas Corvisart),也对临床病理学的概念做出了一定贡献。

泽维尔·比沙(图 6-2)生于 1771 年(莫尔加尼去世那年),似乎是因结核性脑膜炎于 1802 年病故,享年 31 岁。尽管生命短暂,他的工作量却令人惊叹。他出生在里昂附近的一个小城镇里,因为当时医学院校还没有建立起来,他跟随

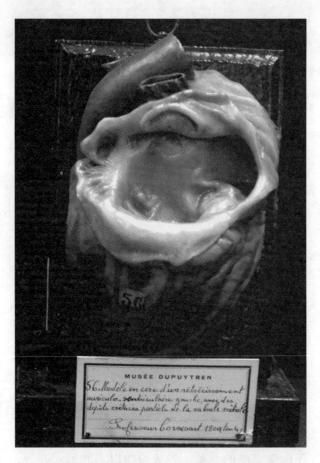

图 6-1B 钙化二尖瓣狭窄 [标本由迪皮特朗博物馆 JN 科维萨尔(JN Corvisart)提供]

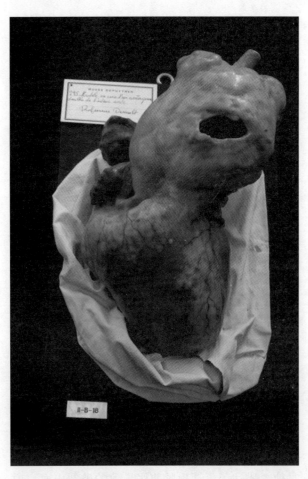

图 6-1A 梅毒的主动脉动脉瘤 [标本由迪皮特朗博物馆 J. 德索(J.Desault)提供]

作为医生的父亲和里昂主宫医院的外科医生马克·安托万·帕蒂(Marc-Antoine Petit,1766—1811)一同参加医疗培训。后来他做过一段时间的军医,1793 年,在里昂政治问题的推动下,他来到巴黎,不久后成为巴黎主宫医院的医生德索的忠实学生。比沙在没有应用显微镜的情况下提出了组织的概念。他通过使用一些简便的方法(如烹煮、冰冻、化学试剂处理)成功地辨认并区分了 21 种不同的组织[7],这为组织疾病的概念提供了最早的理论基础。一种特殊的病变可能是某种特定组织的特征,且出现在不同器官,而不是某一种器官的特征,这种观点自此传播开来。1801 年,比沙基于以观察为基础的医学原则和医生应该从患者临床治疗中学习的观点,这样写道"即使站在患者的床前写了 20 年的病情记录……若是没有任何关联性,只提供一系列自相矛盾的症状,会使人感到困惑。其实只需解剖一些尸体:你就会发现眼前

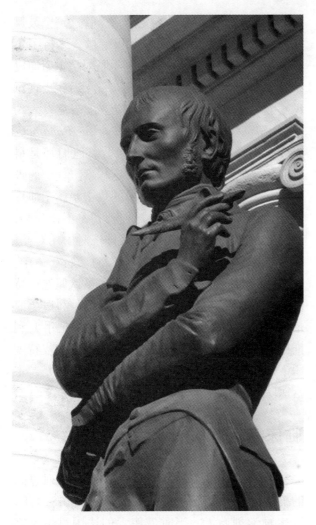

图 6-2 泽维尔·比沙雕像，1845 年由昂热的大卫塑造，放置在过去的巴黎医学院的庭院中

病理学相关方面的关心，他想通过完成《疾病发病原因的信号诊断调查以及解剖结构》（*De Sedibus et Causis Morborum per Signa Diagnostica Investigatis et per Anatomen Confirmatis*）一书来延续莫尔加尼的经典作品。科维萨尔有许多学生，其中最有名的学生是纪尧姆·迪皮特朗（Guillaume Dupuytren，1777—1835）、加斯帕尔·劳伦·贝尔（Gaspard-Laurent Bayle，1774—1816）和何内·希欧斐列·雷奈克（René-Théophile Laennec，1781—1826）（图 6-3）。

纪尧姆·迪皮特朗作为科维萨尔的学生，1796 年在慈善医院主管尸检事务。两年以后，他被医学院任命为首席尸检指导官，在那里迪皮特朗进行了多次尸检并收集了大量解剖案例。1802 年，他成为主宫医院的第二位外科医生。1803 年，纪尧姆·迪皮特朗答辩的博士论文为"针对解剖学、生理和病理学一些问题的建议"（*Propositions sur quelques points d'anatomie，de*

的迷雾立马消失，而单靠观察是没有办法解决问题的。"[3] 米歇尔·福柯（Michel Foucault）[4] 认为比沙这个阐述的提出正是临床病理方法的"开创点"，他作出了这样的评论："在这一时刻，临床试验被冠以临床病理之名，这是西方医学史上发生剧变的一天。"

德索第二个重要的学生是让·尼古拉斯·科维萨尔（1755—1821）。他曾因伤口感染被德索医治所救，后来成为了慈善医院（Charité Hospital）的医生和拿破仑帝国的第一位医师。科维萨尔因能精确预测他的患者在尸检中可能发现的病变而闻名。1806 年，科维萨尔写下了他最著名的作品《论心脏和大血管器质性疾病》（*Essai sur les maladies organiques du coeur et des gros vaisseaux*）[5]。在前言里，他表达了对临床

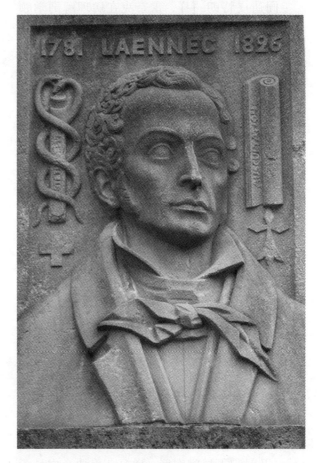

图 6-3 RTH 雷奈克：巴黎塔拉斯·舍甫琴科（Taras Tchevchenko）广场上的浅浮雕，位于慈善医院的旧址旁

physiologie et d'anatomie pathologique）[6]。在论文的开头，他就病理解剖的建议写道"如今，对医学探索的冲劲推动了对病理解剖研究每一个良好的思想，而病理解剖这一医学分支已足够繁盛形成一个独立的学科，且可以遵循自身的原则进一步发展。"

1802 年，加斯帕尔·劳伦·贝尔（1774—1816）加入了科维萨尔的团队，并成为迪皮特朗在解剖教学中的助教。同年，贝尔进行了博士论文的答辩，他的论文题目为"关于疾病分类学、观察医学和实用医学的思考"（*Considérations sur la nosologie, la médecine d'observation et la médecine pratique*）。在检验学会上，贝尔向伟大的疾病分类学家菲利普·皮内尔（Philippe Pinel，1745—1826）谨慎地表达了他的观点：寻找病灶可能是详尽阐述相关疾病分类学的最佳方式。这与比沙的观点一致。何内·希欧斐列·雷奈克和贝尔是科维萨尔同一时期的实习生，直到 1816 年贝尔过世，他们的关系一直很好。

同迪皮特朗一样，雷奈克在病理解剖学领域也有很多研究，1802 年，他发表了一篇关于主动脉瓣狭窄的论文，并在 1803 年被收录。然而，1804 年他用拉丁文写出的论题却相当守旧，其中包括《基于希波克拉底学说的一些建议》（*Propositions sur la doctrine d'Hippocrate*）。

这三个人在一定程度上为法国未来十年的解剖病理学奠定了基础。

解剖协会

1803 年 12 月 4 日，迪皮特朗、贝尔和雷奈克三人召集医学院校最优秀的学生创办了解剖协会[7-9]，这些学生中大多数人都参加过医学实践。解剖协会随后成为"医学院校协会"的一部分。该协会经常召集成员对医学院校中的一些成就和病理结果进行讨论。协会成立之初有 70 名成员，仅 11 个月，成员就达到 180 人。入会规则也随之进一步完善：有意愿加入社团的学生必须获得原社团成员推荐，再上交相关报告和案例，否则不具备入会资格。协会成员做出"口头汇报"，及时记下提问案例。1804 年，协会成员汇集整理了他们所在医院的病例，并且将社团的起

源和议程都做了清晰的界定[8]。尽管这是个鼓舞人心的开始，但协会于 1809 年解散，维持了不到 6 年的时间。解散的一个主要原因是主席迪皮特朗和副主席雷奈克在协会成立一年后就出现意见不合，迪皮特朗于 1804 年控告雷奈克发表的"关于解剖病理的注意事项"（*Note sur l'anatomie pathologique*）是剽窃他人成果[7]。他们都是科维萨尔和比沙的追随者，在一定程度上他们的理念非常相似。然而，这种粗暴的攻击暴露了迪皮特朗粗鲁无礼的本质。他野心勃勃，不让分毫，为达目的不择手段，竭尽全力排挤对手。对此，P.F. 珀西（P.F. Percy，1754—1825）教授——迪皮特朗的同事、拿破仑大军军医，虽钦佩迪皮特朗的外科技能却也评价他是"最佳的外科医生兼最劣等的人"。巴黎主宫医院的外科二把手 J. 利斯弗朗（J. Lisfranc，1790—1847）曾在迪皮特朗手下工作不久便毅然辞职，他称迪皮特朗是"主宫医院的强盗"。

临床病理方法的诞生

至此，18 世纪的科学革命中，一系列思想的汇集促进了临床病理方法的发展[10]。1810 年，古生物学创始人、当时最伟大的法国科学家之一——乔治·居维叶（Georges Cuvier，1777—1832）受帝国政府之邀，就法国的自然科学领域写了一篇报告[11]。在医学方面他写道：由于波塔尔、迪皮特朗、贝尔、雷奈克及比沙的追随者们格外关注器质性病变与临床症状间的关系，使尸检即病理解剖富有成效。此后，迪皮特朗开始教授"外科医学"，并成为主宫医院的外科医生。

1810 年，在慈善医院担任顾问的贝尔发表了他最著名的著作《关于肺结核的研究》（*Recherches sur la phtisie pulmonaire*）[12]。在当时，肺结核的临床定义是肺部耗损。在贝尔的书里，他并未遵循科维萨尔和皮内尔"通过临床症状定义疾病"的想法。例如，皮内尔对肺结核的定义是"临床表现为咳嗽，呼吸困难，潮热，不时有脓状痰咳出的一种疾病。"相反，贝尔认为应该由尸体解剖发现的病变来定义疾病。通过采用最精密的方式研究大量案例，他描述并定义肺的不同组织病变与它们所引发的不同种类肺结核

之间的相关性。他对肺结核的定义是："肺部每个病灶的自发演进导致内脏组织逐步瓦解，随后形成溃疡并最终死亡的过程。"他的书不仅采用了新颖且精确的方式描述结核性的肺部病变，还囊括了一些非结核性疾病的病变。

1812 年，这种形态学的方法在潘寇克（Panckoucke）的《医学科学词典》（*Dictionnaire des sciences médicales*）中得到进一步的发展。雷奈克和贝尔都为《病理解剖学》这篇文章写了一篇论文。雷奈克[13] 对病理解剖学是这样定义的："病理解剖是一门科学，其目的是了解疾病状态下人体器官发生的可视性变化。尸体解剖是了解这一变化的方式；然而，为了使病理解剖变得直观可用并能即刻应用于医学实践，它必须与临床症状和不同形式的器官改变所伴随的功能性改变相结合。"在斯特拉斯堡担任外科医生和教授的托马斯·劳特（Thomas Lauth，1758—1826）曾在 1804 年写下几乎一样的话。

相比之下，贝尔文章[14] 中的论述更为实用，文章的题目为《病理解剖学：关于病理学在医学应用中提供帮助的总论》[*Morbid Anatomy（General considerations about the help which morbid anatomy can supply in the medicine*）]。贝尔认为病理解剖学对于一部分疾病研究是没有用处的，对于一部分病疾用途甚少，而对于另外一些疾病，通过仔细检查疾病相关器官的病变可进一步或完全了解。另外，病理解剖学对疾病的分类是非常有用的，但它只提供了组织学病变，对疾病的直接起因并没有明确提及，甚至无法告知我们死亡的直接诱因。但是，每种疾病的器质性病变都可能引发各种严重的症状并最终导致个体死亡，而病理解剖为我们提供了重要的启发，换句话说，没有病理解剖是不可能做到疾病的明确分类并据此来治疗患者的。

1816 年迎来了另一个突破性进展，雷奈克在其任职的内克医院（Hospital Necker）发明了听诊器并改良了听诊的方式。"直接听诊"，即直接将耳朵贴在胸口听诊，由于收效甚微并不被业界重视。而"间接听诊"，以听诊器为媒介，通过更清晰的声音与尸体解剖发现的胸腔特征性病理损伤联系起来。这是一个激动人心的发现。延续贝尔的研究，雷奈克在 1819 年发表了《听诊器》（*Traité de l'auscultation médiate*），这是医学史上的一大杰出著作，也是临床病理方法发展史上的一座里程碑[15]。1821 年，这本书的英文版由约翰·福布斯（John Forbes）翻译出版。其增编版本在雷奈克逝世的 1826 年发表。《听诊器》致力于使用听诊器来研究心肺疾病。全书由心脏疾病、结核性肺部疾病以及非结核性肺部疾病（如大叶性肺炎、肺脓肿、支气管扩张以及肺气肿等）三部分组成。其中提到肺卒中（后来叫做雷奈克梗死），然而，雷奈克并没有找到这种疾病与肺栓塞的关系，可能是因为他对从患者肺动脉中发现的血块的性质尚未确定。在一次偶然中，雷奈克在他的一名患者的肝中观察到黄褐色变化，并将其命名为肝硬化。

根据一位法国肺病学教授在 1981 年所写的关于《听诊器》的评论[16]，书中三部分论述的价值是不相等的。心脏疾病部分的描述相当逊色，而结核病的部分却非常出色，雷奈克汇总并精确地描述了多种结核性病变及其演化过程，在历史上第一次论证了它们都是由相同疾病造成的后果。遗憾的是，文章否定了结核病的传染性本质。但令人高兴的是第三部分没有发现任何错误，其描述直到今日仍有理有据。1865 年以前，普遍认为结核病不具有传染性。讽刺的是，贝尔和雷奈克都是受到患者的传染最终死于肺结核。

1825 年，皮埃尔·查尔斯·亚历山大·路易斯（Pierre-Charles-Alexandre Louis，1787—1872）出版了《肺结核病理解剖学研究》（*Recherches anatomicopathologiques sur la phtisie*）。1821 年至 1825 年期间，路易斯随访了 1960 名患者，其中 358 人死亡，127 人患肺结核。他进行了多次尸检进而同意雷奈克关于肺结核的定义。但他的目的不止是寻找临床病理相关性，而且是利用"数学方法"（实质上是医学统计）来解决遇到的问题，他是流行病学的创始人之一。

雷奈克的听诊方法传播得非常迅速，但也有部分医学界的成员没有采用他的方法。其中最著名的两位是：弗兰索瓦·布鲁赛（François Broussais）和弗兰索瓦·马让迪（François Magendie）。

弗兰索瓦·布鲁赛（1772—1838）不是巴黎医院（Paris Hospital）的实习生；他出生在布

列塔尼（Brittany，法国西北部地区），在学医之前他是共和军的士兵。后来他成为私掠者罗伯特·苏库夫（Robert Surcouf，1773—1827）的海军外科医生，然而却因患化脓性指头炎失去了右手示指而辞职。后来他回医学院学习了4年并于1803年获得医学博士学位。他听从了圣宠谷（Val de Grâce）首席医生尼古拉斯·德热内特（Nicolas Desgenettes，1762—1837）的建议，很快加入了拿破仑军队。圣宠谷既是巴黎的军事医院，又是医学院校。布鲁赛担任了多年军队医官，并在滑铁卢一战战败后回到圣宠谷医院成为医院里第二位主管实习生的教授。

布鲁赛既是自由思想家又是王权对抗者（他的父母遭皇室中人杀害），他与雷奈克相反，雷奈克是忠实的罗马天主教教徒、保皇者，是皇室指定的医生。1806年初，布鲁赛宣称疾病应该由病变来分类并成功实行这一想法；1808年，他出版了第一本书《慢性炎症史》（*Histoire des phlegmasies chroniques*），这似乎使他成为了临床病理方法的先驱。然而，雷奈克却认为他的病理描述篇幅太短且模棱两可。1816年，布鲁赛开始变得不切实际，他发表了一篇激进的文章——《对普遍认同的医学学说的审查》（*Examination of the generally admitted medical doctrines*），想要推翻所有传统医学的理论和知识并用"生理医学"取代。这一信条用他的门徒的话概括就是："引发疾病的原因是刺激，当局部刺激达到某个程度，它或多或少地就会在远端系统或器官复发。"尤其当受刺激的器官敏感度上升、患者变得容易激动，此时症状也会变多。在所有器官当中，胃和十二指肠最容易受到外部因素影响，因此，它们也是受刺激影响最大的部位。因此，运用饥饿疗法或在上腹部运用水蛭疗法来治疗患者。

1820年，布鲁赛在他的第二版《对普遍认同的医学学说的审查》中粗暴地攻击雷奈克，他断言雷奈克分离的所有肺部疾病都是由远端刺激引发的，也就是说，肠胃炎和肺结核是各种各样的肺部疾病的终点，区分不同的肺部疾病只是无用功。同年，布鲁赛被任命为圣宠谷首席医生并入选医学协会。1831年，布鲁赛继承了约瑟夫·雷加米埃（Joseph Récamier，1754—1852）的职位，在巴黎医学院担任普通病理学主任。1834

年，布鲁赛的疗法得到广泛的推广，以至于不得不从中欧进口两千万只水蛭。现在看来，很难理解布鲁赛的方法在当时为何能获得如此巨大的成功。1861年，法国最后一位伟大的经典临床医生阿尔芒·特鲁索（Armand Trousseau，1801—1867）写道：布鲁赛靠的是卓越的辩论能力而非健全的观点来实现自己的想法。一些人是这样评价布鲁赛的：粗暴、好斗、自大、且污秽不堪。著名的医学历史学家查尔斯·维克托·达伦博格（Charles-Victor Daremberg，1817—1872）甚至说，布鲁赛受大众欢迎和他的粗俗程度密不可分。此外他还有一些狂热而积极的学生拥护他的观点。作为一名共产主义者及拿破仑的拥护者，他的许多学生都是1815年王权复辟的反对者。谈到这里，赫·克尼赫特（Akerknecht）[1]说布鲁赛的成功在一定程度上可以比拟1848年参与柏林的革命的魏尔啸（Virchow）所获得的德国学生追随的成功。

在这个时期另一位重要的医生是弗朗索瓦·马让迪（1783—1855），他曾在巴黎医院接受培训并实习。他并不是雷奈克理念的反对者，但却认为生理学比病理解剖更加重要。由于马让迪在生理学与药理学领域的研究，1821年，他成为科学协会和医学协会委员会的一员。作为巴黎医学院的一名教授他并不算成功，但在1831年却当选为法兰西学院的主席。雷奈克从1822年到1826年去世前担任这一职位。他的下一任是约瑟夫·雷加米埃，他在1829年提出恶性肿瘤是通过血管转移的。1830年，雷加米埃因为拒绝向新任国王路易-菲利浦（Louis-Philippe）宣誓效忠而被开除，同时失去了医学院主席的职位。马让迪一当选主席，就改名为"实验生理学主席"，并投身于生理学与药理学的研究。1841年，克劳德·伯纳德（Claude Bernard，1813—1878）成为马让迪的助教，并在1855年成为主席。

巴黎的病理解剖学主席

1813年，病理解剖学主席一职在斯特拉斯堡（法国东北部城市）为约翰·弗里德里希·洛布斯坦（Johann Friederich Lobstein，1777—1835）设立。而巴黎直到1835年，让·克吕韦耶（Jean

Cruveilhier，1791—1874）被任命为病理解剖学主席才有了这一职位。让·克吕韦耶出生于法国西南部的利穆赞大区（Limousin），这也是比他大 14 岁的迪皮特朗的出生地。在神职与医学之间权衡之后，他来到了巴黎，以第一名的成绩通过了"医院内部"选拔的考试。于 1812 年任职，后来在主宫医院迪皮特朗的科室担任了 4 年住院医师。在之后的岁月里，他一直是迪皮特朗的仰慕者与支持者。1816 年，他在答辩《一般病理解剖学》（*Essai sur l'anatomie pathologique en général*）这篇论文时采用了许多迪皮特朗的观点，这篇文章也是受迪皮特朗启发而写下的。这篇文章包含了一个病理学历史的短章，其中关于他的导师迪皮特朗的说法如下"……在此同时（1803 年），迪皮特朗在巴黎讲授了第一节病理解剖课；作为解剖学的教学主任，迪皮特朗有极大的空间来练习他卓越的技能；他是这方面的第一人，在系统的整理病理解剖知识点方面，没有人会质疑他的这一成就。"之后他又写道，迪皮特朗对病理解剖的许多基本观点广泛被临床医师们沿用，其中最有名的是贝尔和雷奈克。

结束答辩之后，克吕韦耶回家打算继承父业，在小镇里做一名外科医生。而在 1823 年，他的父亲让他返回巴黎参加讲师职位的竞选考试。他又以第一名的成绩成功入选。在迪皮特朗的影响下，他被任命去蒙彼利埃的医学院担任"外科医学"教授。1825 年，克吕韦耶再一次决定回家，但又是没能如愿，因为大学校长聘请他担任巴黎系统解剖学的教授。当时的校长弗雷西诺思大人（Monseigneur Frayssinous）是一位主教，他选择克吕韦耶不仅因其熟练的技能，更是因为克吕韦耶是一名忠实的罗马天主教徒。克吕韦耶接受并开始了他杰出的学术生涯。1826 年，克吕韦耶重建解剖协会，并授予仍在世的迪皮特朗和雷奈克荣誉主席的头衔。克吕韦耶被选举为终身主席并在解剖协会任职 44 年。

两年后，克吕韦耶开始着手解剖图谱的出版[17]，这本图谱是书籍发行史上最辉煌的医学著作之一。这一著作由一系列间断的文字和许多高质量的平版插画组成。最后的一个章节于 1842 年发表。这本著作第一次精确描述了消化性溃疡（"圆形溃疡"）以及绝大部分如今可以完全辨识

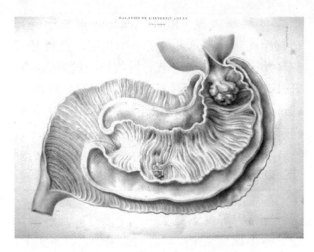

图 6-4 克吕韦耶所著的迪皮特朗博物馆图谱中的小肠套叠（由迪皮特朗博物馆提供）

的病变。令人惊奇的是部分平版印刷展示了在此后数十年才被描述的疾病，如梭形细胞血管瘤和黑斑息肉（图 6-4）。

1835 年，迪皮特朗兼任两个国王的首席外科医生，进行了大量实践，因此非常富有。据说，当他前往伦敦学习，得知阿斯特利·库柏（Astley Cooper）爵士作为乔治四世国王（King George Ⅳ）的外科医生，富有程度是他的三倍时，迪皮特朗大失所望。尽管如此，迪皮特朗留下了 20 万法郎遗产来支持巴黎学派主席的建立，并指明由让·克吕韦耶担任下一任领导人。那时，主席之位置的设立意味着要有足够的资金，足以支付教授们的薪水。这样说来 20 万法郎的数额是不够用的。担任系主任的法医学教授马修·奥菲拉（Matthieu Orfila，1787—1853）解决了这个问题。他说服政府提供资金来设立主席，然后又说服了迪皮特朗将遗产用于建立病理解剖博物馆。此后不久，1835 年，迪皮特朗去世，主席之位正式设立，而关于克吕韦耶的任命没有出现任何异议。而博物馆是以迪皮特朗的名字命名的，选址于医学院附近的一座大型哥特式建筑，这座建筑在之前的几个世纪一直作为修道院的食堂。博物馆开放时，馆内便拥有约一千个标本，有蜡模具浇制成的、广口玻璃瓶装的、干化的骨骼以及解剖制成的标本，这些都是经过干燥和甘油处理过的。大部分由博物馆职员制作，有一小部分来自于大革命中遭受压迫的协会的遗产，如

皇家外科研究院（Royal Academy of Surgery）。博物馆在这座建筑开放了一个世纪，直到1937年闭馆。20世纪60年代，博物馆经过修缮重新开放，并于2016年转移到米西厄校区（Jussieu Campus），直到今天仍对外开放。而修缮后的修道院食堂，如今变成了展览厅。

其他有影响力的法国病理学家

克吕韦耶并不是唯一一个进行病理解剖试验，并将其与临床病理联系起来的人。事实上，在当时大多数医院的执业医师都有病理解剖的经历，并有大量发现。

在这些人中，加布里埃尔·安德拉尔（Gabriel Andral，1797—1876）和克吕韦耶是在同一年被任命为讲师的。1829年，他出版了《病理解剖学概要》（*Précis d'Anatomie-Pathologique*）一书。这篇文章明显优于洛布斯坦在同年发表的论述，可以说，这篇文章代表了巴黎大学在古典病理解剖学上的高度[1]。在前言里，安德拉尔提出他想要让病理解剖成为诊断治疗应用的主要依据，然而他也承认病理解剖也只是可以考虑的疾病科学众多立场之一。20年后，通过化学手段及显微镜观察，他撰写了《血液病理学检查》（*Essai d'hématologie pathologique*），这是关于这个主题最早的一本书。

皮埃尔·拉耶（Pierre Rayer，1793—1867）与克吕韦耶同处于一个时代。他是皮肤病病理学领域的先驱之一，也是法国第一个对肾病特别感兴趣的病理学家。在他的专著及图谱[18]中，拉耶描述了肾盂积水的现象并加以命名。他的专著中，有一章是关于肾上腺（capsules surrénales）的，这是克吕韦耶的图谱中没有提到的（图6-5A ~ C）。虽然这个章节只有短短的7行，但已足够让拉耶联系到脓肿、结核性和癌性病变，以及肾上腺内出血，在罕见情况下可能导致死亡。拉耶思想开放，使用显微镜进行观察。他虽然不是一个组织学家，却对尿中结晶体及尿沉积物很感兴趣，还在他的论著中插入了相关图片。此外，1850年，拉耶与C.J.达望（C-J Davaine，1812—1882）观察患有炭疽的羊的血液，发现了第一种细菌。1863年，C.J.达望证明了这种细菌

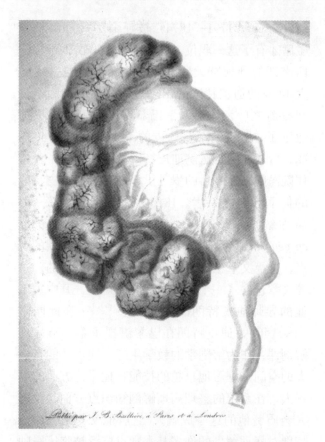

图6-5A 拉耶论文中的肾盂积水（由迪皮特朗博物馆提供）

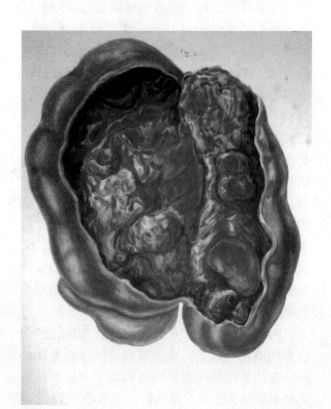

图6-5B 拉耶论文中的肾上腺血肿（由迪皮特朗博物馆提供）

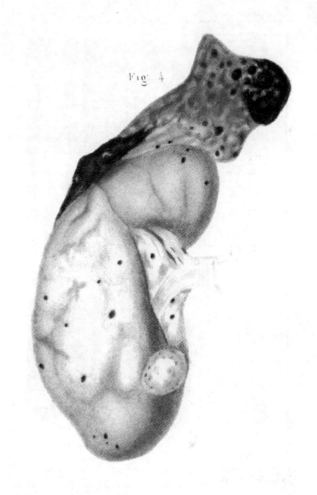

图 6-5C 拉耶论文中的恶性黑色素瘤肾上腺的转移（由迪皮特朗博物馆提供）

是引发炭疽的唯一因素。

另一位是让·巴蒂斯特·布约（Jean Baptiste Bouillaud，1796—1881），1831 年是慈善医院的教授，写过许多书。他的主要贡献是对风湿性心脏病的研究。布约明确地论证了风湿热与心脏瓣膜病之间的关系，并详细说明了心脏瓣膜病的一般发病条件。另外，他是一位伟大的临床医生，却也是个恶劣的治疗师，是布鲁赛的追随者。

1848 年，另一场政治革命在法国爆发，并波及了欧洲的其他国家，尤其是魏尔啸所在的柏林。而 57 岁的克吕韦耶已经在巴黎担任解剖病理教授 13 年。在出版图谱之后，1849 年，克吕韦耶开始撰写《大体病理解剖学论》（*Traité d'Anatomie Pathologique général*），在前言中他给出了如下定义："病理解剖是对疾病诊断的开始。"在实践中，巴黎的绝大多数执业医师都赞成他的

看法，认为病理解剖学仅是疾病分类学和症状学的基础。

19 世纪上半叶法国显微镜的发展

1847 年，魏尔啸发表关于显微镜给病理和治疗带来的变化[19]的初步论文，大多数法国执业医师并不认同他的观点，他们认为企图探寻高深莫测的疾病诱因是白费工夫。此外，相比可能用 6 个月就可以掌握听诊器的使用技巧来说，学习使用显微镜需要一个漫长且艰难的学徒期。另外，从 18 世纪以来，显微镜仅被当成自然学家的工具，用来发现肉眼看不到的事物，例如疥螨或真菌，就本身而言并不适用于组织结构的细节研究。然而法国有一些技术娴熟的显微镜制作家，如查尔斯·舍瓦利耶（Charles Chevalier，1804—1859）以及他的学生让 - 塞巴斯蒂安·纳切特（Jean-Sébastien Nachet，1799—1881），和一些机敏的显微图像家如 R.J.H. 杜罗切特（R.J.H. Dutrochet，1776—1827）。弗朗索瓦 - 文森特·拉斯帕伊（François-Vincent Raspail，1794—1868）和阿尔弗雷德·多恩（Alfred Donné，1801—1878）（见第 31 章）。

R.J.H. 杜罗切特学习了几年医学后，在军队担任军事医疗官，最后以农民的身份定居在他乡下的庄园研究植物，并对蔬菜细胞进行了准确的描述。在很大程度上，可以认为他是细胞学说的先驱[20]。

弗朗索瓦 - 文森特·拉斯帕伊进行了一些有趣的观察，并展现出了强大的显微镜使用技能。然而他也是个政治煽动者，在监狱中度过很多年，他的科学工作因此蒙尘。

阿尔弗雷德·多恩在 1830 年开设了一门非正式的显微镜使用教学课，受到学院批准。他描述了毛滴虫属的阴道毛滴虫，并在 1837 年发明了第一台照相显微镜（银版照相显微镜）。他和莱昂·傅科（Léon Foucault，1819—1868）成为第一批将电光源作为发光器运用到显微镜中的人。1844 年，多恩发表《教学图集》（*Lessons with an atlas*）[21]（图 6-6）。多恩并没有从事医疗实践，而是把工作精力放在了医院的管理上。赫尔曼·拉博特（Hermann Lebert）是他众多的实

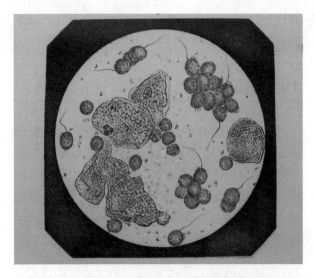

图 6-6 多恩通过达格雷照相显微镜拍摄的毛滴虫属阴道毛滴虫（由巴黎卡迪尔卫生大学校内图书馆提供）

习生之一，在后来成为了显微镜领域的先锋，并孜孜不倦地推广使用显微镜。

出生在布雷斯劳（Breslau）[现称弗罗茨瓦夫（Wroclaw），属波兰] 的普鲁士人拉博特（1813—1878）（图 6-7），是一名无国界医生[22]，因作为博物学家和医生辗转瑞士、法国和德国而出名。他刚开始是在柏林接受教育并与后来担任德意志帝国总理的奥托·冯·俾斯麦（Otto Von Bismarck，1815—1898）成为校友。拉博特在柏林学习医学不久，便深觉其教学方式过时，由此感到失望而转投苏黎世的 J-L 舍恩莱因（J-L Schönlein，1793—1864）门下。1834 年，作为医学博士的他，写了一篇瑞士龙胆草属（开花植物）的论文。1835 年，他来到巴黎，在路易斯和多恩的指导下，增长了医学知识和显微镜的知识。1838 年，拉博特开设了自己的显微镜课程。1841 年，他发表了一篇关于利用显微镜研究骨愈伤组织的论文。他的学生中较为出名的是查尔斯·罗宾（Charles Robin，1821—1885）和皮埃尔 - 保罗·布罗卡（Pierre-Paul Broca，1824—1880）。同时期，出生于匈牙利的医生大卫·格鲁比（David Gruby，1810—1898）也开设了同样的显微镜课程，他与卡尔·冯·罗基坦斯基（Karl von Rokitansky，1804—1878）曾一起在维也纳接受培训。

1841 年，拉博特（图 6-7）回到瑞士并取得

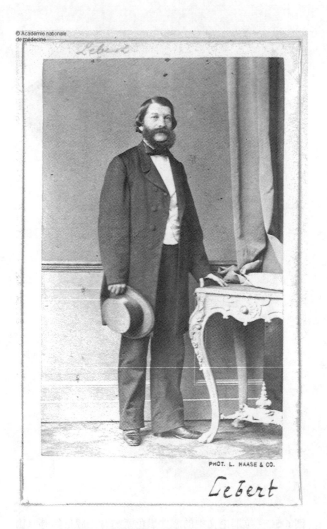

图 6-7 赫尔曼·拉博特的肖像（由法国医学学会提供）

瑞士国籍。接下来的几年里，他把时间分配为两部分，一部分时间在瑞士从事热敏医学，余下时间在巴黎练习并教授显微镜的使用。1845 年，拉博特明确地阐述了癌细胞特有的特征，故而经过训练的观察者可以轻而易举地将其辨认出来[23]。尽管魏尔啸在 1847 年写下的文章并不赞同、也不相信癌细胞是特异性的，拉博特在 1848 年断言，可以通过显微镜下观察肿瘤碎片得出患者的癌症诊断（Stückschen Diagnosis）。可以用剪刀、探针、套管针、刮匙，甚至在直肠肿瘤的案例中用指甲刮取肿瘤碎片[23]！这些碎片没有嵌入也没有切片，而是将其放在一滴水中，轻轻挤压在两张载玻片之间。事实上它属于细胞学的检查。虽然它还不是组织病理学，但这是首次使用显微镜作为肿瘤诊断工具的尝试，或是其中之一。

1852 年，拉博特在苏黎世担任大学教授。

1859 年，他被指派到出生地布雷斯劳担任教授。直到 1874 年，为医学贡献了一生的他回到瑞士，最终退休留在法国南部。

克吕韦耶和拉博特

1857 年，拉博特出版了他的《病理学解剖图谱》（*Traité et atlas d'Anatomie Pathologique*），附有肉眼可见及显微镜下的图片。出版商是贝利尔（Baillière），曾出版过克吕韦耶的图谱，考虑到该图谱已经过时，尽管还未绝版，但需要有新的东西替换，便出版了拉博特的作品。在前言中，拉博特表达了对克吕韦耶及魏尔啸的敬意，并对那些因为轻蔑、怠惰和能力不足而拒绝使用显微镜的人进行抨击。他认为医学的发展已经到了新的转折点，这些受老式思想影响的部分已成为历史。

1857 年，克吕韦耶已经担任了 22 年解剖病理教授；1849 年，他写道"病理解剖只适用于临床上不幸案例的诊断"，但显微镜检查也可以得出最重要的结果来证明其重要性[24]。显然克吕韦耶没有进一步深入研究，没有练习显微镜操作，也不认为他需要学习相关知识。15 年以后，在他的论著[24] 的第十五卷中，对于肿瘤，克吕韦耶写道，拉博特关于肿瘤细胞的观点是失败的：肿瘤能够被诊断的唯一特征是"癌汁"，癌汁这个概念他曾在 1827 年描述过。这种汁液总能在恶性肿瘤中找到，虽然在硬癌中需要对其进行挤压才能发现。事实上，克吕韦耶在发表这篇论述之后，可能出于内疚，马上解释说由于年岁渐长，视力减退，他对显微镜的研究其实还很陌生，但并没有对此类研究存在任何轻蔑之意，他甚至还极尽所能地支持此类研究。

保罗·布罗卡（1824—1880）试图去解释克吕韦耶和当时其他人对显微镜研究持有的保留意见。布罗卡是一个显微镜学家，也是拉博特的实习生。1852 年，他曾写过一篇关于癌症的病理解剖报告[25]。这篇报告维护了拉博特的观点，并声明癌细胞是癌症特有的（图 6-8）。这在当时是一个相当领先的观点，也因此获得了医学学会的奖励。1866 年，布罗卡从外科医生晋升为教授，写下了《肿瘤的治疗》（*Traité des tumeurs*）[26] 一

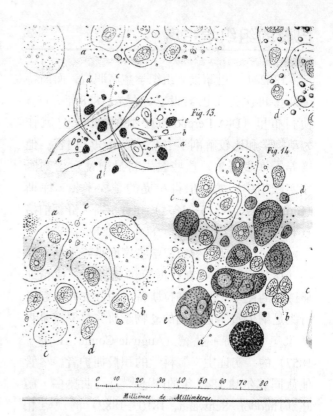

图 6-8 保罗·布罗卡《癌症病理学》（*Pathology of Cancer*）中的癌细胞，与拉博特画的图纸极为相似（由迪皮特朗博物馆提供）

书，并在前言中说，显微镜为肿瘤的研究带来了非同一般的新认识，这对现有的分类、原理甚至语言都将是一种挑战。"人们一时间还难以接受，就像热情好客的人也会抵御外来入侵一样，致力于前进的人也会对普遍或太快的改革创新提出警告。"布罗卡关于肿瘤的研究已被遗忘，但他仍在医学其他领域为人所知：1861 年，他观察了一个失语症的病例，并将其归咎于大脑某一特定区域的病变。

克吕韦耶没能完成他的论著。而他的讲师，担任迪皮特朗博物馆馆长的查尔斯-尼古拉斯·霍埃尔（Charles-Nicolas Houel，1815—1881）完成了，并用一个章节来介绍由巨细胞（如今称为破骨细胞）形成的"骨髓多核巨细胞瘤"。1849 年，查尔斯·罗宾在骨头中发现骨髓多核巨细胞瘤；1860 年，迪皮特朗的实习生、外科医生奥古斯特·内拉顿（Auguste Nélaton，1807—1873）对骨髓多核巨细胞瘤进行了描述，这种肿瘤（在拉博特的建议下）也许是最早根据组织学形态命名的肿瘤之一。

巴黎的组织学主席

1862 年，巴黎设立组织学主席职位，而斯特拉斯堡再次先于巴黎设立，早在 1838 年，D-A 勒利布里（D-A Lereboullet, 1804—1865）就作为动物学和比较解剖学主席教授组织学内容。他培养了许多医生，这些医生将显微镜运用到医疗实践当中，尤其值得一提的是埃米尔·库斯（Emile Küss, 1815—1871）和查尔斯·舒森伯格（Charles Schützenberger, 1809—1881）。

第一位就任巴黎组织学主席的是查尔斯·罗宾（1821—1885），在拉博特的指导下，他精通显微镜的使用。罗宾和拉博特成为好友并一起进行头足纲生殖器官方面的动物学研究。罗宾是哲学家奥古斯特·孔德（Auguste Comte, 1798—1857）的"实证主义"科学的积极拥护者。尽管他认同魏尔啸 1847 年的陈述[30]［与西奥多·施旺（Théodore Schwann, 1810—1882）的观点相近］，"细胞最初是从血液中的液体渗出物即所谓的芽胞出现并生长的，"但并不认同 1858 年魏尔啸提出的"细胞来自先前已存在的细胞"的观点。因此，他的教学是有缺陷的，在与魏尔啸激烈的辩论中，他极力地捍卫自己的观点，指责魏尔啸和其他德国科学家一样带着"陈腐、中世纪的神学的科学思想，站在了实证主义科学的对立面[27]。"

相比之下，魏尔啸的回答显得很平静，尽管他的回答具有说服力，仍然难以使罗宾信服。在某种程度上来说，这并不是一个巧合，罗宾和魏尔啸之间的关系正好映射了当时法德两国在诸多领域剑拔弩张的关系，而日益紧张的关系最终导致了 1870 年的战争。

同时，从 1855 年开始担任法兰西学院实验医学教授的克劳德·伯纳德，跟随着弗朗索瓦·马让迪的步伐，希望将细胞学说和他在生理学方面的观察联系起来。和他的导师马让迪一样，刚开始伯纳德也是格鲁比的实习生，但他放弃了显微镜的学习。1867 年，他为医学博士、

组织学家、组织病理学家——L-A 兰维尔（L-A Ranvier, 1835—1922）担任助教，兰维尔从 1875 年开始担任法兰西学院的"一般解剖学"教授，并开创了组织学的现代教学。

克吕韦耶的继承者

克吕韦耶于 1867 年退休，发起组织病理学正式教学的阿尔弗雷德·维尔皮安（Alfred Vulpian, 1826—1887）成为他的继承人，但事实上阿尔弗雷德对病理生理学更感兴趣，故其在五年后改任其他职位，而病理学主席由拉耶的门徒，让-马丁·沙可（Jean-Martin Charcot, 1825—1893）继任。沙可任职之前，查尔斯·罗宾在不公平的情况下宣称，虽然他对病理组织学一无所知，但应该当选，唯一真正精通病理组织学的是艾蒂安·兰瑟罗（Etienne Lancereaux, 1829—1910），他偶然发现糖尿病是起源于胰腺的疾病。沙可早在 1862 年被指派到皮耶提-萨尔佩特里厄尔医院[①]（Salpétrière）任职，并和他的学生查尔斯·雅克·布沙尔（Charles-Jacques Bouchard, 1837—1915）一起发现了大脑血管中粟粒状（或是浆果状）的动脉瘤，这通常是高血压患者脑出血的原因（图 6-9）。他和维尔皮安在 1868 年发现了多发性硬化症。作为一名教授，沙可和他的讲师艾伯特·哥巴（Albert Gombault, 1844—1904）一起引领着肝病理学的研究工作。艾伯特是迪皮特朗博物馆的馆长，在沙可的科室负责实验室指导工作。1881 年，沙可辞去病理解

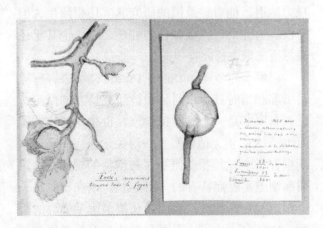

图 6-9　大脑动脉的粟粒状动脉瘤，JM. 沙可所画（由巴黎妇女救济会医院沙可图书馆提供）

---

① 亦称妇女救济会医院（Hôpital de la Salpétrière）。——译者注

剖学主席一职，成为了世界神经学领域的首席教授，这是专门为他设立的职位。

大约同一时期，巴黎圣 - 路易斯（Saint-Louis）医院的皮肤科医生埃米尔·维达尔（Emile Vidal，1825—1893）将 W-H-G 冯·瓦尔代尔（W-H-G Von Waldeyer，1836—1921）和 F. 冯·雷克林豪森（F. Von Recklinghausen，1833—1910）在斯特拉斯堡发明的技术运用于皮肤组织病理学。斯特拉斯堡后来因 1870 年德法战争中法国大败而成为德国的城市。圣 - 路易斯医院的另一名皮肤科医生欧内斯特·贝尼耶（Ernest Besnier，1831—1909）在 1879 年创造了活体组织检查这个术语，称这是"一个新事物的新词"并预言未来"临床活体解剖"对皮肤病诊断的重要性将与日俱增 [28]。

沙可的继承者是维克多·科尼尔（Victor Cornil，1837—1908）（图 6-10）教授，他的任期

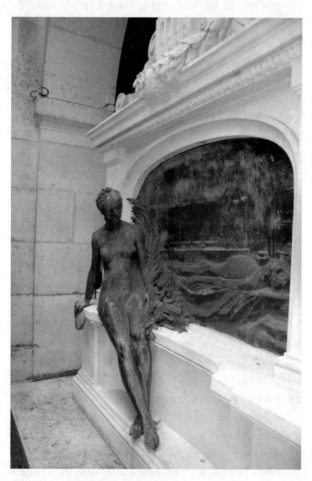

图 6-10 巴黎科德利埃研究所（Institut des Cordeliers）庭院的 V. 科尼尔纪念碑"尸体与显微镜"

是从 1882 年到 1908 年。他曾是魏尔啸的学生。1882 年，他同时担任临床科室主任、病理解剖学教授，同时也是一位政治家。1869 年到 1876 年期间，科尼尔和兰维尔一同出版了一本《组织病理学论》（A Treatise of Histopathology），这本书在 1881—1882 年期间发行了第 2 版。

19 世纪 80 年代末，借助恩斯特·阿贝（Ernst Abbe，1840—1905）的工作成果，卡尔·蔡司（Carl Zeiss）对显微镜作出了巨大的改进。此外，石蜡包埋和显微切片的技术都有了显著改善，这使组织病理学的实践更简易且有效。组织病理学的领域大幅度地延伸，以至于科尼尔和兰维尔的图谱在发行第三版时已变成一本全新的书。第一版和第二版皆是 1800 页，分为两卷，而在 1901 年到 1912 年发行的第三版前四卷就超过了 4500 页！完整的图谱应该共有八卷，但兰维尔于 1900 年退休，科尼尔于 1908 年去世，图谱最终没有完成。他们的接班人另有自己的兴趣：皮埃尔·玛丽（Pierre Marie，1853—1940）教授在 1908 年至 1917 年期间是一位神经学家，而莫里斯·莱塔尔（Maurice Letulle，1853—1929）教授是肺病学家。莱塔尔是一位技能熟练的组织病理学家，同时也是科尼尔的工作伙伴，然而他的兴趣不在组织病理学诊断而是在临床与组织病理学的相关性上。在被选举为病理学主席前，莱塔尔曾经担任过医学历史教授。紧接莱塔尔之后，担任病理学主席的是皮埃尔·梅内特里耶（Pierre Ménétrier，1859—1935），他为人谦逊羞怯，却是一位杰出的组织病理学家。他是首批对癌前状态感兴趣的研究者之一，他研究的不仅有稀少的胃部莱塔尔疾病，还有许多其他病变，特别是细支气管和肺的鳞状上皮化生。

显微镜的改良使当时许多其他领域，尤其是细菌学和免疫学得到了发展（见本书第 24、27、31 和 32 章）。1887 年，在显微镜为这两个学科奠定基础之后，路易斯·巴斯德（Louis Pasteur，1822—1895）成立了自己的研究所，并招募了许多著名的研究员。其中生于俄国、通过培训成为动物学家的埃利·梅奇尼科夫（Elie Metchnikoff，1845—1916）在研究所中成长，并拓展了他在 19 世纪 80 年代初于墨西拿（Messina）发现的吞噬作用的研究。1908 年，他和保罗·埃尔利希

（Paul Ehrlich，1854—1915）同获诺贝尔（生理学或医学）奖。

20世纪上半叶，伟大的让·克吕韦耶的孙子路易斯·克吕韦耶（Louis Cruveilhier，1873—1950）在巴斯德研究所中担任系主任，但他并不是以一名组织病理学家的身份，而是狂犬病专家。

在皮埃尔·马森（Pierre Masson，1880—1959）的带领下，组织病理学研究和显微镜诊断重新开始发展。1919年，马森被任命为斯特拉斯堡病理学教授。第一次世界大战结束后，阿尔萨斯（Alsace）重回法国的怀抱。马森在1921年写道：至少就法国而言，组织病理学发展在很大程度上停滞不前，因为大多数医生把精力都放在了细菌学和体液生理学的研究上。组织病理学被看成一个固定僵化的学科，"因为在收获前它已经处于休耕状态"。而马森认为，鉴于放射疗法使用频率的增加及其结果的不确定性，组织病理学很有可能再次发展[29]。

1926年，马森离开斯特拉斯堡去了蒙特利尔（Montréal），法国的组织病理学在古斯塔夫·鲁西（Gustave Roussy，1874—1948）的带领下，仍在继续复兴。鲁西在1924年担任了巴黎（组织学研究）的主席，并于1926年带领全体教员在维勒瑞夫（Villejuif）创办癌症研究所，即如今的古斯塔夫·鲁西研究所（Gustave Roussy Institute）。

参考文献

1. Acherknecht EH. Medicine at the Paris hospital 1794-1848. The John Hopkins press Baltimore. Translated into French: La médecine hospitalière à Paris (1794-1848) Payot Paris (1986), 1967.

2. Bayle GL. Recherches sur la phtisie pulmonaire. Gabon, Paris, 1810.

3. Bayle GL. Anatomie Pathologique (Considérations générales sur les secours que l'Anatomie Pathologique peut fournir à la médecine) in 'Dictionnaire des sciences médicales de Panckoucke' Tome II, Paris, pages 61-78. Available at http://www.bium.univparis5.fr/. 1812.

4. Bichat X. Anatomie générale appliquée à la physiologie et à la médecine Paris. Brosson an X, 1801.

5. Bourgeois P. Laennec et son temps. Sem Hop Paris, 1981, 57(47-48):2047-2056.

6. Broca P. Anatomie pathologique du cancer. Mémoire de l'académie nationale de médecine. JB Baillière Paris, 1852.

7. Broca P. Traité des tumeurs. P.Asselin Paris, 1866.

8. Corvisart JN. Essai sur les maladies et les lésions organiques du coeur et des gros vaisseaux. Migneret, Paris, 1806.

9. Cribier B. -Grosshans E. -Histoire de l'histopathologie cutanée en France in La dermatologie en France. Wallach D. & Tilles G. Editors. Privat, 2002：155-163.

10. Cruveilhier J. Essai sur l'Anatomie-Pathologique en général. Thèse Paris 1816. Available at http://www.bium.univparis5.fr, 1816.

11. Cruveilhier J (1829-1842) Anatomie pathologique du corps humain ou description avec figures lithographiées des différentes altérations morbides dont le corps humain est susceptible. ParisBaillière Tome IX éme livraison (ulcère gastrique). Available at http://www.bium.univparis5.fr.

12. Cruveilhier J (1849-1865) Traité d'Anatomie pathologique générale JB Baillière, Paris, Tome 1. p.37- Tome 5., p.196.

13. Cuvier GC. Rapport historique sur les progrès des sciences naturelles depuis 1789 et sur leur état actuel. Paris Imprimerie Impériale, 1810.

14. Donné M (1844 & 1845). Cours de microscopie complémentaire des études médicales avec atlas par Léon Foucault. J-B Baillière Paris.

15. Dupuytren G. Propositions sur quelques points dànatomie, de physiologie et d'anatomie pathologique. Thèse Paris 1803. Available at http://www.bium.univparis5.fr, 1803.

16. Foucault M. Naissance de la Clinique.- Quadrige/PUF 8 ème édition 2009, 1963.

17. Imbault-Huart MJ. Bayle, Laennec et la méthode anatomoclinique.- Revue du palais de la découverte. Numéro spécial, 1981, 22: 79-90.

18. Laennec RTH. Anatomie Pathologique in «Dictionnaire des sciences médicales de Panckoucke» Tome II, pages 46-61 Paris. Available at http://www.bium.univparis5.fr, 1812.

19. Laennec RTH. De l'auscultation médiate ou traité du diagnostic des maladies du poumon et du coeur fondé principalement sur ce nouveau moyen d'investigation. Brosson et Chaudé, Paris, 1819.

20. Lebert H. Physiologie pathologique ou recherches cliniques expérimentales et microscopiques sur l'inflammation, la tuberculisation et les tumeurs. J-B. Baillière Paris,

1845.

21. Lebert H. Einige bemerkungen über die Erkenntniss des Krebses vor der Operation und am Lebenden überhaupt. -Archiv fur Physiologische Heilkunde，1848，Ⅶ 441-453.

22. Loison L. Un français contre la théorie cellulaire. La recherche N°，2014，489: 92-94.

23. Masson P. In Traité de pathologie médicale et de thérapeutique appliquée de E.Sergent, L Ribadeau-Dumas et L.Babonneix, Tome XⅦ section 2 Tumeurs, Diagnostics histologiques p.641. Maloine & fils Paris, 1923.

24. Nézelof. C. Henri Dutrochet (1776-1847) : an unheralded Discoverer of the Cell. Ann. Diag. Pathol. Vol 7 N°，2003，4：264-272.

25. Orcel L, Vetter Th. Dupuytren, Cruveilhier et la Société Anatomique. Arch Anat Cyt Path，1976, 24(2): 167-179.

26. Palluault F. Étudiants et praticiens au service de la médecine: la Société anatomique de Paris de 1803 à 1873: étude institutionnelle et prosopographique. Edition numérisée BIUM 2003. http://www.bium. univparis5.fr/histmed, 2003.

27. P.de Saint-Maur. the birth of the clinicopathological method in France : the rise of morbid anatomy during the first half of the nineteenth century in France. Virchow Arch，2012, 460. 108-117.

28. Pickel H-Reich O-Winter R- Young R.H. Hermann Lebert (1813-1878): a pioneer of diagnostic pathology. Virchow Arch，2009，455: 301-305.

29. Rayer P. Traité des maladies des reins. JB Baillière. Paris, 1837.

30. Virchow R. Ueber die Reform des pathologischen und therapeutischen Anschauungen durch die mikroscopische Untersuchungen. Arch Path Anat, 1847, I: 207-255.

31. Hoerni B. Pierre Menetrier Infections, cancers et histoire de la Médecine. Editions Glyphe Paris，2013.

翻 译：张艺敏　陈雪玲

校 对：赵婵媛　陈雪玲

第 7 章

英国：主流地位之战

克莱夫·R. 泰勒（Clive R. Taylor），斯蒂芬·A. 盖勒（Stephen A. Geller）

人类对知识的渴求和对名誉、财富的追求，促使了医学的进步，也使得整个医学界至今都充满着激烈的竞争。

18 世纪的德国、法国、奥地利、意大利和英国乃至整个欧洲充满着首次发现、首次出版、取得卓越成就和名望的思潮，这种新思潮也促使新探索。那时有许多人互相竞争，但没有人比英国亨特（Hunter）兄弟之间的互相辩论更吸引人，他们总是相互批驳对方，却会一起对抗爱丁堡门罗世家（Monro dynasty）。

那时"病理学家"这一词还没有出现[1]。但事实上正是这些跨越国界相互争辩的学者们促进了病理学的发展，促使首批病理从业人员出现。

亨特家族：威廉（William）和约翰（John）兄弟与外甥马修·贝利（Matthew Baillie）

在苏格兰偏远的东基尔布赖德（East Kilbride）的一个农场里，约翰和艾格尼丝·亨特（Agnes Hunter）哺育了一群了不起的后代。他们共有 10 个孩子，有 3 个在幼儿时期夭折，4 个死于青年时期，只剩下威廉、多罗西娅（Dorothea）和约翰活到了成年。令人惊奇的是这 3 个人虽然从事不同的职业，但都对医学和病理学产生了深远的影响[2-5]。

老大威廉（1718—1783）（图 7-1A），于 1740 年参加了爱丁堡大学（University of Edinburgh）亚历山大·门罗一世（Alexander Monro primus）举

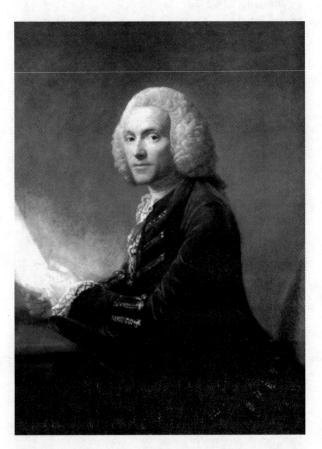

图 7-1A 威廉·亨特（解剖学家）。1758 年艾伦·拉姆齐（Alan Ramsay）绘制。图片来源于维基百科。http://www.universitystory.gla.ac.uk/biography/?id= WH0015&type=P

行的演讲。威廉喜欢了解和发现未来具有竞争力的"种子"。威廉曾说"在这里我仅能通过听讲学东西，几乎没有实践活动可以让我直观地学习，因此，此次演讲几乎没有达到讲解人体解剖

的每一部分的目的，除了骨骼、神经和血管。"[6]

在 1741 年，威廉·亨特前往伦敦进修，在那里他的事业受到幸运之神的眷顾，他的雄心、决心和与生俱来的社交礼仪让他在伦敦站稳脚跟。在接下来的 7 年里，威廉的成长非常惊人，他进入了圣乔治医院（St George's Hospital），发表了第一篇论文，开设了解剖学校，在 1748 年 8 月 6 日获得了伦敦外科医师协会（公司）[the Corporation（Company）of Surgeons of London] 的承认；在 1750 年，获得格拉斯哥大学（University of Glasgow）的医学博士学位，接着他转投英国皇家内科医学院（Royal College of Physicians），由于此事，他遭受了来自外科医师协会的许多刁难。1746 年 9 月，威廉·亨特新式解剖学校的广告语出现在伦敦街头，"先生们，在整个冬季讲习会期间，你们将有机会享受到巴黎式解剖艺术[7]。"1748 年 9 月，约翰主动到伦敦找威廉，并以"示教者"身份开始在解剖室工作，也开启了一个非常著名的合作项目，同时也埋下了竞争的种子。

多罗西娅对病理学的贡献是间接的，就像空气之于人的生存一样，当失去它时，我们才发现它的存在。多罗西娅嫁给了牧师詹姆斯·贝利（James Baillie），成了 5 个孩子的母亲，其中 3 个孩子平安度过婴儿期。多罗西娅有 2 个女儿，乔安娜（Joanna）和艾格尼丝（Agnes），乔安娜成为了著名的女诗人，艾格尼丝终生与她的表弟马修（Matthew）通信，为她的两个外科医生舅舅——威廉和约翰·亨特提供了独特的见解。多罗西娅的儿子马修·贝利（1761—1823），曾前往伦敦并与他的两位舅舅一起工作，在此期间他编著了第一本系统病理学书《人体重要部位的病理解剖》（*Morbid Anatomy of Some of the Most Important Parts of the Human Body*）[8]。

约翰·亨特（1728—1793）（图 7-1B）是 10 个孩子中最小的一个，他出生时没有举行出生庆典仪式，2 月 13 日在教区厨房上面的房间里登记出生，或是在 14 日，外科医学院举行庆典的日子 [来自奥特利（Ottley），p2] [4]。与威廉不同，约翰·亨特对正式学习不感兴趣。一封来自于他的外甥女艾格尼丝写给她的弟弟的信证实了这点，信上说"他（约翰）既不喜欢被动地学习阅

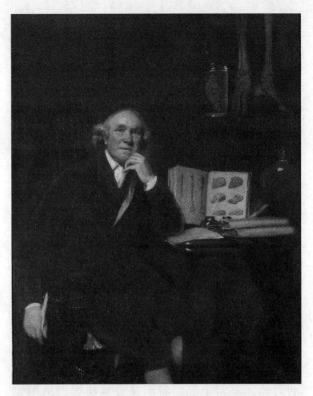

图 7-1B 约翰·亨特，1786 年约书亚·雷诺兹爵士（Sir Joshua Reynolds，1723—1792）绘制，收藏在伦敦的英国皇家病理医学院，英国皇家医学院提供。英国伦敦国家美术馆和牛津大学奥里尔学院的展览品为画家约翰·杰克逊（John Jackson，1813 年）和另一位不知名的画家绘制的仿品。就在亨特去世一年半前，亨特对雷诺兹的尸体进行了解剖

读和写作，也不喜欢任何正规的学习，而是喜欢漫步山林间观察鸟巢，比较鸟蛋的数量、大小、标志和其他特性"[5]p33。

作为病理学家，我们通过"比较数量、大小、标志物和其他特殊性质"进一步观察那些在其他人看来是相同的事物。约翰·亨特的爱好正如他自己所说，"当我还是一个孩子时，我很少读书和学习，我看的是云和草，想知道为什么树叶秋天会变色，想观察蚂蚁、蜜蜂、鸟、蝌蚪和石蚕虫。我整天缠着大人问一些没有人知道或者不关心的问题[9]。"约翰·亨特后来回忆起他的童年，几乎是完全抛弃书，更喜欢研究人的身体构造。由于这种思想，他在牛津大学的圣玛丽堂（St. Mary's Hall）仅当了很短时间的普通议员（1753 年），并且马虎对待学习拉丁语和成为一名内科医生这些事。牛津大学解剖学大部分

是以理论为主的，在这种学习环境中，约翰·亨特严重受挫，他无法展示他精湛细致的解剖天赋。他曾说"学校想让我成为一个像老女人（一样保守固执的）的人，或者满脑子只有拉丁语和希腊语的人"[取自与托马斯·卡莱尔（Thomas Carlisle）对话] [4] p14。一个学期后约翰彻底离开了牛津大学这座神圣的殿堂，开始在伦敦实施他拿手的解剖工作。最初约翰与威廉一起工作，后来在 1764 年约翰开设了自己的学校。

伦敦结构解剖学

　　威廉·亨特的解剖学校租借在破旧的科芬园（Covent Garden）。在那时学习解剖学还是一件非常隐秘的事情，只有几个公认的进行医师培训的医学院，如牛津、剑桥和爱丁堡，而这些学校也仅学习一些已有的医学资料，很少直接解剖人体。事实上那时解剖是受到法律严格限制的。1461 年，爱德华四世（Edward Ⅳ）将理发师 - 外科医师协会（Company of Barber-Surgeons）合并，并且依照 1540 年的皇家宪章，亨利八世（Henry Ⅷ）（图 7-2A）每年给予 4 具（后来 6 具）被判绞刑的犯人尸体，当时罪犯被处以绞刑后再被解剖被认为是一种惩罚方式。亨特学校的吸引力在于效仿巴黎模式，即每个学生可以分配到一具尸体，然而在其他解剖学校，整个教室只分配一到两具尸体。即使是非常著名的爱丁堡亚力山大·门罗学校（Edinburgh School of Alexander Monro），也受到爱丁堡有限的尸体资源所限制，而这将会导致可怕的后果。

　　在科芬园解剖学校（Covent Garden Anatomy School）中，亨特兄弟俩鲜明各异的性格在最开始是互补的，但后来却成了一种恶性竞争。威廉是一个口齿伶俐、镇定且不做作的老师，他使用新鲜材料进行授课并将样本进行保存。约翰负责准备样本，渐渐地，收集和准备样本成了他的主要爱好，四十多年来他收集了庞大数量的样本，幸存的部分样本（威廉的样本，许多由约翰制作）现保存在格拉斯哥大学，部分（约翰的样本）保存在伦敦皇家外科医学院（Royal College of Surgeons）。据约翰·亨特自己估计，大约每 10 年他可以解剖 2000 具尸体。在山野森林里捕

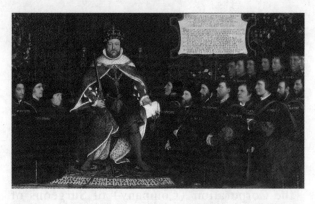

图 7-2A　授予特许状，《亨利八世和理发师 - 外科医生协会》（*Henry Ⅷ and the Barber Surgeons*）。橡木油画，180.3×312.4 cm，英国伦敦皇家外科医学院。来源：斯蒂芬妮·巴克（Stephanie Buck，"汉斯·荷尔拜因（Hans Holbein）"，科隆出版社：（Cologne：Könemann），1999，书号 3829025831。来自维基百科

虫捉鸟所练就的敏锐的观察力和多年来解剖尸体的经验使约翰·亨特迅速成为一位解剖大师，他对已解剖过的尸体结构清楚明了，并且还可补充一些自己的见解 [3]。因此，约翰可以说是世界上最有经验和渊博的解剖学家之一。

　　在 1748 年—1764 年这关键的几年里，约翰·亨特的丰富经历为他的生活和工作增添了不少色彩，而他对健康与疾病状态下人体结构与功能的理解，则属于病程学范畴。

　　自 1749 年开始，约翰·亨特开始跟着当时著名的外科医生，穿梭在各个医院的外科病房学习。最开始，约翰·亨特跟着威廉·切塞尔登（William Cheselden）在切尔西医院（Chelsea Hospital）学习。威廉·切塞尔登在 30 年前曾是亚历山大·门罗一世的老师，不幸的是威廉·切塞尔登因瘫痪退休，于 1752 年因脑卒中离世，这使得约翰·亨特不得不开始一段新的学习之旅。之后他跟从波西瓦·帕特（Percivall Pott）在史密斯菲尔德区（Smithfield）的圣巴塞洛缪（St. Bartholomew）学习，却引发了另一场未来的竞争。圣巴塞洛缪有丰富的病理样本，断肢、动脉瘤、感染、性病、破裂、结石和类似物；约翰·亨特对每种样本都认真观摩，研究当时的标准手术方案，并且经常问为什么、怎么样进行手术，以及如何更好地改进手术方案。

　　在 1756 年，肺痨使约翰·亨特的健康状态变得极糟，医生建议他去南方稍暖的地方生活 [4]。

他接受了英国探险队的任命，担任从法国收复贝尔道（Belleisle）七年战争的军医。服兵役期间，约翰·亨特有机会对大量的病危伤兵，包括被俘的敌军进行手术，与此同时他还开始探究"伤口积脓"理论的相关问题，这一问题的发现将"伤口积脓"理论向外科手术推进了一大步。一直到1794 年约翰·亨特出版《论血液、炎症和枪伤》（*A Treatise on the Blood，Inflammation and Gun Shot Wounds*）一书，人们才看到他详尽的推理细节 [10]。回到英格兰后，约翰·亨特离开了他的哥哥威廉，并在 1764 年创办了自己的解剖学校。1767 年 2 月，亨特入选英国皇家学会（The Royal Society）；1768 年，他被任命为圣乔治医院的外科医生，并成为外科医师协会成员；1776 年 1 月，成为国王的专属医生。1771 年 5 月，亨特与安·霍姆（Ann Home）结婚，安·霍姆是埃弗拉德·霍姆先生（Everard Home，第一代从男爵，1756—1832）的姐姐。埃弗拉德·霍姆后来在亨特的生活中扮演着重要角色，他跟从亨特学习，并于1772 年毕业，后来与约翰·亨特同在圣乔治医院做外科医生，成为约翰·亨特解剖室的示教解剖员、亨特遗嘱执行人，是亨特死后，为亨特写传记的第一传记作者之一。后来他剽窃了亨特的著作，并在发表自己的作品前烧毁了亨特所有未发表过的著作，以此来掩盖他的剽窃行为。

对病变部位的好奇促使约翰·亨特不光解剖正常组织器官，还解剖越来越多的患病器官，最后形成了世界范围医学院校的解剖及病理学教学的实践核心和标准。部分尸体可以通过干燥进行保存，如通过解剖、清洗、涂上砷溶液、悬挂在梁上干燥，然后再进行涂漆。在解剖学界，解剖学家更喜欢将较大的器官和尸体浸泡在酒精（乙醇）中，而这也是解剖界的一种常规。亨特对这种方法进行了改进，利用精准的解剖技巧辅以细致的注射方法将不同黏度的液体注射进血管、曲细精管和空腔脏器等，以此来定型并加以不同颜色标注。在某些情况下，通过精确的处理方法和处理时间，固体组织被酸腐蚀法消化，仅留下由石蜡填充的血管的支气管枝（图 7-2B），样本则密封在涂有石蜡的猪膀胱和铅覆盖玻璃瓶中，使得 250 年后的今天，我们仍能观摩这些样本。在伦敦的皇家外科医学院亨特博物馆（Hunterian

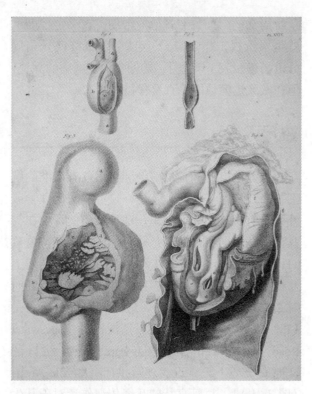

图 7-2B 脚和颈动脉解剖详解，取自于帕尔默（Palmer）的《约翰·亨特作品集》（*Works of John Hunter*），1837 年伦敦朗曼（Longman）出版社出版的第 24 幅图。由伦敦惠康图书馆（Wellcome Library）提供

Museum），我们可以看到保存的实体标本，通过学院网站我们可以观看虚拟样本展览 [11]。

关于孕妇的一些研究，遭遇了一些特殊的挑战，不过也取得一些成就。（因为无法获得被处以绞刑的孕妇，科研用途的孕妇尸体的来源问题一直备受争议。经过长时间的倡导和努力，威廉·亨特终于在 1774 年发表了《人类妊娠子宫的解剖学图》（*The Anatomy of the Human Gravid Uterus Exhibited in Figures*）[12]。荷兰美术大师杨·范·莱姆斯戴克（Jan van Rymsdyk）为此书绘制了细致的母亲与胎儿的插图。虽然威廉成为一名妇产科医生经历了漫长的时间，但证明独立胎盘循环系统的解剖工作大部分仍是威廉自己完成的。在其他人包括威廉自己看来，对于这项工作他没有得到应有的荣誉，在他 1774 年出版的妊娠子宫一书中，威廉感谢他弟弟约翰·亨特的帮助，但是不承认他与这一特殊课题有关 [4]。此外，我们必须注意到威廉·亨特在书的前言中就提到了他的弟弟约翰，"约翰精准的解剖技术是众所周知的，如果忽视他的帮助，在一定程度上就是不重视工作本身。"这些分歧最终使兄弟俩分道扬镳。1783 年 3 月，约翰参加了威廉的葬礼，但在威廉生前他们一直没有和解。

盗尸人

约翰·亨特和他的解剖同事不仅有精准的解剖技巧，还有一些其他技巧，这可能与病理学或外科没有直接关系，但正是这种技巧使得他在与其他人竞争时更易获得尸体。他们多从海特公墓（Highgate）和泰伯恩（Tyburn）刑场的绞刑架上获得尸体 [绞刑架见图 7-3A，据说一次可以同时对 20 个死刑犯处以绞刑，最后一次行刑记录是 1783 年，其标牌今天仍在贝斯沃特路（Bayswater Road）和埃奇韦尔路（Edgware Road）路口的交通安全岛上，靠近大理石拱门（Marble Arch）（图 7-3B）]。尽管亨特的几个传记作者对于其生平的记录有很多不一致的地方，但是他们都提到了关于亨特从绞刑架上获得尸体这一事实。亨特给刽子手或盗尸团伙一定的佣金，让他们从绞刑架上将被处以绞刑的罪犯尽快带回解剖室。当罪犯太少难以满足学生的需求时，解剖家会求助于盗尸人，让他们去盗取刚入土的新鲜尸体。人们认为亨特与掘墓者或者说盗墓贼形成了一种密切合作，当解剖需求大于实际供给时，亨特会以一至几基尼（guinea，英国旧时金币名）的价格从他们那里购买新鲜尸体。这种购买热潮最终在爱丁堡被进一步扩大（见下文）。

在 18 世纪，盗墓是一个不争的事实，在当时，对于全世界的医学院和医学院学生来说死亡不仅是死亡，这种盗墓行为一直持续到 19 世纪并涌入美国，当时美国的医学院校才刚刚兴起 [13]。为了解决掘墓窃尸这一问题，爱丁堡所做的努力无人能比。在 1832 年《渥柏顿解剖法》（Warburton Anatomy Act）颁布以后，英国的尸体解剖合法化。实际上，伯克（Burke）和黑尔（Hare）这两个盗墓贼为了满足外科医学院博物馆馆长伯特·诺克斯（Robert Knox）大量尸体的需求，而进行的一系列犯罪行为促使了《渥柏顿解剖法》的颁布。1829 年 1 月 28 日，伯克因犯多宗谋杀罪被判以绞刑，并被门罗一世教授公开

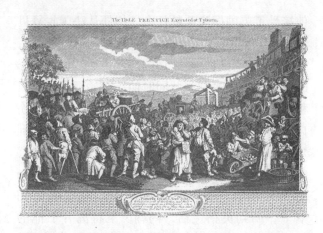

图 7-3A 《勤勉与懒散》（*Industry and Idleness*）系列绘画共 12 幅，这是第 11 幅，"普雷蒂斯（*Prentice*）在泰伯恩（*Tyburn*）刑场行刑"，可看到懒散的最后代价。威廉·荷加斯（William Hogarth）1847 年绘制。取自《天才威廉·荷加斯》（*The Genius of William Hogarth*）。2015 年 5 月访问于维基百科

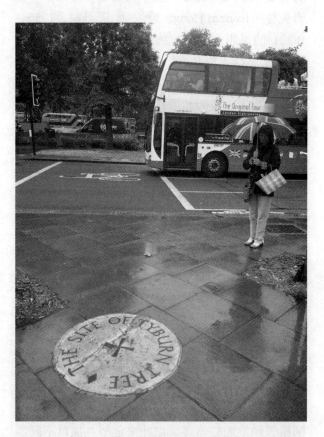

图 7-3B 泰伯恩刑场。绞刑场圆牌位于伦敦大理石拱门旁。摄像：苏曾·泰勒（Susan Taylor）

解剖。黑尔因提供了关键性证据而免于惩罚，最终不知去向。伯克在某种程度上也许是活在法医的世界里的，因他而有了"*burking*"（捂住鼻口

闷死的意思，使用最小暴力的一种杀人手段）一词。伯克的骨架现存于爱丁堡学院的解剖博物馆（由门罗创办的）。当时传唱的歌谣是：

> 伯克是屠夫，
> 黑尔是盗贼，
> 诺克斯是买牛肉的男孩！

18 世纪许多家庭为了防止尸体被盗走而煞费苦心，铅棺、铁条以及在棺材上加以厚重的拱顶，但总是被机灵的解剖家找到破解方法。著名的查尔斯·伯恩（奥布莱恩）[Charles Byrne（O'Brien）] 的尸体就是以这种方式获得的。他是一位爱尔兰巨人[2-5]，据说是爱尔兰高王布莱恩·博茹（Brian Boru）的直系后裔。通过不同的报道我们可知，伯恩的身高在 7 英尺 7 英寸到 8 英尺 4 英寸之间①，人们猜测他可能活不长，因为巨人一般都活不长，特别是爱喝酒的巨人。约翰·亨特对伯恩死亡的病理原因非常感兴趣。伯恩为了防止尸体被盗曾精心设计了海葬，但还是被亨特盗取了尸体，据说亨特用重金雇佣了一个著名的盗尸专家——豪伊森（Howison）先生。亨特将盗来的尸体转移到马车上运回伯爵阁（Earl's Court）。亨特最终发表了他对伯恩尸体的研究结果，并且制备了一副铰接式骨架（图 7-4A），这副骨架现存于皇家外科医学院的水晶艺术馆（Crystal Gallery）（图 7-6）中，后来哈维·库欣（Harvey Cushing）检查伯恩的颅骨，发现伯恩有一个垂体腺瘤，推测该垂体腺瘤产生了（过量的）生长激素。

约翰·亨特在许多方面都恰逢天时、地利、人和（图 7-4B）。18 世纪，伦敦可以说是欧洲主要城市中唯一一个没有正式医生培训学校的城市。亨特是通过行业公会（trade guilds）接受训练的，此行业公会可以追溯到中世纪，行业公会的出现使得理发师 - 外科医师协会（the Company of Barber Surgeons），即外科医生协会于 1745 年解散[4]，3 年后，约翰·亨特到达伦敦。正如先前提到的理发师 - 外科医师协会，他们每年都有

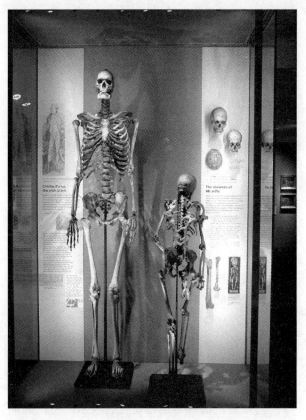

图 7-4A 罗伯特·伯恩（Robert Byrne），"爱尔兰巨人"，骨架由约翰·亨特制作的，伦敦皇家外科医学院提供

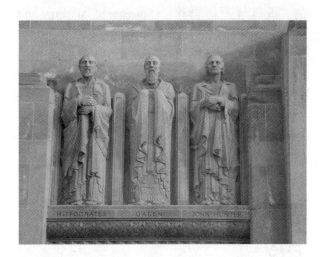

图 7-4B 《好伙伴》（*Good Company*）中约翰·亨特与希波克拉底（Hippocrates）、盖伦（Galen）雕像，由萨尔瓦多·斯卡皮塔（Salvador Scarpitta）1934 年雕刻。位于洛杉矶南加州大学医疗中心（University of Southern California Medical Center）入口处，照片由作者提供

---

① 7 英尺 7 英寸到 8 英尺 4 英寸，相当于 2.31 ~ 2.54 米。——编辑注

处理4个死囚尸体的资格。但是，在那个时候，无论出于何种目的，对人体的解剖都是非法的，包括外科医生和医师的教育，甚至于“只要不是在机构内部进行的解剖，外科医生都将被处以10英镑的罚款。”

当时解剖都是以公开的形式来满足人们对病理研究的好奇心，但是解剖并未正式纳入外科医生或内科医生培训的范畴。为了解决这一问题，亨特兄弟做了长期的努力，约翰·亨特向所有愿意或不愿意倾听他个人想法的人强烈主张——外科手术应该是基于对基础解剖的深刻认识而开展的。他呼吁他的学生要经常思考常规手术方案，然后通过观察和实验来提出问题并进一步假设检验，最重要的是将学到的经验应用到实践中。正如他在1772年一个演讲中所说的：“我不打算把我的讲座作为一个常规的课程，我要讲解的是我的解剖原则，我衷心希望学生通过比较和推理已知原则，以解决任何场合下的问题[5]”。

公开解剖的样本通常安置在展示厅里，并向普通民众开放。当时最声名狼藉的展示厅当属位于佛里特街（Fleet Street）197号，带有一些色情成分的本杰明·雷斯特罗（Benjamin Rackstrow）的“猎奇解剖博物馆”（Museum of Anatomy and Curiosities）（图7-5A）。现在回想起来，公众渴望看到死者组织器官的心理，有一丝万圣节和“蛮荒”时代的食尸鬼的味道。不过，这些可能与最近冈瑟·冯·哈根（Gunther von Hagen）[15]制备的“人体世界”展没有太大区别，这个展览包括人和动物的解剖及“塑化”样本，当它在世界各地的大城市展览时吸引了众多的人前来观赏。如果模仿是最真诚的赞美，约翰·亨特也许会很高兴，因为这是大家对他的工作的认可。

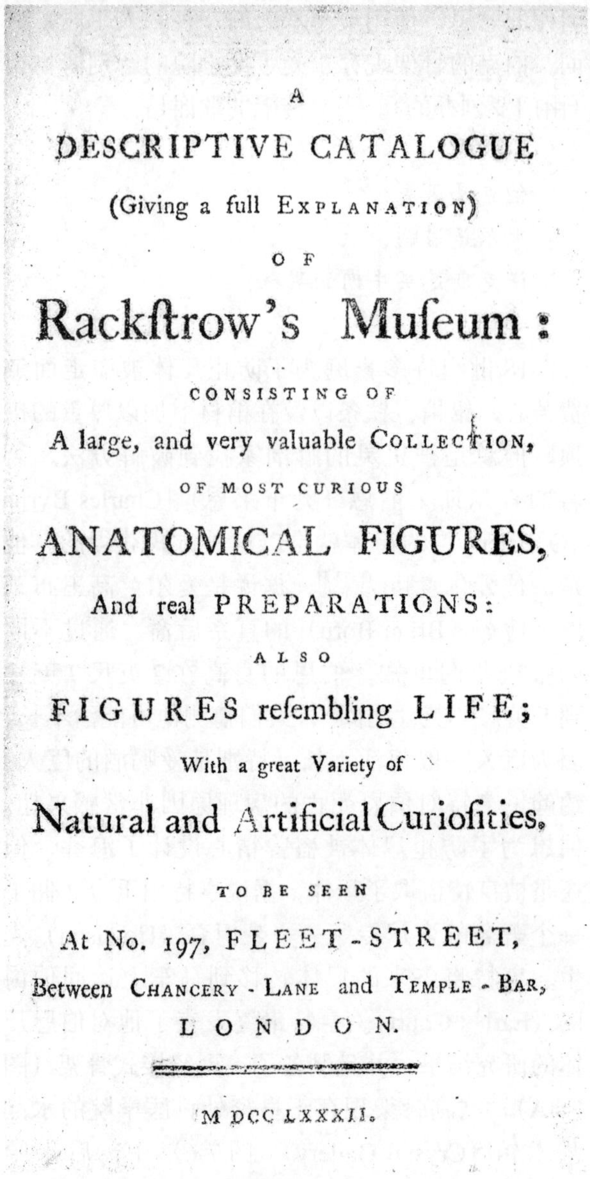
A

DESCRIPTIVE CATALOGUE

(Giving a full EXPLANATION)

OF

Rackſtrow's Muſeum:

CONSISTING OF

A large, and very valuable COLLECTION,

OF MOST CURIOUS

ANATOMICAL FIGURES,

And real PREPARATIONS:

ALSO

FIGURES reſembling LIFE;

With a great Variety of

Natural and Artificial Curioſities.

TO BE SEEN

At No. 197, FLEET-STREET,

Between CHANCERY-LANE and TEMPLE-BAR,

LONDON.

M DCC LXXXII.

图7-5A 雷斯特罗“博物馆”目录，1811年，伦敦佛里特街。由伦敦惠康图书馆提供

尸检

由于当时解剖学知识的匮乏，人们对疾病发生原因的无知，使人们对受伤后的人体反应的探索与对人体解剖的兴趣逐渐增强，最终也使亨特及其同代人的解剖工作合法化。约翰·亨特在完成了几千具解剖（尸检）工作后，提倡将“解剖”应用到教学和研究，并且提倡要对解剖始终保持一颗好奇心。通过解剖，约翰·亨特越来越清楚患者的死因，甚至是一些著名人物的死因。因此，约书亚·雷诺兹爵士曾利用约翰·亨特悬挂在外科医学院的解剖样本练习他的肖像画技巧；1792年2月24日，约翰·亨特又根据约书亚·雷诺兹爵士（Sir Joshua Reynolds）的画像来进行他的解剖工作：“腹腔中唯一的病变部位是肝，其病变罕见……重约11磅①，至少是

①11磅≈4.99 kg。——编辑注

正常重量的两倍；硬度与我们常说的肝癌病变一致。表面失去了自然色泽，变为淡黄色[4]。"约翰•亨特的主张被广泛传播，也因此人们要求在约翰•亨特死后解剖他的尸体；事实也确实如此。约翰•亨特的妻弟，亦是亨特学生的埃弗拉德•霍姆解剖了亨特的尸体，并在约翰•亨特的《论血液、炎症和枪伤》一书中的作者生平简介中附上了详细的尸检报告[3]。报告中描述到"……胆囊里有五六颗淡黄色的小石块状物……心包异常增厚，因心脏本身较小……冠状动脉……骨管难以用刀分离，二尖瓣（valvulae mitrales）……多处硬化……主动脉的半月瓣韧性消失……相较于正常人，主动脉腔明显大于半月瓣，有早期动脉瘤征兆……部分内膜失去原有光滑性，并且相较于正常内膜表面，有较多明显的白色不透明突出斑点。"

由于当时没有保存标本，因此在 40 年后，德鲁里•奥特利（Drewry Ottley）收集了许多亨特的论文后，提出有必要对这些发现进行基本的确认。

病理学博物馆；"第一代病理学家"

根据佩吉特（Paget）记录的"约翰•亨特"，我们了解到位于莱斯特广场（Leicester Square）的约翰•亨特博物馆（图 7-5B），共有 13 682 件标本，病理标本有 1084 件，生理教学用具 3745 件，干样本加上骨架标本和动物样本 1242 件，甚至有 125 件"微观教学用具"[5]。"约翰•亨特收集所有可以收集的东西，这似乎是他的天性，因此他也成了那个时代唯一一个比较解剖学家及病理学家，并且亨特可以将所学的与外科和医学结合起来[4]。"他积极改进器官标本制备方法，将标本聚集在博物馆中，以实现教育和科研的目的，这也成了后世所有医学院校教学的模式。因此在 19 和 20 世纪，几乎所有的医学院都配备一个博物馆，尽管规模可能不大（见第 30 章）。

这些博物馆不仅实现了医学教育具体化，特别是在病理学教育方面，且其影响力远远超出了其本身。从某种意义上说，这使得第一代病理学家诞生，在这之前都是内科医生进行检查，然后进行疾病诊断。"这些伦敦和爱丁堡的博物馆的

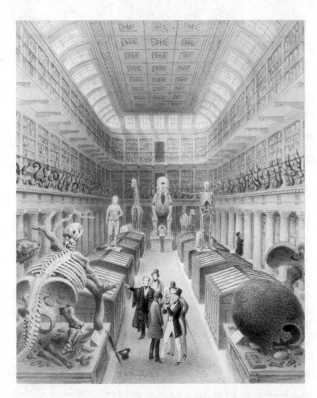

图 7-5B 伦敦皇家外科医学院的亨特博物馆，建于 1842 年，插图：托马斯•霍斯默•谢泼德（Thomas Hosmer Shepherd），经英国皇家外科医学院校长及委员会同意后重建。黑白照片刊登在 1844 年的《伦敦画报》（London Illustrated News）

馆长往往先是入殓师（inspectors of the dead），后来才成为病理解剖学的讲师，在某些情况下，还可能成为第一代病理学教授[2]。"他们每天面对大量的病理标本，因此他们有机会做出开创性的发现，他们也确实做到了。在当时的医学界，许多早期博物馆馆长都是家喻户晓的人物。

1793 年，约翰•亨特去世，马修•贝利和埃弗拉德•霍姆被任命为遗嘱执行人，其中主要是将"博物馆"提供给英国政府（或外国政府或个人）。然而这个请求很难实现；当法国总理皮特（Pitt）被问及这个问题时，他回应称，"买什么教学用具！买火药钱我还没有凑齐呢[5]。"最后，在约瑟夫•班克斯（Joseph Banks）先生和奥克兰勋爵（Auckland）多年的努力下，议会终于投票通过了这笔款项，用于采购馆藏的教学用具（15 000 英镑，每件约 1 英镑）。最初这批标本是准备捐献给英国皇家内科学院的，但没有被接收，后来在 1799 年 12 月 23 日，这批标本被外科医师协会接收，与此同时授予外科医师协会

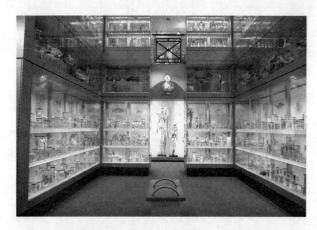

图 7-6　现今的亨特博物馆——英国皇家外科医学院的水晶馆，图片由学院提供

"皇家外科学院"的称号，这也是亨特死后的一个贡献。如今，亨特博物馆（图 7-6）仍然由医学院管理。伦敦在战争期间被疯狂轰炸所损坏的标本如今已被复原或用其他材料替代 [11]。

实验病理学

　　"实验病理学"出现前，约翰·亨特已经开始了动物解剖。直接的"活体解剖"（vivisection）肯定不能运用在人身上，外科技术承担不起这种代价！不过约翰·亨特确实对活体动物进行过实验，我们可以在《论血液、炎症和枪伤》的论著中找到详细描述 [10]。比较解剖学可能是亨特先生一生的追求，他不放过任何研究比较解剖学的机会 [3]。亨特一生至少解剖了 500 个物种。据霍姆介绍，强烈的好奇心驱使亨特购买各种珍稀动物进行解剖（图 7-7A 和 B；也可参见图 7-5），例如从伦敦塔（Tower of London）里的动物园低价购买一些动物尸体。奥特利 [4] 曾记录了一个著名的交易：有一天普雷·乔治（Pray George）去找书商尼科尔（Nicol）先生，听到亨特问尼科尔先生说"你现在有钱吗？"尼科尔先生回答有。"你有 5 基尼吗？如果有就借给我，你应该均摊费用。"尼科尔先生问"均摊什么费用？"亨特回答说"因为现在城堡街（Castle Street）有一只奄奄一息的大老虎需要我们均摊费用购买回来。"
　　约瑟夫·班克斯先生与亨特的关系日益密

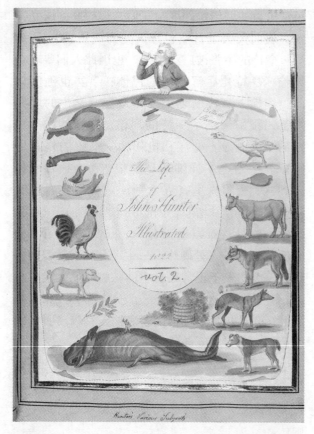

图 7-7A　1822 年出版的《约翰·亨特的一生》(The Life of John Hunter) 卷 2 扉页，作者为其同代人杰西·福特（Jesse Foot），他图解了"亨特的方方面面"，包括亨特的兴趣和标本。这本书中的"文献评论"可看出福特对亨特工作的评价是十分客观的。图片由伦敦惠康图书馆提供

切，他是詹姆斯·库克（James Cook）首次航行的自然学家和植物学家，他为亨特带来大量国外的奇异标本。约翰·亨特也因此有机会探究大量未知物种的内脏解剖结构，他所探索的物种间的相互联系是达尔文进化论出现前的一道曙光。而实际上英国皇家学会或哲学汇刊中收录的约翰·亨特的论文，更多是描述动物、鸟类、鱼类、昆虫，甚至是蔬菜的研究结果，而非人体解剖 [3]。
　　传记作者认为，在某种程度上来说，让约翰·亨特充满激情的是实验，并不是手术。"亨特天生具有敏锐的观察力，且由于他持续不断的练习，他的能力得到很大提升。亨特还拥有强大的推理能力、精确的判断力和丰富的想象力。这些能力虽不是最顶尖的，但足以帮助他进行研究" [4]。两个世纪前，亨特的原则就可以在许多

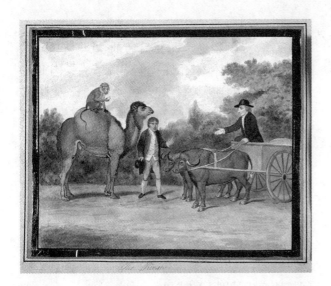

图 7-7B 福特与约翰·亨特路上相遇，亨特带着各式各样的标本。图片由伦敦惠康图书馆提供。1794 年取自伦敦蓓尔美尔街（Pall Mall）贝克特（Becket）出版社出版的杰西·福特的《约翰·亨特的一生》。可由 http://books.google.com/books?id=Z24EAAAAYAAJ&pg=PP8&ots=7JylAMrQhU&dq=john+hunter+jesse+foot#v=onepage&q=john%20hunter%20jesse%20foot&f=fals 处获得电子版，于 2015 年 4 月访问

方面预测"循证医学"的发展趋势了。

"学生们听讲座时，亨特告诉他们不要做笔记，如果已经做了笔记，就把笔记烧了。因为他知道，他的持续研究意味着他的观点时刻在改变，所以他现在所教授的知识，都会在不久后过时[16]。约翰·亨特早期最喜欢的学生爱德华·詹纳（Edward Jenner）向他请教如何救治一名患者时，亨特回答说："我认为你的解决方案是合理的。但是为什么你要选择这个方案？你不妨做个实验[16]。"这一建议因此成了詹纳的口头禅："别想了，试一试；要有耐心，要准确。"被巴伦（Baron）引用到他撰写的《詹纳的一生》（*Life of Jenner*）一书中。后来詹姆斯·佩吉特（James Paget）先生也在《约翰·亨特》（*John Hunter*）一书的序言中引用了这一故事[5]。

亨特还完善了对比实验和对照组的概念，"做（关于消化能力）对比实验，为达到实验目的，不同的动物应在相同条件下进行实验，相同的年龄……肥胖程度……健康状况和温度……[16]虽然亨特对研究十分细致耐心，但他对于检验理论并将其付诸实践感到不耐烦，"只要建立起公

认的原则，就不必再一遍遍重复实验，我们应该把这当成准则，下一步我们该做的是将这些原则应用到实践中。"这其实就是"转化性研究"。这给我们的另一个教训是，"实验台"上验证的理论（和药物）应用于临床，通常需要 10 年以上的时间。在亨特所在的时代，从一个想法诞生，到实验验证，再到患者的实际应用，不可能几天或几周就完成。

显微镜在亨特时代已经出现，只是那时的显微镜镜片质量通常较差（见第 31 章）。在某个研究中，亨特用一种原始显微镜来放大受精鸡卵，观察胚胎发育，并将其放在温水中保温以维持其生长发育，或者随后保存在乙醇中。亨特不过分依赖显微镜的分辨率，他更偏向于用自己的眼睛进行观察。与以往一样，他并没有过分强调如何使用显微镜以及谁该用显微镜。在《论血液、炎症和枪伤》一书中，在讨论"红色小球"是血液的三种成分之一时，亨特写道：

"马尔比基（Malpighi）可能是第一个就此问题而使用显微镜的人。在 1668 年，他曾描述过网膜血管中的这些小球，然而，他错把这些小球当成了脂肪小球[17]。亨特继续写道："安东尼·范·列文虎克（Antonius Van Leeuwenhoeck）以极大的热情继续显微观察，在 1673 年 8 月 15 日，他看到了红色血球。"

亨特最后忍不住评论到："这些早期观察家们想象的可能比看到的还多。"亨特特别关注那些缺乏背景知识的镜下发现的准确性；"借助显微镜检查血液中的红色血球，观察微生物，并准确解释视野下的物象，这能使观察者感到十分满足；但这也只是他们用那已知的知识推测未知的事物，这就是所谓的科学探索，或者说他们提供一些见解来启发他人去探索更多未知的环节。"

半个多世纪后，亨特预期的事情发生了。显微镜质量的改进与制造成本的下降使得显微镜的使用率增加，因而成就了新一代医生——第一代组织病理学家，当然这些组织病理学家必定是花费了大量时间去积累经验的[1]。

出版还是被淘汰

一方面，约翰·亨特丰富了其博物馆标本，

另一方面也大大增加了关于标本的书面描述、想法及研究。这些描述部分可见于他写给朋友和学生的信中："米猪肉里有包囊虫。"（1790 年 12 月写给爱德华·詹纳的信）（引自奥特利）[4] 这些书信作品一部分保存于英国皇家学会，一部分出版在他早期传记的引言中。然而，据亨特的姐夫埃弗拉德·霍姆介绍，亨特在没有对自己的工作满意之前，不想发表任何作品。1760 年服兵役期间写的《论血液、炎症和枪伤》，无疑是亨特的重要作品之一，然而直到亨特去世后，这本著作才于 1793—1794 年间出版[10]。这本厚达 575 页的论著无疑是令人印象深刻的，但更令人钦佩的是他持续 34 年的科学探索过程。亨特许多未发表的作品在帕尔默及其同事的努力下被收集起来，并于 1835 年出版[16]。卷 1 包括安德鲁·奥特利撰写的《英国皇家学会会员——约翰·亨特的一生》（*The Life of John Hunter F.R.S.*）[4] 以及亨特的哲学概念。

"目前我开展讲座是为了先研究清楚正常或健康状态的机体整体生理学；然后再研究其病理或疾病状态下的生理学，或者说是机体整体异常的自然行为。"

"实体瘤——肿瘤可分为实体性和包膜性，二者间差别很大……它们通常发生在固定的位置，然后从原发灶向四周扩散……"

但是有一件奇怪的事，直至今日也令人匪夷所思。尽管已出版的书籍中有无数的实验报告，还有亨特对于许多案例和疾病的观察，我们还是坚信我们弄丢了亨特的许多资料；"在他孜孜不倦的勤奋解剖的 30 年间，他必定做了各种独立观察实验……并且仔细地记录在相应的卷册中；但埃弗拉德·霍姆严重地毁坏了亨特的手稿，如今人类科学界已经不可能再得到亨特的那些工作成果了[4]。"

德鲁里·奥特利[4]、史蒂芬·佩吉特（Stephen Paget）[5] 和其他人都在思考埃弗拉德·霍姆为什么会做出这"令人匪夷所思"的事，即 1832 年在死前烧毁亨特的手稿。经过不懈的询问，霍姆回应了大学董事会，大意是"这是亨特先生的遗愿，在他死后其手稿不该被委托给任何人，应被销毁，因为它们还不够完美，不能呈现给公众"（引自佩吉特）[5]。霍姆还说，

"在博物馆中我花费了 10 年的时间，给每一个借阅文章者提供帮助，而在最后的 30 年（1793—1823），我的身体不允许我再继续下去，因此我决定终止我的遗嘱执行权烧毁手稿[5]。"无论真相如何，最终结果是亨特的一些工作成果丢了，究竟是哪一部分，直到现在我们也不知道。有人推测亨特的部分工作可能已经发表了，只是在其死后以另一个"笔名"发表；至于亨特遗嘱的执行人——埃弗拉德·霍姆，在亨特死后的数十年间向英国皇家学会提交的文章远超其他人。因此，我们可能不必担忧亨特的成果就此丢失，因为亨特的许多工作成果可能并没有丢失，只是被间接地变成了别人的成果。

1859 年，约翰·亨特的遗体被重新安葬在威斯敏斯特教堂（Westminster Abbey）。约书亚·雷诺兹先生为他制作了肖像，并将其安置在英国皇家外科学院。

抗争

18 世纪，人们都对发现新事物所带来的地位和声望充满了渴望，而随之而来的压力和由此衍生出的喜怒哀乐与如今相差无几。如果当时亨特家族、约翰和威廉、约翰和埃弗拉德·霍姆之间的内部争斗不是那么激烈，就不会有那么多人犀利刻薄地评判解剖学、外科手术和医学，因为这个世界其实很小也很乱，谁教谁什么，何时教都在大众眼里。几乎在约翰·亨特抵达伦敦的那一天，那里就到处充斥着发现新事物的竞争。就泪腺导管的鉴定，曲细精管的注射和吸收系统（乳糜管和淋巴管）的定义的竞争，亨特兄弟曾与爱丁堡的门罗氏斗智斗勇。在谁教谁，教什么，何时教的问题上充斥着竞争。实际上，年轻的亚力山大·门罗（二世）参加了亨特在伦敦学校举办的讲座；但他的父亲亚历山大（一世）曾是威廉的老师。

之后，波西瓦·帕特与约翰为论证先天性疝的起源开始了竞争，但约翰在巴茨医院（Bart's，圣巴塞洛缪医院的简称）还是稍落后于波西瓦·帕特。后来 11 月的一天，波西瓦·帕特似乎加入了亨特的工作室，观看完整的解剖过程，直到次年 3 月他写了一篇关于 40 个案例的文章，但

在文章中却没有提及亨特！（引自佩吉特）[5] 无论如何，这个理论早于 1755 年在阿尔布雷希特・冯・哈勒（Albrecht von Haller）的《病理手册》（*Opuscula Pathologica*）中提到过，威廉・亨特可能看过此书。

波西瓦・帕特

波西瓦・帕特于 1714 年 1 月 6 日出生在伦敦针线街（Threadneedle Street），也就是在现在的英格兰银行附近。波西瓦・帕特是位代笔人或者称公证人的儿子，但他的父亲在他很小的时候就去世了。在母亲及罗切斯特主教约瑟夫・威尔科克斯（Joseph Wilcocks）的帮助下，他受到了良好的私立教育。他本应成为一名牧师，却在 1729 年 8 月 1 日，成了圣巴塞洛缪外科医生爱德华・诺斯（Edward Nourse）的学徒，七年总薪金为 200 基尼（210 英镑）。诺斯除了在德门街（Aldersgate Street）的家中教授解剖学，还让他的学生参与巴茨医院的手术。在这里，波西瓦・帕特得到了威廉・切塞尔登（1688—1752）的指导。威廉・切塞尔登早先曾教过亚历山大・门罗一世，后来教过约翰・亨特。1736 年，帕特通过了伦敦理发师 - 外科医师协会的考核并开始筹办自己的诊所，同时也继续协助医院的工作。1745 年，他成为巴茨医院的助理外科医生，后来成为这所医院的正式外科医生（图 7-8A），并为之服务了 50 年。

1756 年，帕特遭遇了一场事故。在某种意义上，这次事故成就了他，使他名声大噪。在去往性病医院（Lock Hospital）的老肯特路（Old Kent Road）上，帕特不小心从马背上摔了下来，胫腓骨严重骨折。医生们赶到现场对其进行救治，其中包括他的前导师诺斯。医生们最初的共识是"保守治疗"（treatment of the day）——截肢，但帕特昔日的学生坚持用非传统方法保守复位（conservative reduction），最终这种方法成功了。然而直到今天，关于帕特确切的受伤部位仍存在争议，这一经典的小腿骨折也因此命名为帕特骨折。

术后康复需要很长时间，在这期间，帕特

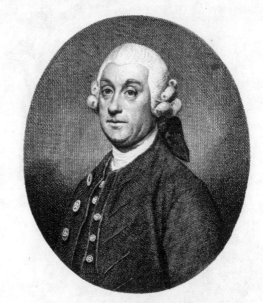

图 7-8A 波西瓦・帕特，1785 年 6 月 7 日，爱德华・赫奇斯（Edward Hedges）继纳撒尼尔・丹斯・霍兰（Nathaniel Dance Holland，1735—1811）后雕刻于伦敦康希尔路 92 号。原版藏于美国国家医学图书馆（National Library of Medicine）http://commons.wikimedia.org/wiki/File：PercivallPottb026992.JPG。最近一次访问时间为 2015 年 4 月

不能进入手术间，因此帕特把他的想法和他的手术方法一一记录下来。他的第一部重要作品《论断裂》（*A Treatise on Ruptures*）[18] 出版了，但这部论著让帕特与他以前的学生约翰・亨特和威廉・亨特在腹股沟疝来源的主要描述上产生了直接冲突。而在这部作品出版前他们之间还是很和谐的关系，这场辩论并没有使帕特意志消沉，反而使得他斗志昂扬，在其后生涯中，他继续出版了 14 个这一系列的作品。当时，他对于老年人脊柱弯曲的描述十分详细，以至于当时的许多人都将其称为帕特病，尽管那时帕特并不知道这是由肺结核引起的。

然而，对于帕特个人来说，最有影响的是其对烟囱清洁工阴囊溃疡"煤烟疣"（图 7-8B）

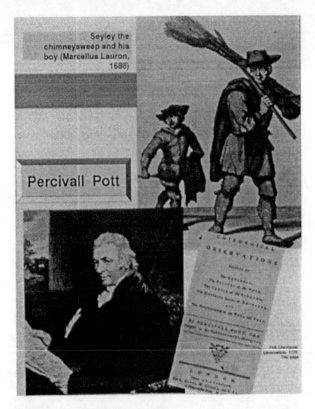

图 7-8B 波西瓦·帕特医生发表的最早关于环境性癌的文章。来源：美国政府，《癌症与环境——基因与环境的相互作用》(*In Cancer and the Environment：Gene-Environment Interactions*)，编辑：塞缪尔·威尔逊 (Samuel Wilson)、洛弗尔·琼斯 (Lovell Jones)、克里斯汀·库森斯 (Christine Coussens) 和凯瑟琳·汉纳 (Kathi Hanna)，由美国科学院出版社于 2002 年出版。http://www.nap.edu/catalog/10464/cancer-and-the-environment-gene-environment-interactions，2015 年 4 月访问

发病机制的认识，这是一种多样性皮肤癌——"它可以渗透皮肤、内膜及阴囊膜，使阴囊增大和变硬，最终彻底失去其功能。"[19,20]（见第 27 章）更重要的是他将煤烟疣与"阴囊皱褶处的烟尘堆积"联系起来。在这之前也曾有过流行病学观察，如伯纳迪诺·拉马兹尼 (Bernadino Ramazzini) 曾注意到修女患宫颈癌概率低，患乳腺癌的概率高[20]；之前也曾有关于致癌物的记录，如约翰·希尔 (John Hill) 记录的鼻烟（烟草）和鼻腔癌。不过，在职业性致癌物和癌症流行病学的病因研究设计这两方面，帕特的科研影响力还是最大的。这也使得 1788 年国家出台了第一部职业法——《烟囱清扫法》(*The Chimney Sweepers Act*)。1788 年 12 月 22 日，帕特因在恶劣天气中看望患者而得了肺炎去世。

传承 126 年的门罗世家：门罗一世至三世

门罗一世

亚历山大·门罗（一世，1697—1767）（图 7-9）（希恩柏伊门罗家族第 4 代传人，是门罗一世从其堂兄乔治·门罗手中购买的；门罗家族坐落于苏格兰的斯特林附近）[21,22]。亚历山大·门罗出生于伦敦，其父为约翰·门罗 (John Munro，1670—1740)。约翰·门罗是一位苏格兰裔的外科军医，于 1700 年结婚，之后离开部队移居爱丁堡。在他离开军队不久后的 1706 年，《联盟条约》(*The Treaty of Union*) 签署，此条约的签署有效地促使了大不列颠帝国的成立，同时也损害了原有上层社会的统治权利，夺取了爱丁堡贵族的利益。

1710 年，亚历山大·门罗在爱丁堡大学接受正规教育。1717 年，他前往伦敦参加威廉·切塞尔登（1688—1752）开创的解剖学课程。在那里，他见识了被人们称为最快的取出膀胱结石手术，手术历时不足 4 分钟。1718 年末，亚历山大与其他爱丁堡的学生（及他父亲）参加了赫尔曼·布尔哈夫 (Hermann Boerhaave，1668—1738) 于莱顿 (Leiden) 举办的化学、生理学、解剖学和临床示范等讲座。1720 年，年仅 23 岁的门罗成为爱丁堡的一名解剖学教授，他为自己的第一堂课——外科手术及包扎做宣传，在这第一堂解剖课中他招收了 57 名学生。1725 年，他在前导师威廉·切塞尔登的推荐下，成为英国皇家学会的一员。同年，亚历山大和来自天空岛 (Isle of Skye) 斯莱特半岛 (Sleat) 的伊莎贝拉·麦克唐纳 (Isabella MacDonald) 结婚，他们共有 8 个孩子，但只有 4 个活到成年。他的大儿子约翰成功地成为希恩柏伊的第 5 代传人，两个小儿子则从事医务工作，其中唐纳德 (Donald) 成为伦敦圣乔治医院的内科医生，而亚历山大（二世）在众人的举荐下继承了父亲的职业，成为了爱丁堡的一名解剖学教授。

亚历山大·门罗一世与医生约翰·卢瑟福

（John Rutherford）曾在莱顿一起工作过。1738年，爱丁堡皇家医院（Royal Infirmary）成为"教学医院"，亚历山大·门罗为此做出不少贡献，包括传播布尔哈夫的方法。因"经典"医学预科、自然科学、化学、生理学、解剖学、植物学和材料医学、手术和助产学的发展，爱丁堡大学从真正意义上成为未来医学院的模范。1720年，亚历山大·门罗开始在解剖教室演示解剖学，但在 1725 年因受到盗墓贼的指控，他不得不搬到一个更隐秘、安全的地方。当时爱丁堡的盗墓活动是爱丁堡史上最猖狂的时期，比任何地方都要严重。1726 年，亚历山大·门罗出版了其唯一的著作《人类骨骼解剖学》（*The Anatomy of the Human Bones*），后来他又补充了神经和乳糜管的相关内容 [23]。1750 年，他开办的解剖学课程招收了 200 名学生，每个学生（学费）约 3 基尼，不过有的学生没交学费 [22]。

门罗二世

亚历山大·门罗二世（1733—1817）（图 7-9）是亚历山大·门罗一世最小的儿子，他在 11 岁时就参加了他父亲的解剖学课程，同年被爱丁堡大学录取，在 1755 年获得医学博士学位！[21,24] 求知欲促使他参加了威廉·亨特在伦敦举办的解剖学课程，就像十多年前威廉·亨特也曾参加过亚历山大·门罗一世的讲座。

如前所述，由于时间久远，威廉·亨特对亚历山大·门罗一世的教学已没什么印象。而门罗二世作为学生对约翰充满敌意，认为约翰的人格和师德较差，就像"一个怀有恶意、冲动且技术拙劣的剑客，拼尽全力向前冲企图打掉对手的武器 [25]。"

当时争论的焦点是淋巴系统的不同性质是谁首先提出来的。亨特坚称这一概念是他提出的，因为这是他长期以来公开课程的一个基本原则，而门罗则声称亨特的这一想法是从 1755 年门罗在爱丁堡大学的论文中"借来"的（图 7-10A）[26]。1757 年，门罗进一步拓展内容并在出版物上正式发表了题为《原发性淋巴管瓣膜病》（*De venis lymphaticis valvulosis*）[27] 的文章，导致亨特成为剽窃者，并被要求赔偿，更糟糕的是，作为亨

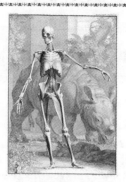

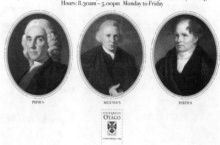

图 7-9 门罗世家。已获得新西兰但尼丁（Dunedin）的奥塔哥大学（University of Otago）特殊藏书管理员唐纳德·克尔（Donald kerr）的许可

特解剖室的负责人，亨特使解剖室的声誉严重受损。自此，亨特开始受到不公平的"剥削"。

门罗曾在欧洲游学进修，在此期间他与梅克尔（Meckel，1781—1833）在柏林居住学习过一段时间。回到爱丁堡后，1753 年他开始替他父亲教授一些课程。在当时，这种情况并不少见，因为教授这一称号在那时被视为个人财产，可以由父亲传给儿子，因此当他父亲在 1764 年退休时，他就担任了解剖学教授。1764 年，在一名因脑积水而心室肿大的患者身上，门罗发现了心室间有一特殊的小孔，并在 1783 年出版的《神经系统结构与功能的观察》（*Observation on the Structure and Functions of the Nervous System*）中详细描述这一小孔（图 7-10B），后来这一小孔也以他的名字命名。门罗与妻子凯瑟琳（Katherine）育有 4 个孩子，凯瑟琳的父亲——大卫·英格利斯（David Inglis）是苏格兰银行的财务主管。他们的大儿子"继承"了门罗家族，成了亚历山

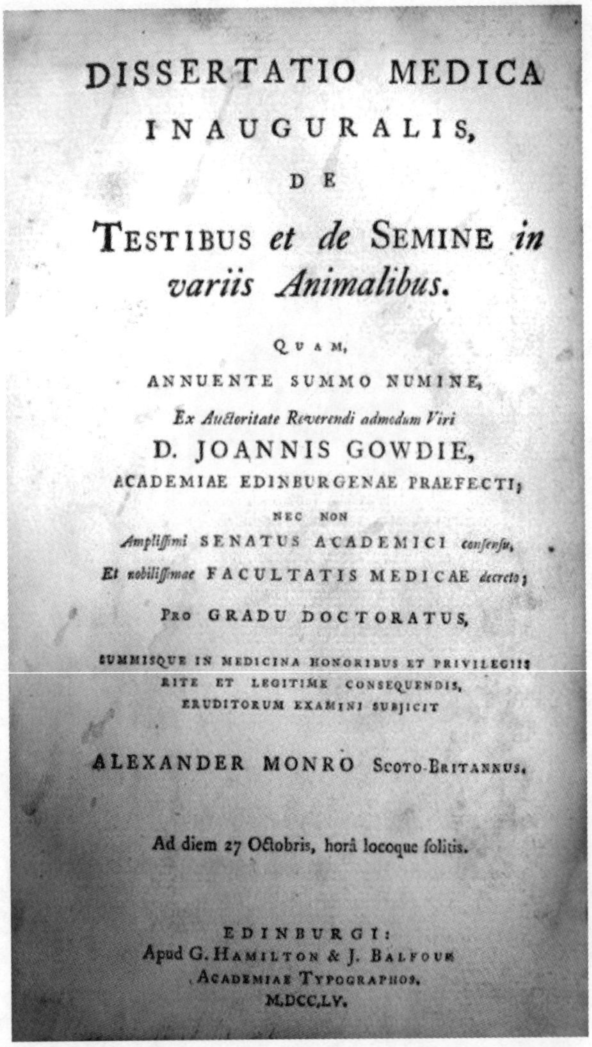

DISSERTATIO MEDICA

INAUGURALIS,

DE

TESTIBUS *et de* SEMINE *in variis Animalibus.*

QUAM,

ANNUENTE SUMMO NUMINE,

Ex Auctoritate Reverendi admodum Viri

D. JOANNIS GOWDIE,

ACADEMIAE EDINBURGENAE PRAEFECTI;

NEC NON

Amplissimi SENATUS ACADEMICI *consensu,*

Et nobilissmae FACULTATIS MEDICAE *decreto;*

PRO GRADU DOCTORATUS,

SUMMISQUE IN MEDICINA HONORIBUS ET PRIVILEGIIS
RITE ET LEGITIME CONSEQUENDIS,
ERUDITORUM EXAMINI SUBJICIT

ALEXANDER MONRO SCOTO-BRITANNUS.

Ad diem 27 Octobris, horâ locoque solitis.

EDINBURGI:
Apud G. HAMILTON & J. BALFOUR
ACADEMIAE TYPOGRAPHOS.
M.DCC.LV.

图 7-10A 亚历山大·门罗（二世）的医学论文《*Dissertatio Medica inauguralis de Testibus et de Semine in Variis Animalibus*》。爱丁堡的汉密尔顿和巴尔弗（G. Hamilton and J. Balfour）出版社于 1755 年出版。经新西兰但尼丁奥塔哥大学特殊藏书管理员唐纳德·克尔许可

门罗三世

亚历山大·门罗三世（1773—1859）（图 7-9）1797 年获得爱丁堡医学博士学位；1817 年，与他父亲和祖父一样，在爱丁堡大学担任全职解剖学教授 [29]。后来他成为皇家内科医学院的校长及爱丁堡皇家学会的一员。他曾发表过许多解剖学方面的书籍，包括 4 卷《人体解剖概述》（*Outlines of the Anatomy of the Human*

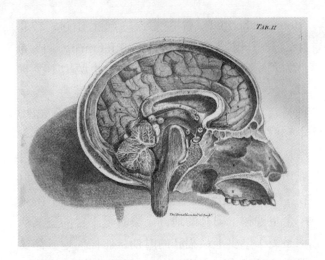

图 7-10B 门罗椎间孔，亚历山大·门罗（二世）发表的《神经系统结构与功能的观察》，1783 年，爱丁堡威廉·克里奇（William Creech）出版社出版销售。经新西兰但尼丁奥塔哥大学特殊藏书管理员唐纳德·克尔许可

Body，1811）和 2 卷《解剖原理》（*Elements of Anatomy*，1825）。虽然他的声望不如他的祖父辈，但是他偶然做的两件事情对后世产生了长久而深远的影响。

亚历山大·门罗三世是推动人体解剖合法化的关键人物（见上文"盗尸人"），他推动了法律的修改，也间接推动了进化论学说的发展。由于门罗垄断了爱丁堡的人体解剖，迫使其竞争对手——外科医生兼解剖学家罗伯特·诺克斯（图 7-11A）与伯克和黑尔合作（见上文）。在威廉·伯克被认定了 16 宗谋杀罪后，门罗公开解剖了"盗尸人"伯克的尸体（图 7-11B）。门罗甚至用毛笔蘸取了伯克的血液写下对其的控诉——"这是用在爱丁堡被绞死的威廉·伯克的鲜血书写的，这血是从他头上蘸取的。" [30]

关于推动进化论的发展，因为查尔斯·达尔文（Charles Darwin）几年前曾是爱丁堡医学院的学生，而达尔文曾写过"我不喜欢门罗和他的演讲，因此我不能认真地对待解剖学。门罗的衣服好像永远也不干净，他的手术操作总是混乱不堪。""——他的人体解剖学课程就像他一样无聊 [31]。"达尔文沉迷于医学自然史虽不全是门罗三世的责任，但门罗三世可能是达尔文不爱解剖学的重要原因。

亚历山大·门罗三世有 12 个孩子，但只

大·门罗三世。

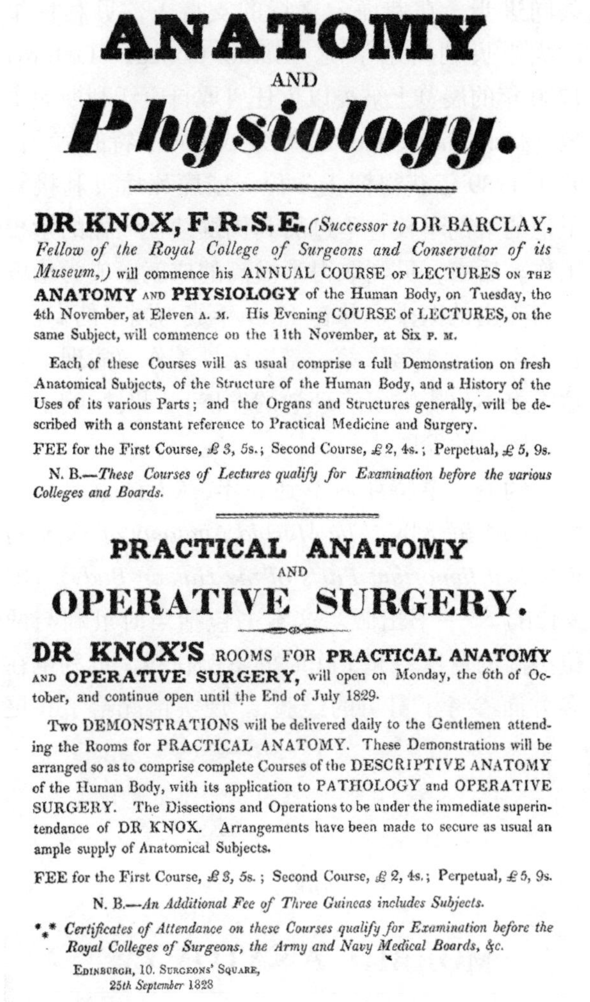

ANATOMY
AND
Physiology.
DR KNOX, F.R.S.E. (Successor to DR BARCLAY, Fellow of the Royal College of Surgeons and Conservator of its Museum,) will commence his ANNUAL COURSE OF LECTURES ON THE ANATOMY AND PHYSIOLOGY of the Human Body, on Tuesday, the 4th November, at Eleven A. M. His Evening COURSE of LECTURES, on the same Subject, will commence on the 11th November, at Six P. M.
Each of these Courses will as usual comprise a full Demonstration on fresh Anatomical Subjects, of the Structure of the Human Body, and a History of the Uses of its various Parts; and the Organs and Structures generally, will be described with a constant reference to Practical Medicine and Surgery.
FEE for the First Course, £3, 5s.; Second Course, £2, 4s.; Perpetual, £5, 9s.
N. B.—These Courses of Lectures qualify for Examination before the various Colleges and Boards.
PRACTICAL ANATOMY
AND
OPERATIVE SURGERY.
DR KNOX'S ROOMS FOR PRACTICAL ANATOMY AND OPERATIVE SURGERY, will open on Monday, the 6th of October, and continue open until the End of July 1829.
Two DEMONSTRATIONS will be delivered daily to the Gentlemen attending the Rooms for PRACTICAL ANATOMY. These Demonstrations will be arranged so as to comprise complete Courses of the DESCRIPTIVE ANATOMY of the Human Body, with its application to PATHOLOGY and OPERATIVE SURGERY. The Dissections and Operations to be under the immediate superintendance of DR KNOX. Arrangements have been made to secure as usual an ample supply of Anatomical Subjects.
FEE for the First Course, £3, 5s.; Second Course, £2, 4s.; Perpetual, £5, 9s.
N. B.—An Additional Fee of Three Guineas includes Subjects.
⁂ Certificates of Attendance on these Courses qualify for Examination before the Royal Colleges of Surgeons, the Army and Navy Medical Boards, &c.
EDINBURGH, 10. SURGEONS' SQUARE,
25th September 1828

图 7-11A 1823 年 9 月，比尔（Bill）参加诺克斯医生于爱丁堡举行的解剖学、生理学和外科手术课程。http://commons.wikimedia.org/wiki/File:Bill_advertising_Dr._Knox%27s_lectures_(1828).jpg，2015 年 4 月访问

有一个孩子学医［在冷溪近卫队（Coldstream Guards）担任外科医生］；另一个儿子成为了新西兰众议院议长；一个女儿嫁给了门罗的一个堂兄，他们的儿子就是后来牛津大学的副校长大卫·宾宁·门罗（David Binning Monro）。1846 年，随着门罗三世辞职，延续了三代的门罗医学世家正式结束。

“爱丁堡的发展”中罗列的名人有托马斯·艾迪生（Thomas Addison，1795—1860），理查德·布莱特（Richard Bright，1789—1858），阿斯特利·库珀（Astley Cooper，1768—1841），托马斯·霍奇金（Thomas Hodgkin，1798—1866），赫伯特·梅奥（Herbert Mayo，1796—1852），约翰·切恩（John Cheyne，1777—1836），威廉·斯托克斯（William Stokes，1804—1878），本杰明·拉什（Benjamin Rush，1745—1813），卡斯帕·维斯塔（Caspar Wistar，1760—1813）和“法医”本杰明·贝尔（Benjamin Bell，1749—1806），他是约瑟夫·贝尔（Joseph Bell，1837—1911）博士的祖父，约瑟夫·贝尔博士是夏洛克·福尔摩斯（Sherlock Holmes）的原型，他本身还培养了阿瑟·柯南·道尔（Arthur Conan Doyle，1859-1930）。

Execution & Confession of BURKE.
On Wednesday, January, 28th, 1829, for the West Port Murders, at Edinburgh,

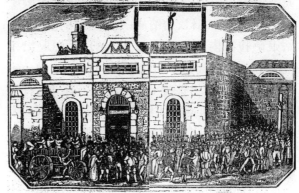

图 7-11B 1829 年 1 月 28 日，伯克于劳恩市场（Lawnmarket）上被处以死刑。这是维多利亚时期绘制的大报，可能是《爱丁堡报》的增刊。http://commons.wikimedia.org/wiki/File：Execution_of_William_Burke.jpg，2015 年 4 月访问。

爱德华·詹纳和马修·贝利

约翰·亨特在他 45 年的职业生涯中培养了 1000 多名学生，很多被淹没在历史的长河中，仅有一小部分人被人们记住，包括阿斯特利·库珀、阿伯纳西（Abernathy）、詹纳和贝利。亨特解剖室奉行让学生尽可能接触手术及医学，因此传播了这种观察与探索的精神。

亨特经常与爱德华·詹纳通信，他们还常常互换标本，并向年轻的门生灌输类似思想。如今，这些信件被整理成册，以各种形式出版，在这些资料中你可以了解不同物种的实验研究，也可以了解到他们各种各样有趣的经历。1788 年，詹纳当选为英国皇家学会会员，当时詹纳演讲

的主题是鸠占鹊巢[4,5]。亨特死后，詹纳完成了人类历史上具有重要意义的"疫苗接种实验"。1796 年 5 月 14 日，詹纳从一个患了牛痘的挤奶姑娘萨拉·内尔姆（Sarah Nelms）手中取出牛痘脓疱，接种到一个叫詹姆斯·菲普斯（James Phipps）的 8 岁男孩身上，并在不久后又接种了一次。詹纳曾向英国皇家学会提交了关于这一发现的短论文，但遭到了拒绝。后来詹纳补充了部分病例，最终于 1798 年分三部分出版，但多年来一直存在争议。

约翰·亨特给后人留下了 13 000 多件标本，以及大量的笔记、文章及著作。此外，他还留给了马修·贝利（图 7-12A），他是约翰和威廉·亨特在病理学方面的遗产的最大受益者。马修·贝利是威廉和约翰·亨特的外甥，他才华横溢，更重要的是他在两个舅舅产生隔阂时仍然与他们共事。他与两个舅舅一起工作，互相促进，

共同进步。在威廉·亨特的支持下，贝利在牛津大学贝利奥尔学院（Balliol College，Oxford）1780 年的展览上被委以重任 [取自康沃利斯大主教（Archbishop Cornwallis）致威廉·亨特的信[5]]，并于 1789 年获得博士学位。威廉死后贝利接管了他的解剖学校，不过贝利仍继续在约翰的学校工作。后来，贝利取得了极高的成就，成为伦敦一名杰出的医生，并在 1799 年成为国王的御医。1794 年，他编著了第一部系统性著作《病理学》，这本书不仅影响了病理学的发展，同时影响了妇产科医学的发展。

约翰·亨特死后不到一年，《人体重要部位的病理解剖》（*The Morbid Anatomy of Some of the Most Important Parts of the Human Body*）（图 7-12B）[8] 一书出版。这本书包括当时贝利与两位杰出的舅舅一起工作时的案例材料，贝利也在多方面参考了舅舅的经验，"现实情况给了我更

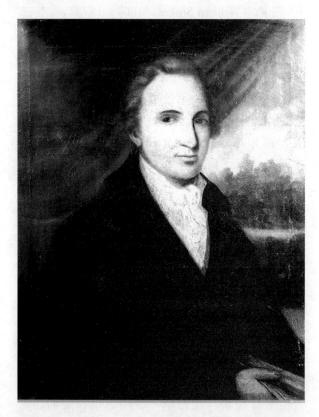

THE

MORBID ANATOMY

OF

SOME OF THE MOST IMPORTANT

PARTS

OF THE

HUMAN BODY.

BY

MATTHEW BAILLIE, M.D. F.R.S.

FELLOW OF THE ROYAL COLLEGE OF PHYSICIANS, AND
PHYSICIAN OF ST. GEORGE'S HOSPITAL.

LONDON:
PRINTED FOR J. JOHNSON, ST. PAUL'S
CHURCH-YARD; AND G. NICOL,
PALL-MALL.
1793.

图 7-12A　马修·贝利医生肖像画，图中他半坐着。收藏：惠康影像（Wellcome Images）版权：伦敦惠康图书馆。可访问知识共享网（Creative Commons），网址 http://creativecommons.org/licenses/by/4.0/ 威廉·欧文（1823 年）绘制的一幅马修·贝利油画，收藏在牛津大学贝利奥尔学院

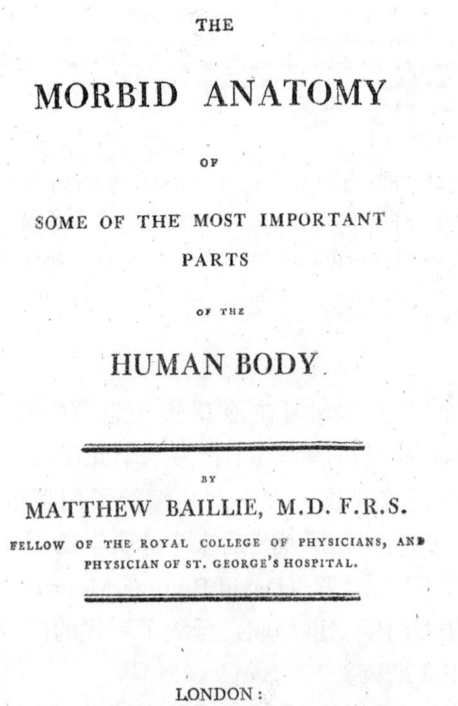

图 7-12B　马修·贝利。1892 年《人体重要部位的病理解剖》封面。版权：伦敦惠康图书馆。来自 Wikimedia.org 和 Googlebooks

多机会研究亨特博士收藏的病理解剖标本，比如在标本呈现的病态方面我就可以进行更多研究[8]。"

随后他出版了《病理解剖学》（*Morbid Anatomy*）及其补充插图，本书展现了病理学的特殊系统性……

"这项工作的目标是更详细地解释迄今为止人体一些重要部分病态后引起的变化。"

"更细致的检查病态结构使得我们能够区分一些被人们忽略的，容易让人混淆的相似结构。如此，当出现病态表现时，我们就能更好地观察到临床症状，也能更准确地判定疾病。判定疾病后再确定最适合的治疗方法，那么治疗后的随访可能也会达到更好的效果。"（贝利前言）[8]

《病理解剖学》出版后非常受欢迎，在当时产生了很大的影响，到 1833 年，已有 11 个英国版本。3 个美国版本，并被翻译成德语、法语、意大利语和俄语[32]。1799 年，10 册配套版画发表（贝利）[33]，"这些版画与我的《病理解剖学》一书一一对应……这些版画可以帮助读者更深刻地理解书中的描述，除了这些版画，《病理解剖学》没有任何参考书籍[32]。"[宣传；引自克雷斯（Crainz）]

马修·贝利创作出这部不朽的著作，很大程度上归功于威廉和约翰·亨特。与之前的 18 世纪不同的是，此时的病理学已经成为了一个独立的医学学科。贝利于 1823 年去世，他的肖像（图 7-12A）悬挂在牛津大学贝利奥尔学院的阅览室。

1900 年，旧时代的结束，新时代的开始

整个 19 世纪，爱丁堡和伦敦依然走在科学的前沿，在自然科学上和剑桥一样闻名，当时许多顶尖科学家同时在两个或三个机构工作，包括欧洲的主要中心。这是詹姆斯·佩吉特、托马斯·霍奇金、塞缪尔·威尔克斯（Samuel Wilkes）、约翰·休斯·贝内特（John Hughes Bennett）、托马斯·艾迪生、理查德·布莱特和查尔斯·达尔文的时代，在自然科学方面，内科学没有太多突破。

不过，这一切都要归功于约瑟夫·杰克逊·李斯特（Joseph Jackson Lister，1786—1869）（图 7-13A），他是一位聪明又热情的葡萄酒商，住在伦敦泰晤士河（Thames）和埃平森林（Epping Forest）附近。乍一看，李斯特不像是这方面的贡献者，但事实上李斯特热爱自然史。与约翰·亨特不同的是，李斯特的兴趣在单个细胞水平，而不是整个有机体。由于低分辨率显微镜不能满足李斯特的需要，他开始着手改善显微镜，发现了一种新型透镜组合以消除色差和球面像差[34]。李斯特的侄子理查德·贝克（Richard Beck）后来成立了史密斯贝克公司（Smith and Beck），即后来的理查德约瑟夫贝克公司（R & J Beck），他们与 A. 罗斯（A. Ross）、鲍威尔里兰德（Powell & Lealand）、卡彭特韦斯特利（Carpenter & Westley）、亚伯拉罕丹瑟（Abraham & Dancer）和 W. 莱德（W. Ladd）等公司致力于生产一系列高质量的先进显微镜（图 7-13B），也正是他们生产的显微镜使约翰·休斯·贝内特和詹姆斯·帕吉特的观测成为可能，甚至使得学生可以用得起显微镜，同时开启了显微镜时代（见第 31 章）。

约瑟夫·李斯特与托马斯·霍奇金都是贵格会教徒（Quakers）。他们一起写了一篇关于显微镜使用的论文[35]，正是这篇文章终结了组织结构的"球体"理论，使人们认识到"球体"是由球面像差造成的[36]。托马斯·霍奇金因发现了"霍奇金病"而出名，但该发现并没有借助于显微镜（见第 16 章）。约瑟夫·杰克逊·李斯特后来成为英国皇家学会的一员。他是"外科手术之父"约瑟夫（巴伦）·李斯特 [Joseph（Baron）Lister，1827—1912] 的父亲，约瑟夫（巴伦）·李斯特很可能是受到父亲显微镜观察的影响，进而将消毒方法引进外科手术。

尽管约翰·休斯·贝内特（1812—1875）在伦敦出生并在埃克塞特（Exeter）大学接受教育，但他却在爱丁堡的历史舞台上发挥了举足轻重的作用，人们认为他是将组织学系统地引进医学院校的第一人。1845 年，他出版了《肝脾肥大引起血液化脓致死案例》（*Case of Hypertrophy of the Spleen and Liver in which Death Took Place from Suppuration of the Blood*）一书，人们普遍认为这是第一本微观描述白血病的论著。（霍奇金、威尔

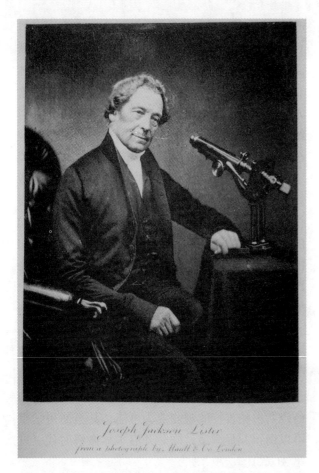

图 7-13A 约瑟夫·杰克逊·李斯特。影印本来自其父亲李斯特勋爵的传记，传记主编是李斯特勋爵的侄子瑞克曼·约翰·戈德利（Rickman John Godlee，1849—1925）（PD-US）

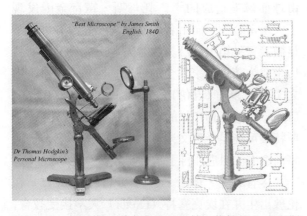

图 7-13B 托马斯·霍奇金的显微镜。伦敦的 J. 史密斯（J. Smith）在李斯特设计的基础上进行改进的（约 1840 年）。来源：http://microscope-antiques.com。2015 年 4 月访问

克斯和休斯·贝内特的更详细介绍见第 16 章）。

英国"病理之父"佩吉特的地位无人能比，他在亨特兄弟、门罗家族、帕特、贝利和其他人

的基础上，将 19 世纪变成自己的时代。

詹姆斯·佩吉特（图 7-14 A 和 B）出生于 1814 年 1 月 11 日，是大雅茅斯（Great Yarmouth）市长的第 8 个孩子，佩吉特的家庭比亨特家族还大，他有 17 个兄弟姐妹[37]。和他的前辈亨特和帕特一样，詹姆斯·佩吉特成为巴茨医院的一名外科医生，并把他们和贝利的工作扩展到微观病理领域。当佩吉特还是一个医学生时，因使用显微镜观察到肌肉小斑点里的包囊蠕虫而出名，后来这种蠕虫被理查德·欧文（Richard Owen，1804—1892）命名为旋毛虫。1837 年，他成为外科学院解剖博物馆的馆长，负责采购和解剖尸体。后来他因出版圣巴塞洛缪和皇家学院博物馆手册而名声大振[38,39]。1871 年，他因解剖过程中受到感染而濒临死亡，身体恢复后，他编著了《毒物解剖》（Dissection Poisons）一书。乳房外湿疹样癌（1874 年）（见第 23 章）和畸形性骨炎（1877—1882）（图 7-15）这两种疾病都是以"佩吉特"来命名，以此纪念佩吉特的发现。

据佩吉特《外科病理学》（Lectures on Surgical Pathology）一书前言可知，这本书基于 1847—1852 年他在外科学院给外科医生讲授的 36 个讲座。本书出版于 1854 年，直到今天仍是一本重要的读物，当然它的价格也比较昂贵，在"Ebay"上第一版的售价高达 1999 美元。值得一提的是，《外科病理学》比魏尔啸的《细胞病理学》（Cellular Pathologie）（见第 8 章）早了近 5 年，是首次使用显微镜对肿瘤进行分类（见佩吉特讲座第 21 章）[40]，后来的版本也参照了魏尔啸 1858 年的《细胞病理学》。直到今天，人们仍沿用大部分佩吉特关于肿瘤的分类原则，即先确定部位，再通过组织类型、纤维、骨性、腺上皮（鳞状）、骨髓和黑化等来区分取材组织的正常或恶性。在乳房肿瘤方面，佩吉特进一步从"髓样肿瘤"中区分出"硬癌"（图 7-15）也对煤烟疣（阴囊肿瘤）进行详细的显微描述（波西瓦·帕特与阴囊癌——见第 27 章）。佩吉特绘制的恶性肿瘤细胞的微观结构图非常精细，直到 21 世纪的今天，外科病理学家仍然参考此图（图 7-15），而关于发生率的一些细节如发病的年龄段，直到今天仍适用[40]（见第 27 章）。

佩吉特是维多利亚女王（Queen Victoria）和

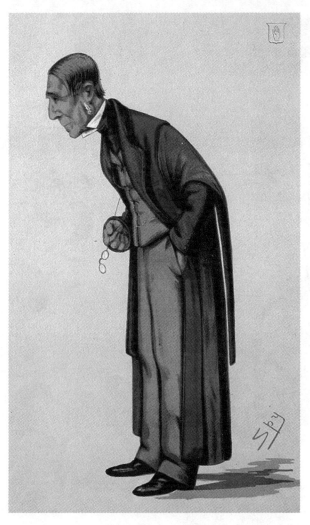

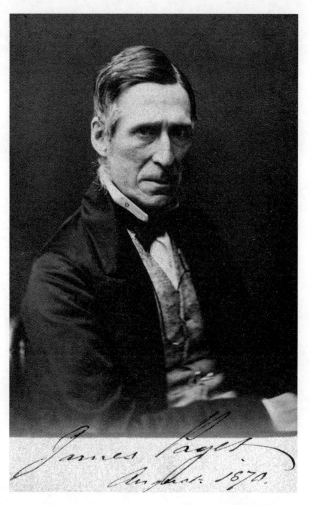

威尔士亲王（Prince of Wales）的外科医生，也是英国皇家学会的会长（1875 年），他同时还是第一准男爵。他的事迹广为流传，名声远扬，据说首相格莱斯顿（Gladstone）曾把人分成两类："知道詹姆斯·佩吉特和不知道詹姆斯·佩吉特的人。"

佩吉特和魏尔啸是老朋友（见第 8 章），佩吉特曾在 1898 年伦敦讲座中帮助过魏尔啸 [第二届赫胥黎讲座（Huxley Lecture），李斯特勋爵主持]。魏尔啸高度赞扬了休森（Hewson）、约翰·亨特、查尔斯·达尔文，当然还有自称是"达尔文的斗牛犬"的托马斯·赫胥黎（Thomas Huxley）等人对英国的贡献。

1844 年，詹姆斯·佩吉特和莉迪亚·诺思（Lydia North）结婚，他在他的书信中写道："1844 年 5 月，我结婚了，我开始享受无忧无虑的家庭生活，这种幸福生活持续了 39 年……由于要印刷，她常常为我整理那些潦草的手稿直到深夜或第二天清晨。"（《回忆录和信件》，第 1 部分，第 7 章）[39] 他们共育有 6 个孩子。

本章英国病理学的历史就以病理学的开拓者约翰·亨特的墓志铭结束吧。

他在寂静，阴冷的地方沉睡，

他是难得一见的天才，常常迸发出思维的火花；

他对大自然充满想法，

他追求真理深入研究。

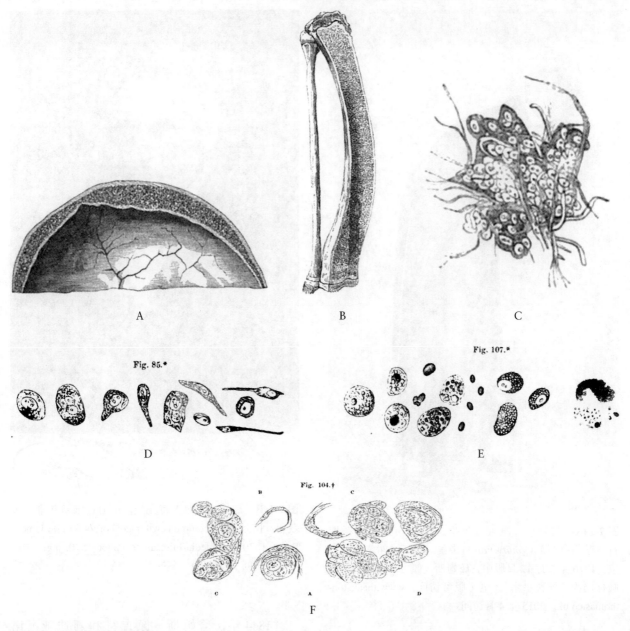

图 7-15 佩吉特原文及图例

A．"颅骨和肿瘤的病态增厚在绝大多数病例中位于骨化中心或附近"（p74～75）

B．"如此弯曲的胫骨远非罕见，几乎每个博物馆都有这种病例"（p77）

C．癌细胞充满乳腺结缔组织束间的间隙（p525）

D．乳腺硬癌的癌细胞和游离核，500 倍放大图（p526）

E．正文提到的类黑色素瘤的基本结构，350 倍放大图（p640）

F．叠套上皮细胞，250 倍放大图（p640）

  正如我所说的，叠套细胞［拉博特（Lebert）称"表皮球体"了］，是上皮细胞癌最特异的结构。选取自琳赛布莱克斯顿（Lindsay & Blakiston）出版社 1865 年出版的詹姆斯·佩吉特的《外科病理学讲座》（电子书可访问网址：http://books.google.com/books/about/Lectures_on_surgical_pathology.html?id=o8v3JzizrGYC，2015 年 1 月访问）

亨特！多年的辛苦付出，   值得人类感激的喝彩，
坚强的性格和海量的工作   死亡是每个人的弱点，
缓解人类疾病的痛苦，   艳美使人出名：

那在白天出现的光影，

未曾从他温暖而柔和的光中抽离一丝。

"安妮·亨特"1804 年；约翰·亨特墓志铭，威斯敏斯特大教堂。

参考文献

1. Taylor CR, DeYoung BR, Cohen MB. Pathology Education: Quo vadis? Human Pathology, 2008, 39: 1555-1561.

2. Taylor CR. From Anatomy to Surgery to Pathology: Eighteenth Century London and the Hunterian Schools. Virchow Archiv, 2010, 457: 405-414.

3. Home F, E. A Short Account of the Life of the Author. In Hunter J. A treatise on the blood, inflammation and gun-shot wounds. J Richardson for G Nicol, Pall-Mall, London. (Reprinted by Classics of Medicine Library. Gryphon. Birmingham, Al, 1982). (American Edition Ed. Palmer JF. Haswall, Barrington and Haswall, Philadelphia, 1840 available at Google Books). http://books.google.com/books?id=5wdAAAAAYAAJ&dq=A+Treatise+on+Blood+Inflammation+and+gunshot+wounds&printsec. Accessed January 12th, 2010.

4. Ottley D. in The Life of John Hunter F.R.S. In Palmer JF. The Works of John Hunter. F.R.S.: with Notes". Volume 1. Longman, Rees, Orme, Brown, Green and Longman. Paternoster Row, London. Available at Google books. http://books.google.com/books?id=UwQHAAAAcAAJ&dq=palmer+the+works+of+john+hunter. Accessed December 20th, 2009.

5. Paget S. John Hunter. Man of Science and Surgeon. T Fisher Unwin, London. Reprinted by BiblioLife LLC, 2009. http://www.bibliolife.com.

6. Hunter W. Two Introductory Lectures delivered by Dr William Hunter to his last course of anatomical lectures at his theatre in Windmill-Street. J Johnson, St. Paul's Church-yard, London, pp88-89. Available at Google books. http://books.google.com/books?id=eVIOAAAAQAAJ&printsec=frontcover&dq=william+hunter+introductory+lectures. Accessed December 20th, 2009.

7. Finch E. The Influence of the Hunters on Medical Education. Ann Royal College of Surgeons of England, 1957, 20: 205-248.

8. Baillie M. Morbid Anatomy of Some of the Most Important Parts of the Human Body. Printed for J Johnson, St. Paul's Church-yard; and G. Nicol, Pall-Mall, London. (Second American Edition NH Walpole. Printed by GW.Nichols for Fessenden, Brattleborough. VT. 271 pages. 1808 available at Google Books). http://books.google.com/books?id=AE8SAAAAYAAJ&dq=Morbid+Anatomy+of+Some+of+the+Most+Important+Parts+of+the+Human+Body. First accessed January 1st, 2010.

9. Moore W. The Knife Man. The Extraordinary Life and Times of John Hunter Father of Modern Surgery. Broadway Books, New York, 2005.

10. Hunter J. A treatise on the blood, inflammation and gun-shot wounds. London : J. Richardson for G Nicol, Pall-Mall, London. Reprinted by Classics of Medicine Library. Gryphon. Birmingham, Al, 1982. American Edition Ed Palmer JF. Haswall, Barrington and Haswall, Philadelphia 1840 available at Google Books. http://books.google.com/books?id=5wdAAAAAYAAJ&dq=A+Treatise+on+Blood+Inflammation+and+gunshot+wounds&printsec. Accessed January 12th, 2010.

11. Royal College of Surgeons of England. http://www.rcseng. ac. uk/museums. Last accessed January 11th, 2010.

12. Hunter W. Edited by Baillie, M. 'The Anatomy of the Human Gravid Uterus Exhibited in Figures' Baskerville. Birmingham. Reprinted second edition. H. Renshaw, London, 1843 available at Google books. http://books.google.com/books?id=M3gEAAAAQAAJ&printsec. Accessed December 5th, 2009.

13. Tward AD, Patterson HA. From Grave Robbing to Gifting: Cadaver Supply in the United States. JAMA, 287: 1183.

14. Dimmer F. The Body Snatchers. Citadel Press. Carol Publishing Group, Secaucus, New Jersey, 1992.

15. von Hagen G. Body Worlds. Accessed January 1st, 2010. http://www.bodyworlds.com/en.html.

16. Hunter J. In Palmer. J.F. Ed. The Works of John Hunter. F.R.S.: with Notes. Volume 4. Longman, Rees, Orme, Brown, Green and Longman. Paternoster Row, London. 1835. Available at Google Books . http://books.google.com/books?id=UwQHAAAAcAAJ&dq=palmer+the+works+of+john+hunter. Accessed January 5th 2010.

17. Kobler J. The Reluctant Surgeon. A biography of John Hunter. Doubleday & Co. New York, 1960.

18. Pott P. Chirurgical observations Relative to the Cataract, the Polypus of the Nose, the Cancer of the Scrotum. Carnegy TJ. London , for Hawes, Clarke and Collins. The essay on scrotal cancer being reproduced

in full in Brown Jr and Thornton JL. Brown JR Thornton JL. Percivall Pott (1714-1788) and Chimney Sweepers' Cancer of the Scrotum. Br J Ind Med. 1957. 14, 68-70. Available online at http://www.worldcat.org/title/chirurgical-works-of-percivall-pott/oclc/873161854?ht=edition&referer=di. Accessed April 2015.

19. North MJ. Percivall Pott: Orthopedics and Occupational Health. On the occasion of the 300th birthday. Ciculating Now. US National Library of Medicine, January 2014. http://circulatingnow.nlm.nih.gov/2014/01/06/percivall-pott-orthopedics-and-occupational-health/ Accessed March 15, 2015.

20. Royal Society of Chemistry. "Feature". Percivall Pott: Chimney Sweeps and Cancer. 2006. http://www.rsc.org/Education/EiC/issues/2006Mar/PercivalPott.asp. Accessed January 2015.

21. The Monros of Auchinbowie and Cognate Families. By John Alexander Inglis. Edinburgh. Printed privately by T and A Constable. Printers to His Majesty. 1911. https://archive.org/stream/auchinbowiemonro00ingl/auchinbowiemonro00ingl_djvu.txt. Accessed March 2015.

22. Monro, Alexander, primus. The Oxford Dictionary of National Biography (online). http://www.oxforddnb.com/. Accessed March, 2015.

23. Monro Alexander (primus). The anatomy of the human bones and nerves: with an account of the reciprocal motions of the heart, and a description of the human lacteal sac and duct. By Alexander Monro, ... The third edition, corrected and enlarged. http://books.google.co.nz/books/about/The_anatomy_of_the_human_bones_nerves_an.html?id=3uPZXSFsRiMC. Accessed April 2015. Also available as modern reprints: Gale ECCO, Print Editions (May 29, 2010); BiblioBazaar (5/27/2010)

24. Monro, Alexander, secundus. The Oxford Dictionary of National Biography (online). http://www.oxforddnb.com/. Accessed March, 2015.

25. Monro A (secundus): Observations, Anatomical and Physiological, Wherein Dr. Hunter's Claim to Some Discoveries is Examined. Edinburgh: Hamilton, Balfour & Neill, 1758.

26. Monro A (secundus): Dissertatio Medica Inauguralis, de Testibus et Semine in Variis Animalibus [thesis]. Edinburgh: G Hamilton and J Balfour, 1755.

27. Monro A (secundus). De Venis Lymphaticis Valvulosis et de Earum in Primis Origine. Berlin: C. Henningius, 1757.

28. Monro A (secundus). Observations on the Structure and Functions of the Nervous System. 1783, German edn, Leipzig, 1787.

29. Monro, Alexander, tertius. The Oxford Dictionary of National Biography (online). http://www.oxforddnb.com/. Accessed March, 2015.

30. Rosner, Lisa. The Anatomy Murders. Penn Press, 2009, ISBN 978-0-8122-4191-4.

31. Desmond A, Moore J. Darwin. Michael Joseph, the Penguin Group, London, 1991, ISBN 0-7181-3430-3.

32. Crainz F. The editions and translations of Dr Matthew Baillie's Morbid Anatomy. Med Hist, 1982, 26: 443-452. (obtainable at the Welcome Trust Centre for the History of Medicine, London).

33. Baillie M (1799-1802). A series of engravings, accompanied with explanations, which are intended to illustrate the morbid anatomy of some of the most important parts of the human body. Fasciculus I-X. Printed by W. Bulmer and Co. and sold by J. Johnson, St. Paul's Church-yard; and G Nicol, Pall-Mall. London.

34. Lister JJ. On the Improvement of Achromatic Compound Microscopes, in Philosophical Transactions of the Royal Society, 1830, 120: 187-200.

35. Hodgkin T, Lister JJ. Notice of Some Microscopic Observations of the Blood and Animal Tissues. Philosophical Magazine, 1827, 2(8): 130-138.

翻　译：郁万春　陈雪玲
校　对：曾嘉茵　陈雪玲

第8章

澳大利亚、德国和俄罗斯

罗兰·森迪威（Roland Sedivy），弗谢沃洛德·A. 辛泽林（Vsevolod A. Zinserling）

澳大利亚和德国

中欧病理学的哲学基础

随着巴洛克时代的结束，中世纪特有的宗教统治及其对新思想、新事物的压迫宣告结束。1740—1830 年，随着启蒙运动的兴起，一种崭新的创新精神融入科学领域，人们开始重视追求真理。这一"真理时代"的来临推动了创新的发展，带来了科学的变革。以理性的方式解读自然的新思想为人们看待自然现象提供了新视角。这种新思想在全新的精神氛围下遍地开花，不仅促使思想的根本转变，也促使思维方式的根本转型。

伊曼努尔·康德（Immanuel Kant，1724—1804）（图 8-1）等敏锐的思想家为未来的成就奠定了基础。康德认为，只有推理能够对知识做出正确梳理，并认为任何知识都应该系统化。因此，对知识的系统汇编在这个结合了主观与客观的双重动态世界中是一种合理的需求。这种新的方法可以进一步阐明生物体的功能，尤其是揭示健康与疾病之间的关系。这是第一次尝试用理性思维或纯粹的理由来解释疾病。

弗里德里希·冯·谢林（Friedrich von Schelling，1774—1854）在《自然哲学》（*Naturphilosophie*）中把生命解释为一种类似精神的存在，由此产生了疾病的精神论，这种理论认为健康与疾病可以用和谐与不和谐的关系加以解释。在敏感与不安之间的波动导致疾病的产生，这是

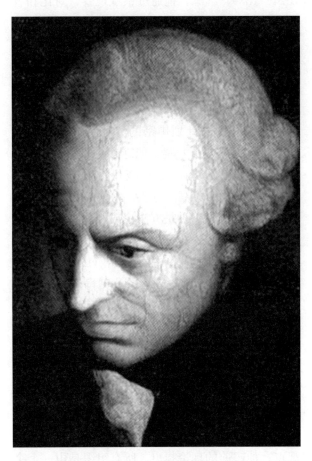

图 8-1 伊曼努尔·康德——最伟大的思想家之一，被认为是现代哲学的核心人物。他提出了人的思想结构的基本概念，并把理性作为科学思想的来源

所谓"浪漫主义"哲学方法所体现的基本原则。当时的浪漫主义者认为"自然科学"是建立在人（以及生命）与自然和谐相处的基础上，并认为一切都可以通过简单的推理来解释。

总的来说，德国的空想主义时代及其关键人物康德、黑格尔（Hegel，1770—1831）和谢林极大地推动了医学新思维方式的产生。然而，人们认识到，这种思辨哲学必须建立在部分经验的先决条件上。事实上，谢林和黑格尔都涉足数学、物理和植物学领域，黑格尔甚至涉足解剖学领域。他们承认经验主义能帮助认知自然，但更强调对知识的探索必须优先甚至完全依靠理性。

英国哲学家弗朗西斯·培根（Francis Bacon，1561—1626）是经验主义的创始人，他建立并推广了一种用于科学研究的归纳法。这一方法后来由托马斯·西德纳姆（Thomas Sydenham，1624—1689）继承，他通过系统观察，对比和收集实验材料，并将其发现应用到医学领域。正如谢林所说的，思辨的浪漫主义哲学是力求通过推理、通过对知识的演绎来解释现象，而不是通过证据和实验。而培根则强调通过系统观察来认知世界，比起盲目的推演和毫无方向的摸索试错，他更喜欢用计划周密的"对比试验"（ratio inveniendi）来进行观察。他推崇使用科学仪器例如显微镜等来研究血液、尿液和创伤[2]。

这两种颇为不同的方法，一种是本体论[3]或存在主义论，另一种是方法论或经验主义论，他们在理解疾病这一问题上引发了许多讨论和争议。据说谢林和洛伦兹·奥肯（Lorenz Oken，1779—1859），特别是洛伦兹·奥肯，或多或少放弃了经验论，去追求用浪漫和形而上学来解释世界。在奥肯眼中，自然哲学某种程度上是与盖伦的机械主义理论相对立的[4]。另一方面奥肯在他的著作《生育》（Die Zeugung）[奥肯①，洛伦兹：生育。班贝克（Bamberg）和维尔茨堡（Würzburg），格尔哈德（Goebhardt）出版社，1805 年] 中欣然接纳了"细胞理论"的基本观点。他超前的理论指出，所有组织是由一个个称为"纤毛虫"（如单细胞）的东西组成的。奥肯的意思是有机体是由很小的单位（纤毛虫）组成，而纤毛虫来自自然界。随着有机体的衰退，这些纤毛虫可以再次形成新的有机体。浪漫主义妇产科学家卡尔·古斯塔夫·卡鲁斯（Carl Gustav Carus）强调"物理学必须符合形而上学的观点"——对世界的思考需要观察与思辨的有机结合[5]。

正当德国在用浪漫主义和形而上学解释疾病的时候，奥古斯特·孔德（August Comte，1798—1857）的实证主义在法国萌芽。他的格言"有序而进步"表达了他的观点，他认为所有科学研究和科学思想都应具有层次结构，即从低级到高级，从数学到生物学再到社会科学。孔德的实证主义也反映了当时 18 世纪到 19 世纪兴起的将现有知识分类理清的潮流。卡尔·冯·林奈（Carl von Linné，1707—1778）被称为"分类学之父"，在 1735 到 1767 年出版了《自然系统》（Systema Naturae）一书（见第 16 章）。在这一划时代的著作中，他依据感官的形态学上的关联将所有动、植物进行了系统分类。他试图将人类的疾病系统化分类，但最终没能成功。奥地利波西米亚病理学家卡尔·罗基坦斯基（Carl Rokitansky，1804—1878）随后也在疾病领域做了类似尝试（见下文）。

虽然这些哲学争论没有确切和直接的结论，但是对于"疾病到底是什么？"这一问题的答案在这一时期有了明显改变。前面章节讨论过的上帝与恶魔，以及《恶魔病》（Morbus Diabolicus）中描述的罪魁祸首撒旦（Satan）已经被废弃而不再被人们所推崇，也不再让人信服。自然哲学应用了思辨和形而上学方法，但是越来越多的人意识到这些方法的局限性及结构化思维在推动经验主义科学发展上的重要性。

这一时期，卡尔·威廉·斯塔克（Karl Wilhelm Stark，1787—1845）创立了一种新的自然哲学观点，将疾病的发生用"寄生"概念取代了以前恶魔导致疾病的观点。根据这一概念，疾病可以理解为由于某种寄生性的、依赖人体生存的生物在人体中定居下来而导致。自然哲学虽然经常容易脱离实际，但是从这些幻想中发现了对基于观察的批判性思维需求的新认识。

卢卡斯·舍恩来因（Lucas Schönlein，1793—1864）建立的另一自然哲学分支是经验主义研究

---

① 原著注：值得注意的是：奥肯于 1822 年成立了德国自然与医学科学家协会 [Society of German Scientists of Nature and Physicians，即现在的德国科学和医学促进会（Gesellschaft Deutscher Naturforscher und Ärzte）]。

方法。这种所谓自然哲学的"浪漫派"衍生物并不像其他自然哲学家，只通过纯粹理性的生理学来解释生命现象。舍恩来因改良了经验主义方法，力求依据病理学的临床特征对疾病进行分类。

在思辨经验主义时代的早期，"病理学"这一词汇的使用或多或少被限制在病理解剖学领域。这一想法实际上最初始于乔瓦尼·巴蒂斯塔·莫尔加尼（Giovanni Battista Morgagni，1682—1771）提倡的疾病形态学和临床特征与尸检的比较[8]。另一方面，谢林基于抽象推理的自然哲学仍受到被传统思想所束缚的医生的广泛支持。在这些理想主义哲学家看来，生活既包括健康也包括疾病，二者是不可分割的整体。

最终，生理学和病理学被认为是密切相关，甚至被视为同一门学科。比如迪特里希·格奥尔格·基泽（Dietrich Georg Kieser，1779—1862）相信疾病是一种自然的自我依赖表现。换句话说，"不好的"生活方式会阻碍并扰乱生命的正常进程，这是一种具有两极化特征的进程。从这一角度去理解的话，生命也许可以看成是在生死两极之间不断摆动的一个状态[2]。因此，在这一历史时期，尸检结果是按自然哲学概念来解释，而不是在组织基础上进行解释。然而，从18世纪末开始，比较解剖学成为人们日益关注的焦点，且在拿破仑战争后作为科学基础的分类法和观察法受到了更多重视，即所谓的比德迈尔时期，艺术作为一个整体进入现实主义阶段，科学从推测转向经验主义，基于形态学的实验病理学应运而生[7]。

这一时期的开拓者之一卡尔·阿斯蒙德·鲁道菲（Karl Asmund Rudolphi，1771—1832）是浪漫主义自然哲学向现代医学过渡的关键人物。他出生在斯德哥尔摩（Stockholm），父母是德国人，1795年在普鲁士格赖夫斯瓦尔德大学（University of Greifswald）获得博士学位。他在耶拿会战（Jena and Auerstedt，1806年）之后被拿破仑一世（Napoleon I）任命为解剖学教授，当时格赖夫斯瓦尔德被法国军队占领。之后，在1809年，威廉·冯·洪堡（Wilhelm von Humboldt，1767—1835）推荐鲁道菲担任柏林一所新建大学的解剖生理学教授，鲁道菲一直任职至其去世。鲁道菲很欣赏卡尔·冯·林奈的

工作，并做过植物生长的研究。早期，他深信细胞是植物的基本结构单位，在1804年，他和D.H.F.林克（D.H.F.Link）因"解决细胞本质问题"（solving the problem of the nature of cells）被哥廷根皇家科学学会（Royal Society of Science of Göttingen）授予奖项，他们证明了细胞是独立且连续的。1832年，鲁道菲在柏林逝世，他的学生约翰内斯·穆勒（Johannes Müller）（见下文）接替了他在柏林大学的职位。

这一时期的另一位关键人物是卡尔·路德维希（Carl Ludwig，1816—1895），他虽不是病理学家，但在科学、尤其是实验生理学的奠基与发展上做出了巨大贡献，与19世纪早期在德国流行的抽象自然哲学与活力论形成了鲜明的对比。他是所谓"有机物理学家"的代表，这是一个由年轻生理学家组成的组织，他们力求证实物理和化学定律。埃米尔·杜·波伊斯·雷蒙德（Emil du Bois-Reymond，1818—1896）、恩斯特·布拉克（Ernst Brücke，1819—1892）和赫尔曼·赫尔姆霍兹（Hermann Helmholtz，1821—1894）也是这一组织的成员。这些年轻的科学家齐聚一堂，而老一辈科学家如约翰内斯·伊万杰利斯塔·浦肯野（Johannes Evangelista Purkyne，1787—1869）、恩斯特·海因里希·韦伯（Ernst Heinrich Weber，1795—1878）和约翰内斯·穆勒（1801—1858）则为他们提供思想和工作上的指导。他们全都受益于这个科学飞速发展的时代，也对时代做出了相应的贡献。总的来说，他们的工作在德国生理学史上被认为是最具影响力的。卡尔·路德维希的学生，例如阿道夫·菲克（Adolf Fick，1829—1901）、奥托·富兰克（Otto Frank，1865—1944）和伊万·彼得罗维奇·巴甫洛夫（Iwan Petrowitsch Pawlow，1849—1936）将其生理学研究方法带到了20世纪[9]。

解剖病理学的曙光

前面章节所阐述的思想及其不断发展使得特殊病理学和普通病理学的发展成为可能，无论是在法国，还是英国，接下来的章节我们会一一阐述。法国的主要贡献无疑是泽维尔·比沙（Xavier Bichat）引入的组织病理学。雷奈

克（Laënnec）的才华推动了特殊病理学的发展，尤其在胸腔疾病领域功不可没。克吕韦耶（Cruveilhier）的教学图册和课本也一样影响深远。在英国，约翰·亨特（John Hunter）开创了实验病理学，并且对病理解剖做了补充，而他的侄子马修·贝利（Matthew Baillie）出版了一系列版画以及第一本现代病理学课本。在盖伊医院（Guy's Hospital）还有一群杰出的人，以布莱特（Bright）、艾迪生（Addison）和霍奇金（Hodgkin）为首，他们发展了几个特殊生理学领域，极大地推动了病理学在思维和方法上的进步（见第7章）。

随后科技发展的大潮开始东移。重心渐渐转移到英国和法国，中欧慢慢掌握了病理解剖学的领导地位。为了更好理解在这光辉时代发生的事件，有必要回溯1个世纪找回一些遗落的线索。

1745年，布尔哈夫（Boerhaave）最有名的学生之一格尔哈德·范·施威腾（Gerhard van Swieten，1700—1772）应邀到维也纳担任玛利亚·特蕾莎女皇（Empress Maria Theresa）的私人医生。他与来自海牙的安东·德·哈恩（Anton de Haën，1704—1776）不谋而合，在他们的影响下奥地利首都俨然成为一个著名的荷兰医学学派支流。在这一系列变革中，范·施威腾兴建医院，鼓励私人开办诊所，推动了皇家图书馆发展。德·恩哈是第一个在学生面前进行例行验尸的人。维也纳学派与罗基坦斯基时代后期更杰出的学派截然不同，通常被称为"旧维也纳学派"，而利奥波德·奥恩布鲁格（Leopold Auenbrugger，1722—1809）是学派里能力最出众的人物之一。他是圣三一医院（Holy Tsinity Hospital）的主治医师，也是叩诊的发现者并首次将其应用于物理诊断向世界推行。同年莫尔加尼发表了《疾病的位置与病因》（Seats and Causes of Disease，1761年）一书。奥恩布鲁格将他对结核病、肺炎、胸腔积液等患者的观察结果与死后发现的情况进行对比，甚至还对尸体进行了实验，将液体注入胸膜腔并敲击出液面。

维也纳的现代时期始于1784年维也纳综合医院（Allgemeines Krankenhaus）的建立以及伟

大公共卫生学家约翰·彼得·弗兰克（Johann Peter Frank，1745—1821）于1795年的任职。值得注意的是，他的就任给病理解剖学带来了不同寻常的机遇，很大程度上归因于当时人体解剖规制的缺失。当时每年大约有14 000名患者在医院去世。1796年，共有2559弗罗林①的拨款被用来搭建停尸间、验尸房和解剖员的住所。就任解剖员一职的是阿洛伊斯·鲁道夫·维特尔（Alois Rudolf Vetter，1765—1806），他生于卡尔斯巴德（Carlsbad），在因斯布鲁克（Innsbruck）和维也纳接受过教育，他在面对困难时展现出的才能令约翰·彼得·弗兰克钦佩。维特尔遭到范·施威腾的继任者安东·斯托尔克（Anton Stoerck）的憎恨，他强烈反对维特尔的解剖学和外科研究。尽管如此，这位有才华的年轻人撰写了《解剖学指南》（Manual of Anatomy，1788年），随后又撰写了一本生理学教科书（1791年）。关于这本书，他发现难以将其分类为某种明确的科学发现。这个问题多次出现在病理学史上，并在许多章节中进行了相应的论述。

在弗兰克的帮助下，维特尔暂时摆脱了麻烦，一开始没有工资，但他仍然有机会长期无条件地研究人体疾病。在38岁的时候，他已有了解剖数千具尸体的经验。原本只有少量样本的病理解剖学博物馆，在他的任期内样本存量增长到超过400件。1803年，他汇总了他的观察与经验，撰写了《病理解剖学格言》（Aphorisms from Pathological Anatomy），这本书只有少量的理论论述，但包含了大量优质的客观描述，特别是关于胃肠道癌变以及肺结核的描述。

得到各路援助的维特尔本可以在维也纳迎来事业黄金期，但他的才能激起了许多人的嫉妒和憎恨。他的《病理解剖学格言》不被接纳，还没来得及声明其重要性，维特尔就离开维也纳去克拉科夫（Kracow）任职。在那里他饱受贫困，一无所获。短暂停留后他回到维也纳，不久后便去世。

维特尔死后，维也纳的这一职位变得不再重要，彼得·弗兰克于1804年离开医院，随后一些无足轻重的人继承了维特尔的位置。1821年，新的领导层带来了短暂的复兴。维也纳大学为医

---

①弗罗林（florin）：13—14世纪起，欧洲一些国家发行的金币名称。——编辑注

院能胜任法医病理学并且按规定授课的解剖员提供了一个教授职位。首位担任这一职务的是洛伦兹·拜尔梅耶（Lorenz Biermayer），他从 1811 年以来一直担任解剖员。最开始他一直很勤勉，但不久便和维特尔一样受到同行排挤。失望和厌恶使得拜尔梅耶开始漠视工作，饮酒、玩忽职守，最终被停职。复职后情况也并无改善，1829 年，他的助手约翰内斯·瓦格纳（Johannes Wagner，1800—1832）接替了他的职位，并承诺努力工作以拥有辉煌的职业生涯，但他的任期却相当短暂。瓦格纳对霍乱、疝气以及其他肠道损伤的研究因为他的英年早逝而中断，而维也纳综合医院的解剖员一职再一次空缺。

在这一低迷时期，瓦格纳的助手卡尔·罗基坦斯基接手他的职务，结果不仅是维也纳，整个世界都为之一变。

卡尔·冯·罗基坦斯基〔Carl（Karl）von Rokitansky〕

卡尔·弗赖赫尔·冯·罗基坦斯基（Carl Freiherr von Rokitansky）（图 8-2A），1804 年 2 月 19 日出生在格雷茨〔Königgrätz，今捷克共和国的赫拉德茨 - 克拉洛韦（Hradec Králové）〕。他曾在布拉格和维也纳学习，1827 年，他在综合医院的太平间开始他的职业生涯。1828 年，毕业两年后的他成为一名助手。他与波希米亚人约瑟夫·冯·斯柯达（Josef von Škoda，1805—1881）和摩拉维亚人费迪南德·赫布拉（Ferdinand Hebra，1816—1880）一起工作，并成为奥地利帝国新维也纳学派的核心人物。罗基坦斯基是对人体器官的病理变化进行系统分类的第一人。他仔细地将病理结构、形态与临床症状进行比较，并研究病理生理的相关性；这些都在他的《病理解剖学手册》（*Handbook*）（图 8-2B）中进行了详细阐述。在 19 世纪，他终于实现了莫尔加尼的《疾病的位置与病因》的基本概念。

他是首位鉴别大叶性肺炎和小叶性肺炎（支气管肺炎）的医生。他还描述了急性黄色肝萎缩（1843 年）、动脉导管未闭（1864 年）、子宫内膜异位（1860 年）、伤寒和甲状腺肿（1849 年），以及各种肿瘤（1852—1854）和囊肿（1849 年

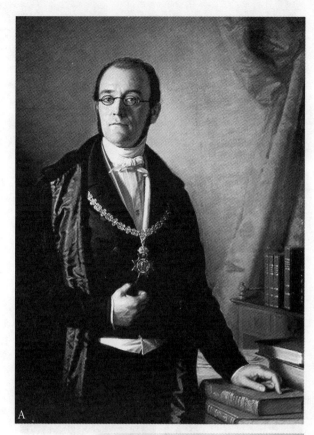

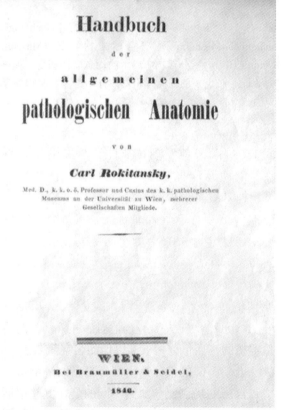

图 8-2 A. 卡尔·罗基坦斯基——著名的维也纳病理学家，因其系统性疾病结构研究被称为病理学界的林奈。
B. 罗基坦斯基著作《病理解剖学手册》扉页

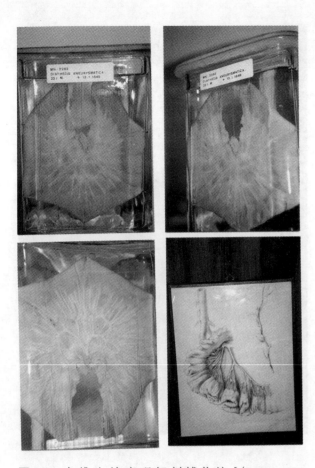

图 8-3　在维也纳病理解剖博物馆 [（Pathological-anatomical Museum，现为自然史博物馆（Museum of Natural History）分馆] 中展示的动脉瘤样病变（现称为结节性心肌炎）的原始样本，该样本是由罗基坦斯基发现的

或 1854 年）。他发现结节性动脉周围炎并将其称为"动脉瘤样病变"（1851 年）（图 8-3）。罗基坦斯基也是发现细菌性心内膜炎的第一人，他还把肾淀粉样变性和布赖特病（肾炎）区分开来。1851 年和 1875 年，他分别写了关于动脉疾病和先天性心脏缺陷疾病的论著：《最主要的动脉疾病》（*On Some of the Most Important Diseases of the Arteries*）和《心脏隔膜缺陷》（*The Defects in the Septum of the Heart*）。他对病理解剖学的贡献是不朽的，后世许多人都以他的名字命名。

巴黎医院的临床医生都有自己的解剖员，只检查自己的病例。与他们不同的是，罗基坦斯基作为一个全职病理学家监督完成了 5 万多例尸检。他强调病理学研究的重要性，以及临床症状与尸检观察到的异常结构的相关性，因而建立了新维也纳学派。这也使他成为当时杰出的描述性

病理学家，鲁道夫·卡尔·魏尔啸（Rudolf Karl Virchow，1821—1902）也为此将罗基坦斯基称为"病理解剖学界的林奈"。

不过，魏尔啸在他的病理学教科书中对罗基坦斯基的"融合"和"渗出"理论提出质疑。在进行大量尸检后，罗基坦斯基也无法找到关于死亡原因显著的形态学变化。因此，他从古希腊医学病理学找到体液的概念，即认为疾病是由于体液的错误混合而引起的。魏尔啸认为罗基坦斯基的体液混合物（*Krasenlehre*）是一个过时的想法，罗基坦斯基不能被称为先驱。

事实上，罗基坦斯基已经受到了肉眼观察的限制，因此达到了早期宏观或大体病理学的极限。魏尔啸通过利用显微镜拓宽了这一水平。虽然罗基坦斯从未亲自使用过显微镜，但他确实利用自己的影响力来支持组织学和病理生理学的研究。尽管他被宏观病理学限制，但罗基坦斯基对原始病理解剖学观察的数量和种类是极大的。他的这些开创性工作是使病理学成为公认专业的主要因素。在他的职业生涯中，他总结了炎症反应以及我们今天所称的肿瘤生长。人们认为"芽胞"（blastema）来源于血液，施旺（Schwann）和罗基坦斯基都试图通过显微镜观察离散的静态形式（discrete static forms）来解释这一过程。然而，这一领域的下一个伟大进展源于另一位卓越的病理学家——鲁道夫·卡尔·魏尔啸。

罗基坦斯基在他退休之时已经完成了 7 万多例尸检报告，此后他一直住在维也纳的研究所，享受着优越的工作条件。25 年来，罗基坦斯基是这座城市杰出的医学家。他的影响力并不局限于病理学，而是扩展到普通医学教育的基础及医学课程。1849 年，他被任命为医学院院长，并于 1850 年任大学校长。1874 年，全市为他举行大型庆典以表彰他的功绩。他在退休演讲中明确表示，他已经使病理解剖学成为医学研究中最有效的方法。对他来说，这是病理生理学研究的基本方法，也是对医学的基本理解。他认为病理解剖学应结合病理组织学、化学病理学和活体动物的实验病理学进行合理补充。他认为病理学不仅是为医学实践服务，它在生物学中也有广泛的作用。1878 年，罗基坦斯基去世，这也意味着奥地利在病理学上领先地位的结束。

约翰内斯·缪勒

在德国，虽仍处于"前魏尔啸时代"，但关于细胞的思想已经开始生根发芽，最终引发病理学的改革。这一灵感来源于一个非凡的人——约翰内斯·彼得·缪勒（Johannes Peter Müller，1801—1858），他也可以说是最后一位伟大的哲学家，他的学习几乎涵盖了所有的科学分支，可以说是 19 世纪最伟大的老师。

被视为德国最杰出的生理学家之一的缪勒（图 8-4），于 1801 年 7 月 14 日出生在科布伦茨市（Koblenz）一个鞋匠家庭。受到天主教的信仰熏陶，他成为了拉丁神学院的耶稣会士。起初，缪勒想成为一名罗马天主教牧师，但后来他对医学产生了兴趣，并于 1819 年进入波恩大学（University of Bonn），于 1822 年毕业。1824年，波恩大学授予他生理学和比较解剖学讲师的职位。他在就职演讲上说到"生理学是一门需要自然哲学观点的科学"，他概述了他的科学方法并主张生理学家必须将经验性确立的事实与哲学思想结合起来。两年后，他被任命为副教授，并在 1830 年晋升为正教授。1833 年，他移居柏林主持解剖学和生理学系直至去世。

在柏林，缪勒接替其导师卡尔·鲁道菲的教授职位，正如前面提到的，卡尔·鲁道菲在引导思维变革方面具有影响力，是他从浪漫主义出发延伸到对疾病更科学的解释。1833 年至 1840 年，缪勒根据他在柏林的演讲发表了他的著作《人类生理学手册》（*Handbuch der Physiologie des Menschen*）（《生理学原理》）。在这本书中缪勒展示了他在比较解剖学、化学和物理学的研究成果，还有显微镜在生理问题研究中的应用。这本书是革命性的。今天，许多人认为这本书是以更机械化的方式来理解生命过程运动的起点，这个概念在 19 世纪被广泛接受。

缪勒对病理学，特别是对肿瘤学感兴趣，他的助手西奥多·施旺（Theodor Schwann，见下文）发现细胞是动物结构的基本单位。受西奥多·施旺这一发现的启发，缪勒把这个想法应用到肿瘤的微观形态，并因此认识到肿瘤也是由细胞组成的；此外，他还认为细胞内存在核、颗粒、纤维和晶体。

通过对肿瘤的研究，缪勒在 1838 年发表了他的著作《病态生长的性质和结构特征》（*Über den feineren Bau und die Formen der krankhaften Geschwülste*），这本著作如今已成为肿瘤病理学的一个里程碑，也为魏尔啸对癌症的研究做了铺垫。后来缪勒主要致力于比较解剖学。他是一个有天赋的老师，他指导过许多杰出的科学家和生理学家，包括赫尔曼·冯·赫尔姆霍兹、埃米尔·杜波伊斯-雷蒙德、西奥多·施旺、弗里德里希·古斯塔夫·雅各布·亨勒（Friedrich Gustav Jakob Henle）、卡尔·路德维希和恩斯特·海克尔（Ernst Haeckel）。结合实验方法、显微镜的发展和先进技术的使用，他认为只有

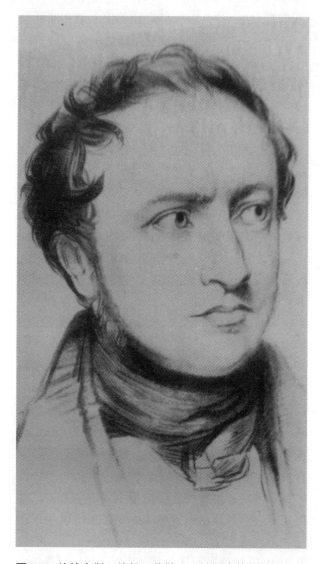

图 8-4 约翰内斯·彼得·穆勒——被视为德国最杰出的生理学家之一

把试验和认知相结合才能使人类更好地认识自然。1834 年，他被选为瑞典皇家科学院（Royal Swedish Academy of Sciences）的外籍成员。1858年 4 月 28 日，缪勒在柏林逝世。

细胞的诞生

如前几章所述，直到 19 世纪，科学家们认为疾病与自然发生的原理相类似（即生命来源于非生命的物质，如简单的有机化合物），因此疾病可能是非生命物质"自然发生"的结果。关于形态学的宏观角度，莫尔加尼引入了一个特殊的角度，即把重点放在器官内部形态学变化上。弗朗索瓦·泽维尔·比沙（François Xavier Bichat，1771—1802）的研究则更进一步，他推测器官的细胞膜和组织的其他部位会受到疾病的影响。然而，比沙是在理论基础上得出这个结论，并没有使用显微镜，因为显微镜在当时虽然基本上可使用，但没有得到广泛的认可，如果使用显微镜最终能达到"亚器官"的水平（见第 31 章）。

如果没有显微镜的发现，病理解剖学不可能有进一步的发展。最初是罗伯特·胡克（Robert Hooke，1635—1703）对德谟克利特（Democritus，公元前 460 年—公元前 370 年）提出的古希腊"微粒或原子论"理论给出了一个可视的画面，但他没有意识到在软木上观察到的空腔是我们所说的"细胞"残留"骨架"。重要的是，极有话语权的亚里士多德（Aristotle，公元前 384 年—公元前 322 年），驳回了非连续事件的观点，他的思维方式战胜了其他包括德谟克利特的微粒假说在内的希腊假说。事实上，几个世纪后，亚里士多德的观点仍然与其他所有提案相左。例如，戈特弗里德·威廉·莱布尼茨（Gottfried Wilhelm Leibniz，1646—1716）的"单子"理论是基于无限数量的"非可分割"单位或单子的概念。因此他接受了宇宙是由"原子"组成的前提（虽然不是今天这样定义）；但单子在很大程度上被当时的科学所忽视，仅仅是被视为由"神性的持续俘虏"所产生的物质。

从 18 世纪后期开始，基础科学领域取得了巨大的进步，它改变现有的标准，扩展医学视野。当早期的显微镜学家终于观察到活体组织

时，他们的观察不可避免地与世界是如何构建的神学和哲学思想相比较。有趣的是，即便是由早期透镜的球面像差导致的光学错觉也被（错误地）解释为生命物质的基本组成单位（见第 16、31 章）。

另一方面，罗伯特·胡克在 1664 年已经注意到密集"毛孔"的生物结构的存在，并称之为"细胞"（来源于拉丁词 *cella*，指一个小房间或小柜）。"细胞"这个词很快得到广泛认可。不幸的是，"细胞"一词在 17 和 18 世纪用于对松散结缔（网状）组织的描述。因此，"细胞或细胞状组织"的旧含义在使用上与 19 世纪诞生的新术语"细胞理论"是不同的。

如上所述，新的细胞概念是由西奥多·施旺（1810—1882）提出的。施旺出生在莱茵河畔的诺伊斯（Neuss），距离科隆几英里。他在耶稣会学院（Jesuits College）接受了极好的数学和物理培训，并于 1829 年开始学医。1834 年，他在柏林获得了医学博士学位，并跟随约翰内斯·缪勒（1801—1858）学习解剖学、生理学和病理学。施旺最有价值的工作是在缪勒的影响下完成的。当时缪勒正在准备他的生理学书籍，施旺协助他完成所需实验。施旺是首批认识到细胞不仅是结构单元的科学家之一。有一天，施旺吃晚饭时听到施莱登（Schleiden，1804—1881）在谈论植物细胞，并表示细胞核可能在细胞发育中具有重要作用。之后，施旺对植物和动物细胞进行对比。在显微镜下观察动物细胞，他注意到它们之间的不同特征。在其他的研究中，他发现了食管上端的横纹肌，并且分离出一种消化所必需的酶，被他称为"胃蛋白酶"。

他的著名理论是关于动物机体中细胞的结构和发育。虽然我们现在都知道他的大部分模型是错误的，但他的基本观点是正确的。施旺的理论基于以下两个基本概念：第一，基质（matrix）或胚基（blastema）的存在；第二，胚基可以发育成细胞颗粒。换句话说，细胞能够进行一种体内自发生成。这种细胞自由形成理论一直被广泛接受，直到被魏尔啸的想法所取代。1839 年，施旺主持鲁汶大学（University of Leuven）解剖系，并于 1848 年移居列日大学（University of Liège）。退休三年后，施旺于 1882 年 1 月 11 日在科隆

去世。

在魏尔啸关于病理学的研究出现之前，必须提及的是缪勒的另一个学生——雅各布·亨勒（1809—1885）。这主要是由于亨勒对于组织分类进行了早期调查。他的调查结果为魏尔啸的细胞病理学研究提供了参考。

鲁道夫·魏尔啸的贡献

鲁道夫·卡尔·魏尔啸（图 8-5 A，B）1821年出生于希沃尔伯恩 [Schivelbein，普鲁士波美拉尼亚（今波兰希维德温）]，并成为 19 世纪最杰出的病理学家和内科医生之一。他除了在病理学方面的巨大贡献之外，还是德国自由党一名优秀的政治家。1861 年，魏尔啸当选普鲁士国会议员。同时他也是进步党（Fortschrittspartei）的创始人之一，在许多社会改革中大力宣传，其间他与俾斯麦（Bismark）在许多领域，尤其是军费开支方面都有异议。有一天，当地报纸上报道俾斯麦向魏尔啸发起挑战。作为被挑战方，魏尔啸可以选择决斗武器，他选了两根德国香肠，其中一根感染了旋毛虫。俾斯麦考虑到风险太大，随即撤回了他的挑战要求。而在其他版本中，魏尔啸选择的武器是手术刀。

1839 年，魏尔啸开始在柏林大学的弗里德里希·威廉研究所（Friedrich Wilhelm Institute）进行医学学习，于 1843 年获得医学博士学位。魏尔啸被任命为夏里特（Charité）医院的解剖员，他于 1847 年开始发表著名的《病理解剖学、生理学及临床医学档案》（*Archives for Pathological Anatomy and Physiology, and for Clinical Medicine*）。他开创了诊断病理学的现代理念，并通过应用"细胞理论"来解释疾病，创造了现代科学的典范。

早在 1848 年，魏尔啸受普鲁士政府委托调查在上西里西亚（Upper Silesia）爆发的斑疹伤寒。他的调查报告显示，斑疹伤寒爆发归咎于社会条件和政府。1849 年，魏尔啸被任命为德国维尔茨堡大学（University of Würzburg）新成立的病理解剖学主席。在职 7 年中，许多学生都在他那里得到了锻炼，有一部分学生之后在医学领域也小有名气。在维尔茨堡大学，魏尔啸写了 6

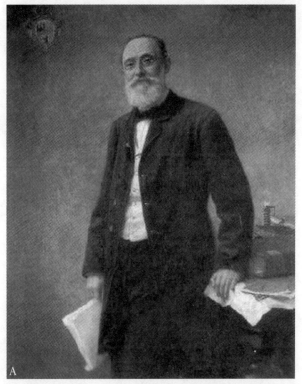

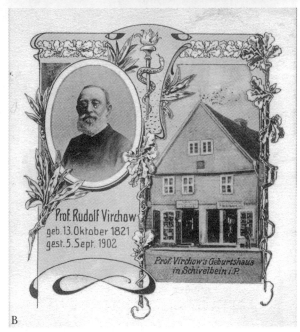

图 8-5　A. 鲁道夫·魏尔啸——病理学巨人之一，其细胞病理学对了解疾病如何发展起到了革命性作用
B. 魏尔啸出生地的古老明信片

册《特殊病理和治疗手册》（*Handbook of Special Pathology and Therapeutics*），并开始制定细胞病理学理论。1850 年，他与罗斯·迈尔（Rose Mayer）结婚，婚后育有三儿三女。1856 年，柏林大学任命魏尔啸为病理解剖学主席。

魏尔啸主要是以促进细胞病理学的发展及其论著《基于生理和病理组织学的细胞病理学》（*Die Cellular pathologie in ihrer Begründung auf physiologische und pathologische Gewebenlehre*）而闻名（图 8-6）。然而，他的工作也揭示了炎症的过程，尽管他不认为白细胞有迁移的可能。他区分脂肪浸润和脂肪变性，并介绍了淀粉样变性的现代概念。他高度重视肿瘤的病理学，他发表的恶性肿瘤手稿以及 3 卷相关作品 [《病理肿瘤》（*Die krankhaften Geschwülste*），1863—1867] 是非常重要的，但他错误地认为恶性肿瘤是由结缔组织转化（化生）而成的。这种观点导致了他与瓦尔代尔·哈茨（Waldeyer Hartz，1835—1921）在著名的腓特烈三世（Frederick Ⅲ）[10] 病患案例中的争议，魏尔啸未能诊断出喉部的病变为癌症，

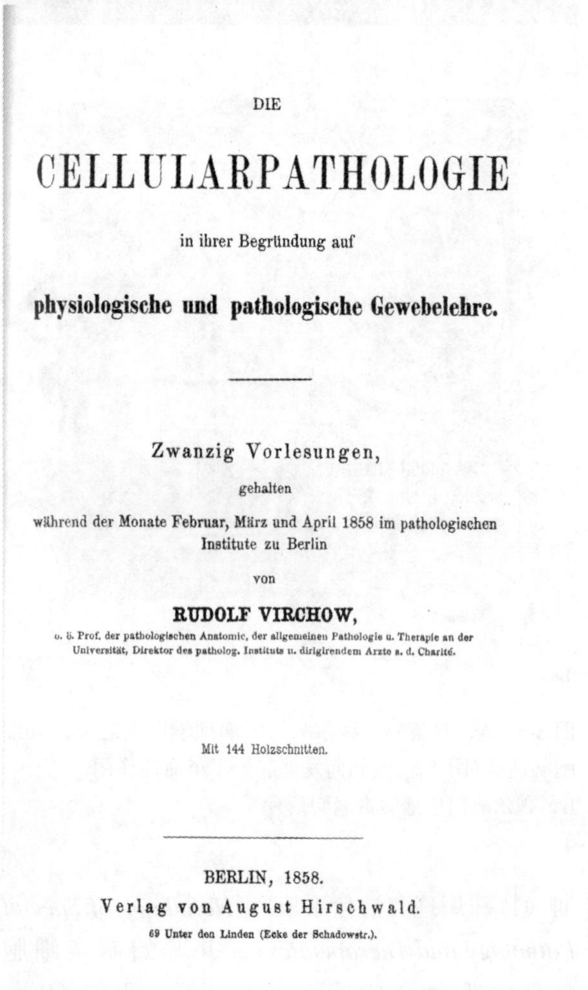

导致腓特烈几年后身亡。虽然魏尔啸在病理解剖学成就很高，但实际上他在病理解剖上的诊断并不是完全正确的；在这方面，他与现代的病理学家一样会犯错。在这个问题上大家争议不休，甚至直到今天有些病理学家仍在据理力争。

魏尔啸的工作还有更广泛的影响。1874 年，他引入了一项标准化的技术来进行尸体解剖，使用该技术对整个身体进行详细检查，经常能发现未知的病变。他的工作主要是研究动物寄生虫，特别是旋毛虫在人类疾病中的作用机制，并引起公众对肉类检查的兴趣。对于刚萌芽的细菌科学，他对细菌能否导致疾病持怀疑态度。他认为，有些细菌可能会产生有毒物质而导致病症，但细菌不会单独致病。

魏尔啸感兴趣的另一个领域是人类学（图 8-7 A，B）。1865 年，魏尔啸考察德国北部的木制"桩式住宅"，并于 1870 年开始挖掘山丘堡垒。1869 年，他作为创始人之一创办了德国人类学学会（German Anthropological Society），同年他创办了柏林人类学、民族学和史前史学会，他从 1869 年任会长直到他去世。在这整个时期，他担任《民族学杂志》（*Zeitschrift für Ethnologie*）主编。1874 年，魏尔啸遇到特洛伊（Troy）的发现者海因里希·施里曼（Heinrich Schliemann），1879 年，他陪同施里曼去了特洛伊，1888 年，又去了埃及 [11,12]。

1873 年，魏尔啸被选入普鲁士科学院（Prussian Academy of Sciences）。他拒绝被尊称为"冯·魏尔啸"，但在 1894 年，他创建了枢密院 [Geheimrat（"Privy Councillor"）] [13,14]。

1902 年 9 月 5 日，魏尔啸去世。在德国享有很高地位的他受到了国葬待遇，他被安葬在柏林舍恩贝格（Schöneberg）的旧圣马修公墓（Alten St.-Matthäus-Kirchhof）；1913 年，他的妻子罗斯去世后与他合葬于此。

细胞理论的影响

回顾整个病理学历史，魏尔啸是 19 世纪最伟大的科学家和病理学家之一，也许也是有史以来最伟大的科学家和病理学家之一。他的工作和思想改变了医学，不亚于哥白尼（Copernicus）

DIE

CELLULARPATHOLOGIE

in ihrer Begründung auf

physiologische und pathologische Gewebelehre.

Zwanzig Vorlesungen,

gehalten

während der Monate Februar, März und April 1858 im pathologischen Institute zu Berlin

von

RUDOLF VIRCHOW,

o. ö. Prof. der pathologischen Anatomie, der allgemeinen Pathologie u. Therapie an der Universität, Direktor des patholog. Instituts u. dirigirendem Arzte a. d. Charité.

Mit 144 Holzschnitten.

BERLIN, 1858.

Verlag von August Hirschwald.

69 Unter den Linden (Ecke der Schadowstr.).

图 8-6　魏尔啸的《细胞病理学》——病理学史上的一个里程碑

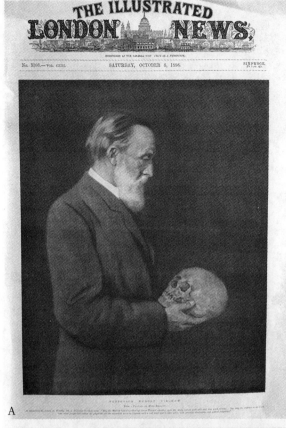

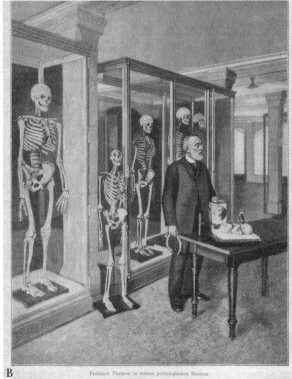

图 8-7 鲁道夫·魏尔啸是个多才多艺的人，因其在人类学的研究及其收藏的各种病态器官而闻名。A. 魏尔啸在伦敦新闻标题页上的肖像。B. 魏尔啸在柏林的博物馆

的工作对物理学的影响。魏尔啸强调观察和实验是病理生理学唯一有效的依据。此外，他谴责没有可靠数据的纯粹猜测和假设。对他而言，假设只是作为一种过渡，是实验之"母"。当现有事实无法支撑想法时，他认为只有用新的事实才能够填补这些空白。

细胞原理的兴起源于维尔茨堡，当时魏尔啸开始研究细胞学说，认为每个细胞都来源于已有的细胞，并意识到这个理论能洞察疾病的发病机制。在这方面，他是受到一些重要成果的影响，如爱丁堡的约翰·古德瑟（John Goodsir，1814—1864）提出的细胞可以作为营养中心，还有德国神经解剖学家和胚胎学家罗伯特·雷马克（Robert Remak，1815—1865）在 1852 年首次提出的细胞分裂是细胞增殖的方式。同年，雷马克得出结论认为，不论是在患病组织还是在健康组织中，新细胞都是来源于现有细胞。

雷马克的著作对病理学和医学的影响不大。魏尔啸以一种更简洁和令人难忘的方式表达了他的想法，发表了著名的格言"一切细胞都来源于细胞"（*omnis cellula e cellula*）。1855 年，他在《病理解剖档案》（*Archiv der patholyischen Anatomie*）中发表著名的文章《细胞病理学》（*Cellular-Pathologie*）。《希波克拉底的继承者》[15]评论魏尔啸的关于疾病根源的理论可追溯到细胞理论，实际上补充了威廉·哈维（William Harvey，1578—1687）的格言生命"起源于卵"（*Omne vivum ex vivo*）和路易斯·巴斯德（Louis Pasteur，1822—1895）的"每一个生物都起源于生命"（*Omne vivum e vivo*）。应当正确理解的是，当时的"卵"代表了生命的开始和结束，并且与所谓的"生发泡"（Keimbläschen）的概念和描述相类似。

这些观点的联系得到了人们的认可，且值得一提的是哈维的格言被刻在首次提出生发泡的杨·伊万杰利斯塔·浦肯野（Jan Evangelista Purkyně，1787—1869）的墓碑上面。事实上，弗朗索瓦·文森特·拉斯帕伊（François-Vincent Raspail，1794—1878）在魏尔啸之前就提出"一切细胞都来源于（存在的）细胞"。尽管魏尔啸的想法并非完全独创，但他的研究将细胞病理学提升到极其重要的地位，而"细胞病理学"一

词只属于魏尔啸。针对这一理论，魏尔啸通过20次系列讲座进行论述，并在1858年发表著作——《基于生理和病理组织学的细胞病理学》（*Die Cellular Pathologie in ihrer Begründung auf physiologische und pathologische Gewebenlehre*），这是医学史上最重要的著作之一。经过剑桥的弗兰克·钱斯（Frank Chance）博士的翻译［约翰·丘吉尔（John Churchill），伯灵顿街（Borlington Sneet），伦敦，1860年］，这本著作在全球范围内广泛传播，成为现代病理学的基石。

显微镜的使用和鲁道夫·魏尔啸的时代共同创建了以细胞为基础的"病理解剖学"，与之后一个多世纪的重要发现一起构成了现代组织病理学的基础。

俄罗斯病理学

俄罗斯病理学史始于18世纪初，在此之前，俄罗斯没有任何尸体解剖的史料记载。1703年，沙皇（后来是帝王）彼得大帝（Peter the Great，1672—1725）（图8-8A）统治时，建立了新首都圣彼得堡（Saint-Petersburg）之后，才有了第一例尸体解剖的记录。似乎在最开始的一些尸体解剖都是沙皇亲自做的。据说他是一位有热情但业余的牙医，一时兴起就拔牙；与英格兰的国王威廉三世（King William Ⅲ）在西欧长途航海中一起观察尸体解剖；在荷兰学习造船时也观察尸体解剖。据说这些尸体解剖中，有他的同父异母兄弟费奥多尔三世（Theodore Ⅲ）的遗孀——沙皇皇后玛莎·阿波莎娜（Tsarina Martha Apraxina）。

从1719年到1727年，彼得大帝在圣彼得堡的涅瓦（Neva）河边上建造了"艺术殿堂"（Kunstkammer，亦称Kunstkamera，人类学和人种学博物馆）（图8-8B），其中包括俄罗斯的"第一个病理学博物馆"。博物馆里面也收集了大量彼得大帝在阿姆斯特丹从荷兰组织学家弗瑞德里克·鲁谢（Frederik Ruysch）那里购买的解剖学制品。后来这些收藏品中又加入了俄罗斯的标本，特别是所谓"畸形"的标本。例如，博物馆中收藏了法国巨人尼古拉·布儒瓦（Nikolai Bourgeois）的骨架，他是沙皇的卫士，在42岁时去世，去世后被制成一个骨架的标本（图

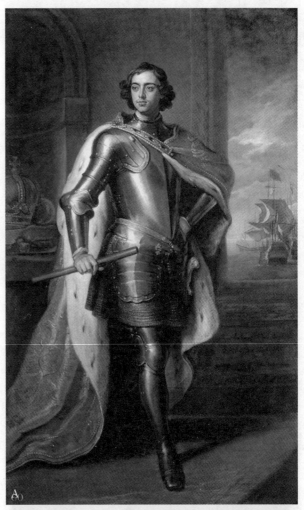

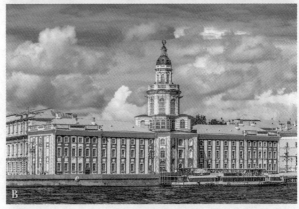

图8-8 A. 彼得大帝（彼得·阿列克谢耶维奇·罗曼诺夫，Peter Alekseyevich Romanov）；彼得大帝一世，"首位"俄罗斯尸检病理学家，也是博物馆藏品的创始人［肖像由戈弗雷·科内尔（Godfrey Kneller）爵士于1698年完成，是彼得访问英国时赠予国王威廉三世（William Ⅲ）的礼物］

B. "艺术殿堂"博物馆［作者：亚历克斯·弗洛斯坦·费多洛夫（Alex Florstein Federov）］；2012年访问于维基百科，公共资源

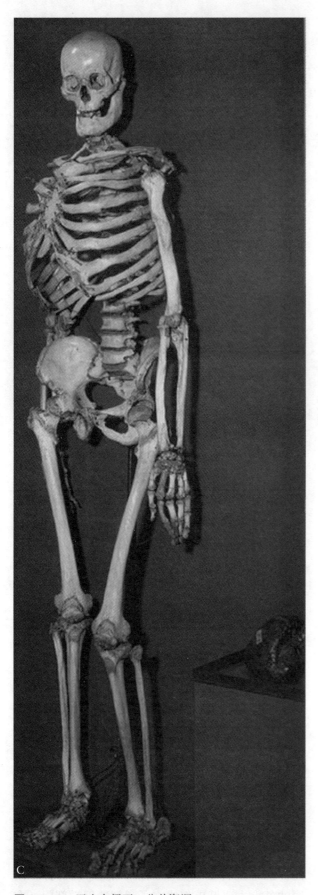

图 8-8　C. 巨人布儒瓦，公共资源

8-8C)。他 的 身 高（约 7 英 尺 8 英 寸，即 2.34
米）与约翰·亨特收藏在皇家外科学院博物馆
（Museum of the Royal College of Surgeons）（见第
7 章）的"爱尔兰巨人"查尔斯·伯恩（Charles
Byrne）相当；布儒瓦的原版头骨在一次大火中丢
失，随后用别人的头骨代替，至今仍在公开展出。

　　之后，不时会进行尸检，主要是由临床医
生在军队医院执行。俄罗斯的第一个解剖学手
术室于 1706 年 5 月在莫斯科军医院（Moscow
Military Hospital）成立。有关尸体解剖的规定
包含在几个章程中，其中的一章［《海军规章》
（*The Naval Regulation*）］于 1722 年出版。18 世纪
俄罗斯的病理学受到普鲁士病理学的强烈影响[16]。

　　俄罗斯的病理学科学化时期始于第一批病理
学（解剖病理学）主席（部门）在基辅（Kiev，
1845 年）、莫斯科（1849 年）、圣彼得堡（1859
年）和在喀山（Kazan，1865 年）的成立。在此
之前，病理学讲座和实用尸检课程由具有解剖尸
体经验的著名临床医生讲授。在圣彼得堡的军事
医学院（Military Medical Academy），著名的外
科医生尼古拉·N. 皮罗戈夫（Nicolay N. Pirogov，
1810—1881）进行了数百例死于霍乱的患者的尸
检，并详细描述了他观察到的宏观变化[16]。

莫斯科

　　在莫斯科，解剖学家、外科医生埃弗雷姆·
O. 穆欣（Efrem O. Mukhin，1766—1850）在高
乐欣斯基医院（Golitsynsky Hospital）的讲座中
讲述了病理学某些方面的内容。高乐欣斯基医院
是由康特·戈利岑（Count Golitsyn）于 1802 年
建立的，它是莫斯科最古老的诊所之一。作为一
名卓越的外科医生和莫斯科大学的教授，埃弗雷
姆·穆欣成为高乐欣斯基医院的资深医生并对其
发展起到至关重要的作用。在 1802 年到 1807 年
间，该医院进行了 688 台手术，包括产科、妇科
及眼、耳疾病干预。据说穆欣自己共做了 444 台
手术。值得一提的是，在 1812 年 9 月，当拿破
仑的军队占领莫斯科的时候，该医院仍在运行。
法国外科医生多米尼克·让·拉雷（Dominique-
Jean Larrey，拿破仑军队的首席外科医生）那段
时间与德格纳（Degenet）医生和德·拉·弗利兹

（De la Fliz）医生一起在高乐欣斯基医院工作，工作由他们的俄罗斯学生协助开展。马修斯·Y. 穆德罗夫（Mattheus Y. Mudrov，1776—1831）的学生亚历山大·I. 奥维尔（Alexander I. Over，1804—1869）和其他几位临床医生，都为莫斯科大学病理学的学科发展做出了贡献[1]。

病理学主要科学学派的创立者是莫斯科的阿列克谢·I. 普诺宁（Alexey I. Polunin，1820—1888 年）（图 8-9）和圣彼得堡的米哈伊尔·M. 鲁德涅夫（Mikhail M. Rudnev，1837—1878）（图 8-10）。阿列克谢·I. 普诺宁生于教师之家，他毕业于莫斯科大学医学院，又进一步学习了其他学科的知识，包括在柏林、维也纳、巴黎和伦敦学习病理学。在莫斯科当了两年的内科医生后，他被他的母校选为解剖病理学和病理生理学的教授和主席。在最初的十年内，他在科研、教学和诊断方面十分活跃。后来（1860—1878 年）他接受了另一个行政管理角色——医学院院长。

米哈伊尔·M. 鲁德涅夫是一位牧师的儿子。他毕业于军事医学院，并在德国的不同机构完善了自己的知识，包括在鲁道夫·魏尔啸的带领下在柏林学习了两年。之后他返回军事医学院与学院首位病理学教授蒂莫托伊斯·S. 伊利斯基（Timotheus S. Illinski，1820—1867）合作。随后，鲁德涅夫被任命为部门的主任，在最初的几个月，都是他自己一人工作。鲁德涅夫是俄罗斯第一个将显微镜引入学生教育的人。他致力于研究肺结核、霍乱、旋毛虫病、白喉和其他传染性疾病。他利用动物实验来研究疾病的发病机制，在他的管理下，实验肿瘤学诞生 [文学硕士诺文斯基（Novinski）的学术论文有证实]。鲁德涅夫也是俄罗斯第一本病理学和临床医学杂志的创刊者和主编，并担任主编长达 7 年。他于 41 岁时去世。

不得不说，那个时期的病理学教育很大程度上基于鲁道夫·魏尔啸的发现（见上文），因为当时许多俄国病理学家都是在德国参加培训，但他们还是有许多重要的原创性工作。许多病理学教授都鼓励基于临床和实验材料的调查。当时的研究主题是传染性疾病病理学及不同肿瘤的研究。第一次医疗（临床医学病理学）调查也在这时候出现。在许多病例中，病理学家自己进行细菌学调查并因此发现了细菌学的组织学方法，将

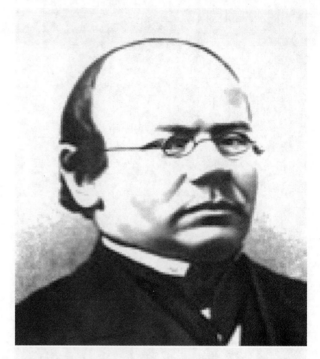

图 8-9　阿列克谢·I. 普诺宁，公共资源

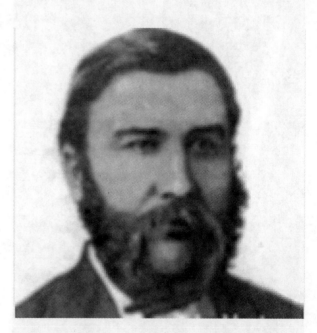

图 8-10　米哈伊尔·M. 鲁德涅夫，公共资源

显微镜的应用扩大到临床实践中[16]。

在 20 世纪，俄罗斯病理学细分成解剖病理学和病理生理学（或称实验病理学），二者有着不同的机构和主席，欧洲一些领先的学校也是如此。医学院转变成独立的医学院校（机构）。国家的各大主要城市都成立了解剖病理学部门，在一些大城市里甚至有 3 ~ 4 所这样的学校。在苏

维埃政府期间（1917—1991 年），大多数尸体都必须进行尸检，而这也促进了整个国家实践性病理学的发展。在苏联，医学和生物科学活动的开展存在明显的"思想的压力"，特别是在 20 世纪 30 年代到 50 年代。

有趣的是，共产党的官方最高权力机构支持奥嘉·勒普辛斯卡亚（Olga Lepeshinskaya，1871—1963）的观点，她否定遗传学说并强烈推崇无机质自发再生的生命学说。因此遗传学的研究被禁止，许多遗传学领域的研究人员被逮捕。此外，普遍的"官方观点"认为所有的疾病都仅取决于中枢神经系统的状态。在这种情况下，鲁道夫·魏尔啸的"细胞学说"——"一切细胞都来源于细胞"的追随者们被宣称是"思想的魔鬼"，许多病理学家也失去了他们原本的地位。在很长的一段时间里，形态学的研究被大力打击甚至禁止。

这一时期，莫斯科学派最重要的代表是阿列克谢·I. 阿布里科索夫（Alexey I. Abrikosov，1875—1955）（图 8-11）和希波里提斯·V. 戴维弗斯基（Hippolites V. Davydovski，1887—1968）。

阿列克谢·I. 阿布里科索夫 [2003 年诺贝尔物理学奖获得者阿列克西·A. 阿布里科索夫

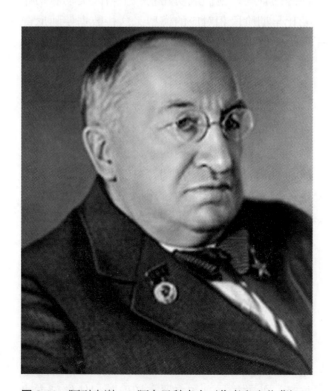

图 8-11 阿列克谢·I. 阿布里科索夫（作者私人收藏）

（Alexei A. Abrikosov）的父亲] 是一个著名的富商之子，因其对早期肺结核的研究和肌母细胞瘤（阿布里科索夫瘤）的描述而闻名。他也是特殊病理学多卷手册的作者，并以此为学生的教科书。许多年来（1920—1953 年），他指导莫斯科第一医学研究所 [大学，1st Moscow Medical institute（University）] 病理系的工作。1924 年 1 月 23 日上午，阿布里科索夫被指定为列宁进行尸检，并在列宁的尸体内放置防腐剂使其保持完整直至葬礼结束。直至今日，近 100 年过去了，这具尸体仍在公开展出。阿布里科索夫曾强烈批评魏尔啸的尸检技术。

希波里提斯·V. 戴维弗斯基在苏联的实践中引入"临床病理学"分析，特别提及与疾病、军事创伤、动脉粥样硬化和老年病学相关的概念。他的主要工作地点是在莫斯科第二医学研究所 [2nd Moscow Medical Institute，现在的国立医科大学（National Research Medical University）]。

阿纳托利·I. 斯特鲁科夫（Anatoly I. Strukov，1901—1988）在莫斯科第一医学研究所（1953—1972 年任部门主任）也为肺结核和风湿性疾病的研究做出了很重要的贡献，同时他也是苏联共产党中央委员会的"成员"。同时期，多纳特·S. 萨基索夫（Donat S. Sarkissov，1924—2000 年）在塞利弗索夫斯基研究所（Selifosovski Research Institute）进行病理过程可逆性的研究，而 V.V. 谢洛夫（V.V. Serov，1924—2007）在莫斯科第一医学研究所（1972—1990 年任部门主任）成功完成对肾和肝疾病、淀粉样变和结缔组织病的研究。上述所提到的病理学家都用俄文撰写手册和教科书。然而，当时他们最重要的任务是确认国家和共产党领导人的死因，正因此，他们中的许多人都被冠以"社会主义劳动英雄"的称号。

圣彼得堡（1914 年更名彼得格勒，1924 年更名列宁格勒，1991 年改回圣彼得堡）

亚历山大·亚历山卓维奇·马克西莫夫

组织学家亚历山大·亚历山卓维奇·马克

西莫夫（Alexander Alexandrowitsch Maximow, 1874—1928）是圣彼得堡第一批卓越的研究学者之一，因其造血一元论而出名，这个理论是"干细胞"概念的原型。马克西莫夫生于圣彼得堡一个富裕家庭，并在帝国医学院（Imperial Medical Academy）接受医学培训。他的课题"实验诱导的动物肝淀粉样变性的组织发生过程"获得金奖，这预示着他卓著的职业生涯的开启。在德国近两年的"义务"工作后，他于1903年回到圣彼得堡担任组织学和胚胎学教授。"（十月）革命"之后，他决定离开。1922年，他离开俄罗斯，通过拉戈达湖（Lake Lagoda）到达芬兰，再到瑞典，这个故事在他处也有叙述［见《寻找亚历山大·A.马克西莫夫：造血一元论背后的人》（*In Search of Alexander A Maximow：The man behind the Unitarian Theory of Hematopoiesis*），由伊格诺·E.康斯坦丁诺夫（Igore E. Konstantinov）发表在《生物与医学》（*Perspetives in Biology and Medicine*）杂志，432692000］。在抵达芝加哥大学后，马克西莫夫在血液病理学上的巨大贡献在本书第16章中有叙述（图16-10）。由费城桑德斯出版社（W.B.Saunders）出版的亚历山大·A.马克西莫夫和威廉·布卢姆（William Bloom）编写的《组织学教科书》（*A textbook of histology*）成为经典，并出版许多版本，包括1928年马克西莫夫去世后出版发行的1930年版本。

尼古拉·N.阿尼奇科夫（Nikolay N Anitschkov, 1885—1964）（图8-12）是马克西莫夫在圣彼得堡的诸多学生之一，他出生于一个古老的俄罗斯贵族世家，1903年到圣彼得堡的帝国军事医学院（Imperial Military Medical Academy）学习。1912年，在结束他的医学学习后，他开始做一个与心肌炎症变化有关的研究项目，最终发表他的论文《心肌炎：心肌的炎症变化》（*Inflammatory changes in myocardium：apropos of myocarditis*），其中他描述了著名的阿尼奇科夫细胞（或称"肌细胞"）。在那之后，他有时与卡尔·路德维希·阿朔夫（Karl Ludwig Aschoff）在德国弗赖堡（Freiburg）工作，在那里他开始研究动脉粥样硬化斑块并描述胆固醇负载的巨噬细胞（泡沫细胞）。他的科学研究工作因第一次世界大战而中断，接着他加入俄罗斯军

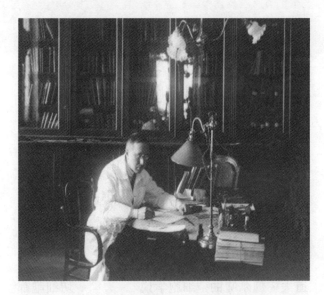

图 8-12　尼古拉·N.阿尼奇科夫（作者私人收藏）

队医疗队。1920年，他成为军事医学院病理学系主任，并在之后多年（1920—1964年）指导实验医学研究所（Research Institute of Experimental Medicine）的病理相关工作，该研究所成为当时苏联病理学顶级科学中心。

阿尼奇科夫在动脉粥样硬化领域最著名的发现是与谢苗·S.哈拉托夫（Semen S. Khalatov, 1913年）合作完成的。通过给兔子喂食富含胆固醇的食物，他们成功建立一个与人类动脉粥样硬化早期阶段相对应的模型。这些数据使阿尼奇科夫明确"没有胆固醇就没有动脉粥样硬化"的观点及相应发病机制——脂质渗透学说[17-19]。后来，动脉粥样硬化在人体（包括婴儿）尸体解剖材料上进行基础研究，同时在其他许多物种上也进行了自发性和实验性动脉粥样硬化研究。观察到最重要的结果是疾病的变化过程，可能伴随有阶段性的（暂发性）消退。在第二次世界大战中德国军队对列宁格勒的围城战时，V. D.辛泽林（V.D. Zinserling）医生等人发现，由于饥饿动脉粥样硬化明显消失了，这一重要发现支持饮食因素在动脉粥样硬化发病机制中的作用。尼古拉·阿尼奇科夫也有许多官方职务，如军事医学院的副院长和医学科学院（Academy of Medical Sciences）的院长。

乔治·尚尔（Georgy Schorr, 1872—1948）是女子医学院（Women Medical Institute，列宁格勒）的教授，是"多器官切取"尸体解剖方法

（对 Letulle 方法的改进）的发明者及"死亡学"或者说死亡科学法医学研究的创始人。他是第一个概述死亡前至死亡（"死亡"的过程）的临床病理相关性的人。

弗拉基米尔·G. 加尔申（Vladimir G. Garshin，1887—1956）在实验医学研究所和列宁格勒医学研究所的工作致力于慢性炎症与癌症之间的关系[20]和动脉高血压发展过程的研究，包括第二次世界大战中的列宁格勒围城战。加尔申是俄罗斯著名诗人安娜·阿赫玛托娃（Anna Akhmatova）笔下的"浪漫的英雄"。

在这个时期，苏联许多城市也建立了病理学科学院校，包括喀山、新西伯利亚（Novosibirsk）、罗斯托夫（Rostov）、托木斯克（Tomsk）、萨马拉（Samara）和明斯克（Minsk）。

第二次世界大战期间，苏军发展起一支检查死因的病理服务队，并对外伤和战争相关损伤进行病理学研究。许多病理学家在这一领域也做出了贡献，包括为阿道夫·希特勒（Adolf Hitler）进行尸检的 N. 卡捷夫斯基（N. Krajevsky）和 J. V. 格勒维奇（J.V. Gulkevich）。正如上文已提及的，在列宁格勒围城战中，许多重大的发现被病理学家们记录下来，他们研究缺少食物的人群中几种疾病的发病机制及痢疾等传染病的防治。弗谢沃洛德·D. 辛泽林（Vsevolod. D. Zinserling，1891—1960）（图 8-13）和列宁格勒（圣彼得堡）学派的主要成就是他提出的关于肺炎的病理及发病机制的学说。辛泽林的学说（1939 年首次阐述）的主要原理如下："在典型的病例中，肺炎的病因和病理类型有明确相关性。由肺炎链球菌、葡萄球菌、（A 族）链球菌和嗜血杆菌引起的肺炎具有相应的临床和病理特征。细菌通过细支气管进入肺。肺膨胀不全或实质性肺炎不存在这一现象。大叶性肺炎主要是由肺炎链球菌引起的，卡尔·罗基坦斯基（Carl Rokitanski）所说的肝样变阶段只是这种疾病其中一种变化"[21]。V. D. 辛泽林对猩红热的病理学研究工作也有着重大的临床意义。

他的儿子亚历山大·V. 辛泽林（Alexander V. Zinserling，1923—1995）（图 8-14）在列宁格勒儿科医学研究所（Lenigrad Pediatric Medical Institute）工作，主要研究儿科和传染性疾病。他

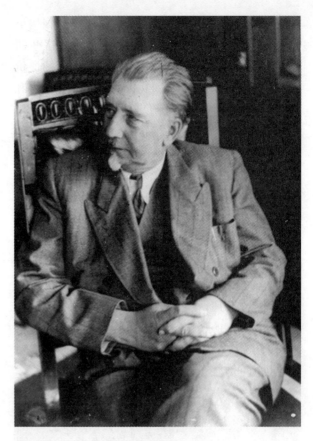

图 8-13　V. D. 辛泽林（作者私人收藏）

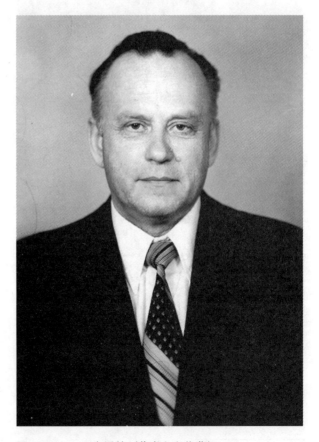

图 8-14　A. V. 辛泽林（作者私人收藏）

描述了流感病毒、副流感病毒、呼吸道合胞病毒和衣原体感染在显微镜下的变化。通过这些研究，他制定了一个初步的肺部病理学病因的评价方法。他还强调了（不同病毒、细菌、支原体和真菌引起）交叉感染对肺、肠道、脑损伤和新生儿传染病的临床重要性，并证实胎盘筛查研究的预测价值。[22-25]

埃黎耶·梅奇尼科夫（Élie Metchnikoff）

埃黎耶·梅奇尼科夫（又名埃黎耶·埃黎赫·梅奇尼科夫，Ilya Ilyich Mechnikov，1845—1916）（图 8-15）出生于伊万诺夫卡（Ivanovka），也就是今天的乌克兰，是一名帝国卫队官员最小的孩子，他的母亲是著名犹太作家利奥·诺瓦科维奇（Leo Nevakhovich）的女儿，他的母亲对他在职业的选择上，是选择生物还是自然科学

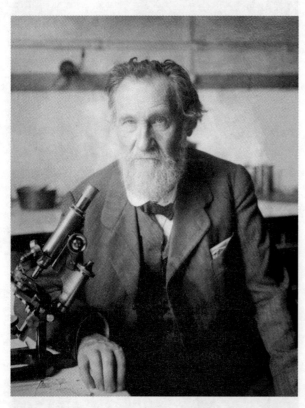

图 8-15 埃黎耶·梅奇尼科夫。收藏于乔治·格兰瑟姆·贝恩收藏馆 [George Grantham Bain Collection，国会图书馆（Library of Congress）]。访问于维基媒体，公共资源

有着很大的影响。因此，他进入了哈尔科夫大学（Kharkov University），在大学他就是一个传奇，据说只用两年的时间完成了自然科学的所有课程。随后进入德国的吉森大学（University of Giessen），在导师鲁道夫·洛伊卡特（Rudolf Leuckart）的指导下研究线虫和扁形虫。在那不勒斯和哥廷根待了一段时间后，1867 年，他回到俄罗斯圣彼得堡攻读博士学位，在那里他和亚历山大·科瓦列夫斯基（Alexander Kovalevsky）对无脊椎动物胚胎的"胚层"研究获得了卡尔·恩斯特·冯·贝尔奖（Karl Ernst von Baer Prize）。他在 22 岁时回到圣彼得堡，不久后便加入帝国新俄罗斯大学（Imperial Novorossiya University）[现在的敖德萨大学（Odessa University）]，于 1870 年受邀担任动物学和比较解剖学教授。

十分热衷于社会改革的沙皇亚历山大二世被暗杀后，他的儿子亚历山大三世实行更严格的改革，于是梅奇尼科夫决定离开俄罗斯去墨西拿①。在墨西拿，他开始了著名的海星幼虫实验，观察白细胞在伤口聚集，在来自维也纳的卡尔·克劳斯（Carl Claus）的建议下称其为"噬细胞"（或"吞食细胞"）。梅奇尼科夫认为这些吞噬细胞能清除有害生物体，尽管魏尔啸支持这个学说并在杂志 [《Archiv für pathologische Anatomie und Physiologie und für klinische Medizin》，现在的《魏尔啸文献》（Virchows Archiv）] 上发表梅奇尼科夫的研究结果，但这一理论还是遭到巴斯德等人的否定。

1888 年，他的"白细胞理论"最终被承认，他在 1888 年搬到巴斯德研究所。梅奇尼科夫的噬细胞在 100 多年后被组织病理学家证实是细胞群体中的一种。当时的"小巨噬细胞"变成大家熟知的分叶核的白细胞，而巨噬细胞则延续它原本的名称，尽管病理学家观察到在组织中，巨噬细胞经常以组织细胞形式存在，他们的功能正如埃黎耶·梅奇尼科夫所描述的。1908 年，梅奇尼科夫因其对"天然免疫"的贡献，与德国科学家保罗·埃尔利希（Paul Ehrlich）一同获得诺贝尔生理学或医学奖。2011 年，基于他的杰出贡献，两个最古老的医学教育机构——圣彼得堡医

---

① 墨西拿（Messina）：意大利西西里岛上的城市。——编辑注

学院研究生院（Saint-Petersburg Medical Academy of Postgraduate Studies）和圣彼得堡国家医学院（Saint-Petersburg State Medical Academy）合并后以他的名字命名为"梅奇尼科夫大学"（西北国家医科大学，North-western State Medical University）。

梅奇尼科夫一生非凡但动荡不安，其人生起起落落，期间还曾有一次自杀未遂。他在职业生涯的早期就成为达尔文思想的信徒，在德国期间，进化论的概念影响着他的研究和想法。1916年他在巴黎去世。有一本关于他的一生详细的个人传记[26]，是他的第二任妻子奥嘉·梅奇尼科夫（Olga Metchnikov，先前是他的学生）撰写的，正是他的这位妻子让他多活了近30年。

当今的俄罗斯

现如今，俄罗斯病理学在许多医院病理学部门、独立的病理学机构、大学医学系里的（组织）病理学部门和各种各样的研究机构中实践，在已建立的大学里，除了50所医学院以外，还有47所独立医学院校。

尸检数量的降低也在影响着俄罗斯，但远远不如世界其他地区严重，尸检数量仍保持在一个相当高的比例，不同机构比例不同，在30% ～ 80% 之间。俄罗斯病理学（组织病理学）学会（Russian Society of Pathology）从1923年便开始运作（名称不同）；《病理学》（*Arkhiv Patologii*）杂志创办于1935年；《临床和实验形态学》（*Clinical and Experimental Morphology*）杂志始于2012年。正如世界其他地方，"分子时代"的个性化诊断和分子形态学（见第32章）正在改变整个俄罗斯的病理学。

编者注：本章节的作者弗谢沃洛德·A.辛泽林（Vsevolod A. Zinserling）是亚历山大·V.辛泽林的儿子，也是弗谢沃洛德·D.辛泽林的孙子，他们都是圣彼得堡同一部门的主任，与近两个世纪前爱丁堡的"三位门罗（Monros）"有着同样卓越的成就（见第7章）。

参考文献

1. Engelhardt Dv. Der metaphysische Krankheitsbegriff des Deutschen Idealismus. Schellings und Hegels naturphilosophische Grundlegung. In: Medizinische Anthropologie: Beiträge für eine Theoretische Pathologie (Hrsg.: Seidler E) Spinger Verlag Berlin-Heidelberg-New York-Tokyo, 1984.

2. Rothschuh KE. Konzepte der Medizin in Vergangenheit und Gegenwart. Hippokrates Verlag. Stuttgart, 1978.

3. Ribbert H. Das Wesen der Krankheiten. F. Cohen. Bonn, 1909.

4. Berghoff E. Entwicklungsgeschichte des Krankheitsbegriffes. Verlag Wilhelm Maudrich Wien, 1947.

5. Engelhardt Dv. Die Geschichte der GDNÄ 2007; June 2013. http://www.gdnae.de/c051245b2eaa51ad24d1b526185c9f45/de/start/ueber_die_gdnae/geschichte_und_personen/index.html.

6. Bleker J. Die Naturhistorische Schule 1825-1845. Ein Beitrag zur Geschichte der klinischen Medizin in Deutschland. Gustav Fischer Verlag Stuttgart-New York, 1981.

7. Bauer AW. The alignment of pathology with natural science and the discipline's institutionalisation at German speaking universities from the 1820s to the 1870s - just a story of cause and effect ? In: Traditions of pathology in Western Europe. Theories, institutions, and their cultural setting (Ed.: Prüll C-R). Centaurus Verlag Herbolzheim, 2003.

8. Tweel van den JG, Taylor CR. The rise and fall of the autopsy. Virchows Arch, 2013, 462(4):371-380.

9. Zimmer HG. Carl Ludwig: the man, his time, his influence. Pflugers Arch, 1996, 432(3 Suppl):R9-22.

10. Sedivy R. The Malady of Emperor Frederick III. and Virchow's diagnostic role. Wien Med Wochenschr , 2015, 165(7-8):140-151.

11. Andree CA. Rudolf Virchow als Prähistoriker. Böhlau. Köln & Wien, 1976.

12. Andree CA. (Hrsg.) Rudolf Virchow Sämtliche Werke. Olms Verlag Hildesheim-Zürich-New York, 2015.

13. Underwood EA. Rudolf Carl Virchow. Encyclopædia Britannica Online. November 2014. http://www.britannica.com/.

14. Andree CA. Rudolf Virchow. Leben und Ethos eines großen Arztes. Langen Müller Verlag, München, 2002.

15. Heirs of Hippocrates. The development of medicine

in a catalogue of historic books in the Health Sciences Library, the University of Iowa. Iowa City, 1980.

16. Derjabina V.L. Essays of development pathological practice in Russia and USSR (Rus) Moscow "Medgiz", 1958.

17. Anitschkov N. Über die Veränderungen der Kaninchenaorta bei experimenteller Cholesterinsteatose, 1913.

18. Anitschkov N.Das Wesen und die Entstehung der Atherosklerose. — Erg Inn Med, 1925.

19. Anichkov N Experimental Arteriosclerosis in Animals. In: Arteriosclerosis. A survey of the problem, 1933, 1967.

20. Garschin WG. Über die BedeutungexogenenFaktorsin der Geneseder atypischenEpithelwucherungen Z. Krebsforsch, 1936, 11 (1):62-73.

21. Zinserling VD. Several questions of pathogenesis of croupous pneumonia in the light of new morphological investigations. Clin Med (Russ), 1939, 9-10: 3-12.

22. Zinserling AV. Peculiarities of Lesions in Viral and Mycolasma infections of Respiratory Tract. Virch Arch Abt A, 1972, 356: 259-273.

23. Zinserling AV. et al. Changes in the fetal organs and placenta in cases of intrauterine mycoplasma infection Zbl. Allg. Path, pathol. Anat, 1986, 132: 109-117.

24. Zinserling AV, Aksenov OA, Melnikova VF, et al. Extrapulmonary lesions in influenza. Tohoku J Exp, Med, 1983, 140:259-272.

25. Zinserling A. Pathologische Anatomie der wichtigsten Formen bakteriellen Pneumonien. Zbl. Allg.Path. path Anat, 1990, 136: 3-13.

26. Metchnikov, O. "LIFE OF ELIE METCHNIKOFF", Houghton Miflin, available as 'Full text of "Life of Elie Metchnikoff, 1845-1916.

翻　译：毕严伟　陈雪玲
校　对：曾嘉茵　陈雪玲

第 9 章

美 国

卡罗尔·L. 斯塔尔（Carol L. Starr）

——纪念威廉·A. 加德纳（William A. Gardner）医生

15—16 世纪，随着欧洲探险家和殖民者到达美洲，传染病开始肆虐。天花、猪流感、斑疹伤寒、麻疹、水痘、白喉、猩红热、伤寒、百日咳和腺鼠疫这些一万年来从未在新大陆上出现过的疾病，却在此后几个世纪使美洲土著居民元气大伤，也折磨着欧洲殖民者。1647 年，黄热病随埃及伊蚊而到来。19 世纪霍乱爆发。美洲土著居民的迁徙使梅毒扩散到整个欧洲，影响了整个社会经济的发展 [1]。

16—19 世纪，美国人越来越注重健康，医学知识和实践技能也在这 400 年间不断变化。直到 19 世纪末，美国的大学才把病理学作为确定疾病根本性质的科学方法。

早期对健康的概念

病理学的发展之路并不平坦。一开始，内外因素导致美国对医学科学的投入减少。大多数受过教育的人对古老信仰与疾病的起源原因感到困惑。那时大多数人相信古希腊人提出的体液学说，这些学说通过罗马人盖伦（Galen，130—201）的手记流传开来（公元 129—216 年）。盖伦以人体的四种主要体液对疾病进行分类。四种体液中最危险的是黑胆汁，患者需通过放血才能恢复健康。

对错误信念无知且顽固的坚持导致了毁灭

性流行病的蔓延和人类寿命的缩短。当扎布迪尔·波尔斯顿（Zabdiel Boylston，1721 年）和科顿·马瑟（Cotton Mather）牧师在波士顿（Boston）社区接种牛痘预防天花时，他们面临的是反对的声音，而不是对成功预防天花的赞扬。而波尔斯顿还因为劝说其他人接种牛痘而被贴上"凶手"标签。

从一开始，医学就被当作一种贸易进行，其从业者将无知的行为传给他人。"在殖民统治时期，医疗保健不受重视，这就是为什么越来越多成功接种成为一种胜利的原因。由于并不指望能够切实帮助患者，医学的社会地位，以及对其从业者的素质要求都低于法律和政府部门 [2]。"

费城：美国医学的发源地

在费城（Philadelphia）出现了第一批提倡对医学的科学方法进行专门研究和应用的人。费城是美国的政治、商业、教育、文化中心。随着新国家的建立，费城是世界上除了伦敦外最大的以英语为母语的城市，同时也是政府和商业中心。

1742 年，美国第一家殖民地医院——布洛克利公立救济院（Blockley Almshouse）在费城建立，其目标是为贫困人口提供医疗服务。随后，为改善布洛克利医院的服务，本杰明·富兰克林（Benjamin Franklin，1706—1770）和托马斯·邦德（Thomas Bond）于 1751 年建立了宾夕法尼亚州立医院（Pennsylvania Hospital）[3]。1711 年，约翰·凯利斯（John Kearsley）从英国来到费城，教授了托马斯·凯威莱德（Thomas Cadwalader）、托马斯·邦德、小威廉·希彭（William Shippen Jr）、约翰·巴德（John Bard）和约翰·雷德曼（John Redman）。约翰·雷德曼教授了约翰·摩根（John Morgan）、本杰明·拉什（Benjamin Rush）和卡斯帕·维斯塔（Caspar Wistar）。那些最注重医学资源的人都去了伦敦、莱顿（Leyden）或爱丁堡学习医学。约翰·摩根（1735—1789）（图 9-1）便是其中一员，他师从约翰·雷德曼，随后在欧洲学习了 3 年并获得爱丁堡大学（University of Edinburgh）医学学位。之后 2 年他留在欧洲，并于 1764 年结识了乔瓦尼·巴蒂斯塔·莫尔加尼（Giovanni Battista Morgagni）。莫尔加尼给了他一份《疾病的位置与病因》（*De sedibus et causis morborum*）[4]的副本。1765 年，摩根回到费城，他请求托马斯·佩恩（Thomas Penn）——宾夕法尼亚殖民地的唯一所有人，让费城学院 [College of Philadelphia，1791 年的宾夕法尼亚大学医学院（School of Medicine of the University of Pennsylvania）] 的受托人任命教授进行医学研究和手术，建立了第一所殖民地医学院，作为费城学院的一部分。

在费城学院的就职演说中，摩根阐述了他对医学教育的看法：在学生们进入医学院前应获得本科学位，包括医学预科。学生应精通希腊语、拉丁语、法语、数学和自然哲学。医学生应当学习解剖学、植物学、化学、临床医学、药物学（药物和其他补救物质）、生理学和病理学等一系列的课程。摩根鼓励将美国第一所常设医院——宾夕法尼亚州立医院作为观察患者和培训医生的场所，但并没有建议模仿欧洲模式，将医院隶属于医学院。

1767 年，在摩根的带领下，曾在伦敦与亨特家族（Hunters）（见第 7 章）一起学习过的约翰·巴德及爱丁堡的卡伦（Cullen）加入纽约的队伍，建立了一所隶属于国王大学（King's College）的医学院，随后按照费城的制度建立了哥伦比亚大学内科与外科医师学院（College of Physicians and Surgeons of Columbia University）。1779 年，威廉（William）和玛丽（Mary）建立了一所医学院，随后于 1782 年建立了哈佛大学（Harvard University）。1797 年的一系列演讲标志着达特茅斯（Dartmouth）学校的开始。1807 年，纳撒尼尔·波特（Nathaniel Potter）、约翰·肖（John Shaw）与宾夕法尼亚医学院的毕业生在马里兰大学（University of Maryland）建立医学院。1819 年，毕业于宾夕法尼亚大学的乔治·麦克莱伦（George McClellan，1796—1847）在费城建立了杰弗逊学院（Jefferson College）。1834 年，托马斯·肯特（Thomas Hunt）建立路易斯安那州立医学院（Medical College of Louisiana）。同年毕业于杰弗逊学院的大卫·布雷纳德（David Brainard）建立了芝加哥拉什医学院（Rush Medical College of Chicago）。

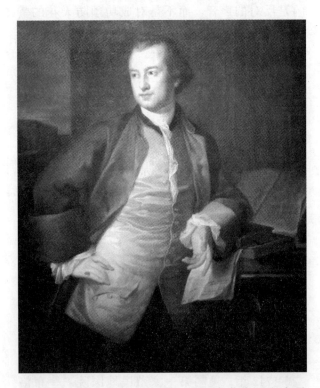

图 9-1　约翰·摩根的肖像。由安杰莉卡·考夫曼（Angelica Kauffman，1741—1807）所画。陈列于华盛顿国家肖像画廊（National Portrait Gallery Washington）。https://commons.wikimedia.org/wiki/File%3AJohn_Morgan_by_Angelica_Kauffmann.JPG，公共资源。PD-US

本杰明·拉什：个性坚定，信仰简单

摩根对医学课程提出了大体想法，但没有为

毕业或执照设置课程要求。因此当新的医学院校建立时，教学内容和教学质量参差不齐，毫无特色，对病理学的科学方法也极少关注。即使是宾夕法尼亚大学也未能提供摩根所说的课程，并保证教学质量。因签署了《独立宣言》（Declaration of Independence）而备受钦佩的国会议员本杰明曾在爱丁堡学习（见第 7 章、第 31 章），跟从门罗（Monro）和卡伦分别学习解剖学和医学。然而，当他在费城学院教授医学时，不顾他们的见解，坚持强调神经系统是生命之源和机体调节器。他坚持认为疾病是一个整体，其产生源于个体易感性，并依赖古老的"张力"理论，即血管壁过度活动会使动脉充血并导致组织肿胀。他和他的追随者坚持使用放血来排除过多的液体，减少充血，恢复健康。这种"英雄疗法"常常联合强制肠排空一起治疗。

"拉什在美国医学界更有权威，因为宾夕法尼亚大学医学院毕业生的数量比全国其他学校毕业生的总数还多。在他的职业生涯中，他向 2250 名准医生做过演讲，这种演讲方式使得 18、19 世纪美国几代医学生和医生忽视了欧洲人及为他们分享这些见解的美国同事基于科学的创新[5]。"

他对疾病的态度阻碍了质疑、观察、调查和数据收集。18 世纪末，很少有美国人欣赏并进行病理解剖。尽管 1760 年托马斯·凯威莱德曾在费城进行解剖示范，并敦促医生进行尸体检查，但新的医学院并没有推广。哈佛大学的沃伦（Warren）仅在讲座时使用解剖标本。18 世纪，临床病理的相关经典著作——莫尔加尼的《疾病的位置与病因》、约瑟夫·利厄托（Joseph Lieutaud）的《医学解剖学史》（Historia Anatomico-Medica）和马修·贝利（Matthew Baille）的《人体重要部位的病理解剖》（The Morbid Anatomy）对美国医学及执业医生影响甚微[6]。

事实上，到了 19 世纪初，美国大多数医学生和医生都"不清楚机体组织的组成，因为他们的显微镜观测不到纤维与血管之间的细胞，所以他们不得不想象纤维和毛细血管是由淋巴球或化学元素构成的其他物质组成的，并且疾病就是由于这一过程失调所造成的。"[7]

探寻国外医疗教育

美国学生纷纷前往国外交流学习，其中不少人去了英格兰和苏格兰。在世纪之交，仅 1820 年到 1860 年间就有 700 多位美国医生到法国学习方法、技术和概念（见第 6 章、第 7 章）。在医院病房，马瑞·弗朗索瓦·泽维尔·比沙（Marie Francois Xavier Bichat，1771—1802）和皮埃尔·查尔斯·亚历山大·路易斯（Pierre Charles Alexandre Louis，1787—1872）负责医学生的实战训练。比沙对医学和生理学的主要贡献是他提出了身体器官含有特定组织或膜。他区分了 21 种膜，包括结缔组织、肌肉和神经组织。不过比沙并没有使用显微镜，他认为显微镜不可靠，因此，他的分析不包括细胞结构的知识。

另一方面，路易斯通过系统试验和尸体解剖的数值分析，提出并证明了定量方法。路易斯是第一位将统计数据作为医学基础的临床医生[8]。他能够准确地判定并分类疾病，被认为是临床科学研究的创始人。

许多美国学生积极踊跃地使用路易斯的方法来研究和治疗疾病。当他们从法国回来后，他们开始教授物理诊断课程，包括使用听诊器、根据症状进行叩诊、观察和详细的医疗记录。

归纳观察的回报

小詹姆斯·杰克逊（James Jackson Jr，1777—1856）是詹姆斯·杰克逊（James Jackson）的儿子，是哈佛医学院的创始人，也是马萨诸塞州（麻省）总医院 [Massachusetts General（Mass General）Hospital] 的首席医师。他跟随路易斯学习了一年，于 1832 年创办医学观察学会（Society of Medical Observation）。小杰克逊英年早逝后，他的父亲成为路易斯及其数值计算法（numerical method）的追随者。1833 年，奥利弗·温德尔·霍姆斯（Oliver Wendell Holmes）跟随路易斯学习后回国，他深受在欧洲所学知识的启发。他从哈佛大学毕业，并发表了一篇关于产褥热的文章。霍姆斯担任哈佛和波士顿麻省总医院的解剖学和生理学教授 35 年。亨利·鲍迪奇（Henry Bowditch，1840—1911）将路易斯的著作译成英文，并出版了他关于听诊器方面的著作。他介绍了排出胸腔积液治疗胸膜炎的方法，并促成了美国卫生委员会（U.S. Sanitary Commission）和救护队的建立。

美国陆军外科医生威廉·博蒙特（William Beaumont，1785—1853）在1833年首次发表了有关消化生理学的描述。他观察伤员亚历克西斯·圣马丁（Alexis St. Martin）的消化能力，证实了盐酸溶解食物的作用，而这与前人的腐败理论相悖。这一发现开启了克劳德·伯纳德（Claude Bernard）对胰液和消化的研究，并促使西奥多·施旺（Theodore Swann）在欧洲发现了第一个消化酶——胃蛋白酶[9]（见第19章）。

美国人对病理学的贡献

费城医学界开始认识到欧洲病理解剖学的研究发现对医学发展的影响力，以及建立更系统全面的课程的必要性。于是在1832年，塞缪尔·杰克逊（Samuel Jackson，1787—1872）协助纳撒尼尔·查普曼（Nathaniel Chapman）创立了美国医学协会（American Medical Association），纳撒尼尔·查普曼是美国宾夕法尼亚大学医学院教授，并出版了《基于动物生物体结构与功能的医学原理》（*The Principles of Medicine Founded on the Structure and Functions of the Animal Organism*，1832年），杰克逊使用解剖和病理解剖学研究作为确定病因和疾病病程的手段。根据比沙的《一般病理解剖学》（*Anatomie Générale*）理念，杰克逊通过不同器官的组织构成、表现特性不同，从而解释不同疾病之间的症状差异。

与此同时，威廉·埃德蒙·霍纳（William Edmonds Horner，1793—1853）的工作强调了病理学的重要性。在他的职业生涯早期，霍纳前往法国，跟随法国医生泽维尔·比沙、皮埃尔·路易斯和加布里埃尔·安德拉尔（Gabriel Andral）学习解剖。他被任命为宾夕法尼亚大学医学院院长。他的《论病理解剖学》（*Treatise on Pathological Anatomy*，1829年）被认为是美国出版的第一部相当系统的病理书。霍纳认为结缔组织是炎症的发病部位，并通过测量炎症组织的数量来衡量炎症程度，推断病变本身就是疾病发生

的原因[10]。他的观察促使人们进一步了解了霍乱。1848年，他和约瑟夫·莱迪（Joseph Leidy）在柏林访问了维也纳病理学家卡尔·罗基坦斯基（Carl Rokitansky）和生理学家约翰内斯·穆勒（Johannes Mueller）（见第8章）。霍纳写到，罗基坦斯基是一名全职病理学家，忙于教授和监督尸体解剖工作而没时间进行临床实践。他认为病理学是一个描述性学科，需观察结构变化及其对功能的影响、体液数量和质量的变化，并指出诊断和治疗应建立在病理学基础上。

威廉·伍德·格哈德（William Wood Gerhard，1809—1872）在费城有自己的医学院，并加入了一个美国医生团队，阿尔弗莱德·斯蒂尔（Alfred Stillé）和卡斯帕·彭诺克（Caspar Pennock）也是这个团队的成员。1831年，他们参加了皮埃尔·查尔斯·亚历山大·路易斯在巴黎开设的一个私人课程。1836年，当费城爆发一种具有伤寒特征的流行病时，格哈德与彭诺克利用他们从路易斯那里学到的方法将斑疹伤寒和伤寒区别开来，以防止传染性斑疹伤寒的传播。格哈德1836年在《美国医学科学杂志》（*American Journal of the Medical Sciences*）上发表的文章成为公开区分这两种疾病最早最有意义的文章。他是准确研究结核性脑膜炎的第一人。格哈德的学生阿尔弗莱德·斯蒂尔与哈佛大学的波士顿人小乔治·沙特克（George Shattuck，Jr）合作，对众多具有高度传染性的"发热"疾病进行分类。斯蒂尔将斑疹伤寒和伤寒区分开来，在医学院教授，并撰写了许多脑膜炎和霍乱的专著。

丹尼尔·德雷克（Daniel Drake）就读于宾夕法尼亚大学，毕业后前往特兰西瓦尼亚大学（Transylvania University）和路易斯维尔医学研究所（Louisville Medical Institute）继续深造，并出版了《关于北美内陆主要疾病的历史、病因和实践的系统论述》（*A Systematic Treatise，Historical，Etiological，and Practical，on the Principal Diseases of the Interior Valley of North America*），这是一本描述地方性疾病的经典著作，其中包含了病理解剖部分。德雷克推动了这种科学研究疾病的方法，并支持外科医生兼病理解剖学教授塞缪尔·格罗斯（Samuel Gross）的工作。

塞缪尔·格罗斯（1805—1884）在成为杰

弗逊医学院（Jefferson Medical College）外科教授之前，曾在肯塔基州（Kentucky）、俄亥俄州（Ohio）和纽约教学。他于1839年出版的《病理解剖学原理》（*Elements of Pathological Anatomy*）是美国第一本病理学专业教科书，并且是40多年来此类书籍的第一本英语出版物。1846年，格罗斯在波士顿首次公开演示麻醉后不久，麻醉便迅速普及，并进行了更多的手术。格罗斯引进了多项创新成果，展示了他在手术方面的高超技巧，并公布了他所遇到的疾病的详尽思考，直到他去世之前，他在美国医学界一直占据着重要的地位。他的两卷著作《外科系统：病理、诊断、治疗、手术》（*A System of Surgery：Pathological，Diagnostic，Therapeutic，and Operative*，1866年）再版了6次，他还被推选进入维也纳皇家医学学会（Royal Medical Society of Vienna）和伦敦皇家医学-外科学会（Royal Medico-Surgical Society of London）。他的《军事外科手册》（*Manual of Military Surgery*）在1861年出版，并成为联盟和同盟国（对他们来说是盗版和复印的）军队外科医生的标准战地手册（图9-2）。

约瑟夫·莱迪（1823—1891）是另一名深受科学和科学研究方法鼓舞的费城人，他于1844年从美国宾夕法尼亚医学院毕业，之后跟随路易斯学习，他介绍了显微镜的实用性和多功能性，并将其应用在包括化石、宝石、寄生虫、法医标本和人体组织等的多项研究中[11]。在生物俱乐部的晚宴中，当水龟这道菜端上来时，莱迪没有吃，而是解剖了水龟，并发现了三种新的肠道寄生虫。S.威尔·米切尔（S. Weir Mitchel）博士说"千万别把任何可食用又可以解剖的东西给莱迪，我们都知道他将会把这些东西弄到哪里去[12]。"

病理学终获大学认可

到1847年，一些美国大学开始认为病理学是一个独立的研究领域，而不再是游学教授偶然提及的一个问题。阿朗佐·克拉克（Alonzo Clark）被任命为哥伦比亚大学医学院生理学和病理学讲师。J.B.S.杰克逊（J.B.S. Jackson）是哈佛大学生理解剖学教授，是第一位专门研究病理学的主席。1850年，纽约大学（New York

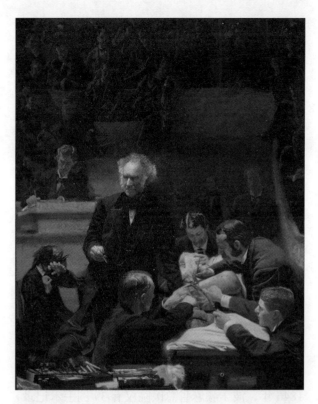

图9-2 托马斯·伊肯斯（Thomas Eakins）所画的《格罗斯临床教学》（*The Gross Clinic*）。以世界知名的外科医生兼教师塞缪尔·格罗斯博士为主题。伊肯斯将场景设在杰斐逊医学院的外科圆形教室。格罗斯正在向学生们讲解他发明的治疗骨感染的新术式（公共资源）

University）和纽约的贝尔维尤医院（Bellevue Hospital）开始作为教学机构运作。奥斯汀·弗林特（Austin Flint）在哈佛大学跟从杰克逊和约翰·科林斯·沃伦（John Collins Warren）学习病理学，并于1833年毕业。他曾到过很多地方，于芝加哥的拉什医学院任教，并创建了路易斯维尔大学医学系（Department of Medicine at the University of Louisville）、长岛学院（Long Island College）和长岛医院，不过这些都是他在贝尔维尤（Belleview）成名之前的往事。

模式的转变：一切细胞都来源于细胞：生命过程的延续

当美国医生和医学院开始认识并模仿科学方法时，欧洲人发表了重要的发现，强调科学在生命和疾病起源中的重要作用。1858年，鲁道夫·魏尔啸（见第8章）出版《细胞病理学》

（*Die Cellularpathologie*），称"一切细胞都来源于细胞"（*Omnis Cellula e Cellula*）[13]。1858 年，路易斯·巴斯德（Louis Pasteur）证明微生物的自发生成是错误的，并证明所有的微生物都来自先前的微生物。1859 年，查尔斯·达尔文（Charles Darwin）在《物种起源》（*Origin of Species*）中表明所有物种都来自于先前存在的物种。"每个人都在做同样的声明：生命物质只来自生物。不管这一切是如何开始的，生命都是一个连续的过程[14]"。魏尔啸和巴斯德的观察结果遭到许多美国学者的抵制，而接受达尔文学说的人就更少了。

改革激励手术和福斯特病理学

相比于生命起源和疾病的观点，美国更容易接受麻醉的观点。因此在南北战争期间（1861—1865），伤员的转运和治疗得到改善。1836 年到 1846 年，波士顿麻省总医院仅有 39 例手术记录；随着麻醉的出现，1847—1857 年间手术的年平均例数激增到 189 例。1861 年到 1865 年间，仅联邦政府这一方就救治了 40 万名创伤患者，其中 24.5 万人是枪伤伤员。战争双方都进行了大量的手术培训，包括枪伤治疗和感染患者隔离的技术程序。这是历史上在战争时期"医学"（手术）向前跨越发展的一个例子（见下文）。

内战时期外科医生不知道细菌是如何引起感染的，因此，他们常常采用早期截肢来清除受损组织。约瑟夫·李斯特（Joseph Lister）发明了石炭酸（苯酚）联合其他清洁方式一起使用的消毒方法，但是直到内战结束、非无菌设备传播细菌及感染后，约瑟夫·李斯特的消毒方法才得以公布。

虽然南北战争曾一度中断了美国大学的医学科研教育，但是"在救治数百万名伤病患者过程中，美国医生们获得了大量的临床治疗和组织经验。医生们了解了疾病及其相关临床表现（这些大多数都是他们先前不了解的），这种规模前所未有。原本缺乏治疗心力衰竭、肝硬化或呼吸系统等复杂疾病经验的医生，在几年的行军打仗过程中积累了一辈子的实践经验。战争将那些从未上过手术台的医生变成外科医生，战场这一实践训练基地加速了美国医学的专业化。同时医生们也获得了战前不可能获得的管理技能。这个国家的医生首次组织了救护队，组装了医疗列车，任职于征兵局，解决了医疗人员问题，同时还对大型综合性医院进行规划、管理并解决人员配备问题。医生们开始明白患者的健康状况取决于足够的清洁度、卫生监管、良好的营养和自然通风。从医术高超的能人到名不见经传的小医生，近一万三千名医生提供了一定程度的军事医疗服务，他们对军事医学的贡献进一步加强了彼此之间的友谊和纪律。虽然这不是美国科学医学的转折点，但战争期间吸取的教训和深刻见解为后代人的显著进步奠定了基础[15]。"

美国的觉醒

南北战争结束后，重视科学研究的国家领导人开始关心医学教育，并且意识到美国的医学教育落后于欧洲。有远见的领导人表示有勇气、有决心、有能力用专业知识来提高美国的医学教育、研究和实践，并给予充足的财政支持。

1863 年，为了提高科学知识和实践水平，国会建立了国家科学院（National Academy of Sciences）。1862 年，卫生局局长威廉·哈蒙德（William Hammond）下令成立了陆军医学博物馆（Army Medical Museum），并且将科学研究规范化。采集的样本都附有注释。样本从最初的外伤迅速扩展到涵盖各种类型的创伤和疾病。

外科医生约瑟夫·詹维尔·伍德沃德（Joseph Janvier Woodward，1833—1884）是医学影像学专家及技术娴熟的解剖学家。他为博物馆提供了第一批真正有用的显微照片。战后，平民医生也参与进来，博物馆也逐渐发展。伍德沃德的显微镜技术非常精确，他能看到小血管内皮细胞之间的气孔，为朱利叶斯·科恩海姆（Julius Cohnheim）解释炎症细胞反应的"白细胞渗出"理论提供解剖学基础。

博物馆的医生们收集并整理了联邦军队的疾病和死亡数据。这些数据及其注释包含大量的尸检数据，被称为"平叛战争的医学和外科史"。欧洲人认为显微照片、文献综述及对包括黄热病在内的疾病的组织病理学描述是对理论医学的重大贡献。

1864 年，军队外科医生约翰·肖·比林斯（John Shaw Billings）（图 9-3）调任卫生局局长。比林斯的才能和眼界很快在建设和管理博物馆与图书馆中充分展现，这个图书馆后来发展为国家医学图书馆（National Library of Medicine），它是当今世界上最大的医学索引中心。比林斯在图书馆建立了一套逻辑分类系统，它于 1879 年发展为"医学索引"（*Index Medicus*），是医学文献的月度指南，并出版了第一期索引表，共 16 卷（1880—1895）。一百多年来，它对医学研究的贡献不可估量。

许多医学院校都建立起教学博物馆，包括哈佛大学沃伦解剖博物馆（Warren Anatomical Museum）、费城医院（Philadelphia Hospital）、布洛克利医院（Blockley Hospital）、宾夕法尼亚州立医院、维斯塔 - 霍纳博物馆（Wistar and Horner Museum），以及杰弗逊医学院（Jefferson Medical College）的穆特博物馆（Mutter Museum）。然

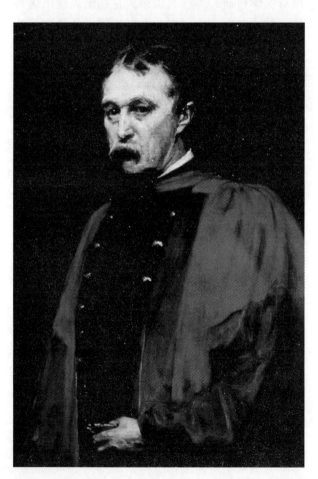

图 9-3　约翰·肖·比林斯的肖像。美国国家医学图书馆指出这一肖像不受版权限制

而，当时美国并没有像欧洲一样配备完善的教学实验室（见第 30 章）。

1876 年，塞缪尔·D. 格罗斯主持的国际医学会议在费城举行，他主张更多地关注病理学研究，并指出"如今，病理学的应用十分广泛，可以说是医学的伟大根基。但是在美国医学史上，作为基础研究重要分支的病理学却被忽视了，这是错误的 [16]。"然而，格罗斯并不认为细菌学研究具有科学意义，这代表了当时美国医生的普遍认知。在这次会议上，约瑟夫·李斯特提出，在伤口喷洒石炭酸并用石炭酸浸润的敷料覆盖，可以将截肢的病死率降低 2/3。对此，格罗斯评价道："李斯特教授的这一所谓治疗方式，很难得到大西洋这一边的有经验的外科医生的信任 [17]。"1881 年，威拉德·布里斯（Willard Bliss）医生与其他几位知名医生共同治疗詹姆斯·加菲尔德（James Garfield）总统的枪伤，由于忽视了李斯特提出的抗菌原则，最终导致了致命性的感染。此后，医生们对李斯特理论的态度便发生了转变。

德国和奥匈帝国开阔了美国人的视野

19 世纪中期，欧洲的科学研究及教育中心从法国转移到德国及奥匈帝国。多所德语大学为学生们验证疾病起源的假说提供了一系列的机会。"19 世纪下半叶，3 种条件成就了德国科学教育的优势：第一，实验室和医院的科研设施相对完善，并且能及时发现新的领域；第二，意识到大学是原创性研究的摇篮，发展完善机构设施；第三，建立学术机构网促进教师与学生间的流动与交流，从而造成了科研竞争，这在当时其他国家是不存在的 [18]。"

威廉·韦尔奇：坚定的病理学家

1870 年至 1915 年间，超过 1.5 万美国医务人员，包括毕业生、中年医生，甚至退休人员，在德语大学学习课程，完成研究或获得医学学位。其中一小部分学生将他们学到的技能和见解带回美国，用于发展病理学。威廉·亨利·韦尔奇（William Henry Welch，1850—1934）（图 9-4）

就是其中之一。

1875 年，韦尔奇就读于纽约内科外科医师学院（College of Physicians and Surgeons），并在弗朗西斯·德拉菲尔德（Frances Delafield，1841—1915）指导下在贝尔维尤医院实习。他选修了病理解剖学，这门课强调尸检结果是医学知识的重要来源。他曾短期担任伍德病理样本博物馆（Wood Museum of Pathological Specimens）馆长，主要负责监管尸体解剖及研究。同德拉菲尔德一起工作期间，韦尔奇观察德拉菲尔德在显微镜下研究患病器官。韦尔奇在神经病学教授爱德华·塞金（Edward Seguin）的课程中获得最佳论文奖，因此赢得一台瓦里克（Varick）显微镜。但是他只能充满渴望地凝视着这台仪器，因为没有课程教授如何使用这台仪器，而像德拉菲尔德这样的教授并不担任课程培训。

韦尔奇意识到，要想继续从事病理学行业，必须去欧洲求学。1876 年，他前往欧洲开始了

为期两年的留学生涯。他在莱比锡（Leipzig）与威廉·瓦尔代尔（Wilhelm Waldeyer）、弗里德里希·丹尼尔·冯·雷克林豪森（Friedrich Daniel von Recklinghausen）、生化学家菲利克斯·霍佩·赛勒（Felix Hoppe-Seyler）、生理学家卡尔·路德维希（Carl Ludwig）及病理学家恩斯特·瓦格纳（Ernst Wagner）一起学习。他最重要的工作是与朱利叶斯·科恩海姆（1839—1884）一起完成的。科恩海姆是第一位准确描述人体如何通过白细胞聚集并形成脓液对抗感染的科学家。他还遇到了罗伯特·科赫（Robert Koch，1843—1919），科赫与科恩海姆一起发现了炭疽杆菌。韦尔奇参与了急性肺水肿发病机制的研究。返回美国时，他已熟练掌握显微镜的使用，与卡尔·魏格特（Carl Weigert）和保罗·埃尔利希（Paul Erhlich）一起工作，学会了组织冰冻技术及苯胺染料的使用。

韦尔奇从欧洲写信给他的妹妹："为什么美国没有医学科研，为什么很多人在德国表现出优秀的天赋，但回到美国后却默默无闻，并且毫无建树？" 1878 年，韦尔奇说服贝尔维尤当局建立一个独立的病理学系。凭借 3 间小屋、25 美元的家具补贴以及几台显微镜，他在美国建立了第一个病理学实验室。除了病理解剖学和一般病理学，韦尔奇在美国教授第一个病理实验课程。在贝尔维尤医学院（Bellevue Hospital Medical College），这个课程非常受学生欢迎，很快，这座城市中三所医学院的学生都报名参加他的课程[19]。

韦尔奇在莱比锡时，约翰·肖·比林斯拜访了他。比林斯透露，1867 年，巴尔的摩（Baltimore）和俄亥俄州铁路局局长约翰斯·霍普金斯（Johns Hopkins）将自己的财产捐献出来，用于建设大学、医院和医学院，为美国教育设定标准。董事会选择加利福尼亚大学校长丹尼尔·科伊特·希尔曼（Daniel Coit Gilman）领导这一项目。丹尼尔选中比林斯协助进行医院设计和医学院科系设置。他们说服董事会将病理学定为约翰斯·霍普金斯医学研究所（Johns Hopkins Medical Institutions）的基石[20]。

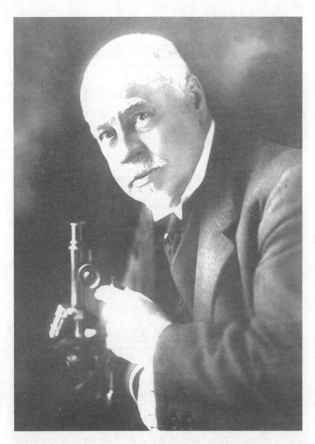

图 9-4 威廉·亨利·韦尔奇使用显微镜。维基网：公共资源，创建于 1900 年 1 月 15 日，约翰斯·霍普金斯大学医学院，访问于 2015 年 12 月 12 日。PD-US

最适合霍普金斯的人

当比林斯第一次拜访韦尔奇时，韦尔奇对就职于霍普金斯表示很感兴趣。1884 年 3 月 1 日，比林斯参加了韦尔奇在贝尔尤维的一堂实验课。课后，他们进行了详谈。比林斯在给希尔曼的信中写道，"我认为他是这个国家里最适合霍普金斯的人。"[21] 第二天，韦尔奇去巴尔的摩会见希尔曼，希尔曼邀请他担任病理学教授。韦尔奇接受了邀请，约翰斯·霍普金斯董事会于 1884 年 4 月任命他为病理学教授，并负责医院和医学院的人事管理。

韦尔奇的就职震惊了纽约医学界。从未出现过这样雄心勃勃且干练的年轻医生担任教授。也正因此，在美国医学课程中学术研究被提升到与临床实践一样重要的高度 [22]。

由于基础设施仍在建设中，韦尔奇重返欧洲进修细菌学。在柏林，他与罗伯特·科赫、T. 米切尔·布鲁登（T. Mitchell Prudden）一起工作。他们参与了科赫关于结核杆菌及亚细亚霍乱微生物的研究。带着扎实的细菌学基础，韦尔奇开始了在霍普金斯的工作。

比林斯和韦尔奇为霍普金斯设计并招聘员工

霍普金斯的设计参考了奥匈帝国与德国在实验室外围新建医学院的组织模式，结合苏格兰和英国临床与教学相结合的教学模式。在美国医学史上，这是第一次将学术研究完全融入一所大学中。韦尔奇指出，"将医学院仅仅作为大学的一个部门毫无意义。医学院必须是大学不可或缺的重要组成部分 [23]。"韦尔奇下定决心，霍普金斯的教学质量将使美国学生无需再出国学医。

韦尔奇和比林斯合作为医院（1889 年成立）和医学院（1893 年成立）招募顶尖人才。这一任务是艰巨的，因为当时宾夕法尼亚、哈佛、哥伦比亚、耶鲁大学都处于重大改革期，也在招募人才。霍普金斯同时也利用这些医学院和附属医院已取得的进展。现在被称作"四巨头"（Big Four）的四位创办者分别是韦尔奇、威廉·奥斯勒（William Osler）、威廉·S. 霍尔斯

特德（William S. Halsted）、霍华德·A. 凯利（Howard A. Kelly）（图 9-5），他们都在先进的学校中工作过，韦尔奇创建了一个很好的环境，鼓励不同技能和个性之间能够相互尊重。

威廉·霍尔斯特德：运用科学研究改革外科手术

韦尔奇邀请威廉·霍尔斯特德（1852—1922）出任外科学教授（图 9-6）。霍尔斯特德曾在贝尔维尤与韦尔奇一起工作过，是一位知名的外科医生。但是他因为自我实验局部麻醉而吸食可卡因成瘾，同时开创了可卡因作为局部麻醉的先例。韦尔奇意识到这一点，为霍尔斯特德立下了严格标准。尽管可卡因和吗啡成瘾改变了霍尔斯特德的性格，使他从一个外向热情的人变成一个内向易怒的人。但他始终坚持发展他的外科手

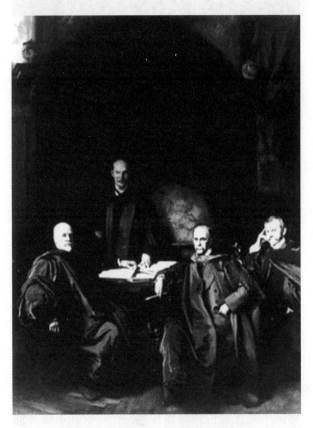

图 9-5 "四巨头"。四位医生，从左至右：韦尔奇，霍尔斯特德，奥斯勒，凯利。作者约翰·辛格尔·萨金特（John Singer Sargent）所画的黑白像，现陈列于霍普金斯的韦尔奇图书馆（Welchi Library）。来自维基百科。公共资源。PD-US

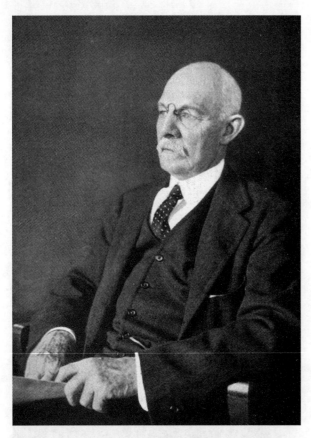

图 9-6 威廉·斯图尔特·霍尔斯特德（William Stewart Halsted）（1852-09-23—1922-09-07）。作者：约翰·H. 斯托克斯代尔（John H. Stocksdale）。来自维基百科。PD-US. http://ihm.nlm.nih.gov/images/B14034. 访问于 2015 年 12 月 12 日

术技能。他对手术步骤的严格要求以及冷淡的个性，使很多学生对他敬而远之，他们称他为"那位教授"。

从一开始，霍尔斯特德就致力于无菌外科手术。他十分关注手术器械和外科医生双手的细菌污染可能造成的危险。医院将器械置于沸水中消毒，而不是使用溶液消毒。手术衣及无菌手套就是源自他的手术室[24]。

霍尔斯特德与病理学家密切合作，共同进行手术决策。他与富兰克林·马尔（Franklin Mall，1862—1917）合作，共同革新了腹部手术[25]。病理医生马尔告诉霍尔斯特德，他观察到小肠外部肌层与黏膜层之间有黏膜下层。霍尔斯特德认为这一发现与外科手术所见相符，并且进一步验证了马尔的假说。肠吻合术采用细丝线缝合黏膜下层，使其能够承受功能正常时的压力。精细操作

以及越来越强的无菌意识，这一创新的手术方式确保了肠道手术的可预测性和安全性。直到那时，这一术式仍鲜有人尝试，因为几乎都是致命的。

霍尔斯特德决心追踪癌症，特别是乳腺癌，找到它的原发部位并切除。他与威廉·韦尔奇、威廉·T. 卡瑟曼（William T. Councilman）一起检查手术标本，并且将标本的大体形态与显微镜下的发现联系起来。结论很明显：遏制这种疾病的唯一方法就是采取比疾病本身更具攻击性的方法。运用精确的解剖学知识以及严格的手术方案，他提出了根治性乳房切除术，切除乳房，包括皮肤、胸肌、淋巴结以及部分骨组织。

霍尔斯特德长期与毒瘾抗争，但其职业生涯是漫长且成功的。他是局部麻醉、脊髓麻醉、血管和内分泌手术的先驱。正如他的第一位学生——病理学家约瑟夫·布莱德格（Joseph Bloodgood）所说："在手术中，霍尔斯特德是一位外科医生、病理学家和思考者。他总在思考怎么提升手术操作，并且认真研究手术刀下的每一块组织[26]。"霍尔斯特德将外科手术作为一项科学研究。韦尔奇的一句格言，好的研究成就好的医学，现代外科学始于霍尔斯特德，很好地展示了这一点。尽管他坚持根治性乳腺癌切除术，但他仍会根据术中的发现进行相应的调整。

霍尔斯特德的两位学生为外科病理学做出了重大贡献。除了韦尔奇和威廉·T. 卡瑟曼，霍尔斯特德选择了奥斯勒作为助手，并选用宾夕法尼亚州毕业生约瑟夫·柯尔特·布莱德格（Joseph Colt Bloodgood，1867—1935）作为他的第一位助理病理学家。布莱德格记录了霍尔斯特德的外科进展，整理了霍尔斯特德在疝气和乳腺癌中的手术资料。他和托马斯·卡伦（Thomas Cullen）一起开发了活检以及冰冻切片的术中诊断程序。

哈维·库欣开创了神经外科学

霍尔斯特德被称为哈维·库欣（Harvey Cushing，1869—1939）的教父，库欣是当时 17 名住院医师中表现最突出的。他是首位在疝修补术中采用局麻、进行垂体手术、定期开颅为大脑减压的外科医生。他引进了大量的神经外科

手术技术。除了教学以外，库欣带领一些助理进行科学研究，尤其是对脑垂体的研究。韦尔奇、霍尔斯特德和凯利共同成立了亨特特别实验室（Hunterian special laboratory），研究外科学和病理学。1904 年，霍尔斯特德邀请库欣来管理实验室，之后他的大部分工作都是在那里完成的 [27]。库欣一生都在研究正常、异常情况下的大脑和脑垂体解剖学和生理学特点，他描述了嗜碱细胞增多综合征，被命名为"库欣病"（Cushing's disease）。尽管他是霍尔斯特德的助手，但库欣和威廉·奥斯勒是最亲密的朋友，并出版了奥斯勒的传记，名为《威廉·奥斯勒先生的一生》（*The Life of Sir William Osler*）。1911 年，他离开霍普金斯，担任哈佛医学院外科学教授，并出任彼得·本特·布里格姆医院（Peter Bent Brigham Hospital）外科主任。

威廉·奥斯勒：医生的病理学家

在宾夕法尼亚大学，威廉·奥斯勒（1849—1919）（图 9-7 A&B）被称为"医生的病理学家"[28]。1888 年，约翰·肖·比林斯聘请他到霍普金斯工作。1881 年，富有远见和领导才能的小威廉·佩珀（William Pepper, Jr, 1843—1898）出任宾夕法尼亚大学教务处处长，进行了彻底的改革，有效提升了大学和医学院的教学质量，加强了科研和实践应用。佩珀曾担任医学院教授及医院博物馆馆长，是病理学家，也是医院实验室主任。他在大学里成立研究生院，规范课程设置，完善课程体系，并为医学院制定了 4 年的学制。他的努力为宾夕法尼亚医学院创造了很多个美国第一：第一所医学院附属教学医院（1874年），第一所护士培训学校（1887 年），第一所临床医学实验室（1894 年）[29]。1877 年，詹姆斯·泰森（James Tyson）被任命为新成立的病理系主任。

在这一转型期间，医学院董事会于 1884 年任命威廉·奥斯勒接替佩珀出任临床医学教授。在医学院成立的前 120 年里，它只任用过一名既不是宾夕法尼亚人也不是校友的教授。大部分教授都同时满足这两个条件。官方历史上记载，"一个学院如果任人唯亲，那它将无法长久发展

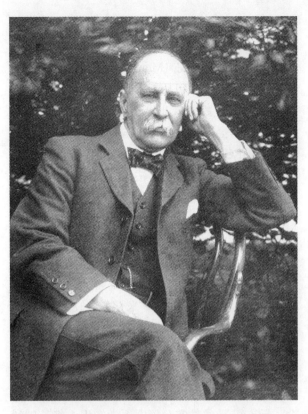

图 9-7A 威廉·奥斯勒。C1922. 维基百科：作者不详。已获得知识共享国际许可

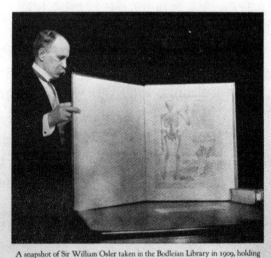

A snapshot of Sir William Osler taken in the Bodleian Library in 1909, holding open Sir William Stirling-Maxwell's copy of Vesal's Tabulae Anatomicae.

图 9-7B 奥斯勒在牛津，拿着威廉·斯特灵·麦斯威尔（William Stirling Maxwell）的维萨里（Vesalius）《解剖图》（*Tabulae Anotomicae*）的复制本。来自于《威廉·奥斯勒先生的一生》（1920 年）一书。作者：哈维·库欣，1869—1939。出版商：纽约，霍博（Hoeber）。语言：英语。编号：6857098。数字化：开放共享。哥伦比亚大学图书馆藏书。美国文物医学遗产图书馆；哥伦比亚大学图书馆。转载自 1919 年夏天牛津大学图书馆的医学史年报，公共资源。PD-US

下去，教学质量将无法保证[30]。"奥斯勒曾担任过麦吉尔大学（McGill University）医学部教授和蒙特利尔总医院（Montreal General Hospital）病理学家。他曾与包括魏尔啸在内的欧洲研究人员一起学习，魏尔啸出席过1881年举办的第七届国际医学会议，并且是英国伦敦皇家内科医学院（Royal College of Physicians of London）的一员。奥斯勒为了振兴宾夕法尼亚大学医学院，抵达费城不久后，便在医院的圆形阶梯教室建立了一个小规模的临床实验室，营造了一种良好且鼓舞人心的氛围，很多学生被吸引过来[31]。他很快加入了由医学院院长约瑟夫·莱迪和神经学家兼后来的美国医师学会（American Association of Physicians）主席S.威尔·米切尔（1829—1914）领导的病理学会19号俱乐部和生物学俱乐部。考虑到美国医学协会及相关学会的理念落后，1885年，他与詹姆斯·泰森、小威廉·佩珀及其他杰出的医生和病理学家共同成立了美国医师学会，旨在鼓励通过实验探索医学知识，将基础科学应用到临床实践中。在费城，奥斯勒鼓励霍普金斯成员之间的互动交流，并成立了医学会和历史俱乐部。奥斯勒和韦尔奇鼓励大家多探讨，他们都很少缺席会议。

奥斯勒对血液研究非常感兴趣，他以研究红细胞增多症和心血管病变，尤其是动脉瘤而闻名。他将病理观察与床边方式结合起来发表的观察结果十分惊人。在霍普金斯，他继续研究疟疾，并且鼓励威廉·S.泰勒（William S. Thayer，1864—1932）研究并出版相关专著。他担任医学部教授时他的学生称呼他为"首领"。1892年，他的专著《医学原理与实践》（Principles and Practice of Medicine）出版（图9-8）。这本书以及它的再版成为了内科学的标志性著作。奥斯勒曾说过，对他来说最好的墓志铭便是曾在病房里指导学生[31]。

1905年，奥斯勒被任命为牛津大学医学钦定讲座教授，他一直担任此职直至1919年逝世。牛津的老雷德克里夫天文台（Old Radcliffe Observatory）的一部分成为了牛津医学院的标志，之后被称为"奥斯勒之家"（图9-9），以示对奥斯勒的敬意。

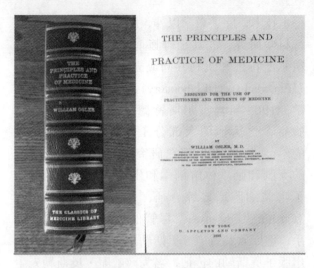

图9-8 威廉·奥斯勒。《医学原理与实践》，1892年。医学经典，1978年。狮鹫（Gryphon）出版，伯明翰（Birmingham），阿拉巴马州（Alabama）。图A和B，封面和标题页 [克莱夫·R.泰勒（Clive R Taylor）个人收藏]

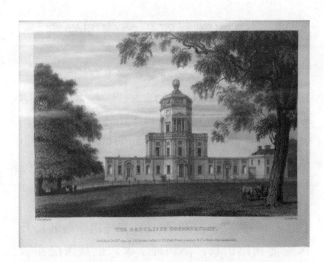

图9-9 拉德克里夫天文台的"奥斯勒之家"。从草地向右分别是E.麦肯齐（E. Mackenzie）和J.利凯（J. Le Keux）。1834年12月1日，J.H.帕克（J.H. Parker），由伦敦弗里特街的蒂尔特出版社和哈蒙兹沃思（Harmondsworth）的利凯出版社出版 [克莱夫·R.泰勒（Clive R. Taylor）个人收藏]

霍华德·凯利：妇产科疾病手术的革新者

奥斯勒建议韦尔奇任用霍华德·A.凯利来领导医院的妇产科。凯利是一名来自费城的外科医生，毕业于宾夕法尼亚大学。凯利参与建设了霍普金斯的第一所实验病理学教室，潜心研究术中切除的组织标本。他致力于研究女性疾病的新术式及其潜在的病理机制，并发明了许多医疗器械，包括尿道膀胱镜。镭被发现后，凯利是第一批将它应用于癌症治疗的人，并且据说他是直接从玛丽·居里（Marie Curie）处得到的样品[32]。

1891 年，托马斯·S. 卡伦（1868—1953）跟随威廉·韦尔奇学习病理学，之后跟随霍华德·凯利在妇产科实习。从 1893 年到 1896 年，在霍普金斯，他作为霍华德·凯利的住院医师，负责妇产科病理学的创新应用。他于 1919 年被任命为临床妇产科教授，并于 1932 年被任命为妇产科学教授。卡伦率先发展了妇产科病理学专业。他主要研究子宫癌、子宫腺肌瘤、子宫内膜增生、脐部疾病、子宫纤维瘤和宫外孕。他的著作配有大量图表和照片，被认为是具有里程碑意义的研究[33]。

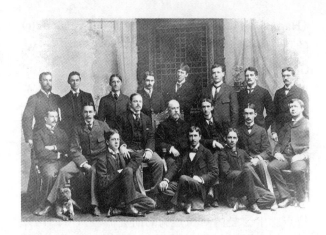

图 9-10A　霍普金斯第一批毕业生，韦尔奇站在中间。维基网，公共资源。创建于 1900 年 1 月 15 日，约翰斯·霍普金斯大学医学院，访问于 2015 年 12 月 12 日

威廉·韦尔奇：病理学和新病理学大师

韦尔奇的个人生活对于学生和同事们来说都是一个谜。终生未婚的他喜欢在餐饮俱乐部吃喝玩乐。学生们给他起了一个有趣的外号"美人儿"。尽管看起来贪玩，但在 1884 至 1916 年间，韦尔奇作为约翰斯·霍普金斯的病理学教授做出了重大的贡献。病理实验室于 1886 年竣工，是医院和医学院开办前的第一所建筑[34]，是当时美国设备最完善的教学实验室，为学生提供了可以亲自动手学习并参与教学的研究空间。韦尔奇的研究包括动脉瘤、肝硬化、慢性炎症、肿瘤、病原真菌和动物寄生虫。他和 G.H.F. 纳托尔（G. H. F. Nuttall）一起发现了引起气性坏疽的微生物——产气荚膜梭菌，后来称为梭状芽孢杆菌。他对皮肤葡萄球菌的观察被用于改善手术技术[35]。

当时，从波士顿到密西西比河谷，大部分重点医学院校的教授都曾接受过韦尔奇的培训（图 9-10 A&B），其中包括哈佛大学雷金纳德·H. 菲茨（Reginald H.Fitz）的继任者威廉·T. 卡瑟曼、宾夕法尼亚大学胡安·吉特拉斯（Juan Guiteras）的继任者西蒙·弗莱克斯纳（Simon Flexner）、奥尔巴尼医学院（Albany Medical College）的乔治·布鲁默（George Blumer）、华

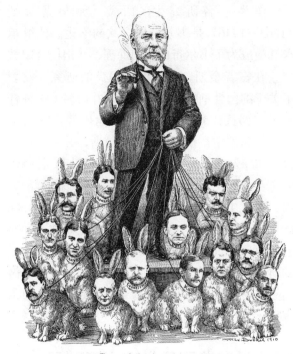

Some Welch rabbits

图 9-10B　马克思·布罗迪尔（Max Broidel）所画的《韦尔奇的学生们》（Some Welch Rabbits）：展示韦尔奇培训的众多医学生中的一部分。维基网，惠康网，公共资源。访问于 2015 年 12 月 12 日。http://wellcomeimages.org/indexplus/obf_images/69/92/ddba54bf145ce1a08ed89bb37686.jpg Gallery：http://wellcomeimages.org/indexplus/image/M0020230.html

盛顿大学的尤金·L. 奥佩（Eugene L. Opie）、哥伦比亚大学的威廉·G. 麦克卡伦（William G. MacCallum）、弗吉尼亚大学的哈里·T. 马歇尔

（Harry T. Marshall）和范德堡大学（Vanderbilt）的欧内斯特·W.古德帕斯丘（Ernest W. Goodpasture）。

威廉·T.卡瑟曼（1854—1933）毕业于美国马里兰大学医学院，也是韦尔奇任命的第一位助手。他曾在欧洲受过教育，并在马里兰大学建立了很高的声望。在霍普金斯，除了做韦尔奇的助手，他还与奥斯勒的助手亨利·A.拉弗勒（Henri A. Lafleur）一起研究阿米巴痢疾的组织学特点。卡瑟曼因对黄热病的研究而被认可。1892年，他接替雷金纳德·菲茨成为哈佛大学病理解剖学教授。1901年，他成为了美国病理学家和细菌学家协会（American Association of Pathologists and Bacteriologists）的第一任会长。

作为一名研究生，西蒙·弗莱克斯纳（1863—1946）是韦尔奇最喜欢的学生。他继承卡瑟曼成为了韦尔奇的特别助理，并担任全职教授。在霍普金斯，他从事脑膜炎的研究，发表了关于细菌性痢疾的研究，发现并命名了一种杆菌——弗氏志贺菌。1899年，他接替宾夕法尼亚大学病理学教授胡安·吉特拉斯，并与野口英世（Hideyo Noguchi）一起研究细菌学和血液病。弗莱克斯纳在实验室和管理方面的才能非常突出，因此1903年，小约翰·D.洛克菲勒（John D. Rockefeller, Jr.）邀请他领导洛克菲勒医学研究所（Rockerfeller Institute for Medical Research）的研究工作。野口英世也加入他的团队，一起做出了众多贡献，并发现了梅毒的病原菌——梅毒螺旋体。

病理学在美国医学史上开创了一个新纪元

1900年，宾夕法尼亚大学、哈佛大学、耶鲁大学和哥伦比亚大学等医学院都设置了病理学教授职位，并开始将严格的实验室学习纳入医学教育。学术交流网络包括协会会议及期刊出版物。1886年6月18日，在华盛顿举行的美国医师学会的年会上，哈佛大学的雷金纳德·菲茨指出阑尾炎症引起腹痛。他仔细对比了257例病例的临床和病理结果，并将它们与209例盲肠炎、盲肠周围炎进行比较。他明确指出，回盲连接一直以

来都被误解了。多数腹痛和疾病的真正来源是阑尾，他将这些疾病定义为"阑尾炎"。菲茨阐述了进行阑尾切除术的时间及原因，并在全世界拯救了无数的生命。当时韦尔奇和奥斯勒都在场，并广泛传播菲茨的研究成果。

病理学作为一门综合性学科，改变了美国医学的科研、教育和实践。1910年，当洛克菲勒基金会（Rockefeller Foundation）研究员亚伯拉罕·弗莱克斯纳（Abraham Flexner，1866—1959）（图9-11）——西蒙·弗莱克斯纳的弟弟，发表《卡耐基教学促进基金会第四号公报》（*Bulletin Number Four of the Carnegie Foundation for the Advancement of Teaching*）（图9-12）后，引起了巨大的变革。这一报告号召美国对医学教育进行全面改革，以约翰斯·霍普金斯为典范，教授微生物学、病理学、生理学等基础学科，并使用设施完善的实验室。他们支持实验病理学的重要地位，并重视尸体解剖的观察。年轻医生要给患者做检查，患者也需要拥有一系列先进技术的医院。1866年，亚伯拉罕·弗莱克斯纳出生于

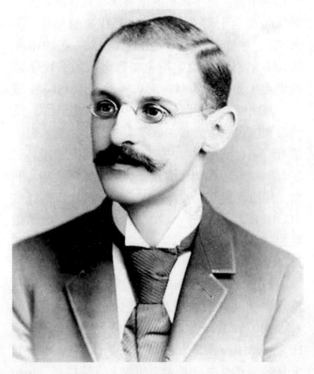

图9-11　亚伯拉罕·弗莱克斯纳，1895年1月15日（生于1866年11月13日；卒于1959年9月21日）。洛克菲勒基金会档案馆，公共资源．Commons.wikimedia.org File：Aflexner21.jpg.访问于2015年12月12日

肯塔基州一个德国 - 犹太移民家庭，是 9 个孩子中的第 6 个。他在霍普金斯和哈佛都没有完成高等学位，却在医学教育及病理学上留下了不可磨灭的光辉业绩。《弗莱克斯纳报告》（*The Flexner Report*）在美国乃至全世界范围内都很出名。无论是范围还是细节上，这份报告都是惊人的，它基本上涵盖了当时美国和加拿大所有医学院校，提供了课程和内容的标准指导。病理学家们从报告中发现一个事实，100 多年以来，病理学课程的安排越来越少。《弗莱克斯纳报告》（1910 年）强调了 1765 年约翰·摩根在宾夕法尼亚大学提出的观点。正如霍尔斯特德被问到是什么使约翰斯·霍普金斯医院（Johns Hopkins Hospital）如此成功时，他解释的一小群人的卓越领导，"不害怕尝试新鲜事物 [37]。"这些领导人运用创新技术来探索和寻求促进健康的最佳方法，并互相交流和辩论，通过严格的验证来捍卫决策，直到有新的数据支持这些发现，再进行进一步的调整。

病理学本身的发展和转变都源于魏尔啸的革命性理论——"一切细胞都来源于细胞"。这些变化包括区分细菌和病毒感染、恶性和非恶性肿瘤，以及 DNA 的分子结构。尤其是 1960 年，大通福克斯癌症中心（Fox Chase Cancer Center）的大卫·亨格福德（David Hungerford）和宾夕法尼亚大学的彼得·诺维尔（Peter Nowell）共同发现一种与人类癌症相关的第一个异常基因——费城染色体，促进了美国现代病理学的发展。

参考文献

1. Kenneth F Kiple (ed). The Geography of Human Disease. In Cambridge World History of Human Disease, Cambridge University Press, 1993.

2. Rutkow, Ira Seeking the Cure: A History of Medicine in America. New York: Scribner, 2010, Kindle Edition:16.

3. Starr C, Gardner WA, Jr. Philadelphia: cradle of American pathology. Virchows Arch, 2011, Jan, 458(1):31-38.

4. Long, Esmond R. Long, A History of American Pathology, Springfield, Illinois: Charles C. Thomas:16.

5. Rutkow, Ira Seeking the Cure: A History of Medicine in America. Scribner, 2010, Kindle Edition:35.

6. Ober, William B. American Pathology in the 19th

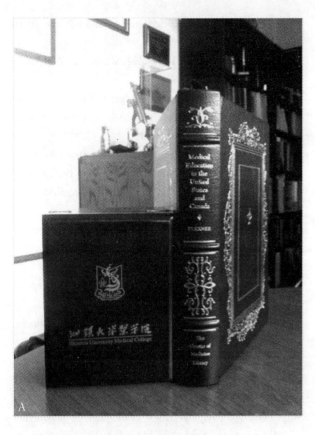

MEDICAL EDUCATION
IN THE
UNITED STATES AND CANADA

A REPORT TO
THE CARNEGIE FOUNDATION
FOR THE ADVANCEMENT OF TEACHING

BY
ABRAHAM FLEXNER

WITH AN INTRODUCTION BY
HENRY S. PRITCHETT
PRESIDENT OF THE FOUNDATION

BULLETIN NUMBER FOUR (1910)
(Reproduced in 1960)
(Reproduced in 1972)

437 MADISON AVENUE
NEW YORK CITY 10022

B

图 9-12 《弗莱克斯纳报告》；再版；医学经典图书馆，狮鹫出版。A．世界通用，以 2006 年汕头大学医学英语班设立为例。[克莱夫·R．泰勒（个人收藏）]。B．标题页，来自卡耐基基金会。PDF 下载，公共资源，PD-US

Century: Notes for the Definition of a Speciality. Bull N Y Acad Med. 1976, Mar-Apr, 52(3): 329.

7. Robb-Smith AHT. Morgagni and English medicine, Proc. XXIII Cong. Hist. Med. London, 1972，September：2-9, 19.

8. Harvey A. McGehee. Science at the Bedside: Clinical Research in American Medicine 1905-1945 Baltimore: The Johns Hopkins University Press, 1981：5.

9. Kennedy, Michael T. A Brief History of Disease Science and Medicine: Cranston, Rhode Island: The Writer's Collective, 2004, 126.

10. Rosai J (ed) Guiding the Surgeon's Hand: the History of American Pathology. 1997: American Registry of Pathology, Washington, D.C.

11. Warren Leonard. Joseph Leidy: The Last Man Who Knew Everything New Haven and London: Yale University, 1998.

12. Earnest E S. Weir Mitchell, novelist and physician. Philadelphia, Pennsylvania, University of Pennsylvania Press, 1950：91.

13. Rather LJ. Rudolph Virchow's views on pathology, pathological anatomy, and cellular pathology. Arch Pathol，1966，82: 197-204.

14. Ober, William B. American Pathology in the 19th Century: Notes for the Definition of a Speciality. Bull N Y Acad Med, 1976, Mar-Apr, 52(3):336.

15. Bollet, Alfred Jay. Civil War Medicine: Challenges and Triumphs Tucson: Galen Press, 2001: 199.

16. Gross, Samuel D. Elements of pathological anatomy, Boston:March, Capen, Lyon, and Webb, 1839.

17. Samuel Gross, Surgery. In: Edward Clarke, Henry Bigelow, Samuel Gross, et al, eds. A Century of American Medicine, 1776-1876, Philadelphia: Henry C. Lea, 1876: 213.

18. Harvey A. McGehee. Science at the Bedside: Clinical Research in American Medicine 1905-1945 Baltimore: The Johns Hopkins University Press, 1981: 17.

19. Flexner, Simon and Flexner, James Thomas. William Henry Welch and the Heroic Age of American Medicine, New York: Viking Press, 1941: 112-113.

20. Carter, D. Surgical Pathology at Johns Hopkins In: Rosai J (ed) Guiding the Surgeon's Hand: the history of American pathology. Washington, D.C. American Registry of Pathology, 1997: 23.

21. Flexner, Simon and Flexner, James Thomas. William Henry Welch and the Heroic Age of American Medicine, New York, Viking Press. 128.

22. Rutkow, Ira Seeking the Cure: A History of Medicine in America New York: Scribner. Kindle Edition, 2010: 123.

23. William Welch. Biology and Medicine, American Naturalist, 1897, 31: 764.

24. Imber, Gerald Genius on the Edge: The Bizarre Double Life of Dr. William Stewart Halsted New York: Kaplan Publishing. Kindle Edition:115.

25. Sabin, Florence R. Biographical Memoir of Franklin Paine Mall. National Academy of Sciences Biographical Memoirs Volume XVI . presented at the Annual Meeting, 1934.

26. Imber, Gerald Genius on the Edge: The Bizarre Double Life of Dr. William Stewart Halsted New York: Kaplan Publishing. Kindle Edition:273.

27. Bliss, Michael. Harvey Cushing: A Life in Surgery, Oxford University Press, 2007.

28. Long, Esmond R., History of American Pathology, Springfield, Illinois: Charles C. Thomas, 160.

29. Office of the Provost, William Pepper, Jr., 1881-1894, Available at: http://www.archives.upenn.edu/faids/upa/upa6/upa6_2pep.htm.

30. Corner, George W. Two centuries of medicine: History of the School of Medicine, The University of Pennsylvania, Philadelphia Lippincott, 1965.

31. Cushing, Harvey. The Life of Sir William Osler. Oxford University Press, 1925, 2: 235-236.

32. Bliss, Michael William Osler: a life in medicine. New York: Oxford University Press，1999.

33. Howard Kelly A. Collection Alan Mason Chesney Medical Archives of the Johns Hopkins Medical Institute: http://www.medicalarchives.jhmi.edu/finding_aids/howard_kelly/howard_kellyd.html

34. Robinson, Judith. Tom Cullen of Baltimore. Oxford University Press, 1949.

35. MacCallum, Dr. W.G. Department of Pathology History http://pathology.jhu.edu/department/about/history/1885-1931.cfm.

36. Chesney, Alan M The Johns Hopkins Hospital and the Johns Hopkins University School of Medicine: A Chronicle. Baltimore: The Johns Hopkins University Press, 1958.

37. Flexner, Abraham, Medical Education in the United States and Canada: A Report to the Carnegie Foundation for the Advancement of Teaching (PDF), Bulletin No. 4., New York City: The Carnegie Foundation for the Advancement of Teaching, 1910; p. 346. OCLC 9795002, retrieved June 8, 2015. Also available at Google Books—Medical Education in

the United States and Canada (at Google Books). Accessed, 2015. December: 15.

38. Fleming, Donald William H. Welch and the Rise of Modern Medicine. Boston: Little Brown and Company, 1954: 113.

翻　译：郁万春　赵小娟　陈雪玲
校　对：曾嘉茵　陈雪玲

第 10 章

中 国

顾江（Jiang Gu）

简介

作为世界上人口最多的国家，中国拥有最大的病理学学术团队。截至 2016 年，中国约有 2 万名病理从业人员，其范围之广、潜力之大，以及面临的挑战之多前所未有。改革开放以来，中国经济飞速发展，病理学队伍迅速壮大，中国的病理学家与国际病理学会的交流日益密切。然而，人们却从未系统化地研究过中国病理学发展史，世界同行自然无从知晓。本章旨在完成这一极具挑战性的任务，从广义上探讨中国病理学的发展、历程及前景。

中国传统医学中病理学的发展（公元 1644 年以前）

从广义上讲，病理学是阐明疾病性质并奠定现代医学基础的学科。作为最古老的文明之一，华夏文明可追溯到 5000 年以前，而中国最早的病理学记载就沉没在浩瀚的传统中医文献中。中国传统医学在经验的基础上解释身体功能和疾病性质，这大大不同于在实验基础上发展起来的当代医学。中医通过"望、闻、问、切"的方法来诊断疾病，其中，"望"（指通过肉眼观察机体外部变化的方法）与解剖病理学的关系最为密切。无论中西，病理学的发展都与解剖学、生理学、外科学和内科学密不可分，可见，病理学是医学不可或缺的一部分，甚至通常被认为是医学的基础。

约公元前 1 世纪，伟大的历史学家司马迁在《史记》中提到了著名的医师俞跗为病人开展尸体解剖的情形，这是中国历史上第一份关于尸检的记载（图 10-1）[1]，书中"割皮解肌，诀脉结筋"一说更是表明了当时的人们已经掌握了关于人体解剖的基本知识。中国古代另一部重要的医学典籍《黄帝内经》详细介绍了心、肺、肝、胆、脾、胃、大小肠和膀胱的解剖方法及其脏器功能。这些理论奠定了传统中医的基础 [2]。随后，《难经》（医治疑难杂症的经典巨著）更是对

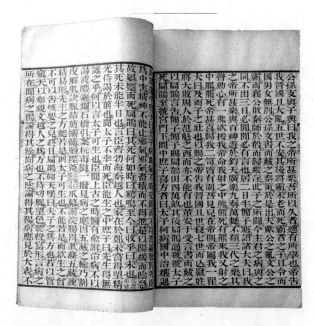

图 10-1 出自《史记》，此章节记录了中国历史上最早的一次解剖案例。此版本于 1879 年出版。资料由中国广东省汕头市图书馆提供

人体不同器官展开更为详尽的论述，因此，此书被认为是中国古代医师的必读典籍 [3]。

西汉年间（公元前 202 年—公元 24 年），有位杰出的医师名叫张仲景，他在自己诊断、治疗外感病和疑难病的经验基础上写了《伤寒杂病论》（一部论述外感杂病的医著）。该书提到大量病理学上的变化并体现出张仲景的观点——维持体液平衡是保持身体健康的基础，而他所主张的经内摄和外排以平衡体液的方法其实与同时代医学中的平衡理论大同小异 [4]。公元 1 世纪，为获得解剖和病理学知识，（新朝）皇帝王莽（公元 9 年—公元 23 年在位）命令医官和技术娴熟的屠夫解剖已判刑的罪犯 [5]。尸体解剖检查在这一时期得到当权者的支持，由此获得的解剖学知识促进了中国传统医学的发展。

东汉王朝（公元 25 年—公元 220 年）之后的 500 年间，战事不绝，社会动荡不安，在饥饿与疾病蔓延肆虐的年代，中医却迅速发展起来。东晋时期（公元 317 年—公元 420 年），葛洪（约 283—343）写了一本描述多种疾病及其发病机制的《肘后备急方》，这是中国第一部急救医学手册。葛洪是历史上著名的道教学家和医药学家，他收集并总结了许多皇宫和民间的有效处方并记载在书中，此外，这本书还提及不同疾病的临床症状，其中对天花的症状、严重性和传染性的描述，在世界医学史上也是最早出现的。有趣的是，1600 多年后，我国第一位获得诺贝尔生理学或医学奖的女药学家屠呦呦正是在《肘后备急方》的启发下发现并提取了青蒿素，为世界抗疟事业做出重要贡献。书中还记载了肺结核的主要症状和临床特征，并提出了结核病"死后复传及旁人"的特性；此外，还提到了狂犬病的治疗方法——"仍杀所咬犬，取脑敷之，后不复发。"葛洪认为甲状腺肿瘤是由于食物中缺乏某种物质引起的，并提出摄取海藻能治愈甲状腺肿，藉此，他成为世界上第一个有效治疗地方性甲状腺肿的人 [6]。东晋末年，刘涓子记载①了炎症和脓肿的病理变化和不同分类。借助形态学观察，他根据脓液类型将炎症划分为几个不同阶段，并对此展开详细介绍。他认为，不同原因引发了不同类型

的脓液，最终导致炎症在身体的不同部位表现出不同症状，还特别论述了重度炎症引发的身体反应和病状。刘涓子所谓的外科感染，类似于今天所说的渗出性和化脓性炎症 [7]。

隋唐时期（公元 581 年—公元 971 年），社会环境相对稳定，商业繁荣，城市兴旺，人们的生活水平显著提高。医学，尤其是发病机制的研究发展较快。巢元方写的《诸病源候论》（关于疾病的发病原因和临床表现的综合论著）是中国第一部致力于研究发病机制的著作，书中提到了许多器官疾病、外伤感染、寄生虫、内分泌疾病和其他传染性疾病。例如，此书指出，寄生虫疾病可由摄入未煮熟的猪肉引起，其对猪肉绦虫生活史的描述，非常接近现代医学的论述 [8]。

五代十国时期（公元 907 年—公元 960 年）虽战乱不断，死伤无数，但却推动了尸体解剖学和病理学的发展。《内经图》是中国第一部关于人体解剖的书籍，为传统中医解剖学的发展做出了重要贡献 [9]。

北宋时期（公元 960 年—公元 1127 年），两大解剖事件更新了人们对正常器官形态学的认识，大大推动了病理学的发展，此前对解剖学的错误理解也在这一时期得到纠正。《欧希范五脏图》（欧希范等人的主要脏器图解）和《存真图》（人体内在脏器的精确图谱）是著成于公元 1045 年前后的两部解剖图集 [10,11]。欧希范是当时的叛军首领，他和他的手下被统治者逮捕杀害，死后尸体被解剖并绘制成图谱，相关数据信息被记载在《欧希范五脏图》中 [10]。巧合的是，这种在罪犯身上施行解剖的做法和 800 年后英国的做法（见第 7 章）如出一辙。

当时，效力于当权者的医师杨介也以相似的方式撰写了《存真图》，他在书中描述了人体从喉咙至大肠的解剖结构并将此制成了图谱（图 10-2）[11]。例如，图谱标注右肾稍微低于左肾，可见当时人们对人体解剖结构观察之精确。然而，尽管人体解剖和疾病诊断已取得巨大进步，但人们对疾病的理解仍进展缓慢甚至趋于停滞，这和中世纪欧洲"黑暗时代"（见第 2 章）的医学进展相类似。但是，宋代的新儒学思想强化了

---

① 《刘涓子鬼遗方》是中国现存最早的外壳专书。——编辑注

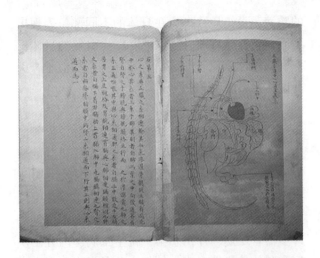

图 10-2 《存真图》，由北宋时期（公元 960 年—公元 1127 年）杨介写成。图中显示的是 1736—1796 年出版的手抄版本。资料由中国医药文化网提供。链接 http://www.cpcs.org.cn/gufangjianshang/20140828/86.html。（获取于 2016 年 2 月 23 日）

当时的社会等级制度，统治者对尸体解剖和以尸检为基础的病理研究持消极态度。当时的官方意识形态和道德伦理主张"身体发肤，受之父母，不敢毁伤"，尸体解剖和以外科尸检为基础的病理学发展因此停滞。

明朝（公元 1368 年—1644 年）统治者对于尸体解剖同样采取消极态度，因此病理学的发展再次受到阻挠。这一时期，文艺复兴席卷西方世界，西方的医学和病理学从"黑暗时代"中复苏，卓有成效地向前推进。相较而言，中国医学的发展却停滞不前。

西方医学的引进及现代病理学的开端（公元 1644—1949 年）

明代末期（公元 1644 年），中国海洋业开始发展。宦官郑和率领舰队远下西洋，中国与外界的联系日益增强，同时，罗马天主教徒进入中国传教。传教士将西方医学包括病理学知识带到中国，由此开启了西方医学在中国的传播。

瑞典牧师邓玉函（P. Joannes Terrenz，1576—1630）在许多方面有杰出造诣[12,13]（图 10-3）。他知识渊博，精通医学，尤其对病理学感兴趣。1590—1603 年，邓玉函先后在弗赖堡大学（Albert Ludwigs University of Freiburg）、阿尔特多夫大

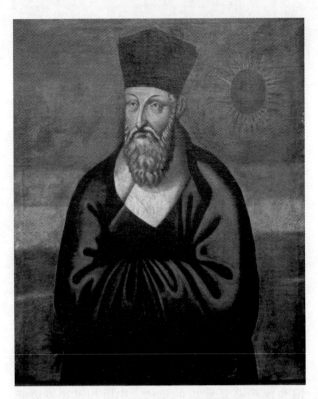

图 10-3 邓玉函（1576—1630），德国耶稣会来华传教士。他以向中国传播西方先进的科学知识尤其是医学而闻名于世

学（University of Altdorf）、帕多瓦（Padua）学习医学。当时他在西方已是一位声名远扬的医生，与伽利略（Galileo）等人同是罗马山猫学会（Academia dei Lincei）的会员。1611 年 11 月，他加入耶稣会教会。1619 年，邓玉函抵达中国澳门。同年 8 月 26 日，他写信给山猫学会，描述了为日籍神父梅克西（Ymexie）做尸体解剖的情况。梅克西生前因嗜烟过度常有燥热难熬、咳嗽和痰液不绝的症状，解剖发现其肺上布满蓝点，且干枯似海绵。这是西方医生在华剖验尸体的最早记录[14]。

邓玉函还是一位语言天才，通晓意大利语、葡萄牙语、德语、法语、英语，甚至在晚年还学起中文来。他和另一位牧师罗雅谷（Giacomo Rho，1592—1638）在《泰西人身说概》（介绍人体解剖）和《人身图说》（人体解剖图册）中系统地介绍了西方医学。这两部书以希波克拉底和盖伦的理论为基础，并涵盖了解剖学和生理学知识[15]。《泰西人身说概》阐释了包括运动系统、循环系统、感觉系统、生殖系统等在内的人体解

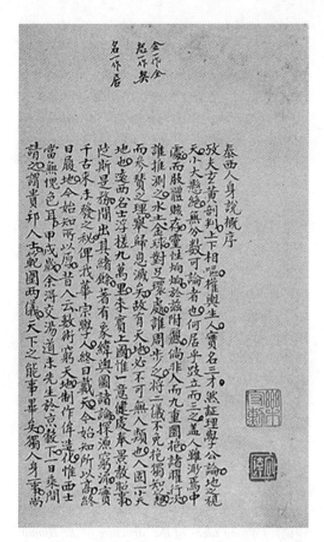

图 10-4　《泰西人身说概》序言，出版于 1620 年。资料经中国国家图书馆提供

剖特征，但有时会根据中国人的认知特点做出改动（图 10-4）。例如，为了帮助中国人更好理解，他们在描述迷走神经和交感神经的分布时，会借鉴传统中医"经"或"络"的术语。《人身图说》是《泰西人身说概》的配套图集，以生动图例展示人体抽象的解剖结构。邓玉函在中国生活了 11 年，除了引进医学外，还将西方的天文学、数学、物理学引入中国。

相较于传统中医，现代医学在西方率先得到发展，即使在今天，医学也被称之为西医。西医是以实验为基础的学科，与中医有本质差别。工业革命时光学显微镜的发明更是催生了现代病理学的萌芽与发展。然而，在中国主流哲学思想的影响下，中医大都以经验为基础。1840 年鸦片战争后，中国逐渐沦为半殖民地半封建

社会。随着西方文化和价值观的渗透，西医迅速传入中国，并且由于它的有效性，很快为国人接受。自此，带有中国特点的病理学科开始发展。

第一所"西式"医学院校

1866 年，第一所西医院校在广州成立，由教会（美国医药传道会）创办，名为博济医学堂[16]。医学堂开设解剖学、生理学、病理学、微生物学、药理学及外科学，并于第二年将尸体解剖课设为示教课程，这是中国首次开设具有西方特色的解剖课。医学堂随后收集了许多无人认领的尸体以做解剖学和病理学研究，为中国病理学的发展做出了杰出贡献。

黄宽（1829—1878）是这一时期在医学堂任教的教师之一。他曾在英国爱丁堡大学医学院学习并于 1855 年毕业。他留英实习两年，专门从事病理学研究并获得博士学位，回国后任教于广州博济医院（即现在的中山大学医学院第二附属医院）。黄宽起初是教授，后来担任医院院长一职。他对病理学始终怀有浓厚的兴趣，但因终身忙于诊务、教学与管理，著述不多[17]。

丁福保（1874—1952）是另一位有名的医生。他精通西医和中医，将许多西医书籍翻译成中文。受清政府资助，他远赴日本，考察医疗设备，随后在日本的一所医学学校学习。他通晓日语并日益感觉到国内西方医学文献的严重缺乏。丁福保注意到自明治维新（1867—1889，见第 11 章）以来，日本医学界取得了巨大进步，于是他觉得"假道日本较欧美为便"。在 1908—1933 年的 24 年中，他先后翻译了 68 部书，合称《丁氏医学丛书》（丁福保系列医学文献著集）。这些书籍几乎涵盖了现代医学的每个领域，又因其白话文通俗易懂，所以被视为大众科学读物。其中，病理学方面的主要书籍有《病理一夕谈》（介绍病理学的著作）和《病理学讲义》（病理学讲稿）。他的丛书涵盖了大量病理学知识，是病理学系统化的开端，这使中国病理学开始发展成一门独立学科[18]。

1893 年，清朝大臣李鸿章在天津创办第一所官方医学学校——北洋医学堂[19]。学校聘请西方

教授传授基础科学和临床医学等西学知识，病理学第一次在政府资助的学校里成为任教科目。

伍连德和鼠疫

　　清朝末年，中国东北地区传染病蔓延，黑龙江省和吉林省死亡人数达到 39 679 例，占当时两省人口的 1.7%。伍连德临危受命，处理疫情[20]（图 10-5）。他和助手解剖患病尸体并利用显微镜观察组织样本，终于在器官和血液中发现了鼠疫杆菌。1910 年 11 月 30 日，他们借助患者的血液成功培养出该细菌。1911 年 4 月，在沈阳召开的万国鼠疫研究会议上，伍连德当选为主席。此次具有历史意义的国际会议有中国、英国、美国、俄国、德国、法国、奥匈帝国、意大利、荷兰、日本、印度和墨西哥等国家的医学专家参加。会

上，伍连德首次提出肺炎性鼠疫（肺鼠疫）的概念。随后，他和助手到中俄边境一带开展疫情调查，在疫情盛行地区的土拨鼠（蒙古旱獭）身上进行研究。后来他在国际医学会议上提交论文《土拨鼠与鼠疫关系的调查研究》（*Investigations into the Relationship of the Tarbagan to Plague*），同月发表在国际权威医学期刊《柳叶刀》（*The Lancet*）上[21]。1923 年 6 月，他们将感染上鼠疫杆菌的土拨鼠带到实验室进行研究，证实了肺鼠疫可以通过吸入物或呼吸系统传播。[22] 这些发现正式确立了肺鼠疫的概念，并为伍连德赢得了国际声誉[23,24]（图 10-6）。1935 年，伍连德被提名为诺贝尔生理学或医学奖的候选人。

　　1903 年，伍连德（1879—1960）毕业于英国剑桥大学并获得博士学位[25]。他先后在英国利物浦医学院（Liverpool Medical School）、德国黑尔大学（Hale University）及法国巴斯德研究所（Pasteur Institute）学习和研究热带病。1915 年，伍连德创立中华医学会，并创办《中华医学杂志》。选举颜福庆博士（1882—1970）为中华医学会首任会长，伍连德为首任书记。

　　1915 年，《中华医学杂志》第一次出版发行，伍连德任总编辑，他写了一篇题为《人体结构谬论》（*Wrong Ideas of the Structure of the Human Body*）的文章，指出：

　　"以人体结构为例，中医典籍对人体结构的

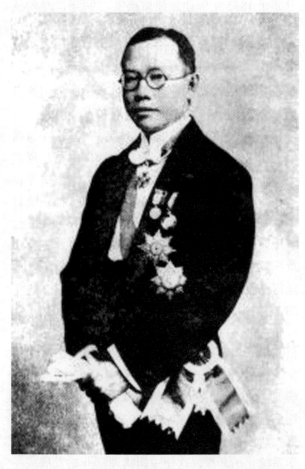

图 10-5　伍连德博士（1879—1960），中华医学会创始人。其关于肺鼠疫（肺炎性鼠疫）的研究，尤其是土拨鼠（蒙古旱獭）可以作为传播媒介的发现，为中国病理学界赢得了广泛的国际声誉

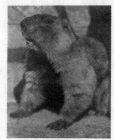

图 10-6　1922 年，伍连德博士就肺鼠疫（肺炎性鼠疫）发表的代表性论文。图为疫区获得的土拨鼠（蒙古旱獭）和跳蚤，它们都可以作为细菌载体

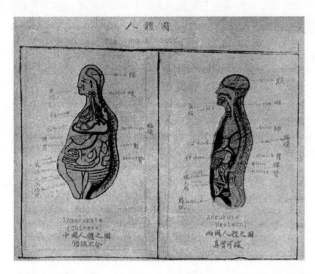

图 10-7　1915 年，《中华医学杂志》第一次出版发行。图为中国古代医学解剖图例（左），并排为西方医学解剖图例，其中中国解剖图例中的错误显而易见

绘图和描述大多是不精准的，而这些疏漏本可以通过解剖来修正。但中国医生却依据这些错误的医学知识为病人治疗，其危害之大，可想而知。每一个知识领域都应当精确，医学更该如此。我们不能戏谑医学或中华民族的前途，为证实陈旧观点的错误之处，我分别附上两张中医和西医的人体结构图片，内中不同，显而易见[26]。"（图 10-7）

通过以上的种种努力，中国医学和病理学的发展有了更加稳固的科学基础。

"末代皇帝"与中华民国的成立

1912 年，"中华民国"成立，为西医在中国的发展扫清了障碍，同时也为当代病理学的发展创造了条件。"中华民国"教育部在部令第 25 号中公布了《医学专门学校规程令》，规定了医学专门学校的课程为 48 门，其中包括病理学及病理解剖学[27]。

1913 年 11 月 13 日，江苏医学院进行了一次公开的尸体解剖，这在中国的病理学史上具有里程碑式的意义[28-29]。同月 22 日，民国政府颁布关于尸体解剖的文告，其中第一条规定"医生对于病死体，得剖视其患部，研究病原"，为尸检和病理学的发展铺平了道路[29]。1914 年 4 月 22 日，民国政府颁布《解剖规则施行细则》，尤其申明"凡国立公立及教育部认可各医校暨地方病院，经行政官厅认为组织完全，确著成效者，其医士皆得在该院该校内施行解剖"，这项举措明确限定了可施行解剖的医学院校范围，进一步鼓励了尸检活动的开展[27]。

病理科研及出版著作

1921 年，由洛克菲勒基金会（Rockefeller Foundation）创办的北京协和医院成立了第一个病理科，该部门主要承担教学、研究及诊断任务[30]。众多医学院校紧随其后，纷纷成立自己的病理科，中国病理学科的发展正式起步。病理学成为一门受人推崇的专业。这一时期在华工作的病理学家大多受过良好教育，基本都在国外一流大学取得博士学位并回国任教于知名学府[31]。其中包括病理学先驱胡正详（1896—1968）、秦光煜（1902—1969）、梁伯强（1899—1968）和谷镜汧（1896—1968）等，他们为中国病理学的发展做出了杰出贡献。

病理学研究在中国起步较晚。20 世纪 20 年代以前，病理学研究主要集中于流行性传染病，并以病例报告的形式发表。当时研究的疾病包括肺炎和肺结核。许多病理学家有了重大发现[32]。例如，1922 年，朱恒璧发表文章讨论与尸检相关的问题，详细地描述了沃辛（Warthin）尸检法。李赋京撰写的《病理学进化史》介绍了西方器官病理学和细胞病理学的一些代表人物[33]。1927 年和 1928 年，陈方之和杨述祖撰写文章，就日本血吸虫的生活情况和发病机制做了详细介绍[32]。胡正详发表文章证实白蛉是内脏利什曼病（visceral leishmaniasis）的传染源，并提出了严重贫血可导致颅内髓外造血[32]。

随着医学院校、医院病理学家和病理科室的增多，越来越多的病理学论文在中国的医学刊物上发表[32]。1930 年，第 8 届中华医学会全国会议上，侯宝璋（1893—1967）发表报告，总结在他的学校开展的 130 例尸检案例（图 10-8）。1932 年 4 月，中华医学会和中国博医会在上海举行第一次联席会议，这是中国病理学家的首次会议。会上，各专家就临床诊断和尸体解剖发表了研究报告。

侯宝璋年轻时在政府资助的医院做过临时

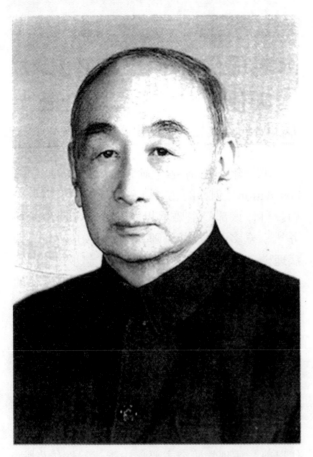

图 10-8 侯宝璋教授（1893—1967），中国著名病理学家

工。1918 年，他被齐鲁大学医学院（20 世纪初中国建立的第一批大学之一）录取。1926 年，侯宝璋赴美国芝加哥大学留学，继而赴德国柏林大学学习，并在路德维格·皮克（Ludwig Pick）教授门下做病理学研究。1934 年，侯宝璋赴伦敦卫生与热带病医学院（London School of Hygiene and Tropical Medicine）进行为期一年的研究工作。回国后任齐鲁大学医学院病理学系教授、主任。侯宝璋一生致力于教学工作和病理学研究，为中国病理学的发展做出了杰出贡献。他主要研究胆汁性肝硬化、绒毛膜癌、鼻咽癌和利什曼病的发病机制。他在对 200 例肝癌患者的研究中直接证实华支睾吸虫可以导致肝癌。1948 年，他出任香港大学病理学教授兼病理学系主任。1961 年，香港大学授予他荣誉科学博士学位，他被推荐为英国皇家学会病理学会终身委员。

1933 年，由黄曼欧主编的《病理学总论》是我国出版的第一部病理学参考书。1933 年 10 月 30 日，上海雷氏德研究所召集了 23 位病理工作者，商讨成立中国病理学会。1934 年，侯宝璋编辑并出版《实用病理组织学》。梁伯强和杨简总结了 250 例医院尸检报告，指出 50% 的死亡是由华支睾吸虫病引起的。这一时期，病理学开始成为医学的基础学科，促进人们对疾病的理解。人们可以更好地区分流行性疾病的病因及病原菌并对症下药。

20 世纪 30 ~ 40 年代，中国饱尝战争之苦，社会动荡，严重干扰了医院和医学院校的正常运作。这一时期的医学研究没有丝毫进展，也没有任何病理学论文发表[32]。

病理学的发展（1949 年以后）

1949 年 10 月 1 日，中华人民共和国成立，这是中国医学和病理学发展的新纪元。20 世纪 50 ~ 60 年代，国内兴办了很多医学院校，病理学系成为所有医学院校必不可少的部门。病理学科的组织结构一律仿照苏联。美国所谓的解剖病理学对应中国的病理学，而美国所谓的临床病理学则对应中国的临床检验医学。这一时期，中国培养了大量"西医"医生。许多国外病理学参考书经过系统化翻译后出版发行，医学院校将病理学当做一门重要学科来教授。这一时期的医学研究主要涉及普通常见病和地方性疾病，包括传染性疾病的发病机制和病理改变，像肝炎、肺结核、病毒性肺炎等。病理学作为医学一门不可或缺的学科，有了持续发展。然而，1966—1976 年"文化大革命"的开展，尤其是 20 世纪 60 年代后期，中国医学院校的教育中断，许多医生和院校学生（被要求）上山下乡插队务农。

1972 年，部分医学院校恢复招生，1978 年，中国高等教育全面恢复。20 世纪 80 年代，随着改革开放的实行，中国的病理事业飞速发展。许多医学院校毕业生到国外一流大学和医院深造学习。中西方开始进行深入的学术交流。此时正值国际病理学界掀起一系列技术革命，像免疫荧光、单克隆抗体、原位杂交、聚合酶链反应、激光共聚焦显微镜检查、远程病理和图像分析等技术很快传入中国，并被应用到临床诊断和医学研究中[34]。中国病理学家似乎对新兴技术有种自然的亲和力。正如西方一样，中国正大步迈进分子和个体化的医疗时代，而分子病理在这新的技术改革中发挥着重要作用（见第 32 章）。

20 世纪 70 年代末开始改革开放政策，30 多年来经济腾飞，社会变革巨大，同时也推动了医学和病理学的飞速发展。国内医院、医学高校及病理学系纷纷进行改革。随着国家对医学教育和临床服务的重视，病理学家开始发挥越来越重要的作用，各个地方开始组织不同类型的学术会议和培训。政府对病理学的态度也发生了转变，逐渐放权以促进专业领域内和病理学相关活动的开展。

中国越来越多包括病理学在内的相关医学研究文章发表刊登在国际 SCI（Science Citation Index）杂志上。1987 年，中国发表的年论文数量排世界第 28 位，2012 年位居世界第 2，仅次于美国。就论文引用频次而言，2011 年中国排第 7 位，2013 年排第 4 位，且每年保持 30% 的增长率[35]。随着分子生物学和基因组学逐渐成为医学界的主流，分子病理学对于世界各地的病理学家来说，既是机遇又是挑战。

分子病理学是一门新的分支学科，为精确诊断、精准医疗奠定基础（见第 32 章）。2015 年 1 月，美国总统奥巴马首次推出精准医疗计划，投入 2.15 亿美元的财政预算用于 2016 年癌症及其他疾病的治疗。2015 年 2 月，中国精准医疗战略专家委员会成立。3 月，科技部召开精准医疗战略专家会议，承诺 2030 年前投入 600 亿元人民币（每年约 6.5 亿美元）用于精准医疗，年投入相当于美国 2016 年投入资金的 3 倍，此后 15 年内每年如此。因此，中国精准医疗尤其是分子病理学，在可预见的未来，前途无量。

中国病理学现状

中国病理学和 60 年前刚建国时相比，有了巨大进步。各大医院 [1284 家三级医院（床位 ≥ 500 张）和 6472 家二级医院（100 ~ 500 张床位）] 都配备有病理医生[36]。但是，到 2006 年，临床病理科住院医师规范化培训体系才开始建立并招收学员。然而，直至 2013 年，政策始终未充分实施，很大程度上是由于缺乏统一的政策来为该体系提供财政支持。例如，上海的规范化培训体系由市政府提供财政支持，培训已取得很大进展。而在中国大多数地方，住院医师培训仍照旧有模式运行，培训病理医生多采用"学徒式"培训。因此，中国病理医生的水平参差不齐。在大医院，病理医生一般训练有素，但是在较偏远的医院和乡村地区，病理医生可能是刚毕业的医学生，未受过正规训练，有的甚至没接受过正规的医学院校教育[37]。在缺乏严格的准入规则或者绩效评估体制的背景下，这些情况都是可能发生的。2016 年是三年住院医师规范化培训强制施行的第一年，政府不仅制定了病理医生统一入行的标准，还要求从业人员参加统一的资格考试。随着这些新措施的实施，中国病理学水平有望大幅度提高。

中国病理学和一些西方国家（比如美国和英国）病理学的主要不同在于中国病理学主要涉及解剖病理学，而临床病理学作为一门不同的独立学科，在中国叫做临床检验医学。临床检验医学需要高素质的病理医生以提高从业质量，所以人们试图将解剖病理学和临床检验医学结合起来，但是，此举措至今没有成功[38]。

目前中国有两个主要的病理学协会，这两个协会有很大的重叠。其中一个是中华医学会病理学分会，成立于 1954 年 12 月 8 日，胡正详当选为第一任主任委员。次年 4 月，《中华病理学杂志》出版发行，是中华医学会病理学方面的专业杂志。另一个是中国医师协会病理科医师分会，成立于 2007 年 7 月 20 日，顾江教授担任第一届会长。两个协会各有各的职能。前者担负促进科研及病理学发展的任务，后者主要发挥病理学医师自我管理、保护和促进自我发展的职能。两个协会每年都举办会议，与会人员人数在几百到上千不等。

目前，中外病理学界在信息、知识、技术上的交流日益频繁。以美国病理学界为例，经委员会认证的来自中国大陆的病理学医生有几百人，而来自香港和台湾地区的则更多。这些医生成为中国与世界进行信息和知识沟通的桥梁。有些病理学者他们经常在中国的医学院校和医院参观、访问和演讲；有些病理学者参与院校和医院的教学科研及医疗工作；有些医师学者回国定居，并担任要职。美国病理学家协会同样也将服务范围扩展到中国，对中国病理实验室进行资格鉴定与认可。

　　由于远程病理学、网络和电子刊物的发展，中国与西方国家在学术信息与科学理念上的差距已基本不存在。此外，新兴的分子病理学同样为中国病理学的现状带来了挑战。精确诊断以基因为基础，而高通量测序（NGS）是精确诊断的核心。2015 年，中国拥有世界最大的基因测序能力，被喻为"世界基因测序工厂"。随着国家在这一领域的投资加大，中国病理学的宏伟蓝图正在展开。然而，高通量测序在病理学实际运用中，无论在服务质量、实践模式、效率，还是在标准化和运用先进技术处理复杂问题的能力上，都和国际先进水平有着相当大的距离，但是这种差距正在逐步缩小。鉴于中国病理学巨大的市场、病理学现阶段的快速发展、组织结构的优化调整以及中国病理学者孜孜不倦的开拓精神，中国病理学的前景一片光明。

参考文献

1. Sima Q "Shi Ji" (Records of the Grand Historian.) (1962 edn.) Zhonghua Book Company, Beijing, pp 267-268 History Works in Chinese.

2. Veith I trans. The yellow emperor's classic of internal medicine. University of California Press, Berkeley, 2002.

3. Flaws B trans. The classic of difficulties: A translation of the "Nan Jing". 2004, 4th ed. Blue Poppy Press, Boulder.

4. Jiang Y, Chen JS. Discussion on Zhang Zhong-Jing's static blood theory. Shandong Journal of Traditional Chinese Medicine 7:1-5 Article in Chinese, 2008.

5. Schnorrenberger CC. Anatomical roots of Chinese medicine and acupuncture. Schweizerische Zeitschrift Fur Ganzheits Medizin, 2008, 20 (3):163-167.

6. Ge H, Zhou Houbei, Ji Fang (The handbook of prescriptions for emergency treatments.) (1956 edn.) People's Health Publisher, Beijing Medicine Works in Chinese.

7. Chen P. History and development of traditional Chinese medicine, vol 1. IOS Press, Amsterdam, 1999.

8. Maciocia G. The foundations of Chinese medicine. Elsevier, Amsterdam, 2005.

9. Wang DTY. "Nei Jing Tu", a Daoist Diagram of the Internal Circulation of Man. The Journal of the Walters Art Gallery, 1992, 49-50：141-158.

10. Jin SY. Research on Atlas of Viscera. Chinese Journal of Medical History, 1994, 2:54-58. Article in Chinese.

11. Jin SY, Jin P. Research on "Cun Zhen Tu" and "Cun Zhen Huan Tu". Studies in the History of Natural Science, 1996, 3:79-82. Article in Chinese.

12. Niu YH. A Study on Two Earliest Translations of Western Anatomy. Studies in the History of Natural Science, 2006, 5:14-18.

13. The portrait of P. Joannes Terrenz. Available at: http://baike.baidu.com/view/1070788.html. Accessed 13 April 2013.

14. Fu L. Medical missionaries to China: the Jesuits. Journal of Medical Biography, 2011, 19 (2):73-79.

15. Elman BA. A cultural history of modern science in China. Harvard University Press, Cambridge, 2006.

16. Hong FF. History of medicine in China: When medicine took an alternative path. McGill Journal of Medicine, 2004, 8 (1):79-84.

17. Liu Z. Huang Kuan, the first doctor who studied abroad in the United States and the United Kingdom. Zhonghua Yi Shi Za Zhi, 2006, 36 (3):169-171.

18. Niu YH, Feng LS. Ding Fubao and Medical Exchanges Between China and Japan. China Historical Materials of Science and Technology, 2004, 25(4):315-329.

19. Zhao HJ. Chinese versus Western Medicine: A History of their Relations in the Twentieth Century. Chin Sci, 1991, 10:21-37.

20. The portrait of Lien Teh Wu. Available at: http://baike.baidu.com/view/513659.htm. Accessed 13 April 2013.

21. Wu LT, Tuck G. Investigations into the Relationship of the Tarbagan to Plague. The Lancet, 1913, 182 (4695): 529-535.

22. Wu LT. A Treatise on Pneumonic Plague. Health Organization, League of Nations, Geneva, 1926: 241-430.

23. Wu LT. Plague in the Orient with special reference to the Manchurian outbreaks. The Journal of Hygiene, 1922, 21(1):62-76.

24. Wu LT. First report of the North Manchurian plague prevention service. The Journal of Hygiene, 1913, 13(3): 237-247.

25. Brown M. Who Was He? Reflections on China's First Medical "Naturalist". Medical History, 2012，56 (3):366-371.

26. Wu LT. Editorial. Zhonghua Yi Xue Za Zhi, 1915, 1 (1):51-52.

27. Chen BX. History of Chinese medicine. Commercial Press, Shanghai, 1937.

28. Rockefeller Foundation China Medical Board. Medicine

in China. University of Chicago Press, Chicago, 1914.

29. Zhu MH, Yu DH. Fluctuations in the rate of autopsy in China. Chin Med J (Engl), 2011, 124(20):3403-3407.

30. Bullock MB. An American Transplant: The Rockefeller Foundation and Peking Union Medical College. University of California Press, Berkeley, 1980.

31. Ho PY, Lisowski FP. A brief history of Chinese medicine. World Scientific Publishing Company Incorporated, Singapore, 1997.

32. Ackerknecht EH. A short history of medicine. Johns Hopkins University Press, Baltimore, 1982.

33. 邓铁涛，程之范. 中国医学通史——近代卷西医篇. 北京：人民卫生出版社，1999：372-373.

34. 司履生. 我国实验病理学的回顾与展望. 中华病理学杂志，2005，34 (8): 482-485.

35. 中国 SCI 论文数世界第二引用次数低于世界平均. 中国科技信息，2012，20 (20): 17.

36. 中华人民共和国卫生部. 中国卫生统计年鉴 (2011). Available at http://www.moh.gov.cn/htmlfiles/zwgkzt/ptjnj/year2011/index2011.html. Accessed 15 April 2013.

37. 范乘龙. 浅谈基层医院病理科的生存与发展. 诊断病理学杂志，2008，14 (6): 426-426.

38. 王银萍，曲丽梅，闫旭. 走专业化分科发展之路，快速提高我国病理诊断水平. 中华病理学杂志，2009，37 (11): 791-792.

翻　译：黄灿灿　陈玉荣
校　对：郭　素　杨　扬

第11章

日 本

长村义之（Rorber Y. Osamura）

尸体解剖史

在日本医学的历史长河中，尸体解剖最早始于江户时代[①]。

日本京都（Kyoto）的医生山脇东洋（Toyo Yamawaki）认为尸检对于医学是必不可少的。1754年，山脇东洋征得政府同意，到刑场解剖了被处死刑的罪犯尸体。在这次解剖记录的基础上，他出版了著作《藏志》（*Zoshi*）。日本先后于1767年、1768年和1770年开展尸体解剖活动。1771年，前野良泽（Ryotaku Maeno）和杉田玄白（Genpaku Sugita）在小塚原（Kotsukahara）刑场进行尸体解剖，解剖结果证实了荷兰解剖教科书的精准，这促使他们进一步翻译荷兰语书籍并出版了解剖学书《解体新书》（*Kaitaishinsho*）。杉田玄白在《兰学事始》（*Rangakukotohajime*）里详细地记录下这件事的始末。从1754年到1861年，山脇东洋解剖了34具尸体，并记录在案。

明治三年（1870年），日本开始推行系统的尸检方法。各个大学经政府许可后，可进行尸体解剖，尸体解剖也开始应用于教学。

荷兰对日本医学的影响

荷兰人菲利普·弗朗兹·冯·西博尔德

（Philipp Franz von Siebold，1796—1866）最先在出岛[②]（Deshima）教授医学知识。那时，官方并不允许日本医生进入这个岛屿，但常有人佯装成岛上官员的仆人或翻译偷偷溜进去。不久，冯·西博尔德（图11-1）被准许到翻译世家后代——楢林综研（Narabayashi Soken）

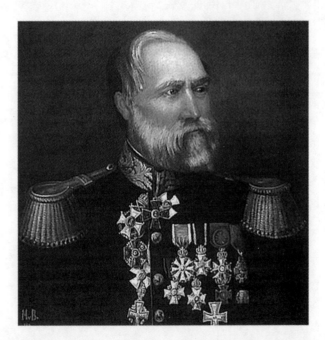

图11-1 菲利普·弗朗兹·冯·西博尔德（1796—1866）。https://de.wikipedia.org/wiki/Philipp_Franz_von_Siebold#/media/File：Naturalis_Biodiversity_Center_-_Siebold_Collection_-_Philipp_Franz_von_Siebold_-_Portrait.JPG

[①] 江户（今东京）时代：又称德川时代。自1603年3月24日至1867年11月15日（相当于中国明万历三十一年至清同治六年）。——编辑注
[②] 出岛：1641年到1859年期间，荷兰人居留日本的地方。——译者注

（死 于 1852 年） 和 吉 雄 湖 西 （Yoshio Kosai）（1788—1866）经营的私人学校看病并传授医学知识。1824 年 6 月，长崎（Nagasaki）鸣滝区（Narutaki）建成一所寄宿学校，冯·西博尔德每周都会莅临访问一次，进行临床教学和治疗。在日本的医学史上，这是第一位驻扎出岛并亲授日本人医术的外国医生[1]。

荷兰军医约翰内斯·利迪娅·凯瑟琳·波佩·范·米尔德沃德（Johannes Lijdius Catherinus Pompe van Meerdervoort，1829—1908）（图 11-2）的到来意味着荷兰与日本外交关系的转变。1857 年，波佩·范·米尔德沃德开始在长崎教授医学，但他必须通过长崎市长向日本政府报告自己的行踪。此外，与由日本医生教授"兰学"（rangaku）的封建宗族学校不同，长崎的学校是由荷兰医生直接为日本学生传授欧洲医学知识。正如上文所提到的冯·西博尔德也为日本学生传授过医学知识，但他更多将其当成个人事业。1853 年后的日本慢慢地向更多国家敞开自己的国门，政府也开始自主选择从哪些国家引入医学知识。在波佩·范·米尔德沃德到来之前，"兰学"一直是日本医学界的主流；在那之后，日本医学逐渐从"兰学"向西方医学发展，但具体从哪个国家引入西方医学，决定权仍在日本统治者（幕府将军）手里[2,3]。

1720 年，日本江户幕府将军德川吉宗（Yoshimune Tokugawa，1684—1751）取消了荷兰书籍的禁运令。之后"兰学"迅速发展，杉田玄白（1733—1817）[2]出版了著名的解剖学教科书《解体新书》。1787 年，森岛忠良（Morishima Churyo）出版的《红毛杂话》（KomoZatsuwa, Red Hair Chitchat）概括总结了大量荷兰医学知识。图 11-3 显示的是这一时期的显微镜。

杉田玄白

杉田玄白（1733—1817）（图 11-4）是江户时代中后期的一位医学家兼西方文化学家。1771 年，39 岁的杉田玄白和同行前野良泽、中川君安（Junan Nakagawa）在小塚原行刑场开展尸体解剖。解剖过程中，他惊讶于荷兰书籍《解剖图表》（Ontleedkundige Tafelen）的精确程度，于是决定翻译此书。紧接着，他与前野良泽合作，历

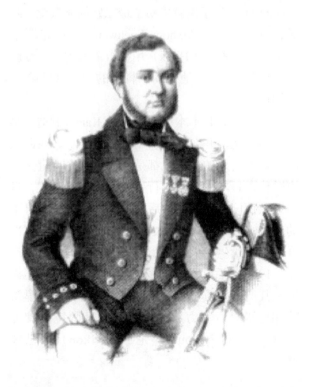

图 11-2 约翰内斯·利迪娅·凯瑟琳·波佩·范·米尔德沃德（1829—1908）

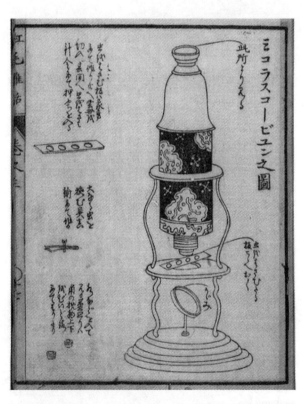

图 11-3 1787 年，《红毛杂话》中对显微镜的描述（来自维基百科 兰学 3/18）

时四年翻译出著名的《解体新书》（图 11-5）。82 岁时，他又写了《兰学事始》，详细记载了他在尸体解剖过程中遇到的问题与困难。

这一时期的日本医学发展速度较快，涌现出不少优秀书籍，比如，1808 年，宇田川玄真（Udagawa Genshin，1769—1824）翻译的《医范提纲》（Ihanteikō，Concise Model of Medicine）（图 11-6）。

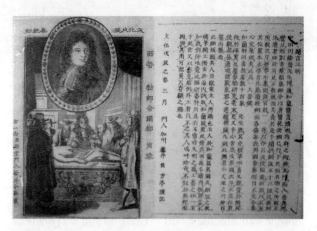

图 11-6 《医范提纲》，由宇田川玄真编译。卷首插图为荷兰解剖学家史蒂芬·布兰卡特（Steven Blankaart，1650—1704）正在进行尸体解剖（来自维基百科，公共资源）

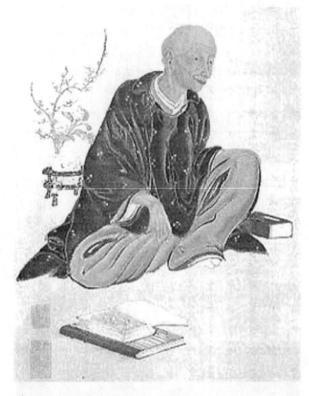

图 11-4 杉田玄白（1733—1817）。https://en.wikipedia.org/wiki/Sugita_Genpaku#/media/File：Sugita_Genpaku.jpg

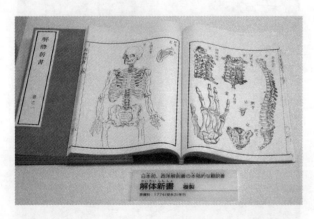

图 11-5 《解体新书》。http://en.wikipedia.org/wiki/Kaital_Shinsho#/media/File：First_Japanese_treatise_on_Western_anatomy.jpg

日本医学的显微镜时代

自第一台显微镜被应用于科学领域已有 400 多年，但直至 19 世纪中叶，显微镜才开始应用于病理学诊断。

实际上，在 1590 年左右，詹森·汉斯（Janssen Hans）和詹森·扎卡赖亚斯（Janssen Zaccharias）父子俩就发明了最原始的显微镜。随后，列文虎克（Anthony Leeuwenhoek）和罗伯特·胡克（Robert Hook）用显微镜发现了"细胞和微生物"，极大地推动了科学的发展（见第 7、8、31 章）。

1914 年，日本本土公司 M & Katera 制造了第一台显微镜，并在后期应用中取得成功。在此之前，日本使用的显微镜都是从荷兰进口，直至江户时代，日本才开始自行生产；而明治时代，日本又从德国进口，明治后期，德国显微镜在日本的贸易比重中占比最大。M & Katera 公司首次推出大批量生产的显微镜，并作为日本的基本产品。1945 年后，日本很多公司开始投资生产显微镜，其产品在质量特性和价格方面与德国的显微镜相比极具竞争力。如今，日本显微镜品牌如奥林巴斯（Olympus）、尼康（Nikon）都已风靡全球。

日本病理学大事记及显微镜的应用

1700 年 日本医学史上首次出现术语"显微镜";

1754 年 山胁东洋施行第一例尸体解剖;

1765 年 日本引进第一台显微镜;

1854 年 佩里(Perry)来到日本;

1870 年 明治时代(紧接着江户时代)掀开了日本医学史的新篇章;

1774 年 杉田玄白翻译《解体新书》;

显微镜(mushimegane glasses)一词出现;

许多文献出现对显微镜的描述;

运用显微镜观察植物及昆虫;

1823—1828 年 西博尔德将一台显微镜赠与二宫圭作(Keisaku Ninomiya);

1868 年 金武吕铁(Ryotetsu Kanatake)用纸和镜头自制显微镜;

1887 年 由于科赫(Koch)发现肺结核(1882 年)与霍乱(1883 年)的病源在于微生物,促进了日本引进显微镜;

1894 年 北里柴三郎(Shibasaburo Kitasato)利用显微镜发现腺鼠疫病原菌;

1897 年 志贺洁(Kiyoshi Shiga)发现能引发痢疾的志贺杆菌;

1911 年 松本(Matsumoto)、加藤(Kato)和寺田(Terada)成立日本本土显微镜公司 M & Katera;

1913 年 野口英世(Hideyo Noguchi)利用显微镜展示患者大脑里的密螺旋体;

1915 年 山极胜三郎(Katsusaburo Yamagiwa)在实验室内诱导皮肤癌的发生。

1. 第一台日本显微镜

出生于佐贺县[Saga,九州岛(Kyushu island)]的金武吕铁(1811—1884)起初是一名武士。

1830 年,他成为一名荷兰医学学者。随后他迁往东京,在伊东玄朴(Itoh)门下学习医学;不久,又返回佐贺县并作为兰学医生开始执业。当时他在好生馆(一所医学院)教书,并于 1867 年成为教导标兵(指南役)。他擅长语言学、物理学和数学,还出版过物理学、数学和医学著作。此外,他还制作出日本历史上的第一台显微镜:木头机身、由纸制成的可调节管和四个镜头(图 11-7)。

2. M & katera 公司

松本福松(Fukumatsu Matsumoto)、加藤嘉吉(Kakichi Kato)和寺田真太郎(Shintaro Terada)引进批量生产型显微镜并成功实现显微镜的产业化(图 11-8)。M & Katera 公司的名字也是融合这三位创始人的名字衍化而来。随后,松本进一步发展 M & Katera 光学仪器设备[即后来的千代田(Chiyoda)光学仪器公司,现在由樱花国际公司控股]。加藤后期创办了加藤新光学设备生产公司(Kalnew Optical Products,即现在的岛津设备生产公司);寺田扩大了山下

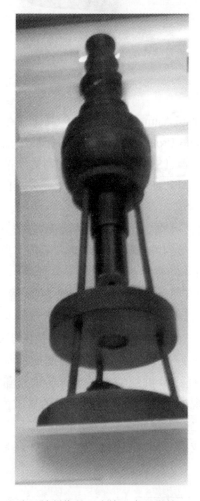

图 11-7 金武吕铁制作的日本第一台显微镜

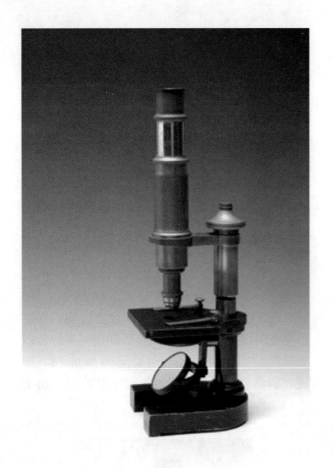

图 11-8 大批量生产的 M & Katera 显微镜

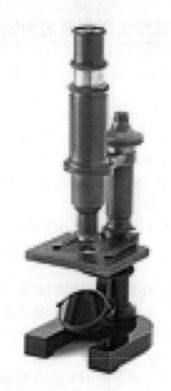

图 11-9 1920 年，奥林巴斯公司生产的第一台显微镜，名为"朝日"

武（Takeshi Yamashita）创办的高千穗生产公司（Takachiho Products，即现在的奥林巴斯公司）。而新藤信吉（Shinkichi Shindo）则协助推动 M & Katera 公司和加藤新光学设备生产公司的进一步发展。

最后，日本两家主要的显微镜公司奥林巴斯和尼康在激烈的市场竞争中屹立不倒。奥林巴斯公司于 1

920 年 3 月发布的第一代显微镜"朝日"（Asahi），定价 125 日元（相当于现在的 125 万日元）[①]，在当时被视为非常有价值的工业产品；它是唯一一台镜筒由青铜和锡制成的显微镜上（图 11-9）。20 世纪初，尼康开始大批量生产显微镜，现如今它已成为世界最大的显微镜与相机制造商之一。尼康生产的第一台显微镜是一台由黄铜制成的单筒显微镜，其马蹄形底座是由黑色

搪瓷制成（图 11-10）。

3. 电子显微镜的发展

可见光的局限性导致传统显微镜无法具有高分辨率，而在 1931 年，马克思·诺尔（Max Knoll）和恩斯特·鲁斯卡（Ernst Ruska）终于克服了这个障碍，在柏林工业大学（Berlin Technische Hochschule）发明了一台高分辨率的电子显微镜。直到今天，显微镜的分辨率仍是促进科技进步的重要因素。

1936 年，英国的"大都会维克斯"公司 [Metropolitan Vickers，后来的联合电气工业公司（Associated Electrical Industries）]生产了帝国大学（Imperial University）L.C. 马丁（L.C. Martin）教授发明的电子显微镜。飞利浦公司（Philips）、西门子公司（Siemens）和卡尔·蔡司公司（Carl Zeiss）开始争夺欧洲的市场份额。自 1939 年

[①] 125 万日元约合 7 万多元人民币。——译者注

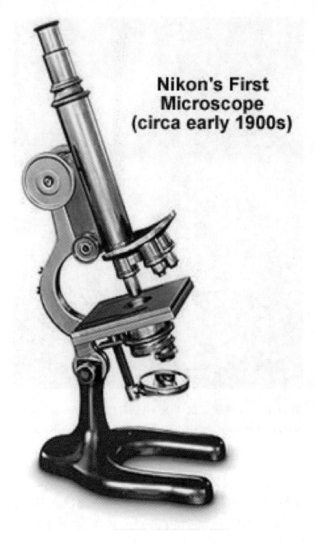

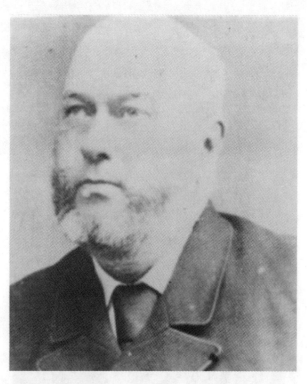

图 11-11 威廉·威利斯（1837—1894）。http://en. wikipedia.org/wiki/William_Willis_(physician)#/media/File:DoctorWillis.jpg

图 11-10 20 世纪初，尼康公司生产的单筒显微镜，由黄铜制成，带有黑色搪瓷马蹄形底座

始，日本科学家定期聚在一起讨论制造电子显微镜的最佳方法，而这个小组后来发展成主打大型模型和电子显微镜的日本电子株式会社（Japan Electron Optics Laboratory，JEOL）。在电子显微镜发展的早期阶段，日本的日立（Hitachi）和东芝（Toshiba）公司也发挥了重要作用。

德国对日本医学的影响

波佩·范·米尔德沃德回国后，安东尼斯·博杜恩（Anthonius Bauduin，1822—1885）接任他的职务长达 15 年。另外，英国医生威廉·威利斯（William Willis，1837—1894）（图 11-11）在"幕末之战争"（War of Bakumatsu）

后，协助明治政府为医学事业做了不少贡献。当时，西方医学尤其是外科学遥遥领先日本传统医学。1869 年，日本统治者决定学习德国医学的先进技术与知识，自此至第二次世界大战结束前，日本医学主要受德国医学的影响。在明治政府决定引进德国医学知识后，威利斯医生搬到鹿儿岛（Kagoshima），在西乡隆盛（Takamori Saigou，1827—1877）的帮助下建成鹿儿岛医学院（Kagoshima Medical School）。

当时的日本医学院校基本上都是聘请外国教师。1871 年，德国军队外科医生本杰明·穆勒（Benjamin Müller，1822—1893）和德国海军内科专家提奥多尔·霍夫曼（Theodor Hoffmann，1837—1894）访问日本。1877 年，东京大学医学院（Tokyo University School of Medicine）在本乡（Hongo）加贺氏族的封土内建成。同年，德国医生埃尔温·冯·贝尔兹（Erwin Von Bälz，1849—1913）（图 11-12）来到日本开展内科学与产科学工作。1881 年，朱利叶斯·斯克里巴（Julius Scriba，1848—1905）赴日开展外科学与

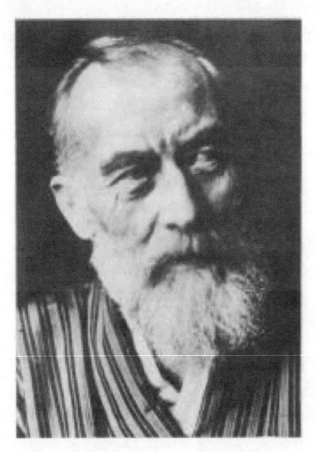

图 11-12 埃尔温·冯·贝尔兹（1849—1913）

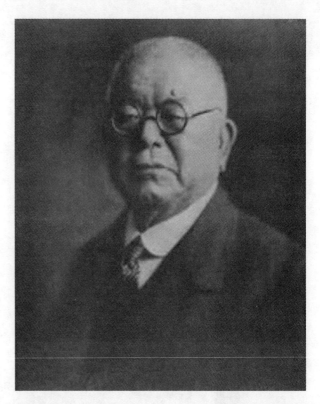

图 11-13 北里柴三郎（1853—1931）。http://en. wikipedia. org/wiki/Kitasato_Shibasabur%C5%8D#/media/File:Kitasato_Shibasaburo.jpg

皮肤病学的工作。

1879 年，东京大学医学院开始选派首批研究生赴德国学习，被选派的学生个个成绩优秀，回国后相继担任教授职位，逐步取代外籍医学教师。到 1903 年，东京大学医学院的所有教授都是日本人，至此，日本医学界取得独立。

日本医学家通过显微镜获得的新发现

肺结核与鼠疫病原微生物

北里柴三郎（1853—1931）（图 11-13）是一位医生兼细菌学家。1885—1891 年，他一直在柏林大学（University of Berlin）跟随罗伯特·科赫（Robert Koch）学习。1889 年，他成为首位成功分离并培养出破伤风杆菌的人。1890 年，他与埃米尔·冯·贝林（Emil von Behring）一起将培养出的破伤风杆菌应用到疾病治疗中并成功发明了破伤风血清疗法，同时还研制出针对白喉和炭疽病的抗毒素。1891 年，北里柴三郎回到日本，在福泽谕吉（Yukichi Fukuzawa）的协助下成立了传染病研究所（Institute for Study of Infectious Diseases）。他研究了肺结核的感染方式。图为北里柴三郎在研究时使用的配有机械台的卡尔·蔡司显微镜（图 11-14）[5]。

北里柴三郎原计划出国学习三年，但由于种种原因延长到五年。1893 年，剑桥大学邀请北里柴三郎担任新成立的微生物研究所的主席。然而，北里柴三郎毅然拒绝了这一邀请，他说"我要回到日本，把我的同胞从疾病中拯救出来，我有义务回报天皇[2]。"1894 年，他应日本政府要求在鼠疫爆发期间前往香港调查，并确定了引发这一疫病的细菌。不久，亚历山大·耶尔森（Alexander Yersin）也找到了相同的病原菌。1901 年，北里柴三郎被提名为诺贝尔生理学或医学奖候选人。他也是庆应大学（Keio University）医学院第一任院长，是日本医学会（Japan Medical Association）第一任主席，并在日本参议院（House of Peers）任职。1924 年，他被授予"天皇

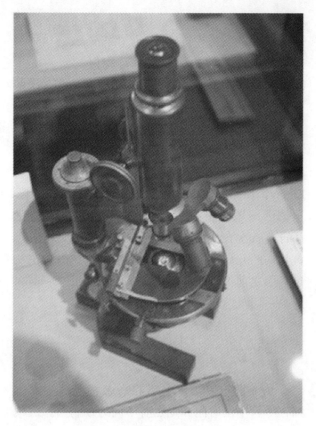

图 11-14　北里柴三郎使用的配有机械台的卡尔·蔡司显微镜

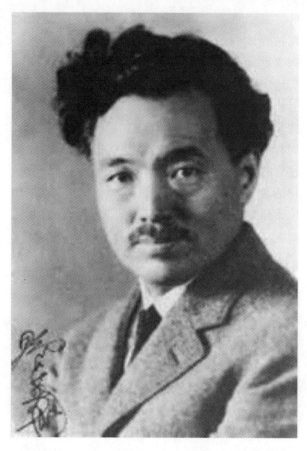

图 11-15　野口英世（1876—1928）。http://en.wikipedia.org/wiki/Hideyo_Noguchi#/media/File：Noguchi_Hideyo.jpg

制"中的"丹沙"（danshaku，男爵）称号。

1908 年，科赫赴日进行为期 70 多天的交流访问。他在上野音乐学院（Ueno Music School）的礼堂举行纪念讲座，北里柴三郎亲自担任他的翻译。在当晚的戏剧派对上，森鸥外（Ougai Mori）负责为科赫翻译并介绍戏剧梗概。这次访问让科赫爱上了日本，并且想找一位日本伴侣一起回德国。北里柴三郎邀请尾花小姐（Ohana-san）跟随科赫回德国，她欣然答应并细心照料科赫的生活起居，陪他走完了人生最后的两年[2]。

密螺旋体和黄热病

1876 年，野口英世（1876—1928）（图 11-15）出生于福岛县（Fukushima）猪苗代市（Inawashiro）；一岁半时，因不慎掉进壁炉，他的左手被严重烧伤，随后进行手术，手术虽成功，但左手的功能和灵活度却只能恢复到原来的 70%。在这件事的影响下，野口英世立志要成为一名医生，帮助那些有需要的人们。1897 年，他考上日本医科大学（Nippon Medical School），并在 20 岁时通过从业行医的考试。

1900 年，野口英世移居美国，在宾夕法尼亚大学（University of Pennsylvania）担任西蒙·弗莱克斯纳（Simon Flexner）博士的助手，后来到洛克菲勒医学研究所（Rockefeller Institute of Medical Research）进行科学研究。1913 年，他在普通进行性麻痹症患者的脑中发现了苍白密螺旋体（梅毒螺旋体），并证明了苍白密螺旋体是该病的病因。不久野口英世因分离出钩端螺旋体而声名大噪。

当时，西非黄金海岸（今加纳）首都阿克拉（Accra）黄热病盛行，野口英世为寻求挑战，决定前往阿克拉。1927 年，应当地人威廉·亚历山大·杨（William Alexander Young）之邀，野口英世积极投身于黄热病的研究工作中。1928 年 5 月，他不幸染病，即刻登船回国。不料，5 月 12

日，因种种原因，船只返回阿克拉，他被送往阿克拉当地的医院。5 月 21 日，野口英世因黄热病离世，享年 53 岁。回想起来，野口英世发现黄热病病因的可能性极小，因为黄热病是由病毒引起的，而不是他所怀疑的螺旋菌（他根据黄热病和牛钩端螺旋体的相似性作出的判断）。何况，病毒具有超滤性，在他的徕卡显微镜下是无法观察到的（图 11-16）。据说野口英世临终前最后一句话是"我不明白"，而下一句话，亦是刻在其位于纽约的墓碑上的话——"献身科学，为人类而生，为人类而死[2]。"

黄热病总是与战争相伴而生，很久以前，人类就开始了研究黄热病的漫长旅程。但黄热病病因的发现，是世界各地科学家的共同努力和患者们的耐心配合的结果。1892 年，俄罗斯植物学家德米特里·伊万诺夫斯基（Dmitry Ivanowsky，1864—1920）证实了烟草花叶病是由一种致病介质引起的，而这种媒介小到可以通过尚柏朗（Chamberland，1851—1908）滤器（法国巴斯德研究所开发）。据此，伊万诺夫斯基认为此病是

由某种"毒素"引起的。1898 年，荷兰科学家马丁努斯·贝杰林克（Martinus Beijerinck，1851—1931）用过滤后的提取物进行相似的实验，并断定疾病的病因是某种有活性的液体（贝杰林克称之为"病毒"）。黄热病起源于非洲，但直到 1901 年，沃尔特·里德（Walter Reed，1851—1902）的蚊子传播理论才得到人们的认可。里德的研究是建立在古巴医生卡洛斯·芬莱（Carlos Finlay，1833—1915）的实验基础之上。1902 年，里德因阑尾破裂不幸去世。直至 1927 年，黄热病毒才首次在非洲被成功分离。讽刺的是，研究黄热病的几位科学家（包括野口英世在内）在发现病因之前都因此病丧生。显然，显微镜并不能解决一切医学难题。

志贺菌

几个世纪以来，痢疾的临床表现已为人所知，尽管不同时间和地点有不同的致病菌。最典

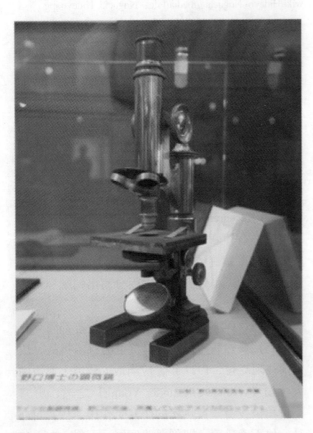

图 11-16　野口英世的无机械台徕卡显微镜

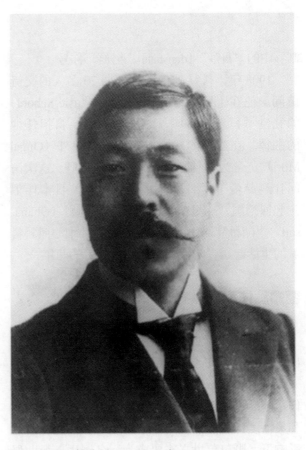

图 11-17　志贺洁（1871—1957）

型的代表菌是一百多年前志贺洁（1871—1957）博士（图11-17）首次发现的志贺菌。但英文文献少有提及志贺洁博士发现痢疾志贺菌一事，因为当时志贺洁发现它后却将其归为痢疾杆菌。所以，1930 年版的《伯杰氏鉴定细菌学手册》（*Bergey's Manual of Determinative Bacteriology*）中，它首次被归类为志贺菌属 [6]。

目前，志贺菌分类如下：A 型痢疾志贺菌（即志贺洁最早描述的痢疾杆菌）、B 型福氏志贺菌、C 型鲍氏志贺菌和 D 型宋内志贺菌。志贺菌病是最具感染性的细菌性肠胃炎。志愿者试验表明，即使只有 10～100 个细菌，也足以引发此病。1957 年，志贺洁去世，享年 85 岁。当时《纽约时报》（New York Times）刊登了他的讣告，声称："在他那个时代，他可以说是微生物学界里四五位最杰出的科学家之一 [7]。"

实验肿瘤病因学

1888 年，山极胜三郎（1863—1930）（图 11-18）在东京帝国大学（Imperial University of Tokyo）获得了博士学位；1891—1894 年，他跟随鲁道夫·魏尔啸继续研究病理学，并担任东京帝国大学医学院教授，于 1895 年出版了具有里程碑意义的著作《病理学演讲集》（*Byori Soron Kogi*）。山极胜三郎是当时日本肿瘤研究的主要推动者。1907 年，他发行医学期刊《癌症科学》（*Cancer Sicence*）以供同行共同探讨肿瘤的相关问题。1908 年，他协助创办了日本癌症研究基金会。

在胃癌的研究中，他提出了"肿瘤刺激理论"的癌症病因学说。1915 年，山极胜三郎和他的助理市川浩一（Koichi Ichikawa）开展了一系列实验：他们在兔子耳朵上反复涂抹煤焦油，不久兔子患上鳞状细胞癌，这证实了煤焦油的致癌作用 [8]。他作了一首日本的俳句："癌症终确认！步伐稳进，我心骄傲。"2015 年，日本病理学会（Japanese Society of Pathology）召开秋季会议纪念山极胜三郎癌症病因学实验研究 100 周年。

甲状腺

桥本策（Hakuru Hashimoto，1881—1934）

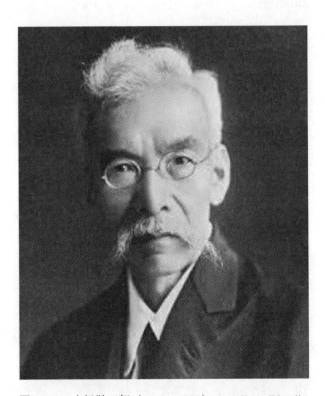

图 11-18 山极胜三郎（1863—1930）。http://en.wikipedia.org/wiki/Katsusabur%C5%8D_Yamagiwa#/media/File：Yamagiwa.JPG

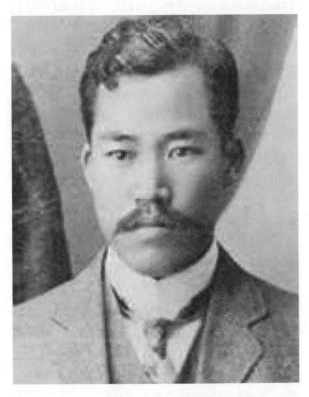

图 11-19 桥本策（1881—1934）。http://en.wikipedia.org/wiki/Hakaru_Hashimoto#/media/File:Hashimoto_Hakaru.JPG

（图 11-19）是一名医生兼病理学家，也是第一个研究甲状腺疾病的人。甲状腺疾病，亦称"桥本病""桥本甲状腺炎"或"桥本"甲状腺功能亢进。

1911 年，第十七届福冈医科大学（Fukuoka Medical University）会议上，桥本策首次谈及"甲状腺淋巴瘤的组织学变化和临床研究"。1912 年，他就此课题在《临床外科》（*Archiv fur Klinische Chirurgie*）杂志上发表了重要论文[9]。

桥本策提议将"桥本病"当成单独的病种，这种说法先后在欧洲和日本获得认可。如今，人们达成共识，认为这是一种自身免疫性疾病，并且可在动物实验中再现。在疾病的认知过程中，显微镜往往发挥着功不可没的作用，桥本病的发现就是其中一例。

肾

1900 年，巴斯德研究所的 W. 林德曼（W. Lindemann）通过给兔子注射异种抗血清（这是豚鼠体内产生的针对兔肾的血清）成功做出自身免疫性肾小球肾炎模型。1933 年，马杉加山（Matazo Masugi，1896—1947）（图 11-20）对这一模型开展了进一步研究。这项研究的发现对开启免疫病理学和自身免疫性疾病研究的新时代至关重要。马杉从千叶大学（Chiba University）毕业后，到德国跟随阿朔夫（Aschoff）教授和罗斯勒（Roessle）教授做研究。在此期间，他探究并阐述了单核细胞与组织细胞的关系，并研究了过敏反应的发病机制。回到日本后，他开始担任千叶大学病理学教授。他分别使用针对兔和鸭均质肾的异源抗血清，建立了大鼠和兔的实验性肾炎模型，这两种模型被称为"马杉肾炎模型"，并已用于肾小球疾病的发病机制和病理生理学的大量研究中。马杉教授鼓励他的许多学生和合作者从事肾病理学的相关研究，这些人包括重松（H. Shigematsu）、近藤（Y. Kondo）、谢岛（C. Jajima）、山中（N.Yamanaka）和阪口（H. Sakaguchi）。其中，阪口曾与雅各布·许尔（Jacob Churg）一起参与世界卫生组织（WHO）最初关于肾小球疾病分类的工作。

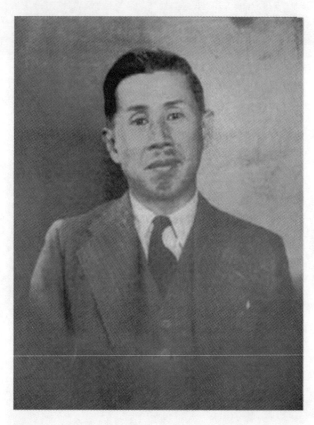

图 11-20 马杉加山（1896—1947）

血液学

小宫悦造（Etsuzo Komiya，1886—1973）（图 11-21）出生于山梨县（Yamanashi）大月市（Otsuki）一个农夫家庭，在家中排行第二，毕业于东京大学。1924 年，38 岁的他荣升为熊本大学（Kumamoto University）的教授。1925—1926 年，他在德国进行学术交流，期间结识了许多血液病学家，包括海玛尔（Heilmair）博士、内格利（Naegeli）博士、莫拉维茨（Morawitz）博士、席林（Schilling）博士、希施费尔德（Herschfeld）博士和西特玛尔（Hittmair）博士。回国后，他对造血功能的体液调节产生了兴趣。1936 年，他提出造血因子的术语，特别是"促红细胞生成素"（Erythropoietin），但他仅用日语在国内杂志发表。12 年后，芬兰赫尔辛基生理学研究所（Helsinki Physiology Institute）的邦斯多夫（Bonsdorff）和亚拉维斯托（Jalavisto）才开始使用"促红细胞生成素"这一术语[10]。

1931 年，小宫出版了临床血液学的第一

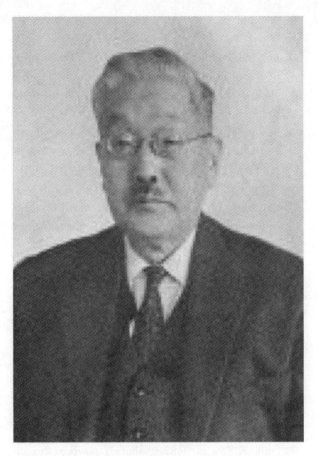

图 11-21 小宫悦造（1886—1973）

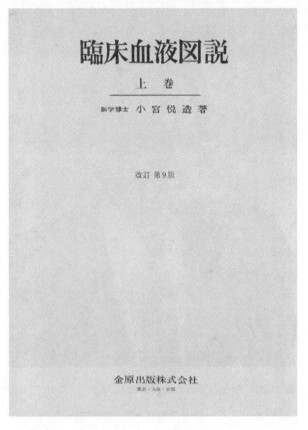

图 11-22A 《临床血液图说》的标题页

本系统性图谱——《临床血液图说》（*Clinical Hematology Atlas*，图 11-22A 和 B），他从外文译本中引入"再生不良性贫血"的概念，至今仍被应用于临床诊断。

菊池病

1966 年，师从卡尔·伦纳特（Karl Lennert）的菊池昌弘（Masahiro Kikuchi，1934—2012）（图 11-23）在德国基尔大学（Kiel University）学习，并从事脾的研究。39 岁，他成为福冈医科大学的教授，并在 49 岁荣升为院长。

1970 年，菊池发现一例组织学特征独特的淋巴结肿大，并且很难与恶性淋巴瘤区分开来。他在德国也发现了类似病例。卡尔·伦纳特教授将荣誉归功于他，并将这种疾病命名为"菊池淋巴结炎"。虽然该病也称为"组织细胞坏死性淋巴结炎"或"菊池-藤本病"，但人们还是普遍称其为"菊池病"，这是一种罕见的、自发的而又

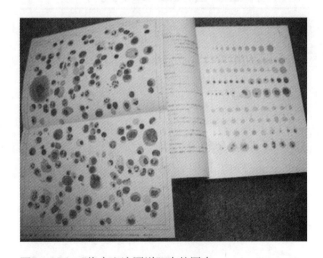

图 11-22B 《临床血液图说》中的图表

自限的淋巴结炎。1972 年，菊池在日本首次描述了这种疾病。同年，藤本（Fujimoto）和同事就此病展开研究。这种病最常见的临床症状是颈部淋巴结肿大，而系统性症状和体征却时有时无。从临床和组织特征上诊断，该病极易与淋巴瘤或系统性红斑狼疮混淆[11]。

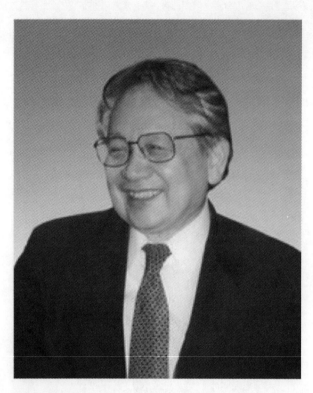

图 11-23 菊池昌弘（1934—2012）

日本病理学会成立 100 周年

　　日本病理学会（JSP）成立于1911年，并于2011年在横滨（Yokohama）举行100周年年会庆典，当时日本病理学会成员已有4019人。山极胜三郎先后担任第一届（1911年）、第二届（1912年）、第四届（1914年）和第五届（1915年）病理学会年会主席。深山雅志（Masashi Fukayama）博士担任第一百届年会主席。图11-24的日本病理学会会标，包含了具有历史性意义的显微镜。

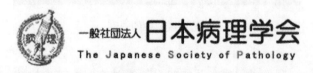

图 11-24 日本病理学会会标

参考文献

1. Luyerndijk-Elshout AM Some highlights of the transfer of Dutch medical learning to Japan until 1870. A glimpse of a white horse, cantering past a slit in the wall… http://www.sartonchair.ugent.be/file/50..

2. Beukers H, Luyendijk-Elshout AM, van Opstall ME, et al. Red-hair medicine: Dutch-Japanese medical relations. Nieuwe Ned Bijdr Geschied Geneeskd Natuurwet. 1991, 36:1-114.

3. Van Sant JE. Rangaku Medicine and "foreign" knowledge in late Tokugawa Japan. Southeast Review of Asian Studies, 2012, 34: 207-214.

4. Izumi Y, Isozumi K. Review Modern Japanese medical history and the European influence. Keio J Med, 2001, 50(2):91-99.

5. Shampo MA, Kyle RA. Shibasaburo Kitasato-Japanese bacteriologist. Mayo Clin Proc, 1999, 74(2):146.

6. Kibani K, Kiyoshi Shiga, Shigell. Nihn Naika Gakkai Zasshi, 2002, 91:2880-2881.

7. Trofa AF Ueno-Olsen H, Oiwa R, Yoshikawa M, et al. Discoverer of the Dysentery Bacillus. Clinical Infectious Diseases, 1999, 29:1303-1306.

8. Fujiki K. Gist of Dr.Katsusaburo Yamagiwa's papers entitled "Experimental studies on pathogenesis of epithelial tumors" (I -Ⅵ reports) Cander Sci, 2014, 105: 143-149.

9. Hashimoto H. Zur kenntnise der lmphomatosen Veranderungen der Schiiddruse(Struma lymphomatosa). Archiv fur klinische Chirurgie(Berlin), 1912, 97: 219-248.

10. Kawakita Y. Professor Etsuzo Komiya, M. D., Med. Sc. D. (December 1, 1886-January 21, 1973). Rinsho Ketsueki, 1973, Dec, 14(0): 1237-1245.

11. Pileri S, Kikuchi M, Helbron D, et al: Histiocytic necrotizing lymphadenitis without granulocytic infiltration. Virchow Arch A Pathol Anat Histol, 1982, 395(3): 257-715.

翻　译：黄灿灿　陈雪玲
校　对：陈雪玲　陈玉荣

第三部分 现代病理学
——现代里程碑：精细分科的到来

第 12 章

心血管系统

盖塔诺·皮耶内（Gaetano Thiene），克里斯汀娜·巴索（Cristina Basso），

法比奥·赞皮耶里（Fabio Zampieri）

意大利医学史学家阿尔图罗·卡斯蒂廖尼（Arturo Castiglioni，1874—1953）在帕多瓦大学（University of Padua）1925—1926 年的学术演讲中辩称："任何历史事件都是环环相扣的，绝非偶然发生。"几个世纪以来，心血管医学的发展历史完美展现了人类的聪明睿智。科学是一项面向未来的事业，但着眼未来的人都必须了解当今时代的历史根源。从这个意义上说，医学史是一门对医生、史学家和哲学家都非常有用的学科。

在研究历史时，人们必须意识到，正如威廉·奥斯勒（William Osler，1849—1919）曾经说过的那样："在科学界，荣誉属于说服世界的人，而不是第一个提出观点的人。"科学发现的传播与科学发现本身一样重要，是知识进步的基础。此外，在评价科学家时，我们还需注意到他们所处的社会和文化背景的差异。

1946 年，伊格纳西奥·查韦斯·桑切斯（Ignacio Chávez Sánchez，1897—1979）（图 12-1）在向画家迭戈·里维拉（Diego Rivera 1886—1957）解释如何完成一幅关于心脏病学历史的壁画时表达了这样一个概念："我提醒过艺术家，心脏病学科的开创者来自不同国家……正是

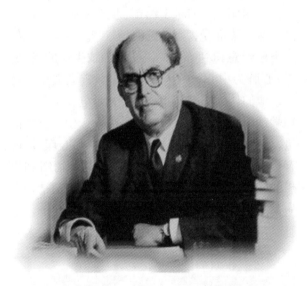

图 12-1 伊格纳西奥·查韦斯·桑切斯（1897—1979），墨西哥城心脏病学研究所（Institute of Cardiology）主任

每一个时代、每一个民族的天才们共同谱写了这门通用学科。你在创作这两幅壁画时，应该体现出这种精神。"（见图 12-2）。

最早期的描述

原始资料显示，心脏和血管系统在宗教教

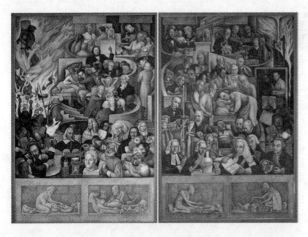

图12-2 这是墨西哥城心脏病学研究所入口处的壁画，由迭戈·里维拉（1886—1957）在1946年创作完成，壁画描绘的是世界历史上对心血管医学的研究做出重大贡献的主要人物

义和医学实践中扮演着极其重要的角色。旧石器时代晚期（13 000—18 000年前），西班牙的平达尔（Pindal）洞穴中有一幅描绘大型哺乳动物心脏的凹凸像（图12-3）[1]。法国旧石器时代马斯德齐尔洞穴（Mas d'Azil）里的壁画描绘了一名弓箭手瞄准受害者心脏的场景[2]。可见，原始人类已经意识到心脏的损伤会导致生命的终结。"以心脏为中心"的人类学是多数古老文化的特征，他们认为心脏是生命之源，是危及生命的病理学诱因。有些文化认为心脏可以产生热量和能量，并通过血管分流支持各种生理和心理过程。有些文化则认为心脏是灵魂、感觉、情绪和思想的基石。亚述人和巴比伦人认为所有的精神疾病都是由心脏疾病引起的[1]。在埃及文化中，心脏是濒死之人的"见证者"，它的见证决定人死

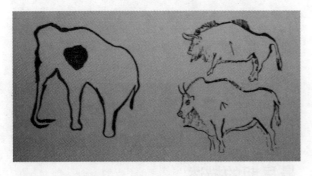

图12-3 旧石器时代（13 000—18 000年前），西班牙平达尔山洞里的某些图画描绘了一些大型哺乳动物的心形图，有些图画还会在心脏位置标上箭头

后能否进入天堂。《埃伯斯莎草纸文稿》（*Ebers Papyrus*）是埃及最重要的医学文献之一，可追溯到公元前1550年（见第1章），文稿中包含了700个神奇的配方和治疗方法，其中有一章专门介绍心脏。血管是空气、水等全身重要物质的通道，也是尿、粪便等排泄物的通道；血管还可以携带病原体。莎草纸文稿中也有好些有趣的临床论述。例如，某位不知名的作者在一篇文章中声称，如果医生在为心脏病患者做检查时，发现患者出现手臂、胸部和心脏一侧疼痛的症状，那么这位患者很快将会死亡[3]；还有一篇文章提到心律失常和心衰的问题，"一旦心脏患病，它便无法正常运作；心脏的血管活力也随之下降……如果心脏出现颤抖、跳动无力的情况，就意味着疾病进一步恶化了[3]。"

希腊时期

西医起源于古希腊文化的昌盛时期（见第1章），当时来自科斯的希波克拉底及其学派开始从巫术和宗教中解放医学实践[4]。希波克拉底在《论流行病》（*Epidemics*）中说"视、听、嗅、触、味、想，对体格检查至关重要[5]。"希波克拉底学派幸存的100部著作中，最具意义的文献是基于详细观察并对症状进行分类的临床病例描述，以及对患者的检查。文献还描述了胸部的听诊检查方法[6]，并提到脓胸中的"振水音"可用来确认胸腔积液的位置[7]。此外，希波克拉底详细地描述了穿刺术、胸腔穿刺术和针刺疗法，同时他也指出穿刺术和胸腔穿刺术快速放液的危险性，并建议对心衰伴顽固性水肿患者进行针刺治疗[6,7]。

《希波克拉底文集》（*Hippocratic Collection*）中便已描述了两种19世纪以医生命名的心脏病。其中一个病例描述的患者"呼吸少而深，间隔时间很长而后变短"的情况是很明显的陈-施呼吸（Cheyne-Stoke respiration）。著名的《论流行病》中这样描述，"那些在没有明显诱因情况下频繁严重晕厥的人，会突然死亡"则类似于心源性晕厥的阿斯综合征（Adams-Stokes syndrome）。尽管希波克拉底没有注意到迟脉，但这些描述与阿-斯综合征的症状相符，是由完全性心脏阻滞

引起的 [5]。若干世纪后，乔瓦尼·巴蒂斯塔·莫尔加尼（Giovanni Battista Morgagni，1682—1771）描述某个病例时也提到了迟脉（见下文）[1,9]。值得注意的还有那些提示诊断为心绞痛和心肌梗死的病例 [6]，希波克拉底在他的《论预后》（Prognostic）一书中讨论了心绞痛的病因，他曾这么描述心肌梗死——"当患者喉咙或颈部未见病变时，心绞痛是严重且迅速致命的疾病，并且会引起极度疼痛或出现端坐呼吸；犯病的当天，或第二天、第三天、第四天，患者都随时可能窒息而亡"。在《科斯预后》（Coan Prognostic）中也多次提到"老年人胸部疼痛若频繁发作，很有可能会随时猝死 [7]。"

希腊文化时期，埃及亚历山大的亚历山大医学院（Alexandrian School of Medicine）（见第 1 章）收藏了大量古代遗物 [8]，包括五十多万张涵盖了古埃及、希腊和近东文化的莎草纸文稿。当时的医生享有很高的社会地位，部分医生参与城镇管理并享有政治权利。亚历山大学校的医学改革主要有四位引领者，其中两位是老师——来自科斯岛（Cos）的普拉克撒哥拉斯（Praxagoras，公元前 4 世纪）和尼多斯（Cnidus）的克律西波斯（Chrysippus，公元前 6 世纪），另外两位是他们的学生——来自卡尔西登（Chalcedon）的希罗菲勒斯（Herophilus，公元前 330 年—公元前 250 年）和克奥斯（Ceos）的埃拉西斯特拉图斯（Erasistratus，公元前 304 年—公元前 250 年）。这些医生通过解剖学、生理学的知识和活体解剖的实践活动逐步打开了人体的"黑匣子"[10]。普拉克撒哥拉斯是科斯岛继希波克拉底之后的第一位内科医生。他区分出动脉和静脉，并认为脉搏是动脉的一个特征 [10]。希罗菲勒斯继承了他的导师普拉克撒哥拉斯的脉搏理论，创造出"静脉性动脉（venous artery）"这一术语，并认为动脉系统可以输送血液和负责某些生理功能的"元气"（pneuma）；而普拉克撒哥拉斯则认为动脉仅能输送"元气"。为了解释破裂动脉中血液喷涌而出的现象，他推测静脉血通过微小的连接进入动脉。希罗菲勒斯认为，动脉舒张源自心脏的脉冲沿着动脉"流动"，在扩张的动脉内部产生了一个由心脏搏动引起的真空环境，引血流入。最后，希罗菲勒斯根据脉搏的总体特征如速度、强度、节律及患者年龄的特异性，对不同类型的脉搏进行了详细的分类，并运用便携沙漏检查患者的脉搏情况以诊断疾病。

埃拉西斯特拉图斯也不赞同希罗菲勒斯，他认为动脉只携带"元气"。他认为经气管吸入的空气通过肺静脉（"动静脉"）输送到心脏左心室，在这里空气被心脏转化为"元气"。气压由于空气加热，机械地引起心脏舒张。随之心脏收缩，反弹回原先正常的状态，将"元气"排出动脉 [11]。在这一概念中，心脏既是静脉系统也是动脉系统的"源泉"。然而这些系统是完全独立的，前者携带血液到整个身体，是最重要的营养来源；后者携带"元气"和热量到整个身体。埃拉西斯特拉图斯是第一个发现心脏瓣膜作用的人，指出瓣膜可以确保血液的单向流动 [11]。最后，埃拉西斯特拉图斯用解剖学和生理学模型解释了脉搏的诊断价值，认为它是疾病的向导。

罗马时期

帕加马（Pergamon）的盖伦（Galen，公元 130—201）可能是古代最著名的内科医生（见第 2 章）。从盖伦的信念衍生出来的心血管解剖学和生理学系统几乎被教条化，直到 1628 年威廉·哈维（William Harvey）发现了血液循环的理念 [12]，这一教条才被打破。然而盖伦从未进行过人体解剖，他的整个理论系统都是基于错误的前提。关于心脏解剖，盖伦的《关于身体各部分机能》（On the use of the parts）认为心脏位于胸腔的中心，因为这一位置确保了它的安全，并且为肺提供必要的冷却 [13]。盖伦对人类心脏位置的误解可能是因为大部分哺乳动物的心脏比人类的更接近中心。在他看来，左心壁比右心壁厚，因为左侧心脏有"空气"和血液（见下文），而右侧心脏只有血液。没有肺的动物只有左心室，因为右侧心脏的唯一功能是为肺提供血液和营养。盖伦注意到心脏的三个瓣膜有三片"膜"（小叶）阻挡着血液和空气的流通，而左心房和左心室之间的第四个瓣膜只有两片膜；在他看来，这是因为最后一个瓣膜使气化物从左心室进入肺（见下文）。他认为心房是结实有力的凹形凸起并用希腊语"òta"来称呼它，意为耳朵（心耳），心耳位于心脏的两边就像耳朵在头的两边一样。他还把心包描述为心脏周围的一层坚硬"外套"[13]。

盖伦的心血管生理学观点建立在希波克拉底的四种体液理论、亚里士多德（Aristoteles）的自然哲学理论、亚历山大的"精神"论及柏拉图（Platon）的哲学元素论的基础之上[14]。柏拉图认为人类有三个灵魂：

（1）"不朽的理性灵魂"，位于大脑中，代表人们的理性；

（2）"凡人的暴躁灵魂"，位于心脏，代表理性控制之下的欲望；

（3）"凡人的性欲灵魂"，位于性器官，代表的欲望往往超出理性的控制。

盖伦的理论是复杂的，值得审视。在自然这个微观世界和宏观世界有完美对应关系的系统中，他认为每一种体液对应自然中的一种元素。每个个体都有一种特征性的气质（多血质、黏液质、抑郁质和黑胆汁质），这取决于占主导地位的体液类型、年龄或环境。心脏被认为是温度最高的内脏器官，因为它不断搏动，其次是血液，血液与空气相联系，既温暖又潮湿。血液占主导地位的人往往比较乐观，多见于年轻人和（或）处于温暖潮湿气候环境的人。通常这种气质类型被认为是最受欢迎的类型，因为血液是活力和健康的精髓，但并非没有缺点。这种人体格均匀，既不胖也不瘦，身材匀称，气质优雅；性格乐观开朗，气质倾向浪漫，善于交际，无忧无虑。然而过量血液容易导致心血管疾病、出血性疾病、发热、尿毒症、痛风和糖尿病。

基于体液和灵魂的构成，盖伦认为食物在肠道变成食糜，通过肝门静脉到达肝，在这里转化成血液。血液会产生两种分泌物：一种色浅微黄，是储存于胆囊的黄胆汁；一种色深油腻，是储存于脾的黑胆汁。此外，盖伦认为人类三个灵魂中的第一个在肝处形成，调控营养和发育，名为"自然灵气"，在某种程度上对应柏拉图提出的性欲灵魂。这里盖伦"纠正"了柏拉图，他认为这个灵魂位于肝而不是性器官。肝是静脉系统的源头，因为最重要的静脉——肝门静脉源于这个器官。盖伦又用这个例子"纠正"了亚历山大内科医生，这个医生认为心脏既是动脉系统也是静脉系统的起源。在盖伦看来，肝门静脉携带的

血液，起源于肝，并为人体提供营养。当肝门静脉到达右心室，血液也可滋养肺。盖伦假设右心室的部分血液通过心室间隔上看不见的孔到达左心室[15]。在左心室，不稳定的血液和通过肺静脉进入肺的空气混合，形成了"生命灵气"，一种取决于固有的心脏热度的混合物，这种灵气调节人类情感，对应柏拉图提出的暴躁灵魂。盖伦还把心脏比作风箱，风箱吸入空气后会舒张，并以此认为心脏最重要的功能不是收缩，而是舒张。此外，心脏固有热量产生的气体杂质通过双尖瓣左房室瓣流回肺部[15]。盖伦因而假设了一个生理上轻微的"主动脉回流"！

在盖伦看来，心脏是动脉系统的源泉，分配人体的生命灵气，也可以传输血液，这和亚历山大的普拉克撒哥拉斯和埃拉西斯特拉图斯观点相反[16]。动脉运行也类似风箱，舒张期吸入空气然后排出，收缩期排出燃烧能量产物。最后血液从左心室到达大脑。盖伦认为在大脑底部存在一个血管网，并称它为"细脉网"，它们滤过血液从而产生第四种体液——黏液，储存于脑室。他在牛身上观察到这样的网络（在人脑中并不存在）。在脑室产生第三种灵气，即"动物灵气"，对应柏拉图的"理性灵魂"，分布于神经系统中。盖伦认为感觉神经是空心的，而运动神经比感觉神经更加结实，并推测神经冲动是通过神经纤维传导，如同光的传导一般[14]。

在临床中，盖伦结合希波克拉底学派的传统观点（特别是"危象"和"回归热"）和亚历山大学派针对脉搏的分类，制定了系统的临床实践标准。对于心血管疾病，放血是最有效的疗法，可以平衡多余的血液。

中世纪

直到中世纪，盖伦的医学理念一直主导着医学界，影响着阿拉伯和欧洲的文化。古代阿拉伯医学界最杰出的医生之一阿维森纳（Avicenna，980—1037）也像他的前辈一样相信希波克拉底的"体液学说"（见第3章）。他在《脉诊学》（Pulsology）一书中将脉搏的特征归因于四种体液间的相互作用[17]。他用盖伦的理论对脉搏进行分类，并分别论述单次脉搏的不规律性和一连串

脉搏搏动的不规律性；他还提到期前收缩和心律失常，并对常见的心律失常也有大致的了解，他所描述的脉搏类似于我们今天所说的房性心律失常和室性心律失常[18]。除此之外，他还提出了决定脉搏长短的三个主要因素——活力、阻力和弹性，也使得阻力、弹性之类的概念首次进入生理学界。阿维森纳在《心血管疾病用药》（*Books on Drugs for Cardiovascular Diseases*）一书中提出了一个更简单的药物作用概念：某些药物适用于特定的疗效，同时部分成分用于药物靶向，通过血管输送大量有效成分。为了使药物运输更快、更容易，他还介绍了不同的给药方式，尽管多数服药方式是口服，但是也有提及舌下含服或鼻腔吸入。从阿维森纳的论述中慢慢衍生出一个概念——"药物靶向"，这也是今天药理学研究的一个重要领域[17]。

阿拉伯医学还取得了其他根本性进步，但某些成果直到 20 世纪才流传到西方。如上所述，从盖伦时代到 16 世纪，医生普遍认为由肝产生的静脉血（自然灵气）穿过两心室间的孔与来自肺的空气混合，产生有活力的"元气"（生命灵气），并通过动脉滋养全身。在大马士革（Damascus）和开罗（Cairo）工作的伊本·纳菲斯（Ibn al-Nafis, 1213—1288）是一位阿拉伯医生，他发现了肺部血液循环，这与盖伦理论相矛盾。他在对阿维森纳的《医典》（*Canon of Medicine*）的评论中这样描述：血液通过肺动脉从右心室流向肺，然后扩充到整个肺，与空气混合形成生命灵气，通过肺静脉流向左心室，最后通过主动脉流向整个身体。意大利帕多瓦大学解剖学教授里尔多·科伦坡（Realdo Colombo, 1514—1559）于 1559 年再次提出了肺循环这一概念。正如以上所提到的，这一概念直到 1924年伊本·纳菲斯的著作被发现之后，才开始被西方医学界广泛认可[19]。

中世纪初期的欧洲，关于心脏和血管方面的研究（图 12-4）几乎没有什么进展。这一时期，第一批大学诞生了，解剖学家开始在大学进行人体解剖研究，并开始质疑盖伦的传统医学观点。蒙迪诺·德·鲁兹（Mondino de Luzzi, 1270—1326）是博洛尼亚（Bologna）的外科教授，也是早期欧洲高校里最有名的解剖学家，他

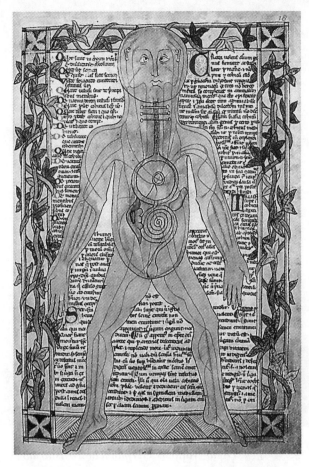

图 12-4　十三世纪末（1292 年）描绘的"血管"图，馆藏于牛津大学博德利图书馆（Bodleian Library）；来自维基百科，公共资源（US-PD）

最大的创举在于引入了人体尸体公开解剖的实践课程。他于 1316 年前后撰写的《人体解剖学》（*Anathomia Mundini*）在随后的两个世纪里成为解剖学的标准教科书。虽然是基于真实的人体解剖，但蒙迪诺的解剖理论与盖伦理论并没有太多差别，其中也延续了一些错误，例如，他认为心脏只有三个腔室——右心室、左心室和隔膜中的中间心室，这种观点沿袭了亚里士多德传统学派的理念。

文艺复兴时期

文艺复兴时期是人类解剖学的"黄金时代"，也是生理学萌芽的时期，更是瓦解了盖伦在疾病、解剖学和生理学上的权威地位（见第 4 章）。

1543 年是"奇迹之年"，也是科学史上

的一个转折点，而这一切要归功于基础研究的开展及新发现。这一年，尼古拉·哥白尼（Nicolaus Copernicus，1473—1543）和安德里亚斯·维萨里（Andreas Vesalius，1514—1564）分别发表了《天体运行论》（De Revolutionibus Orbium Coelestium）和《人体构造》（De Humani Corporis Fabrica）[20]。

同年，乔瓦尼·巴斯蒂塔·达·蒙特（Giovanni Battista Da Monte，1498—1551）在帕多瓦的圣弗朗塞斯科医院（San Francesco Hospital）开创了床边临床医学，他建立了每日的医院查房，伴随系统的"排尿和脉搏"教学，并对死亡病例做尸检。1543年，他写道："你为患者诊断时，必须做到以下几点，首先看他的面部，然后和他交谈，为他测量脉搏，并观察任何能帮助你更好地理解疾病的有用信息。"继1578年威尼斯参议院法令之后，临床教学被正式引进帕多瓦大学，"两位实践教授在固定的时间访问医院，并在课堂上为学生详细讲解在医院观察到的病例。"在1578—1579年的《德意志民族艺术家学报》（Acta Nationis Germanicae Artistarum，一份"德意志民族艺术"学生，即帕多瓦大学的德国学生档案）中也有临床实践的证据。上文提到的两位教授便是阿尔伯蒂诺·波托尼（Albertino Bottoni，卒于1596年）和马尔科·德力·欧迪（Marco degli Oddi，1526—1591），他们建立了课堂授课后带领学生到医院实习和参与尸检的教学方式，正如学报所写"……实用医学的阿尔伯蒂诺·波托尼教授和圣弗朗塞斯科医院著名的临床医生兼大学教授马尔科·德力·欧迪讲课结束后把我们带到医院，观摩不同疾病的患者。通过这种方式，他们向我们展示如何将不同的学说应用于实践……10月底是进行解剖的好时间，波托尼和欧迪决定带领学生对那些死于医院的女性患者进行解剖，以确定疾病的位置和病因。"

与欧洲其他学校不同，帕多瓦大学更重视实践而不是理论学习，至少将实践与希波克拉底学派及盖伦等理论知识的学习视为同等重要。帕多瓦大学的学生们非常清楚学校的这一教学特征，这一点可以从1597年一封寄给院长的信中看出："几乎没有人只是为了听课而来这里，我们都是为了实践。我们国家和其他地方并不缺乏课堂授

课，也不乏书籍文献，但我们克服重重困难，付出巨大代价来到这里，就是为了临床实践。"

1538年到1543年间，安德里亚斯·维萨里担任帕多瓦大学的解剖学和外科学教授。他通过系统的人体解剖反驳了盖伦的很多观点。他的《人体构造》一书是现代人体解剖研究与教学的基础。维萨里是首位发表科学解剖插图的人，虽然第一个构思这类著作的人是列奥纳多·达·芬奇（Leonardo da Vinci，1452—1519）。值得注意的是，达·芬奇仍相信盖伦的血液理论和室间孔理论（图12-5），而且他一直没有注意到静脉瓣，而这个结构正是发现血液循环的基础。《人体构造》的第六本，主要讲述心脏及其相关器官，书中维萨里纠正了盖伦关于大静脉源自肝的错误观念[21]。此外，1555年发表的第二版中，他针对室间孔是否存在提出质疑[22]。事实上，他绘制的心脏插图与达·芬奇的正好相反，在他的图中，

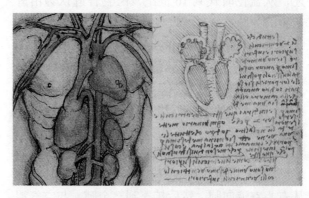

图12-5 列奥纳多·达·芬奇（1452—1519）和他那些收藏在温莎城堡皇家图书馆里有关心血管系统的画。左图是肝小静脉从肝中像喷泉一样升起，承载着"自然灵魂"。右图用气孔描绘室间隔，与盖伦理论一致

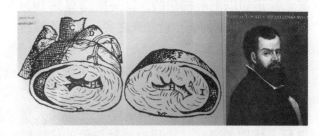

图12-6 左图是安德里亚斯·维萨里（1514—1564）的著作《人体构造》（1543年）中心脏的横切面，标记着室间孔的缺失。右图是安德里亚斯·维萨里在帕多瓦大学的肖像

室间隔没有任何孔（图 12-6）。这是“重塑”心血管系统解剖学和生理学理论的第一步。

体循环的发现彻底改变了人们对人体生理学和医学实践的认知，而帕多瓦大学医学院在整个发现过程中起到了关键的作用[23]。帕多瓦大学比欧洲其他学术机构更重视解剖学实践（见第 4 章）。1556 年 12 月 15 日，帕多瓦大学的改革家给当地的政府官员写信说：“解剖对医学生而言非常重要，在这个合适的时间，我恳求尊敬的大人，把那些被处死刑的人交给我们最优秀的学生——法洛皮奥（Fallopius），他定不负众望，让其他学者从他的解剖实践中获益。”

帕多瓦大学逻辑学教授吉罗拉莫·弗拉卡斯托罗（Girolamo Fracastoro，1476—1553）与尼古拉斯·哥白尼即是同事也是朋友，他在 1546 年发表的《论传染与传染病》（*De contagione et contagiosis morbis et curatione*）一书中提出了一个关于感染的革命性理论（图 12-7）。他认为感染是由“物质性的小体”引起的，这种小体产生于腐烂的空气，它可以通过毛孔进入人体，在体内自我复制，然后传播到体外感染他人。这一理论被用来解释梅毒的传播，梅毒首次出现于 15 世纪末的欧洲，因其快速传播而引起了巨大恐慌（见第 24 章）。当时梅毒是一种致命疾病，也会引起心血管问题，例如胸主动脉瘤。

意大利解剖学家马特奥·里尔多·科伦坡（Mateo Realdo Colombo，1515—1559）是维萨里在帕多瓦的学生，也是罗马教皇的内科医生。他不认同肺是通过一个微小细孔来输送血液的，并“重新发现”肺循环理论（图 12-8）[24]。他在《解剖学》（*De re anatomica*，1559 年）一书中写道：“……我认为是静脉性动脉将血液和肺部空气的混合物输送到左心室。这是事实；通过解剖尸体和活体解剖动物，你确实会发现这条动脉总是充满血液。如果它只运输空气和蒸汽，这种情况肯定不会发生。”他能发现这一点，还得归功于他对狗的活体解剖技术，“在另一只狗身上，也就是第四只狗身上，打开远离心脏的静脉性动脉，仔细观察里面是否含有血液或者空气。”

几乎同一时期，西班牙神学家迈克尔·塞尔维特（Michael Servetus，1511—1553）在他的《基督教的复兴》（*Cristianismi restitutio*）一书中提到血液必须通过右心室流向肺，在右心室和空气混合后再回到左心室（图 12-9）。塞尔维特说：“生命灵气是由吸入的空气和血液混合而成，并从右心室流向左心室。这种血液运送并不是通过我们认为的心室间隔发生的，而是经由一根穿过肺的长导管。血液通过肺得到净化，然后从肺动脉流向肺静脉，它和吸入的空气混合并排出代谢废气，最后所有混合物在心脏舒张期流入左心室。”这位从未做过系统解剖研究的神学家是怎样得出这一结论，至今无人知晓。塞尔维特的这一观点受到天主教徒和新教徒的谴责。1564 年，约翰·卡尔文（John Calvin，1509—1564）揭发塞尔维特，日内瓦的市议会将塞尔维特判为异教徒并将其钉在柱子上活活烧死，他的大部分著作

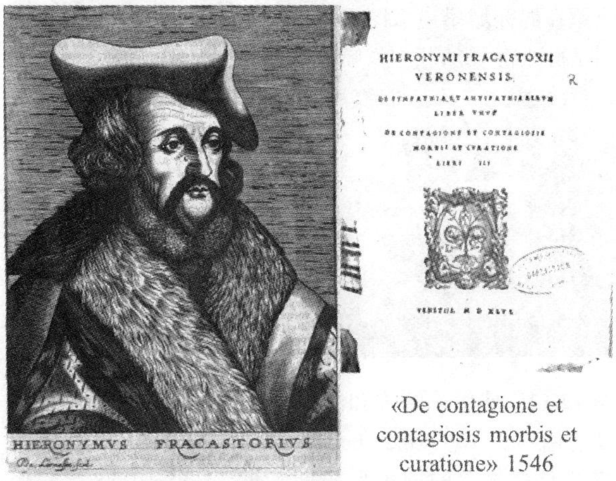

«De contagione et contagiosis morbis et curatione» 1546

图 12-7 希罗尼穆斯·弗拉卡斯多吕亚斯（Hieronymus Fracastorius，吉罗拉莫·弗拉卡斯托罗的拉丁名，1467—1553）肖像和《论传染与传染病》的卷首插图

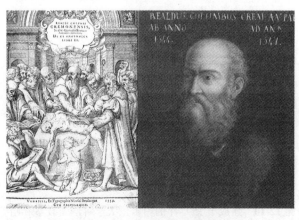

图 12-8 《解剖学》（1559 年）的卷首插图和帕多瓦大学科伦坡的肖像

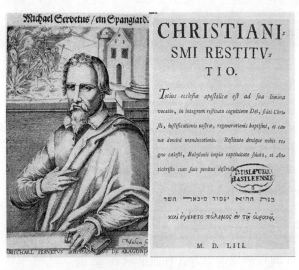

图 12-9　迈克尔·塞尔维特（1511—1553）和他的"异教"著作《基督教的复兴》（1553 年）

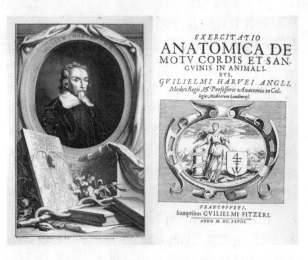

图 12-11　威廉·哈维（1578—1657）的肖像和《心血运动论》（1628 年）的首页，正是在本书中首次提出血液循环理论

也被付之一炬。他的发现并没有在欧洲传授，里尔多·科伦坡在他的著作中也没有提到塞尔维特。迈克尔·塞尔维特是否受到里尔多·科伦坡的影响，抑或后者受前者影响，这一问题至今仍令人疑惑[19]。

　　法布里奇·德·阿夸彭登特（Fabrici D'Aquapendente，1537—1619），亦称为法布里修斯（Fabricius）是胚胎学、解剖学和外科学的开拓者。世界上第一个解剖学教室在他担任帕多瓦解剖学教授期间，即 1595 年建成并投入使用（图 12-10）。他主要研究大静脉中限制静脉血回流的瓣膜[25]。威廉·哈维（William Harvey）在帕多瓦学医期间，法布里修斯是解剖学和外科学教授。哈维于 1602 年毕业，并于 1628 年出版了《心血运动论》（Excercitatio anatomica de motu cordis）（图 12-11），在这本书中他首次论述了血

液的系统循环理论[26]。他把《心血运动论》一书献给了英国国王查尔斯一世（Charles I，1600—1649），并配以文字："亲爱的国王，动物的心脏是生命的基础，是一切生命活动的根本，更是微观世界的太阳；它决定了力量和热量。"（见图 12-12）。

　　正如威廉·哈维自己所说的，他之所以能提出系统循环理论，一方面是因为他在帕多瓦跟随导师法布里修斯学习了解剖，另一方面是因为他自己是亚里士多德自然哲学的追随者[26]。他和

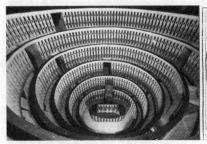 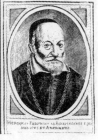

图 12-10　建成于 1595 年的帕多瓦大学解剖学教室和哈维的导师、解剖学教授法布里奇·阿夸彭登特（1537—1619）的肖像

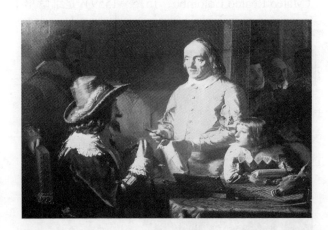

图 12-12　威廉·哈维和国王查尔斯一世（1600—1649）及詹姆斯王子（Prince James，1633—1701，后来成为英格兰及爱尔兰的国王詹姆斯二世，1685—1688 年间担任苏格兰第七任国王，并作为最后一位天主教国王被罢黜）。哈维在温莎城堡向国王展示了鹿的心脏并做了动物实验，这引起了詹姆斯和他身后几个助手的好奇

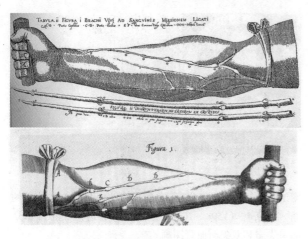

图 12-13 两张手臂静脉图的比较，分别来自法布里修斯的《论静脉瓣》（1603 年）和哈维的《心血运动论》（1628 年）

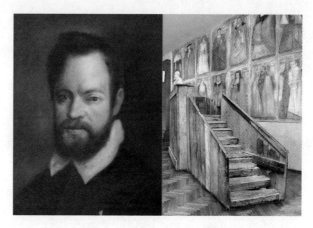

图 12-14 伽利略·伽利雷（1564—1642）在 1582 年的肖像，当时他是帕多瓦大学数学系主任，右边是他当时给学生讲课的桌子

法布里修斯的工作是重要的，当时的正统观念认为静脉中的瓣膜可以减慢来自肝的血液流速，促进血液由主要静脉向其分支侧静脉灌注，而哈维并不同意这种观念，他观察到这些瓣膜只存在于侧支静脉下方，并认为它的主要功能是防止循环系统中的静脉血回流[26]（图 12-13）。关于血液循环，他同意亚里士多德的观点，即"循环是自然界中最完美的运动，从行星的运动中就可以看得出来。"他在《动物生殖论》（De generatione animalium，1651 年）一书的前言中表达了对导师们的感激之情，"在古代学者中，我主要追随亚里士多德；在那之后的学者中，西罗尼姆斯·法布里修斯·阿夸彭登特（Hyeronymous Fabricius ab Acquapendente）是我的将军，而这本书是我的指南。"

基于上述理论及微观世界与宏观世界的对应关系，哈维相信人体也存在血液循环[26]。他运用活体解剖和数学测量的方法，科学地证明了系统血液循环理论；数学家伽利略·伽利雷（Galileo Galilei，1564—1642）与哈维同时被任命为帕多瓦的教授绝不是巧合（图 12-14）。通过人与动物尸体解剖和动物活体解剖（图 12-12），哈维证明了心脏的固有功能源自心脏收缩而不是舒张，且动脉搏动是由左心室的血液脉冲引起的。他还估计，每 30 分钟通过心脏的血液量为 12 公斤（3000 "德拉克马"①），并推测肝无法在如此短的时间内产生如此多的血液。因此只有在封闭的循环系统中血容量才是恒定的。他写道："Necessarium est concludere，circulari quodam motu in circuitum agitari in animalibus sanguinem et esse in perpetuo motu"（动物体内的血液以一种永久循环的方式在循环系统里流动）。

哈维用经典的实验方法证明了血液通过动脉流向四肢并通过静脉返回心脏。他也赞同法布里修斯的静脉瓣的存在使静脉血不可能出现回流现象学说，并使用法布里修斯《论静脉瓣》（De venarum ostiolis）一书中描绘人体手臂静脉水肿的图片，在他的图中可以看到明显凸起或结节状的瓣膜（图 12-13）。哈维还认为血液是通过组织的孔隙从动脉流向静脉。在《心血运动论》一书中，哈维提到了肺毛细血管的存在，并称它们为"肺部看不见的孔隙及最小的血管孔道"[26]。

马塞洛·马尔比基（Marcello Malpighi，1628—1694）是博洛尼亚的一位解剖学家。他出生那年，哈维出版了《心血运动论》；后来，他用显微镜证明了哈维所说的"孔隙"就是毛细血管、肺毛细血管和肺泡。1678 年，马尔比基就他的发现发表了著作《关于肺的解剖观察》（De pulmonibus），他在书中写道："我观察到血液如洪水般流入动脉，我猜测它会扩散到一个空腔，然

①德拉克马（drachma）：古希腊的货币单位和重量单位，作为重量单位，1drachma ≈ 4.37 g。——译者注

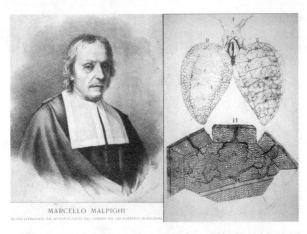

图 12-15 马塞洛·马尔比基（1628—1694）的肖像和镜下肺毛细血管图（来自他 1678 年出版的《关于肺的解剖观察》）

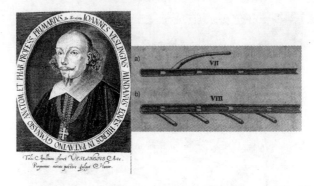

图 12-16 左边是帕多瓦大学解剖学和植物学教授约翰·韦斯林（1598—1649）的肖像，右边是法布里修斯的单尖瓣和双尖瓣血管图画

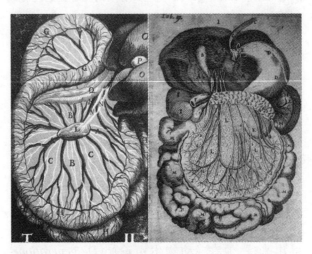

图 12-17 左边是阿塞利乳糜血管，右边是韦斯林在《结构解剖学》中的图画，有些被错误地描述为与胰腺相连接

后能从血管口收集……但当我观察青蛙的干肺时，我的想法彻底改变了……在显微镜下，我并没有看到分散的点，而是像环一样连在一起的血管……如此看来，血液在蜿蜒的血管中流动，并没有分散到空腔，而是保存在小管道中（见图 12-15）。"

此外，哈维还提到一个受血液循环影响的有趣概念：一处中毒的伤口（如被蛇或疯狗咬伤等）可以快速感染整个身体，正是血液循环的结果。这一现象也可以用来解释外用药的吸收。静脉吸收部分药物，然后扩散整个身体，最后到达靶器官[27]。

这个时期另一位有名的科学家是来自明德 [Mindel，德国北莱茵 - 韦斯特伐利亚（North Rhine-Westphalia）东北部] 的约翰·韦斯林 [Johann Wesling（Vesling），1598—1649)]，他曾在莱顿①学习解剖学，并于 1626 年毕业于帕多瓦。1632 年和 1638 年，他先后被任命为解剖学主席和植物园（世界上最古老的植物园，专门种植药用植物）的主任。1647 年，他的著作《结构解剖学》（*Syntagma anatomicum*）第二版出版并配有插图，这是一本关于解剖的著作，也是很多欧洲大学的标准教材（原版为拉丁文，后被翻译成荷兰语、法语、英语和意大利语）。韦斯林对胎儿和成人心血管的解剖与不久前（1628 年）哈

维提出的循环理论完全一致。在表格 24 中，他描绘了四肢静脉的双尖瓣和单尖静脉瓣，这与法布里修斯描述的内容一致（图 12-16）。韦斯林首次提出了人类的乳糜管结构，在此之前，加斯帕雷·阿塞利（Gaspare Aselli，1581—1625）曾于 1627 年描述过狗体内的乳糜管结构（图 12-17）。

18 世纪—19 世纪

19 世纪是临床医学史上的转折点。就心血管病理学而言，病理解剖学在本世纪诞生了，而这一学科的鼻祖便是被后世誉为"现代病理学之父"

---

①莱顿（Leiden）：荷兰西部城市。——编辑注

的乔瓦尼·巴蒂斯塔·莫尔加尼（1682—1771）。

1715—1771 年，乔瓦尼·巴蒂斯塔·莫尔加尼在帕多瓦大学任解剖学教授，因其在解剖学领域的研究及著作而被称为"欧洲解剖学王子"（见第 5 章）。1761 年，他发表了《疾病的位置与病因》（De sedibus et causis morborum per anatomen indagatis），系统地研究了解剖学 - 临床相关性[9,28]。该书根据疾病和症状将 700 个案例分为 70 组，每一组代表一类疾病或一种症状；此外，莫尔加尼还根据身体不同部位，把该书编成 5 本书，每本书分别对应身体不同位置的疾病。莫尔加尼将患者的临床症状与尸检的形态学联系起来，试图通过器官的损伤来解释症状，即为何会引发疾病（器官病理学）[29]。他在《疾病的位置与病因》一书中首次描述了几种心血管疾病及其症状，涉及主动脉、肺动脉、心包膜、冠状动脉、心肌、心内膜、心律失常和充血性心力衰竭。他还提到一例因梅毒螺旋体感染而导致主动脉弓动脉瘤的案例。在解剖医学第 26 组论胸部血管致猝死中，他对一例梅毒患者的临床病史描述道："一个沉溺于保龄球而又酗酒的男子在被（梅毒螺旋体）感染后，双臂疼痛，发热，不久胸骨上段出现大块状的瘤体……患者被送往医院途中，瘤体已开始渗血……在一次大出血后，患者死亡。"解剖发现，"患者胸部有一个巨大的动脉瘤，它是由主动脉弓前壁的扩张形成的，部分破坏了胸骨弓和锁骨末端，以及附近的肋骨。"莫尔加尼认为"那些感染梅毒的人，其体内的病毒颗粒黏附在动脉膜上，侵蚀并使动脉扩张[29]。"

同时他还详细介绍了第 26 组的两位患者，一位是患有主动脉夹层的 50 多岁肥胖女性，另一位是因腿骨骨折而导致肺栓塞入院的老年患者。此外，他重点分析了患有缩窄性心包炎的 40 岁患者（第 24 组）为何会有弱脉，并在尸体解剖中发现患者的心脏被心包膜紧紧包住，他将其解释为心脏的舒张功能障碍。同一组中，他发现一位老人的冠状动脉因钙化而导致冠状动脉粥样硬化。他描述了一位"肺心病"男性患者，该患者同时患有复发性胸膜炎和心绞痛（第 22 组）。他是第一个正确解释这类疾病病因的人，他说："如果因为肺部炎症引起血管闭塞，血液就会滞留在右心室，导致心室扩张，此时肺部成为了血

液排空的障碍[29]。"莫尔加尼还解剖了一例心肌梗死后心脏破裂的 75 岁老年妇女（第 27 组）。

莫尔加尼还进一步完善了其好友——罗马医生乔瓦尼·玛丽亚·兰奇西（Giovanni Maria Lancisi，1654—1720）提出的猝死的概念。兰奇西在《论猝死》（De subitaneis mortibus）中将猝死归因于颅内出血、心脏肥大扩张和心瓣膜上赘生物的形成[31]。莫尔加尼在《疾病的位置与病因》中给出了一个完美的定义："在这里，我们将猝死理解为突然发生的意料之中或意料之外的死亡。"

1765 年 7 月 24 日，在欧洲旅行的年轻美国医生约翰·摩根（John Morgan，1735—1789）到帕多瓦拜访莫尔加尼，莫尔加尼将《疾病的位置与病因》的副本送给他并附上赠言（图 12-18）。后来，莫尔加尼成了宾夕法尼亚大学（University of Pennsylvania）医学院的创办者之一，这所医学院是美国殖民时期的第一所医学院（见第 9 章）。摩根这么描述莫尔加尼："他已经 82 岁了，但是阅读的时候从来不戴眼镜，就像 50 多岁的人一样，神采奕奕。"摩根在 1765 年发表的《论美国医学院校的制度建设》（Discourse upon the institution of medical schools in America）中，根据德国医生西罗尼姆斯·大卫·高比斯（Hieronymus David Gaubius，1705—1780）的观点，给医学下了一个很好的定义："据博学的高比斯所说，'医学是生命和健康的卫士，是对抗死亡和疾病的卫士'。"

19 世纪上半叶，解剖学和临床医学的研究

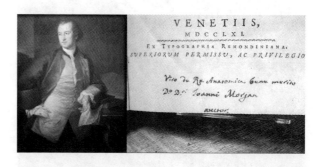

图 12-18 费城的约翰·摩根（1735—1789，第 9 章图 9-1 是这张图像的大图）。他在 1764 年会见了莫尔加尼并得到《疾病的位置与病因》的原稿副本（右）。值得注意的是，莫尔加尼在副本上的赠言，称约翰·摩根为一位值得尊敬的解剖学教授

方法有了很大进展，特别是在诞生了基于医院教学与实践的现代临床医学的巴黎大学（见第6章）。这所学校的医生们不仅改进了解剖技术，还发明了能活体检查患者内脏器官状态的临床仪器。让·尼古拉斯·科维萨尔（Jean Nicolas Corvisart，1755—1821）提出了"叩诊"[1761年维也纳医生利奥波德·奥恩布鲁格（Leopold Auenbrugger，1722—1809）首次提出]，并就常见征象在1814年写了一本重要的著作《心脏病变》（*Diseases of the Heart*）[32]。科维萨尔因具有拿破仑·波拿巴（Napoleon Bonaparte，1769—1821）私人医生的身份而为世人所知。

马瑞·弗朗索瓦·泽维尔·比沙（Marie François Xavier Bichat，1771—1802）是巴黎主宫医院（Hotel-Dieu）的一名解剖学家，被公认为"现代组织学和病理组织学之父"。他在《诸膜论》（*Traité des membranes*）（1799年）中指出，病理学不应该仅停留在器官层面，而要深入研究到构成这些器官的膜或组织[33]。

1819年，何内·希欧斐列·海辛特·雷奈克（René-Théophile-Hyacinthe Laennec，1781—1826）（图12-19A）在巴黎内克医院（Hospital Necker）工作时发明了听诊器，并发表了听诊器用于胸部听诊的相关论文[34]。雷奈克用最基本的词汇描述生理和病理状态下心脏和肺的听诊声音，并首次提到了心脏杂音。雷奈克的听诊器

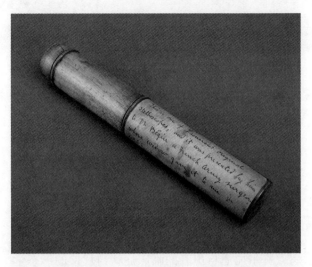

图 12-19B　雷奈克的一个听诊器，由带有雕刻的木头和黄铜做成，原件藏于伦敦的科学博物馆。来自维基百科，公共资源

是一个木制的圆柱状物（图12-19B），而我们今天所用的听诊器是美国医师乔治·卡曼（George Cammann，1804—1863）在1855年引进的。雷奈克也是术语"肥大"（hypertrophy）的引用者，引自希腊语，直译为营养过剩（希腊语中"hyper"表示过度，"trophe"指营养）。他将"肥大"简单分为影响左心室、影响右心室或两个心室都有影响的，扩张与不扩张的[34]。讽刺的是，雷奈克死于"科赫病"（Koch's Disease）或称结核病（见下文）。

让·巴蒂斯特·布约（Jean Baptiste Bouillaud，1796—1881）教授在巴黎夏里特（Charité）医院首创了"心内膜"一词，并在《心脏病的临床治疗》（*Traité clinique des maladies du Coeur*，1835年）[35]一书中将心内膜炎与急性风湿热关联起来。因此，急性风湿性心内膜炎又被称为"Bouillaud病"（布约病）。

19世纪下半叶，德国医学院校在医学界占据了统治地位，卡尔·冯·罗基坦斯基（Carl von Rokitansky，1804—1878）和鲁道夫·魏尔啸（1821—1902）二人为此做出巨大贡献（见第8章）。

罗基坦斯基被誉为当时最杰出的解剖病理学家。在他的推动下，第一个病理协会和第一所病理学院分别在维也纳和欧洲建立。他在《病理解剖学手册》（*Handbuch der Pathologischen Anatomie*）一书中对外公开解剖病理的方法和相

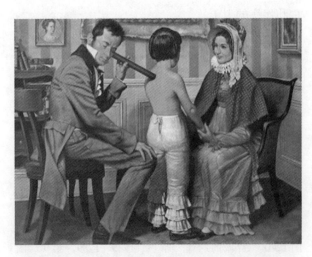

图 12-19A　何内·雷奈克（1781—1826）与听诊器，由罗伯特·A.托姆（Robert A. Thom）绘制，出自帕克·戴维斯（Parke Davis）出版社出版的《医学历史丛书》（作者克莱夫·R.泰勒个人收藏）

关技术[36]。在这部书中，他提出了一个在当时颇具争议的"血液 - 体液病理学说"，该学说是基于一些由"恶病质血液"造成的疾病，这种血液的重要特性就是血浆蛋白失衡[37]。罗基坦斯基首次科学地向人们展示了如何避免血管扩张、撕裂所致的大出血以及肝血管堵塞导致的门静脉高压和肝硬化。这一疾病后来以英国病理学家乔治·巴德（George Budd，1808—1882）与罗基理斯基的助手、布拉格大学（University of Prague）的博士后汉斯·吉亚利（Hans Chiari，1851—1916）的名字命名，称为"布 - 加综合征"（Budd-Chiari syndrome）。罗基坦斯基还是第一位描述"结节性多动脉炎"的医生。此外，他提到了上肠系膜动脉综合征，这是一种罕见的胃部动脉失调，其主要症状是腹主动脉压迫第三节十二指肠和肠系膜动脉的折叠。最后，他阐述了儿童心隔膜缺陷心脏病和先天性主动脉移位的病理特征，并在 1875 年发表了相关论文[38]。

柏林的病理学教授鲁道夫·魏尔啸认为细胞是人类生理学和病理学的基本单位，并提出"一切细胞都来源于细胞"（Omnis cellula e cellula），因此被称为"细胞病理学之父"。他的《细胞病理学》（Die Cellularpathologie）一书被视为里程碑式的著作[39]（见第 8、27 和 31 章）。在心脏病学领域，魏尔啸为世人认识动脉粥样硬化做出了重大贡献。他认为内膜的局部损伤是首要刺激因素，尽管后来又扩展到包括机械损伤的所有损伤，但这一观点至今仍被业界接受[40]。与罗基坦斯基坚信的任何疾病都源于身体结构的损坏不同，魏尔啸提出了一个先进的理论，认为有些疾病是基于分子水平上的。1894 年，魏尔啸在罗马国际医学大会上发表演讲《莫尔加尼与解剖学概念》（Morgagni and the Anatomic Concept），他说道："任何解剖学上的改变都是物质上的，但所有物质上的改变都在解剖学层面吗？为何不是分子水平上？一个正常的结构内部是否会发生分子水平上的改变？这些改变属于生理上的而非解剖学上的，他们是功能动态性改变……自然状态下很多的现象仅仅是功能性的，当你试图从分子水平上解释疾病时，用于形态学观察的方法将不再适用。"

另一位在 19 世纪做出巨大贡献的伟大科学

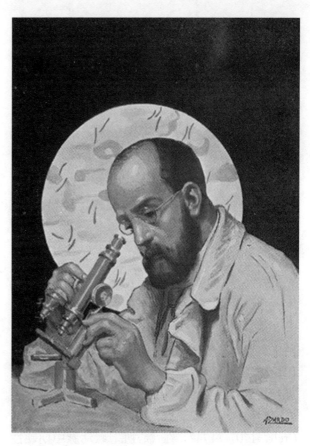

图 12-20 罗伯特·科赫（1843—1910）在显微镜下发现了结核杆菌，或称为科赫杆菌

家是德国学派的罗伯特·科赫（Robert Koch，1843—1910），尽管他的主要贡献不在心血管病理学上，但他与法国的路易·巴斯德（Louis Pasteur，1822—1895）被合称为"细菌学之父"（图 12-20）。科赫因发现结核病、霍乱和炭疽的特定病原体并建立感染性疾病的微生物理论而闻名于世（见第 8、14 和 32 章）。

20 世纪

动脉粥样硬化和心肌梗死

"心血管医学的动脉粥样硬化相当于肿瘤学的恶性肿瘤……阻塞性冠状动脉粥样硬化是导致心肌梗死和心室颤动猝死的主要原因[41]。"

瑞士病理学家兼药理学家约翰·雅各布·卫普菲（Johan Jacob Wepfer，1620—1695）（图 12-21）毕业于帕多瓦大学。1727 年，在他的《纪念卫普菲》（Memoria Wepferiana）一文中发表了动脉

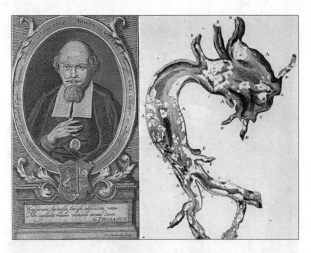

图 12-21　约翰·雅各布·卫普菲的肖像及他的著作《纪念卫普菲》中的图像，这是第一张展示主动脉中动脉硬化斑块的图像

硬化斑块的首张图像，他在文中描述观察到的损伤为："到处都是月牙状的沉积，从软骨到弗兰克骨，形状各异[42]。"十年后，生理学家兼病理学家约翰·弗里德瑞克·克雷尔（Johan Friedrick Crell，1707—1747）在《心脏冠状动脉中期硬性骨》（*Observatio de arteria coronaria cordis instar ossis indurata*）中说：动脉粥样硬化病变是由脓发展而来的"痂"。卡尔·冯·罗基坦斯基也用"痂"来形容这种病变，但他认为"痂"主要是来源于纤维蛋白和其他血液元素，而不是化脓导致的。他认为动脉粥样硬化斑块是"源于血液的内源性产物，大部分是来自动脉的纤维蛋白在耐腐蚀的环境中融合而成[36]。"

出生于德国的法国外科医生让·洛布斯坦（Jean Lobstein，1777—1835）在《论病理解剖学》（*Traite d'Anatomie Pathologique*，1829 年）一书中第一次引入"动脉硬化"（arteriosclerosis）这一概念。这一术语是由德国病理学家菲利克斯·雅各布·马钱德（Felix Jacob Marchand，1846—1928）于 1904 年创造的，取自希腊语稀粥（athero），用以描述血小板内的脂肪物质（脂肪粒）。鲁道夫·魏尔啸推测动脉粥样硬化是炎症引起内膜结缔组织细胞增殖反应性纤维化的结果。他创造了"动脉内膜炎"（endoarteritis deformans）这一术语，并认为炎症是机体损伤修复机制的一部分，这是他与冯·罗基坦斯基观点相左之处 [见《考德里动脉硬化》（*Cowdry's*

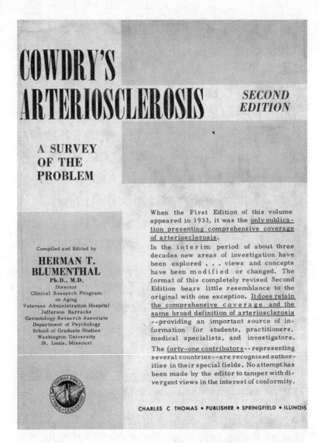

图 12-22　1967 年出版的《考德里动脉硬化》中的卷首插图

Arteriosclerosis)，图 12-22]。

尼古拉·尼古拉尼齐·阿尼齐科夫（Nikolay Nikolanich Anitschkow，1885—1964）（图 12-23）是来自俄罗斯圣彼得堡（St. Petersburg）的病理学家（见第 8 章），他通过用富含胆固醇的食物饲养兔子诱导出动脉粥样硬化，这一著名的经典实验验证了胆固醇的作用。之后，胆固醇转运蛋白在超速离心机作用下被分离为极低密度脂蛋白（VLDL）、低密度脂蛋白（LDL）和高密度脂蛋白（HDL），后者具有保护作用。低密度脂蛋白胆固醇在血管内膜沉积后经过氧化，形成泡沫细胞。胆固醇在动脉粥样硬化发病机制中的作用，取决于家族性高胆固醇血症疾病患者的严重程度。而从这些患者体内发现羟甲基戊二酸单酰辅酶 A（HMC Co-A）是参与肝胆固醇的合成酶的[43]。迈克尔·布朗（Michael Brown）和约瑟夫·戈尔茨坦（Joseph Goldstein）也因此于 1985 年获得诺贝尔生理学或医学奖[43]。

来自西雅图（Seattle）的罗素·罗斯

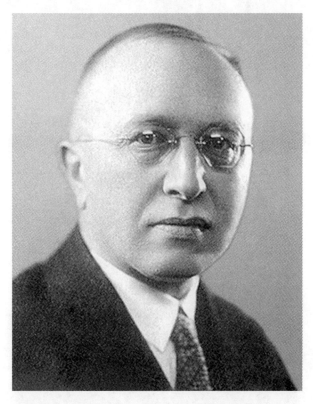

图 **12-23** 尼古拉·尼古拉尼齐·阿尼奇科夫的肖像。http://en.wikipedia.org/wiki/Nikolay_Anichkov#/media/File:Anichkov,_Nikolay_Nikolay_Nikolayevich.jpg

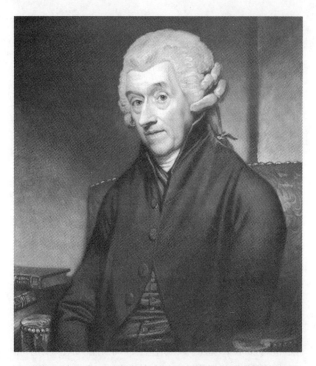

图 **12-24** 威廉·赫伯登的肖像。http://en.wikipedia.org/wiki/William_Heberden#/media/File:William_Heberden_b1710.jpg

（Russel Ross，1929—1999）提出更准确的观点。他认为，动脉粥样硬化斑块是由内皮细胞的慢性损伤、血小板积聚和生长因子的释放引起的，可导致平滑肌细胞增生[44]；泡沫细胞也可能来源于平滑肌细胞，而不仅仅是单核细胞。对增殖而非退化过程的关注使罗斯将动脉粥样硬化定义为："内皮损伤和动脉平滑肌细胞增殖……导致血管壁释放生长因子[45]。"1999 年，罗斯在他去世的这一年写道"……动脉粥样硬化显然是一种炎症性疾病，而不是由简单的脂类积聚引起的……[44]"

心肌梗死是一种急性心肌局部坏死，通常是由冠状动脉突然阻塞引起的。1768 年，威廉·赫伯登（William Heberden，1710—1801）（图 12-24）认为心绞痛、冠状动脉阻塞和猝死之间是有关联的[46]。然而，直到 1912 年，詹姆斯·B.赫里克（James B. Herrick，1861—1954）才在尸检中发现急性冠状动脉血栓的作用是使动脉发生粥样硬化，从而诱发心肌梗死[47]。在

华盛顿军事病理研究所（Armed Forces Institute of Pathology，AFIP）工作的意大利病理学家乔治·巴罗蒂（Giorgio Baroldi，1925—2007）则认为，冠状动脉血栓与心肌梗死之间的因果关系存在争议。他的著作《正常心脏与病理性心脏的冠脉循环》（*Coronary circulation in the normal and pathological heart*，1965 年）被视为这一领域的《圣经》（图 12-25）[48]。通过观察患者死后灌注

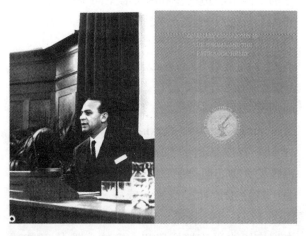

图 **12-25** 乔治·巴罗蒂的肖像以及他关于冠状循环的著作封面

得到的冠状动脉铸型，巴罗蒂指出冠状动脉狭窄的严重程度与临床情况并不相关，因为有时发生侧支循环和心源性猝死时，急性冠状动脉血栓还没有形成。他推测，心肌梗死和猝死都是儿茶酚胺能风暴作用（cathecolaminergic storm）的结果，冠状动脉血栓形成只是次要因素。可能是这一异端观点，推迟了冠状动脉血运重建技术在心肌缺血中的应用。

英国心血管病理学家迈克尔·戴维斯（Michael Davies，1937—2003）是伦敦圣乔治医院（St. George's Hospital）的教授，他通过研究成百上千宗心肌梗死和猝死病例，给出了一个清晰明确的结论：冠状动脉粥样硬化斑块破裂导致冠状动脉血栓形成，进而引起不稳定性心绞痛、急性心肌梗死和猝死[49]。这些观察促进了再灌注技术的发展，如链激酶溶栓、纤溶酶原、动脉球囊血管形成术及冠状动脉支架植入术。

房室传导阻滞的传导系统及其结构基础的发现

几个世纪以来，人们普遍认为心肌的工作原理与骨骼肌相似，其收缩取决于神经刺激。然而，列奥纳多·达·芬奇提出质疑：心脏收缩到底是不是像其他肌肉一样受神经支配，还是"固定"的收缩？一个半世纪后，哈维认为心脏是"生命的伊始，死亡的终结"（primum vivens，ultimum moriens），他在《心血运动论》（1628年）中描述心脏搏动是："……有两种同步运动，分别是两个心房同步和两个心室同步……这两种同步不是绝对的同步，心耳领先心脏，该运动始于心耳再传到心室……[26]"

随后发现一系列心脏电脉冲的起源和传导，但奇怪的是，存在一条从外围分支到中央起搏点的反向脉冲。杨·伊万杰利斯塔·浦肯野（Jan Evangelista Purkinjie，1787—1869）（图12-26）首次描述了有蹄类动物心脏左室间隔心内膜的大型心肌细胞，并提出心脏搏动的肌源性源于特定的心肌。后来，威廉·希斯（Wilhelm His，1863—1934）（图12-27）于1893年发现了在房室隔水平连接心房和心室的心肌束，"我成功发现了连接心房与心室的肌束……这一肌束起

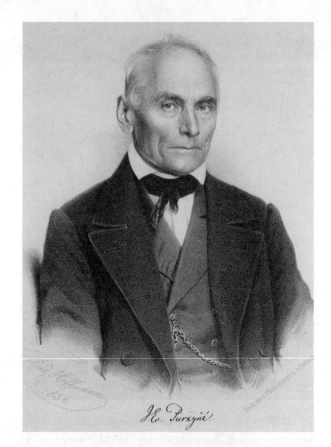

图 12-26　杨·伊万杰利斯塔·浦肯野的肖像。http://en. wikipedia.org/wiki/Jan_Evangelista_Purkyn%C4%9B#/media/File：Jan_Evangelista_Pur kyne_2.jpg

源于右心房后壁……沿着室间隔的上缘……直到靠近主动脉时又分成左右支[50]。"这证实了传导系统的肌源性。最后在1906年，日本人砂尾田原（Sumao Tawara，1873—1952）与德国病理学家卡尔·艾伯特·路德维希·阿朔夫（Karl Albert Ludwig Aschoff，1866—1942）在维尔茨堡（Wurzburg）一起工作并发现了一个起源于希氏束的节点（图12-28），"该系统是个封闭的肌肉束，就像一棵树会有一个起源（或根）和分支……在分支的末端首次与普通的心室肌连接[51]。"

然而，尽管有这些发现，心脏搏动的起源部位仍然不清楚。1886年，沃尔特·格斯克（Walter Geskel，1847—1914）填补了这一空白，他用电针头在静脉窦处检测到心脏的第一次放电。后来，亚瑟·基思（Arthur Keith，1866—1955）和他的学生马丁·弗莱克（Martin Flack，1882—1931）在检查鼹鼠（和之后的其他动物）

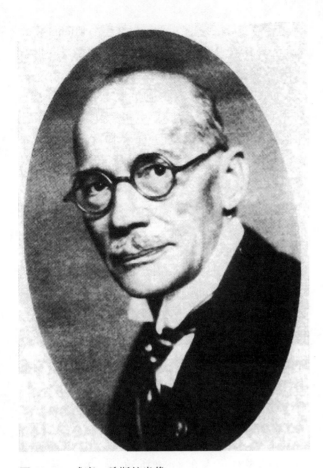

图 12-27 威廉·希斯的肖像

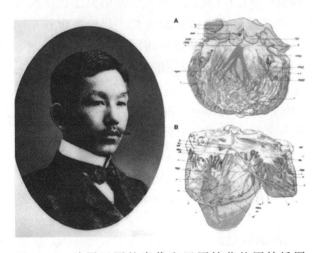

图 12-28 砂尾田原的肖像和田原结节的原始插图
（1906 年）

心脏组织时，观察到一件很新奇的事情，"……他们在所有哺乳动物心房和心室的交接处发现了一束残余的原始纤维。这些纤维与迷走神经、交感神经有着密切的联系，并且有特殊的动脉供血，它很有可能就是心脏节律发出的起始点[52]。"1915

年，托马斯·路易斯（Thomas Lewis，1881—1945）提供确切的证据证明心脏产生的第一个电活动是在窦房结区域。

1761 年，乔瓦尼·巴蒂斯塔·莫尔加尼发表的《疾病的位置与病因》第 44 组中首次提到了关于房室传导阻滞的临床病理案例……"帕多瓦一名 74 岁的商人头晕发作后晕厥……脉搏慢而有力。1747 年 9 月 29 日，患者发生三四次眩晕后与世长辞……心脏和主动脉扩张，很可能是由心脏和大动脉的神经紊乱引起的。"有趣的是，当时莫尔加尼相信心脏收缩是"神经源性"这一理论。他提到了马库斯·戈贝兹斯（Marcus Gerbezius，1658—1718）医生早前对慢脉冲的定义，马库斯·戈贝兹斯来自斯洛文尼亚，在帕多瓦学习，并于 1717 年在《不一样的脉冲》（*Pulsus mira inconstantia*）一书中首次发表了有关房室传导阻滞的文章。尽管有如此明确的历史背景，房室阻滞的临床表征却被命名为"阿-斯综合征"（Adams-Stokes syndrome），这个名字源于 1848 年报道了一系列房室阻滞病例的两位爱尔兰临床医生罗伯特·亚当（Robert Adam，1791—1875）和威廉·斯托克斯（William Stokes，1804—1878）。

1964 年，法国医生让·莱内格雷（Jean Lenegre，1904—1972）通过组织 - 心电图相关性分析阐明了传导障碍的病理机制，即传导障碍是先天性的，而非房室束和近端束支的缺血性纤维化；自那以后，这种病又被称为"原发性传导束退化"（Lenegre disease）。

米兰的利诺·罗西（Lino Rossi，1923—2004）和伦敦的迈克尔·J. 戴维斯也是这一领域的病理学家，他们研究了上百例的组织学病例并得出结论：60%～80% 的房室传导阻滞都涉及希氏束和近端束支，且比房室结多得多。一些著名的书籍如《心律失常的组织病理学特征》[53]（*Histopathologic Features of Cardiac Arrhythmias*，1969 年）和《心律失常致猝死的病理学》[54]（*Arrhythmogenic Pathology of Sudden Death*，1984 年）都表明了心电图和组织学之间的相关性。针对大片窦房结和房室隔结点传导阻滞，罗西介绍的连续组织切片技术仍是心脏传导系统组织学研究的唯一可靠方法。

1930年，乌尔夫（Wolfe）、帕金森（Parkinson）和怀特（White）报道了一种新的快速心律失常综合征（tachy-arrhythmic syndrome），其 PR 间隔短和 QRS 复合波宽的特点被（错误地）解释为束支传导阻滞，而非心房到心室脉冲信号的增强。直到 1944 年，奥内尔（Öhnell）才阐明了心室预激（ventricular pre-excitat）是因为连接左心房壁和左心室壁的一个额外传导束。

先天性心脏病的分类：一个谜题

乔瓦尼·巴蒂斯塔·莫尔加尼在《疾病的位置与病因》第 16 组中提到了一个关于肺动脉狭窄的病例"……一个患有先天性疾病的小女孩在 16 岁时去世。"尸检时，莫尔加尼观察其心脏状态并试图寻找病因，"心脏很小……右心室和左心室一样大……卵圆孔未闭……C 形肺动脉瓣软骨有一小孔。我认为病变在出生时就存在了……皮肤呈青灰色是由于淤血和卵圆孔未闭……"[28]

20 世纪，先天性心脏病的探索者主要是儿科医生、心脏外科医生和病理学家。这里我们将介绍几位在这一领域做出巨大贡献的学者。

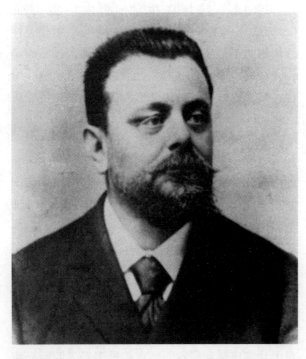

图 12-29　艾蒂安 - 路易斯·亚瑟·法洛的肖像。http://en.wikipedia.org/wiki/Arthur_Fallot#/media/File:Dr_Etienne_Louis_Arthur_Fallot_-_Arzt.jpg

艾蒂安 - 路易斯·亚瑟·法洛（Etienne-Luis Arthur Fallot，1850—1911）（图 12-29）毕业于法国马赛公立中学，并在马赛大学（University of Marseille）学习医学，他的整个职业生涯都在马赛度过，1888 年，他成为马赛大学的卫生和法律医学（法医）教授，一直至 1911 年逝世。一份巴黎医学研究院图书馆的文献目录显示法洛的研究内容十分广泛，包括霍乱、先天性胸肌发育不全、癔症性偏瘫、科西嘉人（Corsicans）脑炎等，他甚至还写了一篇位于法国西南部雷亚讷（Reillanne）的一个新石器时代洞穴的报告。法洛是一位优秀的临床医生，以其细致的检查著称，并具有超强的临床诊断能力。1911 年 5 月，在经历了一段"苦行僧般的孤独"之后，法洛与世长辞，他不想要讣告，也从没有获得任何荣誉勋章，因为他的工作从未得到充分的赏识。

法洛最为人所知的是他在 1888 年报道的先天性心脏畸形的四类特征（法洛四联症）：室间隔缺损（VSD）、主动脉骑跨、肺动脉狭窄和右心室肥大。患者发绀是由室间隔缺损（the septal defect）从右至左的分流所致[55]。10 年后，奥地利人维克多·艾森曼格（Victor Eisenmenger，1864—1932）报道了一位 32 岁的男子在出现发绀和呼吸困难之后咯血身亡，尸检发现其室间隔缺损、主动脉骑跨室间隔，类似于法洛四联症；但是维克多把发绀的发作错误地归因于右心室的主动脉。1947 年，德国的理查德·约翰·宾（Richard John Bing，1909—2010）在进行心脏导管插入术时发现由于阻塞性肺血管疾病的存在，进而使原本"从左至右分流"的肺血流量超负荷，最终导致"从右向左反向分流"。

生于纽伦堡（Nuremberg）的理查德·约翰·宾在逃离纳粹政权后，在哥伦比亚大学（Columbia University）认识了艾伦·O.惠普尔（Allan O. Whipple，惠普尔手术，见第 19 章，图 19-16）的女儿——玛丽·惠普尔（Mary Whipple），并与她结婚。那些见过他的人（包括本书作者克莱夫·R.泰勒）都认为他是一个既写音乐又写科幻小说的"文艺复兴人"。他和海伦·陶西格（Helen Taussig）一起工作，并发现了所谓的"陶西格 - 宾畸形"（*Taussig-Bing malformation*，指先天性心脏畸形）（图 12-31）。

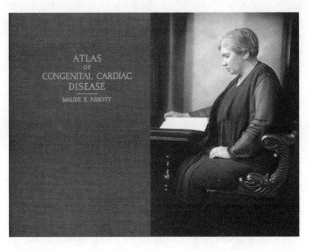

图 12-30 艾波特的《先天性心脏病图谱》（1936 年）的封面和莫德·艾波特的肖像

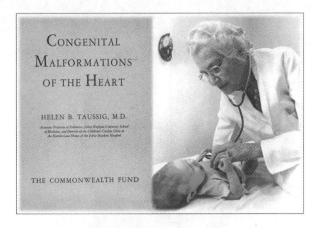

图 12-31 《先天性心脏病畸形》（*Congenital Malformations of the Heart*）（1947 年）和海伦·陶西格的肖像

理查德·宾享年 101 岁，他自 1969 年起就一直在加州帕萨迪纳市（Pasadena）的亨廷顿研究所（The Huntington Research Institute）开展工作和资助，直至其生命的最后。

蒙特利尔（Montreal）病理学家莫德·艾波特（Maude Abbott，1869—1940）（图 12-30）首次提出要根据是否有发绀来对先天性心脏缺损进行分类。威廉·奥斯勒在巴尔的摩（Baltimore）的约翰斯·霍普金斯医院（Johns Hopkins Hospital）见到她时，建议她研究先天性心脏病。她于 1936 年出版的《先天性心脏病图谱》（*Atlas of Congenital Heart Disease*）是一部杰作 [56]。她是麦吉尔大学（McGill University）医学院博物馆馆长（见第 30 章），尽管她先前曾因不聘用女性而遭医学院拒绝。1906 年，她创办了现在的国际病理协会（International Academy of Pathology）并担任秘书多年。但难以置信的是，她从未被授予教授的职称。

海伦·布鲁克·陶西格（Helen Brooke Taussig，1898—1986）（图 12-31）是另外一位推动先天性心脏病发展的女医生，也是首位撰写先天性心脏畸形临床论著的医生。她出生于马萨诸塞州坎布里奇（Cambridge, Massachusetts），由于波士顿学校不录取女学生，所以她只能到约翰斯·霍普金斯医学院（Johns Hopkins Medical School）学习。她提出人工开放性动脉导管手术，认为该手术能有效地帮助患上法洛四联症的"蓝

色婴儿"增强肺灌注和氧含量。她的想法意味着开启以治疗为目的的心脏生理学应用，但受到多数心脏外科医生的质疑，不少人对陶西格说："合上未闭的动脉导管就已经足够麻烦了，我不想再人为地去造一个。"她的同事阿尔弗雷德·布莱洛克（Alfred Blalock，1899—1964）医生接受了这一挑战，他先是在狗身上做的实验，后来，终于在 1944 年，他成功地为 15 个月大的"蓝色婴儿"埃利恩·撒克逊（Elien Saxon）做了右锁骨下动脉 - 肺动脉分流术，因此这个手术被称为"布 - 陶二氏手术"（Blalock-Taussig operation）。1947 年，他们两人获得法国荣誉勋章；1954 年，又获得意大利费尔特里内利奖（Italian Feltrinelli Prize）。与莫德·艾波特不同的是，海伦·陶西格在 1959 年成为儿科教授。她还研究了沙利度胺（thalidomine）及其导致海豹肢症和先天性心脏病畸形的原因。

其他为先天性心脏病外科解剖学做出里程碑式贡献的病理学家还有杰西·爱德华兹（Jesse Edwards，1912—2008），他被称为"现代心血管病理之父"（图 12-32）。他先是梅奥诊所（Mayo Clinic）的病理医生，1960 年移居圣保罗（St. Paul），在圣米勒医院（St. Miller Hospitals）开始收集大量心脏标本（将近 2.2 万件）并成立杰西·爱德华兹心脏注册中心——一个供临床解剖学和病理学研究的器官库。多伦多、波士顿、华盛顿军事病理研究所（Washington AFIP）、伦敦、阿姆斯特丹、帕多瓦都纷纷开始效仿先天性心脏

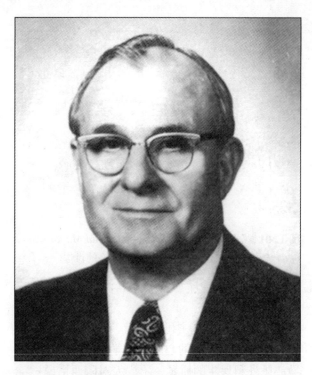

图 12-32　杰西·爱德华兹的肖像[90]

标本注册中心的做法，为科研和教学提供了宝贵资源。此外，杰西·爱德华兹和唐纳德·希斯（Donald Heath，1928—1997）一起研究过肺部艾森门格综合征（Eisenmenger syndrome），并提出了一个至今仍在使用的组织学评分。病理学家在医学研究中起到了重要作用，他们为外科医生处理先天性室间隔缺损和避免医源性房室传导阻滞提供了建设性意见。在这一方面，来自芝加哥的莫里斯·列夫（Maurrce Lev）是一位大师。

心脏外科的起源与发展

闭式心脏手术（Closed Heart Surgery）

最早的心脏手术可以追溯到 1896 年 9 月 9 日法兰克福的路德维格·威廉·卡尔·雷恩（Ludwig Wilhelm Carl Rehn，1849—1930）教授为 22 岁的园丁威廉·贾斯特斯（Wilhelm Justus）进行的左心室缝合手术。两位著名的外科医生——维也纳的西奥多·比尔罗斯（Theodor Billroth，1829—1894）和伦敦的詹姆斯·佩吉特（James Paget，1814—1899）曾一度认为心脏手术是不可能完成的。第一例心脏手术的成功无疑

颠覆了他们的想法。

与此同时，其他领域的发展也推动着心脏手术的进步。1846 年 10 月 16 日，波士顿马萨诸塞州总医院（Massachusetts General Hospital）的威廉·格林·莫顿（William Green Morton，1819—1868）成功地实现全身麻醉，约瑟夫·李斯特（Joseph Lister，1827—1912）引进了消毒技术，亚历克西斯·卡雷尔（Alexis Carrel，1873—1944）发明了血管缝合技术（于 1912 年获诺贝尔生理学或医学奖），卡尔·兰德斯坦纳（Karl Landsteiner，1868—1943）发现了 ABO 血型系统（于 1930 年获诺贝尔生理学或医学奖）。恩斯特·费迪南德·绍尔布鲁赫（Ernst Ferdinand Sauerbruch，1875—1951）用"负压"抽吸的方法首次解决了开胸手术的难题。

心导管的引入是心脏手术史上的另一个里程碑。1929 年，沃纳·福斯曼（Werner Forssman，1904—1979）只是埃伯斯瓦尔德（Eberswalde，靠近柏林）某个小医院的一位年轻外科助理，但他敢于违抗上级医生的指令，让一名护士协助他用一根细小的输尿管插入自己的左肱静脉、锁骨下静脉、无名静脉、右上腔静脉至右心室，过程中并没有任何心律失常的并发症。胸部 X 线片记录了人类第一次心导管术（图 12-33）。柏林大学外科门诊部认为他太过疯狂而拒绝了他，无奈之下，他只能接受周边医院泌尿科医生的工作。后来，他因加入纳粹党而沦为美国战俘。1945 年被释放后，他当过一段时间的伐木工人，之后又成为一名农村医生，几经辗转，才得以重返医院泌尿科。直到 1956 年，他的开创性工作才被认可，并被授予诺贝尔生理学或医学奖。

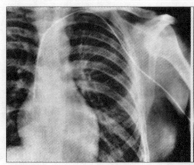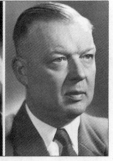

图 12-33　左图是 1929 年沃纳·福斯曼（右图）自己给自己做的第一例心导管插入术的 X 线照片

开心手术（Open Heart Surgery）

打开活体的心脏进行手术，是修复先天性心脏缺陷的唯一途径。1953 年 5 月 6 日，费城（Philadelphia）杰斐逊医院（Jefferson Hospital）的约翰（杰克）·希舍姆·吉本 [（John（Jack）Heysham Gibbon，1903—1973] 医生用他自己发明的仪器成功进行了首次开心手术，这一仪器是他与他的妻子玛丽·霍普金逊（Mary Hopkinson）在 25 年的动物实验基础上发明的，仪器包括一个"体外血液循环"装置，该装置可以暂时替代人体心脏和肺的功能，从而开展心脏手术。患者是一名患有先天性房间隔缺损的 18 岁女生——塞西莉亚·巴科莱克（Cecilia Bakoleck）。虽然体外循环在手术中只持续了 26 分钟，但这已是当代心脏手术的曙光。

大约在同一时间，威尔弗雷德·比奇洛（Wilfred Bigelow，1913—2005）在动物身上实现了浅表降温，让血液循环停止了 15 分钟。1952 年 9 月 2 日，明尼阿波利斯（Minneapolis）的 F. 约翰·路易斯（F. John Lewis，1916—1993）成功将这一技术应用在一名患有房间隔缺损的 5 岁女孩身上，且手术耗时仅 5 分钟。克拉伦斯·沃尔顿·利乐海（Clarence Walton Lillehei，1918—1999）引入了交叉循环技术，借助该技术，患者父母的心肺可发挥体外心 - 肺功能。第一例手术是在 1954 年 5 月 26 日进行的，格雷戈里·格力登（Gregory Glidden）患有室间隔缺损，他的父亲作为心肺循环的"供体"确保了手术的顺利。

明尼苏达州罗契斯特市（Rochester）梅奥诊所的约翰·柯克林（John Kirklin，1917—2014）（图 12-34A 和图 12-34B）也发明了一种"心肺机"（heart-lung machine），这台仪器在 1955 年 5 月 22 日第一次成功应用于患有室间隔缺损的 5 岁女孩身上，这一新设备是与位于罗契斯特的美国国际商用机器公司（IBM）合作建造的。意大利人吉安卡洛·拉斯泰利（Gliancarlo Rastelli）也在梅奥诊所工作，他的主要贡献是房室管的外科修复术，并且引入连接右心室与肺动脉的导管。

心脏瓣膜手术的开拓者是查尔斯·胡夫纳格尔（Charles Hufnagel），他于 1952 年 9 月 11 日

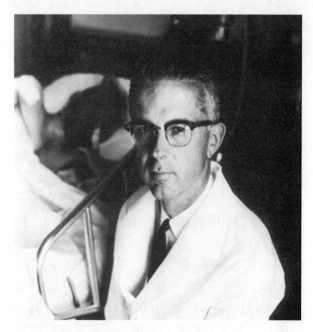

图 12-34A 约翰·柯克林的肖像

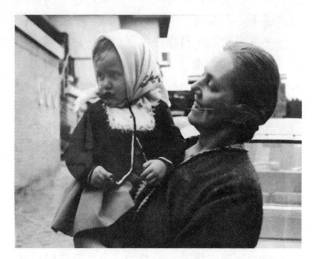

图 12-34B 技术进步的好处！1968 年，约翰·柯克林成功地为本章节作者（盖塔诺·皮耶内）患先天性心脏畸形的侄女做了手术，图为其侄女及女孩儿的祖母

将人工心脏瓣膜植入降主动脉，并用这一方法来治疗主动脉瓣关闭不全，甚至无需体外循环的支持。来自多伦多的戈登·默里（Gordon Murray，1894—1976）用尸体的主动脉瓣成功地做了一个类似手术。随着体外循环的出现，心脏瓣膜置换术越发成熟，1960 年，俄勒冈州（Oregon）波特兰市（Portland）的艾伯特·斯塔林（Albert Starrin）首次用机械球假体置换了患者的主动脉瓣。

心血管系统其他疾病的主要成就

特殊的心包疾病

乔瓦尼·巴蒂斯塔·莫尔加尼在《疾病的位置与病因》（1761 年）[28]第 24 组里描述了一例缩窄性心包炎，其临床病史为"40 岁男性，脉弱，头部一侧皮下有肿瘤，因脓肿恶化而死亡"，莫尔加尼在尸检时还观察到"肺完全附着在胸膜上，心脏完全附着在心包上，并且有严重的舒张障碍。"

盖伦在解剖猴子时，第一次描述了心包积液。两位阿拉伯医生——来自科尔多瓦（Cordova）的阿文祖尔（Avenzoar，1091—1162）[57]和来自佛罗伦萨的安东尼·本尼维尼（Antonio Benivieni，1443—1502）[58]都曾描述过某种与心包炎相似的疾病，后来这种疾病被称为"绒毛心"（cor villosum）。拿破仑的私人医生让·尼古拉斯·科维萨尔（1755—1821）在他的《论心脏和大血管器官性疾病》（*Essai sur les maladies et les lésions organiques du coeur et des gros vaisseaux*，1806 年）一书中就已经认识到我们现在分类为特殊形式的心包炎，即结核性心包炎[59]的存在。

雷奈克从慢性心包炎中区分出了急性心包炎。他用术语"心包积液"来形容心包里有渗出物，用"心包积气"来形容心包里有空气[60]。科维萨尔和雷奈克是第一个将缩窄性心包炎作为一个独特的病理实体进行分类的。早在细菌时代来临之前，雷奈克在 1819 年就观察到心包内的结节与肺、纵隔里的结核有关联。可惜，正如前文提到的，雷奈克最后死于肺结核。

1836 年，伦敦盖伊医院（Guy's Hospital）首次报道了由肾衰竭引起的心包炎（尿毒症心包炎）[57]。理查德·罗尔（Richard Lower，1631—1691）描述缩窄性心包炎（心脏粘连）的心包鞘是"厚的、不透明的、几乎是硬结块"[57]。大约在同一时间，牛津（Oxford）的约翰·梅奥（John Mayow，1641—1679）发现"被软骨覆盖并附着在其内部"的心脏阻碍了血液流入心室，这一现象如今描述为舒张期心室充盈受损[61]。泰奥菲尔·博尼特（Theophile Bonet，1620—1689）描述了缩窄性心包炎与心悸之间的关系，并称其为"心脏震动"（最可能是心房纤颤）。

乔治·巴利维（Giorgio Baglivi，1688—1706）是马尔比基的学生，他在解剖导师尸体时发现大面积脑出血，于是他将缩窄性心包炎描述为"心脏被封锁在致命的鞘中[57]。"1755 年，艾伯特·哈勒（Albert Haller，1708—1777）在《病理手册》（*Opuscula Pathologica*）这部杰作中这样描述缩窄性心包炎："……心包膜和肺胸膜附着在胸腔的各个位置，心包的表面到处有硬块，有些很结实，有些充满白色的像脓液一样的物质。这些硬肿块被心包包裹着并与其紧密连接在一起。右心室外有大量像细砂一样的硬块状物牢固地附着在心包上。而主动脉瓣膜间的动脉窦更是如石头般僵硬[62]。"

1823 年，雷奈克在《论胸部疾病》（*Treatise of the Disease of the Chest*）中使用专业术语"骨化"描述一名 65 岁男子的尸体解剖情况"……死者的心脏扩大，牢固地附着在心包上。第一次触摸它时，感觉它是完全封闭在骨头里面……[57]"一直以来，我们都认为结核是发生缩窄性心包炎的主要原因，但现在发现存在着一种免疫机制。随着超声、磁共振及计算机断层扫描的出现，诊断变得更加容易，也使得威廉·奥斯勒在其《医学原理与实践》（*Principle and Practice of Medicine*，1892 年）中说的"没有一种严重的疾病像心包疾病一样经常被医生所忽视"这句话失去了它的重要意义[63]。

主动脉疾病

莫尔加尼在《疾病的位置与病因》第 26 组中第一次提到主动脉夹层[28]。"一名 50 岁的肥胖女性，是纺织工人，神志清醒，抱怨近几年心脏附近常有阵痛感和燥热感。"尸检时他发现"血液在主动脉外膜下打开了一条通道。它先将内外膜分开，再损坏外膜并流入心包。"

主动脉动脉瘤在历史上是三期梅毒的致命并发症，梅毒螺旋体在血管层膜里沉积并引发坏死性细动脉炎，青霉素发现之前，这是该疾病最常见的死亡原因之一。如今，粥样硬化性动脉瘤是最常见的类型，位于肾动脉源头之下的腹部。

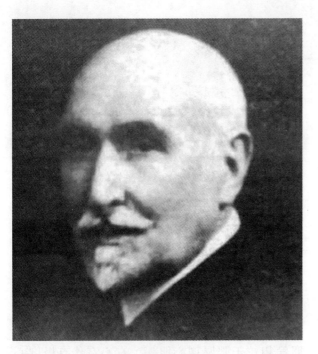

图 12-35 安东尼·马方的肖像

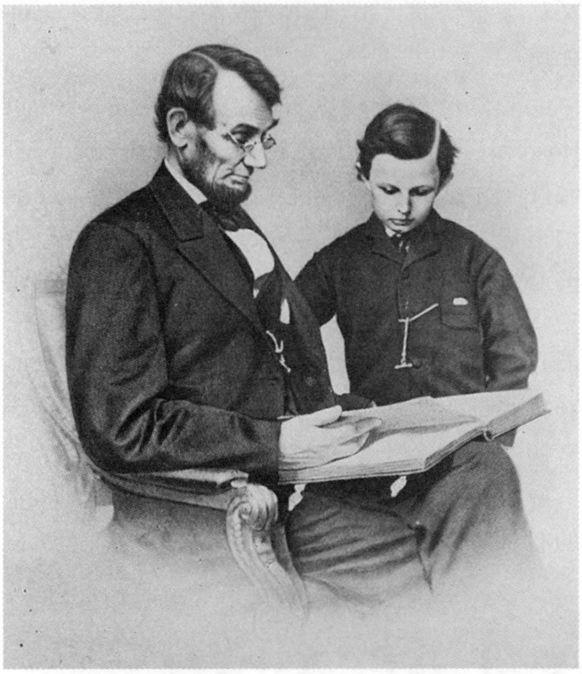

图 12-36 亚伯拉罕·林肯和他的儿子塔德（托马斯）的肖像，他们被认为是患上了马方综合征

法国儿科医生伯纳德·让·安托尼·马方（Bernard-Jean Antoine Marfan，1858—1942）（图 12-35）描述了另一种重要的主动脉疾病。1898 年，他报道了一个蜘蛛样指（arachnodactyly）的孩子。解剖发现患者主动脉层膜的弹性被破坏并呈囊样坏死，以致引发"夹层"和猝死。有人认为亚伯拉罕·林肯（Abraham Lincoln，1809—1865）[①] 也可能患此病，而且他的 3 个儿子都英年早逝（分别是 4 岁、12 岁和 18 岁），最小的儿子塔德（Tad）在 18 岁时因"心力衰竭"而死（图 12-36）。迄今为止，美国隐私法禁止对林肯的基因进行检测（样本确实存在），确切的答案也就不得而知了[64]。

非缺血性心肌病

心肌病又被称为心肌炎、心脏肌病。1957 年，华莱士·布里格登（Wallace Brigden，1916—2008）是第一个关注到罕见的非缺血性心肌病的医生，也正是他提出了这个现在已被普遍接受的词——"心肌病"。

1899 年，卡尔·路德维希·阿尔佛雷德·菲

德勒（Karl Ludwig Alfred Fiedler，1835—1921）首次报道了急性间质性心肌炎致死的病例。他指出患有急性心肌炎的年轻人会有发热、不适、心脏肥大和充血性心力衰竭的迹象，且预后不良（5 ~ 17 天内死亡）[65]。不同于急性风湿热、梅毒、冠状动脉疾病及败血症，急性心肌炎没有全身受累（孤立型心肌炎）。复查显示，原玻片上的细胞若不是淋巴细胞，就是巨型心肌炎细胞。菲德勒认为这种疾病是由微生物感染引起的，是一种类似猩红热、白喉、伤寒的非典型感染。病毒感染所致的心肌炎应该是菲德勒心肌炎最常见的原因。"巨细胞心肌炎"是一种独立的疾病，且具有免疫学基础。

1958 年，唐纳德·蒂尔（Donald Teare，1911—1979）在尸检时发现肥厚型心肌病，这是心肌病作为一种特殊病理实体的转折点[66]。在他对年轻人猝死病例的报道中，有 8 例是不对称肥厚，其奇怪的病理图片和紊乱的心肌纤维使蒂尔最开始以为是肌肉错构瘤。第 5 个案例的年轻人猝死后不久，他的兄弟也感染了相同的疾病，这

[①] 林肯：第 16 任美国总统，任期 1860—1865 年。——编辑注

才使蒂尔转而意识到这很有可能是一种家族性疾病。

来自伦敦哈默史密斯医院（Hammersmith Hospital）的约翰·F.古德温（John F. Goodwin）教授（图12-37）开拓了心肌病的临床研究，他推动世界卫生组织首次定义心肌病为"原因不明的心肌疾病"，并分为扩张型、肥厚限制/闭塞型[67]。1986年，在聚合酶链式反应（PCR）时代的开端，尼尔·鲍尔斯（Neil Bowles）在心肌炎和扩张型心肌病患者的活检样本中发现了柯萨奇病毒[68]。

20世纪80年代，另一种易导致年轻人猝死的心肌病是由本文作者及其同事发现的，这种心

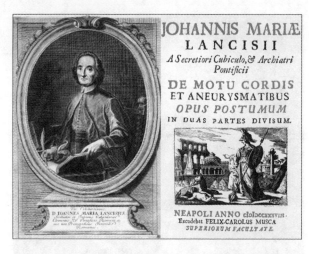

图12-38　乔瓦尼·玛丽亚·兰奇西的肖像和他死后出版的《论心脏运动与动脉瘤》的卷首插图（1728年）

肌病相较于肥厚型心肌病，右心室伴有极度心律失常，因此被称为心律失常性心肌病。然而，历史上对类似病例的首次报道是乔瓦尼·玛丽亚·兰奇西，在他死后出版的《论心脏运动与动脉瘤》（*De Motu Cordis et Aneurysmatibus*，1728年）（图12-38）一书中提到这种疾病在某个家族的四代人中反复出现，病症为心脏衰竭、右心室扩张和猝死。

现在，越来越多的心肌病被认为是重要功能蛋白的遗传性突变，例如β-肌球蛋白重链、肌钙蛋白T和肌球蛋白结合蛋白C。多数情况下，某些类型的病变都有可识别的遗传性病变，故家族遗传史咨询对诊断此类疾病非常重要。

瓣膜疾病

获得性瓣膜疾病中，风湿性瓣膜病发挥着重要的历史作用。莫尔加尼在《疾病的位置与病因》第27组中也提到这种情况，也就是他所说的"牛心症"（cor bovinum）的病例。他报道了"一名体质很好的年轻人，长期呼吸困难，在骑马郊游时突然离世。"尸检时，莫尔加尼发现"死亡诱因是心腔的扩大而非心壁的增厚，尤其是左心室腔的扩大，他的心脏比牛心更大一些。半月瓣质地坚硬、有褶皱且回缩。"

1799年，亨特（Hunter）兄弟（见第7章）的外甥马修·贝利（Matthew Baillie，1761—

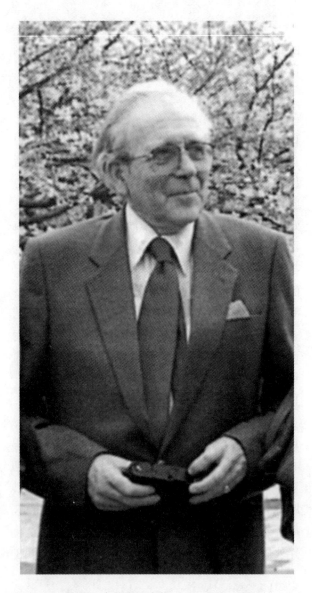

图12-37　约翰·古德温的肖像

1823）引用大卫·皮特凯恩（David Pitcairn, 1749—1809）"心脏扩大是由风湿病引起"的观点首次提出风湿病和心脏病的联系[57]。1812 年，威廉·查尔斯·威尔斯（William Charles Wells, 1757—1817）在他的论文《风湿性心脏病》（*Rheumatism of the Heart*）中首次将急性风湿热引起心瓣膜赘生物的临床表现和心脏其他部分的病变联系起来[57]。

1835 年，让·巴蒂斯特·布约（1796—1881）在《心脏病的临床治疗》中提出了心内膜炎这一术语[69]，包括慢性和急性瓣膜病。他对瓣膜病变的描述非常经典，"在极端情形下，瓣膜孔口极度缩小，以至于用小指指尖甚至笔尖也几乎无法插入狭窄的孔口……少数情况下，两尖瓣的小叶（也就是僧帽状的二尖瓣）已经极大增厚，而收缩的瓣膜孔口却类似于鱼嘴。"后来，特鲁索（Trousseau）将急性风湿性关节炎 [Maladie de Bouillaud-Durozier，此病的命名与保罗·路易斯·杜洛兹（Paul Louis Duroziez, 1826—1897）有关] 和风湿性心瓣膜病联系在一起[57]。

细菌学的出现验证了急性风湿性心瓣膜炎的疣状赘生物是无菌的。直到很久以后，医生们才通过模拟某些链球菌菌株表面 M 蛋白的免疫反应建立起 A 组链球菌咽炎和风湿热之间的因果关系。R.C. 兰斯菲尔德（R.C. Lancefield）对链球菌属的分类及 E.W.L. 托德（E.W.L. Todd）对抗链球菌溶血素的发现极大推动了医学界的发展。[57] 对于风湿热的链球菌基础最有力的证据，是在 β- 溶血性链球菌感染期间使用青霉素治疗的有效性和抗溶血素滴度的升高。

1924 年，伊曼纽尔·利伯曼（Emanuel Libman）和本杰明·萨克斯（Benjamin Sachs）在纽约市西奈山医院（Mount Sinai Hospital）报道了一例与风湿病无关的非典型红斑狼疮性心内膜炎（利 - 萨非典型赘疣状心内膜炎）（见第 32 章）。重要的是，20 世纪 30 年代，艾伯特·孔斯（Albert Coons）致力于确立风湿性心内膜炎的细菌学病因，促进了标记抗体方法的发展；随后免疫荧光法和免疫组织化学等方法在很多方面也促进了病理学的研究和诊断（见第 32 章）。

最后在 1966 年，巴洛（Barlow）描述了一例以松软、瓣叶冗余、瓣体膨隆脱入左心房为主要特征的二尖瓣脱垂疾病。[70] 在组织学上，它表现为黏液样变性，但这与炎症性风湿性疾病不同，所以多年来人们对此一直心存困惑。罕见的是，与马方综合征相似，它与遗传有关。由于心室乳头状肌和相关心室肌的改变，该病可能是瓣膜功能不全甚至室性心律失常的原因[78]。

感染性心脏病

莫尔加尼在《疾病的位置与病因》第 24 组中描述了一例亚急性溃疡感染性心内膜炎患者，"男性，36 岁，伴有胸部水肿性疾病。他的腿部肿胀，脉搏非常弱，而且患有淋病，最终死亡。"尸检时，莫尔加尼发现"赘生物的存在导致主动脉瓣狭窄，血液流出受阻。右心瓣膜比左心瓣膜更短，左心瓣膜溃疡且质硬而脆。"

微生物（"微小体"，minute bodies）的发现开启了细菌学的新纪元，并为某些传染性心血管疾病提供了合理解释，先是细菌再是病毒（"超滤"颗粒）。1885 年，罗伯特·科赫（图 12-20）借助光学显微镜观察到"特异性"巨细胞肉芽肿中的分枝杆菌，并于 1905 年获得了诺贝尔生理学或医学奖。在当时，结核性心肌炎是肺结核常见的并发症。

1905 年，弗里茨·绍丁（Fritz Schaudinn, 1871—1906）用特殊的染色方法首次观察到螺旋状的微生物，因为它们很难被发现，所以被命名为螺旋体或梅毒密螺旋体。前面已经提到三期梅毒可累及主动脉，这解释了动脉瘤及其破裂是梅毒患者常见的死因（图 12-39）。不幸的是，绍丁最后死于阿米巴脓肿，很有可能是在他研究期间感染上的。

威廉·奥斯勒详细地描述了感染性心内膜炎。细菌学家发现瓣膜感染主要是由表皮微生物定居在心脏瓣膜所致。急性型通常是由侵袭性金黄色葡萄球菌（"恶性心内膜炎"）感染引起，亚急性型则由惰性草绿色链球菌引起。值得注意的是，在此之前人们从未将病毒同瓣膜病或主动脉疾病联系起来。然而，一些 RNA 病毒，如柯萨奇肠病毒，具有特殊的嗜心肌性，尤其对儿童更具攻击性。

世界各地严重的心脏传染病包括弓形体病和

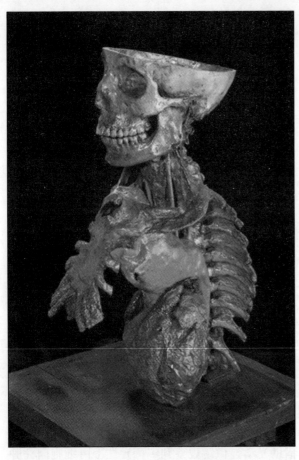

图 12-39　帕多瓦大学病理解剖博物馆（Museum of Pathological Anatomy）的标本，标本显示了主动脉弓处一个很大的动脉瘤破裂而导致猝死 [由阿尔贝托·赞纳塔（Alberto Zanatta）医生提供]

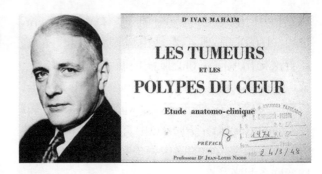

图 12-40A　伊凡·马海姆的肖像和《肿瘤和心脏息肉》的卷首插图（1945 年）

锥虫病。卡洛斯·帕加斯（Carlos Chagas）及由于"他的病"（指帕加斯病）引起的心力衰竭的病例将会在第 30 章（图 30-16）中呈现。

心脏肿瘤和"心脏息肉"

马尔比基认为在尸检时看到的血块是肿瘤，莫尔加尼否定了这一说法。1559 年，里尔多·科伦坡在他死后出版的《解剖学》（图 12-8）[24] 中首次对心腔内的团块进行了描述。科伦坡对来自布雷西亚（Brescia）的甘巴拉主教（Gambara）进行尸检（由教皇授权及其亲属允许）时，在死者的左心室处发现了一个鸡蛋大小的固体团块，他认为那很有可能是心肌梗死并发的血栓。

1945 年，伊凡·马海姆（Ivan Mahaim，1897—1965）出版了心血管医学经典著作《肿瘤和心脏息肉》（Les tumeurs et les polypes du Coeur）（图 12-40）[71]。左心房黏液瘤，亦称"心脏息肉"（Polype du Coeur），不同于黏液样组织易碎分离的"息肉栓塞"（polype emboligene），不同于因肿瘤阻塞二尖瓣口导致晕厥的"二尖瓣闭塞性息肉"（polype occlusif mitral），也不同于在尸检中偶然发现的"沉默息肉"（polype silencieux）。伊凡在手术治疗上很有远见，他说道："手术切除心房息肉遇到了难以克服的困难。然而，我们不应该放弃……随着科技的进步，困难只是一时的。就像马默里（Mummery）对爬山的认识，再难以攀爬的山峰，女性也能奋力登上并将其视为平坦的道路。"他提出了理论上的手术路径：将肺动脉夹住，用一根管子将右心室同左心室连接起来，暂时绕开肺，从而移除左心房的黏液瘤，清除血液。6 年后，1951 年，来自波蒙格利（Bowman Gray）的维克森林学院（Wake Forest）的病理学家兼医史学家鲍勃·普里查德 [Bob（Robert W.）Prichard] 报道了 15 000 个来自文献的病例（图 12-41），指出"最常见的心脏肿瘤（心脏黏液瘤）从未能在生前被诊断出来。"同年，戈德堡（Goldberg）报道了第一例体内诊断；1954 年，克拉福德（Crafoord）在斯德哥尔摩（Stockholm）的卡罗林斯卡学院（Karolinska Institute）首次成功切除了左心房黏液瘤。

充血性心力衰竭和心脏移植术

充血性心力衰竭后期药物治疗难以奏效，更换器官是这一阶段拯救生命的唯一选择。

技术的限制和伦理道德的约束使这种治疗

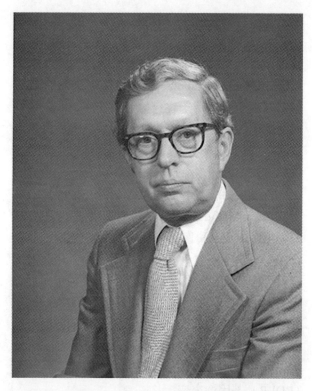

图 12-41 1951 年，鲍勃·普里查德（1945—1995）出版了有关心房黏液瘤的系列丛书（本书编辑克莱夫·R.泰勒收藏）

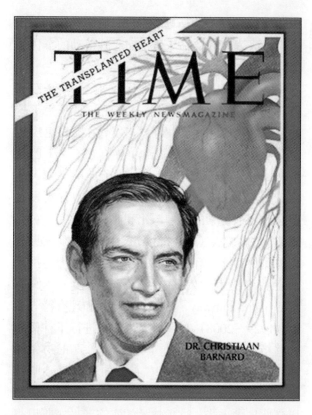

图 12-42 1968 年《时代周刊》年度人物克里斯蒂·巴纳德

对人类而言不太可能，直至克里斯蒂·巴纳德（Christian Barnard，1922—2001）在开普敦的格鲁特舒尔医院（Groote Schuur Hospital）成功地进行了手术（图 12-42）。捐献人丹尼斯·德瓦尔（Denise Derval）是一名 25 岁的年轻女士，车祸导致她的脑部不可逆性损伤，但心脏仍然搏动。受赠者是 54 岁的男子路易斯·瓦兰斯基（Louis Walansky），他患有糖尿病和局部缺血性心脏病（图 12-43）。这个手术在 1967 年 12 月 2 到 3 日夜间进行，术后患者很快地脱离了心肺循环机器，但却因为严重的排斥反应而死于 12 月 23 日。

这个消息通过媒体很快传遍世界，世人议论纷纷。之后，由于手术的高病死率、技术限制和伦理问题，心脏移植被迫终止。心脏存活只可短暂缺血（20 ~ 30 分钟，室温），因此只有在心脏搏动时进行手术，移植才能起到作用。直到 19 世纪 70 年代，西方医学对临床死亡的定义是心脏永久性停搏，这就意味着心脏用于移植是不可能的。然而，随着 19 世纪 50 年代人工通气技术的引入和复苏能力的增强，人们觉得有必要重新

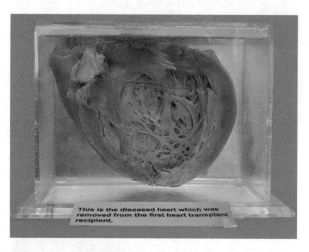

图 12-43 该标本是在格鲁特舒尔医院进行首例移植的患者身上移除的心脏［由第 30 章作者罗宾·库克（Robin Coke）提供］

审视临床死亡的定义。1968 年，哈佛大学医学院的临时委员会将临床死亡的定义焦点从心脏转向大脑，以不可逆性昏迷的脑死亡作为死亡的新标准 [73]。哈佛大学的标准逐渐获得认可并发展成现在所熟知的脑死亡，这为移植项目开辟了道路。

1967 年，巴纳德之所以能够进行心脏移植，是因为南非法律允许从临床死亡而心脏搏动的个体中移除心脏。

早期，主要是急性排斥反应导致患者移植后死亡率高。环孢霉素的发现彻底改变了这种情形，因为环孢霉素可以调节患者的免疫反应，从而防止排斥反应。1969 年，在瑞士巴塞尔（1543 年维萨里在这里出版了他的书《人体构造》）的山德士（Sandoz）实验室中首次发现了合成环孢霉素的真菌，比利时免疫学家让·弗朗索·博雷尔（Jean-Francois Borel）则阐明了该物质的功能。环孢霉素的发现再次有力地推动了心脏移植术的发展；1960 年，诺曼·沙姆韦（Norman Shumway，1923—2008）和理查德·罗尔（1929—2008）在斯坦福为小狗进行了首例心脏移植手术。他们都是心脏移植术真正的先驱者。而通过颈静脉进行右心室的心内膜心肌活检（Endomyocardial biopsy，EMB）则是另一个战略性技术进步。这项技术的实施者是在斯坦福大学度过学术生涯的英国病理学家马格丽特·E. 比林汉姆（Margaret E. Billingham，1939—2009）（图 12-44）。她采用 EMB 技术检查早期细胞介导的免疫排斥反应。她用来解释活检结果的标准化分级（也被称为比林汉姆标准，Billingham's criteria）[74] 经修改后被沿用至今。

心脏疾病和猝死的遗传学

随着分子时代的到来，人们已经认识到许多之前不明原因或"先天性"的心脏病都有着遗传

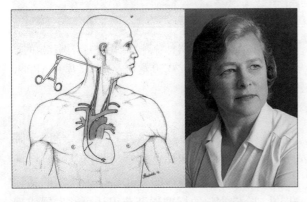

图 12-44 心内膜心肌活检的图解与玛格丽特·E. 比林汉姆的肖像

学基础。

前面我们已讨论过心肌病以及一些现在大多被定义为突变的变异性心脏病 [75]。肥厚性心肌病（Hypertrophic cardiomyopathy）是由编码肌节蛋白基因突变引起。[79] 在已知心脏病中，首先被发现的基因缺陷之一是以隐性形式缺失的斑珠蛋白基因（"plakoglobin" gene）和以显性形式突变的桥粒斑蛋白基因（"desmoplakin" gene）。后者的突变也导致另一种心脏皮肤综合征，即卡瓦哈尔疾病（Carvajal disease）是以首次报道这种疾病的厄瓜多尔皮肤科医生卡瓦哈尔命名的。

前文已经提过，家族性高胆固醇血症的遗传病史会增加动脉粥样硬化的患病风险，这就是心脏最常发生的孟德尔显性遗传疾病（Mendelian disorder）。德裔美国生化学家托马斯·克里斯蒂安·苏德霍夫（Thomas Christian Südhof）[83] 发现该病最常见的"元凶"是低密度脂蛋白受体（LDLR）基因的突变。

在缺乏反应底物的情况下，离子通道病（Ion channel diseases）也是遗传性心源性猝死的原因。QT 间期延长综合征显示复极化的延长，该综合征可能是以常染色体或隐性基因遗传；它是由在肌纤维膜中影响钠-钾离子通道的突变引起。马克·基廷（Mark Keating）描述了钾通道的第一个基因缺陷 [84]。1989 年，马蒂尼-纳瓦-蒂内（Martini-Nava-Thiene）首次描述了布鲁加达综合征"（Brugada syndrome），该综合征显示非缺血性 ST 段抬高，是常染色体显性遗传；1998 年，陈秋韵（Qiuyun Chen）和杰弗里·A. 托宾（Jeffrey A. Towbin）（休斯敦）发现该疾病是由影响钠离子通道（SNC5A）的突变引起 [85]。

遗传性疾病也可能影响主动脉，前文介绍的马方综合征是最有名的例子；它是一种常染色体显性遗传病，由原纤维蛋白 -1（FBN1）基因突变引起，会导致转化生长因子 β 过度激活、弹力纤维破碎和主动脉夹层破裂 [86]。这种基因缺陷是 1991 年哈里·迪茨（Harry Dietz）在巴尔的摩市约翰斯·霍普金斯医院发现的 [87]。洛伊 - 迪茨综合征（Loyes-Dietz syndrome）是另一种主动脉常染色体显性遗传病，与马方综合征重叠，是由编码转化生长因子受体 1 和 2 的基因突变引起。威廉综合征（William's syndrome）是一种因弹力

蛋白基因缺失而导致的主动脉瓣上狭窄性疾病；这种基因缺陷是 1999 年斯坦福大学医学院的尤塔·弗兰克（Uta Francke）发现的[88]。2013 年，弗兰斯卡·玛尔菲（Fransiska Malfait）首次发现埃莱尔 - 当洛综合征（Ehlers-Danlos syndrome）是由胶原蛋白Ⅲ基因突变引起。

上述提及的情况，只是人们在分子时代来临之际揭示以前晦涩或"特发性"起源的心血管疾病的几个例子，我们完全有理由相信现在仅仅只是开端。

参考文献

1. Latronico N. Il cuore nella storia della medicina. Milano: ed. A. Recordati, 1955.
2. Loukasa M, Tubbs RS, Louis RG, et al. The cardiovascular system in the pre-Hippocratic era. *Int J Card*, 2007, 120:145-149.
3. Scholl R. Der Papyrus Ebers. Die größte Buchrolle zur Heilkunde Altägyptens. Leipzig: Schriften aus der Universitätsbibliothek, 2002.
4. Nutton V. Ancient Medicine. London: Routledge, 2012.
5. Adams F. The Genuine Works of Hippocrates. New York: William Wood and Company, 1891.
6. Katz AM, Katz PB. Diseases of the heart in the works of Hippocrates. *Br Heart J*, 1962, 24: 257-264.
7. Cheng TO. Hippocrates and cardiology. *Am Heart J*, 2001, 141: 173-183.
8. Chadwick J, Mann WN. The Medical Work of Hippocrates. Oxford: Blackwell Scientific Publication, 1950.
9. Zampieri F, Rizzo S, Thiene G, et al. The clinico-pathological conference, based upon Giovanni Battista Morgagni's legacy, remains of fundamental importance even in the era of the vanishing autopsy. *Virch Arch*, 2015, 467:249-254.
10. Androutsos G, Karamanou M, Stefanadis C. The Contribution of Alexandrian Physicians to Cardiology. Hellenic J Cardiol, 2013, 54: 15-17.
11. Lonie IM. Erasistratus, the Erasistrateans, and Aristotle. Bull Hist Med, 1964, 38: 426-443.
12. Ongaro G, Rippa Bonati M, Thiene G, et al. Harvey e Padova. Treviso: Antilia, 2006.
13. Mavrodi A, Paraskevas G. Morphology of the heart associated with its function as conceived by ancient Greek. Int J Cardiol, 2014, 172: 23-28.
14. Vegetti M. Scienza Greco-romana. Galeno. In: Storia della Scienza. Roma: Treccani, 2001, 428-466.
15. Bulgarelli Besetti R, Restini Baraldi C, Couto LB. Development of anatomophysiologic knowledge regarding the cardiovascular system: From Egyptians to Harvey. Arq Bras Cardiol, 2014, 103: 538-545.
16. Harris CRS. The Heart and the Vascular System in Ancient Greek Medicine. Oxford: The Clarendon Press, 1973.
17. Zargaran A, Zarshenas MM, Mehdizadeh A, et al. Avicenna's concept of cardiovascular drug targeting in Medicamenta Cordialia. Res Hist Med, 2013, 2: 11-14.
18. Ghasemzadeh N, Maziar Zafari M. A brief journey into the history of the arterial pulse. *Cardiol Res Pract*, 2011, 11: 1-14.
19. ElMaghawry M, Zanatta A, Zampieri F. The discovery of pulmonary circulation: From Imhotep to William Harvey. Glob Card Sci Pract, 2014, 31: 103-116.
20. Zampieri F, ElMaghawry M, Zanatta A, et al. Andreas Vesalius: Celebrating 500 years of dissecting nature. Glob Card Sci Pract 2016: pending publication.
21. Vesalius A. De humani corporis fabrica libri septem. Basel: Ex officina Ioannis Oporini, 1543.
22. Vesalius A. De humani corporis fabrica libri septem. Basel: Per Ionannem Oporium, 1555.
23. Zampieri F, Zanatta A, ElMaghawry M, et al. Origin and development of modern medicine at the University of Padua and the role of the "Serenissima" Republic of Venice. Glob Card Sci Pract, 2013, 21:1-14.
24. Colombo R. De re anatomica. Venice: Ex typographia Nicolai Beuilacquæ, 1559.
25. Fabrici D'Acquapendente G. De venarum ostiolis. Padua: Ex typographia Laurentij Pasquati, 1603.
26. Harvey W. Exercitatio anatomica de motu cordis et sanguinis in animalibus. Frankfurt: Sumptibus Guilielmi Fitzeri, 1628.
27. Thiene G. Una rilettura del De motu cordis. In: Ongaro G, Rippa Bonati M, Thiene G, eds. *Harvey e Padova*. Treviso: Antilia, 2006, 383-404.
28. Morgagni GB. De sedibus et causis morborum per anatomen indagatis libri quinque. Venice: Ex Typographia Remondiniana, 1761.
29. Zampieri F, Zanatta A, Thiene G. An etymological "autopsy" of Morgagni's title: De sedibus et causis morborum per anatomen indagatis (1761). *Human Path*, 2014, 45: 12-16.
30. Gerbezius M. Pulsus mira inconstantia. In: Miscellanea curiosa, sive Ephemeridum medico-physicarum Germanicum Academiae Caesareo-Leopoldinae Naturae. Nuremberg, 1692, 531-547.
31. Lancisi G. De subitaneis mortibus libri duo. Rome: Typis Io. Francisci Buagni, 1707.

32. O'Neal JC. Auenbrugger, Corvisart, and the perception of disease. Eighteenth-Century Studies, 1998, 31: 473-489.

33. Bichat MFX. Traité des membranes en général et de diverses membranes en particulier. Paris: Richard Caille et Ravier, 1799.

34. Laennec RTH. De l'auscultation médiate ou traité du diagnostic des maladies des poumons et du cœur, fondé principalement sur ce nouveau moyen d'exploration. 2 vols. Paris: chez J.-A. Brossons et J.-S-Chaudé, 1812.

35. Bouillaud JB. Traité clinique des maladies du cœur. Paris: J.-P. Bailliere, 1835.

36. Rokitansky C. Handbuch der pathologischen Anatomie. 3 vols. Vienna: Braumüller und Seidel, 1842-1846.

37. Miciotto RJ. Carl Rokitansky: A reassessment of the hematohumoral theory of disease. Bull Hist Med, 1978, 52: 183-199.

38. Rokitansky C. Die Defecte der Scheidewände des Herzens. Vienna: W. Braumüller, 1875.

39. Virchow R. Die Cellularpathologie in iher Begründung auf physiologische und pathologische Gewebelehre. Berlin: Hirschwald, 1845.

40. Ventura HO. Rudolph Virchow and Cellular Pathology. In: Hurst JW, Conti RC, Fye WB, eds. Profiles in Cardiology. A collection of profiles featuring individuals who have made significant contributions to the study of cardiovascular disease. Mahwah, N.J.: The Foundation for Advances in Medicine and Science, 2003, 133-137.

41. Thiene G. More basic research on atherosclerosis to find. Circulation. 2013, 128: f49-f54.

42. Wepfer JJ. Joh. Jacobi Wepferi Observationes medico-practicæ, de affectibvs capitis internis et externis··· Typis & impensis Joh. Adami Ziegleri, 1727.

43. Goldstein JL, Brown MS. Familial hypercholesterolemia: identification of a defect in the regulation of 3-hydroxy-3-methylglutaryl coenzyme A reductase activity associated with overproduction of cholesterol. PNAS, 1973, 70: 2804-2808.

44. Amir Lerman A, Edwards BS, Hallett JW, et al. Circulating and Tissue Endothelin Immunoreactivity in Advanced Atherosclerosis. N Engl J Med, 1991, 325: 997-1001.

45. Ross R. Atherosclerosis-an inflammatory disease. N Engl J Med, 1999, 340: 115-126.

46. Heberden W. Some accounts of the disorders of the breast. Med Trans, 1772, 2: 59.

47. Herrick JB. Clinical features of sudden obstruction of coronary arteries. JAMA, 1912, 59: 2015-2020.

48. Baroldi G. Coronary circulation in the normal and the pathologic heart. Washington: Office of the Surgeon General, Dept. of the Army, 1967.

49. Davies MJ. Stability and Instability: Two Faces of Coronary Atherosclerosis. Circulation, 1996, 94: 2013-2020.

50. His JrW. The Activity of the Embryonic Human Heart and Its Significance for the Understanding of the Heart Movement in the Adult. Arb Med Klin Leipzig, 1893, 2: 14-49.

51. Aschoff L. Bericht über die Untersuchungen des Herrn Dr. Tawara, die "Brückenfasern" betreffend, und Demonstration der zugehörigenmikroskopischen Präparate. Zentralblatt für Physiologie, 1905, 19: 298-301.

52. Keith A, Flack M. The form and nature of the muscular connection between the primary divisions of the vertebrate heart. J Anat Physiol, 1907, 41: 172-189.

53. Rossi L. Histopathologic Features of Cardiac Arrhythmias. Milan: Casa Editrice Ambrosiana, 1969.

54. Rossi L. Arrhythmogenic Pathology of Sudden Death. Milan: Casa Editrice Ambrosiana, 1984.

55. Fallot ELA. Contribution à l'anatomie pathologique de la maladie bleue (cyanose cardiaque). Marseille médical, 1888, 25: 77-93,138-158,207-223,341-354, 370-386, 403-420.

56. Abbot M. The Atlas of Congenital Cardiac Disease. New York: American Heart Association, 1936.

57. Acierno LJ. The History of Cardiology. London-Casterton-New York: The Parthenon Publishing Company, 1994.

58. Benivieni A. De Abditis Nonnulus ac Mirandis ac Sanationum Causis. Florence: Giunta, 1507.

59. Corvisart JN. Essai sur les maladies et les lésions organiques du coeur et des gros vaisseaux. Paris: De l'Imprimerie de Migneret, 1806.

60. Laennec RTH. De l'Auscultation Mediate ou Traité de Diagnostic des Maladies des Poumons et du Coeur fondé Principalment sur ce Nouveau Moyen d'Exploration. Paris: Brosson & Chaudé, 1819.

61. Mayow J. Tractatus Quinque Medico-Physici. Oxford: Sheldonian, 1674.

62. Haller A. Opuscula Pathologica. Lausanne: Sumpt. Marci-Mich. Bousquet & Soc., 1755.

63. Osler W. The Principles and Practice of Medicine. New York: D. Appleton Co., 1892.

64. Krigel A. Did Abraham Lincoln have Marfaan Syndrome?

Clinical Correlations. New York University, April 19, 2013.

65. Fiedler A. Über akute interstitielle Myokarditis. Festschrift zur Feier des 50jährigen Bestehens des Stadtkrankenhauses zu DresdenFriedrichstadt, 1899, 2: 3.

66. Teare D. Asymmetrical hypertrophy of the heart in young adults. Br. Heart J, 1958, 20: 1-8.

67. Report of the WHO/ISFC task force on the definition and classification of cardiomyopathies. Br Heart J, 1980, 44: 672-673.

68. Bowles NE, Olsen EGJ, Richardson PJ, et al. Detection of Coxsackie-B-Virus-Specific RNA sequences in myocardial biopsy samples from patients with myocarditis and dilated cardiomyopathy. Lancet, 1986, 327: 1120-1123.

69. Bouillard J. Traité cliniques des maladies du Coeur. Paris: Bailliére, 1835.

70. Barlow JB, Bosman CK. Aneurysmal protrusion of the posterior leaflet of the mitral valve. Am Heart J, 1966, 71: 166-178.

71. Mahaim I. Les Tumeurs et les Polypes du Cœur. Etude Anatomo-clinique. Paris: Masson, 1945.

72. Prichard RW. Tumors of the heart: review of the subject and report of 150 cases. Arch Path, 1951, 51: 98-128.

73. A Definition of Irreversible Coma. Report of the Ad Hoc Committee of the Harvard Medical School to Examine the Definition of Brain Death. JAMA, 1968, 205: 337-340.

74. Billingham ME. Pathology of heart transplantation. In: Solez K, Racusen LC, Billingham ME, eds. Solid organ transplant rejection: mechanisms, pathology and diagnosis. New York: Marcel Dekker, 1996, 137-159.

75. Thiene G, Nava A, Corrado D, et al. Right ventricular cardiomyopathy and sudden death in young people. N Engl J Med, 1988, 318: 129-133.

76. Martini B, Nava A, Thiene G, et al. Ventricular fibrillation without apparent heart disease: description of six cases. Am Heart J, 1998, 118: 1203-1209.

77. Zampieri F, Zanatta A, Basso C, Thiene G. Cardiovascular medicine in Morgagni's De sedibus: Dawn of cardiovascular pathology. Card Path 2016 (pending publication).

78. Basso C, et al. Arrhythmic mitral valve prolapse and sudden cardiac death. Circulation, 2015, 134: 556-566.

79. Anja AT, et al. A molecular basis for familial hypertrophic cardiomyopathy: A β cardiac myosin heavy chain gene missense mutation. Cell, 1990, 62: 999-1006.

80. McKoy G. Identification of a deletion in plakoglobin in arrhythmogenic right ventricular cardiomyopathy with palmoplantar keratoderma and woolly hair (Naxos disease). Lancet, 2000, 355: 2119-2124.

81. Rampazzo A, et al. Mutation in human desmoplakin domain blinding to plakoglobin causes a dominant form of arrhythmogenic right ventricular cardiomyopathy. Am J Hum Genet, 2002, 71: 1200-1206.

82. Norgett EE, et al. Recessive mutation in desmoplakin disrupts desmoplakin-intermediate filament interactions and causes dilated cardiomyopathy, wolly hair and keratoderma, 2000, Hum Mol Genet 9, 2761-2766.

83. Südhof TC, et al. The LDL receptor gene: A mosaic of exons shared with different proteins. Science, 1985, 228: 815-822.

84. Sanguinetti MC, Jiang C, Curran ME, et al. Amedchanistic link between an inherited and an acquired cardiac arrhythmia: HERG encodes the IKr potassium channel. Cell, 1995, 81: 299-307.

85. Towbin JA. Ackerman MJ. Cardiac sodium channel gene mutations and sudden infant death syndrome confirmation of proof of concept Circulation, 2001, 104: 1092-1093.

86. Westaby S. Aortic dissection in Marfan's syndrome. Ann Thorac Surg, 1999, 67: 1861-1863.

87. Dietz HC, Cutting GR, Pyeritz RE, et al. Marfan syndrome caused by a recurrent de novo missense mutation in the fibrillin gene. Nature, 1991, 352: 337-339.

88. Franke U. Williams-Beuren syndrome: Genes and mechanisms. Hum Mol Genet, 1999, 8: 1947-1954.

89. Malfait F, et al. Defective initiation of glycosaminoglycan synthesis due to B3GALT6 mutations causes a pleiotropic Ehlers-Danlos-syndrome-like connective tissue disorder. Am J Hum Genet, 2013, 935-945.

90. R.O.Brandenburg MD. Jesse Edwards. Clinical Cardiology, 1987,10(12): 821-822.

翻　译：吴燕云　宋　喆　陈雪玲
校　对：陈雪玲　陈玉荣

第 13 章

肺：环境性疾病和肺炎

拉塞尔·A. 哈利（Russel A.Harley），安东尼·A. 盖尔（Anthony A. Gal）

引言

首先需要说明的是，许多影响了我们先辈的下呼吸道疾病至今仍然存在（表 13-1）[1-2]。我们在肺病方面的敌人包括了癌症、感染和职业相关性疾病。肺结核在古希腊时期就已存在，在 18 世纪和 19 世纪广泛传播，并在艾滋病流行时重新出现。鼠疫、流感和细菌性肺炎等多种肺部感染性疾病随处可见。环境导致的肺部疾病，尤其是那些与特定职业相关的，在文艺复兴时期首次得到了较好的描述，虽然大部分在此前就已存在。近年来，弥漫性间质性肺疾病和胸腔肿瘤（如肺癌和恶性间皮瘤）发病率上升至前列。

在深入探究肺组织病理学及特殊疾病领域的重要人物及他们各自的历史时间表之前，值得一提的是，肺部解剖与肺循环的发现是我们探索肺部疾病道路上一座关键的里程碑。文艺复兴时期之前，尸体解剖是不被允许的，古代的学者通过对其他动物器官的比较观察推知人类器官的形态[3]。希腊的希波克拉底（Hippocrates）、亚里士多德（Aristotle）和罗马的盖伦（Galen）给出了一些基本的概述，但关于心脏和肺的描述是错误的[1-3]。

很明显，研究尸体解剖的人总能在尸体上发现一些异于常人身体结构的变化，也就是"病理"，这大概是在公元前 200 年以后从位于亚历山大的托勒密（Ptolemaic）学校开始的。希罗菲勒斯（Herophilus）曾对罪犯实施活体解剖，尽管他对此撒了谎。但正是由于 18、19 世纪的医生对自己的患者实施了尸检解剖，病理学和医学才会发展得如此迅速，进入到科学医学的新时代。通过病史和体格检查的学习，这些医学生对肺部和其他疾病的诊断尤为娴熟。结合听诊和叩

表 13-1　肺医学的时间简表 [1,2]	
远古时期	认识到呼吸对生命的重要性
古典时期	亚里士多德、希波克拉底、盖伦
中世纪	阿拉伯医学的影响 医学院校和医院的建立 瘟疫的发生
15—16 世纪	创新思维，诸多发现 尸体解剖 肺癌
17 世纪	心脏的解剖与生理、肺循环、肺气肿
18 世纪	环境和职业性肺病
19 世纪	慢性支气管炎 病原体理论、肺结核的病因和传染性肺病 肉样瘤病 肺动脉高血压和血栓栓塞 诊断治疗技术：听诊器、支气管镜检、X 线；早期疗法 公共卫生措施和防护
20 世纪	间质性肺病 石棉肺和恶性间皮细胞瘤，感染免疫抑制患者 抗菌疗法

诊，他们能将患者的体征、症状以及异常的生理功能和具体的解剖结构关联起来。显微镜的出现进一步提高了他们诊断疾病的能力。因此，早期的病理学家也是解剖学家和生理学家。"病理学"这个术语早在 18 世纪、19 世纪就经常使用，但"病理学家"这个词直到 19 世纪中期魏尔啸（Virchow）和罗基坦斯基（Rokitansky）的出现才逐渐普及。尽管如此，对自己的患者进行尸检的做法一直延续到 20 世纪初，从雷奈克（Laennec）到奥斯勒（Osler），还有其他许多医生，都从中受益匪浅。

埃弗里尔·A. 利鲍

埃弗里尔·A. 利鲍（Averill A. Liebow，1911—1978）被公认为现代肺部病理学之父（图13-1）。他开创性的工作标志着 1950 年以前的肺部病理向复杂且迅速扩展的领域转变。他拥有与生俱来的好奇心和非凡的记忆力，对临床医学的理解广泛而深入；工作中他谨慎认真，但生活中他为人热情且幽默。

第二次世界大战期间，他发表了关于热带疾病的论文，并在战后被派往广岛（Hiroshima）对原子弹爆炸的影响进行评估。随后，在耶鲁大学与古斯塔夫·林德斯科格（Gustaf Lindskog）博士、威廉·格伦（William Glenn）合作，在胸外科率先使用开胸肺活检和新型外科手术进行诊断和治疗。

在肺部病理方面，利鲍最重要的贡献是对慢性间质性肺疾病的性质进行了阐释，特别是发生纤维化病变的肺部疾病和下呼吸道肿瘤（见第 15 章）[4]。讽刺的是，正是他创造的这些间质性肺疾病缩略词（表 13-2）[5] 使他声名狼藉。从先前的解剖研究中，数种慢性肺病，特别是矽肺（硅沉着病）、煤矿工人的肺尘埃沉着病以及石棉肺等粉尘引发的职业病，都得到了很好的阐述，但特发性间质纤维化肺病的病理特征却鲜有人描述。

从全球病理学家送来的大量材料和咨询案例中，利鲍开始发现异常的组织学差异。通常，肺部损伤程度随气腔和纤维化程度而进展。这就是使利鲍声名狼藉的术语"普通型间质性肺炎"（Usual Interstitial Pneumonia，U.I.P）[5]。然而，

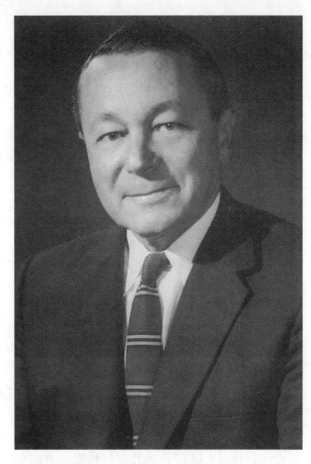

图 13-1 埃弗里尔·利鲍医学博士（1911—1978）肖像。来自布鲁尔·C. M（Bloor CM）1978 年发表在《美国病理杂志》（Am J Pathol）的《纪念埃弗里尔·A. 利鲍，1911.3.31—1978.5.31》（*In remembrance of Averill A. Liebow，March 31，1911-May 31，1978*）（92：577-580）。转载已获得《美国病理杂志》的许可

表 13-2　利鲍对间质性肺病的分类 [19]	
U.I.P.（Usual Interstitial Pneumonia）	普通型间质性肺炎
D.I.P.（Desquamative Interstitial Pneumonia）	脱屑性间质性肺炎
L.I.P.（Lymphoid Interstitial Pneumonia）	淋巴样间质性肺炎
G.I.P.（Giant Cell Interstitial Pneumonia）	巨细胞间质性肺炎
B.I.P.（Bronchiolitis-Obliterans with Interstitial Pneumonia）	闭塞性细支气管炎间质肺炎

其他病例的特点是大量的巨噬细胞和其他细胞集聚在气腔内，后来被称为"脱屑性间质性肺炎"（desquamative interstitial pneumonia，DIP）。随着

对疾病的其他模式和亚型的认识，间质性肺疾病分类变得更加复杂，从而产生了过多的缩略词名称。

赫伯特·斯宾塞

在英国，医学博士赫伯特·斯宾塞（Herbert Spencer，1915—1993）是肺部病理学方面的另一个重要人物。斯宾塞拥有非凡的记忆力，他的讲座逻辑清晰，内容详尽，讲座全程脱稿，不做重复的叙述，因此名声远扬。除了擅长肺部病理学研究，他也是一名热带疾病的病理学专家。斯宾塞的个人著作《肺病理学》（*Pathology of the Lung*）（不包括肺结核）于1962年出版，这部作品使他跻身世界上最著名病理学家之列 [6]。尽管先前利鲍所在的军事病理研究所（Armed Forces Institute of Pathology，AFIP）出版的肺肿瘤分册 [4] 以及由林德斯科格、利鲍和格伦编著的教科书中对肺肿瘤病理学进行了阐释，斯宾塞的这本书却是第一本专门研究肺病理学的大部头著作，是一部杰出的作品。在序言的开始，利鲍写道："乍一看，肺并不复杂，但许多智者在这个迷宫中误入歧途。"利鲍进一步指出："从费舍尔（Fischer）的不朽贡献《亨克·鲁尼尔希手册》（*Handbook of Henke-Lubarsch*）问世之后，没有一本书能像这本著作一样对肺进行如此通透地解读与记录。"

肺炎

1738年，乔瓦尼·巴蒂斯塔·莫尔加尼（Giovanni Battista Morgagni，1682—1771）描述了在修道院修女间发生的致命性流行性肺炎。这场流行病的幸存者担心自己也会死亡。莫尔加尼便下令对尸体进行解剖，并发现这些死者生前都存在某些疾病，如腿部溃疡等。一个案例中，一名42岁的修女每年冬天总会咳嗽，她的病情发展为发热、发冷、胸痛、脉搏沉重，咳出绿色的痰并于第7天死亡。莫尔加尼宣称："来吧，进行人体解剖，必然会发现这种疾病的本质，肺将呈现肝的质地。"果然，肺部被厚厚的白膜所覆盖，切开观察，肺组织确实是像肝一样致密。他对女修道院院长说，这个夺走了很多修女性命的疾病并不是不知名的罕见疾病，只是发展进程迅猛的常见病。只有肺功能严重衰竭的人才易受到肺炎的侵袭，修道院的修女也终于摆脱了可能感染致死的恐惧 [7]。

在18世纪和19世纪，肺炎被分为格鲁布性（croupous）肺炎和卡他性（catarrhal）肺炎，或称支气管肺炎。尽管1800年对疾病的科学分类取得进步，但仍然缺乏有效的医疗手段。放血是多个世纪以来常规的治疗方式，尤其是在治疗肺炎和发热方面。在英国，伦敦医学学会（Medical Society of London）的创始人约翰·莱特森（John Lettsom，1744—1815），写道：

"我，约翰·莱特森，
为患者诊疗、放血，使其冒汗。
但如果，在那之后他们选择死亡，
我也还是我，约翰·莱特森。"

孩子罹患白喉是父母的噩梦，他们不得不经常面临自己幼小孩子的呼吸困难。杰克逊（Jackson）博士描述了一个原本健康的1岁的孩子在1829年2月14日发展为黏膜炎和扁桃体炎，随后出现伴有哮喘般的喘鸣声，呼吸困难，喉咙干燥，没有发现胶着的黏液。救治人员放了60只水蛭在他的喉咙，然后每小时向咽喉输送蜂蜜和盐酸。救治的第9日，孩子窒息死亡。尸检时发现，肺部没有塌陷，也无粘连。间质性肺气肿明显，已延伸到纵隔。"肿大的淋巴结从声门经喉管延展到支气管，完全堵住了呼吸道。"有时患者咳出支气管管型样痰而因此存活下来。

早在公元前412年，希波克拉底描述了在希腊北部发生的流感样疾病。两千年之后，全球流感（西班牙流感）暴发，1918—1919年间的流感大流行造成大约五千万人死亡，远远超过之后第一次世界大战期间的死亡人数（图13-2和13-3）[8]。因病丧生的年轻人数量众多，致使美国的平均期望寿命直线下降十余岁。即使没有细菌的双重感染，流感病毒本身致死率就极高，有时致死速度极快。近代，从一名阿拉斯加感染者未固定的冰冻肺组织和一名年轻的杰克逊堡（Fort Jackson）士兵经福尔马林（甲醛溶液）固定的肺组织中提取到了这种致命性的病毒，并重建

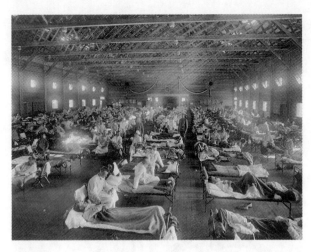

图 13-2　斯顿军营（Camp Funston）的流感急诊医院（Emergency Influenza Hospital），由堪萨斯州国家卫生和医学博物馆（National Museum of Health and Medicine）提供的奥蒂斯（Otis）收藏图片

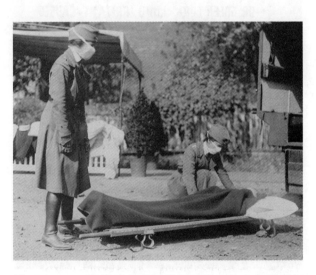

图 13-3　1918 年流感大流行期间工作人员在华盛顿红十字会急诊救护站（Red Cross Emergency Ambulance Station）。由美国国会图书馆（Library of Congress）提供，LC-USZ62-126995

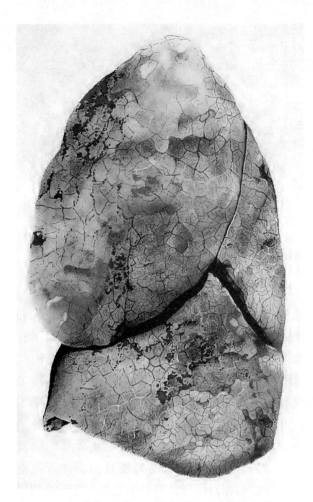

图 13-4　流感急性期尸检图。来自温特尼茨·MC（Winternitz MC）、沃森·IM（Wason IM）和麦克纳马拉·FP（McNamara FP）所著的《流感病理学》，由纽黑文市的耶鲁大学出版社（Yale University Press）1920 年出版

了它的基因组 [8]。此病毒被命名为 H1N1，弥尔顿·温特尼茨（Milton Winternitz，1885—1959）在 1920 年出版的《流感病理学》（*The Pathology of Influenza*）中指出，这种病毒对小鼠有高致病性，可重现许多病理变化（图 13-4）[9]。

希波克拉底曾经提到过胸膜炎和脓胸症，200 年后卡帕多西亚（Cappadocia）的阿莱泰乌斯（Aretaeus）（公元 1 世纪）写道："从肋骨、脊柱，胸腔内部到锁骨，有一层薄而坚韧的膜附着在骨骼上，这层膜被命名为胸膜（succingens）。炎症发生时，患者发热伴有咳嗽和杂色的痰，这种症状被称为胸膜炎。""……但是如果患者渡过了这个时期，并且没有在 20 天之内死亡，那他是患了脓胸症。"19 世纪早期，何内·雷奈克（René Laennec，1781—1826）和其他人对胸膜疾病进行了清晰的描述，包括感染、气胸、支气管胸膜瘘、疱疹和肺大疱 [10]。

毒性吸入性和急性肺损伤

几个世纪以来，吸入有毒烟雾和气体会导致肺的损害已是众所周知的事情。尤其是在第一次世界大战期间，尽管 1899 年已经在海牙发

199

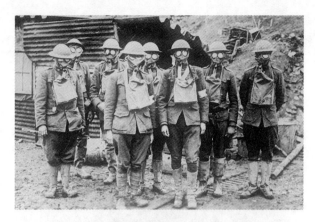

图 13-5　第一次世界大战的防毒面具。由美国国会图书馆提供，LC-F81-4338

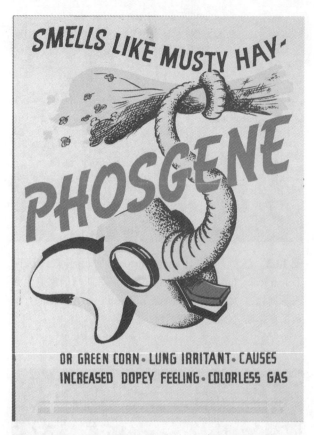

图 13-6　闻起来像干草的芥子气。由美国国家卫生和医学博物馆提供的奥蒂斯收藏图片

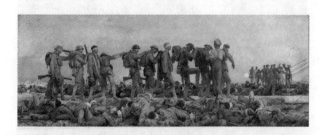

图 13-7　油画《毒气中毒》，由约翰·辛格尔·萨金特（1856—1925）1919 年创作。由帝国战争博物馆（Imperial War Museum）提供

表了《窒息气体宣言》（*Declaration Concerning Asphyxiating Gases*），但参战双方还是使用了有毒气体。使用的气体类型包括催泪剂（催泪气体）和催嚏剂（二苯胺氯胂），并且在气体攻击早期就使用了有毒气体，以至于防毒面具几乎不起作用。肺刺激物如氯和光气、起疱剂如芥子气，以及破坏红细胞功能的一氧化碳和砷化氢等都曾被使用过。由于防毒面具的快速普及使用，死亡率相对降低，但对士兵的士气影响却很大（图 13-5）。德国人在 1915 年初开始使用氯气对抗法国、英国和加拿大部队，产生了相当大的影响。氯气曾经被用来对付俄国人，造成大约一千人死亡，更多人受伤。

为了还击，法国人开发出光气与氯气联用的气体武器。光气有延迟效应，却是最致命的化学武器，它的使用造成了约 85 000 人死亡（图 13-6）。另一方面，德国人在 1917 年第一次使用的芥子气 [Bis（2-chloroethyl）sulfide]，毒性更为可怕，能导致皮肤和黏膜起泡，支气管黏膜剥离，从中毒到死亡的过程异常痛苦且缓慢。战后，《日内瓦公约》（*Geneva Protocol*）禁止使用有毒气体作为武器。那些暴露在芥子气或氯气中的人，他们的共同命运是失明。约翰·辛格尔·萨金特（John Singer Sargent）的那幅名为《毒气中毒》（*Gassed*）的油画是第一次世界大战中最著名的画作之一，描绘的是 1918 年 7 月的一天，他在阿拉斯（Arras）附近的南渡口亲眼见到一群芥子气受害者（士兵）走向急救站的场景（图 13-7）。

毒气对呼吸道造成的损伤引发了病理方面的研究并由此延展。温特尼茨的《战争毒气中毒病理学研究》（*Collected Studies on the Pathology of War Gas Poisoning*）一书提供了一个相对全面的研究，并展示了许多病变 [11]。在流感大流行的病理学研究中，温特尼茨指出了流感和战争中有毒气体所造成的肺损伤具有相似性，其中包括透明膜。"局部的肺泡壁玻璃样坏死可能是显微镜下肺组织最有趣的特征"，他继续指出，这些病灶的中心即是呼吸性细支气管。他形容这些病灶组织是"煮熟的"，并指出这些组织经常出现坏死。

20 世纪 50 年代中期，英国的理查德·帕特尔（Richard Pattle）正在寻找方法改善由战争中有毒气体引起的肺水肿，并指出造成肺水肿气道阻塞的泡沫是由许多小气泡构成的[12]。如果能找到一种无毒的表面活性物质来分解气泡，就有可能使一些患者存活下来。然而，这些气泡对他所尝试的物质都有抵抗力。他计算出水肿肺泡的表面张力必须接近于零，并假设是来自肺的一些物质（"帕特尔特殊蛋白"）在起作用。随着肺泡液表面活性剂的证实及其在新生儿肺透明膜病中的作用的确立，这项工作才得以继续（图 13-8）。

民众：医学的进展如何？
医生：没有太大进展，我们找到了更准确的术语来描述相同的疾病。这是语言表达方面的大进步。
《斗牛士的华尔兹》（*The Waltz of the Toreadors*）第一小节[13]

先从阿尔弗雷德·菲什曼（Alfred Fishman）关于"休克肺"（Shock Lung）的经典论述开始[14]。虽然医疗条件早已具备，但直至越南战争期间，直升机等先进技术的使用才使得前线的伤员得到更好救治，原本可能死于出血性休克的伤者现在可以存活下来，仅在数天后出现呼吸道损伤和肺水肿，这被称为湿肺、休克肺或岘港肺。组织学检查可见水肿、透明膜、小血栓，以及其他的变化，但这并不新奇。早在几十年前约翰斯·霍普金斯（Johns Hopkins）、路易斯·哈曼（Louis Hamman，1877—1946）和阿诺德·赖斯·里奇（Arnold Rice Rich，1893—1968）便描述了一种进展迅速的间质纤维化综合征伴有肺泡 - 毛细血管阻滞（图 13-9）[15]。

几十年后，与利鲍和科林·布卢尔（Colin Bloor）一起工作的安娜·路易斯·卡岑斯坦（Anna Louise Katzenstein）使用"弥漫性肺泡损伤"这个术语来描述这些病例[16]。目前这个名称被用作急性肺损伤类型的病理术语，最常见于成人呼吸窘迫综合征（Adult Respiratory Distress Syndrome，ARDS）患者。ARDS 并不局限于成年人，因为急性肺损伤可以发生在任何年龄，病理改变也是一样的，所以再次更名为急性呼吸窘迫综合征。而病因未明的一种特殊形式的急性

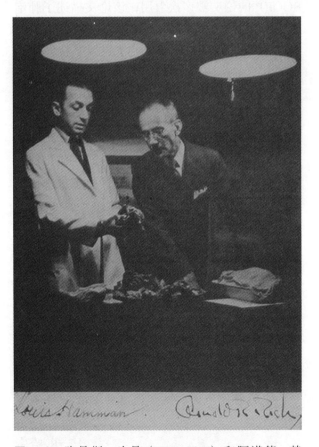

图 13-9　路易斯·哈曼（1877—1946）和阿诺德·赖斯·里奇（1893—1968）检查肺。由拉塞尔·A.哈利博士提供

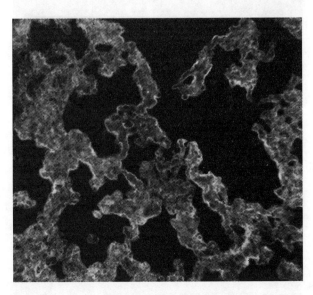

图 13-8　表面活性剂的荧光免疫组织化学图，约 1964 年。由拉塞尔·A.哈利（Russell A. Harley）博士提供

肺损伤被称为急性间质性肺炎（Acute Interstitial Pneumonia，A.I.P）。

机化性肺炎

当出现肺泡被新的瘢痕组织所覆盖的情况时，就是我们现在所说的机化性肺炎。早在19世纪初期便在显微镜下观察并描述了肺泡内的梭形细胞（成纤维细胞/肌成纤维细胞）。1937年，皮埃尔·马森（Pierre Masson，1880—1959）和他的同事们描述了"风湿性肺炎"，展示了在肺泡管和肺泡腔中产生的肉芽组织[17]。纽伯格（Neubuerger）等人指出肺泡内机化的肉芽组织与风湿热有关，并将成纤维细胞的增生称为"马森小体"。这些马森小体并不是结缔组织疾病特有的，在很多情况下也可能出现，最常见于感染后。

1985年，加里·埃普勒（Gary Epler）及其同事发表的关于"闭塞性细支气管炎伴机化性肺炎"（Bronchiolitis Obliterans-Organizing Pneumonia，BOOP）的论文被多次引用，该论文描述了肺泡活检形态机化的病例，这在感染与其他多种形式肺损伤中十分常见[18]。他们强调了特发性病例的频率和类固醇治疗的反应。早几年在英国，安东尼·戴维森（Anthony Davison）和他的同事将这种特发性过程称为"隐源性机化性肺炎"（Cryptogenic Organizing Pneumonia，COP）。在当代，这种复杂的病理改变被简化为"机化性肺炎"；因此让临床医生能进一步探究是否存在潜在病因。

嗜酸粒细胞性肺病

嗜酸性粒细胞
嗜酸性粒细胞热衷于找虫子，并大块朵颐，
如若找不到，你的气道壁便是它的午餐。
它会让你咳嗽、喘息和打喷嚏，它的力量不言而喻；
它的所做所为，就如同它的存在一样不可思议。

——R. 哈雷

许多显微镜专家可能在1850年之前就看到

过嗜酸性粒细胞：托马斯·沃顿·琼斯（Thomas Wharton Jones）曾注意到七鳃鳗、鸟、青蛙、马、大象和人类血液中的颗粒细胞。1879年，保罗·埃尔利希（Paul Ehrlich，1854—1915）通过运用苯胺染料对细胞染色，进一步描述这种细胞并将其命名为嗜酸性粒细胞，这是一项具有里程碑意义的工作[19]（图13-10）。伊红——一种酸性染料，以黎明女神（Eos）命名，具有玫瑰色的光泽，呈酸性，可与嗜酸性粒细胞颗粒中的强碱性蛋白质结合。寄生虫周围的细胞聚集，以及它们与哮喘和其他"过敏"反应有显著联系早已为人所知。

主要的嗜酸性粒细胞性肺病包括哮喘、嗜酸性粒细胞性肺炎、过敏性支气管肺曲霉病、大多数黏液嵌塞、许尔-斯特劳斯综合征（Churg-Strauss Syndrome）以及对寄生虫、药物和其他抗原的一系列过敏反应。在这些疾病中，哮喘是最常见的，但常常与支气管炎和肺气肿混淆。公元前2世纪，卡帕多西亚的阿莱泰乌斯提到过急性哮喘，在12世纪，摩西斯·迈蒙尼德（Moses

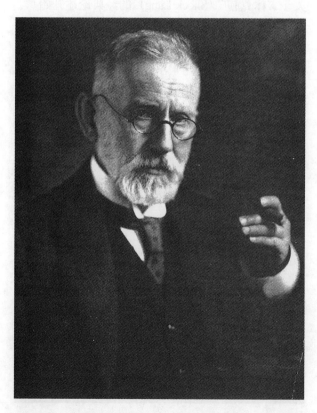

图13-10 保罗·埃尔利希博士（1854—1915）肖像。由美国国家医学图书馆（National Library of Medicine）提供

Maimonides）指出，如果对一些欲望和生活习惯不加以控制的话，急性哮喘可能会致命。

慢性哮喘的黏液可能包含特殊的病理结构，如长螺旋凝集黏蛋白（库什曼螺旋体），1883年，海因里希·库什曼（Heinrich Curschmann，1846—1910）对这种蛋白质进行了描述，因此该蛋白质以他的名字命名[20]。支气管黏液中的嗜酸性粒细胞在分解时可能形成包含溶血磷脂酶的沙可-莱顿（Charcot-Leyden）晶体。1851年，弗里德里希·艾伯特·冯·泽克（Friedrich Albert von Zenker）首次对这种晶体进行了描述，但是以之后分别于1853年、1872年再次描述的让·马丁·沙可（Jean-Martin Charcot）和恩斯特·维克托·冯·莱顿（Ernst Viktor von Leyden）命名。气道表面上皮细胞的椭圆形簇可能从下呼吸道脱落，并可在哮喘患者的痰中发现。弗伦克尔（Fraenkel）在1898年首次提到了这些"克里奥尔小体"（Creola bodies），是以伯纳德·内勒（Bernard Naylor）在痰液中发现这种蛋白质的第一个患者的基督教名字命名的。

另一种不常见却很重要的疾病是慢性嗜酸性粒细胞性肺炎。这种疾病是由利鲍和卡林顿在一篇综述性论文提出的，但查尔斯·卡林顿（Charles Carrington，1935—1985）和他的同事对此进行了更深入的描述（图13-11）。

1951年，雅各布·许尔（Jacob Churg）和洛蒂·斯特劳斯（Lottie Strauss）描述了一种囊括了嗜酸性心肌炎、肺嗜酸性肉芽肿性血管炎和哮喘的疾病。多年来，这种疾病被称为"许尔-斯特劳斯综合征"，但最近更名为嗜酸性肉芽肿性血管炎，为了与另一种相关疾病保持术语上的统一，即韦格纳肉芽肿（Wegener's Granulomatosis），现称为肉芽肿性血管炎。

肺朗格汉斯细胞增生症目前证实与吸烟有关。多年来，由于其组织学与骨嗜酸性肉芽肿相似而被称为肺嗜酸性肉芽肿。著名儿科病理学家西德尼·法伯（Sidney Farber，1903—1973）曾指出，韩-薛-柯病（Hand-Schuller-Christian disease）、雪氏病（Letterer-Siwe disease）和骨嗜酸性肉芽肿有着共同的组织学特征。为了把这些疾病统一起来，1953年，路易斯·里奇特斯坦（Louis Lichtenstein，1906—1977）使用了组织细

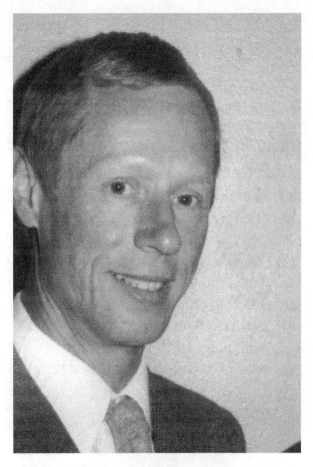

图 13-11　查尔斯·卡林顿博士（1935—1985）肖像。由托马斯·V.科尔比（Thomas V. Colby）医生提供

胞增生症 X 这个词。1966年，巴西特（Bassett）和尼兹诺夫（Nezelof）证实了朗格汉斯细胞是联系这些疾病的关键组织学特征。

阻塞性气道疾病：肺气肿

在早期的临床和病理学文献中，肺气肿仅意味着肺高度膨胀。自20世纪50年代和60年代以来，肺气肿被重新认识并定义为一种破坏性疾病。詹纳（Jenner）指出，在组织学上，肥大或肺大性气肿扩张的空气囊泡比萎缩性肺气肿更明显，但其分布不太普遍。萎缩性变化对肺泡壁的各种组织结构造成的影响不尽相同。部分研究人员观察到，在这个过程中结缔组织增加，同时大量的弹性纤维被破坏。较早的英国文献提到的肺囊泡和漏斗也就是我们今天所说的呼吸性细支气管，而漏斗扩张，即现在的小叶中心型肺气肿。

萎缩性肺气肿则是用于描述肺泡管扩张型肺气肿（老年性肺气肿）。关于肺气肿的病因，理论上认为是由于过度呼气和空气囊泡压力增加（哮喘、圆号演奏），但肺组织弹性丧失和萎缩也会造成肺泡壁破坏和血管闭塞。

　　威尔士加的夫（Cardiff）的杰思罗·高夫（Jethro Gough，1903—1979）总结了肺破坏的模式，其中包括肺气肿的形态学分类[21]。他将全肺片嵌于冷冻凝胶中，安装在大型滑动切片机的大型金属卡盘上，切成200微米厚的切片并固定在纸上。用黑色灰尘染小叶中心的呼吸性细支气管，使这些"高夫或高夫-文特沃斯切片"更好地显示出次级肺小叶。在空腔和呼吸性细支气管破坏的部位，肺结构上就会出现空洞（图13-12），这些现象他们称之为小叶中心型肺气肿。在其他情况下，肺组织的缺失涉及整个小叶，经常是下叶。20世纪60年代约翰·怀亚特（John

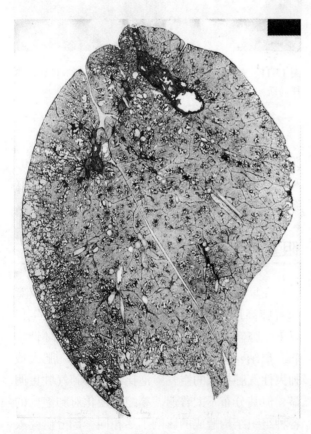

图13-12　固定于纸上的全肺，约1964年。这是一个煤矿工人尘肺的例子，有灰尘斑点、结节、局灶性肺气肿和早期进行性大块纤维化。由埃默里大学（Emory University）病理学与实验医学部的加布里埃尔·西卡（Gabriel Sica）医生提供

Wyatt）曾描述过全小叶型肺气肿的病理。在某些病例中，肺组织缺失发生在邻近隔膜和胸膜的结缔组织，属于间隔旁型肺气肿。我们也经常看到同一个患者出现各种类型的肺气肿。临床相关性研究表明，小叶中心的形态与吸烟和煤炭开采密切相关。煤矿工人的肺部病变，与普通吸烟者的小叶中心性肺气肿不同，是由煤矿粉尘所致，称为"局灶性肺气肿"。

　　20世纪60年代，包括霍利斯·博伦（Hollis Boren）、约翰·怀亚特和菲利普·普拉特（Phillip Pratt）在内的许多研究人员都曾就肺气肿的基本病理损伤做过演讲。在过去，"穿孔"这个医学术语主要用于描述正常肺泡结构间的科恩孔，但在20世纪60年代它被用于描述肺泡壁破坏后肺泡融合形成的不规则的空洞。19世纪早期"萎缩性肺气肿"被称为"老年性肺气肿"，后来又变成了"肺泡管扩张"。

　　几乎同时，位于瑞典的卡尔-伯蒂尔·劳雷尔（Carl-Bertil Laurell）和斯登·爱立信（Sten Ericsson）以及位于匹兹堡的保罗·格罗斯（Paul Gross）分别从不同角度观察并总结了肺气肿的最基本病理特征。他们使用电泳检查不同患者的血清，发现α-1抗胰蛋白酶减少甚至不存在。劳雷尔和爱立信指出，尽管他们的很多病例来自肺结核疗养院，但当他们更仔细观察后发现，最初的6名患者中有4人患有严重的肺气肿，而不是肺结核病。与此同时，保罗·格罗斯一直在啮齿动物上进行硅沉着病（矽肺）的研究。早期病变为巨噬细胞聚集和肉芽肿，随后发展为瘢痕和硅肺结节。他推断，如果能阻止或减少胶原蛋白的形成，也许在清除灰尘的炎症过程中就可以减少纤维产生，从而减少对肺的损伤。因此，他进行了一项实验，向啮齿动物气管内注入含二氧化硅的蛋白水解酶木瓜蛋白酶。幸运的是，他使用的是含有少量弹性蛋白酶的粗制木瓜蛋白酶，当他进行肺部检查时，他惊讶地发现粗制木瓜蛋白酶可以导致肺气肿，并于1964年发表了这一研究成果。

　　一直到1971年，一次关于蛋白水解和肺气肿的研讨会上，他们将两次偶然发现结合在一起，进而为进一步理解蛋白水解酶在肺气肿形成过程中所发挥的作用奠定了基础。之后开展的一

些后续研究使用纯化木瓜蛋白酶创建肺气肿模型却失败了，直到后来才发现，原来格罗斯所使用的粗制木瓜蛋白酶含有弹性蛋白酶。重复研究发现弹性蛋白酶确实可以引起肺气肿，弹性蛋白酶是中性粒细胞的重要组成部分。早期的组织学家观察到肺气肿中弹性组织似乎会退化，这个猜测现已得到证实，1907 年，格罗斯的发现再次证实和扩展了这一理论。α-1 抗胰蛋白酶能阻止弹性蛋白酶的作用，即通过调节弹性蛋白酶的水解，从而平衡炎症过程产生的弹性蛋白酶。之后，随着 α-1 抗胰蛋白酶表型变体的发现，临床上开始使用这种活性球蛋白来治疗先天性 α-1 抗胰蛋白酶缺失。奥斯勒发现肺气肿具有家族遗传性，并将这一发现归功于波士顿的小詹姆斯·杰克逊（James Jackson Jr），正是他发现了 20 例肺气肿患者中有 18 例患者的父母一方或双方患病。

塞缪尔·约翰逊博士的肺

1709 年到 1784 年间，伟大的英语词典编纂者和文学家塞缪尔·约翰逊（Samuel Johnson）博士居住在英国。鲍斯威尔（Boswell）为其所著的传记，可以算是英国文学中最著名的作品之一。然而，晚年的约翰逊患上了右心衰，并伴有严重的腿部水肿和阴囊水肿。在他临终前，医生利用刺血针为其引流水肿积液，但当他试图通过这种方式自己去除腿部积液时，却刺出了一道很深的伤口，这一意外似乎加速了他的死亡。

尸检记录显示"1784 年 12 月 15 日，周三，应 M. 克鲁伊山克（M. Cruikshank）博士的要求，在赫伯登（Heberden）博士、布洛克勒斯比（Brocklesby）和赫伯登·巴特（Heberden Butter）的陪同下，为塞缪尔·约翰逊博士进行尸检……打开胸腔，当空气进入时，肺部并没有像往常一样塌陷，而是维持扩张状态，似乎失去了收缩的能力；肺切面的气腔也明显扩大，右侧肺叶紧紧粘在横膈上；气管的内表面有点发炎；没有发现胸腔积液。心脏极其大且强壮……[22]"

有人猜测马修·贝利（Matthew Baillie，1761—1823）的早期病理学教科书中肺气肿的插图和描述，正是来自约翰逊博士这一病例。1992 年，戈登·斯奈德（Gordon Snider）发表了一篇关于肺气肿的综述性文章，其中就引用这一猜测，这引起了远在墨尔本大学（University of Melbourne）的哈罗德·艾特伍德（Harold Attwood）的注意，他给《柳叶刀》（The Lancet）杂志的编辑写了一封信，总结了他的看法，认为"该插图既不是肺气肿，也不是约翰逊博士的肺切片"。艾特伍德之前于 1795 年发表在《柳叶刀》杂志上的一篇文章就引用了贝利的描述，"……肺表面的气腔比自然状态下要大得多，类似于两栖动物。"一些作者认为，他说的两栖动物指的是青蛙，但艾特伍德接着说，海豹的肺也具有这一特征，且插图中的隔膜小圆凸也可以在海豹体内找到。艾特伍德声称，贝利的插图展示的是慢性间质纤维化（蜂窝肺），只是被没有参与尸体解剖的约翰·莱瑟姆（John Latham）博士错误地描述为肺气肿。

肺血管疾病

盖伦提出了"4 室"心脏的概念，但其中有两处错误：室间隔的有孔性和二尖瓣允许空气进入心脏 [1-3]。在中世纪时期，许多源自希腊和罗马的医学知识都丢失了，但伊斯兰学者通过将其翻译成阿拉伯语保存了一些关键的资料。值得注意的是，伊斯兰解剖学家伊本·纳菲斯（Ibn al Nafis，1210—1288）比威廉·哈维（William Harvey，1578—1657）等其他解剖学家早 3 个世纪就已明确描述了肺循环 [1,2,23]。此外，伊本·纳菲斯否认了盖伦的室隔膜存在孔的观点，并正确地描述血液是通过肺从右心到左心的。文艺复兴时期，随着对人体解剖的深入研究，人们对于心脏和肺的描述也更准确。安德里亚斯·维萨里（Andreas Vesalius，1514—1564）、迈克尔·塞尔维特（Michael Servetus，1511—1554）和雷纳尔德斯·哥伦布（Renaldus Columbus，1516—1559）舍弃了盖伦的错误观念，对心肺循环进行了更为完善的描述 [1,2]。塞尔维特指出，在这个过程中血液的颜色由蓝色变为红色，但他的其他想法被认为是异端邪说，人们将他的书拴在他的腿上，把他绑在火刑柱上烧死。幸运的是被烧毁的书还有其他副本。

毫无疑问，正如大多数当代学者所认为的，

正是威廉·哈维（1578—1657）建立了我们对系统循环和心肺循环的现代认识[1,2]。在显微镜的帮助下，1661 年，马塞洛·马尔比基（Marcello Malpighi，1628—1694）进一步扩展了肺循环的组织学特征，并首次描述了肺泡和毛细血管[1,2]。

虽然人们已对支气管动脉在疾病中的改变进行过描述，但其改变还是常常被忽视。早期的解剖学家是沿着起源于主动脉的非成对小动脉的路径，在瘢痕下做动脉导管的出口，然后发现它们进入纵隔膜，最终到达支气管。荷兰著名的解剖学家弗雷德里克·鲁谢（Frederik Ruysch，1638—1731）通过用蜡注射气管，提供了一条详细而清晰的支气管循环路径。尽管如此，支气管静脉接收所有来自支气管动脉的血液的误解一直延续到 20 世纪。威廉·斯诺·米勒（William Snow Miller）是澄清这一误解的人之一，他认为大部分支气管动脉的血液通过肺毛细血管床最终经肺静脉流出。20 世纪 30 年代，又发现了毛细血管床的扩张和增生与二尖瓣狭窄、肿瘤聚集、支气管炎和肺结核有关。

18 世纪末和 19 世纪初，肺动脉高压先天性心脏病、瓣膜病和慢性肺病如肺气肿、支气管扩张等的相关病理变化已被广泛认识。1891 年，恩斯特·冯·罗姆伯格（Ernst von Romberg）描述了一个"令人费解的肺血管硬化"尸检案例。原发性肺动脉高压的病例在 20 世纪 30 年代的一些文献中也出现过，但它的存在是有争议的。1940 年，特伦斯·伊斯特（Terence East）发表文章《肺动脉高压》（*Pulmonary Hypertension*），文中描述了三名患有不明原因肺动脉高压的年轻女性。

1851 年，西奥多·麦斯米兰·比尔哈茨（Theodore Maximillian Bilharz）在开罗卡斯萨尔瓦多艾尼医院（Kasr-el-Aini Hospital）做尸检时，在肠系膜静脉中发现一个不寻常的蠕虫[24]。这种特殊的蠕虫后来被称为曼氏裂体吸虫，这种疾病被叫做裂体血吸虫病或血吸虫病。全世界大约有 2 亿人被感染，在非洲、中国、东南亚和巴西海岸较流行。这些病例大多数都未报道肺部的受累情况，但这是肺动脉高血压最常见的原因之一。当门静脉周围的纤维化严重程度足以导致门静脉向全身静脉分流时，血液并不是流向肝，而是栓塞肺动脉，造成阻塞和肉芽肿性血管炎，进而导致高血压和肺心病。

尘埃病

"尘埃具有腐蚀特性，它侵蚀肺部，在体内消耗营养[25]。"

硅沉着病（矽肺）

几个世纪以来，硅沉着一直是公认的疾病过程。硅是地壳中最常见的元素之一，却是一种致癌物质，虽然是弱致癌物质，但我们都会吸入或摄入极少量的硅，我们也允许孩子在沙滩上打滚。尽管我们对二氧化硅的态度很随意，但是新鲜的二氧化硅断面表面化学活性很高，在组织内可引起强烈的炎症反应。硅沉着病在埃及木乃伊中已被证实，是历史上的一种常见病，并且对持续暴露在高浓度二氧化硅环境中的工人构成严重威胁。早期就已证实硅沉着病会增加肺结核的罹患风险。

1526 年，乔吉斯·阿格里科拉（Georgius Agricola，1494—1555）到德国的一个矿业城市茨维考（Zwickau）当医生。受过广泛教育的他对矿石的开采过程非常着迷，并于 1533 年开始撰写著名的《矿冶全书》（*De Re Metallica*）[25]。这本包含 12 卷的史诗般的巨著出版于 1556 年，即他去世后一年。书中，他描述了折磨石匠和矿工的肺病，并区分了其中有毒侵袭性粉尘与危害性较小的粉尘。在伯纳迪诺·拉马兹尼（Bernardino Ramazzini，1633—1714）的《工人的疾病》（*De Morbis Artificum Diatriba*）一书中，引用蒂姆布洛克（Diembrock）对死于哮喘的石匠的肺部描述，他发现这些工人的肺内含有大量沙子，以至于当他对肺囊泡进行解剖时，他感觉自己就好像在切割一些沙质[26]。

正如约翰斯通（Johnstone）对乌斯特郡（Worcestershire）的针类制造者所描述的，沃夫勒（Wafler）和勒布姆（LeBlanc）也认为法国磨石工有较高的死亡率。根据贝多斯（Beddoes）的观点，林奈（Linnaeus）说磨床工和石匠工都是在 30 岁前就死于肺结核。萨克拉（Thackrah）

指出，所有粉尘在毒性上是不尽相同的，"每种灰尘都会对肺有不同程度的刺激。"他指出，同样是开采矿石，在英格兰北部的主要矿山上，相比采石灰岩的矿工，采砂岩的矿工更容易受开采粉尘侵害。

矿工尘埃病早期阶段的组织学研究显示，小气道及其伴行动脉周边存在离散性细纤维化改变，否则肺泡壁也不会增厚。结节性集合与淋巴管相关而且很突出，可通过触诊找到淋巴管的走向。支气管和纵隔淋巴结肿大，随着时间的推移，肿大的淋巴结融合形成大片状纤维化区域。病变的肺重是正常肺重的两到三倍，库斯莫尔（Kussmaul）发现肺焚烧后，残灰可能占总肺重量的 40% 或 50%！如果一个正常的肺重 300 g，那么这些病变的肺可能重达 800 g，这意味着可能有 400 g 是灰尘，这是由于多年来吸入的 0.2 ~ 5 μm 直径大小的颗粒在肺内保留并沉积形成的。与慢性纤维性硅沉着病相比，急性硅沉着病是由于吸入更高浓度的亚微米粉尘所造成的。一起发生在西弗吉尼亚州（West Virginia）的鹰巢（Hawk's Nest）及高利河（Gauley River Bridge）的灾难性事件引起了美国公众的关注，同时国会也开始审查。400 ~ 500 人或更多的工人在砂岩内挖隧道时吸入了大量的二氧化硅。其中许多人死于急性硅沉着病，而其他人则发展成更常见的慢性硅沉着病。

英国公众对于职业性尘埃病的认识，比其他大部分国家都要先进。20 世纪初，欧洲其他国家、南非、澳大利亚、加拿大和美国才开始研究尘埃病。美国首次调查矿业硅沉着病是在 1914—1915 年，由美国矿务局（US Bureau of Mines）在乔普林（Joplin）矿区开始的，这个矿区于 19 世纪中期开始金属矿开采。在西部各州的金矿工人硅沉着病患病率很高，特别是内华达州（Nevada）可高达 80%。尘埃病，特别是硅沉着病的相关研究，在 20 世纪早期开始萌芽，1900 年至 1935 年间，欧洲、南非、澳大利亚和北美发表了成千上万的相关文章。美国国会在 1913 年创建了劳工部（Department of Labor）来改善工人的工作条件，任命前矿工威廉·B. 威尔逊（William B. Wilson）为部长。

煤炭工人肺尘埃沉着病

16 世纪的英国由于森林资源的严重消耗，导致了煤炭使用量的增加，且 17 世纪工业的兴起更是大大地促进了矿业的发展。1551—1560 年英国的煤炭产量大约为 21 万吨，但从 1681 年到 1690 年上升至 298.2 万吨，而 1881 年就达到了 1.54 亿吨。煤矿一般都很深，而且矿井通风不良，成千上万年轻人的肺逐渐变得越来越黑。一直以来大家都知道肺有色素沉着，但令人惊讶的是关于色素的性质问题引发了长期的争论。1813 年，皮尔逊（Pearson）认为肺部沉积尘埃颗粒是由空气中的碳或煤烟沉积而成，斯特拉顿（Stratton）首次提出术语"煤肺病"来形容煤炭导致的肺部病变 [27]。

令人难以置信的是，病理学学生更多认为这些色素是内源性色素而不是吸入的灰尘。肺的黑色素沉积被称为黑变病或假黑变病，这主要是为了区别于真正的黑变病，即转移性黑色素瘤。爱丁堡的学校在这方面有很大的优势，他们对大量的矿工进行尸体解剖，并认识到这些色素是吸入性的。但在许多没有矿工的地方，旧思想仍然占上风，他们始终认为这些色素是内源性的。阿格里科拉（Agricola）和帕拉塞尔苏斯（Paracelsus）出书的时候正值德国采矿高峰。然而，三十年战争（Thirty Years War, 1618—1648）摧毁了德国工业，煤炭的需求量也降到了历史的最低点，17 世纪和 18 世纪的大部分时间生产量都很少。因此，魏尔啸说他仅遇到过 4 个病例，其中 3 个来自苏格兰，他更倾向于认为这些黑色素是内源性的。1866 年，魏尔啸才最终认识到煤矿工人黑肺病中黑色素是吸入性的而非内源性的。

雷奈克发现所有的成年人肺部都有一些色素，但这并不是病理性的。1806 年，赖斯森（Reiseissen）认为这些色素来自血液的分解，但乔治·皮尔逊（George Pearson）在英国伦敦皇家学会（Royal Society of London）的一份报告中说，那些尘埃颗粒是动物炭，并解释说："动物炭通过淋巴管运送至支气管腺体……"工龄长的矿工的痰被形容为像打印机的墨 [27]。

T. W. 琼斯研究过几个黑肺的组织学改变，其中的一个肺是由 G. 汉密尔顿（G. Hamilton）

博士送来的。琼斯对汉密尔顿说："……克雷格（Craig）博士指出了一个非常值得注意的现象，即黑色物质大量聚集的地方，肺泡细胞都会扩张。"克雷格的这一观察可能是关于煤炭工人中央型肺气肿微观景象的首次阐述。琼斯和克雷格还观察到尘细胞和充满灰尘的巨噬细胞的存在。克雷格描述了解剖之前扩张和干燥肺的必要性。对于老矿工而言，身体的消耗性改变伤害非常大，尤其是在康沃尔 ①（Cornwall）的老矿工 [27]。然而，许多法国和比利时的医生认为煤矿工人对结核病免疫。奥波尔（Oppert）指出："尸检已经证明，肺气肿几乎都伴有肺内黑色素的沉积。"一百多年前就有证据证实了这一理论，然而在美国直到最近才开始应用于慢性阻塞性肺病患者。

18 世纪中期，卡尔·海因里希·布罗克曼（Carl Heinrich Brockmann）将临床上煤炭工人的疾病与哮喘、结核病区分开，其中包括一些有趣的特点，如黑变病的痰液漂浮而结核病的痰液下沉。黑变病无夜间盗汗或腹泻，病程起伏不定，时而缓解，时而恶化。至于发作性腹泻，希波克拉底指出患者"右季肋部弯曲，脾大，便秘；呼吸困难，脸色苍白，左膝易胀痛，这与金属矿工的情况恰好相反。"塞耶斯（Sayers）指出，长期暴露在大量尘土环境的男性需经常服用通便药预防便秘。他们的膝盖可能是指所谓的"矿工疲惫膝"[髌前滑囊炎，类似于"女佣膝"（house maid's knee）]。

19 世纪早期，约翰·汤姆森（John Thomson，1765—1846）和他的儿子威廉·汤姆森（William Thomson）是爱丁堡和格拉斯哥的教授，他们对于煤矿工人的肺部疾病非常感兴趣 [27]。1845 年，爱丁堡的麦凯勒（Mackellar）医生指出，很多矿工和运煤工人都在 35 岁之前死于"黑肺结核"。1840 年，虽然矿工肺疾病的病理基础在苏格兰和英国得到发展，但法国大陆、比利时和德国等仍对肺内沉积色素的性质存在争论。

石棉沉着症

石棉被称为"神奇的矿物质"，它是一种奇

特的岩石，即使在史前时代，那些看到它的人也不会忘记它蛇形的外形，及其可从石头上脱离的长串纤维。约公元前 438 年开始，它被用作智慧女神雅典娜神庙金灯的灯芯。据说，修女就用过类似的不灭之灯来纪念女灶神维斯塔（Vesta）。据说查理曼大帝（Charlemagne，742—814）为了给游客留下深刻印象，将石棉台布扔进火里清洗，马可·波罗（Marco Polo）也曾说过，中国人也利用矿物编织布。现代石棉的使用可追溯到 1720 年左右俄罗斯的一个石棉产品工厂。大约在 1870 年，意大利开始了系统的石棉纺织加工；1896 年，英国用其制造出第一个石棉刹车片；1929 年，美国做出了石棉水泥管；1931 年，英格兰发明了石棉喷雾技术。温石棉矿业大约在 1878 年始于加拿大。青石棉矿业和铁石棉（名字来源于南非石棉矿，Asbestos Mines of South Africa，AMOSA）矿业分别是在约 1910 年和 1918 年开始于南非。石棉消耗在 1940 年还不到 500 吨，但在 1975 年就上升到了 500 多万吨。由于健康问题和政府规定，石棉的使用量已经大大下降，但许多国家仍在使用。

在《自然历史》（Natural History）中，老普林尼（Pliny the Elder）第一次提到石棉（"不能熄灭的"）这个术语。据说，不知道是他还是他的侄子小普林尼（Pliny the Younger）曾建议不要购买曾经开采过石棉的奴隶，因为他们往往早逝。在罗马，火葬时尸体所穿的石棉寿衣是可重复利用的，因为火葬时尸体被烧毁了，而石棉还是完整的并没有燃烧。在中世纪，炼金师散布谣言称他们的石棉来自耐火蝾螈的头发，将这种矿石命名为火蜥蜴，但马可·波罗证实它来自岩石，而不是蜥蜴。在 18 世纪，出现了防火外套、衬衫和褶边，本杰明·富兰克林（Benjamin Franklin）也拿着一个他在英国购买的小石棉钱包。电影院屏幕的窗帘上用大字母写着"石棉"，电影《西方坏女巫》（Wicked Witch of the West）中的扫帚是石棉做的，在电影《荒野浪子》（High Plains Drifter）中，史蒂夫·麦奎因（Steve McQueen）坐着的假雪也是石棉做的。麦奎因死于恶性间皮瘤，虽然并不一定是由于之前

---

① 康沃尔半岛，位于英格兰西南部。——编辑注

暴露在石棉中引起的。

1906 年，H. 蒙塔古・莫里（H. Montague Murray）尸检时发现，一名曾在纺织工厂中梳理了 14 年石棉的 33 岁石棉工人患有肺病。几十年后，E.R.A 梅里韦瑟（E.R.A Merewether）和 C.W. 普利斯（C.W.Price）开始研究这一现象，并在 1930 年 3 月的英国议会（British Parliament）上发表了他们的报告。库克（Cooke）的原始论文是这样开头的，"下面的案例是重要的，因为它是英国医学史上首次被证实了的石棉中毒。"根据谢利科夫（Selikoff）和格林伯格（Greenberg）的记录，这例标本来自 1924 年去世的内莉・克肖（Nelli Kershaw）。库克指出，X 线片显示广泛的纤维化，双侧胸膜增厚，肺体积变小、致密，肺组织已经被纤维组织取代。结核病依然存在，也可能是导致她死亡的原因。尸检人员将死亡归于石棉中毒，陪审团也赞同这一结论。由于这一事件的发生，1930 年议会颁布的减少石棉威胁健康的措施和法律得以生效。库克提到的肺纤维化部分中有形状各异的矿物质颗粒，显微照片显示其中有大量的石棉体。

1906 年，A.B. 马钱德（A.B. Marchand）形容石棉体为特有的色素晶体，却没有鉴别出它们的核心含有石棉；1914 年，法尔（Fahr）还注意到石棉工人的肺中也存在纤维化。库克和格洛恩（Gloyne）鉴别出了一些特殊个体的石棉核心，1929 年，哈多（Haddow）开始使用"石棉肺"这个术语，后来用"石棉体"来表示无纤维化的石棉肺的病例。尽管美国学者在尸检中见到过此类病例，但他们认为可能是真菌引起的，直到欧洲提出石棉体一年后，才在美国得到认可。1967 年，克劳利（Cralley）和格罗斯（Gross）指出，石棉体不仅含有石棉，还有含铁细丝，并建议在核心结构性质不确定的情况下，使用"含铁体"这个术语。有黑色核心的体有时被称为碳体。然而，现已证明在典型的石棉体结构中，几乎所有的核心都是石棉。

20 世纪 30 年代中期，石棉和肺癌之间的联系还不确切。首次提出二者存在联系的是美国的林奇（Lynch，1935 年）和英国的格洛恩（1934—1935），此后众多类似病例相继被报道。1955 年，理查德・道尔爵士最终得出结论：与石棉接触是肺癌一个主要危险因素[28]。

在法律层面，石棉相关疾病的发现引发了一系列问题。与石棉相关的诉讼成为一个相当大的行业。虽然在 20 世纪上半期就已发生了众多与石棉相关的诉讼，但马特里（Motley）等人认为，石棉工人真正拿起法律武器维护自身权益，始于 1969 年得克萨斯州生产绝缘材料的工人克劳德・汤普特（Claude Tomplait）的诉讼案。引用马特里等人的说法，"1973 年 9 月 10 日，在波莱尔（Borel），美国第五巡回法院的约翰・迈纳・威兹德姆（John Minor Wisdom）法官宣读了审判结果，出乎大部分人的预料……并引发了一波又一波的人身伤害诉讼，这在美国法律体系中从未出现过。"大型的国际企业在这之前就已因间皮瘤的诉讼而岌岌可危，现在又增了一项石棉沉着症。美国最高法院表示，"大量石棉案例"堵塞了美国法院。

其他职业性肺疾病

"尘肺病"这一术语放在现在一般会使人想起硅沉着病、煤矿工人的肺尘埃沉着病和石棉肺，但弗里德里希・艾伯特・冯・泽克（Friedrich Albert von Zenker，1825—1898）首先使用"尘肺病"一词，这是来自一个女孩的病例，这个女孩每天有 10～12 小时用氧化铁粉染吸墨纸，弗里德里希就是在这一铁尘肺的病例中找到了铁粉尘存在的化学证据[29]。早期铁尘肺的病例通常是由于吸入了黄金搅拌器和镜子抛光师使用的氧化铁。然而铁矿（赤铁矿、磁铁矿）工人的尘肺病类似于煤炭工人的黑肺，但赤铁矿工人的肺是红色的而不是黑色的。像煤尘一样，氧化铁的纤维化程度最低，除非它包含硅或其他纤维化成分。

其他职业吸入性疾病继续以惊人的速度不断被发现和阐述。其中有一个例子就是吸入超标的钢锡灰尘导致工人肺泡蛋白质沉积症、肺气肿和纤维化。新的触屏手机出现之前，钢被认为是一种有害灰尘。微波爆米花的调味品含有二乙酰，造成工人患上严重的闭塞性细支气管炎。不同的其他职业性或吸入性的接触可能会导致过敏性肺炎（见第 14 章）。

结语

"风中之尘" [30]

我闭上双眼，仅仅一瞬间，这一瞬间便消逝不见。

我所有的梦，不明所以在我眼前闪过。风中之尘，它们就像风中之尘一样的老歌，像无垠大海中的一滴水。

我们所做的一切终究要回归尘土，尽管我们不愿去面对。风中之尘，我们都是风中之尘……

这首歌的歌词十分适合用来结束我们肺部病理的传奇历史。

过去也有很多奇怪的疾病，阅读这些疾病常常让人想弄清楚它们到底是什么，可以用现代的诊断技术发现什么，以及考虑一百年后医学科学家对"我们的疾病"是怎样看待的。

例如过去的一个叫"劣质热"的疾病，我们今天很少提及：托马斯·奥利弗（Thomas Oliver，1853—1942）爵士用"机器磨破布"来形容劣质热的发病原因，大量的灰尘对新工人产生严重的影响，但却很少影响年资老的工人。

但随着全球经济从农业和工业进一步转变为数字经济，到处充斥着最新的信息和技术，专职研究人员将发现新的肺部疾病。然而，我们的祖先曾罹患的疾病依然存在，成为我们人类存在的印记。一代又一代的卫生保健工作者不断涌现，在我们造福下一代的同时，也祝福人类蒙昧的过去。

致谢

一个章节的内容，我们无法涵盖20世纪中期所有伟大的病理学家，包括赫普利斯顿（Heppleston）、科林（Corrin）、高夫（Gough）、瓦格纳（Wagner）、瑟贝克（Thurlbeck）、劳维恩斯（Lauweryns）、瓦根胡尔特（Wagenvoort）、希斯（Heath）、格林伯格、卡特（Carter）、库恩（Kuhn）、普拉特、罗森（Rosen），也无法涵盖他们下一代的伟人，比如卡岑斯坦（Katzenstein）、梅尔斯（Myers）、科尔比（Colby）、尤森（Yousem）、波普（Popper）、特拉维斯（Travis）、布兰比拉（Brambilla）、弗兰克斯（Franks）、卡格儿（Cagle）、霍克霍泽（Hochholzer）、科斯（Koss）、索尔达娜（Saldana），以及在这个领域做出贡献的不计其数的科学家们。

特别感谢大卫·戴尔（David Dail）医生、柯克·琼斯（Kirk Jones）医生、达里尔·卡特（Darryl Carter）医生、托马斯·科尔比（Thomas Colby）医生和利鲍家族为我们提供信息来源和图像材料。

参考文献

1. Smart J. A historical review of chest diseases. Trans Med Soc Lond, 1970, 86: 1-19.

2. Smart J. Some stepping stones in the history of chest medicine. Br J Dis Chest, 1972, 66: 207-221.

3. French RK. The thorax in history. 2. Hellenistic experiment and human dissection. Thorax, 1978, 33: 153-166.

4. Liebow AA. Tumors of the Lower Respiratory Tract. Washington, DC: Armed Forces Institute of Pathology, 1952.

5. Liebow AA, Carrington CB. The Interstitial Pneumonias. In: Simon M, Potchen EJ, LeMay E, eds. Frontiers in Pulmonary Radiology. New York: Grune and Straton, 1969: 102-141.

6. Spencer H. Pathology of the Lung (Excluding Pulmonary Tuberculosis). New York, Macmillan, 1962.

7. Long ER. Selected Readings in Pathology from Hippocrates to Virchow. Springfield and Baltimore: Charles C. Thomas, 1929.

8. Taubenberger JK, Morens DM. 1918 Influenza: the mother of all pandemics. Emerging Infect Dis, 2006, 12: 15-22.

9. Winternitz M, Wason I, McNamara F. The Pathology of Influenza. New Haven: Yale Univ. Press, 1920.

10. Laënnec RTH. De l' Auscultation Médiate, ou Traité du Diagnostic des Maladies des Poumons et du Coeur. Paris: Brosson & Chaudé, 1819.

11. Winternitz MC. Collected Studies on the Pathology of War Gas Poisoning from the Depattment of Pathology and Bacteriology, Medical Science Section, Chemical

Warfare Service. New Haven: Yale University Press, 1920.

12. Pattle RE. The lining layer of the lung alveoli. Br Med Bull, 1963, 19: 41-44.

13. Anouilh J. The Waltz of the Toreadors; [play]. New York: Coward-McCann, 1957.

14. Fishman AP. Shock lung: a distinctive nonentity. Circulation, 1973, 47: 921-923.

15. Hamman L, Rich AR. Fulminating diffuse interstitial fibrosis of the lungs. Trans Am Clin Climatol Assoc, 1935, 51: 154-163.

16. Katzenstein AL, Bloor CM, Leibow AA. Diffuse alveolar damage--the role of oxygen, shock, and related factors. A review. Am J Pathol, 1976, 85: 209-228.

17. Masson P, Riopelle JL, Martin P. Poumon rheumatismal. Ann Anat Path, 1937, 14: 359-382.

18. Epler GR, Colby TV, McLoud TC, et al. Bronchiolitis obliterans organizing pneumonia. N Engl J Med, 1985, 312: 152-158.

19. Ehrlich P. Beiträge zur Kenntniss der granulierten Bindegewebszellen und der eosinophilen Leukocythen. Archiv Anat Physio Physiol, 1879, 3: 166-169.

20. Curschmann H. Über Bronchiolitis exsudativa und ihr Verhältnis zum Asthma nervosum. Dtsch Arch Klin Med, 1882, 32: 1-34

21. Gough J, Wentworth JE,. The use of thin sections of entire organs in morbid anatomical studies. J R Micsosc Soc, 1949, 69: 231-235.

22. Attwood HD. A dissertation upon the lung of the late Dr Samuel Johnson, the great lexicographer. Lancet, 1985, 2(8469-70): 1411-1413.

23. Loukas M, Lam R, Tubbs RS, et al. Ibn al-Nafis (1210-1288): the first description of the pulmonary circulation. Am Surg, 2008, 74: 440-442.

24. Bilharz T. Fernere mittheilungen über Distomun haematobium. Z Wiss Zool, 1853, 4: 454-456.

25. Agricola, Georgius. De Re Metallica. Basel: Hieronymus Froben and Nicolaus Episcopius, Froben, 1556.

26. Ramazzini, Bernardino. De Morbis Artificum Diatriba. Modena: Antonio Capponi, 1700.

27. Rosen G. The History of Miners' Disease: A Medical and Social Interpretation. New York: Schumann's, 1943.

28. Doll R. Mortality from lung cancer in asbestos workers. Br J Ind Med, 1955, 12: 81-86.

29. Zenker FA. Staubinhalations Krankheiten der Lungen. Deutsches Archiv für Klinische Medizin, 1866, 2: 116-172.

30. Livgren KA. Dust in the Wind [Recorded by Kansas]. On Point of Know Return [LP]. New York, CBS/Kirshner, 1977.

翻　译：朱　平　陈雪玲

校　对：郭　素　陈雪玲

第 14 章

肺：结核：天才们的灾难

安东尼·A. 盖尔（Anthony A. Gal），拉塞尔·A. 哈利（Russel A.Harley）

有史以来，肺结核（tuberculosis，TB）一直是世界上最严重的潜在致死性传染病之一[1,2]。据目前数据估计，世界上有 1/3 的地区受到感染，最常见的致死性传染病中唯有疟疾可以与之匹敌，这种情况在发展中国家中尤为明显。每年约有 800 万人患结核病，其中 200 万人死于肺结核。正如我们所知，它有许多临床和病理学表现，多会影响肺和胃肠道，但偶尔也会影响其他器官系统。21 世纪，由于各种原因活动性感染一直在增加，这些原因包括 HIV 相关疾病患病率的增加、耐药性、营养不良，以及其他社会经济因素。

古代文明

从历史的角度看，结核病已经折磨了人类几千年[2,3]。表 14-1 列举了一些文献中提及的结核病的曾用名。有证据表明，人类结核病的发生与牛的驯化有关[4]。通过各种考古和古生物病理学研究，从公元前 5000 年—公元前 2000 年，欧洲以及中国、印度、南美发现的遗骸中找到了确切的结核病证据。公元前 1200 年的埃及木乃伊展现的典型性驼背（脊柱后凸）和其他一些波特病（Pott's disease）特征的骨骼畸形[1,3,4,5]就是现在所说的结核病的特征。分子生物学研究利用基因探针，从大约公元前 1000 年秘鲁及其他地方的遗骸中检测到结核分枝杆菌的 DNA[5]。

在古埃及，特别是在希腊，结核病十分常见。"痨病"一词来自希腊词"phthinein"，是

表 14-1　肺结核的别称[1,4]
消耗性疾病（Consumption）
肺痨（Phthisis）
淋巴结核（Scrofula）
王者的罪恶（King's Evil）
凶险的空气（Pernicious Air）
消瘦（Tabes）

日渐消瘦的意思。许多希腊学者包括伯里克利（Pericles，公元前 495 年—公元前 429 年）、荷马（Homer，约公元前 800 年—公元前 750 年）及亚里士多德（Aristotle，公元前 384 年—公元前 322 年），曾在他们的作品中提到结核病的现象也评论过它的传染源[1,6]。与此相反，希波克拉底（Hippocrates，公元前 460 年—公元前 370年）指出，结核病是当时最普遍的疾病，可能有遗传性，因为它有家族聚集性[4,6]。

在罗马帝国时期，肺结核常见而且不可治愈。但是医生认为适当的休息、新鲜空气和充足的营养对结核病患者有益处：老普林尼（Pliny the Elder）（公元 23 年—公元 79 年）建议进行长时间海上航行或迁居到气候干燥的地方居住[1]。不同于希波克拉底，盖伦（Galen，公元 130 年—公元 200 年）认为结核病有传染的可能性[6]。其他的罗马医生指出了人类结核病和牛肺痨的相似之处，然而当时还有一种明确提出的假说认为结核病是通过遗传获得的，或者是因为它的易感性

增加。

黑暗中世纪

罗马帝国没落之后的几个世纪，人们对结核病的认识几乎没有进展。在这期间，医学在很大程度上受教会教义的影响。有些人认为，这种疾病是上帝实施的一种惩罚，而那些患结核病的人都是罪人。

感染肺结核的人努力寻求神的干预，他们既去教堂也去皇室，希望神可以治愈他们。早在 5 世纪，患者们去皇室朝圣，恳求国王能摸一下他们那结核性病变的皮肤（淋巴结核），希望得到治愈（图 14-1）。这种被称为王者的罪恶（King's Evil）、王者的触摸或皇家的触摸的仪式持续了几个世纪，直到 1825 年查尔斯十世（Charles X）统治时期才结束（图 14-2）[1,3,7]。

文艺复兴

文艺复兴时期，科学设想和探索以及新的思维方式使得人们摒弃了先前对结核病的观念。在欧洲南部的国家（如西班牙和意大利），人们倾向于接受先前由某些希腊和罗马学者所提出的传染理论[4]。相反，在欧洲北部的国家（如德国和法国），人们认为结核病是遗传或后天形成的[3,5]。

吉罗拉莫·弗拉卡斯托罗（Girolamo Fracastoro，1478—1553）（图 14-3）是一位意大利医生，强烈支持接触性传染的概念[1,4]。他写于 1546 年的《传染—传染性疾病及其治疗》（*De Contagione et Contagiosis Morbis et Eorum Curatione*）是第一篇认为结核病具有传染性的论文。瑞士的帕拉塞尔苏斯 [菲利普斯·奥里欧勒斯·德奥弗拉斯特·博姆巴斯茨·冯·霍恩海姆（Paracelsus（Philippus Aureolus Theophrastus Bombastus von Hohenheim），1493—1541] 认为这种疾病是外部因素引起的，且影响到特定的器官[4]。1650 年，弗朗西斯·西尔维乌斯（Franciscus Sylvius，1614—1672）描述了肺和其他器官的特征性结节病变。"结节"这个词是英国医生理查德·莫顿（Richard Morton，1637—1698）提出的，用于描述肺痨的特征性病变。

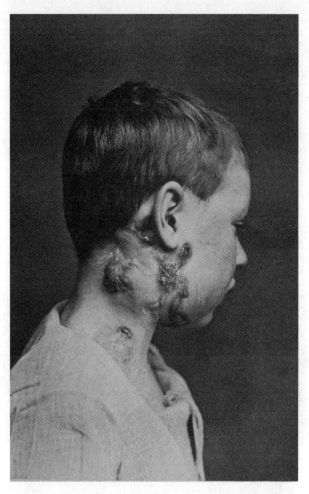

图 14-1 颈部瘰疬（颈部淋巴结核）。摘自布拉姆韦尔·拜罗姆（Bramwell Byrom）的临床医学图集 v. Ⅱ，pl. ⅩⅩⅫ，P. 5 爱丁堡，康斯特布尔，1893。由美国国家医学图书馆提供

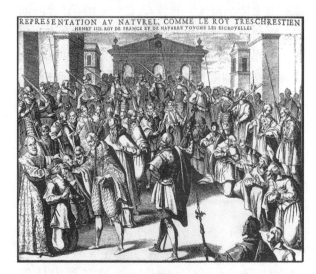

图 14-2 国王的触摸。亨利四世触摸结核病灶。摘自：杜·劳伦斯（du Laurens），De Mirabili Strumas Sanandevi Solis Galliae Regibus Christianissimis Divinitus Concessa Paris，Apud Marcum Orry，1609

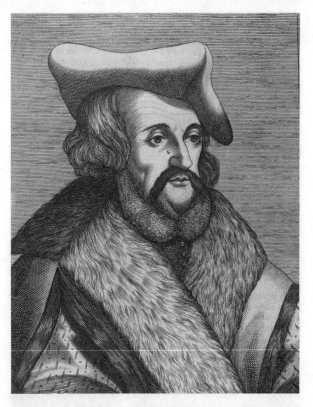

图 14-3 吉罗拉莫·弗拉卡斯托罗（1478—1553）肖像，由法国卫生组织（BIU Sante）提供

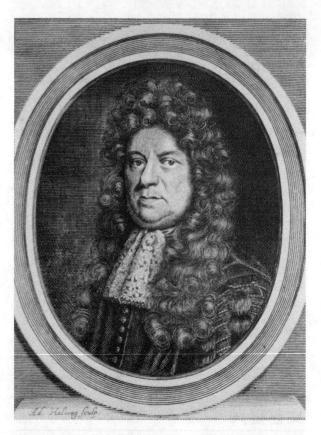

图 14-4 理查德·莫顿（1637—1698）医学博士肖像，由美国国家医学图书馆提供

（图 14-4）1700 年，让 - 雅克·马格特（Jean-Jacques Manget，1652—1742）发现了粟粒性结核并做出描述[6]。

从远古延续几千年关于结核的各种神秘的或半真半假的说法一直存在，直到文艺复兴时期新思潮的出现才为结核是传染病提出强有力的证据。值得注意的是，从政治和地理的角度来看，这种说法受到欧洲南部国家（意大利和西班牙）的青睐；而在北欧国家（德国、英国、法国），人们相信结核是具有遗传倾向的或者由其他不确定的因素导致的。

18 世纪

1720 年，本杰明·马汀（Benjamin Marten，1690—1752）在一篇题为《肺结核的新理论》（A New Theory of Consumption）的文章中详细阐述了结核病具有传染性的概念[8]。他进一步推测，一种微小的生物（称之为"微生物"）能够导致结核病发生。此外，西班牙和意大利（相关

部门）制定了法律来控制结核病的传播，由此促进了早期的公共卫生计划[1,4]。有趣的是，病理解剖学创始人乔瓦尼·巴蒂斯塔·莫尔加尼（Giovanni Battista Morgagni，1682—1771）却拒绝对结核病患者进行尸体解剖[1,4,6]。

随着 18 世纪后期工业革命的到来，结核病影响到多达 80%～90% 的城市居民。科技进步和科技创新带来了农业和工业生产的增长，经济的扩张，并从根本上改变了生活条件。涌入城市的人口剧增导致了过度拥挤、卫生条件恶化、疾病肆虐蔓延。据统计，25 岁以下的死亡患者中结核病患者超过 50%，而在 25～45 岁死亡患者中结核病约占 1/3。

19 世纪

19 世纪初，结核病在欧洲的一些城区中心肆虐蔓延，并在美国成为死亡的主要原因[3,9]。在法国，何内 - 希欧斐列 - 海辛特·雷奈克（René-

Théophile-Hyacinthe Laënnec，1781—1826）因推进听诊器的发展和对肺部疾病的认知而闻名，他进一步把体格检查和尸体检查关联起来[4,10]（肺癌部分见第 15 章图 15-6）。他坚信"小结节"是所有类型结核病的常见病变，换句话说，这其实是一种疾病在不同器官表现的不同的临床症状。1839 年，约翰·森莱（Johann Schönlein，1793—1864）概括性地提出"肺结核"一词[6]。

19 世纪中叶，卡尔·冯·罗基坦斯基（Carl von Rokitansky，1804—1878）和后来的鲁道夫·魏尔啸（Rudolf Virchow，1821—1902）建立的尸检病理学日耳曼学派的兴起，使更多的人认识了肺结核的病理学变化。然而，魏尔啸挑战肺结核感染性的概念：他坚持认为结核是一种非特异性炎症反应，强烈地冲击了结核是一种传染病的观念[4]。

1865 年，法国外科医生让 - 安托万·维尔曼（Jean-Antoine Villemin，1827—1892）指出结核病是一种传染病[1,4,6]（图 14-5）。他对各种动物进行了一系列的接种实验，以诱导结核病的传播。他首先把人类的提取物接种到兔子，然后把牛的提取物接种到兔子，以及兔子与兔子之间交换接种。和他同时代的路易斯·巴斯德（Louis Pasteur，1822—1895），早在 1862 年就进一步阐

述了弗拉卡斯托罗（Fracastoro）的"疾病的细菌理论"，认为肺结核的发生是由于特定的微生物引起，但我们无法通过显微镜或由微生物培养检测到它。

1882 年，罗伯特·科赫（Robert Koch，1843—1910）发现了结核病的病因。这是人们认识和征服这种致命性疾病的一个转折点[4,6,11,12]（图 14-6）。科赫具有敏锐的科学观察能力，他在 1876 年发现炭疽杆菌的实验基础上开始着手一系列的实验。他用苯胺作染料，利用显微镜油镜观察一些结核病患者的样本后提出了以下原理，也被称为科赫假设[11]：

（1）从疾病组织中鉴定出结核杆菌。

（2）成功培养出这种微生物。

（3）可通过实验的方法产生病变。

（4）从感染的动物身上获得微生物，生长并引发疾病。

科赫的发现通过各种出版物的出版迅速广传于世，科学界才慢慢接受肺结核是感染性疾病[11]。科赫后来开发了结核病免疫疗法，即注射他称为"结核菌素"的提取物，但这种方法引起很多不

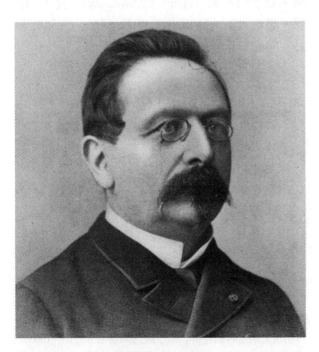

图 14-5 让·安托万·维尔曼（1827—1892）医学博士肖像。由美国国家医学图书馆提供

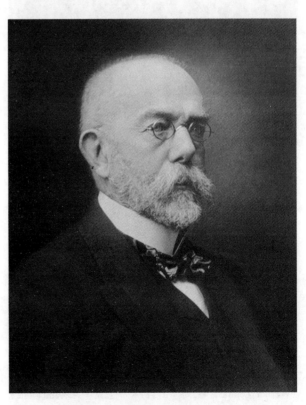

图 14-6 罗伯特·科赫（1843—1910）医学博士肖像。由美国国家医学图书馆提供

良反应，所以后来不再采用（图14-7）。几十年后，在1905年，科赫因发现结核的病因而被授予诺贝尔生理学或医学奖。

在科赫发现结核病病因之前的几十年，人们提出各种各样的公共卫生计划以阻止结核病的传播[1,6,13,14]。赫尔曼·布雷默（Hermann Brehmer，1826—1889）在德国发起疗养院运动，1854年，他建立了布雷默肺结核患者疗养院（Brehmersche Heilanstalt für Lungenkranke）。后来，疗养院在整个西方世界迅速发展并成为结核病治疗的主导模式。在美国，爱德华·利文斯顿·特鲁多（Edward Livingston Trudeau，1848—1915）是一位患有肺结核的医生，他在纽约萨拉纳克湖（Saranac Lake）畔建立了阿迪朗达克（Adirondack）山区疗养院[13]。在特鲁多的疗养院以及其他类似的地方建立的疗养院里，明媚的阳光、新鲜的空气、充足的饮食、温和的运动为患者提供了一个利于康复的环境，同时也将患者从一般人群中隔离出来（图14-8）。

在世纪之交的几年中，结核病死亡率逐步下降，可能因为以下几点原因：

（1）预防和控制结核病的公共卫生措施的推广；

（2）逐渐改善的社会经济政策；

（3）疗养院运动的推广；

（4）各种医疗和治疗措施的普及[3,5,15]。

1895年，威廉·伦琴（Wilhelm Röntgen，1845—1923）发现X线，一年后，即1896年，第一张胸部X线片随即出现[1]。

20世纪

通过对患病儿童的尸检，安东·冈恩（Anton Ghon，1866—1936）从组织病理学角度系统地研究了原发性和其他形式的结核病，并以他的名字命名了"冈恩病灶和冈恩症"（Ghon Focus and Ghon Complex）[16]。随着时间的推移，这些病变可导致纤维化和瘢痕形成，又被称为"兰克症"（Ranke Complex）[17]。其他由阿图尔·福瓦尔德（Artur Vorwald，1904—1974）、埃斯蒙德·R.隆（Esmond R. Long，1890—1979）（注：本文引用的病理学史的作者）、亨利·C.斯维尼（Henry C. Sweaney）及阿诺德·里奇（Arnold Rich，1893—1968）所做的著名实验和临床病理学研究进一步阐明了结核病的

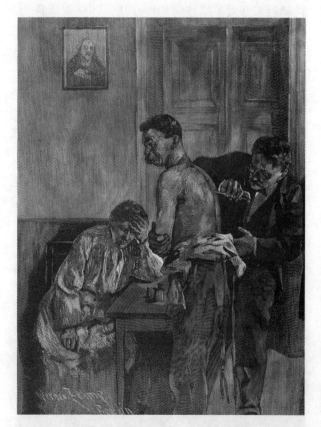

图14-7　科赫的肺痨药理疗法和免疫疗法。沃纳·泽姆（Werner Zehme）雕刻。出自：《弗兰克·莱斯利画报》（*Frank Leslie's Illustrated Newspaper*），1891年。由美国国家医学图书馆提供

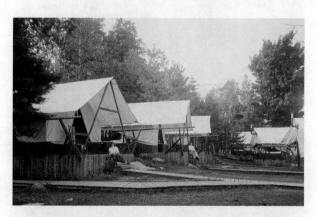

图14-8　纽约州立医院，雷·布鲁克（Ray Brook）收容肺结核初期患者的住所，位于纽约阿迪伦卡克山，1905—1910年。由底特律出版公司收藏印刷图片部提供，美国国会图书馆，LC-D4-36950

发病机制和各种临床演变形式[18]（图 14-9）。

尽管科学知识和公共健康领域在进步，但在 20 世纪早期，结核病仍是一种可怕的疾病。从 1880 年—1920 年，大约 2000 万人移居到美国。随着新移民的大量进入，城市变得肮脏拥挤，结核病在城市居民中猖獗，有很多受害者死亡。这种情况在一个世纪前的第一次工业革命尤为严重。

第一次世界大战导致结核病的发病率上升，但在随后的几年里，疗养院之外的各种治疗方法的应用使结核病得到控制，这些方法包括新的胸腔手术方法[5]。虽然各种专利药、万能药和其他"灵丹妙药"在各大报纸和杂志中宣传推广，但几乎没有产生任何效用（图 14-10）。

1929 年，青霉素被发现后，为寻找新的结核治疗方法，许多科学家开始了系统的研究[1,6,15]。1943 年，在赛尔曼·瓦克斯曼（Selman Waksman，1888—1973）的实验室里，阿尔伯特·沙茨（Albert Schatz，1920—2005）从土壤微生物中分离出一种物质——灰色链霉菌，这种菌显示出抗结核活性。他们把它命名为"链霉素"，并以其纯化的形式进行了临床试验。尽管一开始的结果是充满希望的，但是实验结果显示出抗药性和耳毒性等许多问题。链霉素被发现后的几年里，人们对多种抗结核药物都进行了鉴定，在这个过程中，结核病的预后逐渐有了改观，由消极的治疗转变为有治愈可能[2,6,19]（表 14-2）。

疗养院关闭后，其他公共卫生政策和具体的抗结核治疗措施开始实施，20 世纪 50—70 年代间，结核病感染率急剧下降[14]。但随着艾滋病的出现、发展中国家的移民，以及多重耐药结核分

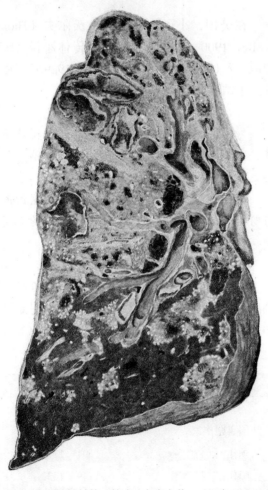

图 14-9　空洞性肺结核。摘自：麦克卡伦·WG(MacCallum WG)《病理学教科书》（*A Text-Book of Parthology*）第 2 版，费城。W.B. 桑德斯（W.B. Saunders），1921 年，666 页。由安东尼·A. 盖尔（Anthony A. Gal）医生提供收集

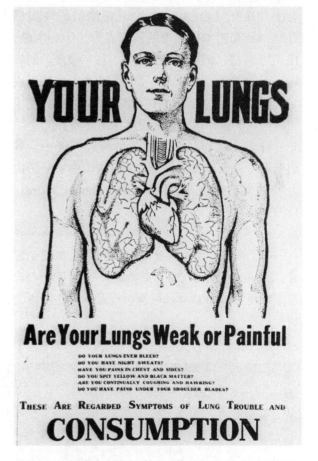

图 14-10　肺痨专利药品广告：你的肺虚弱而且疼痛吗。摘自：克兰普·AJ（Cramp AJ）《秘方、庸医和假冒伪劣药》（*Nostrums and Quackery and Pseudo-medicine*），第 2 版，第一卷，109 页，美国医学会出版，1912 年。由美国国家医学图书馆提供

表 14-2　现代有效的抗结核药物出现的时间表 [2,6,19]
1944　链霉素（Streptomycin）
1946　对氨基水杨酸（Para-aminosalysilic acid，PAS）
1952　异烟肼（Isoniazid）
1952　吡嗪酰胺（Pyraziamide）
1963　乙胺丁醇（Ethambutol）
1966　利福平（Rifampin）

枝杆菌的出现，这种"减缓形势"被证明只是暂时的，（并在 20 世纪 80 年代被改变 [2,15]）。

肺结核：天才人物的灾难

从 18 世纪到 20 世纪初，许多著名作家、诗人、作曲家、音乐家、艺术家和其他历史人物感染了肺结核（表 14-3）[1,20,21]。在他们的许多创造性作品和艺术作品中结核病成为了中心主题。18—19 世纪，结核病完全成为一种"浪漫"的疾病，无论是坏人或好人、年轻人或老人、圣人或罪人都同样受它折磨。在文学作品、音乐和艺术领域中我们选择以下结核病患者作为例子。

许多文学作品中描述的结核病病例中，我们选取了一个经典的例子，来自法国作家亚历山大·仲马（大仲马）[Alexandre Dumas (père)，1802—1870] 的诗句：

"患肺病正成为一种时尚；所有人都是受害者，尤其是诗人；在 30 岁之前，一个年轻人在用尽煽情的言语后口吐鲜血而亡是一种非常凄美的形式。"

英国诗人约翰·济慈（John Keats，1795—1821）在他的几首诗中提到结核病。在他的《夜莺颂》（*Ode to a Nightingale*，1819 年）中，他描绘的主题是思考死亡、永生和救赎：

"我在黑暗里倾听，多少次
我几乎爱上了静谧的死亡，
我用深思的诗韵唤他的名字，
求他把我的一息散入空茫；
而现在，死更是多么富丽，
在午夜里溘然魂离人间，
当你正倾泻着你的心怀
发出这般的狂喜！
你仍将歌唱，但我却不再听见——
你的葬歌只能唱给那片草地。"

在美国，小说家托马斯·沃尔夫（Thomas Wolfe，1900—1938）在他的自传体小说《天使望故乡》（*Look Homeward Angel*，1929 年）中也描绘了结核：

"我认为我已经康复了，因为我记得清清楚楚，当时老医生弗莱彻（Fletcher）来看我。他出去之后对我表姐莎莉（Sally）摇摇头。

他一走，我表姐就对我说，'哎，这该怎么好呀'，他跟我说你每次咳嗽都带血，你真得了肺病了。"

一些 18 世纪和 19 世纪的作曲家和音乐家都感染了结核病。也许最熟知的例子就是钢琴家和作曲家弗里德里克·肖邦（Frédéric Chopin，

表 14-3　一些患结核病的名人 [1,20,21]		
作家		
让·莫里哀（Jean Moliere）	法国喜剧作家	1622—1673
伏尔泰（Voltaire）	法国作家 / 哲学家	1694—1778
约翰·歌德（Johann Goethe）	德国作家 / 科学家	1749—1832
弗里德里希·席勒（Friedrich Schiller）	德国作家 / 历史学家	1759—1805

① 西班牙马略卡岛，位于西地中海，是著名的旅游度假地，被称为"地中海的乐园"。——编辑注

续表 14-3 一些患结核病的名人 [1,20,21]

珀西・比希・雪莱（Percy Bysshe Shelley）	英国诗人	1792—1822
约翰・济慈（John Keats）	英国诗人	1795—1821
拉尔夫・瓦尔多・爱默生（Ralph Waldo Emerson）	美国散文家 / 诗人	1803—1882
伊丽莎白・芭蕾特・布朗宁（Elizabeth Barrett Browning）	英国诗人	1806—1861
埃德加・爱伦・坡（Edgar Allan Poe）	美国作家 / 诗人	1809—1849
夏洛特・勃朗特（Charlote Bronte）	英国小说家 / 诗人	1816—1855
亨利・戴维・梭罗（Henry David Thoreau）	美国作家	1817—1862
艾米丽・勃朗特（Emily Bronte）	英国小说家 / 诗人	1818—1848
费奥多尔・陀思妥耶夫斯基（Fyodor Dostoyevsky）	俄国小说家	1821—1881
西德尼・拉尼尔（Sidney Lanier）	美国作家	1842—1881
安东・契诃夫（Anton Chekhov）	俄国小说家 / 哲学家	1860—1904
罗伯特・路易斯・史蒂文森（Robert Louis Stevenson）	苏格兰作家	1850—1894
弗兰兹・卡夫卡（Franz Kafka）	捷克小说家	1883—1924
D.H. 劳伦斯（D.H. Lawrence）	英国作家	1885—1930
尤金・奥尼尔（Eugene O'Neill）	美国剧作家	1888—1953
凯瑟琳・曼斯菲尔德（Katherine Mansfield）	英国作家	1888—1923
托马斯・沃尔夫（Thomas Wolfe）	美国作家	1900—1938
乔治・奥威尔（George Orwell）	英国小说家 / 散文家	1903—1950
作曲家		
路易吉・波凯里尼（Luigi Boccherini）	意大利作曲家	1743—1805
尼可罗・帕格尼尼（Niccolo Paganini）	意大利小提琴演奏家	1782—1840
卡尔・马利亚・冯・韦伯（Carl Maria von Weber）	德国作曲家	1786—1826
弗雷德里克・肖邦（Frederic Chopin）	波兰作曲家 / 钢琴家	1810—1849
爱德华・格雷格（Edward Greig）	挪威作曲家	1843—1907
视觉艺术家		
让・安托万・华托（Jean-Antoine Watteau）	法国画家	1684—1721
保罗・高更（Paul Gauguin）	法国画家	1848—1903
克里斯托弗・罗哈斯（Cristóbal Rojas）	委内瑞拉画家	1857—1890
阿梅代奥・莫迪利亚尼（Amedeo Modigliani）	意大利画家	1884—1920
奥伯利・比亚兹莱（Aubrey Beardsley）	英国图形艺术家	1872—1898
其他		
红衣主教黎塞留（Cardinal Richelieu）	法国政治家	1581—1642
巴鲁赫・斯宾诺莎（Baruch Spinoza）	荷兰哲学家	1632—1677
何内・TH. 雷奈克（René TH Laennec）	法国医生	1781—1826
西蒙・玻利瓦尔（Simon Bolivar）	委内瑞拉革命家	1783—1830
爱德华・利文斯顿・特鲁多（Edward Livingston Trudeau）	美国疗养院创始人	1848—1915
埃莉诺・罗斯福（Eleanor Roosevelt）	美国女政治家	1884—1962
费雯丽（Vivien Leigh）	英国女演员	1913—1967

1810—1849），下面的句子，写于他在马略卡（Mallorca）岛①休养时（1838年）：

"岛上三个知名的医生来给我看病。第一个医生嗅了我的呕吐物，他说我等于已经死了；第二个轻轻拍了拍我吐痰的地方，说我已经奄奄一息；第三个轻叩我胸部并听了听我吐痰的声音，说我离去世不远了。"

19世纪，肺结核是几部著名歌剧的核心主题。魂牵梦绕的女性之美、浪漫的激情和狂热的性欲是文学作品和歌剧的共同主题。在朱塞佩·威尔第（Giuseppe Verdi）的《茶花女》（La Traviata，1853年）和贾科莫·普契尼（Giacomo Puccini）的《波西米亚人》（La Bohème，1896年）中，受结核病折磨，脆弱而且虚弱如同患了"女人热"（Femme Febrile）的女人，成为主要的歌剧角色。为《茶花女》配乐的著名音乐人亚瑟·格鲁斯（Arthur Groos）将部分音乐乐谱归因于肺结核的特殊临床表现[22]（表14-4）。

吉米·罗杰斯（Jimmy Rogers，1897—1933），一位20世纪早期的著名蓝调和乡村音乐歌手，在他的《结核病布鲁斯》（T.B. Blues，1931年）中吟唱他患肺结核的痛苦：

"我一直如狮子般战斗，看来我要输了

我现在仍像狮子般在战斗，但看来我真的好像就要失败了

因为从没有人能打败肺结核布鲁斯？

我已经得了肺结核布鲁斯"

表14-4　《茶花女》中肺结核主题的音乐 [22]

症状	音乐
呼吸困难	高音小提琴（High divisi violins）
	断断续续的双簧管（Halting oboe）
	弱重音（Off beat accents）
喘息	重复的重音或轻音（Repeated notes & rests）
不稳定的发音	半音阶（Chromatism）
衰弱	跳跃的音阶（Jumping octaves）

与作家、诗人、作曲家、音乐家相比，视觉艺术家们似乎相对较少受结核病影响。委内瑞拉画家克里斯托弗·罗哈斯（Cristóbal Rojas，1857—1890）的画作《拉·米瑟娜》（La Miseria）具有抑郁气质，使人魂牵梦绕（1886年）（图14-11）。

其他肺肉芽肿性疾病

相比肺结核，肺的其他肉芽肿性疾病很早就被熟知了，但在人类历史上，结核病的重要性更胜一筹，肉芽肿性疾病相对不太引人注目。

结节病

非肺结核性肉芽肿性疾病中主要是结节病，这是一种神秘的疾病，我们可能需要借助工具来理解它，但迄今为止还没有人正确使用这些工具[23]。要深入探讨肺结节病，首先要切除皮肤病理层。皮肤科医生认为他们的专长是研究皮肤及相关领域的疾病，而他们在某种程度上算是行医的大体病理学家。

乔纳森·哈钦森（Jonathan Hutchinson，1828—1913）是19世纪中后期伦敦著名的医生（图14-12）。1869年，他在检查一名码头运煤工人时，在这位工人的腿和手上发现对称的、无痛的紫斑，他称之为"青灰色乳头状银屑病"（livid papillary psoriasis）。同年晚些时候，哈钦森访问

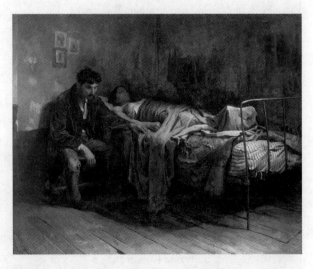

图14-11　油画《拉·米瑟娜》，1886年。克里斯托弗·罗哈斯（1857—1890）。加拉加斯，委内瑞拉国家美术馆

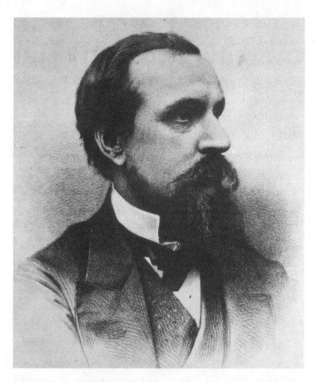

图 14-12 乔纳森·哈钦森（1828—1913）医学博士肖像。美国国家医学图书馆提供

奥斯陆（Oslo），看到卡尔·威廉·伯克（Carl Wilhelm Boeck，1808—1875）的患者，伯克称它为"结节病"，因为它类似肉瘤，但它是良性的。1899 年，卡尔·威廉·伯克的侄子恺撒·伯克（Caesar Boeck，1845—1917）发表了 24 例"良性粟粒性结节"患者的研究结果，这些患者的病变不仅累及皮肤，还累及肺、淋巴结、脾和眼睛等器官系统 [24]。

约尔根·舒曼（Jörgen Schaumann，1879—1953）是一位斯德哥尔摩（Stockholm）的皮肤病学家，在 1914 年写的一篇获奖论文中描述了他称为"淋巴良性肉芽肿病"的病理学特征，但是直到 1936 年这篇文章才发表。1917 年他描述了"层状钙化"（现被称为"舒曼小体"），但他知道的是先前埃黎耶·梅奇尼科夫（Élie Metchnikoff，1845—1916）在阿尔及利亚大鼠中就已经观察到这种"层状钙化" [25]。这种含蜡样抗酸结构如今被称作滨崎 - 韦森贝格（Hamazaki-Wesenberg）小体，1938 年被滨崎（Hamazaki）首次发现，自那以后它一直和真菌有机物混淆不清 [26]。

似乎是库茨尼茨基（Kuznitzky）和比托夫（Bittorf）最先展示了肺结节病肉芽肿的组织学特征。1941 年，在挪威，莫滕·科维姆（Morten Kveim，1892—1966）注意到将结节病淋巴结组织提取物注射到皮下，可以在接种部位引起肉瘤样反应，这种反应可使我们进一步区分结节病和结核病 [27]。

1889 年，欧内斯特·贝尼耶（Ernest Besnier，1831—1909）为一位患者治疗时创造了"冻疮样狼疮"这个术语，这位患者的病变遍及鼻子、耳朵、手指的皮肤。1892 年，亨利·坦尼森（Henri Tenneson，1836—1913）报告了另一例冻疮样狼疮，他还特别注意到了上皮细胞和各种巨细胞的存在。在美国，直到 20 世纪 30 年代，结节病才明确地与其他肉芽肿病区别开来，这方面的领军人物是朗科普（Longcope），随后由苏尔茨巴赫（Siltzbach）、伊斯雷（Israel）等人进一步完善。几十年来，肝活检用于诊断没有出现典型皮肤病变的结节病可疑病例。直到 20 世纪 60 年代，各出版物包括由弗里德曼（Friedman）、伯劳格伦德（Blaugrund）、苏尔茨巴赫的文章表明支气管活检比其他部位活检能显示更多信息。

慢性过敏性肺炎

超敏性肺炎（或急性肺炎，或外源性过敏性肺泡炎）的现代概念出现于 20 世纪 50 年代，并在 20 世纪 60 年代变得更加完善。一个人吸入外源性物质导致呼吸系统疾病这种想法在很早之前就出现了。伯纳迪诺·拉马兹尼（Bernadino Ramazzini，1633—1714）对谷物工人的描述是早期很好的例子 [28]（见第 15 章）（图 15-4）。所谓的"农民肺"的临床实体出现在英国西北部，1932 年，J. 门罗·坎贝尔（J. Munro Campbell）对其进行描述。那些人们在春季的干草环境中工作，这些干草是在前一年异常潮湿的夏天里堆积的 [29]。1936 年和 1938 年，福西特（Fawcitt）进一步研究这个问题并注意到真菌孢子的大小正好可以吸入肺中，并可能解释他在 X 线胶片中看到的粟粒状斑点。1946 年，托尼尔（Tornell）描述了"脱粒机肺"（thresher's lung），即美国谷物工人肺的形态，这不禁使人们联想到结节病和肺结核的症状。

海伦·迪基（Helen Dickey）和约翰·兰金（John Rankin）于 1958 年描述出了支气管中心性炎症和支气管中心性肉芽肿的病理反应特征，因此"农民肺"的典型组织病理学特征逐渐被证明。而在美国中西部地区"农民肺"这个词更是受到认可。值得注意的是，不考虑基础病因，它们在显微镜下的观察现象是相似的[30]。因此出现了更多诸如此类"有意思的名字"：农民肺、蘑菇工人肺、养鸽者病、捕鼠者肺（rat handler's lung）、垂体鼻病（pituitary snuff disease）、羽毛病（鸵鸟毛工人病）、枫树皮工人病（maple bark stripper's disease）、甘蔗渣（粉碎和干燥的甘蔗）软木尘肺（黄柏）[（bagassosis（crushed and dried sugar cane）suberosis（cork tree bark）]、加湿器肺及辣椒分离器肺等。

致谢

一个章节的内容，我们无法涵盖 20 世纪中期所有伟大的病理学家，包括赫普利斯顿（Heppleston）、科林（Corrin）、高夫（Gough）、瓦格纳（Wagner）、瑟贝克（Thurlbeck）、劳维恩斯（Lauweryns）、瓦根胡尔特（Wagenvoort）、希斯（Heath）、格林伯格、卡特（Carter）、库恩（Kuhn）、普拉特、罗森（Rosen），也无法涵盖他们下一代的伟人，比如卡岑斯坦（Katzenstein）、梅尔斯（Myers）、科尔比（Colby）、尤森（Yousem）、波普（Popper）、特拉维斯（Travis）、布兰比拉（Brambilla）、弗兰克斯（Franks）、卡格儿（Cagle）、霍克霍泽（Hochholzer）、科斯（Koss）、索尔达娜（Saldana），以及在这个领域做出贡献的不计其数的科学家们。

特别感谢大卫·戴尔（David Dail）医生、柯克·琼斯（Kirk Jones）医生、达里尔·卡特（Darryl Carter）医生、托马斯·科尔比（Thomas Colby）医生和利鲍家族为我们提供信息来源和图像材料。

参考文献

1. Rubin SA. Tuberculosis. captain of all these men of death. Radiol Clin North Am, 1995, 33: 619-639.

2. Lawn SD, Zumla AI. Tuberculosis. Lancet, 2011, 378: 57-72.

3. Evans C. Historical background. In: PDO Davies, ed. Clinical Tuberculosis. 2nd ed, London: Chapman & Hall Medical, 1998: 1-19.

4. Haas F, Haas SS. The origins of Mycobacterium tuberculosis and the notion of its contagiousness. In: Rom WN, Garay SM, eds. Tuberculosis. Boston: Little Brown, 1996: 3-19.

5. Daniel TM. The history of tuberculosis. Respir Med, 2006, 100: 1862-1870.

6. Herzog H. History of tuberculosis. Respiration, 1998, 65: 5-15.

7. Dossey L. The Royal Touch: A Look at Healing in Times Past. Explore (NY), 2013, 9: 121-127.

8. Marten B. A New Theory of Comsumption: More Especially of a Phthisis, or Consumption of the Lungs. London, Printed for R. Knaplock, 1720.

9. Holmberg SD. The rise of tuberculosis in America before 1820. Am Rev Respir Dis, 1990, 142: 1228-1232.

10. Laënnec R. De l'Auscultation Médiate Ou Traité Du Diagnostic Des Maladies Des Poumons Et Du Coeur. Paris: Brosson & Chaudé, 1819.

11. Sakula A. Robert Koch: centenary of the discovery of the tubercle bacillus, 1882. Thorax, 1982, 37: 246-251.

12. Koch R. Die Aetiologie der Tuberkulose. Ber Klin Wochenschr, 1882, 19: 221-230.

13. Meyer JA. Tuberculosis, the Adirondacks, and coming of age for thoracic surgery. Ann Thorac Surg, 1991, 52: 881-885.

14. Davis AL. History of the sanitorium movement. In: Rom WN, Garay SM, eds. Tuberculosis, 1st Ed. Boston: Little Brown, 1996: 35-54.

15. Murray JF. A century of tuberculosis. Am J Respir Crit Care Med, 2004, 169: 1181-1186.

16. Ghon A. Der Primäre Lungenherd Bei Der Tuberkulose Der Kinder. Berlin: Urban & Schwarzenberg, 1912.

17. Ranke KE. Zur Diagnose der kindlichen Tuberkulose. In: Pagel W, Pagel M, eds. Ausgewählte Schriften zur Tuberkulosepathologie. Springer Berlin Heidelberg, 1928: 224-236.

18. Dubovsky H. A historical basis for modern concepts of the pathogenesis of tuberculosis. S Afr Med J. 1975, 49: 1105-1110.

19. Harris H. Chemotherapy of tuberculosis: the beginning. In: Rom WN, Garay SM, eds. Tuberculosis, Boston:

Little Brown. 1996, 745-749.

20. Reibman J. Phthisis and the arts. In: Rom WN, Garay SM, eds. Tuberculosis, 1st Ed. Boston: Little Brown, 1996: 21-34.

21. Morens DM. At the deathbed of consumptive art. Emerg Infect Dis, 2002, 8: 1353-1358.

22. Groos A. TB Sheets: Love and Disease in La Traviata." Cambridge Opera Journal, 1995, 7: 233-260.

23. James DG, Sharma OP. From Hutchinson to now: a historical glimpse. Curr Opin Pulm Med, 2002, 8: 416-423.

24. Boeck C. Multiple benign sarcoid of the skin. Norsk Mag Laegevid, 1899, 14: 1321-1345.

25. Schaumann J. Recherches sur le lupus pernio et ses relations avec les sarcoides cutanées et sous-cutanées. Nord Med Ark, 1917, 49: 1-81.

26. Ro JY, Luna MA, Mackay B, et al. Yellow-brown (Hamazaki-Wesenberg) bodies mimicking fungal yeasts. Arch Pathol Lab Med, 1987, 111: 555-559.

27. Kveim AM. En ny og spesifikk kutan-reaksjon ved Boecks sarcoid. Nord Med, 1941, 9: 169-172.

28. Ramazzini, Bernardino. De Morbis Artificum Diatriba. Modena: Antonio Capponi, 1700.

29. Campbell JM. Acute symptoms following work with hay. Br Med J, 1932, 2: 1143-1144.

30. Coleman A, Colby TV. Histologic diagnosis of extrinsic allergic alveolitis. Am J Surg Pathol, 1988, 12: 514-518.

翻　译：杨体群　苏作清

校　对：郭　素　陈雪玲

第 15 章

肺：癌症、间皮瘤以及其他肿瘤

安东尼 · A. 盖尔（Anthony A. Gal），拉塞尔 · A. 哈利（Russel A.Harley）

肺部的肿瘤性疾病：肺癌

肺癌在 20 世纪的最初几年才被广泛认识，这点并不奇怪，因为多年来许多其他疾病如肺结核、职业性肺病或尘肺都有类似于肺癌的临床和病理表现。事实上，在很久之前就有文献表明肺癌已经存在了；肺癌可能发生在某些特定的职业例如矿工，这给我们提供了肺癌致病因素的重要线索。

在过去的几个世纪中，可以明显看出各种肺部疾病主要发生在特定的矿工群体，进一步研究表明，其中就有肺癌。卢克莱修（提图斯 · 卢克莱修 · 卡鲁斯）[Lucretius（Titus Lucretius Carus），公元前 99 年—公元前 55 年] 是一位罗马诗人和哲学家，他的唯一一部已知的作品是哲学史诗《物性论》（De rerum natura）[1]。他评论道："金矿喷出的有毒气体是什么？它们很快起作用，导致矿工们脸色苍白。"事实上还应注意的是，这些患者的肺中有大量灰尘，可能代表某种尘肺。

科学研究的开端

16 世纪初，德国厄尔士山脉（施内山）[Erzgebirge（Schneeberg）] 和捷克共和国（Czech Republic）北部（约阿希姆斯塔尔，Joachimsthal）的矿工们发生了一种致命的特殊肺部疾病 [2-3]。

这些山脉富含珍贵矿石，如银、铜、铁、钴、砷、铋，它们同时也是沥青铀矿的来源，沥青铀矿是铀的主要矿物之一。而在当时的矿工

们身上发现了一种肺部疾病，称之为"高山病"（Mountain Disease or Bergkrankheit）[2,4]。1530 年，乔吉斯 · 阿格里科拉（乔治 · 鲍尔）[Georgius Agricola（Georg Bauer），1494—1555] 指出，许多厄尔士山脉的矿工过早死亡是由于他们在矿井作业得了某种特殊的呼吸道疾病 [1,3]。（图 15-1）1556 年，在他关于这类疾病的著作《矿冶全书》（De Re Metalica）第 6 卷中描述了他对这种疾病的观察："一种具有腐蚀性的气体，慢慢侵蚀掉工人们的肺"以及"它能使老矿工们慢慢窒息而

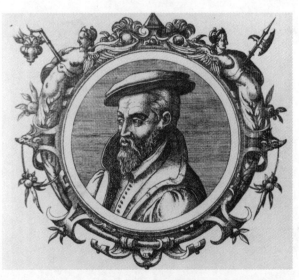

图 15-1 乔吉斯 · 阿格里科拉（1494—1555）肖像。来自《医学哲学近代史》（Icones veterum aliquot ac recentium medicorum philosophorumque），安特卫普（Antwerpen）：荷兰出版社（De Nederlandsche Boekhandel），1901 年出版。由美国国家医学图书馆（National Library of Medicine）提供

死”[3]（图 15-2，图 15-3）。一部分矿山因此被称为“死亡坑”（death pits），因为所有的矿工都死于肺部疾病[2]。

另一位学者帕拉塞尔苏斯（菲利普·奥卢斯·泰奥弗拉斯托斯·庞贝士·冯·霍恩海姆）［Paracelsus（Philippus Aureolus Theophrastus Bombastus von Hohenheim），1493—1541］也指出在矿井工作的危险性，并描述了矿工疾病早期的症状，这些疾病很可能就是肺癌。[4] 当时病因是未知的，可能是因为空气污染、肺痨（即肺结核）或者其他的职业性疾病。直到 300 年后，哈廷（Harting）和黑森（Hesse）于 1876 年确定“高山病”是发生在矿工中一种地方性肺癌；此后被证明是由氡引发的[4,5]。

18 世纪的调查

意大利医生伯纳迪诺·拉马兹尼（Bernadino Ramazzini，1633—1714）对职业病进一步研究并出版了《工人的疾病》（*De Morbis Artificum Diatriba*），因此被称为“职业性肺部疾病之父”[6]。（图 15-4）虽然他在书中概述了化学物质、灰尘和金属在 52 个职业中的健康危害，并且在第 17 章专门讨论了烟草工人的健康问题，但是并没有说明其可能会导致肺癌。

1761 年，著名的意大利解剖学家乔瓦尼·巴蒂斯塔·莫尔加尼（Giovanni Battista Morgagni，1682—1771）在他的著作《疾病的位置与病因》（*De Sedibus et Causis Morborum per Anatomen Idignatis*）中首次记载了解剖肺癌患者，并描述其为“癌性溃疡”（ulcus cancrosum）[7]。同年，约翰·希尔（John Hill，1716—1775）在伦敦写道：6 例“息肉”（鼻孔中黑色质硬的隆起）与“过度使用鼻烟”有关，后来被证明是鼻癌。同

GEORGII AGRICOLAE
DE RE METALLICA LIBRI XII. QVIBVS OFFICIA, INSTRVMENTA, MACHINAE, AC OMNIA DENIque ad Metallicam spectantia, non modò luculentißimè describuntur, sed & per effigies, suis locis insertas, adiunctis Latinis, Germanicisq; appellationibus ita ob oculos ponuntur, vt clarius tradi non poßint.
EIVSDEM
DE ANIMANTIBUS SVBTERRANEIS LIBER, AB AVTORE recognitus: cum Indicibus diuersis, quicquid in opere tractatum est, pulchrè demonstrantibus, atq; omnibus nunc iterum ad archetypum diligenter restitutis & castigatis.
FRO BEN
BASILEAE M. D. LXI.
Cum Priuilegio Imperatoris in annos v. & Galliarum Regis ad sexennium.

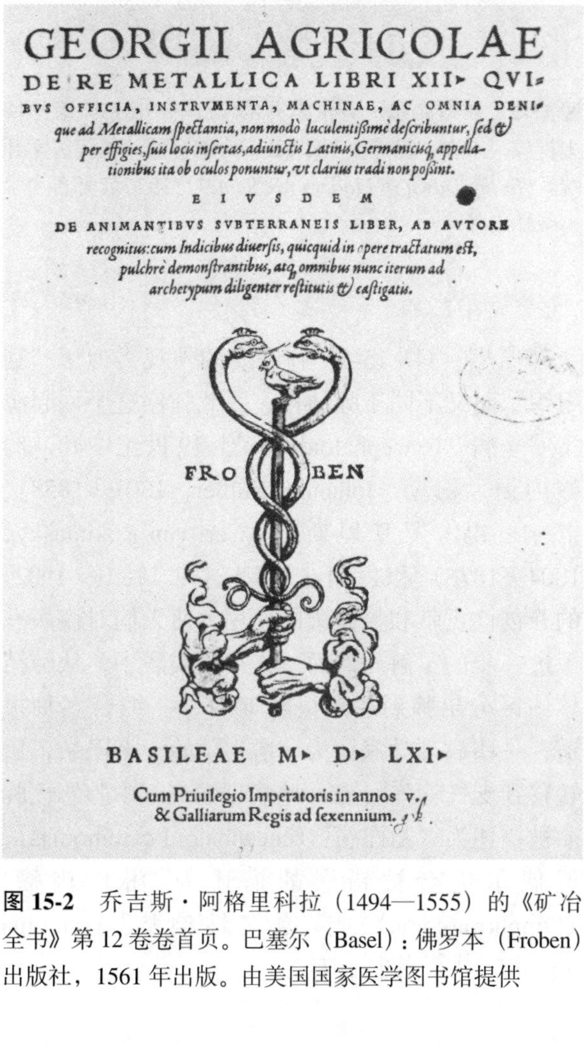

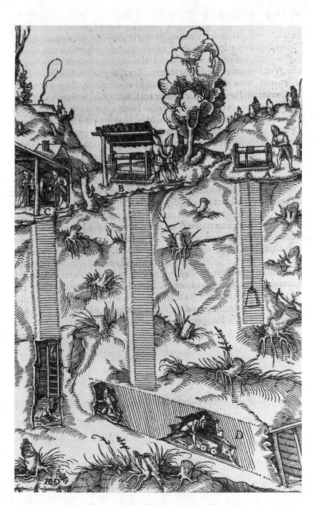

图 15-2　乔吉斯·阿格里科拉（1494—1555）的《矿冶全书》第 12 卷卷首页。巴塞尔（Basel）：佛罗本（Froben）出版社，1561 年出版。由美国国家医学图书馆提供

图 15-3　乔吉斯·阿格里科拉《矿冶全书》第 5 卷第 103 页中描述了 3 个垂直的矿井。由美国国家医学图书馆提供

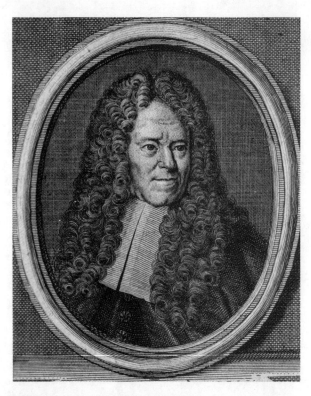

图 15-4 伯纳迪诺·拉马兹尼（1633—1714）医学博士肖像。由美国国家医学图书馆提供

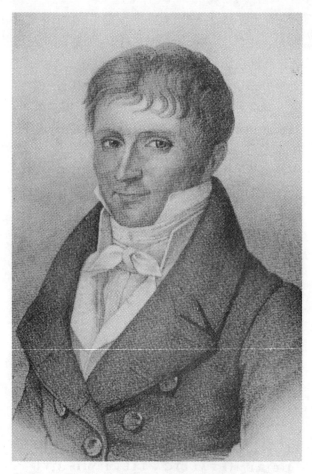

图 15-5 加斯帕尔·劳伦·贝尔（1774—1816）医学博士肖像，来自：巴克·AH（Buck AH）的《现代医学开端》（*In the Dawn of Modern Medicine*），1920 年耶鲁大学出版社出版

样在英国的波西瓦·帕特（Percival Pott，1714—1788）也描述了与鼻烟有关的唇癌，此前他便认为烟囱清洁工的阴囊癌与其工作时接触煤烟有关。（见第 31 章）

19 世纪

到 19 世纪初，法国开始出现肺癌尸检的早期报道（见第 31 章），后来英国和德国医生也开始报道[8]。1810 年，加斯帕尔·劳伦·贝尔（Gaspard Laurent Bayle，1774—1816）在《关于肺结核的研究》（*Recherche sur la phtisie pulmonaire*）中用术语"肺结核肿块"（phthisie cancereuse）来形容肺癌。（图 15-5）何内 - 希欧斐列 - 海辛特·雷奈克（René-Théophile-Hyacinthe Laënnec，1781—1826）在《医学科学词典》（*Dictionnaire des sciences médicales*）中第一次把肺癌描述为"肺部脑病"（encéphaloïdes du poumon）[9]，后来在《肺部和心脏疾病诊断的医学听诊》（*De l'Auscultation Médiate ou Traité du Diagnostic des Maladies des Poumons et du Coeur*）中再次描述

了肺癌[10]。（图 15-6）肺肿瘤的外观类似于"脑组织"而又不同于肺结核，因此肺癌这个词起源于"脑病"（encéphaloïdes）[8]。19 世纪中叶，约翰内斯·穆勒（Johannes Müller，1801—1858）、卡尔·冯·罗基坦斯基（Carl von Rokitansky，1804—1878）和鲁道夫·魏尔啸（1821—1902）的开创性贡献和显微镜的使用，使人们对疾病有了进一步的了解。然而，在尸检实践中，从肺结核中区分出肺癌还是很困难的[11]。综合多种报道，一些病理学家认为"增生"始于淋巴结，后转移到支气管[11]。在一些病理学文献中肺恶性肿瘤被描述为"髓样癌"（encephaloid carcinomas），但偶尔也会被错误的描述为"淋巴肉瘤"（lymphosarcoma）或"原发性肉瘤"（sarcoma primitif）[4,12]（图 15-7）。

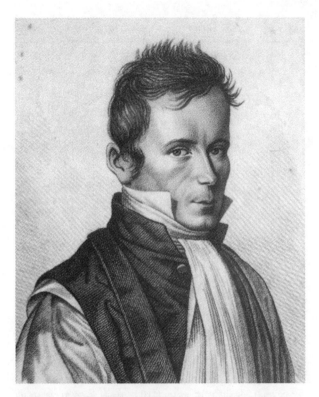

图 15-6 何内 - 希欧斐列 - 海辛特 - 雷奈克（1781—1826）医学博士肖像。由美国国家医学图书馆提供

烟草的影响

在 15 世纪，随着克里斯多弗·哥伦布（Christopher Columbus）和其他探险家发现新大陆后返回欧洲，烟草也被引入西班牙[13]。最初的烟叶消费是通过无烟烟草，以鼻烟和咀嚼的形式。吸烟主要是以烟斗和像雪茄一样的粗卷烟的方式，这通常不会对肺部有太大影响[13]；如前所述，烟没有被深深吸入肺部，因此毒性仅限于口腔。卷烟最初是由手工卷制而成，卷制方法是将切碎的烟草放在玉米皮或包装纸中。最早流行于西班牙的卷烟也被称为"纸卷烟"（papelate），后来传入法国，因而有了"香烟"（cigarette）一词，由小说家奥诺雷·德·巴尔扎克（Honoré de Balzac）1831 年在作品《人间喜剧全集》（*Oeuvres Diverses*）第 2 卷中首次使用。

当时现成的手工卷制香烟是一种奢侈品，直到 1880 年，詹姆斯·艾伯特·邦萨克（James Albert Bonsack，1859—1924）获得卷烟机专利，这一切都随之发生改变[2,13]（图 15-8）。19 世纪末，工业家詹姆斯·布坎南·杜克（James Buchannan Duke，1856—1925）开始使用邦萨克的卷烟机大批量生产香烟。到 1890 年，美国杜克烟草公司生产了美国 90% 的香烟。通过大规模的市场营销和广告宣传，烟草消费在随后的几十年里大幅度增加[13]。

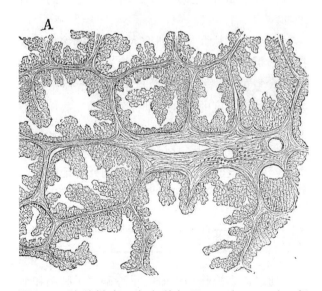

图 15-7 肺髓样癌。来自科尔尼·V（Cornil V）、郎飞·L（Ranvier L）的《病理组织学手册》（*A Manual of Pathological Histology*）翻译版第二章肺肿瘤第 429 页，译者莎士比亚·EO（Shakespeare EO）、西梅斯·JHC（Simes JHC），1880 年费城亨利·C.李出版社（Henry C. Lea）出版。来自安东尼·A.盖尔（Anthony A. Gal）医学博士的收藏

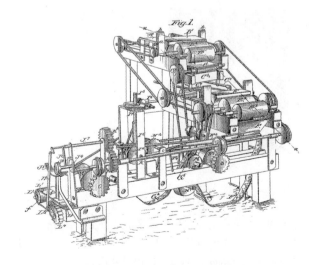

图 15-8 詹姆斯·艾伯特·邦萨克专利申请书中的卷烟机原理图（美国专利号 238640，1881 年 3 月 8 日）

世纪之交

值得注意的是，1898 年，迈克尔·卡明基（Michael Kaminksy）在他的论文中写道："肺癌是一种非常罕见的疾病，全球只有 140 个案例"；但这很快就发生了改变 [13]。1895 年，威廉·伦琴（Wilhelm Röntgen，1845—1923）引入放射成像，同年，古斯塔夫·基利安（Gustav Killian，1860—1921）引入支气管镜检查，这并不完全是巧合，且二者的引入使得肺部和呼吸道疾病更容易诊断。

1912 年，艾萨克·阿德勒（Isaac Adler，1849—1918）写了第一部关于肺癌的综合性著作，题为《肺和支气管原发恶性肿瘤的病理学和临床研究》（*Primary Malignant Growths of the Lung and Bronchi：a Pathological and Clinical Study*）[14]。（图 15-9）在他的文献回顾中主要是阐述了在德国进行尸检的情况，他指出，从 19 世纪末到 20 世纪初肺癌病例显著增加。虽然阿德勒推测吸入香烟烟雾会导致肺癌，但随后人们认为其他原因也会导致肺癌（表 15-1）[2,13,15]。

第一次世界大战期间（1914—1918），吸烟人数显著增加。俗称"油炸面团"（Dough Boys）①的美国士兵，被给予香烟以减轻战场上的压力，

表 15-1　20 世纪早期，肺癌的疑似病因 [2,13,15]
工业和职业暴露
空气污染
苯
砷
镍
铬
石棉
汽车相关
机动车排气
沥青
柏油马路
第一次世纪大战期间，接触潜在的有毒气体的伤害
1918—1919 年流感大流行后慢性刺激

军官们也鼓励士兵吸烟 [2,13]。英国为军队募集烟草资金，美国各种慈善组织为海外士兵提供香烟。（图 15-10、15-11）烟草制品广告的增加，以及政府通过烟草税收及其他激励措施的支持，无疑促成了 20 世纪第一个 25 年香烟消费的指数增加。[13]

1920 年，大量医学研究人员指出肺癌病例数持续增加 [2,13]。这是由多种因素造成的：回顾过去，大量的广告促使了烟草消费的增加，社会接受度和宽容度的提高，都促使了肺癌病例的增加 [13]。从医学的角度来看，这一增长也可以解释为我们拥有更好的医疗记录、广泛使用的胸部 X 射线、纤维支气管镜检查、准确的死亡证明，以及尸检中精确的病理观察 [14]。

流行病学研究

通过许多流行病学研究最终确立了肺癌和烟草消费之间的联系，最早的报道可追溯到 1879 年由哈廷和黑森展示的矿工和肺癌之间的联系 [12]。之后，弗里兹特·利克尹克（Frizt Lickink）在 1929 年指出大多数肺癌患者都吸烟 [2,13]。这一发

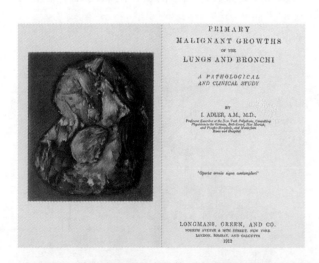

图 15-9　阿德勒的《肺和支气管原发恶性肿瘤的病理学和临床研究》的卷首插图和扉页。纽约朗文格林出版社（Longmans，Green and Co）于 1912 年出版

---

① dough boy 是一种经常给出海的水手制作的"油炸面团"，因为美国步兵军服上的大大圆圆的铜扣很像为水手们制作的 dough boy，自此人们就用 dough boy 指代美国的步兵。——译者注

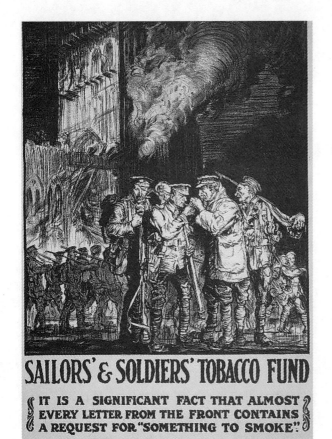

图 15-10　在英国，各种基金筹集资金向军队运送烟草产品。来自底特律出版公司（Detroit Publishing Company）收藏印刷图片部，美国国会图书馆（Library of Congress），LC-USZC4-11186

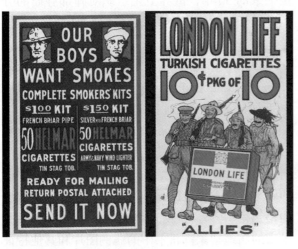

图 15-11　第一次世界大战期间的两个烟草广告

现导致一些国家开始积极对烟草消费进行控制，尤其是在纳粹政权兴起期间，吸烟被认为是一种恶习，并且禁止在公众场所吸烟 [13]。1940 年，

弗朗兹·赫尔曼·穆勒（Franz Herman Müller）发表的第一个病例对照研究显示：吸烟者比不吸烟者更容易患肺癌 [2]。1941 年，奥尔顿·奥克斯纳（Alton Ochsner，1896—1981）和迈克尔·德贝基（Michael Debakey，1908—2008）观察到新奥尔良市慈善医院（Charity Hospital）的肺癌病例大幅增加 [15]。他们进一步推测，这种变化归因于第一次世界大战期间香烟销售的增加。1943 年，谢勒（Schairer）和薛立格（Schoniger）重申烟草很可能是导致肺癌的主要原因。

20 世纪中叶，52% 的男性和 35% 的女性是主动吸烟者 [15]。1950 年是一个分水岭，因为这年在大西洋两岸的两项具有里程碑意义的流行病学研究均表明吸烟与肺癌之间的关系。恩斯特·温德恩（Ernst Wyndern，1922—1999）和埃瓦茨·格雷厄姆（Evarts Graham，1883—1957）发表的一项回顾性研究表明，97% 的男性支气管肺癌患者都有中度至重度的吸烟史 [16]。不吸烟和吸烟少的人患肺癌是罕见的。在英国伦敦，理查德·道尔（Richard Doll，1912—2005）爵士和奥斯汀·布拉德福·希尔（Austin Bradford Hill，1897—1991）爵士在多家医院进行了几项病例对照研究 [17]，研究发现大部分肺癌病例发生在吸烟患者身上，而非对照患者。

尽管本应被视为压倒性证据，但随后的几年里，科学家、公共卫生组织、政府机构与烟草业之间展开了激烈争论，烟草业反驳肺癌和吸烟之间的关系。1957 年，病理学家奥斯卡·奥尔巴赫（Oscar Auerbach，1905—1997）发表了一篇重要的文章，显示吸烟对气管支气管上皮细胞的直接影响 [18]。在对死于肺癌的患者和死于其他原因的吸烟者进行尸检时，他发现了包括基底细胞增生、鳞状上皮化生的癌前病变和原位癌。

公共卫生组织的反应

大量的科学数据给大烟草公司"钉了棺材"，为开展烟草控制工作奠定了基础。1962 年，英国皇家医学院（Royal College of Physicians）发表了史诗般的作品《吸烟与健康》（Smoking and Health），书中强调了吸烟与肺癌之间的联系 [19]。1964 年，美国卫生局局长卢瑟·L. 特里（Luther

表15-2　1964年卫生局局长报告的要点 [15,20]
1．吸烟导致肺癌
2．在男性中，吸烟是肺癌的主要原因；在女性中虽然不是很明显，但有同样的趋势
3．男性吸烟者死于心脏病的病例比非吸烟者更多，但外科医生没有说明吸烟是导致心脏病的原因
4．怀孕期间吸烟会降低婴儿的出生率

L. Terry）召开了一个大型专家组会议，发布了题为《吸烟与健康：美国卫生局咨询委员会报告》（Smoking and Health：Report of the Advisory Committee to the Surgeon General of the United States）的重要报告（表15-2）[20]。这一报告中，联邦政府首次将吸烟与疾病（包括肺癌和心脏病）联系起来，它为美国的烟草控制工作奠定了基础[15]。

同年，格诺·萨柯曼诺（Geno Saccomanno，1915—1999）发现铀矿工人肺癌发病率很高。同时，奥斯卡·奥尔巴赫建立了一个有争议的肺癌动物模型[13]。在他的研究中，比格犬暴露于香烟烟雾中2年半的时间，就会发展为癌前病变、肺原位癌和浸润性癌。在他后期的研究中，奥尔巴赫注意到肺癌的位置和组织学类型与他早期从20世纪50年代到60年代的研究相比发生了显著变化。这种差异很大程度上归因于焦油（主要致癌物质）、尼古丁和其他因素的降低[2]。

与此同时，越来越多的女性开始吸烟，这在很大程度上是由于出现各种针对女性的香烟品牌，如维珍妮牌（Virginia Slims）女士香烟等。在美国，男性吸烟者每日香烟消费量在20世纪70年代达到顶峰，女性则在20世纪80年代达到顶峰。此后，男性与女性的吸烟量都有所下降。现在，肺癌是导致美国男性和女性癌症致死的主要原因；1987年，乳腺癌超过了肺癌，成为了女性癌症死亡的首要原因。

肺癌的病理分类

毫无疑问，肺癌的分类是随着显微镜检查取代了肉眼观察而逐渐发展起来的。在19世纪中期，无论有无显微镜观察，肿瘤的确诊主要是通过尸体解剖。因此，根据肿瘤的生长情况对其进行分类，如"瘢痕、硬化或溃烂"。尽管如此，有些肺癌病例可能被误诊为肺结核、尘肺（即硅沉着病）、转移性肿瘤或其他疾病[21]。

在20世纪20年代初，随着显微镜技术的广泛应用，人们开始对肿瘤的分类进行更多尝试。艾伯特·布罗德斯（Albert Broders，1885—1964）在梅奥诊所（Mayo Clinic）提出了肿瘤分级和原位癌识别的概念。1921年，莫伊斯（Moise）在以下基础上提出了肺癌的分类：①大体解剖学；②组织解剖学；③组织起源。

关于肺癌组织学分类的"现代"概念，即非小细胞肺癌和小细胞肺癌，其实早在1924年W.马切萨尼（W. Marchesani）便提出了[22]。在《原发性支气管肺癌》（Über den primären Bronchialkrebs）中，他提出四大主要类型：鳞状细胞癌、腺癌、大细胞癌、小细胞癌[22]。这一组织分类并没有得到病理学家们的一致认可，而单独提出分类的有费舍尔（Fischer，1931年）、芬德伯格（Findberg，1935年）、利鲍（Liebow，1952年）、巴洛（Balo，1957年）及克里伯格（Kreyberg，1962年），这种"多样的分类"使得制定出一个统一的分类显得尤为必要。1967年，世界卫生组织 [World Health Organization（WHO）] 首次出版了统一的国际分类标准。在接下来的50年，世界卫生组织对肺部肿瘤的分类进行了五次修订，在最新的版本中加入了遗传学和其他学科[22,23]。

1952年，美国军事病理研究所 [Armed Forces Institute of Pathology（AFIP）] 发布第一本手册，名为《下呼吸道肿瘤》（Tumors of the Lower Respiratory Tract），由埃弗里尔·利鲍（Averill Liebow）撰写，后来他转入到耶鲁大学当副教授。世界各地的病理部门都获得了该手册的副本，这本书也因此成为各部门图书馆最常用的书籍之一[24]。接受过培训的住院医生和经验丰富的病理学家都将书中的病例图片和其他特征与他们通过显微镜研究的病例进行匹配。第2版《下呼吸道肿瘤》是由约翰斯·霍普金斯（Johns Hopkins）大学病理系的年轻教师达里尔·卡特（Darryl Carter）和约瑟夫·埃格尔斯顿（Joseph Eggleston）编写的。他们以第1版为基础，并且扩展了对肺肿瘤快速发展的理解。第 3 版也是如此，但是第 3 版出版的同时，世界卫生组织也公布了肺癌的分类，并逐渐取代军事病理研究所的手册作为日常参考。

利鲍将肺癌分为：表皮样癌、未分化腺癌和混合型癌，病理学家选择了这一简单分类，以朝着同一个方向发展。但军事病理研究所的分类也描述了罕见的肿瘤和肿瘤样病变，并讨论了鉴别诊断方法。

肺神经内分泌肿瘤

肺神经内分泌肿瘤是一类临床表现各异，但形态学（组织学、细胞学、组织化学、超微结构和免疫组织化学特征）上相似的肿瘤，提示神经内分泌分化。这些肿瘤有时与肿瘤产生的物质（如神经肽激素）引起的多种副肿瘤综合征有关。一个多世纪以来，关于肺神经内分泌肿瘤的分类和组织发生的解释在不断演变 [21,25]。

1867 年，保罗·朗格汉斯（Paul Langhans）描述了第一例在肠道中的类癌肿瘤；1888 年，奥托·鲁巴尔希（Otto Lubarsch）在《亨克 - 鲁巴尔希手册》（Henke-Lubarsch Handbook Fame）中也进行了描述 [21]。1907 年，西格弗里德·奥本多费尔（Siegfried Oberndorfer，1876—1944）使用专业术语"类癌"暗示形态学"癌样"但临床表现多变的症状 [21]。皮埃尔·马森（Pierre Masson，1880—1959）用各种特殊的银染色技术发现组织切片中的内分泌细胞，后来称之为"嗜铬细胞"和"嗜银细胞"（亲铬细胞和亲银细胞）。

1931 年，保罗·盖佩尔（Paul Geipel）注意到支气管肿瘤类似小肠类癌。1937 年，这种病变特征被赫哈维·汉普尔（Herwig Hamperl，1899—1976）更好地描述出来 [21]。由于种种原因，支气管肺类癌归于支气管腺癌的类别下，这一类别还包括圆柱瘤（腺样囊性癌）、黏液表皮样癌等，以及其他所谓的软骨错构瘤（见下文）。

1926 年，W.G. 巴纳德（W.G. Barnard）认识到纵隔所谓的"燕麦细胞肉瘤"就是肺类癌，并由此产生小细胞癌一词 [21,25,26]。此前，因为它们起源于纵隔淋巴结，而被误以为是纵隔肉瘤。

约翰·阿佐帕迪（John Azzopardi，1929—

2013）仔细研究了一组小细胞癌，于 1959 年发表的重要论文里详细地描述了这些细胞的不同形态 [21,25]。他指出，在英国"燕麦细胞癌"的命名是最受青睐的，而在美国则是"小细胞癌"。

20 世纪 60 年代，病理学家能够很好地区分小细胞癌和非小细胞癌，但偶尔会遇到一些变异或难以分类的肿瘤。1965 年，克劳斯·本施（Klaus Bensch）应用电子显微镜检测到在类癌肿瘤中的神经内分泌颗粒，1968 年，在小细胞癌中也检测出同类颗粒 [21]。1968 年，安东尼·皮尔斯（Anthony Pearse，1916—2003）在英国提出胺前体摄取脱羧酶（amine precursor uptake, decarboxylase，APUD）的概念来解释神经内分泌细胞及其肿瘤 [21,25]。这一研究结果表明，不同部位的肿瘤具有相似的组织化学特征，表明它们具有共同的"胚胎神经脊起源"。

20 世纪 70 年代，应用组织化学和电子显微镜出现了许多关于肺神经内分泌肿瘤的临床病理研究 [21,25]。1972 年，梅奥诊所的 M.G. 阿里格尼（M.G. Arrigoni）指出，一些肺类癌表现更活跃并伴随一些"非典型"的形态特征。这一观点引出了类癌的"典型"和"非典型"概念 [21,25]。福克斯（Fox）和斯卡丁（Scadding）1973 年发表的文章称，小细胞癌是一种独特的临床病理实体：接受手术治疗的患者死亡了，但那些接受放疗的患者显示出更好的生存率 [25]。

20 世纪 80 年代初，小细胞癌被归类为"燕麦细胞"、中间型或混合型（非小细胞癌）。1981 年，耶鲁大学的雷蒙·耶斯纳（Raymond Yesner，1914—2012）提出，不同的肿瘤细胞是从单一的祖细胞分化来的："这构成了'Y 结构'的基础，燕麦细胞癌在底部，大细胞癌在交叉处，鳞状细胞癌和腺癌是两侧的手臂 [25]。"

20 世纪 80 年代中期，由于免疫组织化学技术在各种神经内分泌标志物中的应用，使肺神经内分泌肿瘤的分类得到改善 [21,25]。1985 年，哈蒙德（Hammond）提出了"大细胞神经内分泌癌"一词，形容一组大细胞癌表现出神经内分泌分化的形态学和免疫组织化学特征 [21,25]。1988 年，国际肺癌研究协会（International Association for the Study of Lung Cancer）提出了更加统一的术语，删除了中间细胞，但添加了"混合小细胞 - 大细胞癌"和"联合小细胞癌"。

20 世纪 90 年代，神经内分泌肿瘤进一步细化分类。威廉·特拉维斯（William Travis）及其同事研究了大量的肺神经内分泌肿瘤，并提出新的组织病理学标准和 4 种主要实体肿瘤，即类癌、非典型类癌、大细胞神经内分泌癌、小细胞癌 [21,25]。然而，肺神经内分泌肿瘤命名的重复性仍然是一个问题，一些病理学家提出了一个更简单的三层分类。

肺部其他肿瘤性疾病

肺部还有其他无数肿瘤，其中一些是近年才被描述出来的，肺部肿瘤仍将继续给民众和肺部病理学家带来困扰和挑战。

1904 年，尤金·阿尔布雷特（Eugen Albrecht，1872—1908）首次将非肿瘤性畸形描述为"错构瘤"（Hamartoma），源于"hamartein"一词，意思是"错过了标记"。错构胚细胞瘤被认为是肿瘤性的肿块。1934 年，戈兹沃西（Goldsworthy）描述了这一实体瘤，他认为错构瘤实际上是生长很缓慢的后天肿瘤，这种说法在 20 世纪 50 年代得到认可。

1926 年，巴纳德观察到，以前常说的"燕麦细胞瘤"或"淋巴肉瘤"实际上是小细胞癌，在此之前，肺和纵隔的恶性间质瘤被认为是常见的 [21,26]。一旦这些肿瘤从列表中删除，那么肺原发性肉瘤的数量就非常少，而转移性肺癌更常见。

神经内分泌细胞的增生最初被误诊为局灶性燕麦细胞癌，现在通常被称为"类癌瘤"。1955 年，惠特韦尔（Whitwell）第一次提出"肺微小瘤"一词 [21]。另一种常见的在肺间质异常增生的小细胞，被科恩（Korn）、本施、利鲍和卡斯特曼（Castleman）描述为"多微小化学受体瘤" [21,25]。虽然这种病变的细胞起源接近脑膜上皮细胞，但后来证明对其认识是错误的。

1956 年，利鲍和哈贝尔（Hubbell）描述了所谓的"肺硬化性血管瘤"，此前有少数这种病例以其他名字被描述过。这些常见的乳头状病变通常包含两种细胞，一种是透明细胞，另一种是低密度细胞。由于这些细胞的血管性、与咯血的相关性，以及血中含有铁血黄素和泡沫细胞的存在，利鲍和哈贝尔认为它们可能来源于内皮。随后的电子显微镜研究并未证实这一想法，应用免疫组织化学研究发现，细胞表达的甲状腺转录因子 -1 可能是起源于肺，但角蛋白阴性的小圆细胞的确切性质仍然是一个谜。

胸膜肿瘤

自 19 世纪以来，胸膜原发肿瘤已被人们所认识，但是关于它的分类、术语、组织都非常混乱。目前胸膜原发肿瘤分为：①孤立性纤维瘤（SFT）；②弥漫性恶性间皮瘤。

孤立性纤维瘤的瘤体可以长得很大，并且其组织学表现各异：有些表现为惰性，有些则具有较强侵袭性。1931 年，克伦佩勒（Klemperer）和拉宾（Rabin）提出这些局限性肿瘤来源于胸膜下软组织 [27]。然而，1942 年，斯托特（Stout）和莫里（Murray）声称这种局限性肿瘤起源于间皮细胞 [28]。肿瘤组织起源的争论持续了数十年，从文献中的多达 30 个术语就可略窥一二。1981 年，布里塞利（Briselli）和马克（Mark）提出了孤立性纤维瘤一词，将其与弥漫性恶性间皮瘤区分开来。

与孤立性纤维瘤相比，弥漫性恶性间皮瘤是比较罕见、且高致命性的，由胸膜和腹膜的浆膜演变而来。1767 年，国王路易斯十六世（Louis XVI）的私人医生约瑟夫·利厄托（Joseph Lieutaud，1703—1780）发现 2 例弥漫性恶性间皮瘤 [29]。在 19 世纪，卡尔·冯·罗基坦斯基（1804—1878）认为胸膜肿瘤总是转移的，尽管他确实描述了弥漫性腹膜恶性肿瘤，包括可能的恶性间皮瘤病例。1870 年，E.瓦格纳（E. Wagner）在他的《结节性淋巴瘤》（Das tuberkelähnliche lymphadenom）一书中描述了一个基于肿瘤性胸膜的过程，类似于弥漫性结核性胸膜炎。

著名肿瘤病理学专家鲁珀特·艾伦·威利斯（Rupert Allan Willis，1898—1980）认为这些是转移性癌。此外，如果在尸检中没有发现其他原发灶，他说，如果他参加了尸检，他一定能够找到真正的原发灶。然而，最终威利斯基于来自南非的证据改变了他的观点。

1933 年，伦敦病理学家史蒂芬·鲁德豪斯·格洛恩（Steven Roodhouse Gloyne）报道了一种与石棉接触有关的恶性胸膜肿瘤，随后许多与石棉相关的胸膜恶性肿瘤被相继报道。20 世纪 50 年代，其他弥漫性腹膜肿瘤病例被描述，1960 年，E. E. 基尔（E.E. Keal）报道了这种疾病与石棉接触的相关性。

南非病理学家 J. 克里斯托弗·瓦格纳（J. Christopher Wagner，1923—2000）主要研究石棉与胸膜和肺疾病的关系。在约翰内斯堡（Johannesburg）的南非尘肺研究所（South African Pneumoconiosis Research Unit）工作期间，他对一名来自班图（Bantu）的矿工进行尸检，该矿工被认为是结核病患者。"打开胸腔，我惊奇地发现了一个巨大的胶状肿瘤……"他发表的 32 例与石棉有关的恶性间皮瘤得到了广泛认可和肯定[30]。

并不是所有的恶性间皮瘤都由石棉引起的。某些情况下似乎是特发性的，特别是妇女和腹膜。其他恶性肿瘤的放射治疗有时会在几年后导致恶性间皮瘤。1932 年，皮尔尚（Pirchan）和希克（Šikl）报道了暴露于铀辐射的约希姆斯托山谷（Joachimstal）①矿工的胸膜癌插图，看起来非常像恶性间皮瘤（图 15-12）[5]。恶性间皮瘤在土耳其肆虐，因为患者都暴露于含有毛沸石的粉尘环境中。20 世纪 70 年代，美国国家癌症研究所（US National Cancer Institute）的梅尔·斯坦顿（Merle Stanton）表明，接触各种细长的、不溶解的纤维颗粒可能诱导恶性间皮瘤。

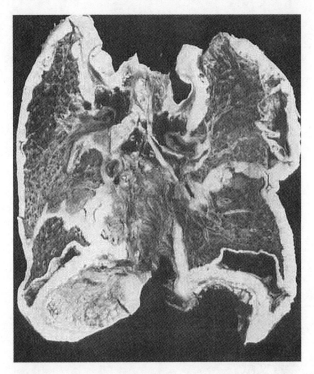

图 15-12　暴露于灰尘和氡的矿工的胸膜癌，来自皮尔尚和希克发表在《美国癌症研究杂志》（Am J Cancer）的《1929—1930 年雅克莫夫镇（约希姆斯托山谷）矿工肺癌病例报告》[Cancer of the lung in the miners of Jachymov (Joachimstal)：report of cases observed in 1929—1930]，1932：16；681。转载经美国癌症研究协会（American Association for Cancer Research）的许可

总结："生日快乐，苏木素"

在过去的几十年里，我们对胸部肿瘤的发病机制、诊断、治疗上的认识都有了很大的进步。关于早期肺癌，局部小肿瘤的检测和电视胸腔镜手术使患者的存活率显著提高。此外，晚期肺癌患者同样也受益于化疗和放疗。

在肺癌中已经发现了一些显著的遗传异常。肺癌的"分子表达谱"显示其会导致特定的基因突变，例如：EGFR、ALK、RET 等。这些"致癌基因"的发现为基于药物或其他物质来抑制癌细胞的生长而不破坏正常细胞的"靶向治疗"铺平了道路。随着肿瘤细胞分子表达谱分析的常规使用，有部分人认为应该改变肺肿瘤的组织病理学分类模式。但是这些"新奇的东西"是否会取代光学显微镜？或许只有时间可以证明。可以完全肯定的是，单染色剂（苏木素）已经迎来了它 150 年的诞辰，并且仍会一直活跃下去。

致谢

一个章节的内容，我们无法涵盖 20 世纪中期所有伟大的病理学家，包括赫普利斯顿（Heppleston）、科林（Corrin）、高夫（Gough）、瓦格纳、瑟贝克（Thurlbeck）、劳维恩斯（Lauweryns）、瓦根胡尔特（Wagenvoort）、

①Joachimstal（约希姆斯托山谷），位于今捷克共和国境内。——编辑注

希斯（Heath）、格林伯格（Greenberg）、卡特（Carter）、库恩（Kuhn）、普拉特（Pratt）、罗森（Rosen），也无法涵盖他们下一代的伟人，比如卡岑斯坦（Katzenstein）、梅尔斯（Myers）、科尔比（Colby）、尤森（Yousem）、波普（Popper）、特拉维斯（Travis）、布兰比拉（Brambilla）、弗兰克斯（Franks）、卡格儿（Cagle）、霍克霍泽（Hochholzer）、科斯（Koss）、索尔达娜（Saldana），以及在这个领域做出贡献的不计其数的科学家们。

特别感谢大卫·戴尔（David Dail）医生、柯克·琼斯（Kirk Jones）医生、达里尔·卡特（Darryl Carter）医生、托马斯·科尔比（Thomas Colby）医生和利鲍家族为我们提供信息来源和图像材料。

参考文献

1. Cigna AA. Radon in caves. Int J Speleol, 2005, 34:1-18.

2. Witschi H. A short history of lung cancer. Toxicol Sci, 2001, 64: 4-6.

3. Weber LW. Georgius Agricola (1494-1555): scholar, physician, scientist, entrepreneur, diplomat. Toxicol Sci, 2002, 69: 292-294.

4. Greenberg M, Selikoff IJ. Lung cancer in the Schneeberg mines: a reappraisal of the data reported by Harting and Hesse in 1879. Ann Occup Hyg, 1993, 37: 5-14.

5. Pirchan A, Šikl H. Cancer of the lung in the miners of Jachymov (Joachimstal): teport of cases observed in 1929-1930. Am J Cancer, 1932, 16: 681-722.

6. Ramazzini, Bernardino. De Morbis Artificum Diatriba. Modena: Antonio Capponi, 1700.

7. Morgagni GB. De Sedibus, et Causis Morborum per Anatomen Indagatis. Venice: Typographia Remondini, 1761.

8. Rosenblatt MB. Lung cancer in the 19th century. Bull Hist Med, 1964, 38: 395-425.

9. Laënnec R. Encéphaloïdes. In: Dictionnaire Des Sciences Médicales. Paris: Panckoucke, 1815.

10. Laënnec R. De l'Auscultation Médiate Ou Traité Du Diagnostic Des Maladies Des Poumons et Du Coeur. Paris: Brosson & Chaudé, 1819.

11. Onuigbo WIB. Lung cancer in the nineteenth century. Med Hist, 1959, 3: 69-77.

12. Harting, FH, Hesse W. Der Lungenkrebs, die Bergkrankheit in den Schneeberger Gruben: Vierteljahrsschrift fur Medizin und Offentliche Gesundheitswesen. Vierteljahrsschrift fur Medizin und Offentliche Gesundheitswesen, 1879, 30: 296-309.

13. Proctor RN. Tobacco and the global lung cancer epidemic. Nat Rev Cancer, 2001, 1: 82-86.

14. Adler I. Primary Malignant Growths of the Lungs and Bronchi. A Pathological and Clinical Study. New York: Longmans, Green, 1912.

15. Brawley OW, Glynn TJ, Khuri FR, Wender RC, Seffrin JR. The first Surgeon General's report on smoking and health: the 50th anniversary. CA Cancer J Clin, 2014, 64: 5-8.

16. Wynder EL, Graham EA. Tobacco smoking as a possible etiologic factor in bronchiogenic carcinoma; a study of 684 proved cases. J Am Med Assoc, 1950, 143: 329-336.

17. Doll R, Hill AB. Smoking and carcinoma of the lung; preliminary report. Br Med J, 1950, 2(4682): 739-748.

18. Auerbach O, Forman JB, Gere JB, et al. Changes in the bronchial epithelium in relation to smoking and cancer of the lung; a report of progress. N Engl J Med, 1957, 256: 97-104.

19. Royal College of Physicians. Smoking and Health. London: Pitman Medical Publishing Co., 1962.

20. United States Public Health Service. Smoking and Health: Report of the Advisory Committee to the Surgeon General of the Public Health Service, 1964.

21. Modlin IM, Bodei L, Kidd M. A historical appreciation of bronchopulmonary neuroendocrine neoplasia: resolution of a carcinoid conundrum. Thorac Surg Clin, 2014, 24: 235-255.

22. Müller KM. Histological classification and histogenesis of lung cancer. Eur J Respir Dis, 1984, 65: 4-19.

23. Tsao M-S, Travis WD, Brambilla E, et al. Forty years of the international association for study of lung cancer pathology committee. J Thorac Oncol, 2014, 9: 1740-1749.

24. Liebow AA. Tumors of the Lower Respiratory Tract. Washington, DC: Armed Forces Institute of Pathology, 1952.

25. Carter D. The neuroendocrine tumors of the lung, 1926-1998: some historical observations. Semin Diagn Pathol, 2008, 25: 154-165.

26. Barnard W. The nature of the "oat celled sarcoma" of the mediastinum. J Pathol Bacteriol, 1926, 29: 241-244.

27. Klemperer P, Rabin C. Primary neoplasms of the pleura: report of five cases. Arch Pathol, 1931, 11: 385-412.

28. Stout AP, Murray MR. Localized pleural mesothelioma: investigation of its characteristics and histogenesis by method of tissue culture. Arch Pathol, 1942, 34: 951-964.

29. Smith D. The History of Mesothelioma. In: Pass HI, Vogelzang NJ, Carbone M, eds. Malignant Mesothelioma: Advances in Pathogenesis, Diagnosis, and Translational Therapies. Springer Science & Business Media, 2006.

30. Wagner JC, Sleggs CA, Marchand P. Diffuse pleural mesotheloma and asbestos exposure in North Western Cape Province. Br J Ind Med, 1960, 17: 260-271.

翻　译：杨体群　李　哲
校　对：郭　素　陈雪玲

第 16 章

血液和淋巴系统

克莱夫·R.泰勒（Clive R. Taylor），斯蒂芬·A.盖勒（Stephen A. Geller）

特别感谢我的同事、导师兼老友鲍勃（罗伯特·J）·哈索克 [Bob（Robert J）Hartsock]，他先前发表在《魏尔啸文献》（Virchows Archiv）的手稿非常宝贵。

泰勒·CR（Taylor CR）与哈索克·RJ 于 2011 年在《魏尔啸文献》杂志上发表《淋巴瘤分类：时代与技术回顾》（Classifications of Lymphoma；Reflections of Time and Technology）。（魏尔啸文献，2011，458：637-648）。

本章的部分材料和灵感还来自于《魏尔啸文献》的病理学史系列出版物：盖勒·SJ（Geller SJ）与泰勒·CR 于 2013 年发表的《霍奇金与他的疾病》（Hodgkin：the Man and his Disease）（魏尔啸文献，2013，460）。

"我并不反对任何你对你名字的定义，但请你告诉我它们意味着什么。"

——柏拉图（Plato）《卡尔米德》（Charmides）

很久以前

"如无必要，勿增实体。"

—— 奥卡姆·威廉（William of Occam），1491 年（他的"剃刀定律"）。

早期的科学家们都有一种强烈的欲望去定义和分类自然界的一切事物及其变化。自然科学家们对任何事物都会使用当时所掌握的技术手段去观察、描述、命名和分类。从植物界到动物界，从宏观到微观，无所不尽。但是，人们并非总能达成一致意见。亚里士多德（Aristotle，公元前 384 年—公元前 322 年）是第一位真正的分类学家，他使用的术语"属"和"种"，虽然涵盖内容宽泛，但却沿用了两千多年。卡尔·林奈（Carl Linnaeus）[卡尔·冯·林奈（Karl von Linné），1707—1778] 在医学院学习植物药学时就已经开始这方面的工作了。林奈当时是一位学生，情况类似现在的"交流生"，他先后在隆德（Lund）、乌普萨拉（Uppsala）、哈尔德韦克（Harderwijk）和莱顿（Leiden）等大学接受各式各样的学术熏陶。最初，林奈 1735 年发表的《自然系统》（Systema Naturae）[1] 只有 11 页，经过 30 年，已经扩展成了 2 卷共 12 个版本（图 16-1），内容不仅涵盖动物，还包括对疾病的分类 [《疾病的种类》（Genera Morborum）1763 年]。人们普遍认为是林奈制定了严谨的观察记录准则，并为随后的科学文艺复兴提供了强大的动力。

1 个世纪以后，阿尔弗雷德·罗素·华莱士

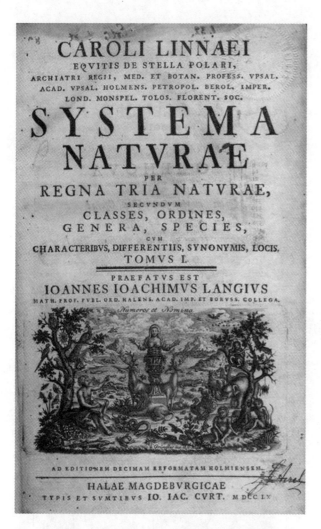

图 16-1 卡尔·林奈撰写的《自然系统》第 10 版的封面 [由德国的哈莱尔（Halae）重新印刷]。第 10 版有许多副本，之后广泛作为系统分类的基础（美国公共资源）

（Alfred Russell Wallace，1823—1913）和曾在爱丁堡学医的查尔斯·达尔文（Charles Darwin，1809—1882）采用严谨的观察方法为"进化论"奠定了基础，但也不无争议。1858 年 2 月，华莱士给达尔文寄出了著名的"特尔纳特论文"——《论物种变异的趋势》（*On the Tendency of Varieties to Depart Indefinitely From the Original Type*）。1858 年 6 月，达尔文收到这篇论文，1858 年 7 月 1 日，达尔文将这篇论文以及自己的 2 篇论文递交给伦敦林奈学会（Linnean Society of London）（图 32-1）[2]。林奈学会如此评价这一共同的思想结晶："我们赞赏华莱士先生的卓越才能，同时承认达尔文是进化论的先驱。"但在达尔文的自传中他回忆此事"令人失望"——"我

们共同的结晶并没有引起人们多大的注意"[3]。1859 年 11 月，达尔文出版《物种起源》（*Origin of the Species*），而 1869 年和 1870 年，华莱士分别发表《马来群岛》（*The Malay Archipelago*）和《自然选择理论》（*Contributions to the Theory of Natural Selection*）。

病理学家也受到了这种最早的分类主张的影响，在常见的肿瘤分类和命名方面，特别是对恶性淋巴瘤的分类，显示出极大的热情和惊人的创造力。

1858 年，魏尔啸（1821—1902）凭借原始显微镜和有限的经验，识别到"血液至少有三种不同的疾病：血中纤维蛋白过多、白细胞增多和白血病——这些疾病经常同时出现[4]。"150 年后，世界卫生组织（WHO）用更加先进的医疗设备，以及丰富的医学经验，颁布了区分 100 余种"造血和淋巴组织肿瘤"的分类标准。

从 3 种到 103 种！这是一种进步！正是这种进步创造了造血和淋巴组织肿瘤的历史！

但这是怎么发生的呢？这并不是一个循序渐进的过程，而是一个自发的、无计划的、断断续续的进程。过程坎坷，缺乏合作，充满了个人主义，并且常常引起争议。我们回顾这段历史的目的是为了明白这 103 种疾病的演变过程，了解是如何从 3 种疾病扩展到 103 种。这一过程历经艰苦卓绝的努力，耗费了几代病理学家的激情和想象力，新的假设在新技术的帮助下不断得到检验。然而许多假设就像流星一样划过星空，短暂的闪烁后被人们遗忘。

1800 年是许多领域的"分水岭"。在"旧世界"，法国和英国再一次陷入战争，而在"新时代"，分类学则进行得如火如荼，几乎重命名了所有国家。医学——这个时代的映射，当然也没有原地踏步。在约翰·亨特（John Hunter，1725—1793）和威廉·亨特（William Hunter，1718—1783）以及他们的外甥马修·贝利（Matthew Baillie，1761—1823）和其他解剖学家（见第 7 章）的带动下，疾病的命名和描述也越来越多地依据临床表现和尸检结果进行了重新规范 [6]。当时疾病的诊断是在解剖台上做出的，这是早期病理学家的专属权力，也是当时的普遍做法。直到 1832 年，塞缪尔·李（Samuel Lee）医

生将托马斯·霍奇金（Thomas Hodgkin）的论文《吸收腺[①]及脾的病理表现》（*On Some Morbid Appearances of the Absorbent Glands and Spleen*）[7]（图 16-3A）寄给伦敦外科学会（Chirurgical Society of London）后，第一例基于解剖学发现的"淋巴瘤"就这样诞生了[8]。

托马斯·霍奇金

　　1798 年 8 月 17 日，托马斯·霍奇金（1798—1865）（图 16-2）出生在本顿维尔（Pentonville）一个友协会（贵格会）[Society of Friends（Quakers）]家庭，当时那里是正在扩建的伦敦市郊区。霍奇金出生时英国国王还是乔治三世（George Ⅲ），而他去世时已经到了维多利亚（Victoria）女王时代。他出生当天，《泰晤士报》（*The London Times*）的头条报道了尼尔森（Nelson）在尼罗河（Nile）大胜拿破仑（Napoleon）以及各式各样的当地新闻，当然不会提及霍奇金的出生。相反，1866 年 4 月 22 日，霍奇金在巴基斯坦的雅法（Yaffa）去世一事登上了《泰晤士报》的头版头条。他用一生的时间从一个默默无闻的小人物成长为那个时代最伟大的医生、全世界的杰出人物[8]。

　　说到托马斯·霍奇金，很容易让人联想到约翰·亨特。他们都对大自然充满好奇心，喜欢采集植物、研究地质矿石、研究电的功用，但却很少给当时的科学带来建设性的作用。他 18 岁时离家到盖伊医院（Guy's Hospital）学习并成为一名药剂师。他很快发现这一选择的局限性，于是转到医学院继续学习。作为一名贵格会成员，英国教会（Church of England）眼里的异教徒，他是没有资格去英国的大学读书的。因此，霍奇金属于爱丁堡大学的骄傲。他在爱丁堡大学学习时，正值门罗三世（Monro Tertius）时代（见第 7 章）。年轻的霍奇金正好摊上"伯克与黑尔"事件（医生雇佣偷尸、杀人解剖），这让他错过了与查尔斯·达尔文的相识，但后来他们因为反对贩卖黑奴这一共同理念而有过一两年的交往。1823 年，霍奇金用拉丁文完成了毕业论文

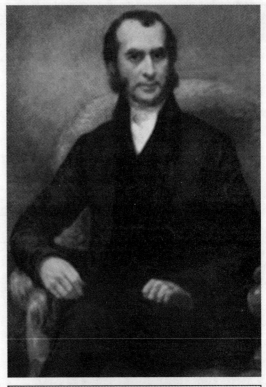

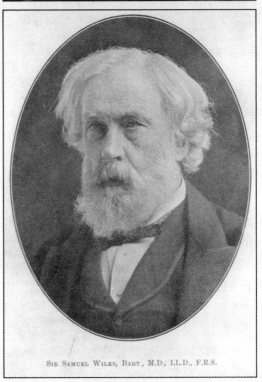

SIR SAMUEL WILKS, BART., M.D., LL.D., F.R.S.

图 16-2 上图：托马斯·霍奇金画像，这幅画像由艺术家福珀斯·莱文（Phoebus Levin）创作，藏于伦敦盖伊医院戈登博物馆（Gordon Museum）（获得伦敦剑桥大学国王学院戈登博物馆的许可）。下图：从男爵塞缪尔·威尔克斯爵士的《塞缪尔·威尔克斯爵士的传记回忆录》（*Biographical Reminiscences of Sir Samuel Wilks.*），于 1911 年由伦敦艾德莱父子（Adlard & Son）出版社出版。http://commons.wikimedia.org/wiki/File：Samuel_Wilks.jpeg 公共资源

[①]即现在所说的淋巴结。——译者注

《动物吸收的生理机制》(*Dissertatio physiologica inauguralis de absorbendi functione*)，这一优秀论文获得了高度认可（图 16-3B），论文中他引用了威廉·克鲁克山克（William Cruikshank，1745—1800）、马塞洛·马尔比基（Marcello Malpighi，1628—1694）和约翰·亨特（1728—1793）等研究淋巴结的先驱们的文章。在谈到躯体的“吸收功能”时，霍奇金写道：“我对待这个问题……是从化学的角度出发的。”他还指出静脉吸收酸性物质而淋巴管吸收碱性物质。这篇论文预示着霍奇金的兴趣点是在淋巴系统上的，并且他坚信像化学这类的基础科学是应当服务于医学研究的，并与之构成一个完整的体系。

和多数同龄的医生一样，霍奇金从爱丁堡到法国巴黎进修。在内克尔医院（Hôpital Necker），他遇到了听诊器的发明者雷奈克（Laennec，1781—1826）。雷奈克评价霍奇金：“他是第一位学习我的思想的英国医生。”而霍奇金后来将雷奈克的“伟大发明”——听诊器推广到英国的医疗实践当中[8]，这一两个世纪前的医学发明如显微镜一样（见第 31 章），直至今日依旧在现代医学中发挥着重要作用。

1825 年，霍奇金返回伦敦，被任命为盖伊医院的首位“病理解剖学讲师”。作为新成立的“病理标本馆馆长”“验尸官”，霍奇金越来越多地把他的精力转移到了病理学事业上，他大概也是第一位这样做的医生了吧[8]。他之前的很多名人，如本尼维尼（Benivieni，1440—1502）、莫尔加尼（Morgagni，1682—1771）、比沙（Bichat，1771—1802）和贝利（1761—1823）等人都是将

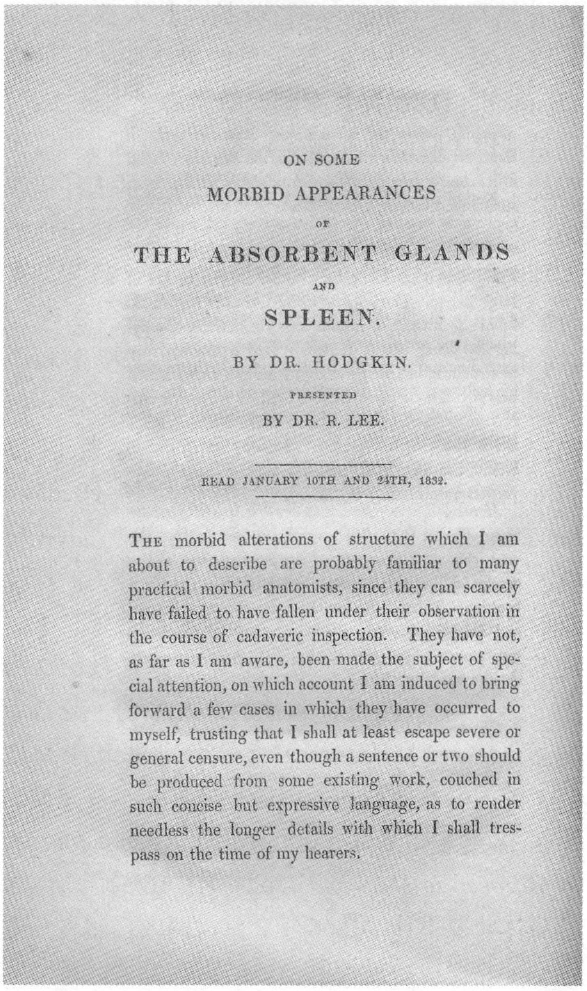

ON SOME
MORBID APPEARANCES
OF
THE ABSORBENT GLANDS
AND
SPLEEN.
BY DR. HODGKIN.
PRESENTED
BY DR. R. LEE.

READ JANUARY 10TH AND 24TH, 1832.

THE morbid alterations of structure which I am about to describe are probably familiar to many practical morbid anatomists, since they can scarcely have failed to have fallen under their observation in the course of cadaveric inspection. They have not, as far as I am aware, been made the subject of special attention, on which account I am induced to bring forward a few cases in which they have occurred to myself, trusting that I shall at least escape severe or general censure, even though a sentence or two should be produced from some existing work, couched in such concise but expressive language, as to render needless the longer details with which I shall trespass on the time of my hearers.

图 16-3A 霍奇金 1832 年发表的文章首页[7]。（斯蒂芬· A. 盖勒个人收藏）

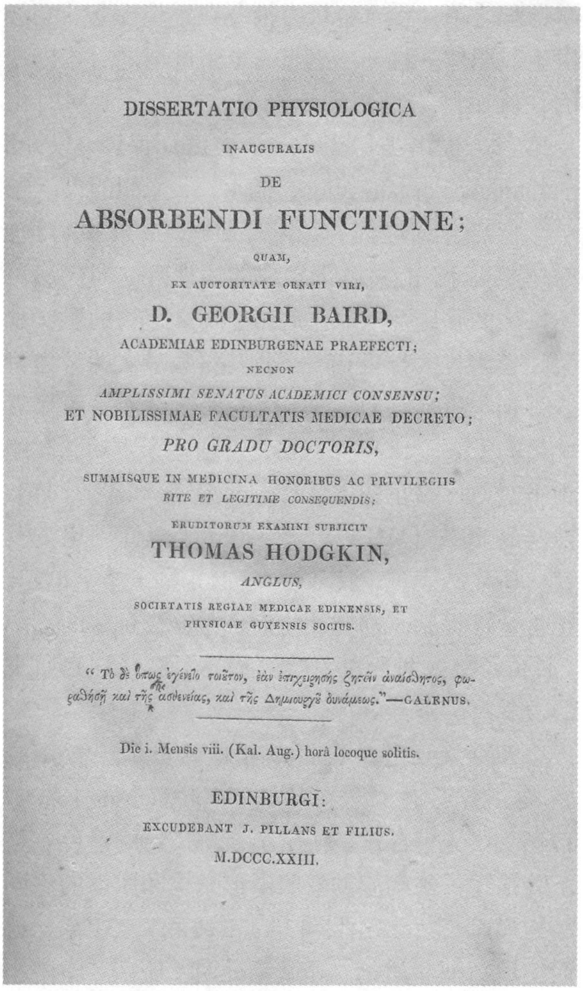

DISSERTATIO PHYSIOLOGICA
INAUGURALIS
DE
ABSORBENDI FUNCTIONE;
QUAM,
EX AUCTORITATE ORNATI VIRI,
D. GEORGII BAIRD,
ACADEMIAE EDINBURGENAE PRAEFECTI;
NECNON
AMPLISSIMI SENATUS ACADEMICI CONSENSU;
ET NOBILISSIMAE FACULTATIS MEDICAE DECRETO;
PRO GRADU DOCTORIS,
SUMMISQUE IN MEDICINA HONORIBUS AC PRIVILEGIIS
RITE ET LEGITIME CONSEQUENDIS;
ERUDITORUM EXAMINI SUBJICIT
THOMAS HODGKIN,
ANGLUS,
SOCIETATIS REGIAE MEDICAE EDINENSIS, ET
PHYSICAE GUYENSIS SOCIUS.

“ Τὸ δὲ ὅπως ἐγένετο τοιοῦτον, ἐὰν ἐπιχειρήσῃς ζητεῖν ἀναίσθητος, φωραθήσῃ καὶ τῆς ἀσθενείας, καὶ τῆς Δημιουργοῦ δυνάμεως.”—GALENUS.

Die i. Mensis viii. (Kal. Aug.) horâ locoque solitis.

EDINBURGI:
EXCUDEBANT J. PILLANS ET FILIUS.
M.DCCC.XXIII.

图 16-3B 霍奇金医学院毕业论文的首页［斯蒂芬· A. 盖勒（Stephen A. Geller）个人收藏］

主要的精力放在临床医师的工作当中，他们对解剖学的兴趣仅仅是因为寻求"临床与病理"之间的关系而附带产生的。即使是约翰·亨特这样的人物，也只是将更多的精力放在了解剖学和动物学而非病理学。所以说托马斯·霍奇金是历史上的第一位病理学家，他当之无愧[8]。

霍奇金以极大的热情投入到他全新的事业当中，盖伊医院的病理标本馆成为了全英国病理标本收集得最好的地方之一。他将尸检发现有条不紊地记录在"绿色的观察记录本"中，现在依然保存在盖伊医院的戈登博物馆（Gordon Museum）（见第30章）。他系统地展示了标本，并指出："在同一连续切片中前后反复对比、合为一个整体的习惯……揭示了某一特定器官的病理形态……进而对临床诊断有极大的辅助意义[9]。"他将他的学术成果传授给周围的医生同事和医学生的同时也践行了他对医学教育的承诺。为了推进医学课程改革，霍奇金极力推荐在医院设立"实习医生"职位，这一思想与一个半世纪之后才出现的住院医师培训程序惊人的一致。[10]他同时也是第一个提出类似当今"社会医疗保障（health maintenance organization，HMO）"思想的人[11]。

1828年，霍奇金在一份尸检报告中写道："如果我们不能将解剖发现的病理改变同疾病可能发生的临床症状联系起来，那么尸检的意义和实际作用将大打折扣……我将尽我最大的努力将这种损失降到最低。"[12]他的科学论文一篇接着一篇的发表。1829年，霍奇金描述了主动脉瓣闭锁不全，比科里根（Corrigan）早了3年。同年，他又和米勒（Mêlier）一起描述了急性阑尾炎及其后遗症的表现，比菲茨（Fitz）早了半个世纪。霍奇金还提到了动脉硬化症，并警告过多的乙醇（酒精）摄入对心脏有害，描述了酒精性心肌炎的表现。

如前文所述，霍奇金和他的贵格会教友约瑟夫·杰克逊·李斯特（Joseph Jackson Lister，1786—1869）合作，使用李斯特最新的消色差显微镜描述了红细胞的双凹碟形结构和肌肉的不同结构形态[13]。（见图7-13A、B，第7、31章）他们使用新型非消色差显微镜证明了所谓"胞内小球"只是镜下产生的伪影，从而使当时盛行的疾病"球状"理论（"globular" theory）破灭。

令人好奇的是，5年后，霍奇金在研究"吸收腺"的时候却没有使用显微镜。将显微镜真正引入病理学界的是詹姆斯·佩吉特（James Paget，1814—1899）（见第7章）和鲁道夫·魏尔啸（1811—1902）（见第8章），以及魏尔啸1858年发表的"一切细胞都来源于细胞"（omnis celulla ê cellula），掀起了显微镜在细胞识别和疾病分类方面的应用狂潮，进而开创一门新兴学科——外科病理学（见第8、32章）。

霍奇金成了盖伊医院的"三大伟人"之一，与托马斯·艾迪生（Thomas Addison，1793—1860）、理查德·布莱特（Richard Bright，1789—1858）[14]齐名。与此同时，霍奇金将他的事业扩展到了公共健康和社会问题等领域，然而他在黑奴问题上的激进态度，使他树敌众多。据说，有一次霍奇金的车载着赫什顿（Hesh-ton-a-quetan）酋长，一位受英国国王邀请参观伦敦的齐佩瓦族（Chippewa）酋长，驶入盖伊医院的院子里时，被住在院子里的本杰明·哈里森（Benjamin Harrison）看到，哈里森是财务主管，也是盖伊医院的主要领导人之一，他扬言"盖伊医院不会给一个车里坐着印第安酋长的人任何职位。"于是，霍奇金最终没有得到本该属于他的助理医生职位。怀着一份怨恨的心情，39岁的霍奇金离开了盖伊医院[8]。

随后霍奇金将他的精力放在了授课和公共卫生领域。1849年，他娶了寡妇莎拉·斯凯夫（Sarah Scaifie）。他在布卢姆斯伯里（Bloomsbury）购买了贝德福德广场（Bedford Square）35号的房子，这所房子此前一直由托马斯·威克利（Thomas Wakley）[《柳叶刀》（The Lancet）的前主编]所有，现如今挂上了，著名的"伦敦蓝色牌匾"，以纪念曾在这住过的这两位（图16-4）。霍奇金和他的好友摩西·蒙蒂菲奥里（Moses Montefiore）多次去北非和中东旅行。其中一次旅行的经历还写成了一本书《1863年至1864年摩洛哥游记》（Narrative of a Journey to Morocco in 1863 and 1864）（图16-5）[15]。尽管身体状况不佳，1866年2月，两人仍然离开英国到耶路撒冷协助控制当地的霍乱疫情。霍奇金似乎认为去一个气候温暖的地方会对他的身体有好处。然而不幸的是，在他到达雅法（Jaffa）①

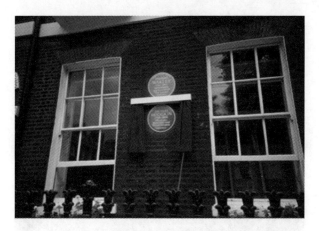

图 16-4 在伦敦贝德福德广场 35 号的蓝色牌匾，为纪念托马斯·威克利和托马斯·霍奇金在此居住过。照片摄于 1985 年 7 月 15 日霍奇金牌匾揭幕日

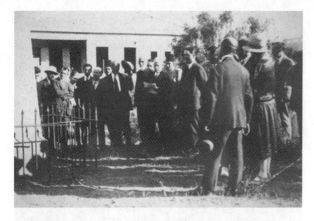

图 16-6 1928 年，伊曼纽尔·利伯曼（Emanual Libman）医生（拿着纸在宣读）在霍奇金墓地（斯蒂芬·A. 盖勒个人收藏）

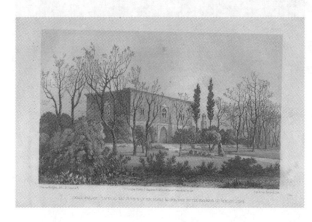

图 16-5 托马斯·霍奇金艺术能力的一个例子。图片是《1863 年至 1864 年摩洛哥游记》里"摩洛哥国王为摩西·蒙蒂菲奥里爵士修建的小宫殿"[15]（斯蒂芬·A. 盖勒个人收藏）

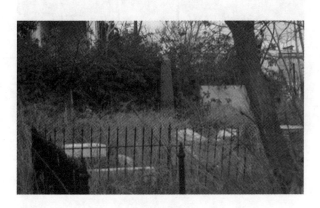

图 16-7 1908 年，霍奇金墓地照片

后，他的病情越来越重，1866 年 4 月 4 日，霍奇金去世，被安葬在雅法的一个小型圣公会墓地，坟墓保存至今（图 16-6 ~ 16-8）。

霍奇金与"他"的病

1832 年 1 月，托马斯·霍奇金将他的文章《吸收腺及脾的病理表现》（图 16-3A）分两次寄给伦敦外科学会，文章描述了霍奇金病，这种疾病使他声名远扬。因为霍奇金是一名贵格会教徒，并不是英国国教圣公会的一员，因此他没有

资格在学会上宣读他的论文，代他宣读的是学会的秘书塞缪尔·李医生。在这份报告之前，人们普遍认为淋巴结肿大的原因是癌症和炎症，包括肺结核和梅毒。在霍奇金论文的 7 份病例中，有 6 份是来自他在盖伊医院时亲自观察并记录下来的，剩下的 1 例来自法国巴黎圣路易斯医院（Hôpital St. Louis），是他的朋友罗伯特·卡斯维尔（Robert Carswell）以水彩画的方式图文并茂地提供给他的。卡斯维尔在法国也在进行着同样的研究。霍奇金已经找到了这其中的要点，因此欣然将卡斯维尔的案例一同加入到他的报告当中（图 16-9 ~ 16-11）[16]。

霍奇金去世的时候，包括《柳叶刀》、《医学时代公报》（*Medical Times Gazette*）在内公布的各种讣告，均没有提到 1832 年的这篇论文，事

---

① 雅法：今特拉维夫 - 雅法（Tel Aviv-Yafo），位于以色列地中海东岸的古城，现为以色列第二大城市。——编辑注

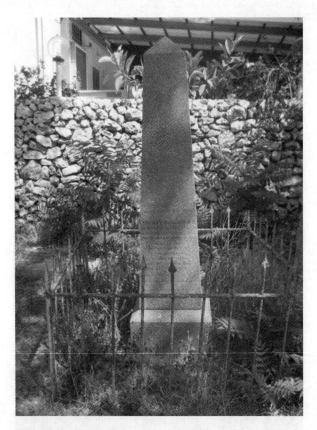

图 16-8　2009 年，霍奇金墓地照片 [埃米尔·斯坦伯格 （Amir Steinberg）医生提供]

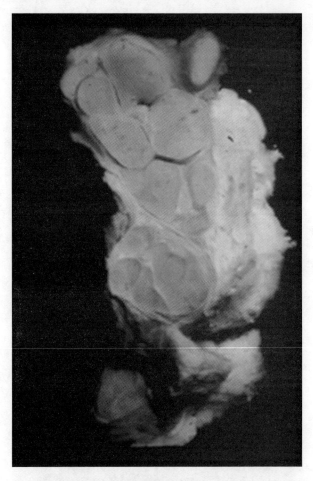

图 16-9　霍奇金描述的原始霍奇金淋巴瘤的一个病例 （获得伦敦剑桥大学国王学院戈登博物馆的许可）

实上就连霍奇金本人也未能完全认识到《吸收腺及脾的病理表现》这篇论文的意义。然而，随着时代的发展，这篇论文的重要性日渐清晰，由于霍奇金在这篇论文中第一次识别出"原发性感染，而不是外部刺激所致的……"因此这篇论文被普遍认为是"淋巴瘤的开篇"。

霍奇金病究竟是谁发现的

　　基于一贯的谦逊态度，霍奇金在 1832 年的论文中写道，他很可能不是第一个认识到这一情况的人，并且这些结构性变化很可能是"许多解剖学家所熟悉的[7]。"但是，他补充道："我将这些病例发表出来是因为据我所知，它们并没有引起特别的关注。"初读论文之后，他想起马塞洛·马尔比基 1666 年的一份报告，霍奇金认为马尔比基是第一个描述这一实体的人，并附上了一个脚注，引用了马尔比基报告中描述的关键特征。而且，霍奇金的推断——"之前有人已

观察到类似病例"有可能也是正确的。大卫·克雷吉（David Craigie）在 4 年前可能就已经描述过类似的病例。克雷吉也提到了克鲁克山克（Cruikshank）1786 年发表的报告，但没有任何迹象表明，克雷吉或克鲁克山克曾认识到这一病变过程的意义[8]。

　　显然，是托马斯·霍奇金首先认识到这一疾病的临床和病理学特征——

　　"……这腺体的肿大似乎是身体的原始反应，而不是由于一些溃疡表面或其他部位的炎症刺激所致的增生……"更进一步讲，"除非'炎症'这个词有一个超出普遍认同的更为不确定和松散的定义，这种类型的吸收腺肿大几乎不可能是由于炎症引起的，因为完全不存在疼痛、发热或者其他典型的炎症症状……"在注意到器官受累的情况时，他说，"……虽然腺体已经完全紊乱，但脾内的沉积十分微小，呈粟粒结节样。因此我

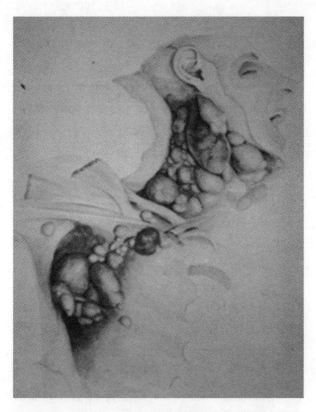

图 16-10 罗伯特·卡斯维尔关于案例 7 的水彩画。图像展现了与通常"非霍奇金"淋巴瘤连续的结点相反，图像呈现的是离散的不正常的结点

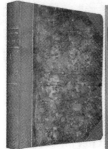 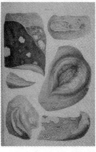 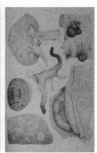

CARSWELL, Robert. Professor of Pathology, University College Hospital Pathological Anatomy. Illustrations of the Elementary Forms of Diseases. London: Longman, Rees, Orme (and others) for the author, 1838.

copy sold on ebay 2004 for $25,000

图 16-11 1838 年，卡斯维尔精美的插画书。由于很难获得，2004 年在 eBay 网站上售价高达 25 000 美元

们可以得出这样的结论，如果像我设想一样，吸收腺的紊乱和脾之间有密切联系，且前者导致了后者的紊乱……"

霍奇金 1832 年的论文几乎被忽视了 20 年，直到塞缪尔·威尔克斯（Samuel Wilks，1824—

1911）（图 16-2）男爵再次发现他的论文。盖伊医院指派了威尔克斯助理医师接管尸检工作及博物馆，他研究了相同的疾病并于 1856 年发表文章《淀粉样疾病及其相关疾病》（*Cases of Lardaceous Disease and Some Allied Affections*）[17]。就在他的文章即将出版的时候，威尔克斯在布莱特的一篇文章中发现了霍奇金 1832 年发表的论文，于是威尔克斯慷慨地在注脚写道："出于对原创的尊重，如果我早些知道，我就会改变我本以为是我原创部分的表述方式了……"1865 年，威尔克斯将霍奇金的 7 个病例扩展到了 15 个，并将这一疾病命名为霍奇金病[18]。

霍奇金 1832 年报道的 7 个病例中，只有 3 个或 4 个后来被认定是霍奇金病，但在没有显微镜的情况下，这也不足为奇。1926 年，费城病理学家赫伯特·福克斯（Herbert Fox）在显微镜下观察组织切片，通过寻找里德 - 斯德伯格细胞（Reed-Sternberg cells，简称 R-S 细胞）的方式确认了霍奇金当年原始样本中的两例（例 II、例 IV）[19]。随后波斯顿（Poston）[20] 断定 IV 号病例可能是错误的分类，事实上应该是 VI。同时福克斯和波斯顿都认为 VII 号应该是卡斯韦尔型（Carswell case），但缺乏足够的组织标本。其中一个病例被福克斯诊断为淋巴肉瘤。根据霍奇金的历史记录，剩余的 3 例病例的组织量不足以制作组织切片，福克斯推断例 I 是肺结核，例 III 是梅毒，例 V 是系统性淋巴瘤。霍奇金和威尔克斯似乎都注意到例 I 同时患有肺结核，但是他们都认为这一特征也可以包括在病例的"原发感染"中，回顾例 I 我们依旧有理由相信这个病例有可能是霍奇金病，因此推断 7 例中有 4 例是霍奇金病。

技术的影响 - 显微镜

正如上文，以及其他章节（见第 31 章）提到的，在 19 世纪中期，显微镜技术产生了革命性的突破。组织切片技术和新型生物染色方法齐头并进。这对生物学和医学的影响意义深远，比如：皇家显微镜学会（the Royal Microscopical Society）的成立（1839 年）、医学院首次开设组织学课程（爱丁堡大学，约翰·休斯·贝内特，

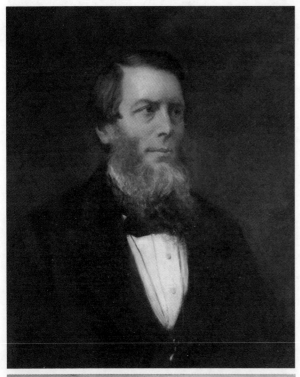

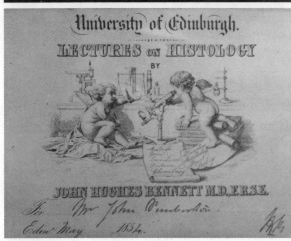

图 16-12 上图：约翰·休斯·贝内特。画家亨利·莱特·克尔（Henry Wright Kerr）创作的布面油画，藏于爱丁堡皇家内科医学院（Royal College of Physicians）。公共资源：http://commons.wikimedia.org/wiki/File: John_Hughes_Bennett.jpg。下图：一张 1854 年 5 月贝内特在爱丁堡的讲座的学生入场门票（斯蒂芬·A.盖勒个人收藏）

John Hughes Bennett，1812—1875）（图 16-12），以及对我们现在所说的白血病和淋巴瘤的疾病描述。这不可避免地产生了很大的混乱，如共性和特性的描述、疾病的优先发现权，正如休斯·贝内特和魏尔啸之间针对淋巴结肿大和脾大伴白细胞增多这一组疾病的争论。贝内特的《死于脓血症的肝脾肿大病例》（*A Case of Hypertrophy*

of the Spleen and Liver in which Death Took Place from Suppuration of the Blood）的发表却被魏尔啸抢夺了优先权——"贝内特对这一疾病的结论不仅与我的结论一致，而且在他发现这一例白血病的数月前，我便观察到了"（鲁道夫·魏尔啸，1858 年）。巧的是魏尔啸的《细胞病理学》（*Cellularpathologie*）于同一年完成（见第5 章）。虽然夹杂一些其他疾病的描述，以下这些书的内容或多或少都有相似之处：《淋巴腺瘤》（*Lymphadenoma*）[科尼尔（Cornil），1855 年；文德利希（Wunderlich），1856 年]、《淋巴肉瘤》（*Lymphosarcoma*）[魏尔啸（Virchow），1864 年]、《假性白血病》（*Pseudo-leukemia*）[科恩海姆（Cohnheim），1865 年]、《淋巴结增生》（*L'adénie*）[（特鲁索（Trousseau），1865 年]、《恶性淋巴瘤》（*Malignant Lymphoma*）[比尔罗斯（Billroth），1871年]、《恶性淋巴结肿大》（*Maligne Lymphosarkom*）[朗格汉斯（Langhans），1972 年]。淋巴系统肿瘤的命名和分类热潮开始了[5]。

在 19 世纪 60 年代，将新命名的霍奇金病与其他淋巴结疾病区分的指标是非常混乱的[5,8]。后来的 40 年里，霍奇金病的鉴别诊断主要靠的是特异性的巨细胞。为了确定这一方法的可靠性，比尔罗斯在 1858 年到 1861 年间发现了巨细胞。魏尔啸于 1863 年也发现了这一细胞，称其"大而奇特"，并将其命名为"淋巴结瘤"细胞；1872年，朗格汉斯则称其为"2～4核的多核巨型细胞。1878 年 3 月 19 日，伦敦病理学会（Pathological Society of London）举行了"白血病和淋巴瘤"会议，罗伯-史密斯（Robb-Smith[21]）如此评价这次会议："威尔克斯揭开了淋巴瘤的序幕，但主要贡献是由 W.S. 格林菲尔德（W.S. Greenfield）医生在圣托马斯医院（St Thomas's Hospital）与霍奇金同时做出的（简述版）"。格林菲尔德，后来的爱丁堡大学病理学教授，他详细描述了巨细胞形态结构[22]，但是后来进入诊断词典的描述是来自斯腾伯格（Sternberg，1898 年）[23]和里德（Reed，1902 年）[24]，原本的"朗格汉斯-格林菲尔德"细胞这个命名被遗弃了[8,21,25]。（图 16-13）。

关于霍奇金病中巨细胞的性质和类型，学术界的争议持续了一个世纪之久[21,25]，与此同时，霍奇金病以外的其他淋巴结的疾病体系却逐渐地得

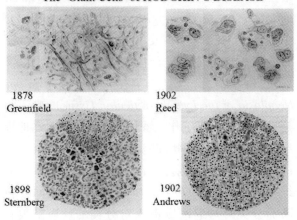

图 **16-13** 霍奇金病的巨细胞。1878 年 WS. 格林菲尔德描述的巨细胞，然后是 1898 年斯腾伯格描述的巨细胞，1902 年里德描述的巨细胞和 FW. 安德鲁斯（FW Andrewes）同年发表的优秀的图文报告中的巨细胞（克莱夫·R. 泰勒个人收藏）

到了完善。疾病种类的井喷式增长，让人们自然而然地开始尝试使用统一的分类学方法进行分类。

"游戏"的规则和"玩家"

实验新技术的发展，推动了更多肿瘤类型的发现。这些新技术同样也应用到肿瘤来源的正常细胞的研究上。简而言之，分类学是以技术创新为驱动，不断地在新的假设和反复验证中发展起来。在随后的几十年里，那些杰出人物在好奇心的驱使下，出现了很多经典的分类标准，其中一些沿用至今。我有幸能结识这里边的一部分人，他们负责这些分类工作，随着这些工作的持续展开，他们将发挥越来越重要的作用。

网状细胞增生症和网状细胞肉瘤：从阿朔夫、马克西莫夫到罗伯-史密斯

网状细胞瘤的分类是在网状内皮系统的定义出现后才开始的，随后出现的网状细胞，可能就是我们现在所说的造血干细胞[5]。

"网状内皮系统"的概念经过几年的发展演变而来，是伴随着阿朔夫（Aschoff，1866—1942）（图 16-14）和他同事的活体染色技术的

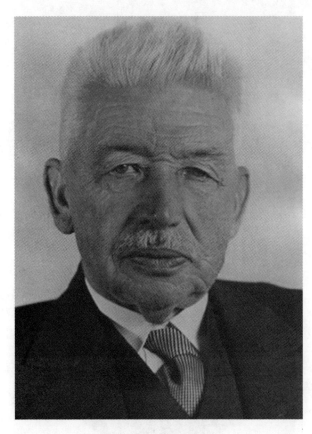

图 **16-14** 路德维格·阿朔夫，1866—1942 年。由尤尔根·阿朔夫（Jürgen Aschoff）共享资源

发展（发表于 1924 年）而出现的[26]。网状内皮系统出现后，并没有引起学术界的太多关注，因为当时人们仅认为它是由几种细胞组成的"功能性"结构，因此没有对它进行更为细致的组织学分类。

相比之下，马克西莫夫（Maximow，1874—1928）（图 16-15）对间充质干细胞的认识则基于详细的组织学观察及描述（1927 年）[27]。他推测，在受到刺激时，网状细胞的胞质开始变得丰富，细胞核成大泡状，核仁明显，同时细胞开始具有分化为血细胞、淋巴细胞以及其他组织细胞系的潜力。这一前瞻性的假设，表明了早在 1909年，马克西莫夫就已预见了造血干细胞的存在。马克西莫夫同时提到，在疾病状态下，网状细胞在分裂过程中会转变成分裂时间更晚的"镜像细胞"，即现在所说的里德-斯德伯格细胞（Reed-Sternberg cell）。

1928 年，詹姆斯·尤文（James Ewing，1866—1943）写道："总的来说，淋巴系统疾病

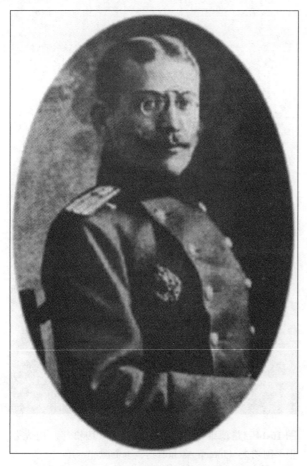

图 16-15　亚历山大·A.马克西莫夫肖像，拍摄于他离开俄罗斯进入芝加哥大学之前（见第 8 章）。来自美国公共域名维基百科。同样可以看到的是伊格诺·E.康斯坦丁诺夫（Igore E Konstantinov）的《寻找亚历山大·A.马克西莫夫：造血功能一元论背后的男人》（*In Search of Alexander A Maximow*：*The man behind the Unitarian Theory of Hematopoiesis*），发表在《生物与医学》（*Perspectives in Biology and Medicine*）杂志，43，2，2000 | 269

的病因主要包括以下几点：其中绝大部分是炎症引起的，另一部分是肿瘤引起的，还有一部分是介于炎症和肿瘤之间的因素所导致的[28]。"他成功地识别出白血病、假性白血病、霍奇金病和淋巴肉瘤（见第 27 章）。美国淋巴结注册中心（American Lymph Node Registry）的乔治·卡伦德（George Callender，1934 年）采用了类似的分类方法，通过细胞增殖方式的不同，来鉴别白血病、白细胞缺乏和网状细胞肉瘤[29]。

罗伯 - 史密斯

这一概念的最终定义可在文章《网状细胞增生症和网状肉瘤——组织学分类》（*Reticulosis and Reticulo-sarcoma*：*a histological classification*）中找到[30]。是罗伯 - 史密斯（1908—2000）撰写并发表的，他就读于伦敦大学时的博士论文《淋巴网状组织的增生与瘤变》（*Hyperplasia and Neoplasia of the Lympho-reticular Tissue*）被认为是该领域的先驱工作。罗伯 - 史密斯"明确地提出了变应条件、网状细胞增多症（渐进性淋巴组织增生）和网状细胞肉瘤（公认的恶性肿瘤）的组织学分类。"1979 年，罗伯 - 史密斯在回顾自己的分类时写道："欧洲人对分类的反应是很有趣的"。他引用了两个名字来说明来自苏格兰人的幽默与讽刺，"宝德利·斯科特（Bodley Scott）说（1951 年）：'……它避免了产生过于简单化的谬误'，而威利斯（Willis）写道（1960 年）：'像罗伯 - 史密斯提出的复杂的组织病理学分类，在试图澄清混淆的主体这一点上是值得称赞的，却掩盖了本质上的统一性……想去除繁杂避免冗长[30]……'"

　　阿利斯泰尔·哈米什·泰尔洛克·罗伯 - 史密斯（Alistair Hamish Tearloch Robb-Smith，图 16-16）出生于 1908 年 4 月 11 日，人们称他是一位"拥有文艺复兴气息的人"。他的父亲，亚历克·罗伯 - 史密斯（Alec Robb-Smith）是一位普通医生，在弗兰德斯（Flanders）被杀害，使家庭陷入严重的困境，因此，阿利斯泰尔·罗伯 -

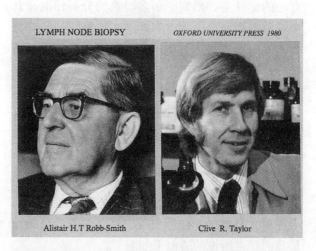

图 16-16　阿里斯泰尔·HT·罗伯 - 史密斯与本书一位作者（克莱夫·R.泰勒）1979 年在牛津的照片，照片来自 1980 年牛津大学出版社出版的《淋巴结活检》（*Lymph Node Biopsy*）[9] 一书的封面（克莱夫·R.泰勒个人收藏）

史密斯申请到爱普森学院（Epsom College）及牛津大学奥里尔（Oriel）学院的奖学金，继续求学，最后获得医学学位。后来他先后与弗莱堡的卡尔・路德维格・阿朔夫（Karl Ludwig Aschoff）及马德里的路易斯・霍特（Luis Hortega）共事。29 岁时，他作为纳菲尔德读者（Nuffield Reader）就职于牛津大学病理部。罗伯 - 史密斯总是对知识和学问充满激情，从他办公室墙壁上密密麻麻、排列整齐的旧书中可见一斑。这些旧书以前位于雷德克里夫天文台（Radcliffe Observatory）、奥勒斯之家（Osler House，见第 9 章）（图 9-9）和雷德克里夫医院（Radcliffe Infirmary），这些建筑可追溯到 18 世纪 70 年代，但现在它几乎成为牛津大学最年轻的学院格林坦普顿（Green Templeton）学院的一部分。罗伯 - 史密斯在历史上留下许多足迹，在雷德克里夫医院的历史上写下“网状细胞增多症”，在牛津担任病理解剖学教学工作，研究了冠状动脉疾病、烹饪苹果的历史，并撰写了《哈灵顿变形记》（*Harington's Metamorphosis*）（图 16-17），[大约在 1565 年，约翰・哈灵顿（John Harington，1561—1612）爵士发明了冲水马桶并称其“Ajax”，取代旧的厕所（jakes），因此美国人开始用约翰的名字“john”来指代厕所]。他还参与编辑了 27 章中提到的凯特尔（Kettle）的《肿瘤病理学》（*Pathology of Tumours*）。罗伯 - 史密斯曾在布鲁克兰（Brooklands）参加赛车运动，也曾是伍德斯托克镇（Woodstock）的镇长，当时他经常漫步于 14 世纪的乔叟故居（Chaucer's House），通过后门进入布莱尼姆宫（Blenheim Palace）。

1947 年有两本著名的出版物：一本是罗伯 - 史密斯针对牛津注册中心的 1000 例病例的回顾性研究[31]，另一本是由牛津大学出版社（Oxford University Press）出版的杰克逊（Jackson）和帕克（Parker）撰写的《霍奇金病及其相关疾病》（*Hodgkin's Disease and Allied Disorders*）[32]。后者的主要焦点是霍奇金病，相关疾病包括滤泡型淋巴瘤和网状肉瘤。杰克逊和帕克认为出现这样的细胞是“不幸”的，认为它们中有“组织细胞、类单核细胞、巨噬细胞……并且肿瘤来源于这些细胞……构成一个特殊的细胞类型，与淋巴系细胞产生的肿瘤无关[32]。”细胞的这种错误生长方式并不是单一存在的。

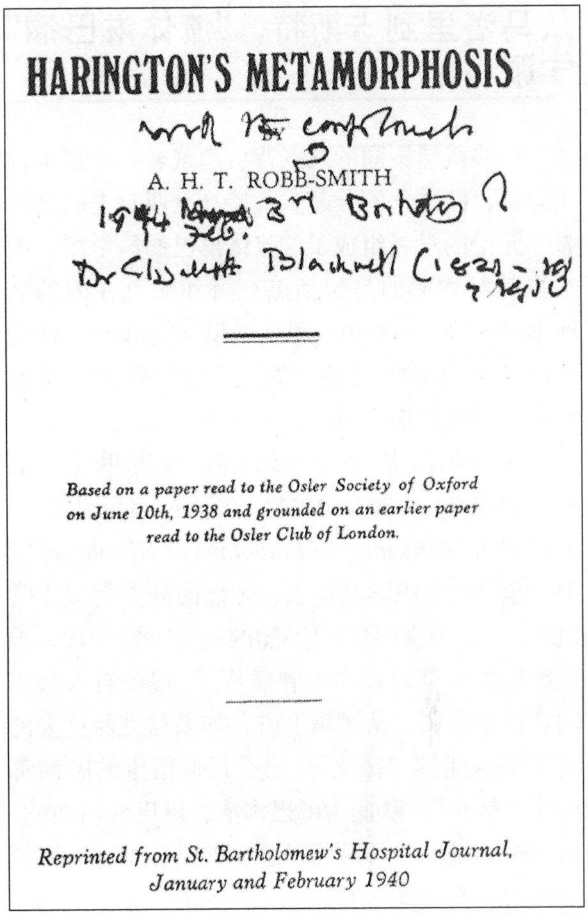
HARINGTON'S METAMORPHOSIS

BY

A. H. T. ROBB-SMITH

Based on a paper read to the Osler Society of Oxford on June 10th, 1938 and grounded on an earlier paper read to the Osler Club of London.

Reprinted from St. Bartholomew's Hospital Journal, January and February 1940

图 16-17 《哈灵顿变形记》，罗伯 - 史密斯给克莱夫・R. 泰勒的副本，书上题词“1994 年 2 月 3 日，纪念伊丽莎白・布莱克威尔医生（Elizabeth Blackwell，1821—1910）的诞辰”。他的字迹现在几乎难以辨认；他当时几乎是看不见的。罗伯 - 史密斯都会在私人信件上附上某件事的纪念日期或某个对他来说重要的人。布莱克威尔医生是首位从美国医学院校获得医学学位的女士

在这种矛盾心理下，“网状细胞增生症 - 网状细胞肉瘤”的概念在欧洲历史上持续了很长一段时间，直到 1967 年，卡尔・伦纳特（Karl Lennert）写道：“我们根据罗伯 - 史密斯和尤文的观点，将淋巴结肿大分为三类：①反应性增生；②淋巴组织肿瘤；③介于两者之间的疾病类型。”然而，在这个新世界，很少人接受“恶性淋巴瘤”一词。尽管早在近一个世纪前，西奥多・比尔罗斯（Theodor Billroth，1829—1894）就曾使用“恶性淋巴瘤”这一术语来描述这种疾病，但在杰克逊、帕克及其他人的反对下，这个术语流传缓慢[5]。

从马洛里到卡斯特，"流体淋巴瘤"学派

这些截然不同的观点背后隐藏着一个根本性的问题，即进化的分歧。坚持马克西莫夫的淋巴瘤一元论的学者组成了"流体淋巴瘤"学派，而站在其对立面的是包括杰克逊和帕克在内的病理学家，高尔（Gall）和马洛里（Mallory）认为不同的淋巴腺瘤是独立的、不可逆转的、不变的——"固定实体假说"。

1914年，弗兰克·伯尔·马洛里（Frank Burr Mallory，1862—1941）在他的《病理组织学原理》（*Principles of Pathological Histology*）[33]中写道"在组织学基础上，肿瘤的分类类似正常组织。……细胞类型是肿瘤的一个重要元素，根据细胞类型就可以命名肿瘤[33]。"很少有人会不同意这个原则。从逻辑上讲，如果马克西莫夫的网状细胞能够"转化"，那么任何衍生的肿瘤都可能"转化"，从而为淋巴肉瘤、淋巴性白血病、霍奇金病是同一种肿瘤（恶性淋巴母细胞瘤）的变体这一概念提供了基础。

然而，高尔和马洛里[34]有不同的看法：他们使用网状细胞肉瘤这个术语报告了600例组织来源或干细胞来源的肿瘤患者，文中没有强调"网状细胞学说"，文中写道"在特殊的时间点多次测试结果显示细胞学类型是长时间不变的。"

1948年，卡斯特（Custer）和伯恩哈德（Bernhard）[35]的报告结果又有明显不同，"分析了1300例淋巴肿瘤患者，……它们之间存在明显的组织学类型变异。……即使同一肿瘤组织也存在差异[29]。"卡斯特的观点[36,37]（图16-18，16-19）代表了流体淋巴瘤学派："它们都是间叶源性肿瘤，仅在分化程度和类型上有差别[35]。"

就这样，分类方式长达20年不停地变换，其中很多反映网状细胞理论的分类方法为后来的淋巴组织理论奠定了基础。当然，这是一个见仁见智的问题。

威利斯——外行人的观点

鲁珀特·A. 威利斯（Rupert A. Willis，1898—1980）（图16-20）出生在澳大利亚的维

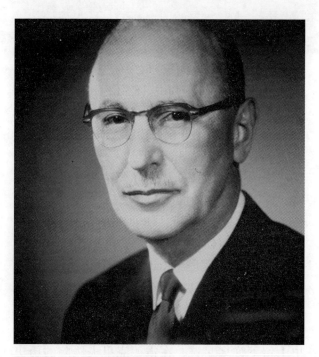

图 16-18 R. 菲利普·卡斯特（罗伯特·J. 哈索克个人收藏）

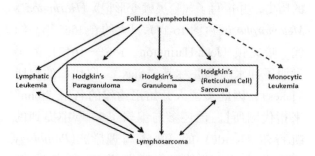

图 16-19 卡斯特的"流体淋巴瘤"图解。[1953年卡斯特·RP在《恶性疾病的边缘》（*Borderlands Dim in Malignant Disease*）一书中重绘[36]，1960年卡斯特绘制了一个更复杂的演化图][37]

多利亚亚勒姆（Yarram），在墨尔本大学获得医学学位。在塔斯马尼亚岛（Tasmania）实习时，他在后院建立了一个实验室，成为组织学的狂热者，后返回墨尔本（1930—1945）。1945年，他成为伦敦皇家外科医学院（Royal College of Surgeons）人体和比较解剖学教授；1950年，他成为利兹（Leeds）的病理学教授。他爱好广泛，是一名收藏家和分类学家，他发表的两个重要作品使他闻名于世：《肿瘤病理学》（*Pathology of Tumours*，1948年）[38]（图16-21）和《胚胎学和病理学的交界》（*The Borderlands of Embryology and Pathology*）（1958年）[39]（见第27章）。

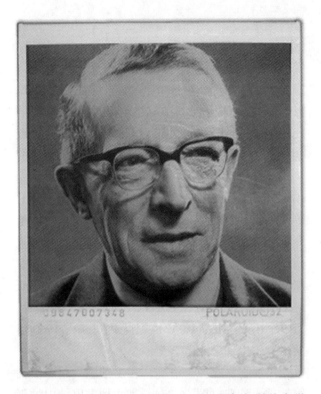

图 16-20　鲁珀特·A. 威利斯——图片来自利兹大学（University of Leeds）的虚拟病理传记网站。公共资源：http://www.virtualpathology.leeds.ac.uk/jisc/biography.Php.

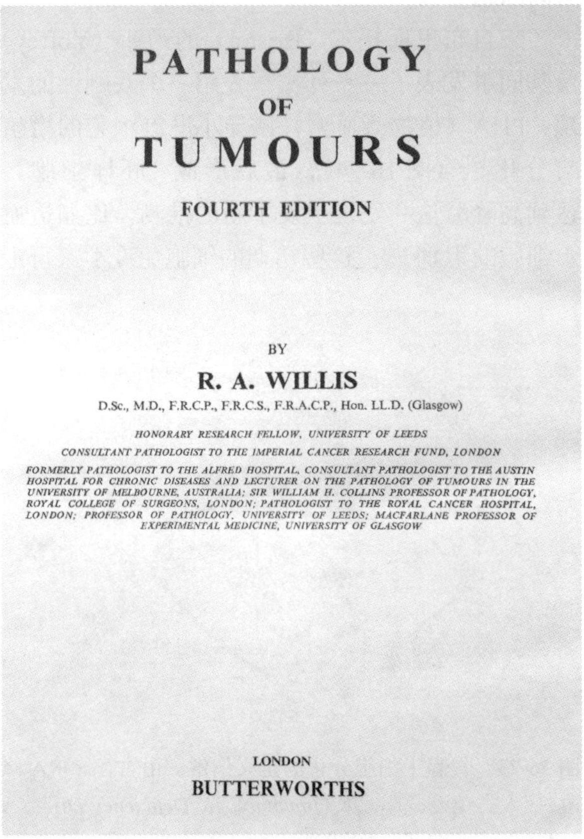

PATHOLOGY
OF
TUMOURS

FOURTH EDITION

BY

R. A. WILLIS

D.Sc., M.D., F.R.C.P., F.R.C.S., F.R.A.C.P., Hon. LL.D. (Glasgow)

HONORARY RESEARCH FELLOW, UNIVERSITY OF LEEDS

CONSULTANT PATHOLOGIST TO THE IMPERIAL CANCER RESEARCH FUND, LONDON

FORMERLY PATHOLOGIST TO THE ALFRED HOSPITAL, CONSULTANT PATHOLOGIST TO THE AUSTIN
HOSPITAL FOR CHRONIC DISEASES AND LECTURER ON THE PATHOLOGY OF TUMOURS IN THE
UNIVERSITY OF MELBOURNE, AUSTRALIA; SIR WILLIAM H. COLLINS PROFESSOR OF PATHOLOGY,
ROYAL COLLEGE OF SURGEONS, LONDON; PATHOLOGIST TO THE ROYAL CANCER HOSPITAL,
LONDON; PROFESSOR OF PATHOLOGY, UNIVERSITY OF LEEDS; MACFARLANE PROFESSOR OF
EXPERIMENTAL MEDICINE, UNIVERSITY OF GLASGOW

LONDON
BUTTERWORTHS

图 16-21　伦敦巴特沃斯（Butterworths）出版社出版的《肿瘤病理学》的标题页（克莱夫·R. 泰勒个人收藏）

威利斯在关于淋巴瘤的性质和命名的争论中提出了一些不同的观点，即所谓外行人的视角。他的《肿瘤病理学》有一个章节是论述动物以及人类肿瘤的比较病理学，其中包含一些插图。作为一个"局外人"，他在该领域带来了一些客观的观点，也许用他自己的话最能说明："几乎所有动物的组织都能发生相应的肿瘤，因此明确正常组织的分类就能知道肿瘤的分类[38]。"他的这一想法遵循的是马洛里 40 年前已经提出的原则（见上文）[33]。在强调系统命名法重要性的同时，威利斯也指出了其中的弊端，即这种命名法或许还会限制创造性思维的发展，"也许除了病理学之外的很多生物科学的分支都存在这种专有名字的不足[38]。"

他在淋巴组织肿瘤[38]这一章的开篇这样写道："在病理学领域，几乎没有统一的概念来清楚地描述淋巴瘤。"威利斯的观点很明确。正如已经指出的，他发现罗伯-史密斯的分类方法值得"称赞"，但错误地把"淋巴肿瘤基本归为一类。"威利斯认为如果只用公认的四组：滤泡淋巴瘤、淋巴肉瘤、霍奇金病和网状细胞肉瘤，"将它们加以各种组合和转换来代表不同类型的淋巴瘤，这样的结果只会让我们困惑。"

从拉帕波特到伦纳特、卢克斯和柯林斯

1937 年，亨利·拉帕波特（Henry Rappaport，1913—2003）在维也纳获得了他的医学学位，后来为了逃离纳粹，他去到芝加哥西奈山医疗中心（Mount Sinai Medical Center）完成住院医师培训。虽然，归根结底，他的主要前提是错误的，但拉帕波特的工作产生了重大影响。1956 年，拉帕波特和他的同事[40]在军事病理研究所（Armed Forces Institute of Pathology，AFIP）报道了 253 例滤泡性淋巴瘤患者，其中强调了精确的形态学标准的应用。当时 AFIP 在病理学界的地位相当于体育领域的"奥林匹克"。他们认识到淋巴细胞型、网状细胞型以及混合型的区别，并清楚地划分出霍奇金病。这段时间出现了一系列其他的分类方式［卢姆（Lunb），1954 年；哈里森（Harrison），1956 年；马歇尔（Marshall），

Diffuse	Nodular (follicular)
1. Lymphocytic type, well-differentiated	
2. Lymphocytic type, poorly differentiated	
3. Mixed type (lymphocyte and reticulum cell)	
4. Reticulum-cell type	
5. Hodgkin's type	

图 16-22　拉帕波尔、温特（Winter）和希克斯（Hicks）1956 年进行的分类[40]。在 1966 年的军事病理研究所手册上[35]，"网状细胞类型"被更改为"组织细胞和未分化类型"，霍奇金细胞类型被分开。这次的分类是一个分水岭，是最后一种单纯基于形态学分类的方案

1956 年；卡斯特，1960 年；高尔，1962 年][5]，但 1966 年，在 AFIP 的出版物中（图 16-22）随着拉帕波特观点的出现，这些理论黯然失色，从此人们放弃了网状细胞理论。这篇文章的发表预示着意见的重大转变，并产生了始料未及的后果；他敲响了网状细胞理论的丧钟，取而代之的是组织细胞，意味着"流体淋巴瘤"学派的消亡。淋巴瘤被视为一种固定不变的实体瘤，彼此之间有明显区别，属于淋巴细胞、组织细胞或"混合细胞"的衍生物，此外，霍奇金淋巴瘤被单独剥离出来，导致"非霍奇金淋巴瘤"这个术语的兴起，阻碍了几十年新思想的发展[42]。

拉帕波特的分类方法因相对简单、方便、重复性好，备受病理学家的青睐。然而，虽然它已成为临床医生和病理学家思维的一部分，但是细胞免疫学领域的几个新发现揭示了其前提假设的几处主要缺陷；淋巴细胞的形态学特征并不是固定不变的；巨细胞并不是组织细胞；淋巴瘤是"单克隆组织"，而非源于"混合细胞"；但最重要的谬论是霍奇金病与同属于淋巴细胞肿瘤的"非霍奇金淋巴瘤"是同一类疾病[42]。

"基础科学"渗透——免疫学观点

科学发现常常是偶然事件与敏锐观察相结合的产物，而 B 细胞便是这样被发现的。1956年，当时布鲁斯·格里克（Bruce Glick）正在探究"滑囊"[1621 年，西罗尼姆斯·法布里修斯（Heironymus Fabricius，1533—1619）首次描

述，他是威廉·哈维的导师之一] 的功能。跟随他的一个本科生提摩西·张（Timothy Chang）在实验中，需要对雏鸡接种沙门菌后产生的抗体进行检测。巧合的是，唯一能立即使用的雏鸡只有格里克研究课题中黏液囊切除术后存活的鸡。他敏锐地发现这些雏鸡不再产生抗体，重点是——"这是为什么呢[43,44,45]？"这一开创性的工作并没有获得应有的重视。后来，马克思·库珀（Max Cooper）、罗伯特·古德（Robert Good）等人证实了这一点，并观察到胸腺切除术对细胞介导免疫作用的影响[46]。所以 B 细胞和 T 细胞由此被发现，为获得性耐受的研究提供重要的框架和概念，弗兰克·麦克法兰·伯内特（Frank Macfarlane Burnet）与彼得·布莱恩·梅达瓦（Peter Brian Medawar）也因此共同获得 1960 年的诺贝尔生理学或医学奖。

B 细胞（起源于滑囊）和 T 细胞（起源于胸腺）进入词典（图 16-23），加入到淋巴结内的正常细胞群，淋巴结可能是肿瘤的来源，虽然 B 细胞淋巴瘤和 T 细胞淋巴瘤还未被发现，但这只是时间问题。

来自布里斯托尔（Bristol）的约菲（Yoffey）及其同事发表了一系列文章介绍一个戏剧性的发现：PHA（植物凝血素）诱导小淋巴细胞的增殖与分化[47]（图 16-24），最后形成"胚样细胞"。达到高峰。这一发现引发了新的推测，比如造血干细胞的识别[48]。这些初期的细胞免疫学家行走

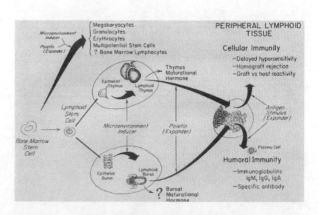

图 16-23　骨髓干细胞分化的定义图解。由古德·RA 修改，《人类免疫缺陷病》（*Immunologic Deficiency Diseases in Man*）发表在《先天缺陷》系列杂志（*Birth Defect Series*）1968 年第 6 卷 18 页（经许可发表在《淋巴结活检》一书第 16 页）[21]

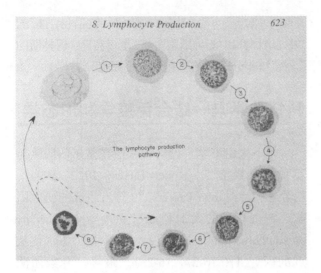

图 16-24　来自《淋巴管、淋巴液和淋巴髓细胞样复合体》（*Lymphatics，Lymph and the Lymphomyeloid Complex*）一书的第 623 页，由约菲·JM 和柯蒂斯·FC（Courtice FC）撰写，1970 年伦敦学术出版社（Academic Press）出版。在当时来讲是一篇极好的综述。"这个途径要么从网状细胞开始，要么从那些现在认为是淋巴母细胞开始……一系列的分裂可以重复，从而形成一个循环的途径。"

在一个同层次中无所关联的领域。但他们的发现最终彻底地改变了有关恶性淋巴瘤的观点：从一个领域到另一个领域，只耗费很短的时间。

　　淋巴细胞的形态不是固定和永不改变的，细胞会改变形状，但不是整个家族；淋巴组织大量活跃的细胞并不是组织细胞，它们甚至不是以往的网状结构，它们是可转化的淋巴细胞，即高度活跃可分化的细胞。威廉·邓曼雪克（William Dameshek，1900—1969）也认同这一观点。1963年，他在《血液》（*Blood*）杂志上发表了一篇简洁而优雅的社论，并创造了作为功能性名称的术语"免疫母细胞"（图 16-25）："像这样的功能性命名法的尝试可能是不成熟的，但是……究竟什么是语言，什么是象征性简称 [49]？"严谨的形态学家和"分类学家"的观察对分类的影响虽缓慢但却是不可避免的。

生殖母细胞和生殖细胞；分裂细胞和非分裂细胞

　　形态学家仍然通过组织学和细胞学细节来辨识疾病，但现在他们逐渐开始透过细胞免疫学家

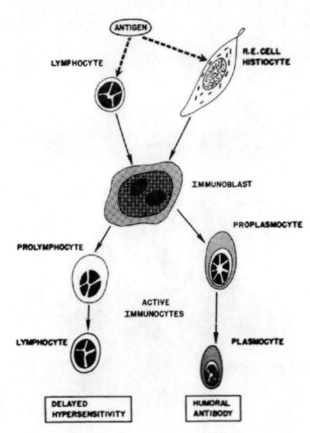

图 16-25　邓曼雪克对"免疫母细胞"的描述。值得注意的是网状内皮细胞 / 组织细胞作为"起源"还没有体面地消失。[取自 1963 年出版的《免疫母细胞与免疫细胞》（*Immunoblasts and Immunocytes*）[49]]

探讨微观世界。组织切片被认为是组织病理学家第一次看到的动态图像中的一帧。因此出现了一个新的细胞层次，称为免疫母细胞，这种细胞具有神奇的可塑性，可以来源于淋巴细胞，也可以转化为淋巴细胞。此外，还有新的功能分类，B型和 T 型，并被一些思想较为前卫的新一代分类学家设法并入淋巴细胞及其肿瘤。

　　1966 年，在伯尔尼（Bern）举办的"免疫应答的原始中心"（*Germinal Centers in Immune Responses*）主题研讨会上，古德及其同事的文章——《淋巴瘤生成与原始中心和法氏囊的联系》（*Lymphomagenesis in Relation to Germinal Centers and the Bursa of Fabricius*）[50] 正式发起变革。会上，卡尔·伦纳特展示了生发中心的电子显微结构特征，备受免疫学家们的青睐。

　　瓦尔特·弗莱明（Walther Flemming，1843—1905）（图 16-26）撰写的《细胞质、细胞核和细

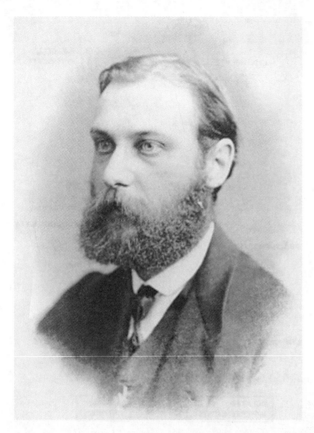

图 16-26　瓦尔特·弗莱明，最初在布拉格大学，后来到了（德国）基尔大学（克莱夫·R.泰勒个人收藏）。美国公共资源

胞分裂》（Zell-substanz，Kern und Zelltheilung，1882 年）[51] 在某种程度上算是第一部关于细胞遗传学的书。弗莱明创造了"染色质"和"有丝分裂"（希腊语，脉络）这两个术语，用来描述在分裂细胞中丝状结构的分离，可被"新"合成苯胺染成红色。弗莱明也描述了"生发中心"，预测了伟大的细胞自然增殖特性（"细胞核都来自于细胞核"，进一步解释了魏尔啸的"一切细胞来源于细胞"）。卡尔·伦纳特（1921—2012）恰好在基尔（Kiel）绘制了生发中心细胞组成的美丽图像，到 1968 年，他和其他人开始重新推测它们的作用和功能。

"旧思想新思考"[52] 的时代已到来，从一开始的断断续续，然后是涓涓细流，很快就变成"新分类"的洪流；这些思想仍然主要是形态学层面的，但它们无不例外地试图纳入免疫学标准。当时的思维碰撞十分激烈，不时还伴有流血事件。在"疯狂的疾病分类"的最后十年，十几种分类方案中"只有两种分类提议在时间的短暂考验下

存留下来 [5]。"一是基尔分类 [53]，包括伦纳特的"中心细胞和中心母细胞"，二是卢克斯 - 柯林斯的"分裂与非分裂"的滤泡型中心细胞分类 [54]。

科技的影响—结合免疫学和形态学

接下来由卡尔·伦纳特和他在基尔的团队与罗伯特·卢克斯（Robert Lukes，1922—1994）、约翰·帕克（John Parker）[55] 等人组成的研究团队，在洛杉矶的南加利福尼亚大学（University of Southern California）进行"多参数"方法优缺点的研究（图 16-27，16-28）。最终，专家团队（图 16-29）正式同意大部分重要的分类是"相似多于差异"。随着细胞鉴定的免疫学方法开始在诊断领域得到应用，越来越多的形态学观点被科学证据证实。技术进步飞速，绵羊红细胞（T 细胞）和表面免疫球蛋白（B 细胞）也曾有过辉煌的时候，但很快被一系列相互关联的进步所取代，这些进步具有融合传统形态学并延续至今的优势。在牛津大学罗伯 - 史密斯的部门，本文作者之一（克莱夫·R.泰勒，CRT）、伊恩·伯恩斯（Ian Burns）（见第 32 章）以及随后加入的大卫·约克·梅森（David York Mason，1941—2008）首次将免疫过氧化物酶技术应用到福尔马

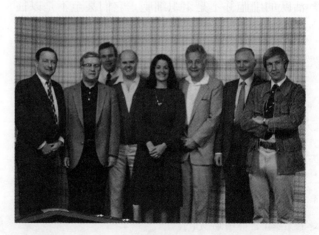

图 16-27　1982 年第 8 次课程培训班——多参数方法：淋巴增生性疾病评价的新方法的教师合影；从左到右：斯特宾斯·B.尚多尔（Stebbins B Chandor）、约翰·W.帕克、罗伯特·D.柯林斯（Robert D Collins）、罗伯特·J.哈索克、亚历山大·莱文（Alexandra Levine）、罗伯特·J.卢克斯、A·鲍德勒（A Bowdler）和克莱夫·R.泰勒（克莱夫·R.泰勒个人收藏）

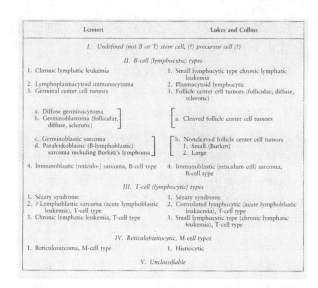

图 16-28 早期伦纳特的分类与卢克斯和柯林斯的分类的比较，由汉森·JA（Hansen JA）和古德·RA 于 1974 年发表在《人类病理学》（*Human Pathology*）杂志（1980 年罗伯 - 史密斯和泰勒引用过 [21]）。这两种分类方法一直沿用，并成为现在世界卫生组织（WHO）统一分类的基础

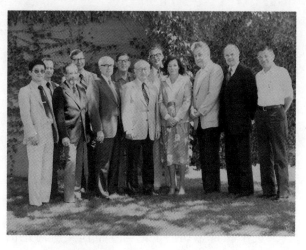

图 16-29 团结协作的"专家组" [63]。1979 年国家卫生研究所病理小组在斯坦福大学研究非霍奇金淋巴瘤分类法。从左到右：南波小路（Koji Nanba）、格哈德·克鲁格（Gerhard Krueger）、罗纳德·多夫曼（Ronald Dorfman）、格雷戈里·奥康纳（Gregory O'Conor）、卡尔·伦纳特、阿利斯泰尔·HT.罗伯 - 史密斯、亨利·拉帕波尔、马丁·萨克斯（Martin Sacks）、克里斯汀·亨利（Kristin Henry）、罗伯特·J.卢克斯、罗伯特·J.哈索克和科斯坦·贝拉尔德（Costan Berard）（罗伯特·J.哈索克个人收藏）

林石蜡切片 [56-57]，使传统形态学特征与细胞识别的免疫学标准相结合。这个方法很快应用于淋巴瘤研究，使用罗伯 - 史密斯的牛津系列 [57]，之后传到洛杉矶，被卢克斯及其同事纳入多参数方法 [55]。这个方法一开始只有一小部分抗体能在固定组织中起作用。杂交瘤方法的发现 [乔治·科勒（Georges Köhler，1946—1995）和塞萨尔·米尔斯坦（César Milstein，1927—2002）发现，并于 1984 年获得诺贝尔生理学或医学奖]（见第 32 章）很快解决了这个问题，促进了成千上万的单克隆抗体的生产。今天，得益于石善溶（Shan-Rong Shi）及其同事在 20 世纪 90 年代初开发的抗原修复技术和改进的检测系统，上百种抗体可用于福尔马林石蜡切片中白细胞和淋巴瘤的表型鉴定。这些抗体有许多也可用于流式细胞仪的白细胞表型研究，这是一个在广度和深度快速发展的领域，且有利于形态学分类的重新定义。

免疫学技术的飞速发展及其多样性的一个重要问题是，没有任何一个病理学家可以保证面面俱到的。因此，越来越多的研讨与合作开展起来，富有成效；个人主义分类不再发生，专家组（图 16-21）拟定了协商一致意见的文件，以求更好的共同发展 [59]。在这些努力下，一系列改进的

分类方法也由此开始。世界卫生组织 2008 年发布的最新版本 [60]，至今应用于全球，十分权威。这些近代历史的重要性已在其他地方得到很好的总结，便不在这里重复。

霍奇金病和里德 - 斯德伯格细胞

所以故事得到一个完美的解释，画了一个圈，又回到最开始，托马斯·霍奇金在一次尸检中首次发现并描述的淋巴瘤最终以巨细胞——里德 - 斯德伯格细胞（R-S 细胞）的存在来定义。

1902 年，约翰斯·霍普金斯医学院"奥斯勒的黄金 1900 年毕业班"学生多萝西·里德（Dorothy Reed）[24] 用精美的图解说明这种巨细胞。后来 C.E.门登霍尔夫人（Mrs.C.E. Mendenhall）[8,21] 也描绘了巨细胞，她更倾向于视霍奇金病为一种炎症性症状——"增长与恶性肿瘤的不同之处在于没有莢膜的渗透和影响邻近组织"——但承认 R-S 细胞是霍奇金病的特征细胞——"显微镜检查结果足以作为诊断依据。"然

而，她强调，如若不是因为斯滕伯格几年前提出这不是结核病的特征，她早就转到其他更具吸引力的职业领域。罗伯-史密斯后来记录说："里德在病理学上的探索并没有使她偏离她的最初目标，而且她在儿科方面获得了成功[21]。"

随着 R-S 细胞的发现，关于霍奇金病本质的争论有望平息。然而历史证明恰恰相反。关于R-S 细胞本身的细胞起源[25]、霍奇金病与"吸收腺和脾"中出现的任何恶性过程的关系，引发了激烈的争论。

关于霍奇金病的争论与本章前文所讨论的关于淋巴系统其他恶性肿瘤的争论是一致的，但R-S 细胞的细胞来源本身就是一个有争论的问题。[8]霍奇金病被认为依赖于 R-S 细胞及其他任何的假定祖细胞类型。所以，关于 R-S 细胞的来源众说纷纭，有人说来自于淋巴细胞，有人说来自网状细胞或组织细胞。每一个观点在不同时期都有它各自的拥护者和批判者，这些观点在霍奇金病的分类中起着重要作用。

根据马克西莫夫的淋巴细胞（或网状细胞）的概念，流体淋巴瘤学派的专家称之为"淋巴组织的母体脉络"，它与霍奇金病及其他淋巴瘤是密切相关和可变的。然而，如前所述，在 20 世纪 50 年代，这些公认的"网状细胞"祖细胞已进入历史，被拉帕波尔方案中的概念所取代，即大细胞类型的淋巴瘤是由组织细胞衍生的。这个决定助长了关于 R-S 细胞本质上也是组织细胞的错误观念。随之而来的大量新的淋巴瘤分类[5]，大部分都忽略了霍奇金病，霍奇金病被认为是一个完全独立且可导致胎儿畸形的疾病，"霍奇金病"和"非霍奇金淋巴瘤"就这样被错误分型。

虽然 R-S 细胞被一致认为是诊断霍奇金病的必需条件，但是对于其在临床预防和治疗方面的作用还取决于它的形态学亚型的识别。正是卢克斯和巴特勒[61]，通过对精细组织学特征的细致记录，对霍奇金病进行了分类，这种分类持续了 30 年。与当代非霍奇金淋巴瘤的分类一样，它没有考虑同时代细胞生物学关于淋巴细胞的变革，所以在其诞生之初就被淘汰了。尽管如此，它仍然是目前世界卫生组织专论中所存在的分类方法的原始标准，再次违背了现代淋巴细胞细胞生物学的要求。

经过长期的辩论，仍有许多学者认为淋巴细胞是 R-S 细胞的来源，并且在时间的验证下，这一观点逐渐淘汰其他所有观点。

同样的免疫学方法解决了淋巴瘤分类的难题，最终确立了当前的事实，R-S 细胞是来源于淋巴细胞，更确切地说，是从某些滤泡中心 B 细胞的异常受损形式中获得的。然而，分类还是滞后很多。实际上，在世界卫生组织体系，霍奇金病现在被称为霍奇金淋巴瘤[60]，这或许是对其淋巴细胞起源的首次默认。根据这一标准，即一个共同的淋巴细胞起源，霍奇金淋巴瘤与非霍奇金淋巴瘤属于同一家族[42]，尽管这些还没集成一个共同疾病分类包。一个统一的理论，一个更合乎逻辑的命名法，有待未来的探索。

目前，在诊断和分类上，以淋巴细胞为主的霍奇金淋巴瘤经典亚型的 R-S 细胞的免疫表型特征可使用单克隆抗体进行较好辨析。值得注意的是，来自霍奇金 1832 年的原始组织已经用这些相同的方法进行了研究。其中 2 例原始病例[20]组织中 R-S 细胞的 CD15（LeuM1）特异性染色得到证实，证明托马斯·霍奇金的观察和推论所做的贡献之大，他在 170 年前仅通过临床相关性和详细的尸检来研究"吸收腺和脾的原始作用"，并且他的 7 例淋巴瘤中有 4 例被证实是正确的。

回到未来：技术的持续影响——分子形态学

"历史是无数传记的本质。"[托马斯·卡莱尔（Thomas Carlyle），1795—1881]

回到 21 世纪，我们可以从这段历史中学到什么呢？很明显，杰出的病理学家，无论男女，都发挥了作用，也正是科技的不断进步，激发了他们的创造力。

正如 150 年前的显微镜将医学研究从全身和器官层面转变到组织和细胞微观层面的研究一样，现代分子技术正推动着医学研究的另一次转变，即向基因和分子的亚细胞层面发展。淋巴瘤的分类开始于显微镜时代，但它将向"分子形态学"时代迈进。可以预见未来淋巴瘤分类的成熟。世界卫生组织的分类都首先由形态学确立，再根据其免疫表型加以确认，某些情况下也根据基因标记（基因型）进行确认。

表型是蛋白质表达的一种描述，属于蛋白质组学的一般范畴。人类基因组中大约有 3 万个基因已经被绘制出来，但惊人的是，这可能会产生约 100 万个蛋白质。虽然基因组决定了哪些蛋白质将被表达，但真正衡量细胞及其功能的是蛋白质的实际表达。单克隆抗体的表型研究已经为淋巴瘤的诊断做出了重要贡献，其也成为淋巴瘤诊断的必要工具。但是目前只有约 100 种蛋白质能使用常规免疫组织化学或流式细胞术检测出来。质谱分析和反相蛋白芯片等新技术已经具备识别甲醛溶液（福尔马林）固定的石蜡包埋单个组织中数百至数千种蛋白质的能力，并开始将这些发现与细胞"液体形态"联系起来[62]。

基因组学和蛋白质组学对细胞和肿瘤的辨别能力远超乎我们的想象，就像我们现如今发展的技术是早期显微镜学家所难以想象的一样。"专家组"[63]再次聚集在一起，他们是现代的分类学家，是分子和基因的追随者，兴高采烈地打磨着奥卡姆的剃刀。但这又是另一段历史了。

参考文献

1. Linnaeus C. Systema Naturae. Ninth edition. Theodor Haak, Leiden, Lugdunum Batavorum, 1756.
2. Darwin CR, Wallace AR. On the tendency of species to form varieties; and on the perpetuation of varieties and species by natural means of selection. Read 1st. Journal of the Proceedings of the Linnean Society of London. Zoology 3, 20, 1858, August: 46-50.
3. Barlow N. The Autobiography of Charles Darwin 1809-1882. Collins, London, 1958：122.
4. Virchow R (1858). Die Cellularpathologie in ihrer Begrundung auf physiologische und pathologische Gewebelehre. Berlin. Verlag von August Hirschwald, Berlin, English translation. Chance F (1860) Cellular Pathology. John Churchill, London. reissued; Classics of Medicine Library, Birmingham. Alabama, 1979：170-171.
5. Taylor CR, Hartsock RJ. Classifications of Lymphoma; Reflections of Time and Technology. Virchow Archiv, 2011, 458: 637-648.
6. Taylor CR. From Anatomy to Surgery to Pathology: Eighteenth Century London and the Hunterian Schools. Virchow Archiv, 2010, 247: 405-414.
7. Hodgkin T. On Some Morbid Appearances of the Absorbent Glands and Spleen. Med-Chir Trans, 1832, 17: 68-114.
8. Geller SJ, Taylor CR. Hodgkin; the Man and his Disease. Virchow Arch, 2013, 460.
9. Hodgkin T. A Catalogue of the Preparations in the Anatomical Museum of Guy's Hospital, arranged and edited, by desire of the Treasurer of the Hospital and of the Teachers of the Medical and Surgical School. London, R. Watts, 1820.
10. Hodgkin T. Medical education, 1827, 1: 60-61, 91-93.
11. Hodgkin T. On the mode of selecting and remunerating medical men for professional attendance on the poor of a parish or district. Lancefield, W. Ease, 1836.
12. Hodgkin T. On the object of post-mortem examinations. London Med Gaz, 1828, 2: 423-431.
13. Hodgkin T, Lister JJ. Notice of some microscopic observations of the blood and animal tissues. Philosoph Magazine, 1827, 2: 130-138.
14. Ober WB. Great Men of Guy's. Metuchen, NJ, Scarecrow Reprint Corp, 1973.
15. Hodgkin T. Narrative of a Journey to Morocco in 1863 and 1864. London, T.C. Newby, 1866.
16. Dawson PJ. The original illustrations of Hodgkin's disease. Arch Int Med, 1968, 121: 288-290.
17. Wilks Sir S. Cases of lardaceous diseases and some allied affections. Guy's Hosp Rep, 1856, 2: 104-132.
18. Wilks Sir S. Cases of Enlargement of the Lymphatic Glands and Spleen (or Hodgkin's Disease) with remarks. Guy's Hosp. Rep, 1865, 11: 56-67.
19. Fox H. Remarks on the presentation of microscopical preparations made from some of the original tissue described by Thomas Hodgkin, 1832. Ann Med Hist, 1926, 8: 370-374.
20. Poston RN. A new look at the original cases of Hodgkin's disease. Cancer Treat Rev, 1999, 25: 151-155.
21. Robb-Smith AHT, Taylor CR. Lymph Node Biopsy. Oxford University Press, 1980.
22. Greenfield WS. Specimens illustrative of the pathology of lymphadenoma and leucocythemia. Trans Path Soc Lond, 1878, 29: 272-304.
23. Sternberg C. Ueber eine eigenartige unter dem Bilde der Pseudoleukâmie verlaufende Tuberkulose des lhmphatischen Apparates. Z. Heilk, 1898, 19: 21-92.
24. Reed DM. On the pathological changes in Hodgkin's disease, with especial reference to its relation to tuberculosis. Johns Hopkins Hosp Rep, 1902, 10: 133-

196.

25. Taylor CR. A history of the Reed-Sternberg cell. Biomedicine, 1978, 28: 196-203

26. Aschoff L. Das reticulo-endotheliale System. Ergebn inn Med Kinderheilkd, 1924, 26: 1-118.

27. Maximow AA. Der Lymphozyt als gemeinsame Stammzelle der verschiedenen Blutelemente in der embryonalen Entwicklung und im postfetalen Leben der Säugetiere. (Demonstrationsvortrag, gehalten in der ausserordentlichen Sitzung der Berliner Hämatologischen Gesellschaft am 1. Juni, 1909). Folia Haematologica, 8:125-134.

28. Ewing J. The Classification and Treatment of Bone Sarcoma. Report of the International Conference on Cancer 17th to 20th of July 1928. Third edition. Bristol: John Wright and Sons Ltd. London: Simkin Marshall Ltd, 1928: 365.

29. Callender GR. Tumors and Tumor-like Conditions of the Lymphocyte, the Myelocyte, the Erythrocyte and the reticulum Cell. Am J Path, 1934, 10: 443-466.

30. Robb-Smith AHT. Reticulosis and reticulosarcoma: a Histological Classification. J Path, 1938, XLVII : 457-480.

31. Robb-Smith AHT. In Recent Advances in Clinical Pathology. Ed. Dyke SC. London, Churchill, 1947: 350.

32. Jackson H, Parker F. Hodgkin's Disease and Allied Disorders. Oxford University Press. New York, 1947.

33. Mallory FB. The Principles of Pathological Histology. Saunders. Philadelphia, London, 1914.

34. Gall EA, Mallory FB. Malignant Lymphoma. A Clinico-Pathological Survey of 618 Cases. Am J Path, 1942, 18: 381- 429.

35. Custer RP, Bernhard WG. The interrelationship of Hodgkin's disease and other lymphatic tumors. Am J Med Sci, 1948, 216: 625-642.

36. Custer RP. Borderlands Dim in Malignant Disease. Radiology, 1953, 61: 764-770.

37. Custer RP. The Changing patterns of Lymphocytic Malignancies. In The Lymphocyte and Lymphocytic Tissues. Ed. Rebuck JW. Int Acad Path Monograph. Hoeber, New York. 1960: 181-193.

38. Willis RA. Pathology of Tumours. Butterworth and Co. London, First edition, 1948.

39. Willis RA. The Borderland of Embryology and Pathology. Butterworths London, 1958.

40. Rappaport H, Winter WJ, Hicks EB. Follicular Lymphoma; a re-evaluation of its Position in the Scheme of Malignant Lymphomas Based on a Survey of 253 Cases. Cancer, 1956, 9: 792-821.

41. Rappaport H. Tumors of the Hematopoietic System (Atlas of Tumor Pathology. Section 3, Fasc.8) Armed Forces Institute of Pathology, Washington DC, 1966.

42. Taylor CR. Hodgkin's Disease is a Non-Hodgkin Lymphoma. Hum Pathol, 2005, 36: 1-4.

43. Chang TS, Glick B, Winter AR. The significance of the bursa of Fabricius of chickens in antibody production. Poultry Sci, 1955, 34: 1187.

44. Glick B. Growth and function of the bursa of Fabricius in the domestic fowl. Ph.D. Thesis. Ohio State University, 1955.

45. Sternberg SS. Bottoms Up to a Nobel-Worthy Chicken's Bottom. Am J Surg Path, 2003, 27: 1471-1472.

46. Cooper MD, Peterson RDA, Good RA. Delineation of the thymic and bursal lymphoid systems in chickens. Nature (Lond.), 1965, 205: 143-146.

47. Yoffey JM, Winter GCB, Osmond DG, et al. Morphological Studies in the Culture of Human Leucocytes with Phytohaemagglutinin. Brit J Haematol, 1965, 11: 488-497.

48. Moffatt DJ, Rosse C, Yoffey JM. Hypothesis. Identity of the haematopoietic stem cell. Lancet, 1965, 290: 547-548.

49. Dameshek W. Editorial: "Immunoblasts" and "Immunocytes" —An Attempt at a Functional Nomenclature. Blood, 1963, 21: 243-245.

50. Peterson RDA, Burmester BR, Cooper MD, et al. Lymphomagenesis in Relation to Germinal Centers and the Bursa of Fabricius. In Germinal Center in Immune Responses. Springer-Verlag. New York, 1967: 443-446.

51. Flemming W. Zellsubstanz, Kern und Zelltheilung. FCW Vogel, Liepzig, 1882.

52. Taylor CR. Classification of lymphomas: "new thinking" on old thoughts. Arch Pathol Lab Med, 1978, 102: 549-554.

53. Gerard Marchant R, Hamlin I, Lennert K, et al. Classification of non—Hodgkin's lymphomas. Lancet, 1974, II: 405-408.

54. Lukes RJ, Collins RD. A functional approach to the classification of the lymphomata. Rec Res Cancer Res, 1974, 46: 18-30.

55. Lukes RJ, Parker JW, Taylor CR, et al. Immunologic approach to non-Hodgkin's lymphomas and related leukemias. An analysis of the results of multiparameter studies of 425 cases. Semin Hematol, 1978, 15: 322-351.

56. Taylor CR, Burns J. The demonstration of plasma cells and other immunoglobulin-containing cells in formalin-

fixed, paraffin-embedded tissues using peroxidase-labelled antibody. J Clin Pathol, 1974, 27: 14-20.

57. Taylor CR. The nature of Reed-Sternberg cells and other malignant reticulum cells. Lancet, 1974, Ⅱ : 802-807.

58. Shi S-R, Cote RJ, Taylor CR. Antigen Retrieval Immunohistochemistry and Molecular Morphology in the Year 2001. Appl Immunohist Mol Morph, 2001, 9: 107-116.

59. Harris NL, Jaffe ES, Diebold J, et al. Lymphoma classification-from controversy to consensus: The R.E.A.L. and WHO Classification of lymphoid neoplasms. Ann Oncol, 2000, S1: 3-10.

60. Swerdlow SH et al. WHO Classification of Tumours of Haematopoietic and Lymphoid Tissues. International Agency for Research on cancer , Lyon, 2008.

61. Lukes RJ, Butler JJ. The pathology and nomenclature of Hodgkin's disease. Cancer Res, 1966, 26: 1063-1081.

62. Taylor CR, Becker KF. Liquid Morphology: Immuno-chemical Analysis of Proteins extracted from Formalin Fixed Paraffin Embedded Tissues: combining Proteomics with Immunohistochemistry. Appl Immunohistochem Mol Morph, 2011, 19: 1-9.

63. Taylor CR. Viewpoint: An exaltation of experts: concerted efforts in the standardization of immunohistochemistry. Applied Immunohistochem 1: 232-243. Reproduced in Hum Pathol, 1993, 25: 2-11, 1994.

翻　译：张书铭　张伟锋
校　对：陈雪玲　刘人铭

第 17 章

头与颈

彼得·J. 斯特维格（Pieter J. Slootweg）

追溯久远的历史记录，可以查到不少有关头颈部疾病的描述。史前资料证实，自从这些疾病在地球上出现后，人类便开始饱受折磨。如木乃伊和骨骼残骸显示龋齿及其在颌面部骨骼的后遗症。此外考古学证据也显示，远古时期就已经开始出现颅骨骨肿瘤[1]。

首次尝试在混乱之中创建秩序的人；皮埃尔·福查德和约翰·亨特

17 世纪作为科学发展的第一阶段，其科学研究普遍具有以下特点：敏锐的观察、精确的形态学描述以及通过分类建立的秩序。从书籍记载可以推断，当时头颈病理学的发展也完全符合这些特点。皮埃尔·福查德（Pierre Fauchard，1678—1761）[2] 和约翰·亨特（John Hunter，1728—1793）[3] 的著作提到了大量的齿科疾病，被看做是最早针对头颈疾病进行系统讨论的专著。

当年轻的皮埃尔·福查德在海军外科实习时，亲眼目睹了坏血病对海员们的牙齿产生的巨大影响，由此对牙齿及颌部的疾病产生了兴趣。也正是因此，他的研究对人类医学的发展具有不同凡响的意义。1728 年，他出版的著名的《外科牙医的牙齿标准》（*Le Chirurgien Dentiste，ou Traité des Dents*）获得一致好评，他因此被誉为"口腔外科之父及口腔外科创始人"[2] 并广为人知。在这本将近 800 页的教材中，详细描述了畸形牙和颌囊肿，远远领先于当时国际上齿科的研究水平，此外，他还将牙齿的腐烂归咎于龋齿。

这本书也可以被当做是头颈部疾病的第一本教材。回溯当时，福查德因为贫穷而放弃了昂贵的外科培训，选择了相对便宜的牙科，但却因祸得福。因为如果他成为了一名外科医生，也就不可能写出这样一本使他流芳后世的书了。

半个世纪后，又一本著名的书——《关于人类牙齿自然历史与疾病的论述；阐释牙齿的结构、用途、构成、生长及疾病》（*Treatise on the natural history and diseases of the human teeth；explaining their structure，use，formation，growth and diseases*）[3] 出版了。这本书的概述对牙齿的后天性、先天性疾病进行了明确的区分，查阅起来与现代教科书十分类似。如今，这本书的作者约翰·亨特也因他在外科和解剖学上的卓越表现（见第 7 章）而被世人铭记。他同时留下的还有部分关于头颈病理学方面的成果。亨特最为出名的一个实验是将人类牙齿成功移植到一个鸡冠上，因此他被认为是第一个实验口腔病理学家。他对牙科学的另一贡献便是他所著的书，书中不仅讨论了颌骨、牙齿的结构与发育过程，还描述了如牙龈炎、颌骨炎以及涎腺结石等疾病。此外亨特还为牙齿进行了命名；如今很少人会提及的犬齿、两尖齿、臼齿、门牙都是亨特依照不同类型的牙齿而命名的[4]。

19 世纪初：彼得鲁斯·科宁；他的临床病理相关性

从莫尔加尼（Morgagni）开始，病理学家们都在尝试将形态学上的发现和临床症状联系起来。首先将这个想法应用在头颈病理学领域的是荷兰解剖学家彼得鲁斯·科宁（Petrus Koning，1787—1834）。彼得鲁斯·科宁曾是乌得勒支大学医院（Hospital of Utrecht University）的一名解剖员，他14岁成为学徒，并很快因能解剖剥离出最细微的血管而闻名。身为一名蜡质解剖模型的雕刻师，他制作的模型无论是外观还是质量都非常好，其技术一直得到好评。他对于头颈部疾病的贡献，主要集中在对下颌骨畸形以及头骨的相关研究。1825 年，他发表了一篇文章，这篇文章可能是第一个描绘关于头颈部疾病的案例报道，在文中他将疾病的进程和后来病理上的发现联系起来，描述了一名男性患者下颌骨长了肿瘤，并在几年中稳定增大的状况。尽管医生尽其所能延长患者的生存期，患者还是去世了，他的家属为了表达对医院提供了高品质医疗护理的感谢，同意科宁对患者的尸体包括病变部位进行解剖。文章中用了精美的铜版印刷插图来展示患者存活时的状态以及相应的病理标本（图17-1，17-2）[5]。原始样本经过了 200 年仍被保存得很好，现在于乌得勒支大学博物馆（Utrecht University Museum）对公众展出（图 17-3）。从多篇德语出版文章中的讨论部分可以看出，科宁这篇根据案例写出来的文章受到了国际上的认可[6]。

头部、颈部病理学始于内科学与牙科

到 19 世纪，病理学从单纯的为寻找病因和发病机制的研究逐步拓展到临床上，演变成对患者的诊断和治疗发挥指引作用的学科。病理学在临床上的发展有赖于显微镜检验技术的引进，而显微镜检测是一种协助医生辨别离体组织是否正常的工具。这个过程充分显示出病理学的重要性，并使这一时代的临床医生在做检查时逐步认识到组织分析的价值，并创造了一代通过做组织检查研究和组织形态分析从而对临床诊断提出建议的临床医生，进一步推进了病理诊断在临床上的应用。不过，当第一批接受"专科培训"的病理学家逐渐接管了内科医生的相关显微诊断工作后，对"专科病理"专业化的要求变得越来越明显和越来越迫切。

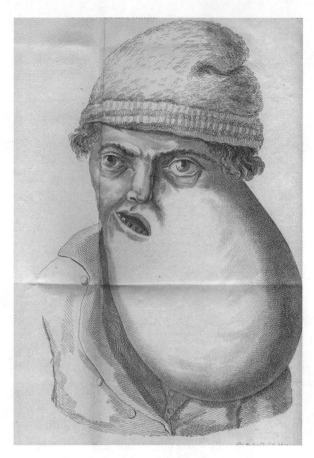

图 17-1 巨大的下颌骨肿瘤的临床外貌，可能是成釉细胞瘤。插图来自原出版物[5]。由乌得勒支大学博物馆提供

头颈病理学的发展是循序渐进的，看到头颈部疾病这个名称，我们应该认识到这个学科是由头部和颈部病理学、口腔和颌面部病理学这两个相关联且部分重叠的领域组成：前者主要是由耳鼻喉外科医生发现并进行相关治疗和研究的领域，而后者则主要由牙医和口腔颌面部外科医生负责的相关疾病。因为头颈病理学、口腔和颌面部病理学的历史发展背景不同，因此它们与口腔病理学并不能完全重合；近年来这两个领域的交流才逐渐增多。

在广阔的外科病理学领域中，头颈病理学的学科专业化在不停地前进着，体现在这一病理学分支的专业化机构和期刊的创办数量、这一领域的专著及研究课题的新文章的发表数量、相关机构代表大会的举行次数，以及国内外开展课程的规模等。大多情况下，科学家们在学科发展中都扮演了主要的角色。纵观口腔病理学的历史，比起头部、颈部病理学要悠久得多，其在 19 世纪

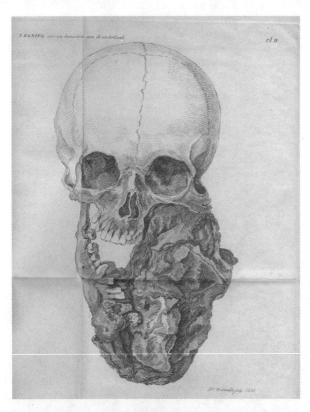

图 17-2　解剖后保存的相应样本。插图来自原出版物 [5]。由乌得勒支大学博物馆提供

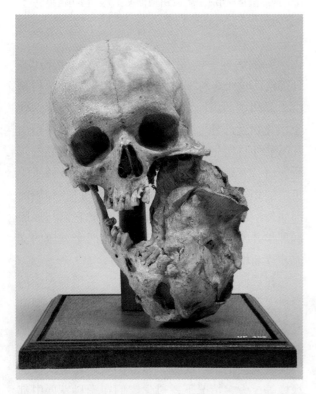

图 17-3　迄今仍在乌得勒支大学博物馆展出的原始标本。由乌得勒支大学博物馆提供

中期就已经被当做一个独立的学科，而后者直到 20 世纪的下半叶才显现了成为独立学科的潜能。由于口腔病理学和头部、颈部病理学这两门学科的奠基背景和发展进程并不相同，我们将分别进行讨论。

托马斯·邦德——口腔病理学之父

在 19 世纪中期之前，关于口腔病理学的文章开始逐步出现，这与美国牙科医学专业化的发展有很密切的联系 [7]。其中包括大量对不同性质的牙源性囊肿及肿瘤的第一次描述，大多数是宏观层面的观察研究，偶尔也有显微镜下的观察研究。这些文章作为当时牙科学的主要著作，证明了人们开始重视口腔内部和周围可能发生的各种疾病。

大量的论文致力于口腔病理学研究，而相关书籍在之后逐渐出现。这些早期出版物的写作宗旨在于提升牙科专业的知识层面和技能，这从托马斯·邦德（Thomas Bond，1816—1872，图 17-4）的观点中可以看出。他撰写的《牙科医学的实践论述》（*A practical treatise on dental medicine*）[8] 是一部经典的教科书，按 JR. 博凯特（JR Bouquot）教授的话来说，牙科专业可以运用这部书来"检测病因、病理学和根据相应病变情况进行治疗，对牙科医生的实践操作具有特殊的参考价值。"现在看来，这是第一本几乎专门针对口腔、颌面部病理学的英语教科书。邦德也成了第一个记录了数种口腔疾病，并对其病因与病理生理进行分析描述的人。他的观点直至今日仍然适用。基于其对该领域的突出贡献，他被誉为"口腔病理之父"。

邦德也讨论了我们现在称为全身性疾病的口腔表现。例如，淋巴结核和佝偻病对牙齿发育的不良影响，坏血病对齿龈组织造成的严重损害和上颌窦恶性肿瘤引起的牙槽骨改变。他也讨论了牙龈脓肿可能引起的并发症，如引发胃窦或远端部位的病变，尤其是"脸部神经的疼痛反射"和"发热症状"。

他还宽泛地概述了齿列不齐带来的其他牙科问题，如上颚和面部的脓肿、创伤性溃疡、缺血性骨坏死（"骨坏死"）、慢性骨髓炎（"骨溃疡"）、牙骨质增生（"牙根外生骨疣"）和由神

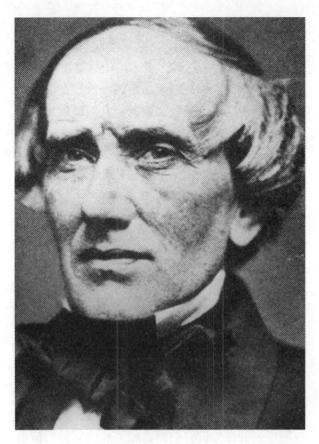

图 17-4　托马斯·邦德的肖像，由杰里·博凯特（Jerry Bouquot）教授提供

经受损或发炎导致的神经痛（"增易式扩散型神经痛"）。

邦德也是第一个在书中指出颈部淋巴结病、扁桃体增生常与黏膜炎症相关的人，他将颈部淋巴结肿大命名为颌下腺炎症，这个专业名词被广泛接受，直至今日，颌下腺炎症更名为"腺肿胀"仍被普遍使用。他提出生长在嘴唇、舌头侧面的肿瘤是由于邻近的牙齿结构参差不齐对其持续性损伤导致的，直到 20 世纪 60 年代初他的这个理念才得到认同。

邦德讨论了牙龈与"牙床"的相关特定疾病。他是少数几个认为"牙龈肿瘤"来源于口腔炎症的人之一，可能与较差的口腔卫生及细菌有关（这一假说在微生物理论出现前 20 年就被提出）。邦德是最先描述化脓性肉芽肿、外周性巨细胞肉芽肿、外周性骨化性纤维瘤和牙龈表皮肉芽肿病的人，他的描述完整且全面。他详细地记录了这些病症及其他疾病的特点，包括良性肿瘤、软组织囊肿及"囊性肿瘤"，也就是后来

常见的眼眶周边经常出现的"皮脂腺囊肿"（一种分泌脂质的表皮样囊肿）。他描述了多种"恶性"角质类疾病（"蜂蜜和蛋清的混合物"形成的浓稠的黄色物质）和"动脉粥样化"（"状似流动的奶酪或半流动态食物"）的内含物。他还成功地通过不同的不良预后进一步区分了"骨膜外生骨疣"（颊外生骨疣）、"髓外骨疣"（中央骨化性纤维瘤）和来源于骨肉瘤的"尖牙外生骨疣"（牙骨质增生）。邦德还试图将这些疾病与各种癌（如"硬癌""蕈状癌"）进行区分，尽管他对此了解得不多，但他仍是第一位在牙科专业中建议医生去密切关注那些不痛不痒的可疑病变的专家。

邦德还对各种各样的良性溃疡进行了区分。按照他的理念，外伤或"硬结"型的溃疡都与牙齿创伤有关。他细致地描述了这些溃疡，并且认为它们与"血管静脉曲张"有关，这可能是因为在老龄患者舌头的侧面及腹面经常可以看到这种溃疡，也就是说这类患者在晚年很有可能得牙齿实质损伤的疾病。他还在书中提醒读者应该对慢性创伤性溃疡保持警惕。这种好发在舌头和嘴唇的溃疡在外观上可能与"癌样"溃疡相近，其可能有转变为"癌样"溃疡的潜力。

他还对坏血病引发的疼痛型牙龈炎与梅毒引发的无痛型硬下疳和肺结核结节进行了区分，还特别强调了在后两种疾病进行硬腭穿刺诊断的重要性。邦德认为上述的溃疡与组织坏死、口颊坏疽或崩蚀性溃疡（同希腊语中的"吃"）和严重的"毁灭性"溃疡（可能是癌症）不同。他也强调了牙龈脓肿、瘘管的形成等口腔表面病变，可能是牙齿或骨骼感染的潜在反射。他在文中讨论分析了多种疾病状态下的唾液（"病态分泌物"）。他可能是第一个描述腮裂囊肿，同时也是第一个对腮腺恶性腺瘤进行手术的人，于 1808 年在纽约完成。

上颌窦疾病被广泛讨论，包括继发于严重或者复发性鼻窦炎的骨炎症。对于后者，邦德又将慢性骨髓炎（"骨溃疡"）和骨疽（缺血性骨坏死）进行了区分。他将骨坏死定义为"骨的完全死亡"并指出骨感染或"骨溃疡"不一定是骨坏死进程中的一环。他提出的"当骨坏死发生时，务必要将坏骨移除"的治疗方案如今仍被采用。

保罗·布罗卡与牙源性肿瘤

对头颈部疾病认识的加强促进了人们对相关疾病分类的细化。所以，19世纪后期发表的文章，开始从单独的案例报告转变成对独立病案记录的累积和总结，并进一步建立起相应体制。牙源性肿瘤就是阐明这一进展[9]的好课题。在这一领域的第一个主要贡献者是法国科学家保罗·布罗卡（Paul Broca，1824—1880），他因在脑病理学的贡献而广为人知，他识别确认了与言语功能相关的大脑特定区域，今天这片区域仍以他的名字命名。

1869年，布罗卡在其关于牙源性肿瘤的著作中讨论的问题，直到今日看来仍然有重大意义[10]。当面对一组罕见病变却与很多疾病种类相关时，例如牙源性肿瘤，主合派和主分派对这组病变是否要进一步细分进行争论，这在牙源性肿瘤分类史上十分常见。同样的情况也发生在淋巴瘤领域（见第16章）。

这一讨论有两个不同的来源。首先，牙源性肿瘤之间可能在组织形态上有相当多的重叠，如何辨别这是一种病变的不同表型还是两个形态学特征存在交叠的疾病，始终是一个很难解决甚至可能永远没有答案的问题。从这一点看来，其他病理学分支也存在着类似的争议。另一个观点更为具体，牙源性肿瘤来源于牙源性组织，这些组织在从仅由软组织构成的"牙胚"向以硬组织为主的成熟牙发展时会改变其形态。牙源性肿瘤可能是牙源性组织在经历形态学变化时秩序发生了改变而导致的。无论是过去还是现在，牙源性肿瘤形态学上的表现可能会受到诊断和切除时患者的年龄等多种因素的影响，是应该用不同的诊断标签来将其分类为不同品种（主分派），还是将其归属为同一种（主合派），始终存在很多争论。大多数病理学家都同意中世纪的威廉·奥卡姆（William of Ockham）（修士、哲学家）的观点："如无必要，勿增实体"。然而在什么是"无必要"的问题上存在很大争议。

保罗·布罗卡意识到只有将牙源性肿瘤和正常牙齿发育过程联系起来才能成功地给这一肿瘤建立秩序，而正常牙齿发育是自病理学诞生以来就必须具备的基础条件。在向读者介绍主题的最后，他说道："如果没有先前对牙胚进行解剖学和生理学的详细研究，我的叙述可能不被大多数读者所理解（译自法语）"。他用将近20页的篇幅论述了牙齿发育的过程，在末尾他写道："我想我必须将这些深入而又稍显无趣的细节摆在读者的眼前，因为这些细节是必要的，它们可以帮助读者理解牙肿瘤的起源和形成方式，解释这些肿瘤组织的不同发展阶段。从之前的描述中，我们可以看到牙肿瘤的结构、形态和特性，由于患者的年龄差异、肿瘤的起源和牙滤泡进程中时期的不同，存在很大的差异。而这些种类又可以被细分为亚变种。后来发现，牙肿瘤组织通常带有牙胚的特征；它反复发生在同一个肿瘤中，在经历演替阶段时，牙肿瘤组织外观、形态上的一致性、结构会完全改变。因此，直到现在，肿瘤由于不同的外观被描述为不同的实体，而忽略了令我们将其归为同一种类的共同纽带，也就不足为奇。为了补充和捋清牙肿瘤之间的关系，不仅要借助显微镜分析，还要了解牙源性组织的演变过程和牙齿形成中的最小细节，这至关重要。这是我唯一能想到的在你读完前面这段冗长的解释后请求原谅的借口（译自法语）。"

根据布罗卡的说法，牙源性肿瘤是基于正常牙齿的发育阶段来分类的，但他当初鉴别的种类并无法和当前识别的种类做到很好的统一。尽管他的观点经受住了时间的考验，但从历年发表的关于牙源性肿瘤的文章可以发现，结果发生了相当大的改变[9,11]。不过，牙发生和牙成熟的组织学变化对于布罗卡所提的牙源性肿瘤分类的重要性从未受到质疑。它为牙源性肿瘤的分类奠定了基础，使牙源性肿瘤分为上皮型、间质型和混合型三大种类，这个分类也成了牙源性肿瘤命名的支柱[12]。

19世纪末；显微镜检进入牙科领域

由病理学家维德（Wedl）和牙医海德尔（Heider）合作出版的《牙齿病理图谱》（*Atlas zur Pathologie der Zähne*）作为最早的病理学教科书之一，或多或少与现在出版的书存在相似之处，这本图谱采用了丰富的木刻版画来展示宏观形态结构和微观特征[13]。随后出版的其他书籍也将讨论的内容从齿列及其周边的组织扩展到广义上的口腔组织疾病（图 17-5，17-6）[14,15]。书的前言中提到，编著这些教科书的主要目的，是为牙医和口腔外科医生对口腔周围或内部患有疾病的患者进行临床诊断和治疗提供所需的科学背景。"当大多数美国牙医把注意力放在所谓的实践上时，我还是希望存在有不把聪明当自负且勤勉的牙科医生——这本书就是写给在认真熟读后合上书，没有感觉到收获新知识的他们。"[14] 当时，显微镜检查在指导治疗中并没有起到什么作用，不过不久后情况发生了改变，组织病理学观察与患者管理之间的关联变得越来越密切。

鲁道夫·魏尔啸和喉部组织病理学的黎明：典型活组织检查的出现

头颈病理学史上的一个重要里程碑与德国皇

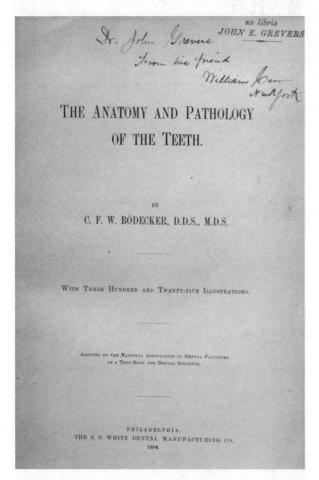

图 17-5 博德克（Bödecker）的著作扉页 [14]，来自作者的图书馆

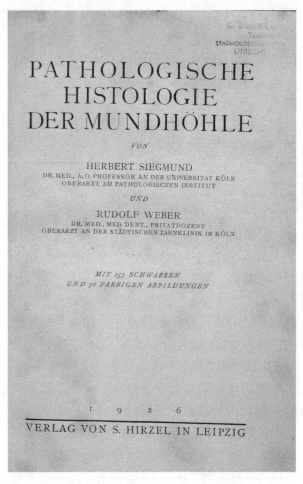

图 17-6 西格蒙德（Siegmund）与韦伯（Weber）的著作扉页 [15]，来自作者的图书馆。

储弗雷德里克（Frederick）①的喉部活组织检查事件相关（见第 8 章）。这是一个被讲述了无数遍的故事，可以归纳为：鲁道夫·魏尔啸对取自弗雷德里克亲王喉部的组织进行反复活检，并进行评估，诊断为未发现恶性肿瘤存在；然而，在患者去世后，却发现他患喉癌且伴有颈部淋巴结转移。近年有人提出弗雷德里克亲王患了混合疣状癌，60 多年过去了，这种疾病才首次被很好地认识和描述，但在组织材料有限的情况下，仍然难以识别 [16]。此外，提交标本的临床医生与检查标本的病理学家魏尔啸之间似乎没有任何接触，魏尔啸因而不知道临床可疑的表现，而临床医生把有限的组织学检查结果当做是对患者整个病情的诊断，这才使患者产生了一种虚假的安全感。

---

①Frederick：1888 年 3 月 9 日登基就任德意志帝国皇帝，史称"腓特烈"三世（参见第 31 章"编辑注"）。——编辑注

这个早期组织学实例阐明了一个道理，组织学作为指导治疗的工具，在诊断外科病理时要铭记两个要点：临床医生与病理学家紧密合作的重要性和获取有代表性的组织样本时或许会遇到困难[17]。

布罗德斯与癌症分级

艾伯特·布罗德斯（Albert Broders，1885—1964）作为癌症分级的创始人而名留青史。1920年，布罗德斯发表了一篇开创性文章，文中描述了 1914 年以来他对嘴唇鳞状细胞癌进行分级的工作成果[18]。布罗德斯首次表明，采用癌症分级和组织病理学检查的方法，可以独立地预测疾病的预后。引用他自己的话说："这篇文章展示了通过组织学显微镜检，可以在不依赖病史的情况下，以高精度判断癌症转移的可能性和预后。"[19] 布罗德斯还在随后的关于皮肤和泌尿生殖系统癌症的论文中证明了分级的价值，而第四次对这一主题进行研究时，他回到了头颈病理学的领域[20]。此后，这一原则在外科病理学领域得到广泛认可。这个例子说明了对头颈疾病进行的观察同样适用于病理学其他领域，且存在相关性，这也给我们上了一课，即病理学的超专业几乎成为一个压倒一切的原则。很少人知道布罗德斯在"原位癌"这一概念的形成中所起的作用[21]，这可能是因为这个概念历经数十年仍存在争议，想在病理学界奠定坚实的基础需要花费更多的时间。例如，喉这个概念直到 1972 年才被认可[22]。

林格茨与鼻腔鼻窦病理学

20 世纪上半叶，专门研究头颈病理学的书还不是很多。第一部具有深远影响的书《发生于鼻骨、鼻腔和上颌的颌面部肿瘤病理学》（*Pathology of malignant tumors arising in the nasal and paranasal cavities and maxilla*）出版于 1938 年[23]。这本 400 页的专题论著是由瑞典病理学家尼尔斯·林格茨（Nils Ringertz）分析了将近400 例发生于鼻骨、鼻腔和上颌的颌面部肿瘤而著成的（图 17-7）。超过 70% 的病例与鳞状细胞癌有关，排第二位的是唾液腺肿瘤，与其相关的

病例不超过 10%。这本书附带有将近 100 张各种疾病的临床表现、影像学和组织学特征的照片；充分地讨论了人口统计资料、临床表现、组织学、治疗和随访。这本书的影响持续到 1947年第二本头颈病理学书出版之前，现在还增加了喉部、耳部病理学的部分，这部分是由艾格斯顿（Eggston）和沃尔夫（Wolff）一起编写的（图 17-8）[24]。后面增加的这部分文本中肿瘤占据的篇幅很少，大多是在讲反应性和炎症性疾病。林格茨、艾格斯顿和沃尔夫都在书中着重描述了采用综合学科研究法来研究头颈病理学的重要性，但重点并不在于帮助个别外科病理学家对提交的标本进行诊断，而是为了通过组织学上的讨论来提升病理学家对疾病本质的了解。

口腔病理学与医学相遇：库尔特·托马

库尔特·托马（Kurt Thoma）1883 年出生

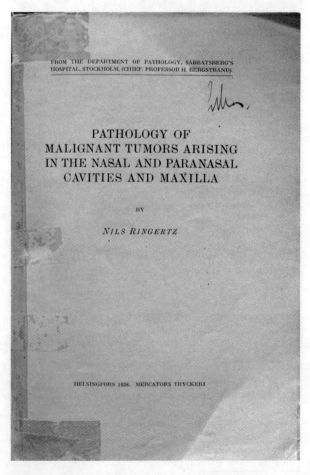

图 17-7　林格茨的著作扉页[23]，来自作者的图书馆

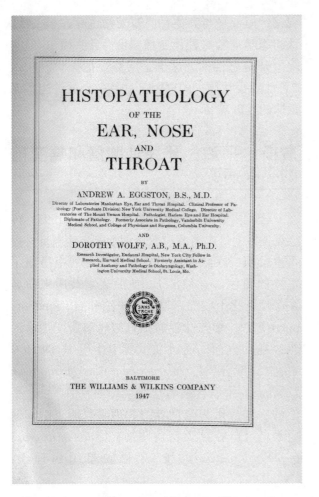

图 17-8 艾格斯顿和沃尔夫的著作扉页 [24]，来自作者的图书馆

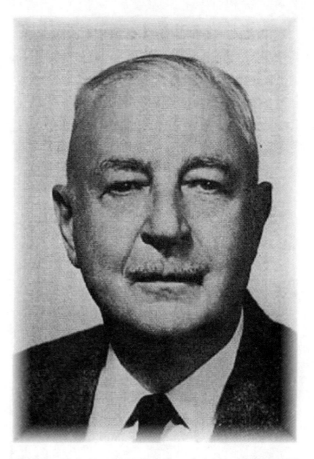

图 17-9 库尔特·托马的肖像，由杰里·博凯特教授提供

于瑞士巴塞尔，1972 年于美国去世，享年 89 岁（图 17-9）。他最初的梦想是成为一名建筑师，后来因一次牙痛而改变了自己的志愿。在作为牙科医生毕业后，托马参加了麻醉学原理与技术方面的额外培训，这使他最终被任命为麻醉学的助理教师。然而，在收集胚胎材料时激发了托马对口腔病理学的兴趣，后来，他成为了美国这一领域的先驱。托马是美国口腔病理学学会（American Academy of Oral Pathology，AAOP）的创始人之一，也是口腔病理学学会的第一任会长。美国口腔病理学学会成立于 1946 年，于 1995 年更名为美国口腔和颌面部病理学协会（American Academy of Oral and Maxillofacial Pathology，AAOMP），该协会无论是在口腔病理领域还是在公众卫生领域，都是具有影响力的专业性机构。前者主要开设课程和召开机构会议，后者自 1950 年开始，通过理事会的考试和认证来进行口腔病理学的专业化认证 [25]。

库尔特·托马对口腔病理学发展的另一个重要的贡献是他于 1941 年首次出版的《口腔病理学》（Oral Pathology）大部头教材，在随后的几年里又出版了几个新版本（图 17-10）[26]。第六版由罗伯特·戈林（Robert Gorlin）（详见下文）编辑，他本身因对头颈疾病研究做出重大贡献而闻名。他在书的开篇是这样写的："献给一位杰出的口腔病理学先驱——库尔特·托马医生。在口腔病理学成为独立学科的进程中，库尔特·托马为这一领域做出了很多贡献，而如今口腔病理学成为一个获得了卫生行业各个分支认可的学科 [27]。"

根据在这个专业领域展开调查的结果，托马表示，病理学家对牙科专业在病理学研究的成果很满意，因为这对他们来说是非常好的资源。托马的书是第一本通过讨论系统性疾病对口腔临床

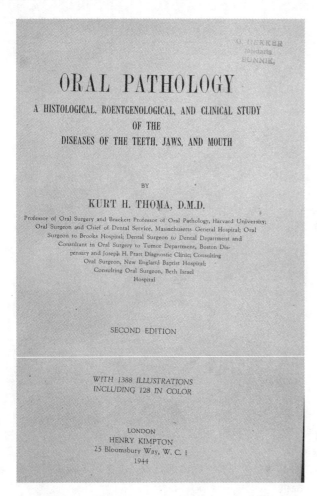

图 17-10　托马的教科书《口腔病理学》的扉页[26]，来自作者的图书馆

观察，但似乎与其他黏膜覆盖物也存在相关性。从组织学上看这种病变像"良性乳头瘤"，但实际上却是恶性的，这也是阿克曼把疣状癌叫做"恶性乳头状瘤"的原因，这是一个被讲述了无数遍的故事[29]。

詹斯·平泊：牙源性肿瘤和癌变前的黏膜病变

詹斯·平泊（Jens Pindborg，1921—1995）可能是世界上最出名的口腔病理学家。他来自丹麦哥本哈根，在欧洲的口腔病理学发展中扮演了重要的角色（图 17-11）。他的名字被用来命名牙源性钙化上皮瘤，也就是平泊肿瘤（Pindborg tumor）[30]。牙源性肿瘤和口腔癌前病变是他最感兴趣的方面，通过在世界卫生组织（WHO）《肿瘤国际分类》（*International Classifications on Tumours*）中联合编写这些主题的章节[31,32]，平泊的工作成果为全世界的病理学家所了解。他所著的《口腔黏膜疾病图册》（*Atlas of diseases of the oral mucosa*）和《牙科硬组织病理学》

表现的影响和口腔条件对整体健康的影响从而把口腔疾病放在更广阔的医学领域进行研究的书。尽管这本书不是针对病理学家的需求而著，但仍然出现在许多外科病理学家的书柜上，因为可以帮助他们处理口腔外科医生提交的标本。口腔病理学这门当时仍与主流健康科学相当隔绝的学科，逐渐获得了更广泛认可。

组织学表现与临床表现相矛盾，劳伦·V.阿克曼和疣状癌的概念

在劳伦·V.阿克曼（Lauren V. Ackerman）所做的诸多开创性贡献中，定义"疣状癌"的概念是他最重要的贡献之一。他发现并定义了疣状癌，一种组织学表现和临床表现不一致的臭名昭著的病变[28]。疣状癌的概念来源于对口腔肿瘤的

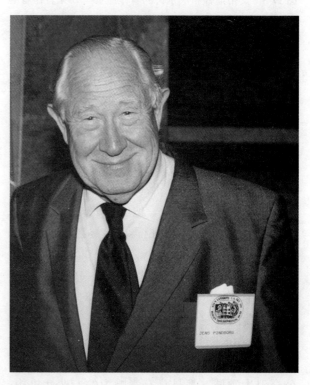

图 17-11　詹斯·平泊的肖像，由耶斯佩尔·雷贝尔（Jesper Reibel）教授提供

（*Pathology of the dental hard tissues*）仍然是口腔病理学领域的经典教材 [33,34]。

他也承认牙胚诱导有助于促进细胞分化和牙源性肿瘤形态发生时基质的形成，这一点在他和芬恩·普雷托利亚斯（Finn Praetorius）合作出版的牙源性肿瘤分类（1958 年）中扮演了重要角色 [35]。因为认识到这一关联，牙源性肿瘤的组织检查观察项目对阐明正常牙发生的机制也有价值。在那时奠定了一个有效的基础，之后牙源性肿瘤分类过程中新品种的鉴定一直被局限于上文提到的三个种类，即上皮型、间质型和混合型。这导致种类数量从 1946 年的 9 种 [12] 稳定增加到如今的超过 30 多种 [36]。预计未来分子病理学将推动这一领域的进一步发展 [37]。

罗伯特·戈林，将头颈病理学和遗传学关联起来

罗伯特·戈林（Robert Gorlin）是遗传学、牙科学、外科病理学和皮肤医学领域的先驱。他描述了超过 100 种涉及口腔病理学、颅面遗传学、耳鼻喉科学、产科学领域的综合征。他在基因组学时代来临前开始自己的职业生涯，却自如地运用起遗传学的力量来阐明临床综合征。他是一个杰出的观察者；很多临床医生都认为在没有阳光照射的地区广泛存在基底细胞皮肤癌，而戈林教授却坚持认为这种肿瘤是一种可能与肋骨畸形、肿瘤、眼缺陷有关的独立综合征，即目前被称为"戈林·戈尔茨"（Gorlin-Goltz）或"基底细胞痣"的综合征。此外，他还鉴别了牙源性钙化囊肿，并在最初将其命名为戈林囊肿（Gorlin cyst）[38]。他所著的《头颈综合征百科全书》（*Ancyclopedia on syndromes of the head and neck*）出版于 1964 年，到现在已经是第五版，这本著作代表着他对头颈病理学领域的长久贡献 [39]。

查尔斯·沃尔德伦与纤维骨性病变

所谓的纤维骨性病变，是一种成纤维细胞组织中富含胶原基质沉积物的病变。纤维骨性病变是一个多年来饱含争议与疑问的主题，（发现它的过程）可能有助于阐述头颈病理学领域中科学概念的产生和发展。这种病变可能在组织学、临床、放射学上存在重叠的特征，它们的表现多样，既有仅导致颌面部生长发育失调的、也有直接生成肿瘤的。针对这些病变应该被归为单一病变中的不同表型，还是各自分类为真正独立的种类的问题，已经出现了很多讨论。

库克（Cooke）回顾，在最早的一篇关于这个主题的文章中，作者主张将目前已知的骨纤维结构发育不良和骨化性纤维瘤进行种类分离 [40]，尽管这个观点在当时饱受质疑 [41,42]。引用作者一段很有价值的评论："是时候在临床和病理领域制订一些临床图片来指导未来的观察者做出正确的诊断并协助他们进行治疗，并允许对这些不同条件的病理关系的有趣猜测，暂时占据次要的地位。"综上所述，个体病例的汇总、详细的说明和精确的描述有助于推动人们来解决病例的分类问题，这个表述直到现在仍然有它的意义。

查尔斯·沃尔德伦（Charles Waldron，1922—1995）在颅面纤维骨性病变方面发表了许多开创性文章，为人类对这一领域的理解认识做出了重大贡献 [43,44]。查尔斯·沃尔德伦出生于 1922 年，1945 年牙医专业毕业，随后到美国的大学担任多种职务（图 17-12），直到 1995 年过世前，他发表了大量口腔病理学的相关文章。尤其是关于纤维骨性病变的文章，其中的观点直到现在仍有价值，当前仍被应用于纤维骨性病变的分类 [36]。他的观点最终被分子病理学所证实，骨纤维结构发育不良出现了其他纤维骨性病变所没有的遗传上的变化 [45,46]，解决了这组疾病应该分离还是合并的争议。在讣告中他被描述为一个才华横溢的人，有着无与伦比的经验，且热爱教学，对于新学者他是耐心且包容的，对于有经验的病理学家来说他是信息来源和职业榜样 [47]。

格哈德·塞弗特与唾液腺肿瘤

道格拉斯·格尼普（Douglas Gnepp）在他编撰的关于头颈诊断外科病理学的教科书中，对唾液腺肿瘤的分类和诊断进程进行了广泛描述。和其他外科病理学的主题一样，唾液腺肿瘤出现了越来越多新的表型。1954 年，福特（Foote）和弗雷泽尔（Frazell）出版的第一本著作中关于唾液

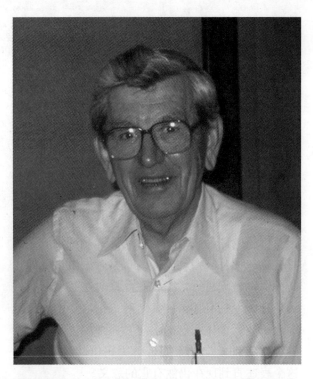

图 17-12 查尔斯·沃尔德伦的肖像，图片由作者拍摄

耳病理学的先锋——莱斯利·麦克

莱斯利·麦克（Leslie Michaels，图 17-13）出生于 1925 年。他在英国伦敦大学威斯敏斯特医学院（Westminster Hospital Medical School）接受医学教育；指引他职业生涯的关键包括：①作为学生时他获得了医学院病理学奖；②他的第一份实习工作是在耳鼻喉科学进行；③他的第二份工作是病理学方向的。

第二次世界大战爆发后，英国病理学的工作停滞不前，麦克因此搬到了北美洲。在那里他看到一篇关于丛林飞行员患鼻咽癌的报道，这是他后来在伦敦耳鼻咽喉病理领域开启职业生涯的另一个关键点[52]。

回到英国后，伦敦市中心的皇家耳鼻喉医院（Royal National Nose and Throat and Ear Hospital）正好有一个空缺职位，麦克应聘了该职位并在那

腺肿瘤的分类只有 16 种[48]。而近年来（2005 年）世界卫生组织发布的分类数量是它的两倍多[36]。唾液腺肿瘤主要的发展，除了组织形态学上不同表型的数量增加外，识别出了黏液上皮样瘤和腺泡细胞瘤的恶性性质，因此将这两者重新命名为黏液表皮样癌和腺泡细胞癌，此外还识别了多形态低分化癌这个特例。这两个进展都收录到 1991 年世界卫生组织发布的第二版的唾液腺肿瘤分类[49]。从那以后，其他种类的唾液腺肿瘤也逐步被收录，预期未来分子诊断领域的新发展或许能应用于唾液腺肿瘤的诊断和治疗上[50]。就这样，唾液腺病理学的发展经历着与外科病理学其他分支同样的过程。

格哈德·塞弗特（Gerhard Seifert）因其对唾液腺肿瘤研究的长期贡献而在这一领域保持知名度。1921 年出生于莱比锡城的塞弗特，在当地接受培训成为了一名病理学家，他大部分工作是在汉堡进行。塞弗特对唾液腺、口腔、胰腺、内分泌腺和骨骼的疾病尤其是肿瘤很感兴趣。他一个重大的贡献是建立了一个唾液腺注册中心，而长远的贡献则是 1991 年领导世界卫生组织进行的唾液腺肿瘤分类[49,51]。

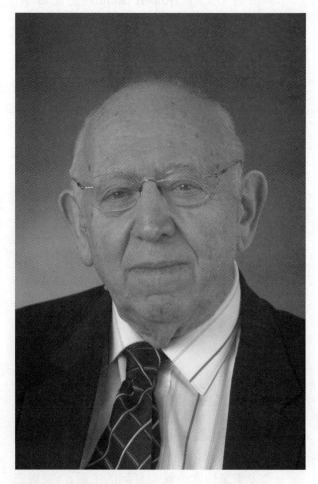

图 17-13 莱斯利·麦克的肖像，由本人提供

里工作了 45 年！期间，他对头颈病理学做出了重大贡献，其中的一些研究如今还在进行，例如一些我们平常没有意识到背后还有一段小历史的称谓。其中最重要的是提供证据表明所谓的"难愈中线肉芽肿"其实是一种恶性淋巴瘤 [53]，并且是在免疫组织化学出现前发现的，在访问华盛顿的军事病理研究所（Armed Forces Institute of Pathology，AFIP）期间他还确定了位于中耳的腺瘤 [54]。

在头颈病理学领域中，除了耳病理学之外，麦克还为另一个完全不同的领域——颞骨病理学做出了卓越的贡献。要做颞骨的组织学检查需要相当多的技术工作，对老年耳聋的组织学背景和胆脂瘤的发病机制的观察是对迄今为止仍属"未知领域"的一种探索 [55-57]。麦克将有关颞骨病理学的详细资料都汇总在 1991 年的一篇开创性的文章中 [58]。对这一领域不同主题的持续研究收获了许多重大发现，如甲状腺激素抵抗综合征（Pendred's syndrome）、淋巴囊肿瘤、梅尼埃病（Menières disease）和耳硬化症 [59-64]。

专业人员的交流：致力于头颈病理学研究的期刊

早期有关口腔病理学的文章主要出现在牙科期刊上。这一点后来并没有多大改变。只是，在病理学期刊上发表的关于口腔病理研究的文章极少出现广泛影响 [65]。如今，对这一病理学领域有贡献作用的期刊有《口腔病理学与医学杂志》（the Journal of Oral Pathology and Medicine），该杂志创刊于 1972 年，而《头颈病理学杂志》（the Journal of Head and Neck Pathology）创刊于 2007年。和上文提及的两个期刊创刊之前一样，那些致力于口腔和颌面部外科手术研究的期刊如今仍然在这一领域占有一定的出版份额。其中最重要的是《口腔外科学》（the Journal of Oral Surgery）、《口腔内科学》（the Journal of Oral Medicine）和《口腔病理学》（the Journal of Oral Pathology）这三本杂志，它们从 1948 年开始提供口腔病理学论坛。很明显，口腔病理学对于拥有自己的出版论坛的兴趣远远高于病理学其他领域。其他专门致力于特定器官或系统的病理学的

期刊大多只有更短的历史。专门致力于头颈病理学研究的期刊基本上是近年刚建立起来的，数量也不多；而《头颈病理学杂志》是在 2007 年开始出版的。

头颈病理学诊断的书籍

在 20 世纪中期之前，没有出现过既包含鉴别诊断，又提供大量插图以满足鉴别需求的图册书籍。关于头颈部外科病理学的书籍数量稳定增加，而美国军事病理研究所的出版物可以说是这一领域最先出版的书籍之一 [66-68]。这些早期的文本不仅在日常诊断实践中行之有效，也有助于肿瘤分类标准的制定。这一分类任务由世界卫生组织完成，其"蓝皮书"系列中有一卷正是关于头颈部疾病的内容 [36]。

文森特·海姆斯（Vincent Hyams）在 1968年成为军事病理研究所中耳鼻喉科室的主管，他在这方面的工作不应被忽视 [69]。他和约翰·G.巴查基斯（John G. Batsakis）、莱斯利·麦克一起合著了军事病理研究所出版物第二版中的上呼吸道疾病卷。约翰·巴查基斯在 1974 年编著了头颈部肿瘤文本的主要部分，这部分后来被收入 1979 年的第 2 版 [70]，而莱斯利·麦克在耳病理学做出的开创性工作已经在前文提到 [71]。

这个领域的另一个先驱是约瑟夫·贝尼耶（Joseph Bernier），他撰写了军事病理研究所分册中牙源性器官和颌肿瘤的部分，这可能是第一本主要致力于颌肿瘤研究的书 [66]。他也作为军事病理研究所口腔病理分支主席承担起了该领域的许多其他职责。

头颈部病理学知识的传播始于军事病理研究所一系列分册的出版，不久之后，世界卫生组织-国际癌症研究机构（WHO-IARC）也出版了类似的刊物 [31,49,72]。

新添力量；国家头颈病理学专业机构

不仅书和期刊能证明一个特定科学领域的诞生与发展；一个旨在获取和传播该特定兴趣领域知识的专业人员协会的成立也能说明一个正在萌芽的科学团体的活力。口腔病理学也不例

外。通过追溯以往可获取的文学著作和口头交流可以得知，第一个口腔病理学专业机构的注册时间是 1932 年。纽约临床口腔病理学协会（New York Institute of Clinical Oral Pathology）于 1932 年成立，它的宗旨是"促进口腔病理学的研究和发展，特别是相关的临床发现、X 射线检查和组织病理学证据，并向协会中的成员、医学界、牙科专业推广这些知识。"然而，也许是随着机构创办者的退休，机构内部也变成一盘散沙，从它 25 周年纪念会上展示了一份详尽的报告之后[73,74]，这个机构就再无建树。在这个协会的生命线中，也存在过非常活跃的时刻，那时每月都有会议和课程，机构内甚至创办了一本名为《临床口腔病理学档案》（the Archives of Clinical Oral Pathology）的杂志，并持续发行了 5 年。纽约临床口腔病理协会对那些在之后几年里参与成立一个生命力更持久的机构的会员来说，是一个很好的摇篮。美国口腔病理学协会，如今更名为美国口腔与颌面部病理学协会［JR. 博凯特教授在私人通讯中提及］。它的创立及其创立第一年的活动被一位在美国口腔病理学的先驱广泛描述，这位先驱就是前面提到的第一版军事病理研究所分册中下颌肿瘤部分的作者约瑟夫·L. 贝尼耶[75]。自成立以来，这个协会蓬勃发展。如今在官方网页上简明地阐述了它持续关注公众健康的宗旨："早期诊断、针对症状进行治疗以及较好的医疗条件能极大地提高医疗成果，口腔和颌面部病理学家的早期介入是使口腔健康达到最佳状态的关键环节[76]。"

后来，其他国家也成立了一些旨在促进口腔病理学知识的获取，及其在提供保健方面的应用的专业组织。在英国，英国口腔和颌面部病理学协会（British Society of Oral and Maxillofacial Pathology）一直守护并促进着口腔病理学的发展，它在 1976 年以英国口腔病理学协会（British Society for Oral Pathology）之名正式成立[77]。根据其网页上的声明，协会的宗旨是促进和鼓励口腔病理学的实践和研究，促进那些对口腔、牙

科、颌面部和耳鼻喉疾病感兴趣的病理学家间的交流[78]。从那以后，全球各地类似的协会如雨后春笋般创建起来。

全球头颈病理学研究

每个学科的国际组织都是一个专业团体的重要标志。根据记载，建立这样一个学会的过程其实都是非常曲折的。尽管国际口腔病理学学会（The International Academy of Oral Pathology）曾经自豪地宣告成立[79,80]，却从未站稳脚跟。相比之下，1981 年，国际口腔病理学协会（International Association of Oral Pathology）在哥德堡举办的第一次国际会议就比较成功，这个协会也成了全球范围内口腔病理学的一个持久的平台。近年来，研究口腔病理学的学者也加入了致力于研究广义头颈病理学的研究机构。口腔病理学家加入的欧洲病理学协会（European Society of Pathology）的头颈病理学工作小组成立于 1994 年，而北美洲头颈病理学协会（North American Society of Head and Neck Pathology，NASHNP）成立于 1997 年，证明了这一病理学分支不再局限在牙科领域，跨入了广阔的病理学领域，参与并促进了病理学发展的进程。

与大量致力于研究和推广口腔病理学的专业机构相比，对头颈病理学感兴趣的人并没有单独地建立社团，而是与上一级学科维持稳固的联系。在欧洲病理学协会中，头颈病理学小组是最早成立的小组之一，于 1993 年在因斯布鲁克（Innsbruck）①的欧洲病理学代表大会上成立。最早的推动者是巴塞罗那的安东尼奥·卡德萨（Antonio Cardesa）和厄勒布鲁（Örebro）②的亨里克·赫尔奎斯特（Henrik Hellquist），他们后来分别成为第一任主席和秘书。4 年后，作为美国—加拿大病理学协会（the United States and Canada Academy of Pathology，USCAP）兄弟协会的北美洲头颈病理学协会成立。正如上文简略提到的，口腔病理学家们也纷纷加入了这些机构。

---

① Innsbruck：奥地利西部城市。——编辑注
② Örebro：瑞典南部城市。——编辑注

致谢

非常感谢丹麦哥本哈根的耶斯佩尔·雷贝尔（Jesper Reibel）教授、美国西弗吉尼亚州摩根敦（Morgantown）的杰里·博凯特（Jerry Bouquot）教授和英国伦敦的莱斯利·麦克教授所提供的信息，与他们的个人交流中提及的资料可以通过文献检索进行查阅，他们也提供了一些比较不容易接触到的著作，这对于资料的收集是非常有价值的。

参考文献

1. Retsas S. Palaeo-oncology. The antiquity of cancer. Farrand Press London, 1986.

2. Spielman AI. The birth of the most important 18th century dental text: Pierre Fauchard's le chirurgien dentist. J Dent Res, 2007, 86(10): 922-926.

3. Hunter J. Treatise on the natural history and diseases of the human teeth: explaining their structure, use, formation, growth, and diseases. London: Johnson, 1778.

4. Nuland SB. Why the leaves changed color in the autumn. Surgery, science, and John Hunter. In: Doctors. The biography of Medicine. New York: Vintage Books, 1988: 171-199.

5. Koning P. Verhandeling over een aanmerkelijke been-uitwas aan de onderkaak (Treatise on a peculiar bony outgrowth of the lower jaw). Genees-, heel-, schei- en natuurkundige verhandelingen der eerste klasse van het koninklijke Nederlandse Instituut van Wetenschappen, Letteren en Schoone Kunsten te Amsterdam, 1825 (in Dutch).

6. Haneveld GT. Pathologische anatomie in Utrecht. Utrecht, 1978, PhD Thesis. In Dutch.

7. Bouquot JE, Lense EC. The beginning of oral pathology. Part I: First dental journal reports of odontogenic tumors and cysts, 1839-1860. Oral Surg Oral Med Oral Pathol, 1994, 78: 343-350.

8. Bond TE. A practical treatise on dental medicine. Philadelphia: Lindsay and Blakiston, 1848.

9. Philipsen HP, Reichart PA. Classification of odontogenic tumours. A review. J Oral Pathol Med, 2006, 35: 525-529.

10. Broca P. Traité des tumeurs. Tome deuxième des tumeurs en particulier. Paris: Asselin, 1869: 275-374.

11. Bland-Sutton J. Odontomes. Trans Odont Soc (Lond.), 1888, 20: 32-87.

12. Thoma KH, Goldman HM. Odontogenic tumors. A classification based on observations of the epithelial, mesenchymal, and mixed varieties. Am J Pathol, 1946, 22: 433-471.

13. Heider M, Wedl C. Atlas zur Pathologie der Zähne. Leipzig: Arthur Felix, 1869.

14. Bodecker CFW. The anatomy and pathology of the teeth. Philadelphia: SS White Dental Manufacturing Co., 1894.

15. Siegmund H, Weber R. Pathologische Histologie der Mundhöhle. Berlin: S. Hirzel, 1926.

16. Cardesa A, Zidar N, Alos L, et al. The Kaiser's cancer revisited: was Virchow totally wrong? Virchows Arch, 2011, 458: 649-657.

17. Vasold M. Rudolf Virchow. Der grosse Arzt und Politiker. Frankfurt am Main: Fischer Taschenbuch Verlag, 1990: 356.

18. Broders AC. Squamous cell cancer of the lip: a study of five hundred and thirty-seven cases. JAMA, 1920, 74: 656-664.

19. Wrigh Jr R. Albert C. Broders' paradigm shifts involving the prognostication and definition of cancer. Arch Pathol lab Med, 2012, 136: 1437-1446.

20. Broders AC. Epithelioma of the cavities and internal organs of the head and neck. Arch Surg, 1925, 11: 43-73.

21. Broders AC. Carcinoma in situ contrasted with benign penetrating epithelium. JAMA, 1932, 99: 1670-1674.

22. Bauer WC, McGavran MH. Carcinoma in situ and evaluation of epithelial changes in larnygopharyngeal biopsies. JAMA, 1972, 221: 72-75.

23. Ringertz N. Pathology of malignant tumors arising in the nasal and paranasal cavities and maxilla. Acta Otol Laryngol (Suppl 27), 1938.

24. Eggston A, Wolff D. Histopathology of the ear, nose and throat. Baltimore: Wiiliams and Wilkins, 1947.

25. Guralnick WC. A tribute to Kurt H. Thoma. Oral Surg Oral Med Oral Pathol, 1974, 38: 495-500.

26. Thoma KH. Oral pathology. A histological, roentgen-ological, and clinical study of the diseases of teeth, jaws, and mouth. St. Louis: C.V. Mosby Co., 1941.

27. Gorlin RJ, Goldman HM. Thoma's Oral Pathology. St. Louis: C.V. Mosby Co., 1970.

28. Ackerman LV. Verrucous carcinoma of the oral cavity. Verrucous carcinoma of the oral cavity. Surgery, 1948, 23: 670-678.

29. Fechner RE. A brief history of head and neck pathology. Mod Pathol, 2002, 15(3): 221-228.

30. Gorlin RJ, Praetorius F. In memoriam; Jens J. Pindborg, August 17, 1921 to August 6, 1995. Oral Surg Oral Med Oral Pathol, 1995, 80: 669.

31. Pindborg JJ, Kramer IRH. Histological typing of odontogenic tumours, jaw cysts, and allied lesions. Geneva: World Health Organization, 1971.

32. Pindborg JJ, Reichart PA, Smith CJ, et al. Histological typing of cancer and precancer of the oral mucosa. 2nd edition. World Health Organization. Heidelberg: Springer, 1997.

33. Pindborg JJ. Atlas of diseases of the oral mucosa. Copenhagen: Munksgaard, 1968.

34. Pindborg JJ. Pathology of the dental hard tissues. Copenhagen: Munksgaard, 1970.

35. Pindborg JJ, Clausen F. Classification of odontogenic tumors. A suggestion. Acta Odont Scand, 1958, 16: 293-301.

36. Barnes L, Eveson JW, Reichart P. Sidransky D. (Eds): World Health Organization Classification of Tumours. Pathology and Genetics of head and Neck Tumours. Lyon: IARC Press, 2005.

37. Cabay RJ. An overview of molecular and genetic alterations in selected benign odontogenic disorders. Arch Pathol Lab Med, 2014, 138: 754-758.

38. Balci S. To the memory of Robert J. Gorlin. Genetics in Medicine, 2007, 9: 195.

39. Hennekam R, Allanson J, Krantz I. Gorlin's Syndromes of the head and neck, 5th edition. Oxford monographs on medical genetics. New York: Oxford University Press, 2010.

40. Smith AG, Zavaleta A. Osteoma, ossifying fibroma, and fibrous dysplasia of facial and cranial bones. AMA Archives of Pathol, 1952,54: 507-527.

41. Cooke BED, Benign fibro-osseous enlargements of the jaws, Part I. Br Dent J, 1957, 102: 1-14.

42. Cooke BED, Benign fibro-osseous enlargements of the jaws, Part II. Br Dent J, 1957, 102: 49-59.

43. Waldron CA. Fibro-osseous lesions of the jaws. J Oral Maxillofac Surg, 1985, 43: 249-262.

44. Waldron CA. Fibro-osseous lesions of the jaws. J Oral Maxillofac Surg, 1993, 51: 828-835.

45. Pollandt K, Engels C, Kaiser E, et al. Gs α gene mutations in monostotic fibrous dysplasia of bone and fibrous dysplasia-like low-grade central osteosarcoma. Virchows Arch, 2001, 439: 170-175.

46. Idowu BD, Al-Adnani M, O'Donnell P, et al. A sensitive mutation-specific screening technique for GNAS1 mutations in cases of fibrous dysplasia: the first report of a codon 227 mutation in bone. Histopathology, 2007, 50: 691-704.

47. Anonymus. In memoriam Charles Andrew Waldron July 16, 1922 to August 13, 1995. Oral Surg Oral Med Oral Pathol, 1996, 81: 466.

48. Foote FW jr, Frazell EL. EG. Atlas of tumor pathology. 1st series, Fascicle 11. Tumors of the salivary glands. American Registry of Pathology, Washington, 1954.

49. Seifert G, Sobin LH. Histological typing of salivary gland tumours. World Health Organization International Histological Classification of Tumours, 2nd ed. New York: Springer Verlag, 1991.

50. Stenman G, Persson F, Andersson MK. Diagnostic and therapeutic implications of new molecular biomarkers in salivary gland cancers. Oral Oncol, 2014, 50: 683-690.

51. Klöppel G. Obituary. Prof. Dr. Gerhard Seifert (1921-2014): a European pathologist from Germany. Virchows Arch, 2014, 464: 499-500.

52. Andrews PA, Michaels L. J Clin Pathol. Aviator's cancer. Lancet, 1968, 14; 2: 64.

53. Michaels L, Gregory MM. Pathology of "non-healing (midline) granuloma". J Clin Pathol, 1977, 30: 317-327.

54. Hyams VJ, Michaels L. Benign adenomatous neoplasm (adenoma) of the middle ear. Clin Otolaryngol Allied Sci, 1976, 1: 17-26.

55. Soucek S, Michaels L, Frohlich A. Pathological changes in the organ of Corti in presbyacusis as revealed by microslicing and staining. Acta Otolaryngol Suppl, 1987, 436: 93-102.

56. Wells M, Michaels L. Role of retraction pockets in cholesteatoma formation. Clin Otolaryngol Allied Sci, 1983, 8: 39-45.

57. Michaels L. An epidermoid formation in the developing middle ear: possible source of cholesteatoma. J Otolaryngol, 1986, 15: 169-174.

58. Michaels L. The temporal bone: an organ in search of a histopathology. Histopathology, 1991, 18: 391-394.

59. Gill H, Michaels L, Phelps PD, et al. Histopathological findings suggest the diagnosis in an atypical case of Pendred syndrome. Clin Otolaryngol Allied Sci, 1999, 24: 523-526.

60. Michaels L. Origin of endolymphatic sac tumor. Head Neck Pathol, 2007, 1: 104-111.

61. Michaels L, Soucek S. Origin and growth of otosclerosis Acta Oto-Laryngologica, 2011, 131: 460-468.

62. Michaels L, Soucek S, Linthicum F.The intravestibular

source of the vestibular aqueduct: its structure and pathology in Meniere's disease. Acta Oto-Laryngologica, 2009, 129: 592-601.

63. Michaels L, Soucek S. The intravestibular source of the vestibular aqueduct. III: Osseous pathology of Ménière's disease, clarified by a developmental study of the intraskeletal channels of the otic capsule. Acta Oto-Laryngologica, 2010, 130: 793-798.

64. Michaels L, Soucek S. Atypical mature bone in the otosclerotic otic capsule as the differentiated bone of an invasive osseous neoplasm. Acta Oto-Laryngologica, 2014, 134, 2: 118-123.

65. Krompecher E. Zur Histogenese und Morphologie der Adamantinome und sonstiger Kiefergeschwülste. Beitr Path Anat Alg Path, 1917/1918, 64: 165-197.

66. Bernier JL. Atlas of tumor pathology. Section IV, Fascicle 10a. Tumors of the odontogenic apparatus and jaws. Washington: American Registry of Pathology, 1960.

67. Ash JE, Beck MR, Wilkes JD. EG. Atlas of tumor pathology. 1st series, Fascicle 12-13. Tumors of the upper respiratory tract and ear. Washington: American Registry of Pathology, 1964.

68. Dockerty MB, Parkhill EM, Dahlin DC, et al. Atlas of tumor pathology. Section IV, Fascicle 10b. Tumors of the oral cavity and pharynx. Washington: American Registry of Pathology, 1968.

69. Hyams VJ, Batsakis JG, Michaels L. Atlas of tumor pathology. 2nd series, Fascicle 25. Tumors of the upper respiratory tract and ear. Washington: American Registry of Pathology, 1988.

70. Batsakis JG. Tumors of the head and neck. Clinical and pathological considerations. 2nd ed. Baltimore: Williams and Wilkins, 1979.

71. Michaels L. Ear, nose- and throat histopathology. London: Springer-Verlag, 1987.

72. Wahi PN, Cohen B, Luthra U, et al. Histological typing of oral and oropharyngeal tumours. Geneva: World Health Organization, 1971.

73. Hillebrand H. Twenty-five years in retrospect. Oral Surg Oral Med Oral Pathol, 1959, 12: 62-65.

74. Cahn LR. The twenty-fifth anniversary meeting of the New York Institute of Clinical Oral Pathology. Oral Surg Oral Med Oral Pathol, 1959, 12: 1-2.

75. Bernier JL. The birth and growth of oral pathology. Oral Surg Oral Med Oral Pathol, 1972, 34: 224-230.

76. http://www.aaomp.org/about/history.php, visited at 5 September 2014.

77. Kramer IRH. Oral Pathology 25 years on: The British Society for Oral Pathology Silver Jubilee Lecture. J Oral Pathol Med, 1994, 23: 49-54.

78. http://www.bsomp.org.uk/content-wide.aspx? Group= home&Page=about_bsomp, visited at 5 September 2014.

79. Thoma KH. The international academy of oral pathology. Oral Surg Oral Med Oral Pathol, 1959, 12: 899.

80. Thoma KH. The extension of oral pathology. Oral Surg Oral Med Oral Pathol, 1961, 12: 255-256.

翻　译：张艺敏　马晓楠
校　对：陈雪玲　朱子琪

第 18 章

肝

斯蒂芬·A. 盖勒（Stephen A. Geller）

远古时期

无论从进化和发展的角度，还是文化的角度上讲，肝都是一个古老的生物器官[1-4]，人类对肝的认识几乎与人类文明一样久远。古巴比伦人认为动物肝，特别是绵羊肝的形状和具体结构可预知未来[2,5,6]。最早的肝模型是亚述-巴比伦时期（公元前 3000 年—公元前 2000 年）的黏土模型（图 18-1）。肝在当时主要是用来指导那些进行占卜的预言家并记录他们的预言[7]，肝检查被看作是对未来事件预测的重要方法。古巴比伦人认为肝是决定人类感情、感觉、欲望和性欲的调控点。

一般来说，包括埃及、叙利亚和波斯在内的中东地区的宗教信仰阻碍了人体内部解剖的研究。埃及医学以公元前 1550 年或更早的《埃伯斯莎草纸文稿》（Ebers Papyrus）为特点[8]。埃伯斯认为肝是内心情感的中心，并讨论了胆结石，猜测腹水与肝病变之间的关系，建议用动物胆汁作为泻药，并推荐使用牛肝来治疗视力障碍。古埃及的宗教习俗禁止以任何方式亵渎人体[2]。叙利亚人和波斯人也有同样的理念，但在东方，包括印度人和中国人的解剖学思想是通过演绎法形成的，这种演绎法很大程度上深受哲学和宗教先入为主的影响而不是通过解剖。

对肝的研究经常可以用来判断个体生长情况以及自身与疾病抵抗的结果（图 18-2）。这种做法（肝占卜术或内脏占卜术）对接下来的 2000 年产生了深远的影响，在《旧约》（Old Testament）的《以西结书》（Book of Ezekiel，21：21）中记载，很可能写于公元前 593 年—公元前 562 年，犹太人囚禁巴比伦人期间：

> 巴比伦国王站在两条路的岔口，不能决定进攻哪一边，便在那里摇签求神问卜，查看祭牲的肝，希望得到指示。

肝占卜术早期起源于古希伯来人（ancient Hebrews）和伊特鲁里亚人（Etruscans），后来由希腊人和罗马人[1,9,10]继承并发展。伊特鲁里亚人通过借鉴亚述人和巴比伦人[孔茨（Kuntz）]

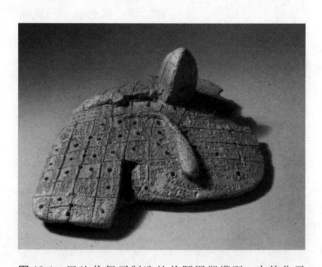

图 18-1 巴比伦祭司制造的羊肝泥塑模型，大约公元前 2000 年制成。其中肝各部的分区与现代注塑的研究非常吻合。每个矩形包含楔形文字铭文，上面很多都写着，"愿你的肝是光滑的" [伦敦的大英博物馆（British Museum）提供]

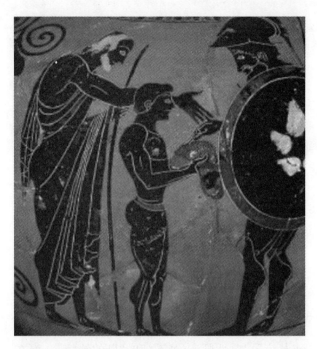

图 18-2 希腊双耳罐上绘制的画显示一个战士走上战场前需给他看羊肝

的做法并将它传递给罗马人。希腊诗人欧里庇得斯（Euripides，公元前 480 年—公元前 406 年）在《厄勒克特拉》（*Electra*）一书中讲了一个类似《以西结书》中的故事：

> 埃癸斯托斯（Aegisthus）用手挖出了预言中的内脏，
>
> 但是没有肝叶。
>
> 然而意外的是当他凝视的时候，门静脉和胆囊预示着灾难正在向他走来。
>
> 他的脸色逐渐阴沉下来。

欧里庇得斯随后还提到，当俄瑞斯忒斯（Orestes）得知他的父亲被埃癸斯托斯杀害后，他便杀了埃癸斯托斯报仇，而他依据的就是"内脏的预言"。

大量的古希腊图像记录中提到，当一个战士要走上战场之时需给他看看羊肝（图 18-2）。在荷马（Homer，约公元前 9 世纪—公元前 8 世纪）的《奥德赛》（*Odyssey*）和《伊利亚特》（*Iliad*）中有许多关于肝的介绍，其中包括描述肝在上腹部的位置，还强调肝损伤可能致命。

早在希腊神话里就记载了肝的再生潜能。赫

西俄德（Hesiod，公元前 8 世纪）和埃斯库罗斯（Aeschylus，公元前 525 年—公元前 456 年）分别讲述了给人类带来火种的巨人普罗米修斯（Prometheus）的故事。他被罚绑于山石，每天白天都有老鹰来啄食他的肝，而夜里肝又会再生 [5,11,12]（图 18-3）。另一个故事是关于巨人提提俄斯（Tityus），他虽不如普罗米修斯英勇，但也遭受了绑于地狱并被两只秃鹰啄食肝 [13] 的惩罚，而他的肝也会再生。

希波克拉底（Hippocrates，公元前 460 年—公元前 377 年）学派的著作中也记载了多种与肝相关的症状及体征，包括黄疸、水肿、白陶土样便、发热、瘙痒和右上腹腹痛 [6,7]，还提到了肝包虫病和肝硬化。

在罗马时代，如果在动物的肝没看到肝的锥状叶，那就是死亡的先兆。据说 41 岁的卡利古拉（Caligula）被杀害时、54 岁的克劳迪亚斯（Claudius）被毒害时，以及在马库斯·马塞勒斯（Marcus Marcellus）对汉尼拔（Hannibal）发动战

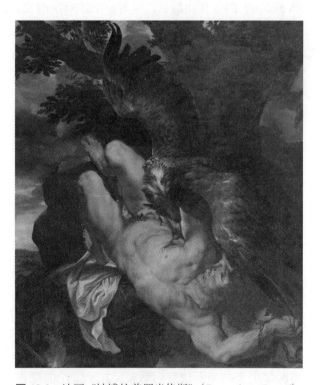

图 18-3 油画《被缚的普罗米修斯》（*Prometheus Bound*），由彼得·保罗·鲁本斯（Peter Paul Rubens，1577—1640）于 1618 年绘制，画中普罗米修斯被锁在一块岩石上，老鹰在啄食他的肝 [费城艺术博物馆（Philadelphia Museum of Art）提供]

争（公元前 208 年）时都出现了这种状况 [7,9,10]。塞尔苏斯（Celsus，公元前 30 年—公元 50 年）将黄疸病称为 "*morbus regius*"（拉丁文：黄疸），他认为肝病是皇室病，至少部分原因是它的治疗既昂贵又复杂，只有皇室能负担得起。他还描述了肝的手术，建议切开肝脓肿时对其进行烧灼 [6,14]。

盖伦（Galen，130—201）是最伟大的医生和科学家之一，他在多年的生涯中，留下了丰富的医学著作。他解剖了除人类以外几乎所有的已知动物，但最终将其研究关注点都转移至人类身上，其研究对医学界的影响长达 1000 多年 [2,6,9]。他对肝进行了非常详细的描述，特别是在肝的局部解剖方面。与亚里士多德（Aristotle）的理念不同的是，他认为肝是人体器官的中心器官，是静脉的来源。他对黄疸进行了分型（阻塞型、溶血型、症状型），还描述了用加热后的手术刀进行术中止血及肝的手术。他在动物解剖学的基础上对人体解剖学的理解对 14 个世纪的医学发展产生了一定影响，直到 1543 年，维萨里（Vesalius）的著作出版后，这种影响才有所改变。（见第 4 章）。

与盖伦同时代的卡帕多西亚（Cappadocian）的阿莱泰乌斯（Aretaeus）更是相当重视对肝的研究。

《犹太法典》（*Talmud*）写于 2—5 世纪之间，收录大量教义和法律，书中很多关于肝、胆囊和胆汁的描述，并且分析了关于肝的解剖、畸形和感染等多种疾病，包括肝吸虫、肝硬化 [6]、创伤和肝再生（"一只动物即使剩下一颗橄榄大小的肝，它还是可以存活的"）[15]。

卡帕多西亚的阿莱泰乌斯（约 2 世纪）

阿莱泰乌斯（见第 2 章）出生于在卡帕多西亚，位于现在的土耳其南部 [7,9,16-18]，他被认为是医学史上的第一位肝病学家。在 1 世纪的尼禄（Nero）统治期间或在 2 世纪图拉真（Trajan）统治期间，他都在亚历山大和罗马接受医学培训 [6]。作为希波克拉底之后的最伟大古代医师 [2]，他对许多疾病进行了清晰而优美的描述，包括糖尿病 [18,19]、哮喘 [16,17]、子宫癌 [20]、麻风病 [21]、乳糜泻 [22,23]、偏头痛 [24,25] 和双相情感障碍 [26,27]。他比当时其他忙碌的医生投入更多的时间来钻研解剖学和生理学。

阿莱泰乌斯更着重对肝的研究，并有许多准确且独特的见解，包括肝炎可能是肝硬化的前期病变，而肝硬化可能是肝癌的前期病变。他还写了关于肝脓肿治疗的著作 [14]。他非常熟悉门静脉的走行结构，包括不明显的分支结构。和盖伦一样，他也认为肝是所有静脉的来源 [2,17]。在他的两本主要医学著作《急慢性疾病的病因和症状》（*On the Causes and Symptoms of Acute and Chronic Diseases*）和《急慢性疾病的治疗》（*On the Treatment of Acute and Chronic Diseases*）中着力写了四章关于肝的内容："肝感染""黄疸病或黄疸""急性肝病治疗"和"肝的治疗"。而在 1856 年的英文译本中并没出现内容页中列出的"黄疸的治疗"[17]。

阿莱泰乌斯的研究非常有价值，不仅在于他着重研究疾病及其病理变化，更在于他在人类对解剖学了解甚少的时候进行了一系列解剖研究。不幸的是，一直到 16 世纪中叶，人们才发现了他用爱奥尼亚希腊方言写成的手稿，他和他的著作才引起了人们的注意。后来在很多德国医学专著中都提到了阿莱泰乌斯 [28,29]，而在意大利医学专著中更是认为他对莫尔加尼（Morgagni，1682—1771）的医学思维有巨大的影响 [30,31]。

从远古时代到文艺复兴

在欧洲文艺复兴时期，帕拉塞尔苏斯（Paracelsus，1493—1541）对肝的研究做出了许多贡献，他还描述了各种组织的生化反应 [2,6,7]。他写道："……因为肝是众多机体反应的动力，它为许多器官供能并支持其运行，因此如果肝受到损伤，不仅是一个器官受到影响，而是使机体受到巨大且多方面的影响。"让·巴蒂斯特·范·海尔蒙特（Jean Baptiste van Helmont，1577—1644）进一步扩展了帕拉塞尔苏斯的理念，开展了许多化学研究。他推测消化共分为六个阶段，第三阶段的核心就在肝和门静脉。他的许多理念在当时很出色，但是他饱受幻觉之苦，他所创造的生理系统是建立在化学和神秘主义基础上，令人困惑[2]。

在这个时期，盖伦关于血液循环的概念及肝的成分的错误理论遭到了包括米格尔·塞尔维特（Miguel Servetus，1511—1553）、里尔多·科伦坡（Realdo Colombo，1516—1559）和安德烈亚斯·塞萨皮诺（Andreas Cesalpino，1519—1603）等内科医生的质疑和挑战。

自远古时代到威廉·莎士比亚（William Shakespeare，1564—1616）时期，再到几个世纪后的现代，肝一直被认为是产生情感的根源，莎士比亚笔下就有很多的例子[32]。在《亨利四世》（King Henry Ⅳ）第二部分第五幕第五场中，皮洛特（Pilot）说道："我的骑士，我要激怒你的肝/让你愤怒。"在同一部剧的另一场景，福斯塔夫（Falstaff）说道："我们肝的升温会让你愤怒而痛苦……"他还描述了一过性血液升温现象，随之降温后的血液会"冷却并平和地流动"使"肝看起来颜色苍白……"哈姆雷特（Hamlet）自称是缺乏"胆汁"的"鸽肝"般的人。李尔王（King Lear）的女儿贡纳莉（Goneril）被称为是一个"牛奶色肝"（虚弱）的人。在《第十二夜》（Twelfth Night）中，安德鲁爵士（Sir Andrew）谈论到他自己因为吃高蛋白质食物得了肝性脑病："在我看来，我的智慧不比一个基督徒或者普通人多；但我是一个爱吃牛肉的人，我认为它会影响我的智商。"

莎士比亚生活在欧洲文艺复兴时期伊丽莎白一世（Elizabeth Ⅰ）统治时代，也是英国历史上的黄金时代。这个时代最伟大的英国医生包括托马斯·利纳克尔（Thomas Linacre，1460—1524）和威廉·哈维（William Harvey，1578—1657），利纳克尔是皇家内科医学院（Royal College of Physicians）的创始人，而哈维于1628年撰写的关于血液的循环的专著[33]是现今医学研究的基石，当时著名的医学家还包括1543年撰写了《人体构造》（De humani corporis fabrica libri septum）的安德烈亚斯·维萨里（Andreas Vesalius）和1761年撰写了《疾病的位置与病因》（De sedibus et causis morborum per anatomen indagatis）的乔瓦尼·巴蒂斯塔·莫尔加尼（Giovanni Battista Morgagni）[34-35]。同时期，弗朗西斯·格利森（Frances Glisson）的理论也开始蓬勃发展。

弗朗西斯·格利森

弗朗西斯·格利森（1597—1677）（图18-4A）出生于英国布里斯托尔，曾就读于剑桥的凯斯学院（Caius College），他表现出色，毕业后到希腊成为一名讲师并很快荣升到学院院长[36]。近30岁的他开始将研究目标转向医学，1634年，37岁的他再次以优异的成绩从医学院毕业。两年后他在剑桥被任命为第十届皇家医学主席，这是亨利八世（King Henry Ⅷ）特别设立的职位。格利森一直担任着这一职务，直到41年后去世。

作为一位因血液流动研究闻名的医学家，威廉·哈维（1578—1657）在1628年的著作《心血运动论》（De Motu Cordis）中并没有纠正过去对肝血管的错误认识。格利森作为他的年轻同事，进行了多项肝的局部解剖[7]，他所著的《肝

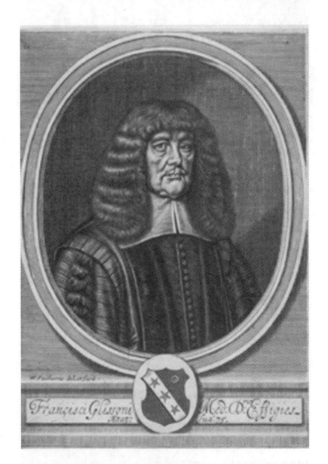

图 18-4A 弗朗西斯·格利森（1597—1677）[美国国家医学图书馆（National Library of Medicine）提供]

解剖学》（*Anatomia Hepatis*）（图 18-4B）是他十多年研究的成果[37]。他建立了门静脉、肝静脉以及胆道系统的模型，并试图通过多种方法去除肝实质部分，甚至将肝放在装满蚂蚁的容器内，希望通过蚂蚁除去肝实质部分建成模型。最终他通过将肝烹煮 1 小时，冷却后用小木棒剔除实质部分，制作出了较清晰的模型（图 18-4C）。格利森也因对肝包膜的详细描述而被人们记住，虽然之前有人描述过肝包膜[36]，但格利森是第一个对其进行完整描述的人，也是第一个使用"被膜"一词的人。在他对肝研究做出的许多贡献中，"肝被膜"（Glisson capsule）的提出可能是最微不足道的。

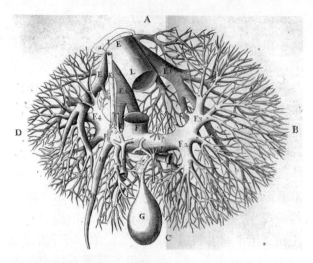

图 18-4C　格利森展示的肝血管系统

通过注射实验，格利森演示了血液在没有直接连接的情况下从门静脉流至肝静脉，虽然那时他没有显微镜可以观察，但是格利森仍得出了血液是通过肝内的毛细血管抵达肝静脉的结论。之后，马塞洛·马尔比基（Marcello Malpighi，1628—1694）、弗朗西斯·基尔南（Francis Kiernan，1800—1874）和阿隆·拉帕波尔（Aron Rappaport，1904—1992）的研究使得人们对血液流经肝的方式及肝显微解剖有了更好的认识。（见下文）格利森晚年主要投身于哲学研究，其著作《哲学与医学》（*Philosophic and Medical*）为他赢得了 17 世纪最伟大的医生之一的声誉，但即便如此，他与维普夫（Wepfer）一样，仅仅是 17 世纪致力于肝结构研究的研究人员之一。

17 世纪

17 世纪对肝的研究贡献主要有托马斯·西德纳姆（Thomas Sydenham，1628—1694）通过敏锐的临床观察而得出的黄疸病流行病学结论。虽然 60 年前威廉·哈维（1578—1657）曾在一例死于腹水的患者尸检报告中描述到"肝，灰色、萎缩、质硬"[39]，但是对肝硬化的首次清楚描述和说明（图 18-5）是英国外科医生约翰·布朗（John Brown，1642—1700）[38]于 1685 年提出的。布朗也是第一位提出通过穿刺放腹水来缓解病情的医生。而马修·贝利（Matthew Baillie，

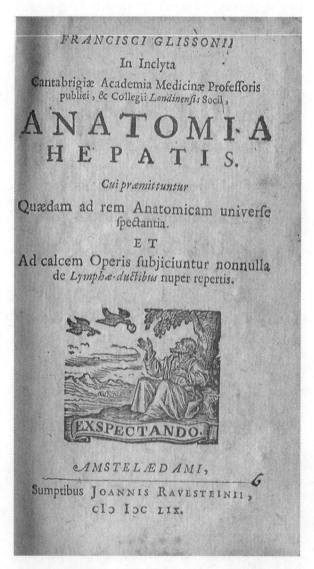

图 18-4B　格利森的《肝解剖学》卷首，于 1659 年出版[37]

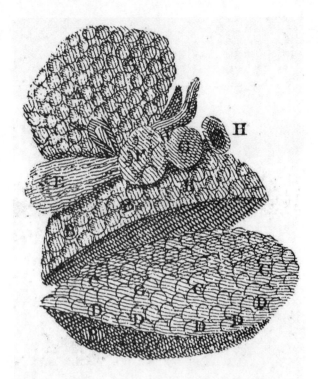

图 18-5 肝硬化，约翰·布朗于 1685 年绘制 [38]

1761—1823）是最早将肝硬化进行实体病理分类和将系统病理学理念引入英国医学的人 [6,40]。何内·希欧斐列·海辛特·雷奈克（René-Théophile-Hyacinthe Laennec，1781—1836）[41] 最早用到"肝硬化"（cirrhosis）这个词，它来源于希腊语中的黄色，更确切地说，是指棕褐色或黄褐色。

18 世纪

在 18 世纪，莫尔加尼（1682—1777）对肝的研究贡献极大，作为一名医生，也可能是第一位病理学家，1771 年，他在漫长且高产的医学生涯的晚期出版了巨著《疾病的位置与病因》，书中清晰地描述了肝坏死、肝树胶肿、胆结石和肝肿瘤，还记录了对肝硬化的研究。阿尔布雷希特·冯·哈勒（Albrecht von Haller，1708—1777）也对肝叶进行了详细的宏观描述，与维萨里、尤斯塔奇奥（Eustachio）和斯匹格留斯（Spigelius）提出的概念差别不大 [7]，他是最早提出胆汁的脂肪溶解和乳化功能的医学家之一。

1810 年，威廉·桑德斯（William Saunders）出版了第一本肝病英文教材 [42]。

肝内部结构的确定——约翰·雅各布·维普夫，马塞洛·马尔比基，弗朗西斯·基尔南，查尔斯·萨布林和阿隆·拉帕波尔

约翰·雅各布·维普夫（Johann Jacob Wepfer，1620—1695）是一名瑞士解剖学家和生理学家，以对卒中（中风）的开创性研究而闻名，他第一次描述了肝的小叶结构 [6,7,43]。维普夫比马尔比基早两年就指出在猪肝中存在肝小叶结构 [44]，将其描述为"腺泡"（acini）并认为它们具有一定的腺体功能。故猪肝的微观结构一直作为包括人类在内所有哺乳动物肝的原型持续了 2 个世纪之久。

马塞洛·马尔比基（1628—1694）（见第 4 章）是医学和生物学史上最伟大的人物之一 [11,2,6]（图 18-6）。从博洛尼亚大学（University of

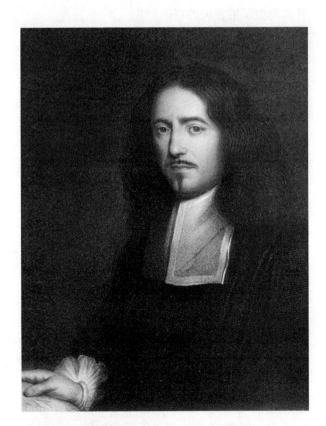

图 18-6 马塞洛·马尔比基（1628—1694）

Bologna）毕业后，28 岁的马尔比基成为了比萨大学（University of Pisa）的教授。四年后，他回到博洛尼亚开始发表大量研究结果，然而遭到盖伦理论拥护者的抨击，即使在维萨里理论 1 个世纪之后，盖伦理论也仍然很强大。之后他被调去了墨西拿大学（University of Messina），尽管对此他并不是很赞同，但他因被教皇英诺森十二世（Pope Innocent ⅩⅡ，1615—1700）指定为医生而备受鼓舞，但可能更主要是他在 1669 年入选了伦敦皇家学会（Royal Society of London）。作为最早可以使用显微镜的科学家之一，他认识到他正在为自己这个"非凡的研究天才"开辟一片更广阔的天地[6]。他是一位孜孜不倦的研究者，他出色地描述和记录了大量新的发现。他最著名的学生是安东尼奥·瓦尔萨尔（Antonio Valsalva，1666—1723），是莫尔加尼的老师。马尔比基在他的《论内脏结构》（*De viscerum structura exercitatio anatomica*，1666 年）一书中通过逐步对蜗牛、鱼类、爬行动物、哺乳动物以及人类进行解剖来研究肝的结构和功能。马尔比基描述了附在肝被膜下突出血管上的六角形或多边形肝小叶，类似于维普夫的理论[7,43]。

弗朗西斯·基尔南（1800—1874）出生于爱尔兰，于 19 世纪早期来到伦敦，并在 1123 年成立的圣巴塞洛缪医院（St. Bartholomew's Hospital）学习医学。通过辅助手持透镜进行的水银注射，弗朗西斯·基尔南对肝解剖进行了开创性的研究和观察，将肝的基本单位描述为以肝静脉为中心的小叶，并将小叶的结构比作维普夫和马尔比基所描述的腺泡（图 18-7）[7,43]。基尔南在他的《肝的解剖与生理》（*The anatomy and physiology of the liver*）一书中详细精确又简洁地描述了肝的基本组织学结构[45]。他将汇管区描述为"三角空间"，同时辨认出了肝静脉、肝动脉和肝内门静脉分支的起源，但是他误以为肝动脉血主要分布在门静脉和胆管中。

查尔斯·萨布林（Charles Sabourin，1849—1920）和他的同事爱德华·布里索（Edouard Brissaud，1852—1909）对基尔南关于肝小叶的概念提出疑问，他们认为汇管区才是肝的核心结构，推测出了与几十年后拉帕波尔类似的研究结论（见下文）[43,46]。萨布林和布里索都

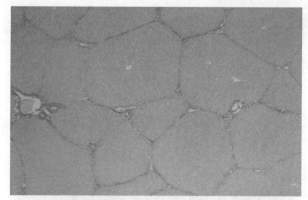

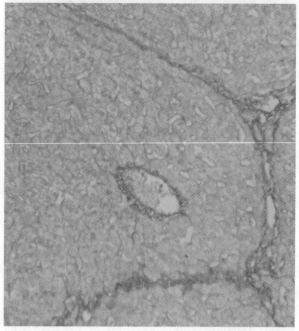

图 18-7　用猪肝组织切片展示的由基尔南提出的肝腺泡与中央静脉和周边汇管区的概念。上：低倍率。下：高放大倍率

是病理学家，布里索是妇女救济医院（Hôpital Pitié-Salpêtrière）的让·马丁·沙可（Jean Martin Charcot，1825—1893）的学生，他最感兴趣的方向是运动障碍、神经病学与精神病学。与布里索不同，萨布林对肝病理学更感兴趣，并为此做出了很大贡献，包括最早发现现代肝小叶。他和布里索首次描述了狗肝静脉肌层的存在。尽管萨布林提出肝硬化会形成肝动脉和门静脉的侧支循环，认为炎症和血栓会引起肝硬化血管的栓塞，但是他却鲜为人知[47]。1833 年，他出版了关于肝淤血和心源性肝硬化的经典著作[48]。同时他描述了肝结节性增生[49]以及肝损伤周边局灶性细胞增生现象。他还指出，肝硬化可能会进一步发

展为肝癌。

阿隆·M.拉帕波尔（1904—1992）（图 18-8A）出生于奥匈帝国（Austro-Hungarian）的一个公爵领地布科维纳（Bukowina）。他早年的生活鲜为人知，1929 年在布拉格获得医学学位之后，他又去柏林和巴黎参加了外科培训，在第二次世界大战期间，成为了布加勒斯特（Bucharest）的一名外科医生。1946 年，他移居多伦多，加入了查尔斯·H.贝斯特 (Charles H. Best，1899—1978) 的实验室。拉帕波尔于 1952 年获得博士学位，并在 10 年后成为一名生理学教授。

受到萨布林研究结果的启发，拉帕波尔建立了一种同马尔比基和基尔南的模型显著不同的肝微循环模型[43]。在这一模型中，拉帕波尔提出了一个新的概念："中央"静脉不再是肝的"核心"部分。相反，拉帕波尔指出肝内门静脉是汇管区的主要结构，血液从肝外静脉流入肝内静脉，与胆总管和肝动脉的分支相伴行。拉帕波尔将汇管区旁汇入新鲜血液的区域称为"第一区"（zone 1）（图 18-8B）[43]。这一区域最先接收到营养物质和毒素，心衰缺血时，这片区域是最后发生坏

死的。第一区是肝内氧化代谢的主要部位，因此也是对毒素最敏感的位点。环绕着之前称为"中央静脉"，现称为"末梢肝小静脉"的区域是"第三区"（zone 3），当出现血液循环不良时，这里通常最早出现肝病变，也是肝内脂肪最容易堆积的部位。介于第一区和第三区之间定位不精确的区域则是"第二区"（zone 2）。如果认为来自汇管区周边的血液都汇入肝实质，那么可以认为汇管区与肝细胞实质中心区的接壤区域（以下简称"界板"）也是第三区，这也就能解释为什么心衰时肝坏死也出现在近汇管区和肝末梢静脉处周围。拉帕波尔的模型作为各种肝的疾病引起病理变化的基础而被广泛接受。

19 世纪

著名的维也纳病理学家卡尔·冯·罗基坦斯基 (Karl von Rokitansky，1804—1878) 在著名的维也纳综合医院（Allgemeines krankenhuas）进行了近 9 万例尸体解剖（见第 8 章），极大地加深了人们对几乎所有疾病的认识。他描述并命名了由于急性中毒引起的"急性黄色萎缩"，包括曾经写过肝疾病教科书的乔治·巴德（George Budd，1808—1882）[50] 也认识到了疾病的感染

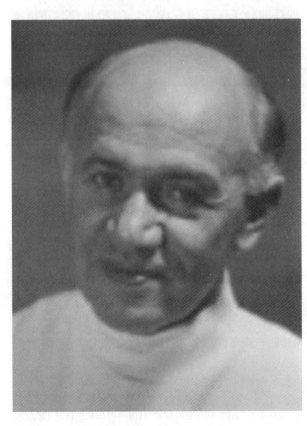

图 18-8A 阿隆·拉帕波尔（1904—1992）

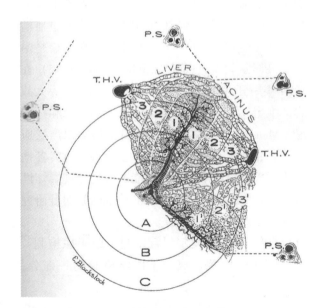

图 18-8B 拉帕波尔肝腺泡模型展示的肝中心处的门管系统，病理生理 1、2、3 区，以及外围终端肝小静脉（"中央静脉"系统）

和流行特征。尽管罗基坦斯基有丰富的经验，但其仍旧信奉"体液"是疾病的基础，直到鲁道夫·魏尔啸（1821—1902）在柏林提出所有疾病始于细胞（"一切细胞都来源于细胞"）[51]，才彻底改变了当时的医学研究理念。

约瑟夫·冯·格拉赫（Joseph von Gerlach，1820—1896）完成了对肝结构的进一步细化，描述了肝索和毛细胆管；罗伯特·雷马克（Robert Remak，1815—1868）首次描述了肝实质细胞与门脉汇管区接壤部位间独特的"界板"结构；卡尔·埃瓦尔德·康斯坦丁·赫林（Karl Ewald Konstantin Hering，1834—1918）指出胆管细胞和肝（实质）细胞组成了赫令（氏）管，即现在所说的肝管。卡尔·威廉·冯·库普弗（Karl Wilhelm von Kupffer，1829—1902）和塔德乌什·布鲁威兹（Tadeusz Browicz，1847—1928）最早发现并描述了具有吞噬作用的细胞[库普弗细胞（Kupffer cells）①，亦称为肝巨噬细胞]以及肝内其他细胞。在1843年，生理学先驱克劳德·伯纳德（Claude Bernard，1813—1878）率先推测肝具有生糖作用。

20世纪

20世纪初，医学界对肝的研究比较原始，主要是基于临床和尸检观察。尽管对胆红素的研究始于19世纪，但直到20世纪下半叶，通过血清检测肝功能才成为现实。历史上首次肝活检是由保罗·埃尔利希（Paul Ehrlich，1854—1915）在1884年用套管针进行的，但直到第二次世界大战后，维姆-西尔弗曼（Vim-Silverman）针和门吉尼（Menghini）针的出现才使肝活检得以广泛应用[52]。由于肝活检的简便性和安全性，世界各地的研究人员对肝形态学和功能的研究出现爆炸性增长，其中汉斯·波普（Hans Popper）对肝研究的贡献无人能及（见下文）。

自从1903年埃尔利希发明了尿胆原检测[7]后，肝功能检测也成为了医学检验的一部分。

1913年，在希曼斯·范·登·伯（Hijmans van den Bergh，1869—1943）的实验室工作的伊西多尔·斯纳珀（Isadore Snapper，1889—1972）建立了用化学反应评估血液中胆红素含量的方法。随后的几年内，转氨酶、白蛋白、碱性磷酸酶等肝功能相关指标的检测方法逐渐被建立。随着形态学、临床实验检测、影像学检查的发展，包括自身免疫性肝病、原发性胆汁性肝硬化[维克多·查尔斯·哈诺特（Victor Charles Hanot，1844—1896）1875年首次描述]、血色素沉着症[弗里德里希·丹尼尔·冯·雷克林豪森（Friedrich Daniel von Recklinghausen，1833—1910）1889年首次描述]、原发性硬化性胆管炎和α-1抗胰蛋白酶缺乏性肝病在内的多种肝病在20世纪被发现。

随着血清学发展和多种肝炎病毒超微结构研究的深入，多种传染性肝炎的流行病学和病原学特征被逐一揭开，包括巴鲁克·布隆伯格（Baruch Blumberg，1925—2011）②于1965年发现的乙肝病毒（表面）抗原（原名"澳大利亚抗原"）、迈克尔·霍顿（Michael Houghton）和他的同事在1989年发现的丙肝病毒，都是极具开创性的分子医学研究成果。在20世纪，还出现了艾滋病大爆发，虽然在第三世界国家还没得到广泛的治疗，但在很大程度上，艾滋病已经被新的治疗方法控制住了。

新型免疫抑制剂使肝移植成为治疗终末期肝病的一种实际方法，但是肝捐赠者的稀缺限制了肝移植术的开展，而早期研究的体外肝替代疗法取得了一定的成功。

汉斯·波普

汉斯·波普（1903—1988）（图18-9）的一生几乎跨越了整个20世纪，但他非凡的职业生涯不仅是19世纪众多医学成就的象征，更是成为21世纪医学研究的学习准则[52-57]。波普一生中的许多方面都不禁让人想起对他影响深重的

---

① Kupffer cells：现在的标准名词为枯否细胞。——编辑注
② Baruch Blumberg：美国医学家，因对传染病的起因及传播方式的研究，发现了乙型肝炎病毒表面抗原（HBsAg），从而促进了乙肝疫苗的研制。荣获1976年诺贝尔生理学或医学奖。——编辑注

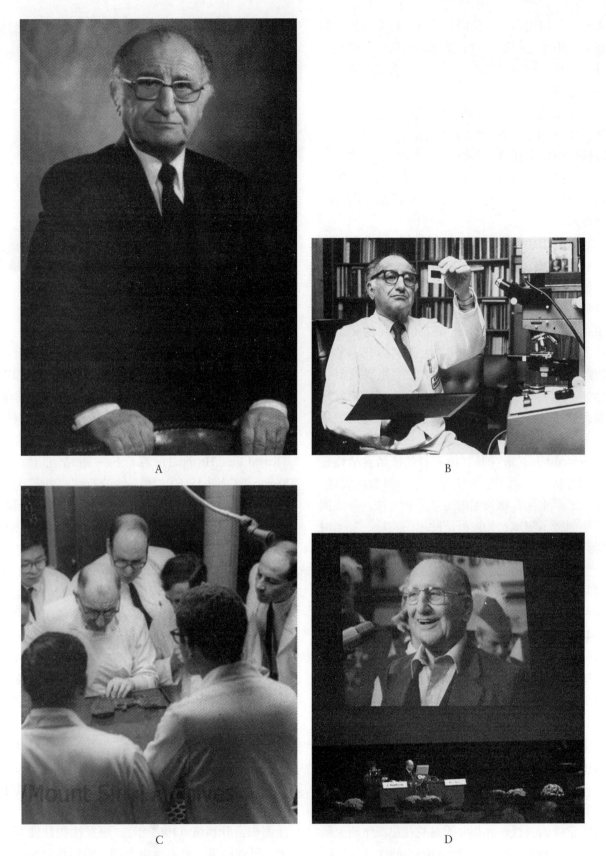

图 18-9　汉斯·波普（1903—1988）。A. 肖像；B. 他最喜欢的活动——为演讲做准备；C. 另一个喜欢的活动——和其他研究员一起观察研究肝的大体标本；D. 汉斯·波普在国际会议上提问和演讲的照片

人——马尔比基，一位同样掌握了很多知识，但在波普出生之前就去世的英雄。他所做的研究极具前瞻性，同时也为他的科学追随者们指明了一条坚定的科研道路。波普的称谓非常多，列成名单长不见底，包括病理学家、临床医生、生化学家、生理学家、解剖学家、实验家、肝病学家、肝病理学家、作家、编辑、历史学家、学者、院士、学院领导、健康规划师、医学创新者、国际领先地位学科带头人等，然而最重要的一个就是：教育家。

波普出生于维也纳，他的父亲是一名医生，他选择追随父亲，从事医学工作。1928 年，从维也纳大学毕业后，他成为了一名年轻的大学教师。10 年后他发现无论多么优秀的犹太医生都不能在奥地利拥有一席之位。在他父亲的强烈建议下，波普作为医学生去到奥托·菲尔特（Otto Fuerth，1867—1938）的生化实验室工作，菲尔特是"肾上腺素"（suprarenin）的发现者。波普后来成为杰出的肝病学家所取得的成就掩盖了他早年取得的非凡成就：证实了罗温斯顿（Loewenstein）成功从血液和脊髓液培养结核杆菌的方法、记录了重症肌无力与胸腺瘤的关联、建立了碳水化合物代谢的定量分析方法，并依据兴趣创造了测试初始肌酐清除率的实验，对当时肾病的病理及病理生理学研究具有很大影响。

在前往美国之前，波普出版了他的 800 多篇科学论文中早期的 56 篇。他早期的工作大都是在伟大的汉斯·埃平格（Hans Eppinger，1879—1946）的医学研究所完成的。埃平格是 20 世纪第一本肝病教材的作者，他在波普关于肝的研究上给予了极大帮助。1938 年，当波普得知他在维也纳继续工作是没有前途的时候，埃平格帮助他逃脱纳粹党的抓捕并送他前往美国，而在接下来的第二次世界大战中，埃平格对达豪（Dachau）集中营的"囚犯"进行了极不人道的实验。到达美国的波普在芝加哥定居下来，成为了库克郡立医院（Cook County Hospital）病理科主任和该医学院的教授，并创办了赫克托恩医学研究所（Hektoen Institute for Medical Research）。1944 年，他获得了病理学博士学位。

汉斯·波普的研究在将近半个世纪里都占据着肝病研究领域的主要地位，他的贡献也远不止

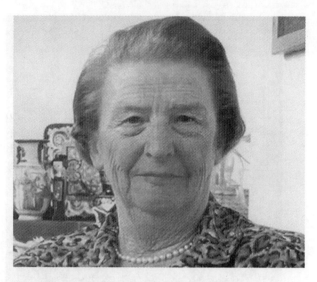

图 18-10 希拉·谢洛克（1918—2001）

对疾病整体或者其结构的描述。作为一个稀世奇才，他有着非凡的精力和干劲。他精通过去和现在世界上与肝病相关的文献，决心平衡基础医学与临床医学的贡献，创建了两个新的医学学科：肝病学和肝病理学。很快，伦敦皇家自由医院（Royal Free Hospital）的希拉·谢洛克（Sheila Sherlock）（图 18-10）加入他的行列，并扩大了这些学科领域的范围。他们的工作对之后美国肝病研究协会（American Association for the Study of Liver Diseases，AASLD）和国际肝病研究协会（International Association for the Study of the Liver，IASL）的成立起了重要作用。

在芝加哥工作 10 年后，波普搬到纽约的西奈山医院（Mount Sinai Hospital），接替保罗·克伦佩勒（Paul Klemperer，1887—1964）的工作，成为了病理学科主席，同时成为了世界首位肝病学家/肝病理学家。在他的老同事肝病学家芬顿·沙夫纳（Fenton Schaffner，1920—2000）（图 18-11）[58] 的帮助下，波普成立了首个针对肝病研究和教育的机构，众多世界各地的研究员以及资深的肝病理学家纷纷前来学习 [59-60]。其中对肝硬化、肝内胶原代谢、肝的药物损伤、胆汁郁积、肝移植（1963 年）、原发性胆汁性肝硬化、慢性肝炎、血色素沉着症、酒精性肝病、乙型肝炎、丙型肝炎、丁型肝炎、氯乙烯相关血管肉瘤及肝癌的研究都具有里程碑式的意义。同时他还为肝病研究增加了新的术语，包括"碎片状

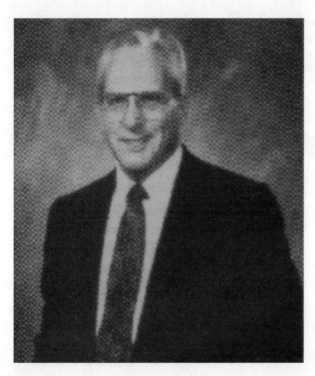

图 18-11 芬顿·沙夫纳（1921—2011）

坏死"胆汁淤积""毛玻璃细胞""羽毛状变性"等。他还有一个发现就是肝不会同其他器官一样老化[53]。

波普早期认为学习肝病的超微结构变化是为了能更好地理解疾病状态下肝的表现及内部生化改变。在这一过程中，他又创造了一个新的学科：细胞器病理学。波普出身于卡尔·冯·罗基坦斯基（1804—1878）任教的维也纳大学，同时也是一位肝及其他器官的宏观（大体）病理学大师[57,61]。1955 年，在沙夫纳的协助下，波普写了第一本现代肝病学英语教科书《肝：结构与功能》（*Liver：Structure and Function*）[62]。

致力于变革、科技发展和进步的查尔斯·达尔文（Charles Darwin，1809—1882）毫无意外是影响波普的另一位伟人。当波普来到西奈山工作时，研究机构让医学图书馆收录的每种杂志，无论是关于肝或其他器官、是关于病理或其他学科、是关于临床科学或是基础科学，乃至面对普通公众的如《时代周刊》（*Time*）和《新闻周刊》（*Newsweek*）等杂志都要送去给他浏览。波普阅读了所有送去的刊物，因而更加博学多识并有了无限多的想法。他成为了几乎无人能超越的分子病理学家和分子遗传学家。早在 1960 年，他就

在董事会上提出将医院进行整合，建立大型医疗研究系统。在西奈山集团董事长古斯塔夫·L.利维（Gustave L. Levy，1910—1976）的支持下，波普创建了一所新的医学院，把一所著名的独立医院变成了一个重要的医疗中心。波普于 1988年死于胰腺癌，直到去世的前一天他仍在工作。

21 世纪

21 世纪继 20 世纪之后迎来了大量新学科的诞生和发展，如分子生物学、分子遗传学和分子病理学。在 21 世纪的第一个 10 年结束之时，随着丙型肝炎的有效治疗方法的发展，肝病的范围已经发生了巨大的变化，这在分子时代[63-65]之前是不可想象的。因此我们无法预测在未来医学探索中将有什么新的发现，但是可以肯定的是，接下来一系列的肝病都会找到合适的治疗方案，并且可以通过基因调控或基因治疗的方法来对其进行预防，因为疾病中特异性靶向因子引发的疾病和病程都是肝病发生、发展的根源。

参考文献

1. Popper H. Vienna and the Liver, In Brunner H, Thaler H (eds). Hepatology-A Festschrift for Hans Popper. New York: Raven Press, 1985.

2. Mettler C. History of Medicine. Philadelphia: Blakiston Company, 1947.

3. Cahill KM. Platonic concepts of hepatology. Arch Int Med, 1963, 819-822.

4. Mellinkoff SM. Some meanings of the liver. Gastroenterology, 1979, 76: 636-638.

5. Jastrow M. The liver in antiquity and the beginnings of anatomy. Trans Coll Physicians (Philadelphia), 1907, 29: 117-138.

6. Castiglioni A. A History of Medicine, 2nd ed, (Transl EB Krumbhaar). New York: Alfred A. Knopf, 1947.

7. Chen TS, Chen PS. Understanding the Liver-A History. Westport CT: Greenwood Press, 1984.

8. Ebell B (transl). The Papyrus Ebers. London: Humphrey Milford, 1937.

9. Singer CJ. A Short History of anatomy from the Greeks to Harvey. New York: Dover Publications, 1957.

10. Noury P. Le role du foie dans l'antiquité. Paris Med, 1918, 28: 240-248.

11. Hesiod. Theogony-works and days. New York: Oxford University Press, 1999.

12. Kerenyi C. Prometheus: archetypal image of human existence. Princeton New Jersey: Princeton University Press, 1997.

13. Tiniakos DG, Kandilis A, Geller SA. Tityus: a forgotten myth. J Hepatol, 2010, 53: 357-361.

14. Papavramidou N, Samara A, Chritopoulou-Aletra H. Liver abscess in ancient Greek and Greco-Roman texts. Acta Med Hist Adriat, 2014, 12: 321-328.

15. Rosner F. Julius Preuss' Biblical and Talmudic Medicine. New York: Hebrew Publishing company, 1978.

16. Encyclopædia Britannica. Aretaeus Of Cappadocia. Encyclopædia Britannica Online. Encyclopædia Britannica Inc., 2015. Web. 25 Apr. 2015. http://www.britannica.com/EBchecked/topic/33531/Aretaeus-Of-Cappadocia.

17. Adams F. The Extant Works of Areaeus, the Cappodician. London: Sydenham Society, 1856 (reprinted for the Classics of Medicine Library).

18. Laios K, Karamanou M, Saridaki Z, Androutsos G. Aretaeus of Cappadocia and the first description of diabetes. Hormones (Athens), 2012, 11: 109-113.

19. Henschen F. On the term diabetes in the works of Aretaeus and Galen. Med Hist, 1969, 13: 190-192.

20. Tsoucalas G, Karamanou M, Laios K, et al. Aretaeus of Cappadocia and the first accurate description of unterine carcinoma. J BUON, 2013, 18: 805-807.

21. Karamanou M, Kyriakis KP, Androutsos G. Aretaeus of Cappadocia on leprosy's transmission. JAMA Dermatol, 2013, 149: 292.

22. Dowd B, Walker-Smith J. Samuel Gee, Aretaeus, and the coeliac affection. Br Med J, 1974, 2: 45-47.

23. Pavely WF. From Aretaeus to Crosby: a history of coeliac disease. BMJ, 1988, 297: 1646-1649.

24. Koehler PJ, van de Wiel TW. Aretaeus on migraine and headache. J Hist Neurosci, 2001, 10: 253-261.

25. Lardreau E. A curiosity in the history of sciences: the words "megrim" and "migraine." J Hist Neurosci, 2012, 31-40.

26. Kotsopoulos S. Aretaeus the Cappadocian on mental illness. Compr Psychiatry, 1986, 27: 171-179.

27. Angst J, Marneros A. Bipolarity from ancient to modern times: conception, birth and rebirth. J Affect Disord, 2001, 67: 3-19.

28. Deichgräber K. Aretaeus von Kappodozien als medizinischer Schriftsteller. Berlin: Akademie-Verlag, 1971.

29. Kudlien F. Untersuchungen zu Aretaios von Kappadokien, Abhandlungen der Geistes-un Sozialwissenschaflichen Klass. Mainz: Akademie der Wiss. Und der Literatur, 1964.

30. Weber G. Areteo di Cappodocia: interpretazioni e aspetti della formazione anatomo-patologica del Morgagni. Florence: Accademia Toscana di scienze e lettere La Colombaria, 1996.

31. Miller TS. Book review: Areteo di Cappadocia: interpretazioni e aspetti della formazione anatomo-patologica del Morgagni. Bull Hist Med, 1999, 73: 141-142.

32. Kail AC. The Medical Mind of Shakespeare. Balgowlah Australia: Williams & Wilkins, 1986.

33. Harvey W. Exercitatio anatomica de motu cordis et sanguinus in animalibus - being a facsimile of the 1628 Francofurti Edition Together with the Keynes English Translation of 1928. (Reprinted for Classics of Medicine Library, 1978).

34. Rosssetti L. The University of Padua - An Outline of its History, 2nd ed. Trieste: Edizioni LINT, 1983.

35. Geller SA. Il Bo, the foundations of modern medicine are established. In Thiene G, Pessina AC (eds) Advances in Cardiovascular Medicine, Padova, Univ Degli Studi di Padova, 2002.

36. Walker RM. Francis glisson and his capsule. J Roy Coll Surg Engl, 1966, 38: 71-91.

37. Glisson F. Anatomia hepatis. Amsterdam: Joannis Ravesteinii, 1659.

38. Brown J. A remarkable account of a liver, appearing glandulous to the eye. Phil Trans, 1685, 1266-1268.

39. Harvey W. Lectures on the Whole of Anatomy, O'Malley CD (transl), Berkeley: University of California Press, 1961.

40. Baillie M. The morbid anatomy of some of the most important parts of the human body, 2nd American edition. Brattleborough VT: GW Nichols, 1808.

41. Laennec RTH. Traité de l'Auscultation Médiate, Tome Premier. Paris: JS Chaude, 1837.

42. Saunders W. A Treatise on the Structure, Economy, and Diseases of the Liver. Brattleboro VT: Cheever Felch, 1810.

43. Rappaport AM. Acinar units and the pathophysiology of the liver, in Rouiller C (ed), The Liver, Morphology, Biochemistry, Physiology. New York: Academic Press, 1963.

44. Wepfer JJ. De Dubiis Anatomicis epistola. Norimberg,

1664.

45. Kiernan F. The anatomy and physiology of the liver lobule. Philos Transact, 1833, 123: 711-770.

46. Brissaud É, Sabourin C. Sur la contribution lobulaire du foie et les voies de la circulation sanguine hépatique. Compt rend soc boil, 1883, 5: 757-763.

47. Sabourin C. Contribution a l'étude des lesions du parenchyme hépatique dans la cirrhose; essai sur l'adénome du foie. Thèse Paris No, 39, 1881.

48. Sabourin C. La cirrhose du système sus-hépatique d'origine cardiaque. Rev Méd, 1883, 3: 521-535.

49. Sabourin C. La glande biliare et l' hyperpasie nodulaire du foie. Rev Med, 1884, 4: 322-333.

50. Budd G. On Diseases of the Liver. London: John Churchill, 1845.

51. Virchow R. Cellularpathologie. Berlin:Verlag von August Hirschwald, 1871.

52. Geller SA. A brief history of liver biopsy, In Geller SA, Petrovic LM, Biopsy Interpretation of the Liver, 2nd ed, Philadelphia: Lippincott Williams & Wilkins, 2009.

53. Schmid R, Schenker S. Hans Popper, in Memoriam. Hepatology, 1989, 9: 669-679.

54. Schmid R. Hans Popper 1903-1988. Biogr Mem Natl Acad Sci, 1994, 65: 291-309.

55. Berk PD, Schaffner F, Schmid R (eds). Hans Popper - A Tribute. New York: Raven Press, 1992.

56. Gerber MA, Thung SN. Hans Popper, MD, PhD; November 24, 1903-May 6, 1988. Am J Path, 1988, 133: 13-14.

57. Geller SA. In memoriam: Hans Popper. Mod Pathol, 1987, 1: 400-401.

58. Berk PD, Bodenheimer HC Jr, Klion FM. In memoriam: Fenton Schaffner. Mt Sinai J Med, 2001, 68: 2-3.

59. Schaffner F. The history of liver disease at The Mount Sinai Hospital. Mt Sinai J Med, 2000, 67: 76-83.

60. Aufses AA Jr, Niss BJ. This House of Noble Deeds - The Mount Sinai Hospital, 1852-2002. New York: New York University Press, 2002.

61. Geller SA. Surgical Pathology in the Twentieth Century at The Mount Sinai Hospital, New York. Sem Diagn Pathol, 2008, 25: 178-179.

62. Popper H, Schaffner F. Liver: Structure and Function. New York: Blakiston, 1957.

63. Kwo PY. The future of hepatitis C virus therapeutics. Gastroenterol Hepatol, 2014, 10: 433-435.

64. Poordad F, Agarwal K, Younes Z, et al. Low relapse rate leads to high concordance of sustained virologic response (SVR) at 12 weeks with SVR at 24 weeks after treatment with ABT-450/ritonavir, ombitasvir, and dasabuvir plus ribavirin in subjects with chronic hepatitis C virus genotype 1 infection in the AVIATOR study. Clin Infect Dis, 2015, 31: 925-937.

65. Morad M, Merrick J. Hepatitis C: is it still around? Int J Adolesc Med Health, 2016 May 1, 28(2): 125-126.

翻 译: 杨 杨 马晓楠
校 对: 陈雪玲 陈倩倩

第 19 章

胃肠道和胰腺外分泌

罗兰·森迪威（Roland Sedivy），简·G. 范·登·特维尔（Jan G. van den Tweel）

胃肠道疾病可能是史前时代的巫师和医生们最早发现的疾病之一。《埃伯斯莎草纸文稿》（*Ebers Papyrus*）（见第 1 章）中保存了相关的古埃及医学记录，其中就有胃、肠道寄生虫病和肛门疾病的记录。众所周知，在人口稠密的尼罗河流域，传染病猖獗，其发病率在一定程度上受季节的影响。天花、腹泻、痢疾、伤寒、黄疸及回归热是造成许多人死亡的原因，尤其是在春季和夏季。洪水还带来其他一些疾病，其中可能包括晚秋的疟疾和秋冬的呼吸道疾病。在古埃及，人们还不知道霍乱。那些日常抱怨胃部不适、排便困难的患者，大多数都得不到治疗，即使有一些缓解症状的治疗方法，也只是如《埃伯斯莎草纸文稿》中记载的："用于排空腹部：牛奶、谷物、蜂蜜；捣碎、过滤、煎煮后分四次服用[1]。"

上消化道疾病

食管疾病

消化道疾病的证实可以追溯到希波克拉底（Hippocrates），他首次明确地描述了消化道相关症状，如"胃"的烧灼感和吞气症。在他的一句格言中，他说：腹部疼痛，部位越浅，病症越轻，部位越深，病症越重。"然而在那时候并没有区分下消化道和胃的疾病。直到文艺复兴时期，盖伦（Galen，130—201）的消化和消化不良理论从未受到质疑。该理论认为食物在胃中"混合"，膈膜保护心脏免受混合过程中产生的蒸汽的影

响。消化不良曾被定义为腹部疼痛、不适或恶心，原因是体内热量过低或进食过多，这会使心脏窒息和体液不平衡。大约 800 年后，阿拉伯医师阿维森纳（Avicenna，980—1037）指出了胃痛和用餐时间的关系。

1547 年，安德烈·布尔德（Andrew Boorde，1490—1549）描述了餐后胃食管反流的典型症状。一直到 175 年后，约翰·勃姆（John Boehm）于 1722 年描述了一种急性疼痛，称其"甚至可以到达胃部，伴有打嗝，并有血液不断从口腔流出"，这是来自巴雷特（Barrett）1950 年一篇著名的文章[2]。1785 年，一位患反流性食管炎的荷兰医生杨·布卢兰（Jan Bleuland，1756—1838）（图 19-1）在他发表的论文《食管结构解剖观察》（*De Sana Et Morbosa Oesophagi Structura*）中记录了他的患病经历。此前这种反流性疾病只在成人中有报道，直到 1828 年比亚德（Billard）在记录新生儿疾病时，首次报道了新生儿"食管炎"。早在 18 世纪，德国医生约翰·彼得·弗兰克（Johann Peter Frank，1745—1825）就已经创造出"食管炎"一词，但是并没有加以明确定义。1884 年，莫雷尔·麦肯齐（Morell Mackenzie，1837—1892）把食管炎定义为一种"食管黏膜急性特发性炎症，可引起极度吞咽困难（痛苦难忍）和失语症"的疾病。由于那时候还没有食管镜等检查方法，因此食管炎是一种难以诊断识别的疾病。同时，所有的食管炎症情况都被认为是食管炎。有趣的是，麦肯齐是当时著名的咽喉病专家，他参与了对德国皇帝腓

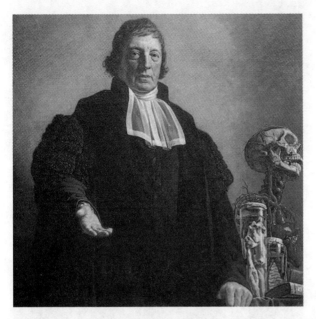

图 19-1 杨·卢布兰是乌得勒支的教授 [乌得勒支大学博物馆（University Museum Utrecht）]

特烈三世（Frederick Ⅲ）的咽喉病的治疗，他坚持认为皇帝的咽喉病没有明显的癌变，不需要手术治疗，因此引起了争议。他的部分诊断意见是参照鲁道夫·魏尔啸（Rudolph Virchow）的良性疾病的活检诊断，后来他的诊断被证明是错误的，腓特烈三世最终死于咽喉癌，这一事件在本书其他部分也有描述（见第 8、31 章）。

20 世纪上半叶，病理学家、放射科医生和临床医生发表了大量关于食管炎症的论文。1950 年，诺曼·R.巴雷特（Norman R. Barrett，1903—1979）的著名论文使这一研究达到巅峰。虽然巴雷特出生于澳大利亚，但是他在伦敦的圣托马斯医院（St Thomas Hospital）接受培训，并于 1928 年毕业，虽然中间也有中断，但他在那里完成了他的职业生涯。他最初的兴趣是胃肠道手术，但不久后他成为了一位胸外科医生。1946 年，他发表在《胸腔》（Thorax）（第一版）上的第二篇科学论文《食管的自发性穿孔》（Spontaneous Perforation of the Esophagus），回顾了前人的发现 [对布尔哈夫（Boerhaave）的发现进行了进一步的阐述（见第 5 章）]，并描述了 3 例新的病例。他写到"在外科领域，几乎没有几种疾病的症状和表现比自发性食管破裂更糟糕或更充满戏剧性。目前没有成功抢救的病例，并且只有极少病例在死前得到诊断。"但一年后，1947 年 3 月

7 日，他第一次成功修复破裂的食管。他对食管的兴趣使他很好地描述了早期有关食管的 1900 种病变 [2]："如今，我们发现那时的医疗体系非常混乱——病理学家、临床医生和内镜医师都认为他们了解彼此，但却不知道他们所提及的食管消化性溃疡或食管炎其实就是同一种病。"关于这些病变的出版物相互矛盾，这又告诉了我们另一个故事。这些出版物的作者包括斯图尔特（Stewart）和哈特费尔（Hartfall）（1929 年），及后来的作者如莱尔（Lyall）（1937 年）、阿利森（Allisson）和约翰斯通（Johnstone）（20 世纪 40 年代）（文章发表的是食管消化性溃疡，但实际是在描述反流性食管炎）及利兹（Leeds）（20 世纪 40 年代）。巴雷特 [2] 又说到："我认为斯图尔特和哈特费尔与莱尔和阿利森所描述的溃疡不同：前者是罕见的，临床意义不大，而后者是常见且重要的实体。前者的病理学是后者的症状学，以至于产生了混乱。"

巴雷特（图 19-2）在他 1950 年的文章中首次描述了柱状上皮，但是他认为这是先天性食管缩短导致胃的管状部分卡在胸腔中。在这篇文章中，巴雷特还介绍了反流性食管炎，并描述了这些患者食管狭窄的发展过程。1953 年，阿利森和约翰斯通提出了柱状上皮的形成与食管反流有关 [3]。20 年之后，1957 年，A.P.内夫（A.P.

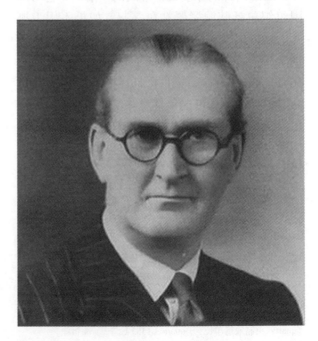

图 19-2 诺曼·R.巴雷特（已获得使用许可）

Naef）和他的同事得出结论：柱状上皮最终与腺癌有关，他们发表了《柱状上皮覆盖的食管下段：一种具有恶变倾向的获得性病变；140例巴雷特食管合并12例腺癌的报告》（*Columnar-lined lower esophagus: an acquired lesion with malignant predisposition. Report on 140 cases of Barrett esophagus with 12 adenocarcinomas*）[4]。后来的研究是建立在前期研究的基础上，其中包括巴雷特食管病变发育不良的研究进展[5]。

胃疾病

马塞洛·多纳蒂（Marcello Donati，1538—1602），是意大利曼图亚（Mantua）的一位人文主义医生，1586年，他首次对一名59岁的胃溃疡患者进行了尸体解剖。150年后，外科医生克里斯托弗·罗林森（Christopher Rawlinson，1679—1733）报道了一例胃溃疡穿孔患者[6]："……一个叫詹姆斯·斯基德莫尔（James Skidmore）的患者抱怨他3～4年来，胃和肠剧烈疼痛……当他在床上翻身的时候，他能清楚地听到有液体或其他东西从体内一侧流到另一侧的声音……死后剖开他的身体……在他的腹腔中发现大概有4夸脱（quart）①的液体。胃上部穿孔……穿孔大小足以容纳一个小拇指。整个胃比正常人的胃厚很多，近幽门部的厚度是正常人的4倍……它与周围组织包括胰腺紧紧粘在一起，如果不用力撕开的话，根本无法将两者分开的。"19年后，乔治·艾哈特·汉伯格（Georg Erhardt Hamberger，1697—1755）首次描述了十二指肠溃疡。常见的"胃炎"一词可能最早由乔治·恩斯特·斯塔尔（Georg Ernst Stahl，1659—1734）（图19-3）在实践讲座（Collegium Practicum）中使用（莱比锡，1732年）。他在工作中注意到：胃黏膜浅表性炎症与那些有溃疡倾向的病例之间的关系。后来，在1842年时，著名的法国医生让·克吕韦耶（Jean Cruveilhier，1791—1874）分享了乔治·斯塔尔的发现，他讨论了区别于癌症类型的良性和慢性溃疡。

乔瓦尼·莫尔加尼（Giovanni Morgagni，

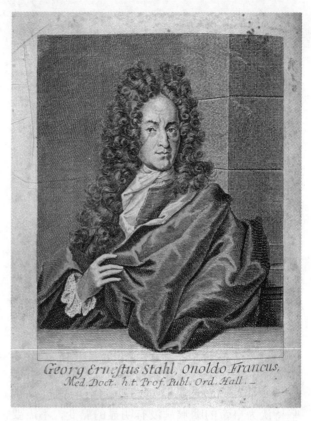

Georg Ernestus Stahl, Onoldo Francus,
Med. Doct. h.t. Prof. Publ. Ord. Hall.

图19-3 乔治·恩斯特·斯塔尔，第一位使用"胃炎"这一术语的人（维基百科，公共资源）

1682—1771）在他的《疾病的位置与病因》（*De sedibus et causis morborum*，1765年）第三册（腹部疾病）中，首次描述了胃炎的形态学特征，其中包括胃黏膜平坦型和糜烂型。胃溃疡的形态学特征和症状的描述归功于英国医生马修·贝利（Matthew Baillie，1761—1823）（见第7章）。1865年，威廉·布林顿（William Brinton，1823—1867）发表了一篇大型尸检研究报告，其中包括胃病的详细综述，并出版了《胃溃疡的病理症状和治疗》（*On the pathology, symptoms, and treatment of ulcer of the stomach*）。

随着人体生理学的兴起，1882年，海因里希·奎克（Heinrich Quinke）创造了"消化性溃疡"一词。美国军队外科医生威廉·博蒙特（William Beaumont，1785—1853）进行了一系列在医学史上闻名遐迩的体内试验。故事发生在1882年6月的麦基诺岛（Mackinac Island）②。亚

---

① quart：英制液量单位，1 quart=1.1365 L。——编辑注
② 麦基诺岛：位于美国密歇根州（Michigan）北部的休伦湖（Lake Huron）中，是美国著名的避暑旅游胜地。——编辑注

历克西斯·圣马丁（Alexis St. Martin）是一名加拿大探险家兼毛皮猎人，在离枪口不到 3 英尺[①]远的地方，因为意外走火而击中了腹部。无论博蒙特用何种方法都没能把胃上破裂的口子封住。但是，伤口周围的组织附着到胃壁上，长成一条通向皮肤表面的瘘管。对于患者而言，这是一个令人不安的情况，因为除非这个洞被补上，否则吃的每一顿饭都会漏出体外。但另一方面，博蒙特可以透过那个硬币大小的洞看到活体胃。他用一根丝线拴住一块肉通过这个洞放入胃里面，然后再把它拉出来观察。1833 年，博蒙特在《胃液的实验与观察及消化生理学》（*Experiments and Observations on the Gastric Juice and the Physiology of Digestion*）中发表了他的观点，证实了化学消化理论。除此之外他还提出，除盐酸外胃中还存在另一种活性物质，3 年后这种活性物质被西奥多·施旺（Theodor Schwann）证明是胃蛋白酶。在博蒙特的实验中亚历克西斯·圣马丁存活下来，并活到了 80 岁。他的伤口可以说获得了诺贝尔奖，尽管是间接的，因为据说这是伊凡·巴甫洛夫（Ivan Pavlov，1849—1936）[②]关于狗的条件反射性胃液分泌经典研究的原型，在这个实验中巴甫洛夫制造了一个瘘管以观察胃的功能。

幽门螺杆菌胃炎

引起胃炎的微生物研究早在 1982 年科学家们成功鉴别出幽门螺杆菌（Helicobacter pylori）之前就已经有 100 多年的历史了[7]。早在 1875 年，德国科学家就已经发现在胃黏膜的表面有螺旋形细菌存在，但是他们未能分离培养出这种细菌，故没有进一步研究。直到 25 年后，波兰的肠胃病学开拓者瓦莱里·贾奥斯基（Walery Jaworski，1849—1924）在人类胃灌洗液沉积物中发现螺旋形细菌，他称之为"小皱弧菌"。他是第一个提出该菌可能在胃溃疡和胃癌发病中发挥作用的人。他在波兰的《胃病手册》（*Handbook of Gastric Diseases*）上发表了他的研

究成果。然而，由于语言的限制，它的传播很有限。在随后的几年中，许多其他研究发现了相同的结果。1954 年，来自（美国马里兰州）贝塞斯达（Bethesda）沃尔特·里德医院（Walter Reed Hospital）的艾迪·D. 帕默（Eddy D. Palmer）在他发表的论文中指出，在 1180 例胃活检中他没有观察到细菌，并大胆地得出结论，其他研究中发现的任何细菌都是污染的结果[8]，随后科学界对这种细菌的研究逐渐失去了兴趣。

这一发表使科学界 20 年来一直相信，胃不适于生物生存，在这里任何生物都不可能存活。这种影响如此之大，以至于 1957 年两位研究人员判定抗生素在治疗消化性溃疡中起作用，并在一年后的世界胃肠病大会（World Congress of Gastroenterology）上介绍这一发现之时，他们的同行认为这一发现是有缺陷的，因为研究结果与帕默的结论冲突。

20 世纪 70 年代，人们对细菌在胃病中的作用重新燃起了兴趣，并于 1979 年取得了重大突破，罗宾·沃伦（Robin Warren）发现了幽门螺杆菌，并和巴里·马歇尔（Barry Marshall）合作进行了深入研究（图 19-4）。培养这种细菌似乎非常困难，直到 1982 年复活节的周末，他们无意间把培养皿孵育了 5 天，成功地培养出了可视菌落，这个偶然的发现堪比 1928 年亚历山大·弗莱明（Alexander Fleming）发现青霉素。在最初的文章中[9]，沃伦和马歇尔认为大多数胃溃疡和胃炎是由细菌感染引起的，而不是像之前所认为的由压力或辛辣食物引起。最初也有人持怀疑的态度，但是接下来的几年里，多个研究小组都证实了幽门螺杆菌与胃炎的关系，并证实其在一定程度上与溃疡有关。

为了证明幽门螺杆菌可以引起胃炎，马歇尔喝下一杯幽门螺杆菌培养液，几天后，他出现了恶心和呕吐的症状。10 天后行胃镜检查时，发现了胃炎的特征性病变以及幽门螺杆菌的存在。这些结果表明，幽门螺杆菌是致病因子。随后马歇尔和沃伦证明了抗生素在治疗许多胃炎病例中

[①] 3 英尺 ≈ 0.914 米。——编辑注
[②] 巴甫洛夫：俄罗斯生理学家，因在消化生理学研究中提出了条件反射学说，而荣获 1904 年诺贝尔生理学或医学奖。20 世纪 50 年代，他的学说在中国被广泛传播。——编辑注

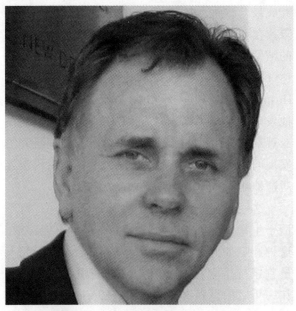

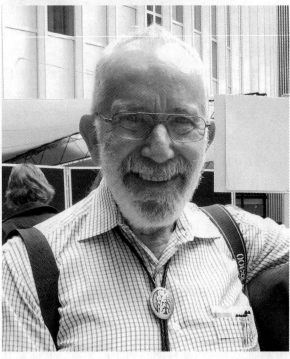

图 19-4 巴里·马歇尔和罗宾·沃伦，幽门螺杆菌的发现者（维基百科、公共资源）

或医学奖。该细菌最初被命名为幽门弯曲杆菌（*Campylobacter pyloridis*）（来自希腊语 πυλωρός，看门人），但后来改名为幽门螺杆菌。16S 核糖体 RNA 基因的测序结果及 1989 年的其他研究表明，这一细菌不属于弯曲杆菌属，它有自己的种属，螺杆菌属（*Helicobacter*，出自于古希腊语 *hělix*/έλιξ，意思是"螺旋形"或"卷曲状"）。

幽门螺杆菌不仅是慢性胃炎的病因，还是幽门螺杆菌胃炎相关的的边缘区淋巴瘤，即胃肠黏膜相关淋巴组织（MALT）淋巴瘤的病因。1984 年，艾萨克森（Isaacson）和莱特（Wright）首次报道了这种肿瘤[10]，那时他们报道了 4 例由黏膜相关组织引起的结外恶性淋巴瘤病例，其中 1 例生长在胃里[9]。由此开启了淋巴结外淋巴瘤研究的新时代，也结束了非特异性慢性胃炎和恶性淋巴瘤之间的推测性鉴别[11]。

胃癌

古埃及《埃伯斯莎草纸文稿》首次提到了被认为是胃癌的病例。但直到 3000 多年后胃癌才被重新定义为一种疾病。1835 年，让·克吕韦耶（1791—1874）报告了良性和恶性胃溃疡（图 19-5），3 年后，贝利指出了胃癌的临床症状。由于组织显微镜在 19 世纪早期还没有发展起来，所以胃癌诊断完全依赖于大体尸检的结果。1879 年 4 月，法国外科医生朱丽斯·埃米尔·佩安（Jules Emile Pean，1830—1898）进行了首例胃癌切除术。虽然患者手术后 5 天就去世了，但这是推进胃癌手术发展的重要一步。1880 年，克拉科夫大学（University of Krakow）的路德维格·R. 冯·瑞德基尔（Ludwig R. von Rydygier，1850—1920）教授是第二个尝试胃癌切除手术的人，但该患者在术后第二晚就去世。1881 年，西奥多·比尔罗斯（Theodor Billroth，1829—1894）（图 19-6）在维也纳成功地完成了胃切除手术，同时进行胃十二指肠吻合术。该患者是一名患幽门癌并伴显著管腔狭窄的 43 岁妇人。她的症状包括呕吐 6 周、消瘦苍白和心动过速。该患者预后良好，于术后 26 天出院。然而，4 个月后，她死于癌症复发。从组织学上看，属于黏液腺癌。本章作者通过对一个新包埋的标本进行检测，确

是有效的。几年后，托马斯·布兰迪（Thomas Borody）发明了三联疗法治疗十二指肠溃疡，他是一位在波兰出生的悉尼胃肠病学家。1994 年，美国国立卫生研究院（National Institutes of Health）指出，由幽门螺杆菌引起的十二指肠溃疡和胃溃疡最为常见，推荐抗生素应纳入治疗方案中。由于他们的开创性工作，巴里·马歇尔和罗宾·沃伦获得了 2005 年诺贝尔生理学

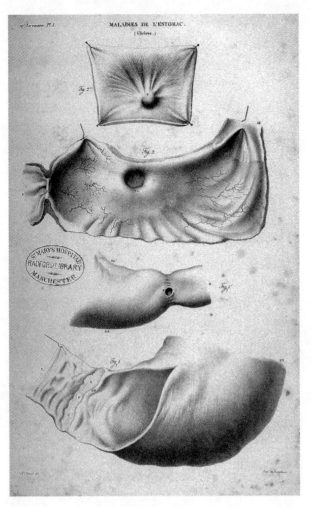

图 19-5 让·克吕韦耶描绘的胃溃疡，来自《人体解剖病理学》（*Anatomie pathologique du corps humain*）。[图片由伦敦惠康图书馆（Wellcome Library）提供]

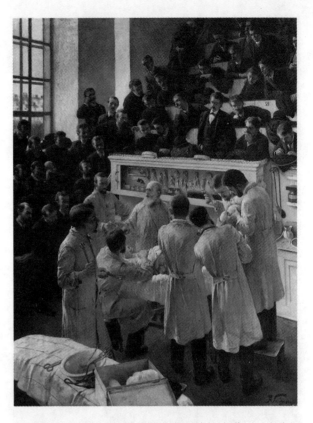

图 19-6 西奥多·比尔罗斯在维也纳的演讲厅 [出自阿德尔伯特·塞利格曼（Adalbert Seligmann, 1862—1945）的《手术中的西奥多·比尔罗斯》（*Theodor Billroth Operating*）]（维基百科，公共资源）

认了原诊断（图 19-7）。

　　1829 年 4 月 26 日，阿尔伯特·克里斯蒂安·西奥多·比尔罗斯（Albert Christian Theodor Billroth）出生在德国吕根（Rügen）岛上的卑尔根（Bergen）。他曾在格赖夫斯瓦尔德（Greifswald）大学、哥廷根（Göttingen）大学和柏林大学学习，于 1852 年毕业。此后，他访问了维也纳、布拉格、巴黎、爱丁堡和伦敦的医学院。回到柏林后，从 1853 年到 1860 年，他担任 B. R. K. 兰根贝克（B. R. K. Langenbeck, 1810—1887）的助理，直到他接受苏黎世的外科教授职位。1867 年，他被维也纳大学授予相应职位，并在此度过了余生。

　　比尔罗斯是那个时代最杰出的外科医生之一。他的大胆是源于高超的技巧和智谋，而且没有任何意外或紧急情况可以打破他的冷静和沉着，作为一名外科医生，在特殊情况下彰显的创造和实施新方法的能力，使他获得了"外科奠基人"的称号。同时，他也充分考虑了患者的舒适和幸福，从来没有忘记在他面前的是一个需要他的帮助以摆脱疾病的患者，而不仅仅是一个用以展现高超技术的"病例"。比尔罗斯对军事外科学很感兴趣，在普法战争期间，他自愿参加了曼海姆（Mannheim）和威森堡（Weissenburg）医院的工作。他的努力大大改善了战争中伤员的运输和救治安排。1891 年，在一场著名的"战争预算"案中，他极力呼吁改进救护系统，指出了无烟火药和现代战争武器的使用将会更大幅度地增加伤员人数和提高其对医疗服务的需求，因此需要一种更有效的方法来运送战场上的伤员。他是一位优雅且性格鲜明的人，著有许多医学论文和书籍，他的《普通外科病理学》（*Allgemeine chirurgische Pathologie und Therapie*，1863 年）

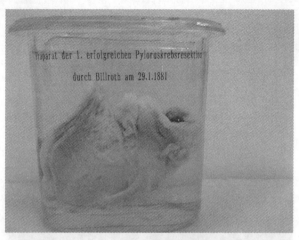

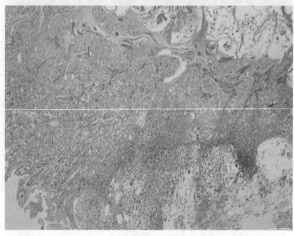

图 19-7　上图：第一例成功的部分胃切除术的原始样本，保存在约瑟夫（维也纳大学医学院收藏）；下图：标本的组织学图像 [R. 西迪维（R. Sedivy）摄影]

被翻译成多种语言出版。他也极具艺术气息，特别是在音乐方面。他擅长演奏钢琴和小提琴，他崇拜勃拉姆斯（Brahms）并视其为挚友，勃拉姆斯的许多作品在公开演奏之前都会先私下演奏给比尔罗斯。1887 年，他得到一个特殊的荣誉——奥地利上议院（Austrian Herrnhaus）的席位，当时在他这一行业很少有人能得此殊荣。1894 年 2 月 6 日，他在位于亚得里亚海（Adriatic）边的阿巴齐亚（Abbazia）的一栋漂亮的别墅里逝世了。

拿破仑·波拿巴（Napoleon Bonaparte，1769—1821）是最有名的胃癌患者，根据记载的症状，他很有可能长期感染幽门螺杆菌。幽门螺杆菌感染引起幽门溃疡，最终发展成胃癌。胃癌晚期严重的胃出血，被认为是他的直接死因。死亡前 1 个月，他出现了强烈的弥漫性腹痛、发热、呕吐、体重减轻、盗汗、呕血、黑便和心动过速。从形态学上看，尸检报告显示从贲门至幽门区域（> 10 cm）出现胃溃疡病变，质硬，边界不规则。此外，周围淋巴结变硬变大，但没有远处转移。胃内充满咖啡渣状黑色物质。据描述，他的皮肤和内脏都非常苍白 [12]。

距离现在最近的一位著名的胃癌患者是教皇约翰二十三世（Pope John XXIII），他在 1958 年当选后的四年里感到恶心和呕吐。意大利所有知名的外科医生以及皇家医生被召来为他诊断，他们普遍认为教皇约翰二十三世患有远端胃癌，病变特征是胃窦狭窄——和比尔罗斯的第一例患者非常相似。四位外科医生都对手术干预的结果表示怀疑。后来教皇决定不做手术继续他的平凡生活，最终于 1963 年 6 月去世。

下消化道疾病

腹泻

呕吐、肠道不适和腹痛等症状即使在古代也被认为与食物和环境有关。我们现在所知的急性腹泻早在梵语文学和希波克拉底时代就被认为是致命性死因。希波克拉底在《希波克拉底格言》（*Aphorismi*）中写道："在长期的痢疾病例中，厌食是不好的征兆，如果伴有发热，情况就更糟。"

很多的军事战役都记录了肠道疾病，如伯罗奔尼撒（Peloponnesian）战争[①]、拿破仑战役、美国南北战争、普法战争和中国抗日战争。从希波克拉底时代起，肠道疾病发病机制的现代概念发展缓慢，"腹泻"一词直到 1771 年时才由索维奇·德·拉·克鲁瓦（Sauvage de la Croix，1706—1776）创造出来。在希腊和罗马时代，人们普遍认为，天气或体液不平衡是导致肠道疾病和其他许多疾病的原因。在某些情况下，肠道液体损失甚至是受"欢迎"的，因为它能恢复整体

[①]Peloponnesian War：公元前 431 年—公元前 404 年，雅典及其同盟者与以斯巴达为首的伯罗奔尼撒同盟之间的战争（抄自 360 百科）。——编辑注

的体液平衡。直到现在，腹泻也常被贴上"夏季腹泻"的标签，因为人们认为是夏天炎热的气候引起的腹泻。类似地，在寒冷的月份里"冬季呕吐病"容易发生在温带地区，因而人们也认为与天气有关 [13]。

16 世纪前，腹泻的真正原因一直被误解，在这段时间里，一些腹泻病例的病因仍然被认为是饮食变化 [13]。17 世纪，人们发现食物污染和大量苍蝇的出现与腹泻高发有关。托马斯·西德纳姆（Thomas Sydenham，1624—1689）在 1672 年将各种不同类型的痢疾和被他称之为"血痢"的非传染性腹泻区分开来。1 个世纪后，本杰明·拉什（Benjamin Rush）在 1777 年关于腹泻的论文中，进一步强调了苍蝇、炎热和环境卫生的重要性，认为它们是导致腹泄的重要因素。然而，直到 18 世纪晚期，饮食的变化影响胃肠道紊乱的假设在美国先驱者中依然占主导地位。

几乎又过了 1 个世纪，著名的伦敦圣詹姆斯教区（St. James Parish）爆发了霍乱疫情。当约翰·斯诺（John Snow）博士追踪病原到臭名昭著的宽街（Broad Street）水泵时（图 19-8A，19-8B），他发现这个地区提取生活用水的井被一名死于腹泻的儿童的分泌物及衣服污染了。1854 年 9 月 7 日，虽然可能已经过了感染高峰期，但当斯诺把水泵的手柄卸掉后，疾病发病率迅速降低。斯诺观察到水泵里流出的水带有白色絮凝颗粒，

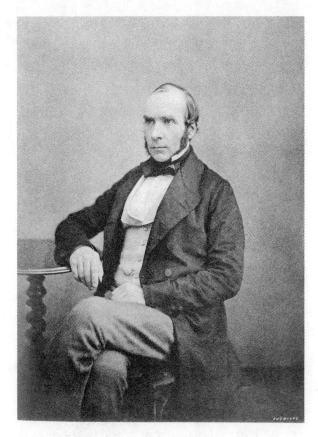

John Snow

(Autotype from a Presentation Portrait, 1856, and Autograph facsimile.—B. W. R.)

图 19-8B　发现者本人，可能会在几步之外以他名字命名的约翰·斯诺酒吧里庆祝 [克莱夫·R. 泰勒（Clive R Taylor）提供]

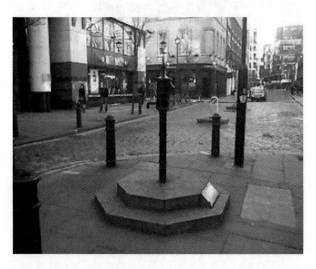

图 19-8A　臭名昭著的宽街水泵，现在已经被移到离中心街道几码远的地方，上面挂着一块匾来纪念它在历史上的地位

他怀疑是毒药引起的。"逗号"形微生物——霍乱弧菌，事实上是在同一年（1854 年）由菲利波·帕西尼（Filippo Pacini，1812—1883）在佛罗伦萨霍乱爆发时观察到的，帕西尼是一名鞋匠的儿子。帕西尼认为，这种"病菌"是会传染的，但这与当时传遍世界各地的体液学说或瘴气（miasmata）学说背道而驰，因而没有引起过多关注。然而，帕西尼并没有在历史长河中被人遗忘，他因另一个显微观察——环层小体（Pacinian corpuscle，又称帕西尼小体）被人们熟知。

直到路易斯·巴斯德（Louis Pasteur，1822—1895）和罗伯特·科赫（Robert Koch，1843—1910）开创的微生物时代，人们才透彻地认识了腹泻。斯诺和帕西尼的观察结果公布 30 年后，罗伯特·科赫确定了这种微生物和疾病之

间的联系，人们也普遍认为是他发现了霍乱的病因。1883 年，科赫从柏林到埃及调查霍乱疫情，后来又调查了发生在印度的霍乱疫情。他在患者身上发现了"弯曲的逗号状生物"，甚至成功地将其培养出来。他无法通过在动物身上感染这种疾病来证实他所提出的著名的假设（他的推理是正确的，动物是不容易感染的）。在受到一些"拥护"体液理论的"传统主义者"的反对之后，他所建立的因果关系最终被人们接受。

乳糜泻

卡帕多西亚人阿莱泰乌斯（Aretaeus）可能是第一位提供乳糜泻线索的人[14]。他是一位著名的古希腊医生，关于肠道紊乱的一系列问题，被他写入了《急慢性疾病的病因和症状》（*De Causis et signis acutorum et diuturnorum morborum*）的四部书中。他在第一部第七章"腹腔疾病"（"腹腔一词来自希腊语 *koiliakos*）中写道，"热迟缓"将不能满足消化的需要，也不能将食物转化成"适当的食糜"。患有此病的患者表现为腹痛、慢性腹泻，大便呈白色、伴恶臭并能引起胃胀气，这种情况时好时坏。疾病导致身体萎缩，患者消瘦、苍白，无法进行日常的工作。1887 年，塞缪尔·琼斯·吉（Samuel Jones Gee，1839—1911）认识到这种消化不良虽然影响所有年龄段的人，但值得注意的是发病率最高的年龄段是 1 岁到 5 岁的孩子。他还提出了通过合理膳食来治疗这些孩子。他提出过各种没有任何真正科学依据的饮食治疗方法，而且取得了不同程度的成功，因此他认为，只要患者可以治愈，那必然是饮食治疗的功效。两年后，也就是 1889 年，R. A. 吉本斯（R. A. Gibbons）在《爱丁堡医学杂志》（*Edinburgh Medical Journal*）发表了《儿童腹腔感染》（*The Coeliac Affection in Children*）一文，提示腹腔感染可能是由消化系统紊乱引起血液中各种元素吸收不良所致。基于他的这个"功能性"紊乱的观点，进行尸检时并没有发现任何明显的形态学病变。1903 年，W.B. 奇德尔（W.B. Cheadle）称其为"无胆汁症"，因为他发现患者大便中明显缺乏胆汁。因此，他成为第一位提出并证明这种疾病伴随着脂肪便的人。

下一个相关信息于 1908 年被记录在克里斯蒂安·阿奇博尔德·赫特（Christian Archibald Herter，美国病理学家，1865—1910）的书中，书中又引入了一个新的概念[15]。他认为乳糜泻是由于肠道菌群过度生长引起的炎症，如枯草芽胞杆菌（Bacillus infantilis）的过度生长（他称之为"婴儿症"）。虽然，他认识到了炎性成分在该病中的作用，但他误解了疾病的病因。10 年之后，乔治·弗雷德里克·斯蒂尔（George Frederick Still，1868—1941）爵士强调了"淀粉"的重要性，尤其强调面包对于诱发该病的作用。因此他重复了阿莱泰乌斯的研究，但是并没有领悟到全部真谛。1934 年，西德尼·瓦伦丁·哈斯（Sidney Valentine Haas，1870—1964）成功地运用"香蕉饮食法"帮助了厌食症以及乳糜泻患者[16]。除了常用的蓖麻油和每日的结肠灌洗可以清除肠道中的有毒元素外，腹腔疾病的治疗几乎完全靠饮食，而对病因却没有一个明确的认识。

20 世纪 50 年代早期，荷兰的儿科医生威

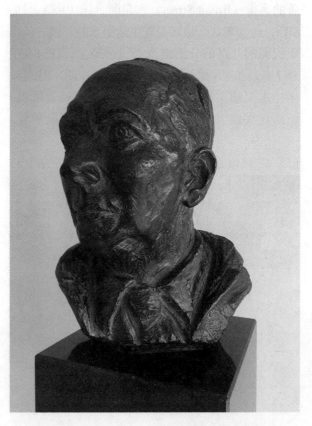

图 19-9　威廉-卡雷尔·迪克教授在乌得勒支大学儿童医院。[乌得勒支大学的约斯特·弗伦克尔（Joost Frenkel）教授提供的图片]

廉-卡雷尔·迪克（Willem-Karel Dicke，1905—1962）（图 19-9）观察到无小麦饮食对当时被称为"吉-赫特综合征"（Gee-Herter's syndrome）的腹泻病起作用。他是第一个注意到小麦与儿童严重吸收不良之间关系的人。他和他的同事早已察觉到饥饿和摄食对第二次世界大战时期儿童发育的影响，这得益于一位乳糜泻儿童的母亲，当她从饮食中去除面包后，她孩子的水样便马上就好转了。后来，迪克通过有效的临床试验证明了这一点[17]。由于他在 57 岁时就英年早逝，因而没能进一步研究此病。

1957 年，玛戈特·夏纳（Margot Shiner，1923—1998）在《柳叶刀》（The Lancet）杂志上发表了一个历史性的个案报告，使得对这种疾病的研究有了另一个重大进展，这篇报告中通过使用口腔活检技术检查一个患乳糜泻的伦敦儿童，首次发现了乳糜泻患儿小肠黏膜异常，夏纳的描述是这样的，这个 8 岁男孩的肠黏膜严重异常，肠绒毛几乎不存在[18]。玛戈特·夏纳于 1923 年在柏林出生，是小儿胃肠病学和营养学领域的先驱和领军人物。她 1947 年毕业于利兹大学医学院，并于 1949 年获得儿童健康学位证书。1967 年，她成为英国皇家内科医学院（Royal College of Physicians）成员，随后成为皇家病理医学院（Royal College of Pathologists）成员。1971 年到 1983 年间，她在伦敦中央米德尔塞克斯医院（Central Middlesex Hospital）担任胃肠病学顾问，同时她是哈罗（Harrow）的临床研究中心（Clinical Research Centre）医学研究委员会的科研人员。1983 年，玛戈特·夏纳移居以色列，在那里她成为特拉维夫大学（Tel-Aviv University）医学院阿瑟夫·哈罗芬医学中心（Assaf Harofe Medical Center）的教授和儿科胃肠病学主任。值得注意的是，玛戈特·夏纳博士是第一批在胃肠病学上拥有高级学术地位的女性。在她最后五篇论文完成过程中，她的身体已经变得很糟糕。不幸的是，最后两篇论文发表前她就去世了，一篇是关于胶囊内镜与活检技术的批判性评估，另一篇是上皮内淋巴细胞在乳糜泻中诱导肠上皮细胞凋亡中的作用[19]。

炎症性肠病

与腹泻相关的其他疾病被归类为"炎症性肠病"。这个术语听起来很简单，其实包含了多种炎症性肠道疾病，但实际上，它仅限于特发性病症，即溃疡性结肠炎和克罗恩病（Crohn's disease）。

早期的希波克拉底和卡帕多西亚人阿莱泰乌斯（80—138）描述了直肠出血、体重下降的患者，但是单凭这些症状不足以把他们归为现在的克罗恩病。来自以弗所（Ephesus）的索兰纳斯（Soranos，98—138）以对古代妇产科医学的贡献而闻名，在他关于慢性病的书中描述了一例类似克罗恩病的病例[20,21]。然而，在今天看来，有许多其他的疾病可能也会有类似的症状，如慢性肠道传染病和结核病。

历史上的一位疑似病例是国王路易斯十三世（King Louis XIII，1601—1643），他患有慢性肠道疾病，可能也患有克罗恩病[22]。直到乔瓦尼·巴蒂斯塔·莫尔加尼（Giovanni Battista Morgagni，1682—1771）在他的《疾病的位置与病因》（De Sedibus）一书中描述了一例由于肠穿孔引起腹膜炎而去世的 34 岁男性尸检报告，此前很少有炎症性肠病的相关报告。死者 20 岁患病，伴有腹泻和腹痛。尸检发现结肠和回肠末端有炎症、黏膜局部溃烂和肠系膜淋巴结肿大。莫尔加尼当时将其确诊为"肠结核"，这是一种众所周知但罕见的继发性结核病并发症，仔细推敲，这位患者也有可能患有克罗恩病。至于其他一些可能符合现代克罗恩病诊断条件的病例，有的已经记录在医学文献中，包括慢性瘢痕性回肠炎或肠道非特异性肉芽肿。1813 年，伦敦皇家学院（Royal College）的库姆（Combe）和桑德斯（Saunders）医生介绍了 1 例回肠增厚和狭窄的病例。1828 年，艾伯克龙比（Abercrombie）描述了克罗恩病的大体病理学特点：末端回肠的炎症性增厚扩大到近端结肠，但是呈跳跃性，即一些肠段病理形态规则无异常表现。1859 年，塞缪尔·威尔克斯（Samuel Wilks，1824—1911）建议将特发性结肠炎与流行性痢疾分开。与莫克森（Moxon）一起，他们发表了一篇关于重症急性回肠炎的病例报告，并建议把特发性结肠炎归为另一类疾病。1931年，亚瑟·赫斯特（Arthur Hirst）爵士进一步证实了威尔克斯的研究成果。威尔克斯还对一位因腹泻和发热几个月便去世的42岁女性进行了尸检，结果显示，死者的结肠和回肠末端存在透壁性炎症。

19世纪末和20世纪初的几名医生的工作为克罗恩（Crohn）及其同事1932年的开创性论文奠定了基础[23]。1882年，摩尔（Moore）提出了此病的典型组织学和宏观特征。1904年，波兰外科医生安东尼·莱斯尼奥夫斯基（Antoni Leśniowski）描述了"终末回肠炎"的特点[24]。5年后，德国外科医生布劳恩（Braun）把"慢性特发性炎症性疾病"和肺结核、梅毒、放线菌病区分开来。此外，他认为结肠特发性炎症性疾病和肠道疾病是不同的。1913年，来自爱丁堡的外科医生托马斯·肯尼迪·达尔齐尔（Thomas Kennedy Dalziel，1861—1924）发表的对9例患者的全面描述就算在今天也是恰当的。他的所有患者均表现出亚急性肠梗阻，在仔细排除肺结核后，他主张根治性切除术。在接下来的10年中，出现了一些类似的报告，并且许多患者在切除术后预后良好。

纽约西奈山医院（Mount Sinai Hospital）的莫乔维茨（Moschowitz）和威林斯基（Wilensky）分别在1923年和1927年的《美国医学科学杂志》（*American Journal of Medical Science*）上描述了"肠道的非特异性肉芽肿"，这是对非特异性肠道肉芽肿的一次深入调查，并指出其起源尚不明确。他们发表的文章比克罗恩的经典论文还早9年。他们还描述了与回盲部结核相似的巨细胞的存在，并且提到在非感染状态下缺乏阳性细菌。

然而，大多数医生认为，这种疾病的历史始于1932年克罗恩、金兹伯格（Ginzburg）和奥本海默（Oppenheimer）的论文发表后。博里尔·伯纳德·克罗恩（Burrill Bernard Crohn，1884—1983）（图19-10）于1907年在哥伦比亚大学获得医学学位。最初，他是西奈山医院的实习医生，并对胃肠病学有浓厚的兴趣（他曾经说过，他成为医生是因为想帮助患有严重消化不良的父亲）。1920年，他被任命为消化科主任，同年进入哥伦比亚大学承担教学工作。

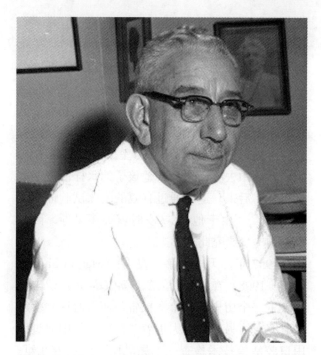

图19-10 博里尔·伯纳德·克罗恩博士（已获得使用许可）

克罗恩与西奈山医院的同事一起鉴别出了14例症状不同于传统肠道疾病的病例，他们都有相同的症状和肠道异常的表现。他写了一篇描述这种新情况的经典文章。这篇文章在1932年5月的一次学术会议上宣读，并于1932年10月发表在《美国医学会杂志》（*Journal of the American Medical Association*）上，题为《末端回肠炎：一种新的临床病种》（*Terminal ileitis：A new clinical entity*）。同年，他和同事利昂·金兹伯格（Leon Ginzburg）、戈登·奥本海默（Gordon Oppenheimer）一起发表了该病的系列文章《区域性回肠炎：一种病理和临床病种》（*Regional ileitis：a pathologic and clinical entity*）。作者描述了小肠的慢性肉芽肿性炎症的发病条件，这种病在年轻人中多发，与肺结核不同。这种疾病的病理特点是肠黏膜坏死和瘢痕性炎症，伴随着结缔组织的过度增生。此外，他们认识到这种疾病有狭窄和瘘管形成的风险。众所周知，之所以说"首次描述"，是因为克罗恩把整个症候群联系在一起，但是不得不承认上述早期工作的贡献仍然是尤为重要的。回顾过去，克罗恩和他的同事的主要成就在于总结了疾病的症状和体征，使这种疾病的临床描述达到统一，并且他们认识到此病不同于溃疡性结肠炎。虽然曾在很长一段时间里他也认为结核分枝杆菌是该病的病因，但是最终克罗恩纠正了该病是一种结核病，而不是一种胃肠道炎症性疾病的错误认识。克罗恩更喜欢叫这种病为"区域性回肠炎"或"肠炎"而不是"克罗恩病"，但他无法阻止人们直接用他的名字来命名该病。来自伦敦的 G. 哈特菲尔德（G. Hatfield）教授于 1939 年发表了第一篇关于小肠克罗恩病组织病理学研究的权威论文。他的观察结果在接下来的 10 年一直被人们采纳[25]。

尽管之前有大量研究信息，但对于病理学家而言，区分不同形式的结肠炎并不容易。英国胃肠病理学家 B.C. 莫森（B.C. Morson）（图 19-11）是在这个领域很有影响力的伟大病理学家。在一篇简明扼要的论文中，他非常清楚地描述了（20 世纪）60 年代后半段这一领域的进展[26]。他写道："1956 年，当我进入圣马可医院（St Mark's Hospital）工作时，林恩·洛克哈特 - 马洛里（Lyn Lockhart-Mummery）正在进行溃疡性结肠炎的病理学研究。他研究了所有结肠炎切除术的手术标本，同时他也考虑到少数病例并不是溃疡性结肠炎。因此，他邀请我和他一起开展一项运用临床、影像学和病理学的研究，我们最终将其归类为大肠和肛门部位的克罗恩病[27-29]。鉴别出克罗恩病之后，仍然有一小部分病例表现为左侧结肠单一性病变，这些病例后来由马斯顿（Marston）区分为缺血性结肠炎，他在圣马可（医院）中记录了一些类似的病例[30]。"

当时其他的重要发现还包括，克罗恩病的肛门病变的发生可能先于肠道病变，而这些患者随着病情的发展可能出现皮肤和口腔病变。因此，虽然不乏激烈的争议，但克罗恩病可以影响整个胃肠道的概念诞生了。

惠普尔病

关于惠普尔病（Whipple disease）的首次记录可以追溯到 1895 年，W.H. 艾尔柴（W.H. Alchinn）和 R.G. 赫布（R.G. Hebb）将其描述为肠内淋巴管扩张[31]，这个描述比乔治·霍伊特·惠普尔（George Hoyt Whipple）早 12 年。患者为一名 38 岁的男子，在被确诊后不到 3 个月就死于消耗性疾病。尸检报告描述：近一半的小肠扩张、肿胀并呈现紫色，肠黏膜覆盖着无数白色絮状物。此外，还观察到肠系膜淋巴结肿大。组织学检查显示，在淋巴管和绒毛的乳糜管中有一种含有少量细胞的无定型细小颗粒状物。这个肠标本在威斯敏斯特医学院（Westminster Medical School）病理学博物馆（Pathological Museum）中保存了几个世纪，1960 年，博物馆重新整理消化道标本时，它再次进入人们的视野。从标本上新切下的肠段切片显示了惠普尔病的典型特征。乔治·霍伊特·惠普尔（1878—1976）（图 19-12）1905 年发表的文章《迄今为止尚未描述的一种疾病，其解剖学特征为脂肪和脂肪酸沉积在肠道和肠系膜淋巴组织中》（*A hitherto undescribed disease characterized anatomically by deposits of fat and fatty acids in the intestinal and mesenteric lymphatic tissues*），题目中的"尚未描述"并不准确[32]。然而可以理解的是，他是美国人，而艾尔柴和赫布来自英国，就当时而言，这两个地方相隔太远了。惠普尔在耶鲁大学与威廉·H. 韦尔奇（William H. Welch）

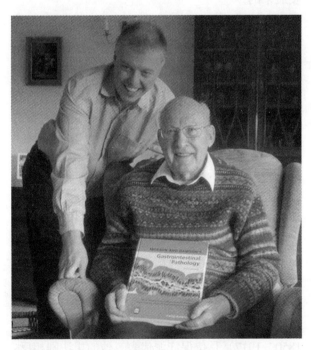

图 19-11　巴兹尔·莫森博士（坐着的）和尼尔·谢菲尔德（Nel Shepherd）教授（主编）编写了第 5 版《莫森和道森胃肠病理学》（*Morson & Dawsons GI Pathology*）（由尼尔·谢菲尔德教授提供）

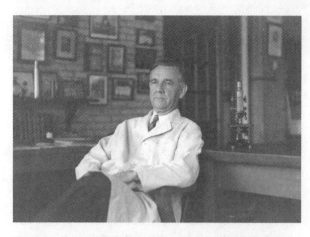

图 19-12 乔治·霍伊特·惠普尔（已获得使用许可）

一起开展研究。后来他搬到加利福尼亚和罗切斯特。有 2 个非常有名的发现使他闻名于世。其中最重要的一个是对贫血和血液再生的研究，这项研究使他获得了 1934 年诺贝尔生理学或医学奖，另一个是对肠道疾病的描述，这使他在医学界赫赫有名。对肠道疾病的描述是他的第一个发现，当时他解剖了一位年轻医生，这位年轻医生曾在土耳其传教，回来时发生了关节炎、腹泻和进行性消瘦。当时惠普尔将其诊断为肠脂肪代谢障碍。后来，电子显微镜学家约翰·亚德雷（John Yardley）在这名患者的巨噬细胞中发现了处于静止状态的细菌 [33]。这是寻找病原体的开始，后来被确定为惠普尔养障体（Trophery ma Whipplei）。

结直肠癌

从希波克拉底时代到 19 世纪，医生们认为对于结直肠癌，手术切除可能不是正确的治愈方法。长期的癌症发展理论支持了这一观点。这些观点包括"体液""矿物"和"淋巴"致癌理论。盖伦的观点是基于体液失衡学说，认为黑胆汁淤积在某一特殊部位能引起癌症。因此，希波克拉底和盖伦认为癌症的治疗只能通过调节体液来实现。盖伦认为如果进行手术，必须同时清除黑胆汁。

帕拉塞尔苏斯（Paracelsus，1493—1541）反对这些体液理论。他认为，疾病是由于诸如盐、硫、汞等矿物的基本作用造成的。他的癌症理论是"顺势疗法的理念或原则"的一部分，即引起

疾病的因素也可以治愈疾病。例如"铁丹"造成的病变也可能会在它的治疗上提供帮助（铁丹是一种红棕色氧化铁，古代广泛用于抛光玻璃和珠宝）。帕拉塞尔苏斯认为癌症是基于整个系统或器官的一种疾病，所以手术并不是治疗癌症的合适方法。

在 18 世纪，人们认为淋巴液在包括癌症在内的一些疾病的发生、发展中扮演重要角色。约翰·亨特（John Hunter，1728—1793）认为，白色的淋巴液以及血液在体内血管中是液态的，但当它离开循环系统时，血液凝集，并伴有肿瘤的形成。这一淋巴理论有效地排除了单纯依靠手术治疗癌症的可能，因为血液和周围组织影响癌症的形成，所以切除肿瘤并没有消除恶性肿瘤形成的基本原因，最终还是会复发。

随着 19 世纪显微镜时代的开始，许多新理论都得到了热烈的讨论（见第 31 章）。癌症是纤维还是上皮来源这一问题就引发了激烈的讨论。卡尔·罗基坦斯基（Carl Rokitansky）从结直肠癌中分离出结肠癌。他认为癌症有纤维型、网状癌、髓质型三类分型。鲁道夫·魏尔啸无法接受肿瘤的上皮起源学说，他认为肿瘤是从结缔组织发展来的。

西奥多·比尔罗斯也不同意这种观点，他认为癌变的基本组织是黏膜。这一认识是很重要的，因为一旦人们最终接受了这一理论，那么，通过手术治疗癌症这种局部组织起源的疾病的可能性将大大提高。然而，比尔罗斯不确定手术是否会影响直肠癌的自然发展进程。但他认为，手术至少能缓解一些影响患者的症状。

19 世纪末，许多著名的外科医生经常进行肿瘤切除术。文森茨·塞尔尼（Vinzenz Cerny，1842—1916）报告了 25 例直肠癌患者，其中 6 例术后生存期较长。威廉·阿利汉姆（William Alligham，1829—1908）报告了他在圣马可医院治疗的 42 例直肠癌的预后情况，其中也有 6 例有较长的术后生存期。纽约医学院研究生查尔斯·博伊德·凯尔西（Charles Boyd Kelsey，1850—1917）是位保守派代表，他的想法则相反：通过外科手术治愈患者的前景其实并没有像欧洲的外科医生声称的那样好。然而到了 20 世纪 20 年代，直肠癌根治性切除被证明是可行的，这种

方法有可能使患者痊愈。

1925 年，伦敦圣马可医院的卡斯伯特·E. 杜克斯（Cuthbert E. Dukes）对癌症的进展问题进行了非常重要的观察，其中包括良性腺瘤的恶变过程[34]。卡斯伯特·杜克斯（1890—1977，图 19-13）是英国的一位医生和病理学家，他因对结直肠癌的分类而广为人知。他出生在布里奇沃特（Bridgewater），1914 年毕业于爱丁堡大学。他在第一次世界大战期间曾在皇家陆军医疗队（Royal Army Medical Corps）服役，并被授予"大英帝国勋章"。战争结束后，1922 年，他成为了伦敦大学细菌学学院的助教，是第一位加入圣马可医院的病理学家。在那里，他开始了对结肠癌的病理学研究。杜克斯对癌前病变的形态学描述，为后来 20 世纪之交的穆托（Muto）、伯西（Bussey）和莫森[35]，及后来的伯特·沃格尔斯坦（Bert Vogelstein，生于 1949 年）等人提出的癌症多发性理论的发展奠定了基础。伯西最初是

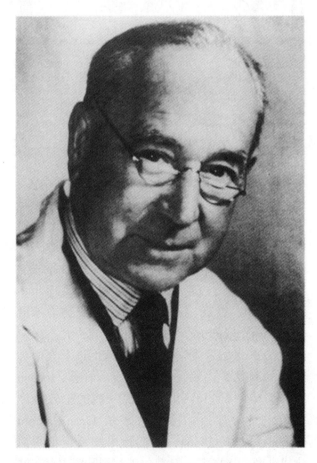

图 19-13 卡斯伯特·E. 杜克斯（http://www.baus.org.uk/museum/26/cuthbert_dukes 提供）

巴西尔·莫森的尸检助理，细心的伯西发现了以家庭聚集为特征的腺瘤性息肉病，因此证明了未切除的腺瘤会发展为腺癌。1975 年，没有接受过学术培训的伯西被破格允许参加博士论文答辩。这项工作源于半个世纪前卡斯伯特·杜克斯敏锐的微观观察和推论，将癌症发展理论带入了一个新的维度，并在建立致癌基因和抑癌基因突变序列累积的现代观念方面发挥了关键作用。这些想法成为结直肠癌乃至整个医学领域许多现代癌症研究的范例。

胰腺

胰腺位于胃的后面，藏在后腹膜内，它被称为器官中的"隐士"，因此胰腺疾病在历史上长期被忽视。菲茨杰拉德（Fitzgerald）指出，胰腺和胰腺疾病没有引起重视，也没有被认为是一个特定的器官或疾病[36]。他认为，古代的祭司或巫师，他们用动物的内脏寻找征兆，因此更可能发现像肝一样大而明显的器官。也许它相对隐蔽的位置使得胰腺没有在埃及或巴比伦（医学的古要塞）被发现。

卡尔克登（Chalkedon）的赫罗菲拉斯（Herophilos，公元前 335 年—公元前 280 年）首次进行了系统的人体解剖，也是他让人们注意到了胰腺。他出生在小亚细亚，后来移居到亚历山大。在这里，赫罗菲拉斯和（希腊）克奥斯（Ceos）岛的埃拉西斯特拉图斯（Erasistratos，公元前 304 年—公元前 250 年）通过解剖发现了一系列以前未知的或被忽视的人体器官，如神经（赫罗菲拉斯）、动脉和静脉（埃拉西斯特拉图斯）等解剖结构。迈向解剖学基础的第一步是有条件的，因为除了亚历山大外，当时人类尸体解剖在大多数地方是被禁止的（见第 1 章）。赫罗菲拉斯是科学方法的创始人，因为他主张使用实验方法，并认为经验知识在医学中是必不可少的。令人震惊的是，根据塞尔苏斯（Celsus）和天主教神父德尔图良（Tertullian，160—230）的记载，赫罗菲拉斯曾解剖（活体解剖）了约 600 名犯人[37]。因此，赫罗菲拉斯成为第一个发现胰腺的人也是不足为奇，而为胰腺命名的是以弗所的卢佛斯（Ruphos，约公元 100 年）。胰腺

（pancreas）这个名字是一个复合的希腊词，pan 表示"所有"的意思，kreas 表示"肉"。值得注意的是，卢佛斯在著作《论人体各部位的名称》（*On the names of parts of the human body*）里第一次提出了一种系统命名法，赫罗菲拉斯发现胰腺 400 年后这种命名法才出现。尽管当时发现并命名了胰腺，但仍不清楚其功能。

从希波克拉底（公元前 460 年—公元前 370 年）时代，人类第一次认识疾病开始，疾病被认为是由"自然"原因产生的。对于这位"现代医学之父"而言，人体内蕴含着重新平衡四种体液和自愈的力量。确切的说，他对胰腺的认识尚处于未知状态。他曾写过关于肠系膜和大网膜的腺体，但是否包括胰腺仍有争议。后来盖伦（130—201）鉴别出胰腺是一个特殊的腺体，并认为它是肠系膜血管的保护垫。

随着罗马帝国的衰落，西欧进入了所谓的"黑暗时代"。欧洲各国经历了几百年的战争，几乎遗失了所有的古代知识。修道院中的图书馆大都在战争中惨遭摧毁。那时的古代医学知识主要通过阿拉伯语翻译而保存下来（见第 3 章）。在中世纪，疾病被认为是上帝的一种惩罚，人体解剖被教会禁止。直到文艺复兴时期，医学才开始复兴。

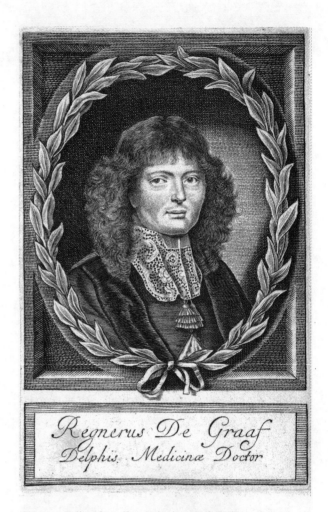

图 19-14 莱尼尔·德·格拉夫，在代尔夫特（Delft）当医生（维基百科，公共资源）

从解剖结构到脏器功能

从文艺复兴时期开始，解剖学家逐渐意识到将解剖结构与其功能整合起来的必要性（见第 4 章）。瑞士医师约翰·康拉德·布鲁纳（Johann Conrad Brunner，1653—1727）决定通过解剖来证实胰腺是否是一个重要的器官，正是因为他的众多同事对这个问题都不确定，他更是决定要探索这个问题。他冒着极大的风险开展了动物实验，但因为胰腺附着在十二指肠上很难去除，所以实验中只切除了大部分胰腺。结果显示，切除大部分胰腺后的狗表现出极度口渴，并于手术后数月死亡。布鲁纳的 8 个实验在一定程度上表明，没有胰液也不影响消化。而关于这一器官的其他可能的功能，他并没有发表任何结论。

莱尼尔·德·格拉夫（Reinier de Graaf，1641—1673，图 19-14）曾在乌得勒支和莱顿学习医学，是弗兰西斯·西尔维乌斯（Franciscus Sylvius，1614—1672）的学生，后来成为荷兰著名的医生、化学家、生理学家和解剖学家。为了研究胰液的作用，德·格拉夫成功地在狗身上造出胰瘘。德·格拉夫在其论文中写道："胰液是从胰腺中分泌出来的，就像唾液是由唾液腺分泌的一样"，这个结论促使德国解剖学家塞缪尔·托马斯·索梅林（Samuel Thomas Sömmering，1755—1830）创造了胰腺德语术语"Bauchspeicheldrüse"（腹部唾液腺）。

在 17 世纪，生物化学的兴起促进了人们对胰液的新认识。莱比锡的约翰·伯恩（Johann Bohn，1640—1718）以及稍晚一些的伦敦盖伊医院的让·加斯帕德·马塞尔（Jean Gaspard Marcel，1770—1836），他们指出胰液把食物消化成乳糜。1815 年，马塞尔观察到乳糜中存在乳化脂肪。有机化学的创始人之一利奥波德·格梅林（Leopold Gmelin，1788—1853）和弗里德里希·蒂德曼（Friedrich Tiedemann，1781—1861）的工作使对胰腺功能的研究更多地走向生化基础研究。他们观察到，胰液能使脂肪保持乳状。

然而，第一个真正发现胰腺的整体消化功能的人是克劳德·伯纳德[38]（Claude Bernard，1813—1878）（图 19-15）。他意识到了胰液在消化过程中的重要性。当时人们认为胃液参与整个消化过程，但伯纳德总结说，胃消化是为胰液消化做必要准备。巧合的是，巴伐利亚的医生约翰·内波穆克·艾博利（Johann Nepomuk Eberle，1798—1834）在他的书中重申了胰液乳化脂肪的作用。克劳德·伯纳德是一位法国生理学家，出生在索恩河畔自由城（Villefranche-sur-Saône）的圣朱利安（Saint-Julien）村。他在出生地的耶稣学校里受过教育，然后进入里昂大学接受教育。伯纳德有文学抱负，曾写过一部戏剧，打算在巴黎演出。1834 年，21 岁的他带着这部戏去了巴黎。但在这里他被劝阻不再从事戏剧事业，改而学医。伯纳德开始在巴黎主宫医院（Hôtel-Dieu de Paris，巴黎的第一所医院，世界上最古老的医院之一）伟大的生理学家弗朗索瓦·马让迪 [François Magendie（1783—1855）] 的指导下学医，并在 1841 年成为他的助理。1845 年，伯纳德与玛丽·弗朗索瓦·马丁（Marie Françoise Martin）结婚。1847 年，伯纳德在马让迪任职的

大学担任副教授。1855 年，他接替马让迪成为生理学专业的正教授，成为医学领域第一个应用自然科学方法的人，即使用对照和"盲法"来保证科学观察的客观性。伯纳德认为没有什么是理所当然的，只有通过实验才能获得正确的结果，因此驳斥了许多之前的错误理论。伯纳德被选为索邦（Sorbonne）大学新设立的生理系主任，但不幸的是没有实验室供他使用。路易 - 拿破仑·波拿巴（1808—1873）（法兰西第二共和国首任总统、拿破仑三世、法国第二帝国的皇帝），批准在国家自然历史博物馆（Muséum National d'Histoire Naturelle）的植物园（Jardin des Plantes）内为伯纳德建新的实验室，并且伯纳德任教授职位。同年，即 1868 年，伯纳德成为法国科学院（Académie Française）成员，并当选为瑞典皇家科学院（Royal Swedish Academy of Sciences）外籍院士。他于 1878 年 2 月 10 日去世，当时政府为他举行了一个普通科学家无法享受的特殊葬礼。他最后被安葬在拉雪兹神父公墓（Père Lachaise Cemetery）。

1869 年，当保罗·朗格汉斯（Paul Langerhans，1847—1888）还是一个医学生时，他发现了胰腺的另外一种重要的功能。他的关键性观察结果发表于他的就职论文中，即《对胰腺显微解剖的贡献》（*Contribution to the Microscopic Anatomy of the Pancreas*），但实际上文中描述的是胰岛结构（见第 26 章）。

胰腺癌

科学界常把胰腺恶性肿瘤的发现归功于乔瓦尼·巴蒂斯塔·莫尔加尼（1682—1771）。然而，霍华德（Howard）和赫斯（Hess）[39]认为，莫尔加尼的观察结果只是基于尸体解剖的大体发现，没有任何的微观证据。当时胰腺硬化被当做"硬癌"，这种硬癌表现为无痛性生长，进一步发展则伴有组织溃疡。而当时这种无痛生长通常被当做是一种恶性生长过程。维也纳博物馆收藏的 19 世纪晚期对胰腺肿瘤的研究中发现，原有的宏观诊断并不总是与组织学研究结果一致 [40-42]——考虑到现在已经确立的显微诊断的价值，这并不奇怪。1827 年，曾在圣巴塞洛缪医院（St.

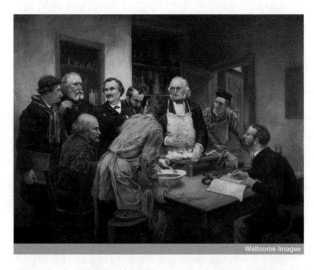

图 19-15 克劳德·伯纳德（中间）在法国巴黎大学的实验室。首次用一只兔子说明交感神经的血管舒缩功能。（由伦敦惠康图书馆提供）

Bartholomew Hospital）授课的伦敦著名外科医生约翰·阿伯内西（John Abernethy，1764—1831）第一次明确地描述了胰腺癌患者的临床表现[43]。最早描述的胰腺癌患者之一可能是犹太王大希律大帝（Herod the Great，King of Judea，公元前37年—公元4年），然而，梅山（Meyshan）断定这不是一个典型的导管腺癌，更可能是胰岛细胞癌[44]。A.T. 桑迪森（A.T. Sandison）对梅山的观点提出了质疑，因为病例缺乏典型的神经内分泌症状以及低度恶性分化潜能[45]。

与其他癌症一样，"作用显赫的外科手术"也成为治疗胰腺癌的有效方法，著名的惠普尔胰十二指肠切除术就是最好的例证。

艾伦·欧德法乐·惠普尔（Allan Oldfather Whipple，1881—1963）（图19-16）出生于乌尔米耶 [Urmia（伊朗西阿塞拜疆，West Azerbaijan）]，其父亲威廉·利维（William Levi）和母亲玛丽·路易斯（Mary Louise）都是传教士，对其影响极大。1904年，从普林斯顿大学毕业后，他又去哥伦

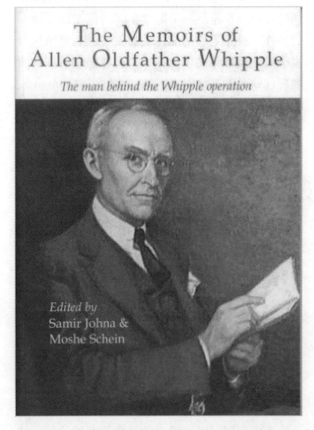

图19-16　艾伦·欧德法乐·惠普尔（由惠普尔的继承人提供）

比亚大学继续深造学习医学，并于1908年获得纽约哥伦比亚大学医学院博士学位。1921年到1946年期间担任哥伦比亚大学外科学教授。20世纪30年代中期，他开始了胰腺切除术的研究工作，也正因为这项研究他才被大家熟知。1934年，他最先开始为两例壶腹周围肿瘤的患者做胰十二指肠切除术，术后不久两人死亡。然而，后来这种手术方法演变成为该病手术治疗的标准，并用惠普尔的名字命名。事实上，早在1918年，李斯特·R. 德拉格施泰特（Lester R. Dragstedt，1893—1975）就尝试做过这种实验，证明了狗和猪的十二指肠切除术的可行性。甚至更早的时候，1912年，德国人瓦尔特·考斯克（Walther Kausch，1867—1928）第一次分阶段成功地完成了十二指肠切除术。

惠普尔本人认同亚瑟·U. 德贾丁斯（Arthur U. Desjardins，1884—1964）和路易斯·索沃（Louis Sauve，1881—1960）提出的把十二指肠切除术和胰切除术结合的手术观念。除了对外科手术方面的贡献，第二次世界大战后，惠普尔支持伊朗的基础设施建设及战后对医院发展模式的改进。在波斯度过了14年的童年时光，除英语和法语之外，惠普尔还学会了许多其他语言，包括亚美尼亚语、古叙利亚语（亚述语）、土耳其语和波斯语。作为一个通晓多种语言的人，他能解开聂斯托利派（基督教小教派）和亚述人在医学史中所扮演的角色之谜[46]。

最后，澄清一个可能会被大家误解的事情，艾伦·欧德法乐·惠普尔和乔治·霍伊特·惠普尔（用他的名字命名的惠普尔病）并不是一个人，但两人是终生好友。

参考文献

1. Maspero G, Etudes de mythologie et d'achéologie égyptiennes III, 1898：289f. Remedies for illnesses of the belly (pEbers 24, 25, 41).

2. Barrett NR. Chronic peptic ulcer of the oesophagus and "oesophagitis". Br J Surg, 1950, 38: 175-182.

3. Allison PR, Johnstone AS. The oesophagus lined with gastric mucous membrane. Thorax, 1953, 8: 87-101.

4. Naef AP, Savary M, Ozzello L. Columnar-lined lower esophagus: an acquired lesion with malignant

predisposition. Report on 140 cases of Barrett esophagus with 12 adenocarcinomas. J Thorac Cardiovasc Surg, 1975, 70: 826-835.

5. Hameeteman W, Tytgat GN, Houthoff HJ, et al. Barrett's esophagus: development of dysplasia and adenocarcinoma. Gastroenterology, 1989, 96: 1249-1256.

6. Rawlinson C. A Preternatural Perforation Found in the Upper Part of the Stomach, with the Symptoms it Produced, by Mr. Christopher Rawlinson, Surgeon. Phil. Trans, 1727, 35: 361-362.

7. http://en.wikipedia.org/wiki/Helicobacter_pylori.

8. Palmer ED. Investigation of the gastric mucosa spirochetes of the human. Gastroenterology, 1954, 27: 218-820.

9. Marshall BJ, Warren JR. Unidentified curved bacilli in the stomach of patients with gastritis and peptic ulceration. Lancet, 1984, 198: 1311-1315.

10. Isaacson P, Wright DH. Extranodal malignant lymphoma arising from mucosa-associated lymphoid tissue. Cancer, 1984, 53: 215-224.

11. Isaacson PG. Update on MALT lymphomas. Best Pract Res Clin Haematol, 2005, 18: 57-68.

12. Alessandro Lugli, Inti Zlobec, Gad Singer, Andrea Kopp Lugli, Luigi M Terracciano and Robert M Genta Napoleon Bonaparte's gastric cancer: a clinicopathologic approach to staging, pathogenesis, and etiology. Nature Clinical Practice Gastroenterology & Hepatology, 2007, 4(1): 52-57.

13. McMahan ZH, DuPont HL. The history of acute infectious diarrhoea management-from poorly focused empiricism to fluid therapy and modern pharmacotherapy. Aliment Pharmacol Ther, 2007 Apr 1, 25(7): 759-769.

14. The Extant Works of Aretaeus, The Cappadocian. Edited by: Francis Adams LL.D. (trans.) Boston Milford House Inc. 1972, Republication of the 1856 edition.

15. CA Herter. Infantilism from chronic intestinal infection. New York, Mac-millan.

16. Haas SV. Value of banana treatment in celiac disease. Am J Dis Child, 1924, 28: 421-437.

17. Dicke WK, Weijers HA, Van de Kamer JH. Coeliac disease. II. The presence in wheat of a factor having a deleterious effect in cases of coeliac disease. Acta Paediatr, 1953, 42: 34-42.

18. Sakula J, Shiner M. Coeliac disease with atrophy of the small intestinal mucosa. Lancet, 1957, 2: 876-877.

19. Shiner M, Eran M, Freier S, et al. Are intraepithelial lymphocytes in celiac mucosa responsible for inducing programmed cell death (apoptosis) in enterocytes? Histochemical demonstration of perforins in cytoplasmic granules of intraepithelial lymphocytes. J Pediatr Gastroenterol Nutr, 1998, 27: 393-396.

20. Banerjee AK, Peters TJ. A history of Crohn's disease. J R Coll Phys Lond. 1989, 23: 121-124.

21. Banerjee AK, Peters TJ. The history of Crohn's disease. In: The History of Gastroenterology. Essays on its development and accomplishments (eds. Chen TS, Chen PS). The Parthenon Publishing Group. New York, London, 1995.

22. Goldfischer S, Janis M. 42-year old king with a cavitary pulmonary lesion and intestinal perforation. Bull N Y Acad Med, 1981, 57/2: 139-143.

23. Crohn BB, Ginzburg L, Oppenheimer GD. Regional ileitis; a pathologic and clinical entity. Am J Med, 1952, 13: 583-590.

24. Lichtarowicz AM, Mayberry JF. Antoni Lésniowski and his contribution to regional enteritis (Crohn's disease). Journal of the Royal Society of Medicine, 1988, 81 (8): 468-470.

25. Hadfield G. The primary histological lesion of Crohn's disease. Lancet, 1939, ii: 773-7735.

26. Morson BC. Pathology of Crohn's disease. Ann RC surgeon of England and Wales, 1990, 72: 150-151.

27. Morson BC, Lockhart-Mummery HE. Crohn's disease of the colon. Gastroenterologia, 1959, 92: 168-173.

28. Morson BC, Lockhart-Mummery HE. Anal lesions in Crohn's disease. Lancet, 1959, 2: 1122-1123.

29. Lockhart-Mummery HE, Morson BC. Crohns disease (regional enteritis) of the large intestine and its distinction from ulcerative colitis. Gut, 1960, 1: 87-105.

30. Marston A, Pheis MT, Lea Thomas M, et al. Ischemic colitis, 1966, Gut, 7: 1-14.

31. Allchin WH, Hebb RG Lymphangiectasis intestini. Trans Path Soc Lond. 1895, 46: 221-223.

32. Whipple GH. A hitherto undescribed disease characterized anatomically by deposits of fat and fatty acids in the intestinal and mesenteric lymphatic tissues. John Hopkins Hosp Bull, 1907, 18: 282-391.

33. Yardley JH, Hendrix TR. Combined electron and light microscopy in Whipple's disease. Demonstration of "bacillary bodies" in the intestine. Bull Johns Hopkins Hosp, 1961 Aug; 109: 80-98.

34. Dukes CE. The Surgical Pathology of Rectal Cancer: President's Address. Proc R Soc Med, 1944, 37: 131-144.

35. Muto T, Bussey HJ, Morson BC. The evolution of

cancer of the colon and rectum. Cancer, 1975 Dec; 36: 2251-2270.

36. Fitzgerald PJ, Morrison A. The Pancreas (International Academy of Pathology, Monograph), 1980.

37. Dobson JF. Herophilus of Alexandria. Proc R Soc Med, 1925, 18 (Sect Hist Med): 19-32.

38. http://www.claude-bernard.co.uk/page2.htm.

39. Howard JM, Hess W. History of the Pancreas. Mysteries of a Hidden Organ. Kluwer Academic/Plenum Publishers. New York, London, 2002.

40. Sedivy R, Patzak B. Pancreatic diseases past and present: a historical examination of exhibition specimens from the Collectio Rokitansky in Vienna. Virchows Arch, 2002, 441(1): 12-18.

41. Sedivy R, Kalipciyan M, Patzak B, et al. KRAS mutations in historical tumour specimens of the Viennese Museum of pathological anatomy. Histopathology, 2011, 58(5): 792-796.

42. Sedivy R. Pathologie in Fallstudien: Historische Präparate neu betrachtet. New York：Springer Wien, 2006.

43. Abernethy J. Mr. Abernethy's physiological, pathological, and surgical observations, delivered in the anatomical course of lectures at St. Bartholomew's Hospital. On the pancreas and spleen. Lancet, 1827, 12: 65-66.

44. Meyshan J. The disease of Herod the Great, King of Judea. Article in Hebrew. Harefuah, 1957, 15, 53(6): 154-155.

45. Sandison AT. The last illness of Herod the Great, king of Judaea. Med Hist, 1967, 11(4) : 381-388.

46. Johna S. Allan Oldfather Whipple: a distinguished surgeon and historian. Dig Surg, 2003, 20: 154-162.

翻　译：杨体群　马晓楠
校　对：陈雪玲　赵婵媛

第 20 章

肾

杨·J. 韦宁（Jan J. Weening），J. 查尔斯·詹尼特（J. Charles Jennette）

由于对肾的复杂结构及其功能之间的关系缺乏了解，直到文艺复兴时期，人们对肾病的诊断一直处于模糊不清的状态。17 世纪，显微镜的发明使马尔比基（Malpighi）得以阐明肾单位的结构，而肾单位结构的完善主要是由 18 世纪的鲍曼（Bowman）完成的。20 世纪，肾病的可重复性分类进一步发展，这主要基于病理生理学的发展及对病因学、发病机制和肾结构变异的更进一步认识。实验模型、肾活检技术的发明、技术上的进步，如电子和免疫荧光显微镜，以及细胞生物学、免疫学和生理学的快速发展，激发了新视角。本章主要记录了肾病理学上的里程碑，重点介绍那些推动这一领域向更高层次发展的科学家。这里着重介绍病理学家，但是同时，这份荣誉也要授予很多解剖学家、生理学家、内科肾病学家，他们同样功不可没。

肾病理学的历史可以划分为两个时代：一个开始于显微镜的发明，以及它在肾组织上的应用；另一个开始于肾活组织检查技术的引入，这与电子显微镜和免疫荧光显微镜的发展一致，电子显微镜和免疫荧光显微镜可以进行极细微的病理变化分析，是发病机制研究和病理生理学研究的利器。这两个时代分别开始于 1650 年和 1950 年，间隔不少于 3 个世纪，其间临床医生和病理学家因缺乏对肾病的病因和演变的明确认识而苦苦探索。和这本书——《从巫术到分子》（*From Magic to Molecules*）的目标相一致，我们主要关注 1970 年以前肾病理学的历史。

早期

肾组织学

肾病理学的起源可以追溯到 1666 年马塞洛·马尔比基（Marcello Malpighi）对肾显微解剖的首次描述[1]。马尔比基（1628—1694，图 20-1）使用新开发的显微镜观察，他设想尿的形成是基于肾中血液和肾小管之间的一个过滤机制完成的[1]。马尔比基在博洛尼亚（Bologna）研究药学，起先在比萨（Pisa）大学担任药学教授，然后去了他的母校及墨西拿学院（Academy of Messina），在此期间他发表了对包括肾在内的不同器官的显微镜观察。在他富有启发性的研究之前，肾和尿液分泌间的关系尚不清楚，人们对肾的功能和肾病的普遍情况也存在着广泛的猜测。

当时显微镜是一种新仪器，只有少部分研究者使用，包括马尔比基、安东尼·范·列文虎克（Antoni van Leeuwenhoek）、罗伯特·胡克（Robert Hook）（见第 31 章）。胡克对他的意大利同事使用的显微镜进行了改进。尽管当时马尔比基遭到很多同事的反对，但他的绘画天赋和敏锐的创造性思维使他在肾的研究上取得了巨大的进步。

尽管马尔比基通过显微镜的使用做出了开创性的贡献，但他的发现仍被誉为病理解剖学之父的乔瓦尼·巴蒂斯诺·莫尔加尼（Giovanni Battista Morgagn）（见第 4、5 章）完全忽略。莫

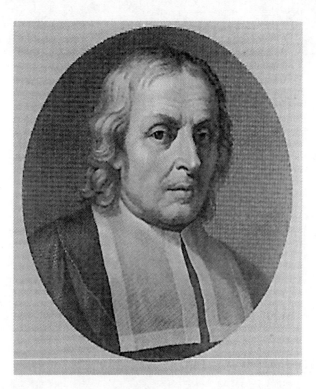

图 20-1 马塞洛·马尔比基，约 1660 年。图片来自佛罗伦萨（Firenze）的伽利略博物馆（Museo Galileo）的历史博物馆

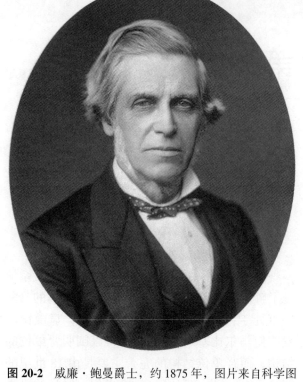

图 20-2 威廉·鲍曼爵士，约 1875 年，图片来自科学图片库（Science Photolibrary）

尔加尼出生于 1682 年，工作和生活于马尔比基之后的年代，马尔比基于 1694 年逝世。莫尔加尼是一位解剖学家和临床医生，他把尸检发现应用于临床观察。他进行了超过 600 例的尸检，这构成了主要著作——《疾病的位置与病因》（*De Sedibus et causis morborum per anatomem indagatis*）的基础。这本书于 1761 年出版，在整个欧洲印刷过很多次 [2]。然而由于莫尔加尼拒绝使用显微镜这一重要工具，导致该书缺少显微镜分析，因而包括肾病在内的不同疾病没能得到一个完整的分析。

英国医生威廉·鲍曼（William Bowman，1816—1892）把马尔比基的工作提升到更高层次。他在后来成为了一位有名的眼科医师，但是他早期的科研生涯致力于研究人体解剖学和生理学。他的主要贡献之一是对肾单位近端部分组成的描述，这个部分包含球旁细胞囊（后来以他的名字命名），它连接于近段肾小管，因而使肾小球毛细血管网滤出物得以流出（图 20-2、图 20-3）[3]。

临床肾学

在鲍曼研究工作的早期，理查德·布莱特（Richard Bright，1789—1858）与英国的约翰·保斯托克（John Bostock）、法国的皮埃尔·弗朗西斯·拉耶（Pierre Francois Rayer）和德国的弗里德里希·西奥多·冯·弗雷里克斯（Friedrich Theodor von Frerichs）详细地研究了肾病患者的临床症状与其血液、尿液中化学物质紊乱的联系。病理学受限于缺乏显微镜检查，因而它对疾病诊断的贡献有局限性。水肿（布莱特定义为水肿）、高血压、血尿、少尿、蛋白尿和尿毒症都被正确地描述，但是它们的潜在机制仍有待探索。如今我们知道这些症状和体征可由肾的原发性或继发性疾病引起，基于许多不同的潜在机制影响肾小球、肾小管或肾间隙，而且只有通过显微镜才能辨别出来。当时的普遍观点却是相反的，人们认为肾功能的改变（临床症状和体征）导致肾可见的变化；而继发性肾病却不被重视。

理查德·布莱特描述了肾的三种主要的异

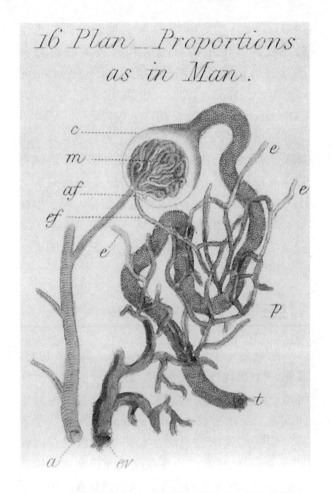

图 20-3　鲍曼对肾的系统素描图，图片来自科学图片库

常显微形态，并进行相应的肾病分类[4]，但是他承认他不知道这是否是一种疾病的不同阶段还是很多种不同的疾病，包括急性炎症、退行性的和硬化性的肾病。著名的维也纳病理学家卡尔·冯·罗基坦斯基（Carl von Rokitansky，1809—1878）把这种思维方式发挥到极致，他把有血尿的肾病患者归为至少 8 类，其中一种是肾淀粉样变[8]。很显然，除非将显微镜分析应用于各种临床症候的病理诊断，否则就不可能对肾病进行合理的分类。

肾病理学（1850—1900）

组织学和病理学的贡献日益显著，但是要达到了解异常肾中发生的复杂过程，从而做出合理的肾病诊断和分类，两门学科的精细水平仍有待提升。

19 世纪中期，由于一系列的技术进步，肾组织的显微镜评估有了很大的提升。1837 年，伯尔尼大学（Bern University）一名瑞士籍德国裔（Swiss-German）的哲学教授加布里埃尔·瓦伦汀（Gabriel Valentin）发明了薄组织切片技术。瓦伦汀描述了一例死于严重蛋白尿患者的肾组织[9]。他没有发现马尔比基小体（corpora Malpighii）的变化，但是看到大量浅灰色的物质在肾小管聚集，辨认出这些脂肪沉积随后引出了新的术语"脂肪性肾病"（lipoid nephrosis）。1854 年，由于苯胺染料的发明，除胭脂红（当时唯一可以作为组织染色剂的染料）之外还有更多的染料可以用来染色（见第 31 章）。病理学家埃德温·克莱布斯（Edwin Klebs）曾和魏尔啸一起在柏林工作，之后移居瑞士，后来又搬到美国。他在 1869 年开创了一种石蜡包埋方法，并且用他改进过的组织准备方法去研究肾病。他在他的病理学教科书中创造了"肾小球肾炎"这一词[10]。

这一领域随后迅速扩展，不同来源积累的证据表明，病理变化在相似类型的肾病患者之间有很大差异。基于显微镜分析，包括"猩红热后（post-scarlatina）"（链球菌）肾小球肾炎、肾淀粉样变和肾硬化症在内的几种肾病被明确。

细胞病理学

细胞损伤的概念对阐明组织损伤具有重要意义。波兰科学家罗伯特·雷马克（Robert Remak）首先提出细胞是人体结构和功能的基本单位[11]。基于他的观察，得出细胞分裂导致细胞更新这一观点。1858 年，鲁道夫·魏尔啸在第一次反对这一观点之后，将其应用到他的细胞病理学概念中，尽管他不承认雷马克开创性的工作（见第 8 章）[12]。细胞病理学的概念不仅适用于肾也适用于任何其他的器官，但是 100 年之后人们才阐明了肾中不同分化类型细胞的特征，以及它们在肾病理学中的作用。

细胞生理学

弗里德里希·汉勒（Friedrich Henle，1809—1885）仔细分析了肾的显微解剖（以及很多其他器官），发现了管状部分并且以他的名字命名为汉勒环[13]。他在海德堡（Heidelberg）和波恩（Boon）学医，然后去了柏林研究解剖学，随后又去瑞士苏黎世（Zürich）大学当一名解剖学教授（图 20-4），最后他又去海德堡大学教授解剖学和生理学。在海德堡的研究期间，他认为病理学和生理学是科学的分支，并出版了《人类系统解剖学手册》（*Handbuch der systematischen Anatomie des Menschen*）[14]。他认为管状部分细胞的多样性变得显而易见，并在接下来的 1 个世纪里被生理学家进一步阐明，首先是卡尔·路德维希（Carl Ludwig，1816—1895）和克劳德·伯纳德（Claude Bernard，1813—1878），接着是荷马·史密斯（Homer Smith，1895—1962）、A. 牛顿·理查德（A.Newton Richards，1876—1966）和卡尔·戈特沙尔克（Carl Gottschalk，1922—

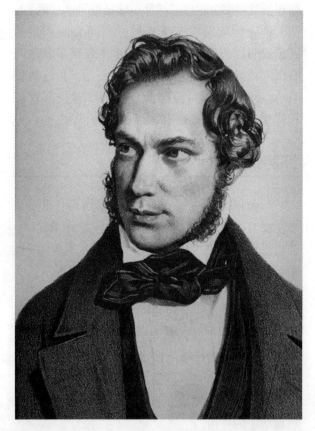

图 20-4　弗里德里希·古斯塔夫·雅各布·汉勒（Friedrich Gustav Jakob Henle，1809—1885）。汉勒在柏林、苏黎世、海德堡和哥廷根工作过，罗伯特·科赫（Robert Koch）是他的学生。他们一起建立了汉勒-科赫假设，这一假设关乎致病微生物的概念。图片来自医学史图库（Images from the History of Medicine，IHM）

1997）等人。化学家的贡献对他们的研究也至关重要，其中包括对血浆和尿液的微量分析技术做出贡献的唐纳德·范·斯莱克（Donald van Slyke，1883—1971）和劳伦斯·亨德森（Lawrence Henderson，1878—1942）。

弗里德里希·西奥多·冯·弗雷里克斯（柏林医学教授，1819—1885）可能是第一个尝试将临床发现和微观分析结合起来的人。这种临床病理方法先是被他的继承人弗里德里希·冯·穆勒（Friedrich von Mueller，1858—1941）改进，之后是沃尔哈德（Volhard）和法尔（Fahr）的进一步应用[15]。

肾病理学（1900—1950）

西奥多·法尔（Theodor Fahr，1877—1945）是第一个现代肾病理学家，他以敏锐的观察详细地记录了肾组织的病理改变，并与内科医生弗朗兹·沃尔哈德（Franz Volhard）将这些发现与肾疾病的临床表现联系起来[15]。法尔在吉森（Giessen）受过培训，并在汉堡和巴黎接受进一步的培训。在汉堡和巴黎，他和伊利亚·梅奇尼科夫（Ilya Metchnikoff）一起工作，1908 年，梅奇尼科夫因在吞噬方面的研究获得诺贝尔生理学或医学奖。1924 年，法尔被任命为汉堡大学附属艾彭多夫医院（Hamburg University Eppendorf）病理学协会主席（图 20-5）。

法尔与曼海姆大学（University of Mannheim）的弗朗兹·沃尔哈德密切合作，创作了很多出版物，包括著作《布莱特肾病的临床与病理图册》（*Die Bright'sche Nierenkrankenheit，Klinik，Pathologie und Atlas*，1914 年）[15]和他在亨克（Henke）和鲁巴尔希（Lubarsch）[16]的著作《病理解剖学》（*Pathological Anatomy*）中关于肾疾病的系列卷。

在他们的《布莱特肾病分类》（*Classification of "Bright'sche Nierenkrankenheiten"*）中，法尔和沃尔哈德把肾疾病分为三大症状：退行性疾病（肾萎缩）、炎症性疾病（肾炎）和慢性肾硬化。因为缺乏超微结构的细节（50 年后才发明了电子显微镜），肾的炎性过程局限于表象观察，他们没能识别出肾病综合征患者蛋白尿的起源是肾小

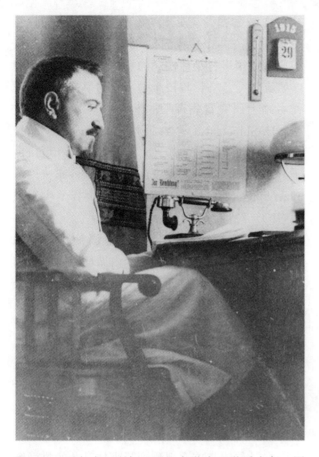

图 20-5 西奥多·法尔，汉堡大学病理学系主任。图片来自德国汉堡大学医学史研究所（Institute of Medical History）的汉堡大学所属艾彭多夫医院的历史档案

球，却把重点放在了类脂性肾病肾小管重吸收模式。然而这一著作消除了布莱特和莫尔加尼出版物中的困惑与矛盾，这种基于病理学和临床表现相结合的分类法是一个很大的进步并且被广泛接受。

亚瑟·艾利斯（Arthur Ellis，1883—1966）爵士基于他对伦敦医院 600 名布莱特病患者的临床过程的观察，以及 200 例患者的尸检组织学观察，发表了最早的关于肾小球疾病的临床病理研究[17]。艾利斯在多伦多开始了他的临床化学生涯，随后在克利夫兰（Cleveland）的西储大学（Western Reserve University）接受病理学培训，最终成为伦敦大学和牛津大学的著名医学教授。1953 年，他因对肾病研究做出的贡献而被授予爵位。他的临床化学、病理学和内科医学的多学科背景为建立临床病理相关性提供了独特视角。他结合临床特征、相关症状（如咽喉炎）、血液和尿液化验结果以及组织学检查结果，提出了两种肾炎。Ⅰ 型肾炎急性暴发，通常发生在感染后，大部分但不是所有患者可以恢复。Ⅱ 型肾炎起病隐匿，以水肿和急性蛋白尿为特征。他对两种肾病进行了描述，并配以不同类型肾小球损伤的显微图片，对应着不同的临床阶段，包括急性Ⅰ型肾炎的中性粒细胞浸润期、重型Ⅰ型肾炎肾小球纤维蛋白样坏死和新月体，以及Ⅱ型肾炎肾小球局灶性和结节性硬化。

由于只有尸检材料可用于分析，人们对肾病的病因和发病机制的进一步探究受到阻碍，大多只是揭示了疾病的终点，对它们的动力学和进展认识模糊。此外，病理学家和肾病学家要想达到今天人们对肾病的认识水准，还需要更多遗传学、细胞生理学和免疫学领域的知识。实验病理学推动了重要的一步。就像动物尸检先于人体的精准解剖研究，实验室动物实验使得 20 世纪早期的科学家得以诱导肾疾病并研究它们随时间的演变。这种方法可以对疾病进行调整以及研究临床症状。因此，建立了几个肾病的实验模型，为人类肾活检进行合理阐释奠定了基础。

实验肾病理学

在近 100 多年来，实验肾病理学极大地推动了人们对肾疾病的认识。1888 年，西奥多·托菲（Theodor Tuffier，巴黎，1857—1929）研究了部分肾切除对肾结构和功能的影响[18]。在 20 世纪的最后 25 年，研究者对这个模型进一步详细探索，记录了毛细血管内高压、肾小球细胞损伤和肾单位加速流失在进行性肾病模型中的作用[19-21]。

对肾病理解的一个主要推动力来自于感染和免疫的研究。在古代，传染病一直是对健康和社会最重要的威胁（见第 1 ～ 4 章），直到 19 世纪初这种情况仍然存在。从 19 世纪开始，临床和实验病理工作成功地揭示了感染和免疫的基础。大约在 1900 年，人们认为免疫反应有"黑暗的一面"，它通过炎症反应、过敏反应、变态反应和自身免疫反应引起疾病。

免疫学早期的进展引起了广泛关注，并因此荣获了几项诺贝尔奖，它们对肾的领域以及医学的其他领域都产生了直接影响。巴斯德研究所

（The Institut Pasteur）是这个领域的研究中心之一。在那里，西奥多·法尔和梅奇尼科夫合作，将实验动物暴露于过敏性物质以进行肾病的研究[22-24]。

1900 年，在巴斯德研究所，W. 林德曼（W. Lindemann）通过给兔子注射豚鼠体内获取的抗兔肾的免疫血清，建立了自身免疫性肾小球肾炎的模型[25]。1933 年，马杉（M. Masugi）进一步研究了这个模型[26]，并在 1950 年开始的新时代中发挥了重要作用。马杉加山（Matazo Masugi，1896—1947）（图 20-6）（见第 11 章），毕业于千叶大学（Chiba University），师从德国阿朔夫（Aschoff）教授和罗斯勒（Roessle）教授，在那里他描述了单核细胞和组织细胞间的关系，并研究了过敏反应的发病机制。回到日本后，作为千叶大学的病理学教授，他通过分别注射异源性的

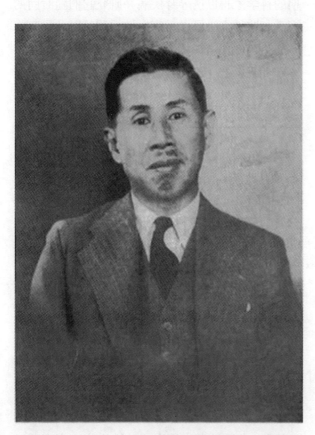

图 20-6 马杉博士，来自日本千叶大学，首次建立了最有用的免疫调节性肾小球肾炎的模型。图片来自千叶大学档案

抗兔血清和鸭肾匀浆建立了大鼠和兔的实验性肾炎模型。两个模型都以马杉肾炎著称，并且被应用于很多肾小球疾病的发病机制和病理生理学研究[26-28]。马杉教授激励了他的很多学生和合作者踏上研究肾病理学的学术生涯，包括 H. 重松（H. Shigematsu）、Y. 近藤（Y. Kondo）、谢盘（C. Jajima）、山中伸弥（N.Yamanaka）和坂口良子（H. Sakaguchi）。坂口良子曾和雅各布·许尔（Jacob Churg）共事，并且是早期世界卫生组织（WHO）对肾小球疾病分类的合作者。

在 1950 年和 1960 年间，"血清病——例如肾小球肾炎"被确定为第一个由循环免疫复合物沉积引起的肾的免疫调节性疾病，循环免疫复合物沉积是慢性感染性疾病和自身免疫疾病的特征现象[29-31]。

现代

肾病理学（1950—1970）

自马尔比基首次观测到肾小球复杂的显微解剖结构以来，已经过去了 3 个世纪。现在，几乎同步发展的技术使得我们可以通过经皮肤穿刺活检技术安全地从患者身上得到肾组织样本；不仅通过光学显微镜、也可以通过电子显微镜和免疫荧光显微镜来分析肾组织，这事实上改变了理解肾病理学的全貌。这些所有的进步，突然间提供了许多不同种肾病诊断的结构基础：炎性的和非炎性的；急性的和慢性的；复发的和缓和性的；蛋白尿的和血尿的；高血压的和非高血压性的；自此，很多肾疾病无法以一种有序的方式进行分类。在接下来的 50 年里，许多问题将得到解答，尽管还有一些谜题留给了当代。

1944 年，瑞典隆德（Lund）的尼尔斯·奥沃（Nils Alwall）首次将肾穿刺活检技术应用于临床诊断。奥沃首次成功地用一种吸引术从 13 例患者身上获取了肾组织，但当其中一人死于并发症时，他决定不再继续进行这种技术，直到 1952 年他才开始发表作品[32]。丹麦哥本哈根（Copenhagen）的保罗·艾弗森（Paul Iversen）和克劳斯·布朗（Claus Brun）以及芝加哥的罗伯特·M. 卡尔克（Robert M. Kark）继续尼尔斯·奥

沃的研究，艾弗森和布朗于 1951 年出版了第一套肾活检丛书[33]。

罗伯特·M. 卡尔克（图 20-7）来自开普敦，是一位有名的橄榄球运动员，同时也是伦敦盖伊医院（Guy's Hospital）的医学生，在哈佛做研究员时对营养学产生了兴趣。在第二次世界大战期间，他运用营养学的专业知识帮助开发了 K 型口粮（K-rations）[①]，并且阻挠了一次对温斯顿·丘吉尔（Winston Churchill）乘坐的飞机的蓄意破坏行为，为更广泛的历史做出了贡献。大战之后，他成为芝加哥的拉什长老会圣卢克医学中心（Rush-Presbyterian-St Luke's Medical Center）的一名肾病专家。卡尔克曾于 1950 年在哥本哈根的议会上见过艾弗森，他与米尔克（Muehrcke）和富兰克林（Franklin）一起开发了一种技术，这种技术应用维姆·西尔弗曼针

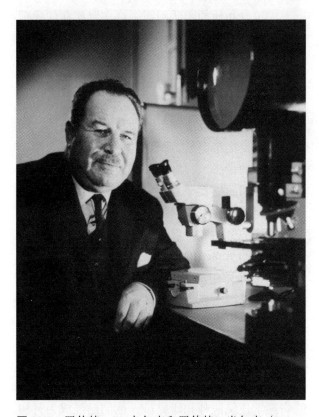

图 20-7 罗伯特·M. 卡尔克和罗伯特·米尔克（Robert Muehrcke），以及肾病理学家康拉德·皮拉尼首次在患者中使用肾活检技术。图片来自医学史图库。网址 https：//www.nlm.nih.gov/hmd/ihm/

（Vim Silverman，一种切削针而不是抽吸针）治疗易感的患者，这一技术被证明比奥沃的方法更成功[34]。康拉德·皮拉尼（Conrad Pirani）是最早专攻肾病理学的现代病理学家之一，他与这个芝加哥团队合作，有效地利用了这一新技术，发表了很多作品，把芝加哥团队单位作为这一新技术的教学中心[34,35]。通过一个微小的肾活检技术即可做出完整的诊断这一观点（"活检组织越小，他们想知道的就越多"是在病例实践中经常听到的抱怨），病理界一开始持怀疑态度，或者应该说敌对态度。但是一些病理学家勇于面对挑战，和肾病学家合作，成功地推动了肾病理学这一领域的发展。

1950 年，孔斯（Coons）和卡普兰（Kaplan）开创了免疫荧光显微镜技术，这种技术被用于检测组织免疫沉淀[36]（见第 31 章）。1955 年，梅勒斯（Mellors）首次将这种技术应用于肾组织[37]。许多肾疾病，特别是不同形式的肾小球肾炎是"抗体和免疫复合物介导"的，新开发的技术首次使得人们可以观察对疾病发病机制起作用的免疫复合物[38]。在 20 世纪 60 年代，弗兰克·迪克森（Frank Dixon）、弗雷德·格尔蒙斯（Fred Germuth）和罗伯特·麦克拉斯基（Robert McCluskey）将免疫复合物介导的肾小球肾炎发病机制的新知识整合到诊断性肾病理学概念中。这一新技术也使得来自巴黎的让·伯格（Jean Berger）检测到了在节段性肾小球系膜性肾小球肾炎（segmental form of mesangial glomerulonephritis）节段性 IgA，这种肾炎是一种相对常见的肾炎类型，现在被归类为 IgA 型肾病，也被称为伯格病[39]。

电子显微镜在这一领域也初露头角，对肾小球肾病的超微结构改变的发现于 1957 年首次发表[40]。病理学家通过第一代双目镜电子显微镜激动地发现了孔状内皮细胞、多层肾小球基底膜、肾小球系膜，以及错综复杂的分叉状结构和交错的足细胞[40,41]。芝加哥的康拉德·皮拉尼、纽约的雅各布·许尔和伊迪丝·葛瑞斯曼（Edith Grishman）是最早将电子显微镜应用于肾病活检

[①] K-rations：为第二次世界大战时期美军配发的单兵野战口粮（即包括各种罐头的盒装食品）。其研发于 1942 年，1 箱 K-rations 内装有 12 人份的早餐、午餐和晚餐，以及餐具和卫生用品。——编辑注

诊断的人。康拉德·皮拉尼和雅各布·许尔贡献的重要性反映在他们一起获得了1987年美国肾病学会（American Society of Nephrology）约翰·彼得斯奖（John Peters award），以表彰他们在肾病理学研究领域所获得的成就[42]。

康拉德·李维·皮拉尼（Conrad Levi Pirani）（图20-8）出生于意大利比萨，在米兰接受医学培训，并于1938年毕业[43]。因为犹太血统的背景，他很难在意大利获得学术上的成功，所以1939年移民到美国。在美国芝加哥的迈克尔里斯医院（Michael Reese Hospital）完成了病理学住院医师培训，并被任命为芝加哥伊利诺伊州大学医学院（University of Illinois College of Medicine）的病理学教员。1947—1952年期间，皮拉尼医生在美国陆军医学研究实验室（U.S. Army Medical Research Laboratory）获得了研究伤口愈合的经验，同时保留了兼职教员的职位。1947年，他

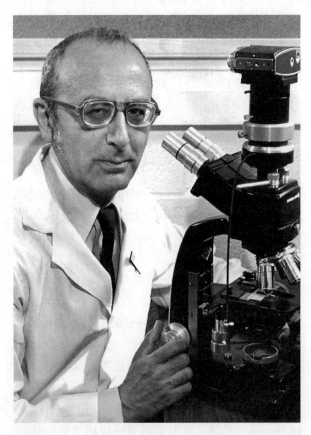

图20-8　康拉德·皮拉尼和芝加哥团队合作，开创了实验性和临床肾病理学的新时代，后来建立了哥伦比亚肾病理学课程。图片来自医学史图库。网址 https://www.nlm.nih.gov/hmd/ihm/

重新开始伊利诺伊大学的全职工作，在那里他与内科医生罗伯特·卡尔克开始了一段偶然的合作，他们是在陆军医学研究实验室认识的。卡尔克起先专注于研究肝病，但后来他开始对肾病感兴趣，因为他在做肝活检的时候无意间得到了肾组织，并且观察到患者并没有受到不利影响，而该组织提供了一个检查肾组织病理学的机会。这与保罗·艾弗森在哥本哈根做肝活检时的经历一样，这促使了艾弗森和布朗开始了他们具有里程碑意义的肾活检研究。皮拉尼和罗伯特·卡尔克、病理学家罗伯特·米尔克、维克多·波拉克（Victor Pollak）合作，用新的肾活检技术进行了开创性观察，这项技术彻底改变了肾病理学[35]。1972年，他去纽约的哥伦比亚大学担任肾病理学实验室（Renal Pathology Laboratory）的创始主任。此后，他继续与肾病学家进行密切的合作，尤其是杰瑞·阿佩尔（Jerry Appel）。

皮拉尼和他的团队阐明了许多肾疾病的病理特征，尤其是狼疮性肾炎、急性链球菌感染后肾小球肾炎、微小病变性肾小球肾炎、糖尿病肾病以及副蛋白血症所致的肾病。由于无法识别某些严重肾病综合征患者的肾小球病变，皮拉尼博士率先将电子显微镜应用于肾活检标准的评估。同时，他也是把半定量组织病理学分析技术应用于肾病理学的带头人，例如评估狼疮性肾炎的活动期与慢性期。尽管他意识到这些方法的重现性较困难，但是皮拉尼认为他们已提供了有效的数据评估疾病的分期和预后。他敏锐地指出，组织病理学评分的重现性的水平很大程度上受到肾病理学家专业知识的影响。

皮拉尼博士在传授新知识的同时，对一代又一代病理学家和肾病学家的肾病理学教学产生了空前的影响。1978年，他在哥伦比亚大学里创办了肾病理学课程，至今仍是世界上卓越的肾病理学学习经验。康拉德·皮拉尼培育出了许许多多的病理学住院医师和研究员，他们已经成为肾病理学的专业带头人，包括西摩·罗森（Seymour Rosen）、弗雷德·希尔瓦（Fred Silva）和维维特·代格提（Vivette D'Agati）。他和雅各布·许尔创立了美国和加拿大病理学会（United States & Canadian Academy of Pathology，USCAP）肾病理学短期课程，影响了许多病理学家从事肾病

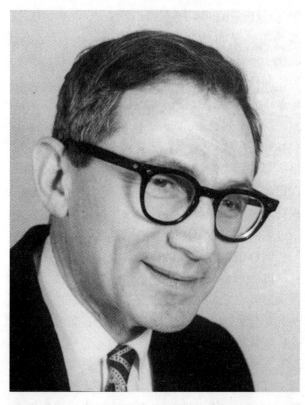

图 20-9 雅各布·许尔对系统性疾病例如狼疮病和血管炎的肾病理进行研究和分类。图片来自医学史图库。网址 https：//www.nlm.nih.gov/hmd/ihm/

理学事业。

雅各布·许尔（图 20-9）出生于当时俄罗斯的一个殖民地，即现在的波兰。波兰成为俄罗斯殖民地之后，他接受了先进的医学教育（包括学校教育和实习）。1933 年，许尔获得了立陶宛维尔纽斯大学（University of Vilnius）的医学学位；1936 年，许尔完成了初步的病理学培训，并加入维尔纽斯大学的实验病理学教研室。由于当时欧洲的反犹运动，雅各布·许尔和皮拉尼一样移民到了美国。初到美国纽约，许尔与自己的叔叔一起从事皮肤科的工作，但幸运的是，他又回到病理学领域并在西奈山（Mount Sinai）接受了额外的病理培训。1943—1946 年，他在马萨诸塞州担任库欣综合医院（Cushing General Hospital）化验室主任。1946 年，他担任新泽西州帕特森（Patterson）的巴内特纪念医院（Barnert Memorial Hospital）的首席病理学家和实验室主任。在整个职业生涯中，他始终与西奈山保持着积极的学术交流。

除了对血管炎（尤其是许尔 - 斯特劳斯综合征 [44] 和韦格纳肉芽肿病 [45]）方面进行了具有里程碑意义的观察外，许尔还是一位真正的先驱，他将特殊染色法和电镜应用于临床及科研，极大地提高了肾活检标本的利用率和患者的护理质量。除了发表许多肾病理学领域的期刊论文外，许尔博士还在世界卫生组织（WHO）主持下发表了一系列关于肾病组织学分类的高质量文章，在医学界有着巨大影响力。关于肾小球疾病的文章尤其具有影响力，例如在促进狼疮性肾炎的标准化 WHO 分类方面。

随着肾活检技术的出现，以及更好的组织学检查方法与电子显微镜的应用，除了芝加哥、纽约之外，世界各地的肾组织病理学得到了快速发展，包括但不限于伦敦、伯明翰（英国）、克利夫兰市、哥本哈根、格罗宁根（Groningen）、莱顿、明尼阿波利斯（Minneapolis）、巴黎、图卢兹（Toulouse）、海德堡（Heidelberg）、巴塞尔（Basel）、比萨、斯德哥尔摩（Stockholm）和华盛顿。正如加布里埃尔·里歇（Gabriel Richet）所观察的那样，肾活检术的引入，标志着一种范式的转变，从尿毒症（慢性肾功能不全的终末期，除了缓解症状之外没有彻底的治疗方式）到肾疾病早期的组织病理学分类的研究，为更具体的治疗开辟了道路。20 世纪 50 年代，伦敦的肾病协会（Renal Association）每月举行一次大会，此会议由汽巴基金会（Ciba Foundation）创办，会上经常讨论肾活组织检查结果和临床相关性。1961 年，在伦敦召开的汽巴基金肾组织活检会议是肾病理学领域成熟的里程碑。该会议由阿诺德·里奇（Arnold Rich）主持，与会的病理学先驱有 A. 贝里斯特兰德（A. Bergstrand，瑞典）、R. 哈比卜（R. Habib，法国）、R.H. 海泊汀斯德（R.H. Heptinstall，英国）、R.B. 詹宁斯（R.B. Jennings，美国）、H.Z. 莫瓦特（H.Z. Movat，加拿大）和 C.L. 皮拉尼（美国） [46]。

儿科肾病理学是由巴黎内克尔医院（Necker Hospital）儿科医生芮妮·哈比卜（Renée Habib，1924—2009）（图 20-10）提出来的。芮妮·哈比卜出生于摩洛哥的卡萨布兰卡市（Casablanca）。由于当时医疗行业对于女性从业者的限制，芮妮读完公立中学后无法实现自己梦寐以求的愿

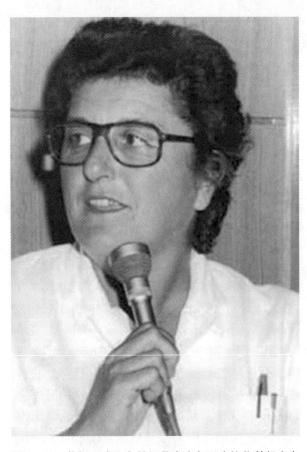

图 20-10 芮妮·哈比卜是巴黎内克尔医院的儿科肾病专家，她在很多疾病中建立了临床和病理学的相关性，包括溶血性尿毒症综合征和肾小球毛细血管膜性肾小球肾炎，为很多年轻的肾内科医生树立了榜样。图片来自巴黎内克尔医院

学会（International Society of Nephrology，ISN）的约翰·汉布格尔奖（Jean Hamburger award）。哈比卜医生是儿科和成人肾病理学领域的先驱，为法国及世界其他地区的许多临床医生提供了诊疗及学术借鉴，这些医生包括玛丽-克莱尔·居布莱（Marie-Claire Gubler）、米什莱恩·莱维（Micheline Levy）、利利亚纳·莫雷尔·马瑞格·斯特赖克（Liliane Morel-Maroger-Striker）。在巴黎，她与肾病学、病理学领域的同事一道，成功地营造了一种让年轻医生积极追求学术、不断进取的氛围。

同样的，在荷兰，病理学家菲利普·霍德马克（Philip Hoedemaeker）创办了肾病理学学校，他通过自己最初的实验研究和临床观察，激励了一代年轻病理学家和肾病学家。他在防治肾小球基底膜疾病和膜性肾小球疾病的实验中，首次提出并提供原位免疫复合物形成的证据[49,50]。他还建立了一种新的膜性肾小球肾炎模型，并在狼疮、ANCA（抗中性粒细胞胞质抗体）相关性血管炎和肾炎方面做出许多学术和临床贡献。

肾病理学快速发展，全面的医学教材大量出版，以指导肾病科和病理科医生对肾病患者进行护理。在这些教材中，最为经典的是罗伯特·H. 海泊汀斯德（Robert H. Heptinstall）（图 20-11）

望——做一名医生。起初，她接受的培训是成为一名英语老师，第二次世界大战后她搬到阿尔及尔（Algiers），继而奔赴巴黎，在那里，她进入医学院和德布雷（Debré）一起接受了儿科医生的培训。在巴黎和伦敦完成医学专门训练之后，芮妮在内克尔儿童疾病医院（Hospital Enfants Malades Necker）和法国国家健康与医学研究院（Institute National de la Sante et de la Recherche Medicale，INSERM）进行临床与科研工作，在那里她成就了辉煌的职业生涯。她因在遗传和免疫介导的肾疾病及溶血尿毒症综合征领域的重大贡献而闻名[47,48]。她以坚强的性格和严谨而闻名（也令人畏惧），也因独特的个人魅力和满腔的热忱而受人爱戴。1988 年（仅比康拉德·皮拉尼和雅各布·许尔晚一年），她获得了美国肾病学会的约翰·彼得斯奖；1997 年，她又荣获国际肾病

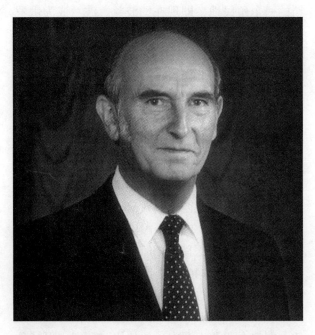

图 20-11 罗伯特·H. 海泊汀斯德。图片来自医学史图库。网址 https://www.nlm.nih.gov/hmd/ihm/

编写的《肾病理学》(*Pathology of the Kidney*)，于 1966 年首次出版[51]，在后来的 7 次再版后，将肾疾病在病理方面的发展进程进行了分类[52]。在伦敦，罗伯特·海泊汀斯德的从医生涯是从担任外科医生开始的，第二次世界大战后，他转为一名病理医生。作为伦敦圣玛丽 (St. Mary's) 医院的年轻病理医生，他和之后成为牛津大学雷格斯 (Regius) 医学院教授的著名内科医生乔治·皮克林 (George Pickering) 合作，致力于高血压肾病的临床病理研究，这是罗伯特终身致力于肾病理研究的开端。其后，他和放射科医生约翰·霍德森 (John Hodson) 一起研究反流性肾病的发病机制。

1954 年，海泊汀斯德与阿诺德·里奇、弗雷德·格尔蒙斯在约翰斯·霍普金斯 (Johns Hopkins) 研究免疫复合物肾小球肾炎。1959 年，与哈里·戈德布拉特 (Harry Goldblatt) 一道，在美国克利夫兰进行科研合作。1960 年，他移居美国，在华盛顿大学圣路易斯分校短暂任教后，在约翰斯·霍普金斯大学度过了辉煌的职业生涯。在那里，他继续开展高血压肾病的研究工作，同时也研究肾盂肾炎。他留下的不朽遗产是他 1966 年首次出版的肾病理学教科书[50]。当时已有其他一些关于肾病理学的有价值的书籍出版了，但他的书是首次强调"肾活检组织观察的重要性，而不是病理尸检"。该书第一版中涉及的技术主要有电子显微镜和光学显微镜技术，1974 年出版的第二版增加了免疫荧光显微镜技术，以及罗伯特·麦克拉斯基 (Robert McCluskey) 撰写的肾病免疫学机制的一章[53]。海泊汀斯德的书预示着肾病理学时代的到来。

肾病理学（1970 年至今）

20 世纪 70 年代，肾病理学技术薪火相传，老一辈肾病理学先驱虽然相对较少，但他们将接力棒传给不可胜数的年轻一代的肾病理学家。1970 年至 2010 年间，肾病的病因学、发病机制、临床联系和分类都已确立，包括狼疮性肾炎[45,54]、感染后肾小球肾炎[55]、膜增生性肾小球肾炎分型及补足物的作用[56,57]、抗肾小球基底膜病[58,59]、膜性肾小球疾病[50,60,61]、IgA 肾病[39,62,63]、ANCA 相关性小血管炎和肾小球性肾炎[64-66]、局灶性节段性肾小球硬化症[69]、足细胞病[67-69]、遗传性肾疾病[59]、溶血性尿毒症综合征[70]、肾小管间质疾病[71-74]、肾移植中的肾损伤[75-77] 和其他疾病。现如今，在病理学先驱们奠定的夯实基础之上，肾病理学专家不断提高我们对肾病的病理和发病机制的认识，以提高对患者的综合治疗水平。

观点

从内科医生沃尔·哈德和病理学家法尔开创临床病理学研究先河的近 100 年来，人们对肾病的病理学、病理生理学和肾病患者护理的认识有了极大的进步。这些进步是肾病学家和肾病理学家紧密合作的成果；国家和国际科学学术团体、杂志和年会上传播的病理学和肾病学领域的最新知识进一步促进了发展。肾病理学会 (Renal Pathology Society) 也促进了肾病理学的发展，它是一个国际组织，隶属于欧洲病理学会 (European Society of Pathology) 肾病理学工作组 (Nephropathology Working Group)。通过国际合作而从肾病理学进展中受益的不仅限于经济发达国家，也惠及发展中国家[78]。

回顾肾病理学的历史，我们知道一个领域的完善和发展必须依赖很多人的努力，利用新科技的发展，以及依赖于经济繁荣昌盛带来的财富，为积极持续的基础研究和临床病理研究提供支持，才能不断向前发展。

致谢

本章基于 JJ. 韦宁 (JJ. Weening) 和 JC. 詹妮特 (JC Jennette) 发表在《魏尔啸文献》杂志的《肾病理学的历史里程碑》(*Historical Milestones in Renal Pathology*) Virch Arch. 2012，461：3-11. 已获得出版社许可。作者感谢乔里斯·葛龙德 (Joris Grond) 博士和皮埃尔·龙科 (Pierre Ronco) 博士的评论。

表 20-1 肾病理学开创性发现时间表

年份	发现	参考文献
1666	肾小球	[1]
1842	肾单位	[3]
1827	临床肾病综合征	[4，17]
1914	首次肾组织病理分类	[15]
1900—1950	实验性自身免疫性肾小球肾炎	[25-27]
1950—1960	肾活检	[32-34，46]
1950—1970	免疫荧光显微镜，电子显微镜	[36-41]
1960—	免疫复合物病，抗肾小球基底膜（anti-GBM），狼疮性肾炎，post-infectious GN，IgAN	[29，30，39，45，49，55-59]
1975—	肾小管间质性肾病（Tubulointerstitial disease）	[71-74]
1975—	局灶性节段性肾小球硬化症	[18-21，68，69]
1980—	抗中性粒细胞抗体病（ANCA disease）	[64-66]
1980—	膜性肾小球疾病的病理机制	[27，50，60，61]
1990—	溶血性尿毒症综合征	[47，70]
1990—	足细胞病理学	[67-69]
1990—	移植肾病理学	[75-77]

参考文献

1. Malpighi M. De Viscerum Structura execitatio anatomica. Bologna, 1666.

2. Morgagni GB. De Sedibus et causis morborum per anatomem indagatis. Venice, 1761.

3. Bowman W. On the structure and use of the Malpighian bodies of the kidney, with observations on the circulation through that gland. Philos Trans R Soc, 1842, 132: 57-80.

4. Bright R. Reports of medical cases selected with a view of illustrating the symptoms and cure of disease by a reference to morbid anatomy. Longman, Rees, Orme and Green, London, 1827.

5. Bostock J. Observations on the urine. London Med Phys J, 1803, 9: 349-355.

6. Rayer PFO. Traite des maladies des reins. Vol II. Balliere, Paris, 1840.

7. Frerichs FT. Die Bright'sche Nierenkrankheitund deren Behandlung; eine Monographie. F Vieweg und Sohn, Braunschweig, 1851.

8. Rokitansky KF. Handbuch der allgemeinen Pathologischen Anatomie. Braumiller & Seidel, Wien, 1846.

9. Valentin G. Repertorium fuer Anatomie und Physiologie. Huber, Bern, 1837.

10. Klebs TAE. Handbuch der Pathologischen Anatomie. August Hirschwald, Berlin, 1870: 644-648.

11. Remak R. Untersuchungen uber die Entwickelung der Wirbelthiere, G Reimer, Berlin, 1855.

12. Virchow R. Die Cellular-Pathologie in ihrer Begründung auf physiologische und pathologische Gewebelehre. A Hirschwald, Berlin, 1858.

13. Henle J. Zur Anatomie der Niere. Goettingen, 1862.

14. Henle J. Handbuch der Systematischen Anatomie des Menschen. Braunschweig, 1876.

15. Volhard F, Fahr T. Die Brightsche Nierenkrankheit. Klinik, Pathologie und Atlas. Julius Springer, Berlin, 1914.

16. Fahr T. Die Pathologische Anatomie des Morbus Brightii. In: Henke F, Lubarsch O (eds). Handbuch der speziellen pathologischen anatomie und histology, Vol VI/1. Julius Springer, Berlin, 1925: 177-178, 368-405.

17. Ellis A. Natural history of Bright's disease. Clinical, histological and experimental observations. Lancet, 1942, 1: 1-7.

18. Tuffier T. Etudes Experimentales sur la Chirurgie des Reins, Paris, 1889.

19. Elema JD, Arends A. Focal and segmental glomerular hyalinosis and sclerosis in the rat. Lab Invest, 1975, 33: 554-561.

20. Hostetter TH, Olson J, Rennke HG, et al. Hyperfiltration in remnant nephrons: a potentially adverse response to renal ablation. Am J Physiol, 1981, 241: F85-F93.

21. Olson J, Hostetter TH, Rennke HG, et al. Altered glomerular permselectivity and progressive sclerosis following extreme ablation of renal mass. Kidney Int, 1981, 22: 112-126.

22. Pirquet CE von, Schick B. Die serumkrankheit. Deuticke, Vienna, 1905.

23. Schick B. Die nachkrankheiten der Scharlachs. Jahrb Kinderheilk, 1907, 65: 132-172.

24. Richet C. Des effets anaphylactiques de l' actinotoxine sur la pression arteriolle. Compt Rendu Soc Biol, 1902, 54: 837.

25. Lindemann W. Sur le mode d'action de certain poisons renaux. Ann Inst Pasteur, 1900, 14: 49-59.

26. Masugi M, Tomizuka Y. Ueber die spezifischen zytotoxischen veraenderungen der niere und der leber durch das spezifische antiserum zugleich ein beitrag zur pathogenese die glomerulonephritis. Trans Jpn Pathol Soc, 1931, 21: 329-341.

27. Shigematsu H. Glomerular events during the initial phase of rat Masugi nephritis. Virchow's Arch Abt B, 1970, 5: 187-200.

28. Kondo Y, Shigematsu H, Kobayashi Y. Cellular aspects of rabbit Masugi nephritis. II. Progressive glomerular injuries with crescentic formation. Lab Invest, 1972, 27: 620-631.

29. Germuth FG Jr. A comparative histologic and immunologic study in rabbits of induced hypersensitivity of the serum sickness type. J Exp Med, 1953, 97: 257-282.

30. Dixon FJ, Feldman JD, Vasquez JJ. Experimental glomerulonephritis. The pathogenesis of a laboratory model resembling the spectrum of human glomerulonephritis. J Exp Med, 1961, 113: 899-920.

31. Heymann W, Hackel DB, Harwood S, et al. Production of nephrotic syndrome in rats by Freund's adjuvant and rat kidney suspension. Proc Soc Exp Biol Med, 1959, 100: 660-664.

32. Alwall N. Aspiration biopsy of the kidney, including a report of a case of amyloidosis diagnosed in 1944 and investigated at autopsy in 1950. Acta Med Scandinavica, 1952, 143: 430-435.

33. Iversen P, Brun C: Aspiration biopsy of the kidney. Am J Med, 1951, 11: 324-330.

34. Kark RM, Muehrcke RC. Biopsy of the kidney in prone position. Lancet, 1954, 266: 1047-1049.

35. Muehrcke RC, Kark RM, Pirani CL. Biopsy of the kidney in the diagnosis and management of renal disease. N Engl J Med, 1955, 253: 537-546.

36. Coons AH, Kaplan MH. Localization of antigen in tissue cells; improvements in a method for the detection of antigen by means of fluorescent antibody. J Exp Med, 1950, 91: 1-13.

37. Mellors RC. Histochemical demonstration of the in vivo localization of antibodies: antigenic components and the pathogenesis of glomerulonephritis. J Histochem Cytochem, 1955, 3: 284-289.

38. Freedman P, Peters JH. Immunologic aspects of renal disease. N Engl J Med, 1959, 261: 1275-1281.

39. Berger J, Hinglais. Les depots intracapillaires dIgA-IgG. J Urol Nephrol, 1968, 74: 694-695.

40. Farquhar MG, Vern. ier RL, Good RA. An electron microscope study of the glomerulus in nephrosis, glomerulonephritis and lupus erythematosus. J Exp Med, 1957, 106: 649-660.

41. Karnovsky MJ. The ultrastructure of glomerular filtration. Ann Rev Med, 1979, 30: 213-224.

42. Cotran RS. Fifth annual John Peters award, American Society of Nephrology. Award recipients: Jacob Churg and Conrad Pirani. Kidney Int, 1988, 34: 121-123.

43. D'Agati VD. Dr. Conrad L. Pirani, In Memoriam. Ultrastruct Pathol, 2006, 30: 325-328.

44. Churg J, Strauss L. Allergic granulomatosis, allergic angiitis, and periarteritis nodosa. Am J Pathol, 1951, 27: 277-301.

45. Churg, J, Sobin, LH. Lupus nephritis. Renal disease, classification and atlas of glomerular diseases Igaku-Shoin, New York, 1982: 127-149.

46. Cameron JS, Hicks J. The introduction of renal biopsy into nephrology from 1901 to 1961: A paradigm of the forming of nephrology by technology. Am J Nephrol, 17: 347-358.

47. Habib R, Mathieu H, Royer P. Hemolytic-uremic syndrome of infancy: 27 clinical and anatomic observations. Nephron, 1967, 4(3): 139-172.

48. Habib R, Gubler MC, Loirat C, et al. Dense deposit disease: a variant of membranoproliferative glomerulonephritis. Kidney Int, 1975, 7(4): 204-215.

49. Hoedemaeker PJ, Feenstra K, Nijkeuter A, et al. Ultrastructural localization of heterologous nephrotoxic

antibody in the glomerular basement membrane of the rat. Lab Invest, 1972 May, 26(5): 610-613.

50. Damme BJC van, Fleuren GJ, Bakker WW, et al. Experimental glomerulonephritis in the rat induced by antibodies to tubular antigens. V. Fixed glomerular antigens in the pathogenesis of heterologous immune complex glomerulonephritis. Lab Invest, 1978, 38: 502-510.

51. Heptinstall RH Pathology of the Kidney. Little, Brown and Company, Boston, 1966.

52. Jennette JC, Olson JL, Schwartz MM, et al. Heptinstall's Pathology of the Kidney. Lippincott Williams and Wilkins, Philadelphia, 2007.

53. Heptinstall RH Pathology of the Kidney. Little, Brown and Company, Boston, 1974.

54. Weening JJ, D'Agati VD, Schwartz MM, et al. The classification of glomerulonephritis in systemic lupus erythematosus revisited. Kidney Int, 2004, 65: 521-530.

55. Nasr SH, Markowitz GS, Stokes MB, et al. Acute postinfectious glomerulonephritis in the modern era: experience with 86 adults and review of the literature. Medicine, 2008, 87: 21-32.

56. Sethi S, Fervenza FC. Membranoproliferative glomerulonephritis, a new look at an old entity. N Engl J Med, 2012, 366: 1119-1131.

57. Pickering MC, D'Agati VD, Nester CM, et al. C3 glomerulopathy: consensus report. Kidney Int, 2013, 84(6): 1079-1089.

58. Lerner RA, Glassock RJ, Dixon FJ. The role of anti-glomerular basement membrane antibody in pathogenesis of human glomerulonephritis. J Exp Med, 1967, 126: 989-1004.

59. Hudson GB, Tryggvason K, Sundaramoorthy M, et al. Alport's syndrome, Goodpasture's syndrome, and type IV collagen. N Engl J Med, 2003, 348: 2543-2556.

60. Debiec H, Guignonis V, Mougenot B, et al. Antenatal membranous glomerulonephritis due to anti-neutral endopeptidase antibodies. N Engl J Med, 2002. 346: 2053-2060.

61. Beck LH, Bonegio RGB, Lambeau G, et al. M-type phospholipase A2 receptor as target antigen in idiopathic membranous nephropathy. N Engl J Med, 2009, 361: 11-21.

62. Cattran DC, et al. The Oxford classification of IgA nephropathy: rationale, clinicopathological correlations and classification. Kidney Int, 2009, 76: 536-546.

63. Roberts IS, et al. The Oxford classification of IgA nephropathy: pathology definitions, correlations and classification. Kidney Int, 2009, 76: 546-556.

64. Davies DJ, Moran JE, Niall JF, et al. Segmental necrotising glomerulonephritis with antineutrophil antibody: possible arbovirus aetiology? Br Med J Clin Res Ed, 1982, 285: 606.

65. Woude FJ van der, Rasmussen N, Lobatto S, et al. Autoantibodies against neutrophils and monocytes: tool for diagnosis and marker of disease activity in Wegener's granulomatosis. Lancet, 1985, I: 425-529.

66. Falk RJ, Jennette JC. Anti-neutrophil cytoplasmic autoantibodies with specificity for myeloperoxidase in patients with systemic vasculitis and idiopathic necrotizing and crescentic glomerulonephritis. N Engl J Med, 1988, 318(25): 1651-1657.

67. Pavenstaedt H, Kriz W, Kretzler M. Cell biology of the podocyte. Physiol Rev, 2003, 83: 253-307.

68. Churg J, Habib R, White RHR. Pathology of the nephrotic syndrome in children. A report of the International Study of Kidney Disease in Children. Lancet, 1970, 1: 1299-1302.

69. D'Agati VD, Kaskel FJ, Falk RJ. Focal segmental glomerulosclerosis. N Engl J Med, 2011, 365: 2398-2411.

70. Noris M, Remuzzi G. Atypical haemolytic-uremic syndrome. N Engl J Med, 2009, 361: 1676-1687.

71. Zeisberg M, Neilson EG. Mechanisms of tubulointerstitial fibrosis. J Am Soc Nephrol, 2010, 21: 1819-1834.

72. Bohle A, Mackensen-Haen S, von Gise H. Significance of tubulointerstitial changes in the renal cortex for the excretory function and concentration ability of the kidney: a morphometric contribution. Am J Nephrol, 1987, 7(6): 421-433.

73. Andres GA, McCluskey RT. Tubular and interstitial renal disease due to immunologic mechanisms. Kidney Int, 1975, 7(4): 271-289.

74. Kerjaschki D. The lymphatic vasculature revisited. J Clin Invest, 2014, 124(3): 874-877.

75. Solez K. History of the Banff classification of allograft pathology as it approaches its 20th year. Curr Opin Organ Transplant, 2010, 15: 49-51.

76. Mihatsch MJ, Thiel G, Basler V, et al. Morphological patterns in cyclosporine-treated renal transplant recipients. Transplant Proc, 1985, 17(4 Suppl 1): 101-116.

77. Colvin RB, Cohen AH, Saiontz C, et al. Evaluation of pathologic criteria for acute renal allograft rejection: reproducibility, sensitivity, and clinical correlation. J Am Soc Nephrol, 1997, 8(12): 1930-1941.

78. Weening JJ, Brenner BM, Dirks JH, et al. Toward global advancement of medicine: the International Society of Nephrology experience. Kidney Int, 1998, 54: 1017-1021.

翻　译：宋　喆　黎紫腾
校　对：陈雪玲　郭　素

第 21 章

女性生殖系统

罗伯特·H. 杨（Robert H. Young）

病理学是一门伟大的传统学科[1,2]，它的许多分支学科，如本章要介绍的妇科病理学，有许多吸引人的病理案例和故事，在医学史上熠熠闪光。而与这些故事和案例相关的是许多杰出的人物事迹。本章致力于描写那些推动妇科病理学发展的人，正是他们，我们才有了今天的成果，对此我们心怀感激。同样地，本文提及的每一个人也都要对前人所做的贡献表示由衷的感谢，这点毋庸置疑。

本章主要按照时间先后排序，若是人物之间有某种联系，则可能会有一些时间偏差。此外本章很大程度上参考了作者的前三篇文章[3-5]，同时进行了一定的扩增和修改。病理学这一领域的伟大著作及文献很多，但由于文章篇幅限制，我们只能选取个别部分进行详尽叙述[6,7]。哈罗德·斯皮尔特（Harold Speert）博士因产科和妇科病理学而闻名，他的经典作品值得我们好好拜读[8]，格雷厄姆（Graham）[9]也有撰写产科和妇科历史的相关书籍，其中主要讲述斯皮尔特对美国的贡献[10]。除了后期从已故的导师罗伯特·E. 斯卡利（Robert E. Scully）博士处学习知识外，也从约翰·格鲁恩（John Gruhn）[11]博士的随笔中获得很大帮助，尤其是里面的卵巢相关知识。虽然对许多疾病的个别描述都标注了出处和说明，但是我们不可能考虑到不同情况下所有疾病知识的细微差别。然而，他们中有一些人从已有的其他历史出版物的角度进行了全面的阐述，例如罗纳德·巴特（Ronald Batt）博士写的关于子宫内膜异位症的历史[12]。产科病理学拥

有其迷人的一面，我推荐威廉·欧博（William Ober）[13]和安德鲁·余斯特（Andrew Östör）[14]博士的两篇杰出论文。然而，本章提到的妇科病理学是狭义的。同样，那些在细胞病理学方面有重要成果的医生和病理学家也不是本章重点，他们的学科有自己丰富的历史。在《国际妇科病理学杂志》（*International Journal of Gynecological Pathology*）的历史系列期刊上，我们可以找到更多有关这些杰出人物生活的细节。

受文章篇幅所限，考虑到当时的知识水平，本章只能选取大部分对妇科病理学领域做出重要贡献的人进行介绍。当代工人所遭受的危险众所周知，鉴于此，本章偏向于描述更古老的历史，偏向那些不再热门，对现在的人们来说是久远时代的故事。本章提到的许多人在前人打下的基础上继续努力，将来有机会会作进一步介绍。在不久的将来，他们的医学及科研成果势必硕果累累，久经考验。

知识的曙光（约 1850 年前）

女性饱受生殖道疾病之苦的历史久远，但是，关于这方面疾病的记录仅能追溯到 18 世纪。莫尔加尼[15]（Morgagni）及之后的马修·贝利[16]（Matthew Baillie）等杰出人物都曾提及某些妇科疾病，包括描述皮下囊肿样的病症。贝利的著作《人体重要部位的病理解剖》（*The morbid anatomy of some of the most important parts of the human body*）一书共有 24 个章节，其中有 5 章

是关于妇科系统的，但和早期的典型著作一样，书中大部分重点都放在非肿瘤性妇科疾病上。贝利的舅舅威廉·亨特（William Hunter）是位有名的医生，在此 20 年之前，他通过大量描述妊娠子宫的解剖结构[17]，扩展了人们对女性生殖道疾病的认识。因为只有了解正常组织形态，我们才能划分病理边界（见第 7 章）。两个世纪后[18]，出现了一篇关于子宫研究史的优秀文献，其中 10 个插图中的 2 个来自于亨特的作品。就在亨特的成果发表后，法国内科医生让·阿斯特吕克（Jean Astruc，1864—1766）也发表了专著《女性疾病论》（*A Treatise on the Diseases of Woman*）。19 世纪中期，医学史学家查尔斯·里奇（Charles Ritchie）评论这一优秀著作[19]："这是当时最好的英文版卵巢病理指南。"不久，另一个法国人利斯弗昂（Lisfranc）在他的基础上提炼精华，对子宫疾病作出总结[20]。

19 世纪中后期，相对安全的腹部外科手术出现了，使获取活体样本进行病理评估成为可能，尽管这种技术在 19 世纪早期可能就已出现。有一个广为流传的故事，1809 年，在肯塔基州（Kentucky）丹维尔（Danville）的一个餐桌上，埃夫拉伊姆·麦克道尔[21]（Ephraim McDowell）（图 21-1）成功地为克劳福德（Crawford）夫人进行了首例卵巢肿瘤切除。不过在多年以前，卵巢探查及盆腔腹部手术非常盛行。凯利[22]（Kelly）是早期在这一领域工作的美国人之一，除此之外，还有英国的外科医生斯宾塞·威尔斯[23,24]（Spencer Wells）和劳森·泰特[25,26]（Lawson Tait），他们都对病理学非常感兴趣。

两位"盖伊（Guys）医院的伟人"[27]理查德·布莱特（Richard Bright）和托马斯·霍奇金（Thomas Hodgkin），都是这故事里的一部分，他们的研究领域或多或少与卵巢相关。布莱特在 1838 年关于腹部疾病的著作包含了对卵巢癌的思考[28]。霍奇金描述了我们现在所知的卵巢浆液性囊肿[29]，随后，他对卵巢肿瘤性质的评述得到了另一位传奇人物詹姆斯·佩吉特（James Paget）的赞扬，佩吉特曾在他的《外科病理学讲义》[30]（*Lecture Notes on Surgical Pathology*）中赞扬了霍奇金先生。詹姆斯·佩吉特的工作很重要，因为其中包含了可能是第一次提出的现在被称为卵

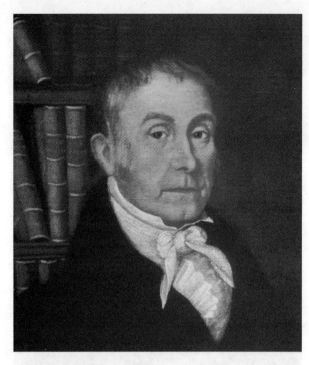

图 21-1 埃夫拉伊姆·麦克道尔（维基百科，公共资源）

巢克鲁根勃瘤（Krukenberg tumor），尽管佩吉特没有正确阐释其为转移性肿瘤[31]。

1870 年，海因里希·威廉·瓦尔代尔（Heinrich Wilhelm Waldeyer，1836—1921）发表了一篇关于上皮性卵巢肿瘤的文章，即肿瘤很有可能起源于卵巢表面上皮[32]，成为了最先提出卵巢上皮组织发生理论的学者之一。他原本在（波兰）布雷斯劳大学（University of Breslau）学习解剖学，因对病理学特别感兴趣，后在 1868 年担任布雷斯劳大学的病理学主席。而北美最早一本有关卵巢的书[33]是 E. 兰多夫·普里斯利（E. Randolph Peaslee）所著，仅比瓦尔代尔的文章晚了两年。在普里斯利的书出版 20 年后，英国两位研究者奥尔本·多兰[34]（Alban Doran）和约翰·布兰德 - 萨顿[35]（John Bland-Sutton）各自撰写了有关卵巢肿瘤的书籍，并对输卵管进行了额外研究。因此，约翰·布兰德 - 萨顿可能是第一个指出较大的卵巢转移瘤可能由较小的原发性肿瘤引起。而关于这些和其他英国学派的更多详尽细节，除了本章的简短介绍外，可能会在其他章节提及[5]。

弗朗兹·基维斯·冯·罗特劳（Franz Kiwisch von Rotterau，1814—1851）（图 21-2）是首批

因肺结核不幸去世。《妇科病理学与治疗的临床课程》系列书籍的第三卷，描写了乳腺、尿路和神经系统疾病，在他过世之后，由他的继任者冯·利希滕费尔斯（von Lichtenfels）在维尔茨堡完成。弗朗兹·基维斯·冯·罗特劳的工作为接下来的研究进展打下了坚实的基础。

知识之花的绽放（1850年—约1945年）

正是德国对病理学的影响，19世纪下半叶，妇科病理学的成果呈爆炸式增长。德国学派不时有重大工作进展震惊其他国家，引领了之后几十年医学的发展方向，直到20世纪30年代，受到政治事件的冲击（见第8章）。

德国学派的第一科学巨匠是卡尔·阿诺德·鲁格[38]（Carl Arnold Ruge，1846—1926）（图21-3），他可以说是妇科病理学之父。在耶拿（Jena）和柏林完成医学学业后，鲁格（魏尔啸

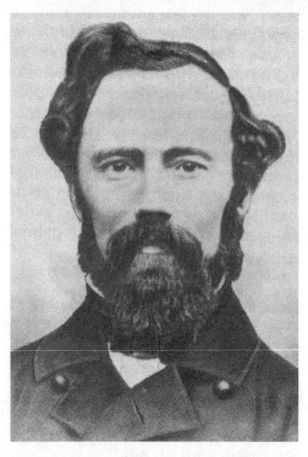

图21-2 弗朗兹·基维斯·冯·罗特劳（维基百科，公共资源）

将显微镜运用到妇科病理学领域的人[36]。晚年时，他开始利用显微镜进行病理学工作，与阿尔弗雷德·多恩（Alfred Donne）和赫尔曼·拉博特（Hermann Lebert）等人开始的时间大体一致。弗朗兹·基维斯·冯·罗特劳曾在布拉格求学，1837年获得医学学位，1842年成为布拉格总医院新成立的妇科门诊负责人，是首批专注于妇科的医生之一。不久，他奔赴维尔茨堡（Wurzburg），并在那里写了《妇科病理学与治疗的临床课程》（*Clinical Lectures on the Special Pathology and Therapy of Diseases of the Female Sex*）中的第一部分，此部分重点讲述子宫疾病。1849年出版的《妇科病理学与治疗的临床课程》共计3卷，他与鲁道夫·魏尔啸合作完成了第二部分的内容，对卵巢、输卵管和外部性器官作出详尽阐释。1850年，他回到布拉格，成为查理大学（Charles University）的妇产科教授，遗憾的是，他在查理大学只待了很短的时间，一年后

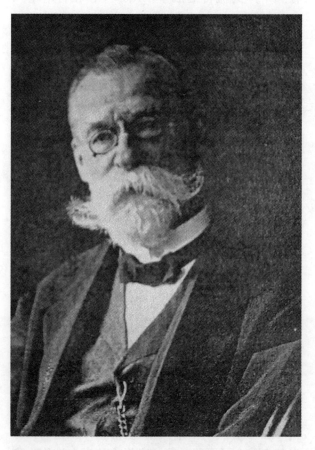

图21-3 卡尔·阿诺德·鲁格（维基百科，公共资源）

的姻亲侄子）于 1871 年被夏里特（Charité）医院的马丁（Martin）选为助手，并从事显微镜相关工作，当新的女性病理学研究诊所成立时，鲁格升为主任。之后他与约翰·维特 [39]（Johann Veit）（图 21-4）通力合作，从外科手术的视角来看，约翰·维特是妇科肿瘤领域的先驱。他们开创了子宫内膜刮除术和诊断性的宫颈活检；鲁格和维特认为宫颈癌起源于上皮的前体病变，他们还写了一本关于子宫癌的书 [40]。1886 年，约翰·威廉姆斯（John Williams）在哈维（Harveian）讲座上赞扬了鲁格和维特的工作及其贡献 [41]。威廉姆斯的工作本身也很有价值，他擅长阴道肿瘤、宫颈癌和子宫癌。

同时期，与维特和鲁格一样的研究者还有菲利克斯·马钱德（Felix Marchand，1846—1928 [42]）（图 21-5），他出生于哈雷（Halle），11 岁时随家人一起迁至柏林。1883 年，他在马尔堡（Marburg）开启了职业生涯中最辉煌多产的 17

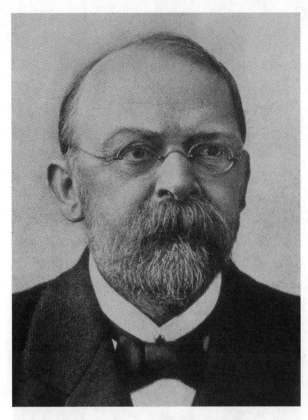

图 21-5　菲利克斯·马钱德（莱比锡大学提供）

年。马钱德从事卵巢肿瘤方面的工作，他鼓励弗里德里希·克鲁根勃（Friedrich Krukenberg）就自己发现的卵巢肿瘤发表报告，1895 年，这种肿瘤以克鲁根勃命名。1903 年，马钱德写了一本 60 页的《早期人类卵子观察》（*Observations of Early Human Ova*）专著。不过，马钱德最大的医学贡献是关于滋养层细胞疾病的研究。欧博 [13] 在他的文章中（Ober）曾评论道："1895 年，马钱德证明恶性上皮肿瘤绒毛膜癌（*choriocarcinoma*）完全来自滋养层，开启了绒毛膜癌研究的现代史。"英国研究员约翰·哈蒙德·蒂彻 [43]（John Hammond Teacher，1860—1930）（图 21-6）　将马钱德的观念普及到整个英国。蒂彻在格拉斯哥（Glasgow）度过了他的大部分职业生涯，在那里他做了大约 20 年的病理学教授。蒂彻花了 3 年时间来整理威廉·亨特留给格拉斯哥大学的医学材料，蒂彻的收集整理随后展示在亨特的作品旁。蒂彻细致地研究并描述了现在称的蒂彻 - 布莱斯（Teacher-Bryce）卵，为早期胚胎发育做出了重要贡献，此外他还编写了一本教科书 [44]。

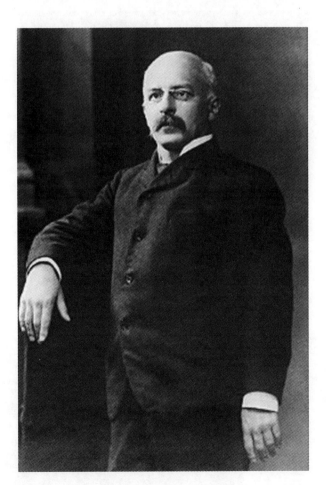

图 21-4　约翰·维特（维基百科，公共资源）

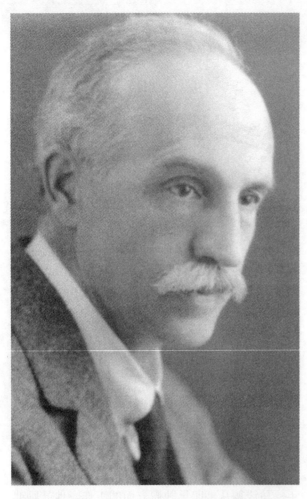

图 21-6 约翰·哈蒙德·蒂彻 [图像由格拉斯哥皇家医院（Glasgow Royal Infirmary）病理学博物馆及科林·J.R.斯图尔特（Colin J.R. Stewart）博士提供]

19 世纪末 20 世纪初，医学史上出现了两个最著名的卵巢肿瘤记录，而他们的发现者也因此被人们铭记。罗基斯斯基（Rokitansky）最先描述了卵巢肿瘤，十几年后福克斯（Fox）和兰利[46]（Langley）就卵巢肿瘤发展的历史报道中评论了罗基坦斯基的研究。1895 年，冯·卡尔顿[45]（Von Kahlden）详细描述了颗粒细胞瘤。实际上，当时冯·卡尔顿并没有用"颗粒细胞瘤"这一术语，1914 年，这一术语才被冯·沃德特（Von Verdt）首次使用[47]。因颗粒细胞瘤存在有趣的研究现象，所以多年来成为两本专著的主题，一本是席勒（Schiller）1934 年的著作[48]，另一本是瓦朗戈（Varangot）1937 年的著作[49]。在冯·卡尔顿做出贡献的 12 年后，弗兰茨·布伦纳（Fritz Brenner）报道了 3 例被他称为"滤泡状

卵巢癌"的病例[50]。有趣的是，关于人们提起滤泡状卵巢癌时并不知道它名字的来历，直到多年以后斯皮尔特[51]重提此事，并且后来欧博[52]再次强调此事。1932 年，迈耶（Meyer）才正式使用"布伦纳肿瘤"这个术语[53]。

另一名德国人，赫尔曼·约翰内斯·普凡嫩施蒂尔[54]（Hermann Johannes Pfannenstiel，1862—1909）（图 21-7）在布雷斯劳大学的妇女医院（Women's Hospital）做病理学专家的助手时，对卵巢"表皮间质细胞瘤"进行了开创性的研究。在 1895 年关于卵巢"乳头状肿瘤"的著作中，普凡嫩施蒂尔介绍了交界性恶性肿瘤的概念，并且可能是第一个区分浆液性和黏液性囊腺瘤的人。他对常见卵巢肿瘤的综合分类方法在 20 世纪的头几十年里得到了广泛应用。普凡嫩施蒂尔死于手术中感染的败血症，但他正是因手术领域的卓越成就而名留青史。

19 世纪末 20 世纪初期，经得起当代审视

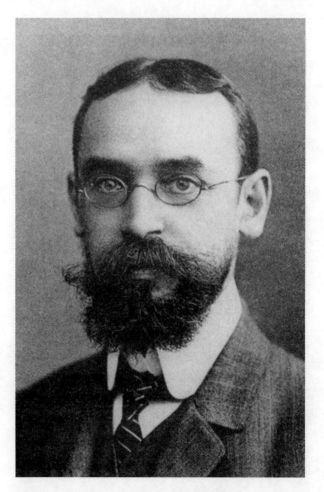

图 21-7 赫尔曼·约翰内斯·普凡嫩施蒂尔

的书籍开始出现，其中的代表作就有卡尔·亚伯（Carl Abel）编著的《妇科病理学，师生显微技术手册及妇科诊断指南》（*Gynecologic Pathology. A Manual of Microscopic Technique and Diagnosis in Gynecologic Practice for Students and Physician*），该书展示了妇科病理学在那个时代取得的巨大进步。他的作品于 1901 年出版，这为当时取得进步的人们提供了相互联系的可能；这本书是献给与亚伯共事的瓦尔代尔的。这本书的第二版序言开头写道："自从鲁格和维特开展了有价值的调查后，组织切除和子宫刮匙显微镜检已经成为必要的妇科诊断手段。"直到现在，对子宫的检查中依然使用这种诊断手段。亚伯在书中借助妇科病理标本，首次提及如何详细区别良性与恶性。在这本书的开头，鲁格和维特在这方面的贡献被称为"疾病研究的划时代标志。"

20 世纪初期，子宫颈肿瘤前期病变的发现，主要归功于在这一领域持续做出贡献的奥地利学派。沃尔特·绍恩施泰因[55]（Walter Schauenstein）和朱利叶斯·斯高特兰德[56]（Julius Schottlaender）的工作极具开创性，并在世界范围内为这一领域的工作奠定基础，奥地利的埃里希·布格哈特（Erich Burghardt）教授及其继承者在此基础上继续研究，关于他们的贡献可见近年的一篇论文[57]和著作[58]。

沃尔特·绍恩施泰因（1870—1943）出生在格拉茨（Graz），并在那里接受了妇产科的培训。在布拉格查理大学待了一年之后，他回到格拉茨进入妇女诊所（Women's Clinic）工作。1908年，他发表博士论文《子宫颈口及内表面非典型鳞状上皮的组织学研究》（*Histological studies on the atypical squamous epithelium on the portio and on the inner surface of the cervix uteri*），并以此文获得了学术地位。绍恩施泰因描述的那些特性如今已经众所周知了，但在当时却不为人知。朱利叶斯·斯高特兰德（1860—1917）的观察结果进一步证实了绍恩施泰因的描述。斯高特兰德出生在俄罗斯，父母是德国人，他在海德堡和慕尼黑接受教育，最终在海德堡学习医学并成为一名妇科教授，但他在 1903 年迁往维也纳，成为一个新的病理实验室的负责人。尽管斯高特兰德兴趣广泛，但他主要的遗产是 1912 年与科莫耐尔

（Kermauner）合作出版的著作，此书重点描述了宫颈的早期"原位"癌，包括其与良性化生上皮的区别。如果在第一次世界大战中，斯高特兰德没有自愿加入德国军队，他可能就不会死于战争，他的科研贡献可能也更大。

罗伯特·迈耶（Robert Meyer，1864—1947）[59]（图 21-8）的工作使得早期德国在妇科病理学上的贡献达到最高水平。罗伯特·迈耶最先在莱比锡大学（University of Leipzig）学习，后来在海德堡大学，最后在斯特拉斯堡大学（University of Strasburg）学习，在那里他受到了冯·雷克林豪森（von Recklinghausen）的影响。迈耶最初是全科医生，30 岁时他搬到了柏林，并开始在内科和产科实习。19 世纪 90 年代中期，一个偶然的机会让迈耶遇见了维特，维特邀请迈耶作为其私人诊所病理实验室的负责人。迈耶在 1897 年第一版《维特手册》（*Veit's Handbook*）中做出的贡献，使得迈耶的声誉大大增长。他最初的学术

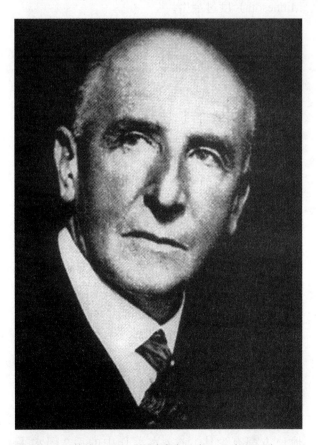

图 21-8 罗伯特·迈耶 [图片来自贝克·L（Beck L）1986年由柏林斯普林格出版的《妇产科史》（*Zur Geschichte der Gynäkologie und Geburshilfe*）]

贡献主要集中在女性生殖器畸形方面，他的观察驳斥了冯·雷克林豪森的子宫内膜异位由中肾衍生的概念；迈耶认为这个过程与米勒（Müllerian）管形成有关。1907年，迈耶又参与编著第2版《维特手册》（160页关于子宫间质肿瘤的描述），他成为一名教授并掌管夏里特医院的妇科病理实验室。4年后，迈耶接任鲁格成为大学妇科门诊病理研究所（Institute of Pathology）主任。鲁格和迈耶的友谊延续了将近30年。

第一次世界大战期间，迈耶在一家军事医院担任外科医生。战后，他的科研成果产出恢复到以往的惊人水平；他描述了黄体的形态和功能，滋养层病变和卵巢肿瘤。他首次对间质（Sertoli-Leydig）细胞肿瘤进行有序的分类，扩展了有关颗粒细胞肿瘤的知识，包括明确定义布伦纳肿瘤，描述和命名了"无性生殖细胞瘤"。20世纪30年代，欧洲政治形势的急剧变化改变了迈耶的生活轨迹，在第二次世界大战爆发前不久，他和妻子移民美国，并在明尼苏达大学（University of Minnesota）度过余生。

20世纪初，正当迈耶的事业加速发展时，约翰斯·霍普金斯大学医院的早期伟人们也留下了他们的印记（见第9章）。著名的妇科创始人——主任医生霍华德·A.凯利（Howard A. Kelly）博士和他的助手托马斯·S.卡伦（Thomas S. Cullen）博士负责妇科病理学。卡伦（1868—1953）（图21-9）[60]1868年出生于安大略（Ontario），他十几岁时，与家人搬到多伦多，并进入多伦多大学医学院（University of Toronto Medical School）学习。卡伦在多伦多总医院（Toronto General Hospital）实习期间遇到了凯利医生，凯利医生给他提供了一个工作机会。在那里，他与凯利医生和威廉·韦尔奇（William Welch）医生一起工作，与那时大多数北美人一样，他在欧洲度过了大半生。虽然卡伦是一名外科医生，但在1893年回到霍普金斯后，他很快将主要精力投入到病理方面，开始整理编录子宫癌、腺肌瘤、肌瘤（和凯利医生一起）[61]和脐及其相关疾病的4本重要著作[6]，其他地方都有论述。这4本著作中的后2部水平远超其他同类著作。尤其是由马克思·布罗迪尔[62]（Max Brödel）和他的同事绘制的插图。卡

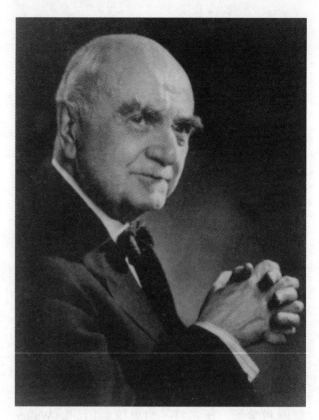

图21-9 托马斯·S.卡伦

伦很关注子宫颈癌癌前病变，他证实了子宫内膜异位与米勒管相关，并在冰冻切片技术的发展中发挥了重要作用[63]。

伊丽莎白·霍顿（Elizabeth Hurdon，1868—1941）（图21-10）[64]，是另一位霍普金斯大学的校友，她被认为是第一位女性妇科病理学家。她来自英格兰西南部的康沃尔郡（Cornwall），在孩童时期移居加拿大，后来在多伦多大学学习医学。在霍普金斯的那些年，她协助卡伦医生做一些妇科病理学工作，留给后人最大的财富是她与凯利医生合编的《阑尾及其相关疾病》（*The Vermiform Appendix and Its Diseases*）[65]。第一次世界大战爆发后，她加入了皇家陆军医疗队（Royal Army Medical Corp）。战后她留在了英国，她也是伦敦玛丽·居里医院（Marie Curie Hospital）的创始人之一。她致力于编著《子宫癌》（*Cancer of the Uterus*）一书，遗憾的是，这本书在她去世后才出版。

早期霍普金斯留给后人的财富也包括约翰·艾伯森·桑普森（John Albertson Sampson，1873—1946）（图21-11）[66]的工作，约翰·艾伯

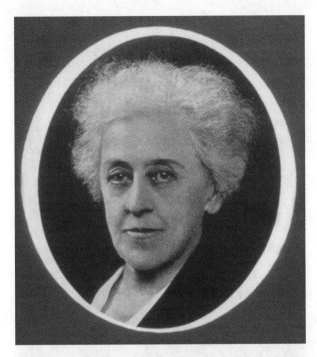

图 21-10 伊丽莎白·霍顿 [图像来自 1941 年 3 月发行的《妇女医学杂志》（*Woman's Medical Journal*）的封面]

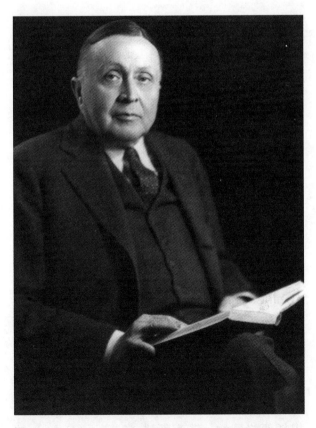

图 21-11 约翰·艾伯森·桑普森 [图片来自奥尔巴尼医学中心档案馆（Archives of the Albany Medical Center）]

森·桑普森被称为"子宫内膜异位症之父。"桑普森曾是凯利医生手下的一名住院医师，后来他搬到了纽约的奥尔巴尼，并在 38 岁时成为奥尔巴尼医学院（Albany Medical College）的妇科教授。在那里，他从一篇关于卵巢穿孔出血（巧克力）囊肿的经典论文入手进行了开创性的研究。桑普森随后命名了子宫内膜异位症，他也是提出子宫内膜异位症植入理论的第一人，尽管当时的普遍观点是子宫内膜异位症是腹膜化生（peritoneal metaplasia）的结果。他也是最早认识到子宫内膜异位症可能出现子宫内膜癌的人之一。因此巴特（Batt）关于子宫内膜异位症史的著作中有一大章是介绍桑普森的工作也就不足为奇了[12]。

埃米尔·诺瓦克（Emil Novak，1884—1957）[67] 博士的工作延续了霍普金斯传奇。作为波西米亚移民后裔的他生长于巴尔的摩，于 1904 年获得巴尔的摩医学院（Baltimore Medical College）医学博士学位。在卡伦医生任职期间，他开始在约翰斯·霍普金斯医院（Johns Hopkins Hospital）的妇科病理实验室工作，成为了一名资深妇科病理学家。同时，他也是一名杰出的教师，为约翰斯·霍普金斯医院建立了卵巢肿瘤备案体制，他对妇科病理学的兴趣广泛，包括子宫内膜增生与癌的关系。

值得一提的是 20 世纪早期的英国人卡斯伯特·洛基尔（Cuthbert Lockyer，1867—1957）（图 21-12）[68] 关于肌瘤和相关肿瘤的著作，虽然对比凯利和卡伦的伟大作品略有逊色，但也算得上是杰出作品。像凯利和卡伦一样，他也强调了经常被忽视的腺肌瘤。洛基尔与托马斯·沃茨·艾德（Thomas Watts Ede）博士合著了几本妇科学专著，这些专著多年来一直很有影响力，并建立起许多标本集。

奥斯卡·弗兰克尔（Oskar Frankl，1873—1938）（图 21-13）[69] 出生在现今的捷克共和国（Czech Republic），当时是奥匈帝国（Austrian-Hungarian Empir）一个讲德语的小镇。他在维也纳大学学习医学，后接受了妇产科专科培训，自 1908 年到去世，弗兰克尔一直担任维也纳第一妇产科（First Department of Obstetrics and Gynecology）病理实验室的主管。弗兰克

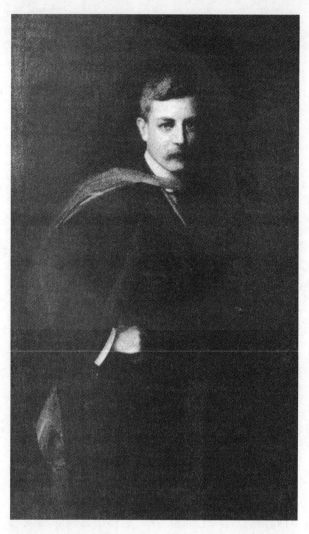

图 21-12　卡斯伯特·洛基尔（摘自《国际妇科病理学杂志》，已得到授权）

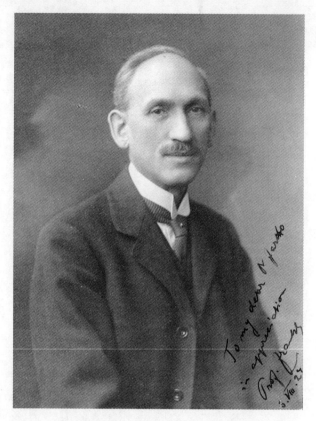

图 21-13　奥斯卡·弗兰克尔［图片使用已获得纽约医学会图书馆（New York Academy of Medicine Library）］许可

尔 1914 年出版了一本关于女性生殖器官的解剖学、组织学和病理学的教科书，极具影响力。弗兰克尔是第一个仔细研究转移性肿瘤的人，他在普凡嫩施蒂尔的领导下，发现了卵巢肿瘤的交界恶性肿瘤。他研究兴趣广泛，还参与编著了亨克（Henke）和鲁巴尔希（Lubarsch）著名的《特殊病理解剖学手册》（*Handbook of Special Pathologic Anatomy*）中的输卵管部分。

另外，弗兰茨·希施曼（Fritz Hitschmann，1870—1926）和路德维希·阿德勒（Ludwig Adler，1876—1958）两人与弗兰克尔和基维希一样出生在现在的捷克共和国，并做出了引人注目的贡献[70]。他们首次明确描述了子宫内膜的周期性变化。希施曼曾在维也纳学医，在他职业生涯早期，著名的妇科主任弗里德里希·绍塔（Friedrich Schauta）邀请他在那里经营一个小的病理学诊所。阿德勒也是在维也纳接受培训，1904 年，他开始与希施曼一起工作。在他们 1908 年的研究发表之前，人们一直认为子宫内膜的变化是由于慢性子宫内膜炎引起的，其治疗结果往往不理想。希施曼患有糖尿病，56 岁时就去世了。阿德勒因其在放射治疗方面的工作而闻名，是一个非常有声望的妇科外科医生。在德国吞并奥地利两周后，他和他的家人终于逃离奥地利前往美国。后来他成为纽约贝斯以色列医院（Beth Israel Hospital）一名受欢迎的外科医生。

沃尔特·席勒（Walter Schiller，1887—1960）（图 21-14）[71]因以他的名字命名的染色剂而闻名，也因 1939 年他将"卵巢中肾瘤"（mesonephroma ovarii）分成两种不同类型的肿瘤而闻名。席勒出生在维也纳，在大学期间，他担任西格蒙德·艾克斯诺（Sigmund Exner）的生理学助教，西格蒙德·艾克斯诺与艾玛·考

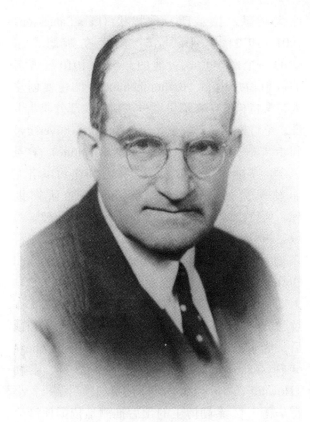

图 21-14　沃尔特·席勒［图片来自美国临床病理学家协会档案馆，档案管理员的约翰·兹维基（John Zwicky）博士］

尔（Emma Call）一起描述了考尔-艾克斯诺（Call-Exner）小体而闻名。多年来席勒一直是维也纳大学第二妇产科诊所（Second Obstetrical and Gynecological Clinic）的实验室主任，在此期间，他发明了筛查检测。1937 年，他移民美国。他的关于中肾瘤的论文于 1939 年出版。这篇文章是有些缺陷的，文中提到的两类肿瘤细胞（一个是卵黄囊瘤，一个透明细胞癌）都不是中肾管衍生的。不过他的其他文章，如关于卵巢肿瘤、无性细胞瘤、布伦纳瘤和颗粒细胞瘤的专题著作 [48] 都经得起时间的考验。从 1938 年到 1944 年，席勒一直担任芝加哥库克郡立医院（Cook County Hospital）病理主管一职。直到 1944 年汉斯·波普（Hans Popper）接替他的职务，后来席勒去了其他医院工作，包括担任多所妇幼医院的实验室主任。

当代（1950 年至今）

从历史角度来看，可以说我们到了"当前"

时代。我们之所以选 1950 年作为分界点，多少是因为 20 世纪 40 年代在某种意义上可以说是一个过渡期，40 年代，早期妇科病理学巨人罗伯特·迈耶去世了，"新一代巨人"罗伯特·E. 斯卡利医生的职业生涯开始了。妇科病理学最后一部分的介绍始于斯卡利是比较合理的，斯卡利在妇科病理学方面的经验源于亚瑟·赫迪格（Arthur Hertig）博士。

赫迪格（1904—1990）（图 21-15）[72] 博士是 20 世纪中叶的主要人物之一。他是波士顿产科医院（Boston Lying-In-Hospital）的第一位病理学家，并使波士顿产科医院成为一个重要的诊断和研究中心。他开展了关于滋养层疾病的重要研究，并撰写了一本滋养层疾病的专著 [73]。赫迪格还与他人合作对早期妊娠进行了开创性的研究 [74]。在希施曼和阿德勒早期观察的基础上，赫迪格作为共同作者，在 1950 年发表的一篇论文建立了子宫内膜活检的现代方法 [75]。然而，值得注意的是，这项工作主要由让-保罗·拉图尔（Jean-Paul Latour）博士开展，让-保罗·拉图尔是一位法籍加拿大病理学家，他在马萨诸塞州（Massachusetts）布鲁克莱恩（Brookline）的

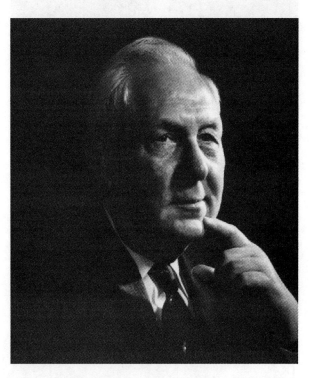

图 21-15　亚瑟·赫迪格［图片由伊凡·迪米亚诺夫（Ivan Damjanov）提供］

妇女免费医院（Free Hospital for Women）当实习生时发明了一个日期测定系统，那时赫迪格博士还是医院的首席。拉图尔除了妇科病理学的开创性贡献，其他方面的成果也非常杰出，在其他地方另有介绍[76]。赫迪格博士还对子宫内膜和宫颈的癌前病变感兴趣，并得到了许多人的帮助，尤其是哈兹尔·戈尔（Hazel Gore）、雪莉·德里斯科尔（Shirley Driscoll）和约翰·克雷格（John Craig）3位医生。赫迪格博士工作的医院随后［与彼得·本特·布列根医院（Peter Bent Brigham Hospital）］合并成一家"新"医院，并成为哈佛大学医学院家族（Harvard Medical School family）的成员。近代，布列根和妇女医院（Brigham and Women's Hospital）及赫迪格博士和他的同事们创造的伟大成果已经通过克里斯多夫·P.克拉姆（Christopher P. Crum）博士领导的优秀工作团队的杰出工作融入现代医学。他们的故事，如同其他仍然鲜活的故事一样，将在未来的历史长河中长存。

20世纪中期，两位斯堪的纳维亚人做出了

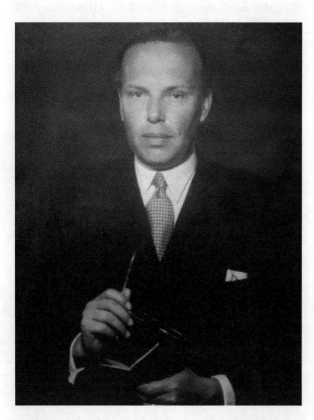

图21-16　拉尔斯·桑特松（摘自《国际妇科病理学杂志》，已得到授权）

巨大贡献。拉尔斯·桑特松（Lars Santesson，1901—1972）[77]（图21-16）出生在斯德哥尔摩的一个医学世家，他的叔叔是1910年著名的放射治疗中心（Radiumhemmet）的主要创建人，桑特松博士在那里度过了他的大部分职业生涯。桑特松在乌普萨拉大学（Uppsala University）和卡罗林斯卡学院（Karolinska Institute）学习医学，毕业后做了放射治疗中心和纽约市洛克菲勒研究所（Rockefeller Institute）的研究助理。桑特松博士的主要贡献在卵巢肿瘤病理学领域。1961年8月，在斯德哥尔摩的国际妇产科联盟（Federation International of Gynecology and Obstetrics，FIGO）会议上他做了一个关于卵巢上皮肿瘤的重要演讲，基于放射治疗中心的工作经验，他讨论了不同卵巢癌亚型的发病频率和预后。他证实了纽约内科与外科医师学院（College of Physicians and Surgeons）小霍华德·C.泰勒（Howard C. Taylor Jr）博士的早期预后结果，小霍华德·C.泰勒博士的预后推测是依据他诊治过的一个小系列"部分恶性"或"交界性"卵巢肿瘤[78-80]而作出的。因为桑特松的演讲，国际妇产科联盟采用了"非典型性增生的肿瘤"和"低度恶性潜能的癌"这些肿瘤术语。桑特松出席了最早的卵巢肿瘤分类会议和两年后世界卫生组织（WHO）命名委员会。桑特松博士的另一个重要贡献是他普及了后来称为子宫"内膜样"卵巢癌的疾病[81]。

另一位著名的斯堪的纳维亚病理学家是丹麦的贡纳尔·特鲁姆（Gunnar Teilum，1902—1980）（图21-17）[82]。1929年，他毕业于哥本哈根大学（University of Copenhagen）医学院，最初在内科工作；1938年，加入哥本哈根大学的病理解剖学研究所（Institute of Pathological Anatomy），之后一直在那里工作。尽管他兴趣广泛，并在包括性腺的性索肿瘤方面做出贡献，但他最大的贡献是一系列阐明卵黄囊肿瘤的生殖细胞性质的论文。1946年，他写下了第一篇关于卵黄囊肿瘤的生殖细胞性质的英语论文，之后越写越多，在1971年整理出版[83]；他的工作确定了肿瘤的性质，并描述了它们的模式。他指出，卵黄囊瘤的乳头状结构形态与大鼠胎盘内胚层的鼻窦[84]相似，并创造了"内胚层窦瘤"这

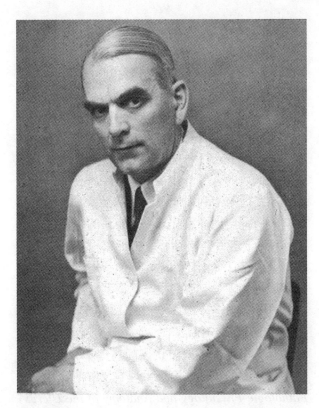

图 21-17 贡纳尔·特鲁姆（摘自《国际妇科病理学杂志》已得到授权）

一术语。这个肿瘤的故事和另外一个"席勒 - 杜瓦尔小体"的故事齐名并广为流传[85]。在 20 世纪的后几十年，与美国几个主要机构相关的病理学家做出了引人注目的贡献，他们主要在梅奥诊所（Mayo Clinic）、约翰斯·霍普金斯医院、军事病理学研究所（Armed Forces Institute of Pathology）、斯坦福大学（Stanford University）、克利夫兰诊所（Cleveland Clinic）和马萨诸塞州总医院（Massachusetts General Hospital，MGH）工作。梅奥诊所的忠实拥护者之一马尔科姆·多克蒂（Malcolm Dockerty，1909—1987）博士工作特别认真，他本身是外科病理学家，但他却对妇科病理学有着浓厚的兴趣[86]。作为一名病理学家，他发表了许多性索间质肿瘤、卵巢甲状腺肿方面的重要论文，同时还发表了一篇关于卵巢纤维瘤的经典论文。

约翰斯·霍普金斯医院早期的优秀工作在之前已经提及，近年来在罗伯特·J. 库曼（Robert J. Kurman，1943—）博士的领导下，这项工作得以继续进行，库曼受威廉·欧博的影响而对病理

学感兴趣，后期他曾和威廉·欧博一同在纽约的贝斯以色列医院工作。在彼得·本特·布列根医院接受病理训练后，1971—1972 年间，库曼与罗伯特·斯卡利博士成为了同事。20 世纪 70 年代末，库曼在南加州大学（University of Southern California）工作期间，与本书记录这段历史的一位编辑（克莱夫·R. 泰勒，CRT）合作，率先将免疫组织化学研究（immunohistochemical investigation）引入妇科诊断，这是一段富有成果又愉快的合作经历。1978 年，在南加州大学工作期间，他在《人类病理学》（*Human Pathology*）杂志上发表了《免疫组织学技术在卵巢和睾丸肿瘤分类中的潜在价值》（*The potential value of immunohistologic techniques in the classification of ovarian and testicular tumors*）[与南希·E. 华纳（Nancy E. Warner）合著，华纳是病理学主席及著名的内分泌病理学家]。在这里库曼遇到了他的妻子卡罗尔（Carole），卡罗尔与他一起做实验室研究工作。库曼博士在其他领域也著有许多里程碑式的论文，尤其是与卵巢浆液性乳头状肿瘤和 HPV（人乳头瘤病毒）相关的宫颈疾病、子宫间质肿瘤和滋养细胞疾病，卡罗尔关注中间型滋养细胞疾病，并且她还是世界卫生组织女性生殖道肿瘤分类的资深编辑。

在结束霍普金斯学院这一部分之前，我们必须要提一下史蒂芬·G. 西尔弗伯格（Steven G. Silverberg，1938—）博士，他毕业于霍普金斯学院，不过他没有留在霍普金斯学院工作。西尔弗伯格博士是著名的妇科病理学家，多年来一直担任国际妇科病理学家协会（International Society of Gynecological Pathologists）主席。他是《子宫体肿瘤和妊娠滋养细胞疾病》（*Tumors of the uterine corpus and gestational trophoblastic disease*）（与库曼博士合著）第三卷的主要作者，也是 1994 年世界卫生组织女性生殖道肿瘤组织学分类的资深编辑。在许多原创的文献中，他经常以资深作者的身份与他人合著。

华盛顿特区的军事病理学研究所一直有研究妇科病理学的传统，这可以追溯到 20 世纪 40 年代末，彼时休·格雷迪（Hugh Grady）博士是妇科、产科和乳腺科第一主任，之后罗伯特·纽贝卡（Robert Neubecker）博士接替了他的职位。罗

伯特·纽贝卡对卵巢肿瘤特别感兴趣，并针对这一主题撰写了大量优秀的论文。20 世纪 60 年代，赫伯特·B. 泰勒（Herbert B. Taylor，1929—1977）（图 21-18）[87] 博士发表数量更多、范围更广的论文，其中绝大多数是与亨利·J. 诺利斯（Henry J. Norris）博士合著的。他们写了 4 篇关于间质细胞和子宫混合性肿瘤的论文，1 篇是关于阴道息肉的，强调非典型性可导致其与恶性肿瘤混淆，另一篇是关于微小腺体增生的，此外还有一些关于卵巢类固醇细胞肿瘤、颗粒细胞瘤和妊娠黄体瘤的重要论文。泰勒博士和 L.A. 阿萨多因（L.A. Asadourian）博士还写了一篇关于无性细胞瘤的学术论文，文中包含多达 105 例患者的数据，这也是此类肿瘤数据最多的论文之一。赫伯特·泰勒和亨利·J. 诺利斯可能是 20 世纪 60 年代的 10 年里贡献最大的学者，其成果超过了这一领域任何研究团体[87]。

亨利·J. 诺利斯博士拥有美国俄勒冈州（Oregon）麦克明维尔（McMinnville）林菲尔德学院（Linfield College）的学士学位，并在 1958 年获得罗切斯特大学（University of Rochester）的医学博士学位。他在著名的马洛里病理学研究所（Mallory Institute of Pathology）接受培训，然后在明尼苏达大学和巴恩斯医院（Barnes Hospital）工作。1963 年，他开始与泰勒博士建立富有成效的合作，并在军事病理研究所担任病理学家。后来诺利斯博士接替了泰勒博士成了军事病理研究所妇产科和乳腺病理科的主任，在那里他度过他整个职业生涯，并始终保持一种多产状态。他担任《国际妇科病理学杂志》的主编和国际妇科病理学家协会主席。诺利斯博士还有许多其他杰出贡献，他一直在军事病理研究所工作，直到退休。1972 年，他担任副主任，与亚瑟·赫迪格博士共同负责国际病理学会的美国-加拿大分会的《子宫病理生理学及解剖学》（*The Pathologic Physiology and Anatomy of the Uterus*）课程，随后他与赫迪格博士和莫瑞·A. 阿贝尔（Murray A. Abell，1920—2003）共同修编了此书。莫瑞·A. 阿贝尔也是加拿大人，在密歇根大学（University of Michigan）近 30 年的工作时间里，他对这一领域做出许多引人注目的贡献，包括最早发表关于宫颈小腺体增生的论文和关于外阴癌及其前体的开创性论文。

来自魁北克（Quebec）的弗雷德里克·福路曼（Frederic Fluhmann，1898—1966）[88] 博士是第一个在妇科病理学这一领域为斯坦福大学医学院带来荣誉的人之一。福路曼博士是一位临床医生，他极大地推动了宫颈病理学，所有诊断病理学家都熟悉的宫颈"隧道簇"正是他在 20 世纪 60 年代早期首次详细描述的。福路曼博士还撰写了一本关于宫颈及其疾病的杰出著作[6]。之后，从 20 世纪 70 年代开始，斯坦福大学医学院在理查德·L. 凯普森（Richard L. Kempson，1930—）医生的带领下达到了更高水平。理查德·凯普森在华盛顿大学医学院的巴恩斯医院接受培训，是受劳伦·V. 阿克曼（Lauren V. Ackerman）医生影响的众多著名病理学家之一。20 世纪 60 年代末，当斯坦福大学医学院由旧金山搬迁至帕洛阿托（Palo Alto）时，凯普森博士被斯坦福大学聘为外科病理学联席主任。他和他的同事们聚焦于

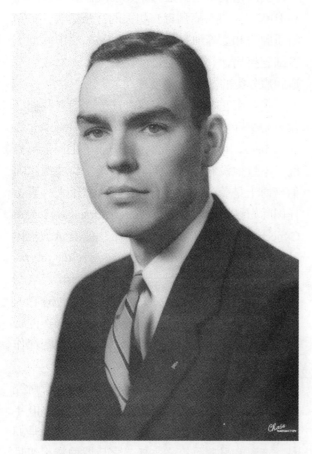

图 21-18 赫伯特·B. 泰勒（摘自《国际妇科病理学杂志》，已得到授权）

子宫体病理学领域的研究，其他主要贡献包括帮助定义了浆液性子宫内膜腺癌和异常化生；关于子宫内膜异常化生的研究，他与迈克尔·R. 亨特利克森（Michael R. Hendrickson）医生一起撰写了一篇该领域内最好的论文并于 1980 年发表。同年，他们还出版了一本杰出的著作——《子宫体外科病理学》（*Surgical Pathology of the Uterine Corpus*）。与文章提及的这一领域的其他人一样，凯普森博士也是一位全面杰出的外科病理学家，他的另一个主要的研究方向是乳腺病理学，妇科肉瘤和其他相关领域也是他主要的研究方向，并促进发表了许多科研成果。凯普森博士培训的年轻一代病理学家，通过自己的工作及优秀成果继续为学校增光添彩。

阿贝尔医生的学生威廉·R. 哈特（William R. Hart，1940—）是一位杰出的医者，他在自己的职业生涯中做出了许多杰出的医学贡献，其中多数是他在克利夫兰诊所任职时的成果。他在军事病理研究所与诺利斯医生共事时，就开始了医学探索，并于 1973 年发表了关于卵巢黏液性肿瘤的著名论文。多年来，他陆续发表了多篇关于妇科肿瘤的文章，其中包括了对克鲁根勃瘤、卒中性平滑肌瘤、肠腺癌卵巢转移瘤、子宫囊状通道簇（再次研究了福路曼博士讲述过的病变）和有丝分裂活跃的平滑肌瘤的研究。

从哈特医生的介绍中可以引出一个在 20 世纪中后期同样有着重大贡献的人物，即威廉·M. 克里斯托弗森（William M. Christopherson，1916—2007）医生。哈特医生继承了克里斯托弗森医生的事业，成为了美国临床病理学家学会（American Society of Clinical Pathologists）主办的知名课程的负责人，同时工作的还有罗伯特·E. 斯卡利（Robert E. Scully）医生、弗兰克·维利奥斯（Frank Vellios，1922—2011）医生、詹姆斯·里根（James Reagan，1918—1987）医生和弗雷德里克·T. 克劳斯（Frederick T. Kraus，1930—）医生。后者的大部分研究生涯是在劳伦·V. 阿克曼（Lauren V. Ackerman）医生的指导下于巴恩斯医院度过的，尽管他大部分研究的时间用在训练个人执业能力上，但他在学术研究上仍有很强的能力。除工作外他还一直担任美国-加拿大病理学院长期课程教学的联合负责人。弗

雷德里克·克劳斯的一生中有很多伟大的贡献，包括出版大量的医学文献，以及培育了很多当代优秀的妇科病理学家，其中就有迈克尔·马祖尔（Michael Mazur）医生、法塔妮·塔瓦索丽（Fattaneh Tavassoli）和托马斯·M. 奥尔布莱特（Thomas M. Ulbright），他们大都是克劳斯医生的同事。维利奥斯医生也在巴恩斯医院工作过，他的职业生涯同样出色，他后期在许多一流的医学机构担任领导职位，也在美国临床病理学家学会身居要职。谈及他对科学的贡献，不得不提到他 1973 年发表的一篇关于宫颈乳头状纤维瘤（这种病变在两年前由阿贝尔博士首次提出）的文章。詹姆斯·里根医生的主要研究方向是在细胞病理学，但是在外科病理学领域，特别是关于宫颈手术方向，詹姆斯·里根发表了不错的文章，也为相关细胞病理学研究做出杰出的贡献。他还培训了很多知名医师，包括小斯坦利·F. 帕丁（Stanley F. Patten, Jr.）、托马斯·A. 邦菲利奥（Thomas A. Bonfiglio）和大卫·C. 威尔伯（David C. Wilbur），这三位优秀的病理学家曾荣获国际细胞学学会（International Academy of Cytology）颁发的詹姆斯·里根奖（James W. Reagan Award），这也是那段时期美国唯一获此殊荣的学者。

克里斯托弗森医生在路易斯维尔大学（University of Louisville）医学院度过了他大半的职业生涯，担任了长达 20 年的主席。正如前面提到的多位伟人一样，他是细胞病理学的权威和传统外科病理学专家。1950 年，他作为主要作者，和弗兰克·富特（Frank Foote）医生、弗雷德·斯图尔特（Fred Stewart）医生一同发表了关于腺泡状软组织肉瘤的经典文章，这两位是他在纽约的纪念斯隆·凯特琳癌症中心（Memorial Sloan Kettering Cancer Center）的同事。与纪念斯隆·凯特琳癌症中心联系到一起的还有另外一位著名的妇产科病理学家，即以他名字命名阿-斯反应（Arias-Stella reaction）的哈维尔·阿里亚斯-斯特拉（Javier Arias-Stella，1924—），他是秘鲁土著人，他继克里斯托弗森医生之后在纪念斯隆·凯特琳癌症中心做了 2 年访问学者。在去癌症中心进修前，他已发现阿-斯反应的独特性质，但直到进修期间才确定其发现，并于 1954 年发表了这一研究的原创性描述。关于哈维

尔·阿里亚斯-斯特拉医生和阿-斯反应的详细记录最近逐渐被熟识[89]。近年来，纪念斯隆·凯特琳癌症中心科研水平达到新的高度，大多归功于罗伯特·索斯勒（Robert Soslow）和他的同事。

笔者有幸在马萨诸塞州总医院工作过，该医院在妇科病理学的发展过程中发挥着举足轻重的作用，其主要的科研贡献包括以罗伯特·E. 斯卡利医生为代表的学者的研究成果，及本文提到的其他科学家们的医学成就。他们中的许多人依然活跃在科研界，他们的故事必将谱写新的医学未来。其中，斯坦利·J. 罗博伊（Stanley J. Robboy）与斯卡利医生建立了富有成果的科研合作，他们的合作一直持续到20世纪80年代初，他对卵巢原发性和转移性类癌进行了深入研究，并明确描述了包括甲状腺类癌在内的生殖系统肿瘤。斯卡利在女性生殖道异常和肿瘤研究中发挥了重要作用，特别是己烯雌酚对子宫的复杂作用研究。

继托马斯·库伦医生创立妇科病理学后，同为加拿大人的菲利普·B. 克莱门特（Philip B. Clement）医生延续了加拿大人对这门学科做出贡献的伟大传统。克莱门特是温哥华本地人，也曾在马萨诸塞州总医院接受培训，并当过斯卡利医生的助手。在那段时期他们写出了关于子宫米勒管腺肉瘤（müllerian adenosarcoma）的权威性文章，并将这种神秘的子宫肿瘤称为"类似卵巢性索肿瘤的子宫肿瘤"。克莱门特与斯卡利的合作一直持续到1975年克莱门特返回温哥华工作，他们的合作包括对一百多例米勒管腺肉瘤的经典研究，对子宫内膜异位症相关的坏死性假黄瘤结节的描述，以及对子宫肌瘤水肿样变（库伦最早提出）的描述。而克莱门特对子宫内膜异位症的精准病理阐述在著名的布劳斯坦教科书（Blaustein textbook）的多个版本均有记录。他本人更是担任了十多年的《国际妇科病理学杂志》的编辑。

斯卡利医生的另一位著名的实习生是加那利群岛出生的杰梅·普拉特（Jaime Prat）医生。20世纪70年代末期，同在马萨诸塞州总医院工作的普拉特（1944—）在斯卡利医生的领导下投身妇科病理学的研究，直到1984年他才回到西班牙工作，并在巴塞罗那圣保罗医院（Hospital de La Santa Creu I Sant Pau）担任了多年病理学教授兼病理系主任。普拉特医生是一位非常优秀的全能型诊断病理学专家。在跟随斯卡利医生期间，他发表了一篇论文，是关于在卵巢黏液性肿瘤的外壁可见特有结节块（即附壁结节），还描述了其所具有的活性性质，涵盖了那些由未分化癌甚至肉瘤构成的部分。他另一篇著名文章提出对纤维肉瘤和纤维瘤区别标准化，还有两篇作为共同作者的文章是研究卵巢支持-间质细胞瘤的异源性因素，他也是关于肝样卵黄囊瘤论文的资深作者。普拉特回到西班牙后发表了多篇关于妇科肿瘤免疫组织化学的文章，并将分子病理学理念引入女性生殖系统的研究。他担任了多年国际妇科病理学家协会主席，同时也是国际妇产科联盟（FIGO）中的重要一员。

另一位知名的西班牙病理学家——弗朗西斯科·F. 诺加利斯（Francisco F. Nogales）医生也是一位在20世纪后期举足轻重的妇科病理学研究领头人。他在格拉纳达大学医院（Granada University Hospital）担任了多年的病理学系主任，同时也在国际妇科病理学家协会担任过会长。他在妇科病理学领域研究范围广泛，但最感兴趣的领域一直是卵巢生殖细胞肿瘤。在20世纪70年代中期，诺加利斯医生与他人合作发表了著名的关于卵巢未成熟畸胎瘤的论文，几年后又发表了一篇主要针对异常多囊卵黄形态的卵黄囊肿瘤的文章。他对后期发现的这种肿瘤的浓厚兴趣促使他撰写了《人类卵黄囊和卵黄囊肿瘤》（The Human Yolk Sac and Yolk Sac Tumors）一书，并于1993年出版。这本书即使在众多优秀的医学书籍中也能算得上是一本瑰宝级的妇科病理学专著。

笔者在先前的论文[3]中提到过，澳大利亚人对妇科病理学的贡献离不开曾与赫迪格医生合作过的哈兹尔·戈尔医师。此外，另有两个人的贡献不得不提，首先是彼得·罗素（Peter Russell）医生，跟前面提到的几位科学家一样，他也曾担任国际妇科病理学家协会会长。罗素医生发表了多篇关于妇科上皮性肿瘤以及多形式卵巢功能衰竭的文章，而他编写的关于卵巢疾病的优质教材在1995年首次出版，很快又于2004年再版。另一位做出贡献的是杰出的医学史学家——已故的安德鲁·奥斯特（1943—2003）博士，前文提到他留下了一篇关于滋养层细胞发生、发展的精彩文章。经常访问奥地利格拉茨大学（一个多年来一直关注宫颈病理学的中心）的他逐渐对宫颈病变产生了浓厚兴趣。他将埃里希·布克哈特教授所著的《阴道镜检查，宫颈病理学教材和图集》（*Colposcopy*, *Cervical Pathology. Textbook and Atlas*）译成英文版。而奥斯特医生年仅 59 岁的早逝是诊断病理学和病理学发展史中的巨大损失。

现在将焦点转向英国 20 世纪中后期的一些研究者。前两位是著名的马格努斯·海恩斯（Magnus Haines）和克劳德·泰勒（Claud Taylor）团队，他们的名字在著名的《海恩斯和泰勒妇产科病理学》（*Haines and Taylor Obstetrical and Gynaecological Pathology*）教材上永远联系在一起。海恩斯医生早先在伦敦工作，而泰勒医生[90]则是在伯明翰。英国曼彻斯特的弗莱德·兰利（Fred Langley，1912—1995）教授参加了世界卫生组织（WHO）第一次关于卵巢肿瘤分类的工作，参与人员包括前面提及的斯堪的纳维亚的工作者们和其他杰出医学研究人士，得出了大家熟知的关于这一主题的"蓝皮书"[91]。其他当时在 WHO 团队的还有特鲁姆、桑特松、乔治·格里戈罗夫（Georg Grigoroff，巴黎）、罗伯特·E. 斯卡利（波士顿）、翁贝托·托尔罗尼（Humberto Torloni，当时的世界卫生组织相关书籍的编辑）、哈维·汉普尔（Herwig Hamperl，波恩）、安东尼·路易西（Antonio Luisi，圣保罗）和谢尔盖·谢洛夫（Sergei Serov，俄国）医生。兰利是曼彻斯特圣玛丽医院（St. Mary's Hospital）的病理学顾问。他早期主要研究围产期病变，但妇科病理学逐渐引起了他的兴趣，并最终成为了他的主要研究方向。他同时也是一位经验丰富的细胞学专家，在英国建立了最早的相关研究机构。他发表了多篇关于卵巢肿瘤的著名论文，并于 1976 年与他的接班人哈罗德·福克斯（Harold Fox）共同编著出版了一本知名专著[46]。在 20 世纪的最后几十年间，福克斯教授也是妇产科病理学界的重要人物。可能是受到与兰利合著的书籍的驱使，福克斯去了很多地方，留下了很多精彩而又幽默的医学演讲，同时还撰写了多篇关于妇科病理学的著名论文。他对产科病理学非常感兴趣，在他的书中关于胎盘的

病理描述 [最近版本是由尼尔·J. 瑟比尔（Neil J. Sebire）教授编著] 被众人所熟知。而瑟比尔医生则是英国当代著名的儿科及滋养细胞病理学专家，他仍在继续着由其老师传承下来的对滋养细胞疾病的研究。

本章最后要提到的是这个领域真正的巨头之一，罗伯特·E. 斯卡利（1921—2012）（图 21-19）[92-95]。他出生于马萨诸塞州的皮茨菲尔德（Pittsfield），早期就读于马萨诸塞州伍斯特市（Worcester）的圣十字学院（College of the Holy Cross），后考入哈佛医学院并于 1944 年毕业。随后在波士顿的彼得·本特·布列根医院和儿童医院实习并学习病理学知识。师从赫迪格医师，在妇女免费医院和波士顿产科医院担任了一年住院医师。之后又前往一所忙碌的肿瘤医院——彭德维尔医院（Pondville Hospital）担任了一年住院医师。于 1950 年加入马萨诸塞州总医院，除了在美国陆军服役期间离开两年（1952—1954），在该院共服务了近 54 年。

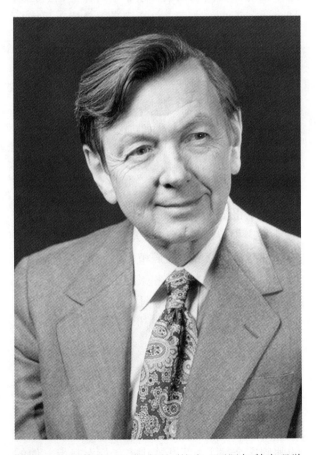

图 21-19 罗伯特·E. 斯卡利（摘自《国际妇科病理学杂志》）

斯卡利在 1953 年对两性性腺的明显病变即性腺母细胞瘤的发现和命名充分展示出他出色的观察能力。1970 年，他发表了第二篇具有决定性价值的相关文章，他证明了一组（透明细胞癌）米勒管是包含在席勒最初所认为的中肾管内，自此"中肾管瘤"这个概念被否定并不再使用。1958 年，他写了关于卵巢肿瘤及其相关内分泌症状的书，这也是他人生中的第一本著作[96]，同时还提出了"卵巢肿瘤与功能性基质"这个概念。斯卡利认为每种肿瘤都各有特点，包括具有环状小管结构的性索肿瘤、硬化性间质瘤、甲状腺类癌、沃尔夫附件肿瘤、米勒管黏液性交界瘤、高血钙型小细胞癌、肝病状卵黄囊瘤、网状支持 - 间质细胞瘤、幼年型颗粒细胞瘤以及与硬化性腹膜炎相关的特有卵泡膜细胞瘤。他还描述了成熟神经胶质细胞植入物与畸胎瘤的关系、成熟神经胶质细胞植入物缺失造成的预后不良的意义，以及卵巢黏液样肿瘤附壁结节的病理类型和类似子宫内膜癌的性索肿瘤。斯卡利不仅对卵巢疾病领域贡献非常大，他在其他领域也写了不少的文章，包括阴道复合瘤、手术后梭形细胞结节、黏液状子宫平滑肌肉瘤、子宫和阴道的淋巴瘤、子宫内膜异位症的坏死性假黄瘤结节、腹膜包囊囊肿、非微小腺体的典型形式增生、中肾管增生、胎盘附着部位结节、输卵管的反应性增生、高密度子宫肌瘤和子宫内膜间质肿瘤。他同时是第一批识别出米勒管腺肉瘤和类似卵巢性索的子宫肿瘤的专家之一。

多年来，斯卡利不仅累积了大量临床实践，还记录了很多可供查阅的病例描述，并以此为有力证据，引导许多合作研究者做出了重大的报道，如浆液性交界瘤腹腔植入的分类，斯卡利指引他们突破已知去描述和报道更多新的疾病。其中一篇文章或多或少能够证实阑尾起源的多种女性腹膜假性黏液瘤的形成其实也有卵巢参与，以及其他疾病的转移性肿瘤，特别是卵巢性索间质肿瘤的形成，卵巢都有起到一定作用。

在 20 世纪 60 年代中期，斯卡利提出，经过他长期观察发现，透明细胞癌在青春期后期少女的阴道和宫颈的发生概率异常升高，而这种罕见的肿瘤迄今都主要发生在中老年妇女身上。他的这个新奇发现促使了更多同事去"努力寻找"这种肿瘤发病率增高的原因。在一次偶然却典型的案例中，一位患病少女的母亲在跟她的妇科医生谈论时，她沉思后问到女儿患透明细胞癌是否与其怀孕期间使用过的药物有关系。自此，子宫内使用已烯雌酚和透明细胞癌之间的潜在关系被逐渐揭开，同时更多宫内异常状态的疑惑也被揭开，因此发表了大量相关论文。

鉴于斯卡利医生当时在妇科病理学领域的卓越地位，20 世纪 70 年代中期国际妇科病理学家协会建立[97]时，他便被邀请担任第一任会长。他一连担任了 6 年会长，而之后会长任期改为两年。由于在卵巢病理学领域处于领头地位，他被邀请编撰第二部关于卵巢肿瘤的专著[98]，并在 20 年后又对这部分工作进行了重新编辑。斯卡利博士对医学史，尤其是病理学发展史，有着浓厚的兴趣以及渊博的学识，他在哈佛医学院附属医院工作期间就曾与其他研究者共同撰写了病理发展史的权威文章[99]。离世之前，斯卡利医生还在马萨诸塞州总医院参与编撰了一部病理学史书的几个章节[100]，后来那部著作出版，用于庆祝该院建成两百周年。如果没有他的参与，相关编撰工作不会进行得如此顺利。斯卡利医生作为一名伟大的病理学家（不得不提及，他还是一名优秀的全能型外科诊断病理学家，特别是在睾丸和雌雄同体领域），凭借优秀的个人品质深受众人的爱戴。

致谢

我首先最想感谢的是我的导师罗伯特·E. 斯卡利教授，是他激发了我对医学发展史，尤其是病理学这一领域的兴趣，并将他收集的这一领域的全部档案资料，包括大量文献和书籍都慷慨地转赠予我。如果没有这些资料，我不可能完成这项工作。同时我也想对所有自 1996 年起在《国际妇科病理学杂志》上发表文章的医学专家们表达深切的感激。感谢当时担任杂志编辑的菲利普·B. 克莱门特博士接受我一系列的建议。前面提到过，这篇文章改编自一篇最早在《病理学》期刊上发表的文章，十分感谢编辑布雷特·德拉亨特（Brett Delahunt）医生允许我在书写妇科病理学史的过程中重新使用文章的部分文句（尽管我对稿件进行了大范围的修订）及图片。而图 4、7、9、12、16、18 是经《国际妇科病理学杂志》许可后转载至此的。此外，我还想感谢过去几年中指引我发现有趣的文章、慷慨地赠予我相关书籍、或多或少在不同的层面协助我完成这项工作的人们，希望他们能接受我在此表达的诚挚谢意。

参考文献

1. Rosai J. Guiding the Surgeon's Hand. The history of American surgical pathology. American Registry of Pathology: Washington, DC, 1997.

2. Dhom G. Geschichte der Histopatholgie. Springer, Berlin, 2001.

3. Young RH. The rich history of gynaecological pathology: brief notes on some of the personalities and their contributions. Pathology, 2007, 39(1): 6-25.

4. Young RH. A brief history of the pathology of the gonads. Mod Pathol, 2005 Feb 18, Suppl 2:S3-S17.

5. Young RH. The History of British Gynaecological Pathology. Histopathology, 2009, 54: 144-155.

6. Young RH. Dusting off old books: comments on classic gynecologic pathology books of yesteryear. Int J Gynecol Pathol, 2000, 19: 67-84.

7. Young RH. Dusting Off Another Shelf: Further Comments on Classic Gynecologic Pathology Books of Yesteryear. Int J Gynecol Pathol, 2004, 24: 100-110.

8. Speert H. Obstetric and Gynecologic Milestones, Parthenon Publishing Group: New York, 1996.

9. Graham H. Eternal Eve. The History of Gynecology and Obstetrics. Doubleday and Co., Inc., Garden City, New Jersey, 1951.

10. Speert H. Obstetrics and Gynecology in America. A History. Am Coll Obstet Gynecol, Chicago, 1980.

11. Gruhn JG. A Selected Historical Survey Pathology Emphasizing Neoplasms. In: Roth LM, Czernobilsky B (eds). Tumors and Tumor-Like Conditions of the Ovary (Chapter 12). Churchill Livingstone: New York, 1985.

12. Batt RE. A History of Endometriosis. Springer, New York, 2011.

13. Ober WB. Historical perspectives on trophoblast and its tumors. Ann N.Y. Acad Sci, 1959, 80: 3-19.

14. Östör A. God's First Cancer and Man's First Cure: Milestones in Gestational and Trophoblastic Disease.

Anatomic Pathology, ASCP Press, Chicago. 1996, Vol One: 165-178.

15. Morgagni GB. The Seats and Causes of Diseases (English Translation by Benjamin Alexander). Miller A, Cadell T and Johnson and Payne; London, 1769.

16. Baillie M. The Morbid Anatomy of Some of the Most Important Parts of the Human Body. J Johnson, G. Nicol: London, 1793.

17. Hunter W. The Anatomy of the Human Gravid Uterus. J. Baskerville, Birmingham, 1774.

18. Ramsey EM. The History of the Uterus. In "The Uterus" International Academy of Pathology Monograph, No. 14. Williams and Wilkins, Baltimore, 1973.

19. Ritchie CG. Contributions to Assist the Study of Ovarian Physiology and Pathology. Churchill and Sons: London, 1865.

20. Lisfranc M. Diseases of the uterus, a series of clinical lectures delivered at the Hôspital La Pitié (translated by Lodge GH), William D. Ticknor, Boston, 1839.

21. Ridenbaugh MY. The Biography of Ephraim McDowell, M. D. Webster and Co.: New York, 1890.

22. Kelly HA. McDowell's Successors in America. Trans Am Gynec Soc Philadelphia, 1909, 34: 592-599.

23. Wells T Spencer. Diseases of the Ovaries: Their Diagnosis and Treatment. Appleton and Company: New York, 1873.

24. Sheppard JA. Spencer Wells. The Life and Work of a Victorian Surgeon. E&S Livingstone Limited: Edinburgh, 1965.

25. Tait L. Diseases of The Ovaries. Cornish Brothers: Birmingham, 1886.

26. McKay WJ Stewart. Lawson Tait His Life and Work. Bailliere Tindall and Cox: London, 1922.

27. Ober WB. Great Men of Guys. Scarecrow Reprint Corporation, Metuchen, NJ, 1973.

28. Bright R. Observations on abdominal tumors and intumescence: Illustrated by cases of ovarian disease. Guy's Hospital Reports, 1st series, 1838: Vol 3, No. 6, 179-267.

29. Hodgkin T. On the Anatomical Characters of Some Adventitious Structures. Medico-Chirurgical Transactions, XV. 1829: 265-338.

30. Paget J. Lectures on Surgical Pathology, Philadelphia, Lindsay and Balkiston, 1854.

31. Shenoy V, Scheithauer BW. Paget's Perspectives in Pathology. Mayo Clin Proc, 1988, 63: 184-192.

32. Waldeyer H. Die epithelialen Eierstockgeschwulste.

Ins besonders die Kystome (The epithelial ovarian tumors, especially the cystic tumors). Arch Gynecol, 1870, 1: 252-316.

33. Peaslee E. Randolph. Ovarian Tumors: Their Pathology, Diagnosis, and Treatment, Especially by Ovariotomy. Appleton & Company: New York, 1872.

34. Doran A. Clinical and Pathological Observations on Tumors of the Ovary, Fallopian tube, and Broad Ligament. Smith, Elder and Co., London, 1884.

35. Bland-Sutton J. Surgical Diseases of the Ovaries and Fallopian Tubes, including Tubal Pregnancy. Lea Brothers, Philadelphia, 1891.

36. Pickel H, Reich O, Young RH. Kiwisch von Rotterau-a pioneer of European obstetrics, gynecology and gynecolopathology. Clin Exp Obst Gynecol, 2011, 38: 338-341.

37. Pickel H, Reich O, Winter R, et al. Hermann Lebert (1813-1878) a pioneer of diagnostic pathology. Virchows Arch, 2009, 455: 301-305.

38. Dallenbach-Hellweg G, Schmidt D. History of Gynecological Pathology. XV. Dr. Carl Arnold Ruge. In J Gynecol Pathol, 2003, 23:83-90.

39. Pickel H, Winter R, Young RH. History of Gynecological Pathology. XXII. Dr. Johann Veit, MD. Int J Gynecol Pathol, 2009, 28: 103-106.

40. Ruge C, Veit J. Cancer of the uterus (in German). F. Enke, Stuttgart, 1881.

41. Williams J. On Cancer of the Uterus. Being the Harveian Lectures for 1886. H.K. Lewis, London, 1888.

42. Dallenback-Hellweg G, Schmidt D. History of Gynecologic Pathology. V. Felix Marchand. Int J Gynecol Pathol, 1999, 18:281-287.

43. Stewart CJR. History of Gynecological Pathology. VII. John Hammond Teacher. Int J Gynecol Pathol, 2000, 19: 284-292.

44. Teacher JH. Manual of Obstetrical and Gynecologic Pathology. Oxford University Press, 1935.

45. Kahlden CV. Ueber eine eigenthümliche Form des Ovarialcarcinomas. Zentralb allg Path path Anat, 1895, 6: 257-264.

46. Fox H, Langley FA. Tumours of the Ovary. William Heinemann Medical Books Ltd, London, 1976.

47. Werdt F. Über die Granulosazelltumoren des Ovariums. Beitr Path Anat, 1914, 59: 435-490.

48. Schiller W. Pathologie und Klink der Granulosazelltumoren. Verias Von Wilhelm Mandrich, Wien, 1934.

49. Varangot J. Les tumeurs de la granulosa. Paris: Libraire Louis Arnette, 1937.

50. Brenner F. Das Oophoroma Folliculare. Frankf Z Path, 1907, 1: 150-171.

51. Speert H. Fritz Brenner and Brenner tumors of the ovary. Cancer, 1956, 9: 217.

52. Ober WB. History of the Brenner tumor of the ovary. Pathology Annual, 1979, 14(part 2): 107-124.

53. Meyer R. Ueber verschiedene Erscheinungs-formen der als Typus Brenner bekannten Ovarialgeschwülste ihre Absonderung von den Granulosazelltumoren and Zuordnung unter andere Ovarialgeschwülste. Arch Gynäk, 1932, 148: 541-596.

54. Pickel H, Tamussino K. History of Gynecological Pathology. XIV. Hermann Johannes Pfannenstiel. Int J Gynecol Pathol, 2003, 22: 310-314.

55. Pickel, H, Reich O. History of Gynecological Pathology XIX. Walther Schauenstein. An Early Austrian Pioneer of Cervical Pathology with Comments on His Successors. Int J Gynecol Pathol, 2006 Apr, 25(2): 195-198.

56. Rubin IC. Julius Schottlaender, Pioneer Pathologist in Obstetrics and Gynecology: with Personal Recollections and Notes of Early contributions to Histopathology of Incipient Uterine Cancer. J Mt Sinai Hosp, 1957, 24: 1173-1185.

57. Pickel H, Winter R. History of Gynecological Pathology. XXI Erich Burghardt. Int J Gynecol Pathol, 2008, 27: 258-264.

58. Pickel H. Geschichte Der Gynäkopathologie in Österreich. Facultas. Wuv, Wien, 2013.

59. Dallenbach-Hellweg G, Schmidt D. History of Gynecologoical Pathology. X. Dr. Robert Meyer. Int J Gynecol Pathol, 2001, 20: 289-308.

60. Young RH. Dr. Thomas S. Cullen. Int J Gynecol Pathol, 1996, 15: 181-186.

61. Kelly HA, Cullen TS. Myomata of the uterus. W. B. Saunders Co., Philadelphia, 1909.

62. Crosby RW, Cody J. Max Brödel. The Man who Put Art into Medicine. Springer-Verlag, New York, 1991.

63. Wright JR. The Development of the Frozen Section Technique, the Evolution of Surgical Biopsy, and the Origin of Surgical Pathology. Bull Hist Med, 1985, 59: 295-336.

64. Downes K, Hart WR. History of Gynecological Pathology. VII. Elizabeth Hurdon. Int J Gynecol Pathol, 2000, 19: 85-93.

65. Kelly HA, Hurdon E. The Vermiform Appendix and its Diseases. W.B. Saunders Co, Philadelphia, 1905.

66. Clement PB. History of Gynecological Pathology. IX.

Dr. John Albertson Sampson. Int J Gynecol Pathol, 2001, 20: 86-101.

67. Martzloff KH. The Contributions of Dr. Emil Novak to Gynecological Pathology. Obstet Gynecol Surv, 1954, 9: 40-46. (Entire Issue Tribute to Dr. Novak and Includes His Bibliography).

68. Young RH. History of Gynecological Pathology XXIV. Dr. Cuthbert Lockyer. Int J Gynecol Pathol, 2012, 31: 38-47.

69. Pickel H, Tamussino M. History of Gynecological Pathology. XI. Dr. Oskar Frankl Int J Gynecol Pathol, 2002, 21: 88-92.

70. Pickel H. History of Gynecological Pathology. XVI. Fritz Hitschmann and Ludwig Adler. Int J Gynecol Pathol, 2004, 23: 296-304.

71. Gruhn JG, Roth LM. History of Gynecological Pathology. V. Dr. Walter Schiller. Int J Gynecol Pathol, 1998, 17: 380-386.

72. Gruhn JG, Gore H, Roth LM. History of Gynecological Pathology. IV. Dr. Arthur T. Hertig. Int J Gynecol Pathol, 1998, 17: 183-189.

73. Hertig AT. Human Trophoblast. Charles C. Thomas and Company, Springfield, Illinois, 1968.

74. Hertig AT. Rock J, Adams E. A description of 34 human ova within the first 17 days of development. Am J Anat, 1956, 98: 435-494.

75. Noyes RW, Hertig AG, Rock J. Dating the endometrial Biopsy. Fertil Steril, 1950, 1:3-25.

76. Seemayer TA, Arseneau J, Young RH. History of Gynecological Pathology. XXIII. Jean-Paul André Latour, MD, CM. Int J Gynecol Pathol, 2009, 28: 505-513.

77. Scully RE, Cajander S, Falkmer S, et al. History of Gynecological Pathology. XVII. Dr. Lars Santesson. Int J Gynecol Pathol, 2004, 24: 93-99.

78. Taylor HC. Malignant and semimalignant tumors of the ovary. Surg Gynecol Obstet, 1929, 48: 204-230.

79. Taylor HC Jr, Alsop WE. Spontaneous regression of peritoneal implantations from ovarian papillary cystadenoma. Am J Cancer, 1932, 16: 1305-1325.

80. Taylor HC Jr. Studies in the clinical and biological evolution of adenocarcinoma of the ovary. J Obstet Gynecol Br Emp, 1959, 66: 827-842.

81. Long ME, Taylor HC. Endometrioid carcinoma of the ovary. Am J Obstet Gynecol, 1964, 90: 936-950.

82. Young RH, Teilum D, Talerman A. History of Gynecological Pathology. XXV Dr. Gunnar Teilum. Int J Gynecol Pathol, 2013, 32: 520-527.

83. Teilum G. Special tumors of ovary and testis. Compa-rative Pathology and Histological Identification, Munksgaard, Copenhagen, 1971.

84. Teilum G. Endodermal sinus tumours of the ovary and testis. Comparative morphogenesis of the so-called mesonephroma ovarii (Schiller) and extraembryonic (yolk-sac allantoic) structures of the rat's placenta. Cancer, 1959, 12: 1092-1105.

85. Young RH. The Yolk Sac Tumor: Reflections on a Remarkable Neoplasm and Two of the Many Intrigued By It—Gunnar Teilum and Aleksander Talerman—and the Bond It Formed Between Them. Int J Surg Pathol, 2014, 22(8): 677-687.

86. Wright JR, Wold L, Carney JA, et al. History of Gynecological Pathology. XXVI. Dr. Malcolm Dockerty. Int J Gynecol Pathol, 2015, 34: 101-110.

87. Young RH. History of Gynecological Pathology. XXVII. Dr. Herbert Bradley Taylor. Int J. Gynecol Pathol, 2015, 34: 306-312.

88. Wright JR, Young RH. History of Gynecological Pathology. XXVIII. Dr. C. Frederic Fluhmann. Int J Gynecol Pathol. In press, 2016.

89. Rosai J, Young RH. Javier Arias-Stella and His Famous Reaction. Int J Gynecol Pathol, 2015, 34: 314-233.

90. Rollason TP. History of Gynecological Pathology. XX. Dr. Claud Whittaker Taylor, M.B., F.R.C.Path. Int J Gynecol Pathol, 2007, 26: 498-503.

91. Serov SF, Scully RE, Sobin LH. Histologic typing of ovarian tumors In International Histological Classific-ation of Tumors, #9, World Health Organization: Geneva, 1973.

92. Young RH, Clement PB. An appreciation of Robert E. Scully, MD and an introduction to a symposium in his honor on recent advances in gynecologic pathology. Hum Pathol, 1991, 22: 737-746.

93. Young RH. A half century in gynecological pathology: reminiscences of Robert E. Scully on his career. An interview with Robert H. Young. Int J Gynecol Pathol, 2001, 20: 2-15.

94. Rosai J. A Tribute to Robert E. Scully on His 80th Birthday. Semin Diagn Pathol, 2001, 18: 151-154.

95. Scully RE. One pathologist's reminiscences of the 20th century and random thoughts about the 21st: Reflections at the millennium. Int J Surg Pathol, 2002, 10: 7-13.

96. Morris J McL, Scully RE. Endocrine Pathology of the ovary. C.V. Mosby Company, St. Louis, 1958.

97. Salazar H, Scully RE. The International Society of

Gynecological Pathologists. Its Founding and Early Years. Int J Gynecol Pathol, 2000, 19: 3-6.

98. Scully RE. Tumors of the Ovary and Maldeveloped Gonads. Atlas of Tumor Pathology, Second Series, Armed Forces Institute of Pathology, Washington, DC, 1979.

99. Scully RE, Vickery, AL. The History of Pathology at the Hospitals of Harvard Medical School. In "Guiding the Surgeon's Hand. The History of American Surgical Pathology" (Rosai J, Ed.) American Registry of Pathology, Washington, DC, 1997.

100. Louis DN, Young RH. Keen Minds to Explore the Dark Continents of Disease. A History of the Pathology Services at the Massachusetts General Hospital. Memoirs Unlimited Inc., Beverly, MA , 2011.

翻　译：郁万春　杨　扬
校　对：郭　素　李　哲

第 22 章

男性生殖系统

拉法埃拉·桑蒂（Raffaella Santi），安德里亚·A.康迪（Andrea A. Conti）

加布里埃尔·内西（Gabriella Nesi）

前列腺

人类关于前列腺解剖学的研究之路十分曲折，直到近些年才开始了解其相关的生理和病理学特性。18 世纪以前，不论是尿道狭窄、良性前列腺肥大还是尿道、前列腺肿瘤，人们习惯称之为"肉瘤"或"小肉增生"。乔瓦尼·巴蒂斯塔·莫尔加尼（Giovanni Battista Morgagni，1682—1771）的研究逐渐改变了这种观念，并为前列腺疾病的鉴别诊断奠定了基础，前列腺病理学的历史跨越近 200 年，直到 19 世纪，前列腺才被公认为一种器官。

法国解剖学家安德烈·杜·劳伦斯（André du Laurens，1558—1609）提出了"前列腺"一词来形容膀胱下面栗子大小的组织。他的插图几乎是完全复制了安德里亚斯·维萨里（Andreas Vesalius，1514—1564）的一个呈椭圆形的器官，文字注释为"（即在膀胱颈部）两个白色的腺状体，它用于收集和保存精液。解剖学家称他们为前列腺。"但直到 1611 年，卡斯帕·巴托林（Caspar Bartholin，1585—1629）才首次解释了前列腺这一术语的来源，他写到："前列腺是一种腺体，这一词最早取自希腊语——位于前面的腺体"，他描述前列腺是一成对的海绵状器官，并认为前列腺通过连接孔保护尿道。在 17 和 18 世纪，复数形式的"前列腺"（prostatae）较单数形式"前列腺"（prostata）占据主导地位。1792 年，英国解剖学家兼外科医生威廉·切塞尔登

（William Cheselden，1688—1752）发布的新版教科书中有这样一句话："前列腺是两个腺体，或者确切地说是一块，约肉豆蔻大小"，因此单数形式的"前列腺"（prostata）被泌尿学科命名法接受 [1]。

最早的描述

首次描述泌尿系统感染的案例可以追溯到古埃及时期。在《埃伯斯莎草纸文稿》中就提到了无尿症、尿潴留和尿失禁，几乎包含所有当时知道的泌尿系统疾病。在西藏文本中描述了膀胱、肾和精囊，这些描述参照了原始的印度文本。那时这些古老的民族可能也意识到前列腺肥大的存在，位于膀胱颈部的"肿块"引起了尿潴留。其他的史前文明只留下了稀少且支离破碎的信息，包括美索不达米亚（公元前 3000 年）使用的原始的导尿管 [2]。

希腊时期的解剖学见解

公元 5 世纪，通过研究总结希帕克斯·毕达哥拉斯（Hipparchus Pythagoricus）的研究成果，斯托布斯（Stobaeus）完成了对男性泌尿生殖系统的解剖探索。希帕克斯·毕达哥拉斯活跃在公元前 6 世纪—公元前 5 世纪，他批评那些无知的男人没有考虑到他们是"血肉之躯"。他回顾说有"痛性尿淋漓"，即"滴尿"的人受到身体和

精神的双重折磨。

希波克拉底（Hippocrates，公元前460年—公元前370年）指出："老人常常患有呼吸困难、黏膜炎伴有咳嗽、痛性尿淋漓、尿痛、尿潴留、关节炎和肾疼痛。"希波克拉底指出泌尿生殖系统的症状归因于尿道狭窄和前列腺肥大。然而在当时就算来自（希腊）科斯岛（Cos）的优秀医生也会错误地将夜尿增多（或者夜尿症或遗尿症）看作是因为频繁地产生尿液而形成的少见现象："当夜间排尿频繁时，这是一种肾不能有效控制排出的症状"。就当时的解剖学知识，他没有把这一现象列为前列腺疾病。亚里士多德（Aristotle，公元前384年—公元前322年）对于男性生殖系统疾病也有过生物学研究。不过，他似乎无缘前列腺，对此没有提及[2]。

亚历山大医学院（Medical School of Alexandria，公元前3世纪）的希罗菲勒斯（Herophilus）和埃拉西斯特拉图斯（Erasistratus）（图22-1）（见第1章）为泌尿外科领域的研究带来了新的视野。虽然这两个伟人和他们的弟子以及接班人的工作成果已经完全丢失，但他们的学说却由盖伦（Galen，130—201）间接提出（见第1章）。在很短的一段时间内，大约公元前300年，解剖人类尸体在希腊文明的科学中心亚历山大成为了可能。在此期间，许多解剖学发现都来自于希罗菲勒斯，因此他被称为"第一位解剖学家"。事实上，他描述并命名了男性生殖系统的多个部

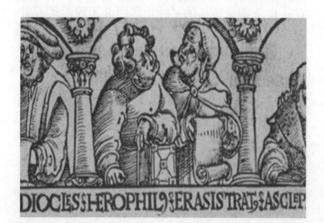

图22-1　描绘希罗菲勒斯和埃拉西斯特拉图斯的木版画细节（1532年）。版权：伦敦惠康图书馆（Wellcome Library），有版权的作品在知识共享署名的授权下可用。http://creativecommons.org/licenses/by/4.0/.

位，据一些作者说，他对前列腺进行过描述。这个假说从盖伦的论述中得到证实，盖伦提供了古代医学的历史概述，他指出："那些液体在腺体组织（现在称精囊）中产生，连同精液进入男性的泌尿通道，还可以激发性行为，产生性交快感以及滋润尿道等。我想，这就是为什么称之为身体精索血管的通道，事实上是希罗菲勒斯第一个称之为腺体附属物"附睾腺体"（parastatai adenoides），因为他曾称那些睾丸静脉曲张的附属物为'parastatai kirsoeides'（即壶腹或输精管）"。有争议的是希罗菲勒斯把前列腺称为"附属腺体"（glandular assistants），他使用了希腊复数名词来描述的精囊和输精管，可能表明这种解剖学描述指的是双器官[1]。尽管如此，一些作者坚持认为希罗菲勒斯使用复数形式描述前列腺是基于他对雄猴的研究，因为雄猴确实有两个前列腺。

医学停滞期：中世纪

阿拉伯人的知识丰富了希腊的医学文化。伊朗科学家阿维森纳（Avicenna，980—1037）在其知名著作《医典》（*Canon of Medicine*）中记录了正常排尿的机制，他详细描述了泌尿系统症状，提出了慢性前列腺炎的病原学理论[3]。

中世纪的医学文献，无论是希腊语还是拉丁语，包括一系列对盖伦和希波克拉底文献的评论，但往往由于章节的丢失或翻译错误使文章不完整。萨勒尼坦学派（Salernitan School）没有对一千多年以前盖伦写的文章进行补充。然而，罗杰·弗鲁伽迪（Roger Frugardi，1140—1195）在《实用外科学》（*Chirurgia Magistri Rogerii*）中说："医生可以在患者的对面，并将右手的两个手指伸入肛门，左手握拳按在耻骨上方，并用肛门内的手指抬高膀胱进行全面触诊。如果发现任何坚硬、重的球状物，那很明显就是膀胱结石。另一方面，如果感到一种柔软肉质球状物，那么它就是一个肉质增生"，这可能就是引起前列腺肥大后阻碍尿液流通的主要原因[2]。

蒙迪诺·德·鲁兹（Mondino de'Luzzi，1275—1326）在博洛尼亚进行的人类尸体解剖极大地促进了解剖学的发展。他忠实于盖伦学派，

在其名著《解剖学》（*Anathomia*，MS1316；在 1478 年首次印刷）中用一整章的篇幅来阐明男性泌尿生殖系统，但并没有提及前列腺和精囊。

文艺复兴时期的解剖学研究

雅各布·贝伦加里奥·达·卡尔皮（Jacopo Berengario da Carpi，1466—1530）是帕维亚和博洛尼亚杰出的解剖学家和手术专家，他在 1520 年对精囊进行了描述，指出："盖伦跟随希罗菲勒斯称其为甲状腺旁腺是因为在精囊周围围绕着肉状腺体[1]。"

列奥纳多·达·芬奇（Leonardo da Vinci，1452—1519）的解剖学研究阐明了早期人体解剖识别前列腺的困难。这位艺术家从尸检结果中收集到信息，同时还详细地陈述了生殖管道和囊泡，却忽略了前列腺[4]。

事实上，在 1536 年，威尼斯医生尼可罗·马萨（Niccolò Massa，1485—1569）在他的《解剖学导论》（*Introductory Book of Anatomy*）中再次提及前列腺，写道："你会在膀胱颈部以及上述（精）血管末端的上面发现腺体。精液管也会通过这些腺体[1]。"

一千多年以来人们对盖伦理论盲目认同，直到 1543 年，安德里亚斯·维萨里的《人体构造》（*De Humani Corporis Fabrica Libri Septem*）一书出版。该书的第五章主要描述泌尿生殖系统，维萨里精确地描述了前列腺，并记录前列腺位于膀胱和环形括约肌（图 22-2）之间。他用盖伦的术语"腺体组织"定义新发现的前列腺，与精囊不同的是："腺管体将精液汇集到精液管道……它位于膀胱颈的底部。它是单一的器官，通常比睾丸大。并不完全是圆的，而是前后都有凹陷；在侧面看是球形；其中间是膀胱管。"

乔瓦尼·巴蒂斯塔·莫尔加尼和"现代"前列腺

伟大的医生乔瓦尼·巴蒂斯塔·莫尔加尼在他的著作《疾病的位置与病因》（*De sedibus et causis morborum per anatomen indagatis*，1761年）中第一次为前列腺病理学给出一个更现代的

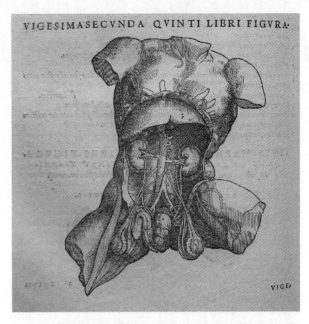

图 22-2 男性生殖器官。来自安德里亚斯·维萨里（1514—1564）的《人体构造》（1543 年）一书中第 5 册第 372 页（公共资源）

观察视角（见第 4 章）。他打破了以往认为前列腺是由两个不同的腺体组成的陈旧观念。在《解剖学杂记》（*Adversaria Anatomica*）中提到人们一直认为甲状腺等腺体是由几个腺体组成，实际上是一个腺体，莫尔加尼也提到了前列腺："我一直努力对这些进行研究讨论，这些器官很难观察，许多解剖学家描述的'前列腺'是由两个腺体组成，希罗菲勒斯把它称为'附属腺体'，在他之后的维萨里、富克斯（Fuchs）、阿朗希乌斯（Arantius）和瓦罗利乌斯（Varolius）以及一些其他学者（解剖学家），例如备受尊重的利特雷（Littré）将它定义为单一腺体，事实也确实如此。"莫尔加尼的著作中也有前列腺病变的案例，他指出病变包括肥厚增生和恶性肿瘤[2]。

19 世纪和 20 世纪间的前列腺疾病：重新定义解剖，揭示微观病理，制订治疗方案

前列腺解剖

由埃弗拉·霍姆（Everard Home，1756—1832）提出的"中叶"（1806 年）概念使人们相信前列腺被分成了几个叶。很快，奥斯瓦尔德·罗斯勒（Oswald Lowsley，1884—1955）在

对人类胚胎进行研究后，确定了 5 个前列腺分叶（前叶、后叶、两个侧叶、中叶），并假设前叶在出生后退化（1912 年）。然而，I.E. 勒迪克（I.E. LeDuc）反对罗斯勒的意见，他认为前列腺只有两个侧叶和一个中叶（1939 年）。L.M. 弗兰克斯（L.M. Franks）把前列腺分为三个同心区域（即内黏膜、黏膜下层和外皮层），他认为良性前列腺增生是发生于两个内部区域（1954 年）。

1968 年，根据尿道和射精管的组织学特征和关系，约翰·E. 麦克尼尔（John E. McNeal，1930—2005）提出前列腺分为 4 个区，不是明显的叶状结构。1978 年有人提出，良性前列腺增生发生在过渡区，其根据则是简化的麦克尼尔模型，其中还包括一个外围区和中心区域。在过去的 40 年中麦克尼尔的前列腺模型已经被广泛接受 [5]。

临床和解剖病理学

1832 年，皇家外科医学院（Royal College of Surgeons）前校长本杰明·科林斯·布罗迪（Benjamin Collins Brodie，1783—1862）首次描述了两例前列腺癌。其中一名患者体重下降并伴有坐骨神经痛，前列腺"没有变大，但硬度却很高"。另一名患者遭受了身体难以忍受的痛苦，最终下身瘫痪，他的前列腺变大且坚硬如石 [6]。

1853 年，伦敦医院的外科医生詹姆斯·亚当斯（James Adams，1818—1899）对首例前列腺癌尸检标本进行了组织学检验并进行描述。该患者是一名 59 岁的男子，患有前列腺腺体"硬癌"肿瘤并侵及盆腔淋巴结，出现症状 3 年后发病死亡 [7]。20 年后，亨利·汤普森（Henry Thompson，1820—1904）报告称，他只发现 18 个符合恶性肿瘤诊断标准的病例 [6]。

1900 年，乔基姆·阿尔巴朗（Joachim Albarran，1860—1912）和艾德里安·约瑟夫·诺埃尔·哈雷（Adrian Joseph Noël Hallé，1859—1927）对 100 例前列腺增生进行组织学检查，其中只有 14 例为恶性。起初，他们的研究结果并不被接受，要使这种病理状态得到普遍认可还需要时间。事实上，1903 年，雷金纳德·哈里森（Reginald Harrison，1837—1908）是第一个

指出"前列腺癌的普遍性比我们所想象的要高得多"。冯·弗里德里希·丹尼尔·雷克林豪森（von Friedrich Daniel Recklinghausen，1833—1910）根据他的 5 例（1891 年）报告首次对典型的成骨细胞肿瘤转移到骨骼进行描述。几年后，奥斯卡·维维安·巴特森（Oscar Vivian Batson，1894—1979）证明了前列腺静脉丛与骨盆和脊椎静脉的相互关联，从而解释了骨盆和脊椎转移性肿瘤高发病率的原因（1940 年）[6]。

前列腺癌治疗的里程碑

最初对前列腺癌进行手术治疗是针对与尿路梗阻有关的病症。1867 年，西奥多·比尔罗斯（Theodor Billroth，1824—1923）首次进行前列腺癌的手术，称其为会阴局部前列腺切除术 [7]。

1904 年，在威廉·斯图尔特·霍尔斯特德（William Stewart Halsted，1852—1922）的协助下，休·汉普顿·扬（Hugh Hampton Young，1870—1945）在约翰斯·霍普金斯医院完成了会阴前列腺切除术。这项技术虽然常常会引起患者尿失禁和阳痿，但在此后的 40 年中这个术式仍然沿用，且仅有轻微改动。1937 年，休·汉普顿·扬发布报告称，5 年时间中经过这种手术的前列腺癌患者生存率达到 50% [安德鲁托斯（Androutsos），2005 年]。特伦斯·约翰·米林（Terence John Millin，1900—1979）在 1947 年描述了耻骨后前列腺切除术。这个方法可以通过盆腔淋巴结确定肿瘤的分期。然而，手术后频繁的尿失禁和阳痿以及过高的病死率使得该方法难以推广。20 世纪上半叶，这些所有缺点阻碍了美国和欧洲根治性前列腺切除术的发展 [8]。

1941 年，查尔斯·布兰顿·哈金斯（Charles Brenton Huggins，1901—1997）发现大多数前列腺癌具有激素依赖性，与雄激素和雌激素的分泌量有紧密关系。哈金斯对内分泌系统如何导致人类恶性肿瘤形成的研究使他获得 1966 年的诺贝尔生理学或医学奖。20 世纪 70 年代，雪利（Schally）及其同事发现了 LH-RH（促黄体生成激素释放激素）并对其进行研究，研究发现，在没有雌激素和手术去除雄激素的情况下 LH-RH 可以促进雄激素生成，他们因此获得 1977 年的

诺贝尔生理学或医学奖[8]。

20 世纪初期，放射治疗开始用于前列腺癌的局部治疗。该技术的局限性是将含镭元素的器械插入患者尿道或直肠，手术过程麻烦且患者会有不适感，这仅仅是替代手术疗法的一种缓和疗法。雄激素消融疗法问世后，放射治疗被渐渐代替。直到 20 世纪 50 年代，放射疗法才又重新被认为是治疗前列腺癌的一种可能方法。

诊断

前列腺活检虽然是一种相对基础的诊断方法，但也经历了很长时间才被人们接受。事实上，在第二次世界大战之后几乎很少采用前列腺组织活检，泌尿科医生常常为了达到治疗和诊断的目的对梗阻和疑似病例进行内镜切除手术。最开始的常规前列腺活检需要麻醉，是使用韦内马（Veenema）式穿刺针在会阴部进行。西尔伯曼（Silberman）式一次性针头出现的时间比较晚。20 世纪 80 年代末，在近乎完美的超声引导定位技术支持下，获得高质量的活检结果成为可能。

20 世纪 70 年代，在布法罗（Buffalo）的罗斯威尔公园纪念研究所（Roswell Park Memorial Institute）内，首次发现了前列腺特异性抗原（PSA）。PSA 并不针对癌症，只是针对前列腺组织。这是迄今发现的最有力的诊断标志物，在前列腺癌的治疗和预后观察过程中有重要作用[6]。

唐纳德·F. 格里森：从形态学到临床病理预后模型的构建

前列腺腺癌组织病理分级系统（"格里森分级"）是以美国病理学家唐纳德·F. 格里森（Donald F. Gleason，1920—2008）的名字命名的，这是肿瘤预后划分的主要指标。格里森就读于明尼苏达大学（University of Minnesota），毕业后在明尼阿波利斯市（Minneapolis）的退伍军人事务医院［VA（Veterans Affairs）Hospital］攻读病理学研究生。

1962 年，退伍军人事务医院的首席泌尿科医生、多中心研究项目协调人乔治·梅林格（George Mellinger）博士要求格里森制订一个标准化的组织学系统，以评估前列腺癌的预后效果。在此之前，已经存在几个分类系统，但在实际应用中都遇到了困难。1966 年，由格里森设计的分级系统发表在《癌症化疗报告》（Cancer Chemotherapy Reports）杂志，当时并没有受到广泛使用。直到 1987 年，几位有声望的泌尿科医生推荐采用该分级系统[9]。尽管许多人尝试在分子标准水平进行预后和预测分析，格里森分级仍然是前列腺癌侵袭性的主要指标（图 22-3）。

唐纳德·F. 格里森成为退伍军人事务医院病理学的带头人，他同时还执教于明尼苏达大学附属医院，并于 1986 年退休。2001 年，他获得了两个奖项："美国泌尿学会的总统表彰奖"（Presidential Citation Award）和美国明尼苏达大学的"杰出成就奖"（Outstanding Achievement Award）。2008 年 12 月 28 日，格里森在明尼苏达州的伊代纳（Edina）突发心脏病去世[10]。

睾丸

引言

即使在对睾丸的解剖结构和功能了解很少的古老年代，人们也已经知道切除性腺会影响男性的生育能力和行为。几个世纪以来，经过一代又一代医生的努力，证实睾丸是产生精子的器官，因此对卵母细胞受精和胚胎发育至关重要。20 世纪末，显微镜下观察使得睾丸癌的病理学研究有了显著进步[11]。

"睾丸"一词源于拉丁词"testis"，意思是"见证"，因为他们是男子气概的象征，所以这一词很快被接受。希腊语"dydimi"和"orchis"分别表示"两个"和"块茎"[12]。

希腊和罗马医学

希波克拉底首次描述了宦官的声音变化："宦官、儿童和妇女均有高亢的声音"，并指出："宦官不会变成秃头且不存在痛风症状"。在关于人类声音本质论著中，亚里士多德认为，宦官声音的改变是由于睾丸切除后，心脏衰弱导致的。人们认为睾丸的重量影响心脏，这种作用是通过拉

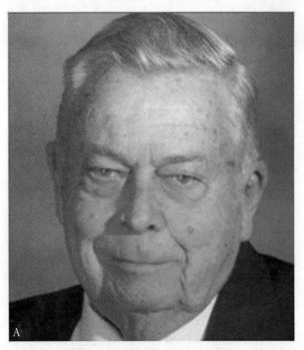

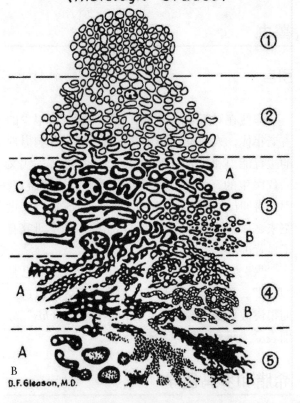

图 22-3　A．唐纳德·F.格里森（1920—2008）。B．格里森分级系统图解（1966 年）（公共资源）

伸与他们相连的组织形成的，他们之间的连接就像一条线一样。亚里士多德认为，睾丸切除将会使得这种拉伸紧绷感降低造成心脏永久松弛。

盖伦在评论亚里士多德的著作时，肯定了睾丸在人体中的重要作用，但不认为这与它们的重量相关。实际上，这位帕加马著名医生曾用诙谐的语言解释了睾丸的作用："在睾丸中会生成一种冲动型液体，它们的身体（睾丸）就是从这种液体中获得营养的。每一个器官都会分泌自身的物质，就像睾丸产生精子。奇怪的是，大脑通过神经作用于全身，心脏通过动脉作用于全身，但睾丸的作用并不传递到全身。睾丸的作用是维持男性活力和生殖力的原因，因此，如果有男性被切除睾丸，就会具有女性的一些特征。其他的器官在两性之间具有相同的作用"——尽管是间接的，但这清楚地说明了激素的作用[13]。

公元 1 世纪，塞尔苏斯（Celsus）在他的名著《论医学》（De Medicina）中报道发现"精索静脉曲张"，提示它可能是男性不育症的一个原因："睾丸周围的静脉肿胀扭曲，随着病情发展比对侧睾丸要小，此时该侧睾丸的生精能力减弱甚至消失。"

中世纪

亚里士多德认为男性和女性都以不同的方式促进了人类的繁衍，阿维森纳在他的《医典》中写道："繁衍的过程可能就像奶酪的制造过程一样。男性的'精子'相当于牛奶的凝结剂，女性的'卵子'相当于牛奶。凝结的起点是凝乳酶；这样'人'的凝结的起点则在于男性的精液。"与此相反，盖伦推测，生殖依赖于"生殖通道"中的男性和女性的"种子"。而在 12 世纪末期，萨勒诺市（Salerno）的马斯特·尼古劳斯（Master Nicolaus）描述睾丸时提出："睾丸在男性体内较大，而在女性中较小，其在两性中都可形成精子。"

从文艺复兴到 18 世纪

最早期的人体解剖图可以追溯到 15 世纪末，当时列奥纳多·达·芬奇为了描述性行为的发生而进行作图。那时，人们认为精液产自于大脑，经过脊柱下行进到睾丸。因此，列奥纳多·达·芬奇精确地描绘了一条从脊髓输出进入阴茎上部两条通道的神经。他还画了一条连接睾丸下部的通道，这条通道用来输送尿液和精液，这符合盖伦的理论，认为精液产生于睾丸（图22-4）。在之后的一幅绘画中，列奥纳多·达·芬奇以人体解剖为基础，正确地描绘了男性的所有主要特征。

安德里亚斯·维萨里研究了大量的男性生殖系统，他认为男性的生殖器和女性的类似[11]。他还介绍了盆腔血管的分布，包括睾丸动脉和输精管之间的连贯性。

赖尼尔·德·格拉夫（Reinier de Graaf，1641—1673）曾对输精管进行描述："如果有人问我们睾丸的实质到底是什么，我们会说那仅是由含有精液的微血管或细管组成；如果这些细管首尾相连，它们的长度将远超过 20 荷兰尺（1 荷兰尺等于 70 厘米）"（图 22-5）。在德·格拉夫英年早逝之前，他曾写信给英国伦敦皇室，希望他们关注"列文虎克——一个极具创造性的人"。

荷兰博物学家安东尼·范·列文虎克（Antonie van Leeuwenhoek，1632—1723）在布店学徒时曾用放大镜来计算线的密度，以进行质量控制。他发明了一种研磨和抛光的方法，能制作出高曲率的微小透镜，可以得到近 300 倍的放大效果。毫不夸张地说，现代最好的设备也只比列文虎克的简易显微镜强 3 ～ 4 倍（见第 31 章）。在没有受过正式科研训练的情况下，他就发现了红细胞、精子和原生物。列文虎克通过自制的显微镜报道了很多观察结果，1683 年，他肯定地说："人不是来自于卵子，而是男性精液中的微生物"。

约 100 年后，意大利科学家拉扎罗·斯帕兰扎尼（Lazzaro Spallanzani，1729—1799）证明了精子的存在，第一次明确地证明没有精子就不可能授精。不过，他仍然相信在已经形成的受精卵中，精液可以加快胎儿心脏的形成[11]。

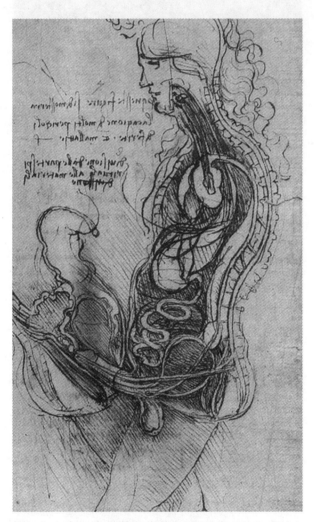

图 22-4 男女性交剖面图。列奥纳多·达·芬奇（1452—1519 年）绘制于 1492 年（公共资源）

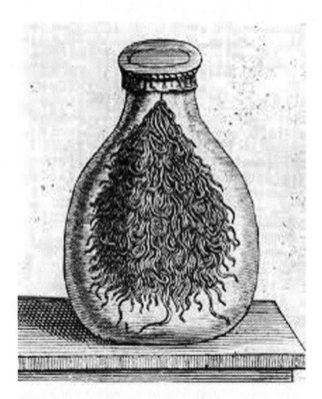

图 22-5 睾丸剖析图。赖尼尔·德·格拉夫（1641—1673），《男性器官》（*De Virorum Organi Genrationi Inservientibus*，1668 年）（公共资源）

1703 年，博洛尼亚大学瓦尔萨尔瓦（Valsalva，1666—1723）的助教莫尔加尼首次描述了人类附睾上部的囊状附件，识别茎部的小血管。莫尔加尼的名字与睾丸囊状附件有很大关系，特别是位于睾丸上端的附件。根据莫尔加尼的描述，囊状附件破裂产生阴囊积水[14]。

19 世纪

斯帕兰扎尼的实验近 1 个世纪后，乔治·纽波特（George Newport，1803—1854）和乔治·瓦伊纳·埃利斯（George Viner Ellis，1812—1900）才证明了精子穿透卵母细胞导致了受精。

之后，瑞士科学家阿尔伯特·冯·科立克（Albert von Kölliker，1817—1905）经过全面的组织学研究，终于揭示了卵子和精子的细胞本质，并表明精子不是寄生虫，而是可运动的自体细胞，这种细胞在细胞管中形成，"就像花粉囊细胞形成花粉。"

睾丸产生精子的概念在很长时间之后才被人们接受，同样，确认内分泌功能用了 300 年的时间。阿诺德·阿道夫·贝特霍尔德（Arnold Adolph Berthold，1803—1861）在哥廷根证明了在睾丸产生的物质可以控制第二性征的形成。贝特霍尔德使用了 4 只被阉割的小公鸡完成他的实验。其中两只经过睾丸移植后发育正常，另外两只保持阉鸡状态。额外增加两只小公鸡，只去除一个睾丸，公鸡发育也正常。贝特霍尔德认为"睾丸可以作用于血液，而血液可以作用于整个有机体"。因此，神经系统在他的实验结果中没有明显的作用，尽管如此，这个概念一直被广泛接受[12]。

1850 年，弗朗茨·冯·莱迪希（Franz von Leydig，1821—1908）描述了一种后来以他的名字命名的间质细胞："这些特殊的细胞数量很少，它们沿着血管的方向生长，但当围绕着输精管时，它们的数量显著增加。"然而直到 1958 年才有组织化学证据表明这些细胞能够产生雄激素[17]（图 22-6）。恩里科·塞尔托利（Enrico Sertoli，1842—1910）将精小管的"子细胞"和"母细胞"称为非生精细胞，可能暗示了它们的功能。他在显微镜下观察细胞并对细胞及亚细胞结构进

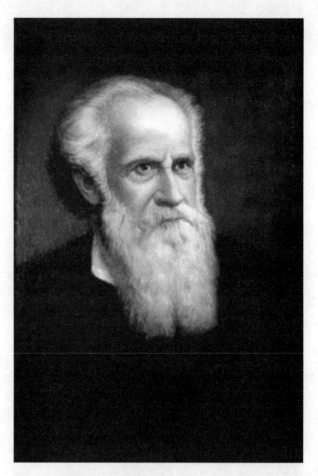

图 22-6 弗朗茨·冯·莱迪希（1821—1908）（公共资源）

行精确描绘，他的插图在染色时代之前是最准确的[18]（图 22-7）。

睾丸肿瘤的病理知识要追溯到英国的波希瓦·帕特（Percivall Pott，1714—1788）和阿斯特利·库珀（Astley Cooper，1768—1841）（见第 7 章）。在他的同时代人中，帕特是最早认识到恶性肿瘤的"囊性疾病"，他多次指出睾丸的肿瘤囊性结构，用现代术语是含有畸胎瘤成分的恶性肿瘤。这一观点与阿斯特利·库珀的"囊性病变"是良性的观点相矛盾。然而，他怀疑这可能与癌症共存，并且他建议这种情况下进行睾丸切除术。1830 年，库珀发表了第一本关于睾丸疾病原因的名著《睾丸结构与疾病观察》（*Observations on the Structure and Diseases of the Testis*）。书中有两章专门来描述肿瘤，一章关于"真菌类疾病"，另一章为"硬性睾丸肿瘤"（图 22-8）。仅从外观上看，第一章中提到的部分肿

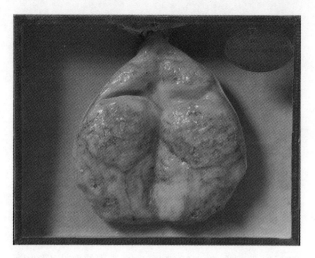

图 22-8 睾丸肿瘤。蜡质模型（19 世纪）。藏于意大利佛罗伦萨大学（University of Florence）病理博物馆

20 世纪

人们对睾丸的生理和病理认知在 20 世纪达到一个新的高度。50 ~ 60 年代，爱德华·C. 罗森 - 朗格（Edward C. Roosen-Runge）、伊夫·克莱蒙特（Yves Clermont）、查尔斯·P. 勒布隆（Charles P. Leblond）和卡尔·G. 赫勒（Carl G. Heller）率先研究了哺乳动物的精上皮细胞周期。下丘脑 - 垂体 - 睾丸和男性生殖系统内分泌调节是近年的发现，同时我们也对睾丸肿瘤的组织学有了更全面的了解 [11]。

1906 年，法国的泌尿科医生莫里斯·舍瓦叙（Maurice Chevassu，1877—1957）对精原细胞瘤进行了描述。四十多年后，法国著名的研究者皮埃尔·马森（Pierre Masson，1880—1959）对睾丸精母细胞性精原细胞瘤与其他精原细胞瘤进行了区分 [15]。1953 年，勒罗伊·史蒂文斯（Leroy Stevens，1920—2015）鉴定了暴露于烟草的小鼠睾丸畸胎瘤。之后，皮尔斯（Pierce）和他的同事研究认为，睾丸畸胎瘤的形成原因是组织学上胚胎癌细胞未进行分化。1972 年，尼尔斯·斯卡贝克（Niels Skakkebaek）认为睾丸"原位癌"是睾丸生殖细胞肿瘤的前体。

1946 年，弗里德曼（Friedmann）和摩尔（Moore）对睾丸生殖细胞肿瘤进行系统化的分类，包括四大类：精原细胞瘤（生殖细胞瘤）、绒毛膜癌、畸胎瘤和恶性畸胎瘤。1977 年，莫斯

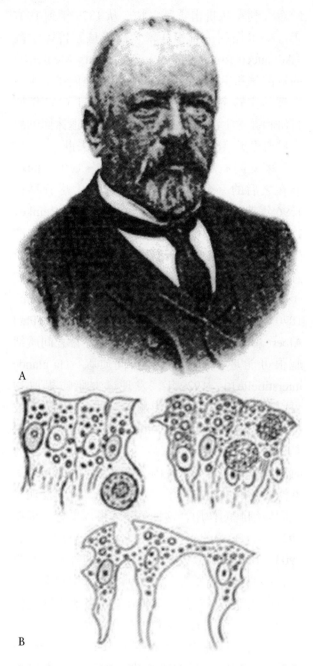

图 22-7 A. 恩里科·塞尔托利（1842—1910）。B. 塞尔托利对精小管"母细胞"最初的绘图（公共资源）

瘤很可能是精原细胞瘤 [15]。

1863 年，鲁道夫·魏尔啸（1821—1902）提出了"畸胎瘤"[来自希腊文"怪物"（monster）]一词来强调睾丸肿瘤这种奇异的形态特征。根据胚细胞和基质的化生发生在畸胎类肿瘤 [16]，他设想出睾丸畸胎瘤起源的化生理论。

托菲（Mostofi）和谢罗夫（Serov）根据肿瘤的形态学基础把睾丸生殖细胞肿瘤细分成两组：由单一细胞类型形成的肿瘤和由一个以上的细胞类型形成的肿瘤。这种方法奠定了目前世界卫生组织对睾丸生殖细胞肿瘤的基本分类[16]。

相关人物和事件：睾丸间质和支持细胞

1840 年，弗朗茨·冯·莱迪希（1821—1908）在慕尼黑学习哲学，1842 年，他开始在维尔茨堡学习医学，1847 年，他获得维尔茨堡的医学博士学位后，成为一名生理学系助理，教授组织学和发育解剖学课程。1848 年，他成为维尔茨堡动物解剖研究机构的解剖员，1849 年成为一名合格的大学讲师，1855 年成为一名教授。1857 年，莱迪希被图宾根大学（University of Tübingen）任命为动物学和比较解剖学的全职教授，在那里，他发表了形态学专著 [《人类和动物组织学》（*Lehrbuch der Histologie des Menschen und der Tiere*）]。他的重大发现之一是发现了细精小管的间质细胞，他在 1850 年发表的《哺乳动物雄性生殖器官和肛腺的解剖学研究》（*Zur Anatomie der männlichen Geschlechtsorgane und Analdrüsen der Säugetiere*）一文中描述了这种间质细胞。1875 年，莱迪希成为波恩大学（University of Bonn）比较解剖学的教授，同时也是该校解剖和动物学研究所的主任。1887 年，莱迪希"荣誉退休"，回到自己的家乡——陶伯河上的罗滕堡（Rothenburg ob der Tauber），并于 1908 年去世。莱迪希的一生获得过很多荣誉，包括个人荣誉和博洛尼亚大学的荣誉科学博士。

1865 年，恩里科·塞尔托利（1842—1910）毕业于帕维亚大学（University of Pavia）的医学专业。同年，他发表了《人类睾丸曲精小管中存在子细胞》（*About the existence of branched cells in the seminipherous tubules of the human testis*）的论文，文中他将曲精小管的非生精细胞描述为"子"细胞或"母"细胞。之后，他师从恩斯特·威廉·冯·布鲁克（Ernst Wilhelm von Brücke，1819—1892），在维也纳学习生理学。一年后他回到意大利，在对奥地利的战役中帮

助意大利军队抗击霍乱疫情。从 1870 年到 1907 年，塞尔托利一直担任米兰高级皇家兽医学院（Advanced Royal School of Veterinary Medicine）的解剖学和生理学教授。在那里，他创建了实验生理学实验室。塞尔托利在米兰度过了 37 年的科研和教学生活，1907 年，塞尔托利退休回到故乡松德里奥（Sondrio）并于 1910 年去世。

睾丸间质和支持细胞（Sertoli's cells）的功能在之后的一个世纪里仍然不明确，尽管早在 1896 年弗里德里希·赖因克（Friedrich Reinke，1862—1919）提出"甲状腺中，这些间质细胞产生一种物质，这些物质通过淋巴运送至血液，而且这些物质可能携带有某些未知的功能。"1903 年，安德烈·波尔·布安（André Pol Bouin，1870—1962）和保罗·阿尔伯特·安塞尔（Paul Albert Ancel，1873—1961）也推断，睾丸间质细胞很可能是一种"腺体"["间质腺"（la glande interstitielle）]。1929 年，发现睾丸脂质提取物可以减轻睾丸切除后的影响。不久，雄性激素被分离和鉴定出来，1935 年提取到结晶体，首先是雄甾酮、雄烯二酮，最后是睾酮。近 40 年的时间里，人们针对睾丸内分泌雄激素（尤其是睾丸激素）的结构进行了激烈的争论，直到发现睾丸间质细胞的作用，这种争论才得以平息。早在 1932 年，D. 罗伊·麦卡拉（D. Roy McCullagh，1903—1949）就猜想睾丸可以产生两种不同的激素。一种属于脂质类，另一种可在水中提取，并且可以在细精小管损伤后抑制去势细胞在脑垂体的形成。他称之为"抑制素"（inhibin）。随后的研究证实了这种物质能抑制 FSH（卵泡刺激素）的分泌，抑制素最初是从牛卵泡液中分离出来的。1976 年，人们确定激素抑制素是由支持细胞分泌的[12]。

阴茎和阴囊

介绍

在异教信仰中，阴茎对于阳刚的男性来说是天体演化的象征，几乎出现在所有的异教礼仪和祈祷过程中。几个世纪以来，阴茎都代表着权力、禁忌和神秘。从词源学上来讲，阴茎

（phallus）源于拉丁文 *phallos* 和希腊文 *phallós*，来源于梵文词根 *phalati*（结出果实）。阴茎（penis）一词源于拉丁语 *penis*，"尾巴"和其后表示"阳刚成员"，都被赋予生命的能量。

史前文明

早在旧石器时代晚期，对于男性生殖器的描绘表明，阴茎包皮回缩和割礼已经存在。史前艺术表现形式为洞穴壁画或用骨头、石头和动物角雕刻的雕塑，展示出各种泌尿系疾病，包括包茎、旁包茎、分泌物、阴茎异常，甚至阴囊肿块，这证明在那时人们已经有一些关于泌尿系统疾病的原始知识[19]。

希腊和罗马医学

在古希腊，生育之神的象征，无论是有角和山羊脚的潘神（Pan），还是侏儒普里阿普斯（Priapus），通常都有夸张的阴茎。相比之下，奥林匹斯十二神和凡人都没有赋予异常或巨大的生殖器，因为当时被认为是基本美德[20]。

希波克拉底在他的著作《论空气、水和所在》（*Airs，Waters，Places*）中研究了斯基泰人不孕不育和阳痿的高发病率；他提出一个牵强的理由，认为斯基泰人频繁的骑马经历造成的会阴部不断的外部创伤是他们不孕不育和阳痿的高发病率的罪魁祸首。"尿道"这一术语在希波克拉底文章中出现七次，但值得注意的是，其与古代"输尿管"是同义词，如希波克拉底的的文章中描述到"女性患（膀胱）结石较少。因为她们的输尿管短而宽[21]。"

哲学家兼博物学家亚里士多德研究男性解剖学和病理学，对动物进行解剖。他描述了人的尿道，使用尿道或者输尿管来表述尿液从膀胱排出的通道。在他的文章《动物的生殖》（*On the Generation of Animals*）中指出蛇没有阴茎，因为"阴茎自然存在于两腿之间"，因此是哺乳动物的特征。

直到公元 1 世纪，卡帕多西亚的阿莱泰乌斯（Aretaeus）分别描述了输尿管和尿道，在解剖学和语言学上明确区分了二者。盖伦在他《论身体各部位的功能》（*On the usefulness of the Parts of the Body*）的著作，对输尿管和尿道进行检查。然而，当尿道被定义为"膀胱颈"时，输尿管这一术语再次作为同义词被提及。盖伦还描述了阴茎的坐骨海绵体肌和球海绵体肌（拉丁语"阴茎肌"）。

在早期的罗马帝国，由于在体育馆和公共浴室采用希腊的公共裸体制度，使得暴露的"腺体"（割礼）成为一种社会尴尬。为了弥补包皮缺失，塞尔苏斯提出两种相对简单的"割礼"手术方式。在《论医学》中，他还提供了治疗的膏药秘方——基于氧化铅的古老汞软膏，这种膏药可以缓解割礼后的炎症以及瘢痕组织的形成[22]。

从中世纪到现代世界

早期的解剖学文献，如蒙迪诺·德·鲁兹写的《解剖学》仍沿用中世纪的术语"porus uriditidis"（尿道）来表示输尿管以及用"颈部"或"膀胱颈"来表示尿道。列奥纳多·达·芬奇亦如此。列奥纳多·达·芬奇被认为是现代医学插图的创始人，他不拘一格，且兴趣广泛，对男性生殖系统也感兴趣，他是最早指出人类男性生殖器的勃起是因为血液流入阴茎而引起的[4]。

安德里亚斯·维萨里对男性生殖器进行了全面的研究和描述。1540 年，维萨里在博洛尼亚大学举行了首次解剖学公开课，被巴达沙·赫斯勒（Baldasar Heseler，1508—1567）详细记录在他第十一次教学报告《狄迪密尸体解剖》（*The Anatomy of the Didimi*）中："盖伦说：对男性和女性来说，生殖器官是相同的，仅有的不同是女性的构造与男性的相反，……反之，如果解剖出女性生殖器官，你就会了解男性生殖器官"。维萨里还用拉丁文"*meatus seminis urinaeque communis*"描述尿道，其意思是"精液和尿液共享的通道"，明确表示尿道是穿过阴茎的导管，并从结构上将其与输尿管区分开，输尿管位于膀胱上游并且较长。

意大利解剖学家、罗马教皇的医生科斯坦佐·瓦罗留（Costanzo Varolio，1543—1575）曾解释勃起的机制，但他将这种现象归结于阴茎肌的勃起，而不是神经调节和血液动力学之间的相互作用。1668 年，荷兰解剖学家兼医生莱尼尔·德·格拉夫解释男性的勃起，指出勃起是阴茎的两个海绵体充血。在 18 世纪初，法国外科医生彼得·迪奥尼斯（Peter Dionis，1643—1718）提出阴茎海绵体充血的概念[23]。

在 16 和 17 世纪，西方医学越来越注重解剖学的研究，并对男性生殖器官病理的变化进行描述。1614 年，德国理发师-外科医生协会（German barber-surgeon）的外科医生威廉·法布里（Wilhelm Fabry，1560—1634）报道了一例"巨大阴茎肿瘤"，伴有浸润性生长，但没有转移的病例。他还描绘了这种病变并描述了其尿道瘘形成术，这说明它是"布施克-洛温斯坦（Buschke-Lowenstein）巨大型尖锐湿疣"（见下文），而不是常见的尖锐湿疣。根据法布里的报告，患者经过手术切除后还生活了十年，排除了阴茎浸润性癌的可能[24]。

法国解剖学家、外科医生亚历克西斯·利特雷（Alexis Littré，1654—1726）是法国科学院（Académie des Sciences）的成员。人们用他的名字来命名哺乳动物的尿道以及尿道壁的腺体分支。利特雷描述了这些分泌黏液的腺体，尤其是流经阴茎的尿道部分。

18 世纪初，威廉·考珀（William Cowper，1666—1709）描述到当人类射精时腺体会分泌液体与精液混合，这种腺体现在以他的名字命名。考珀出生在汉普郡（Hampshire）的彼得斯菲尔德（Petersfield），在 25 岁时加入理发师-外科医生协会（Company of Barber-Surgeons）成为一名外科医生，并开始在伦敦工作。1698 年，他出版了著作《人体的部位解剖》（Anatomy of the parts of the body），并因此获得很高的声誉。

亚历克西斯·波伊尔（Alexis Boyer，1757—1833）是巴黎慈善医院（Hopital de la Charité）的临床外科教授，也是拿破仑的外科医生。他热衷于研究肿瘤疾病，并在阴茎癌方面有了新的发现[25]。

伦敦外科医生波希瓦·帕特（Percivall Pott）发现烟囱清扫工容易患阴囊肿瘤，这与他们经常接触到油烟有关 [《烟囱清扫工的癌症》（Short treatise on the chimney-sweeper's cancer），1776 年]（见第 7 章）。实际上，帕特的观察研究是首次对环境因素致癌的报道（图 22-9）。它的影响深远，

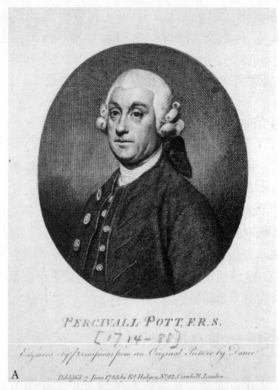

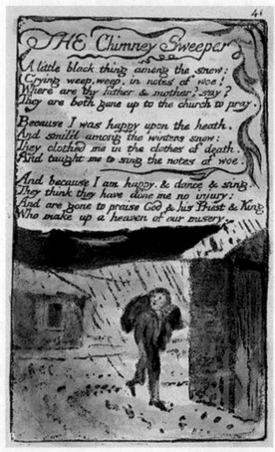

图 22-9　A. 波希瓦·帕特（1714—1788）。B.《烟囱清洁工》（The Chimney Sweeper），威廉·布雷克（1757—1827）的《天真与经验之歌》（Songs of Innocence and of Experience）中第 41 篇（1795 年）（公共资源）

因为它促使了对癌症的深入研究，如致癌物质的合成和从自然物质中分离致癌物质[26]。

19 世纪和 20 世纪

1895 年，皮肤科医生亚伯拉罕·布施克（Abraham Buschke，1868—1943）描述了两例尖锐湿疣。该病会出现一些罕见的病变，其外观特点呈菜花状，生长缓慢且没有发生转移，通过阴茎切除可以治愈。1925 年到 1932 年间，布施克和他的学生路德维格·洛温斯坦（Ludwig Lowenstein，1885—1959）报道了另外 4 例。作者把这种疣状肿瘤作为一种独立疾病类型，因为它的临床和组织学特点不同于阴茎癌。1939 年，洛温斯坦发表了一篇评论性文章《阴茎尖锐湿疣样癌》（*Carcinoma-like condylomata acuminate of the penis*），此后，便广泛使用"布施克 - 洛温斯坦肿瘤""阴茎疣状癌"和"布施克 - 洛温斯坦巨型尖锐湿疣"来形容该疾病[27]。

1911 年，法国皮肤科医生路易斯·奥古斯特·奎莱特（Louis Auguste Queyrat，1856—1933）出版的著作《增殖性腺体红斑》（*Erythroplasia du Gland*）中，全面描述了阴茎原位皮肤癌，现在被称为"奎莱特增殖性红斑"。他指出："这种疾病是一种慢性疾病，其特征是阴茎龟头上持续出现无痛或只有轻微敏感的红斑（胎盘红斑），并伴有轻微的真皮或黏膜渗透，在一定条件下可发展成上皮瘤。（活检显示）上皮细胞角膜层角化不全并有乳头瘤样增生。马尔比基层细胞特别是基底细胞层细胞比正常细胞大，并呈核分裂样。上皮细胞底部形成多边形细胞芽且紧密无序地排列在一起。"除了各层表皮角质形成细胞增生与非典型角化不全，奎莱特的原始图纸还显示这些细胞的表层和底层都出现了真皮细胞角化珠。组织学检查不符合原位鳞状细胞癌，而符合鳞状细胞癌；令人费解的是，"增殖性红斑"一词现在指的是阴茎"原位癌"[28]。

19 世纪，关于勃起功能的研究有了新的突破，尤其是德语及英语院校。德国生理学家康拉德·埃克哈德（Conrad Eckhard，1822—1905）是研究神经根感觉和运动投射的先驱，他通过对动物的神经系统电刺激来诱发勃起。剑桥大学生理学教授约翰·纽波特·兰利（John Newport Langley，1852—1925）进一步对正常和病理情况下哺乳动物勃起的神经生理学进行研究［舒尔特海斯（Schultheiss），2010 年][23]。在 20 世纪，阴茎血管解剖学的研究受到了广泛关注。1952 年，意大利组织学家、解剖学家朱塞佩·孔蒂（Giuseppe Conti，1918—2011）发现内膜下的阴茎动脉经过纵向平滑肌进入内腔。他认为这些解剖结构可以使动脉血分流进入阴茎的海绵体，因此人类阴茎的勃起和疲软都取决于血管状态的改变[29]。近年来，阴茎勃起被认为是一个复杂的事件，涉及心理、神经、内分泌、血管和局部解剖系统的整合。

参考文献

1. Marx FJ, Karenberg A. History of the term prostate. Prostate, 2009, 69: 208-213.

2. Musitelli S, Ogliari F. La prostata nella storia della medicina. Nascita, morte e risurrezione. Selecta Medica Ed., Pavia, 2005.

3. Madineh SM. Avicenna's Canon of Medicine and modern urology: part Ⅱ: bladder calculi. Urol J, 2009, 6: 63-68.

4. Pedretti C. The temple of the soul. The anatomy of Leonardo da Vinci between Mondinus and Berengarius. CB Ed., Prato, 2008.

5. Selman SH. The McNeal prostate: a review. Urology, 2011, 78: 1224-1228.

6. Androutsos G. Carcinoma of the prostate. A historical account. J BUON, 2005, 10: 135-144.

7. Lytton B. Prostate cancer: a brief history and the discovery of hormonal ablation treatment. J Urol, 2001, 165: 1859-1862.

8. Denmeade SR, Isaacs JT. A history of prostate cancer treatment. Nat Rev Cancer, 2002, 2: 389-396.

9. Gleason DF. Classification of prostatic carcinomas. Cancer Chemother Rep, 1966, 50: 125-128.

10. Phillips JL, Sinha AA. Patterns, art, and context: Donald Floyd Gleason and the development of the Gleason grading system. Urology, 2009, 74: 497-503.

11. De Felici M, Dolci S. From testis to teratomas: a brief history of male germ cells in mammals. Int J Dev Biol, 2013, 57: 115-121.

12. Lindholm J, Nielsen EH. Pituitary-gonadal axis: historical notes. Pituitary, 2009, 12: 226-235.

13. Diamandopoulos A, Goudas P, Patsy D. The ancient and medieval Greek writer's perceptions concerning the relationship between sexual characteristics and testicular volume. Hormones, 2005, 4: 117-120.

14. Noske HD, Kraus SW, Altinkilic BM, et al. Historical milestones regarding torsion of the scrotal organs. J Urol, 1998, 159: 13-16.

15. Young RK. History of gonadal pathology. Mod Pathol, 2005, 18: S3-S17.

16. Damjanov I, Wewer-Albrechtsen N. Testicular germ cell tumors and related research from a historical point of view. Int J Dev Biol, 2013, 57: 197-200.

17. Schneider MR. Franz von Leydig (1821-1908), pioneer of comparative histology. J Med Biogr, 2012, 20: 79-83.

18. Wessel GM. Accessorizing the testis. Enrico Sertoli and the "mother cell" of the testis. Mol Reprod Dev, 2011, 78: Fmi. doi: 10.1002/mrd. 21299.

19. Angulo JC, García-Díez M. Male genital representation in paleolithic art: erection and circumcision before history. Urology, 2009, 74: 10-14.

20. Rempelakos L, Tsiamis C, Poulakou-Rebelakou E. Penile representations in ancient Greek art. Arch Esp Urol, 2013, 66: 911-916.

21. Marx FJ, Karenberg A. Uro-words making history: ureter and urethra. Prostate, 2010, 70: 952-958.

22. Rubin JP. Celsus' decircumcision operation: medical and historical implications. Urology, 1980, 16: 121-124.

23. Schultheiss D, Glina S. Highlights from the history of sexual medicine. J Sex Med, 2010, 7: 2031-2043.

24. Marx FJ, Karenberg A. Wilhelm Fabry's 1614 report on a giant condyloma of the penis. Br J Dermatol, 2012, 166: 247-251.

25. Androutsos G. Penis carcinoma: the point of view of Alexis Boyer (1757-1833), eminent surgeon and anatomist. J BUON, 2003, 8: 403-407.

26. Doll R. Pott and the path to prevention. Arch Geschwulstforsch, 1975, 45: 521-531.

27. Steffen C. The men behind the eponym-Abraham Buschke and Ludwig Lowenstein:giant condyloma (Buschke-Loewenstein). Am J Dermatopathol, 2006, 28: 526-536.

28. Steffen C. Squamous cell carcinoma in situ: a historical note. Skinmed, 2007, 6: 7-10.

29. Glina S, Lewis RW, Steers WD, et al. Erection of the human penis and its morphological and vascular basis by Giuseppe Conti. J Sex Med, 2008, 5: 262-267.

翻　译：毕严伟　张伟锋

校　对：杨　扬　郭　素

第 23 章

乳 房

简·G. 范·登·特维尔（Jan G. van den Tweel），保罗·J. 范·迪斯特（Paul J. van Diest）

本文改编自威廉·多尼根（William Donegan）的《乳腺癌历史》（History of Breast Cancer）[1] 和弗雷德里克·C. 科纳（Frederick C. Koerner）的《乳腺癌病理简史》（A brief historical perspective on the pathology of the breast）[2]（经过出版商许可）

乳腺癌的发现体现了人类对于疾病做出的积极探索。这是一个史诗般的故事，比如在对疾病的认识方面，从最初认为是邪灵作祟或冒犯神明发展到可明确病因，而在具体治疗方面，则从神秘的仪式到现代化的科学工具。

史前史和古代世界

此前的历史证明生命是短暂的，癌症是导致人类死亡的主要疾病。在公元前 3000 年，内科医生就认识到对于乳腺肿瘤的治疗是无效的（见第 1、2 章）。现存的 8 张古埃及莎草纸医学资料中记载，《埃德温·史密斯外科医学手稿》（The Edwin Smith Surgical Papyrus）首次提到了乳腺癌。更确切的说，它对 8 例 "乳腺" 疾病进行了诊断与治疗，这里的 "乳腺" 是指人体前胸腔的骨骼和软组织，而它们发病大部分是因为受伤。与软组织（病例 45）相关的 5 个病例中的 1 例形成了乳腺癌 "肿块"。作者写道，如果肿瘤已经扩散到乳腺，摸起来会感觉到凉，会有膨胀感，但没有治疗方法。这是否是一种罕见的男性乳腺癌还有待商榷，但在其他情况下医生都会给出积极的建议，作者反倒认为这是错误的；他认为基于过去的病例任何治疗都无济于事。乳腺癌的第

一个古埃及时期的形态学证据可能是由一个西班牙团队在 2015 年发现 [由格拉纳达大学（The University of Granada）的曼努埃尔·奥尔特加（Manuel Ortega）领导]，他们在南部城市阿斯旺（Aswan）的西部地区发现了库贝特·艾尔 - 哈瓦（Qubbet el-Hawa）墓地，并在墓地里发现了一具约 4200 年前的成年女性骨架，她生活在埃及第六王朝（公元前 2345 年—公元前 2181 年），埃及当局称其是世界上最早的乳腺癌病例。对这具遗骸进行的研究表明，典型的乳腺癌发生转移的话会产生破坏性损伤（图 23-1）。

古希腊基于人们对神的信仰而弥漫着丰富的神话色彩。在一些以乳房的形态建立的医神寺庙发现的供品可以表明人们希望能够治疗乳腺疾病（图 23-2）。希腊的医学和外科手术在当时是最先进的。在它的发展过程中，公元前 332 年，亚历山大大帝（Alexander the Great）征服马其顿（Macedonia）（公元前 356 年—公元前 323 年）之后，在尼罗河三角洲建立亚历山大市，公元前 300 年左右著名的医学院校开始建立。在亚历山大图书馆最鼎盛的时期，藏书超过 70 万卷。许多著名的希腊和罗马医师在亚历山大市进行研究、教学和实践。基于人体解剖和手术的解剖学研究兴盛发展；当时血管结扎技术已经开始

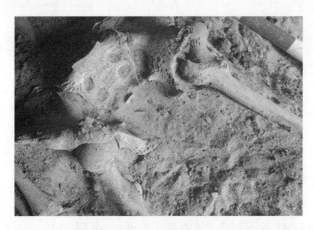

图23-1 一个4200年前女性乳腺癌患者的骨架特征 [图片来自埃及文物部（Source Egyptian Ministry of Antiquities）]

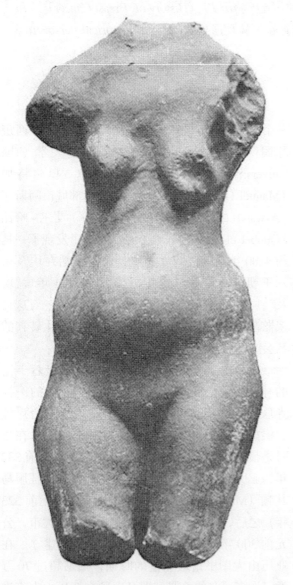

图23-2 女性乳房肿瘤患者。希腊人提供。迈耶·斯泰因格（Meyer-Steineg）教授整理。[图片来自英国伦敦，惠康图片社，（Wellcome Images）]

使用。希腊时期的医生对乳腺癌进行了生动的叙述，希腊词"karkinoma"用来描述恶性肿瘤的生长，而"scirrhous"是形容特别严重的实体肿瘤，"Cacoethes"是指早期的或可能的恶性肿瘤。"隐型"癌症的表面往往没有任何特征。在一则奇闻中，希腊和波斯战争时期的历史学家希罗多德（Herodotus，公元前484年—公元前425年）称，居住在希腊的波斯医生迪莫赛迪斯（Democedes）治愈了波斯国王大流士（Persian King Darius）的妻子已经溃烂和蔓延的乳腺肿瘤。即使现在听起来也不太可能！

希波克拉底（Hippocrates，公元前460年—公元前370年）是最著名的希腊医生。他认为每一种疾病都是不同的，并且都是由自然原因引起，而不是来自于神或灵魂。他也相信自然的力量可以治愈这些疾病，并认为疾病来源于体液。在他看来，由血液、黏液、黄胆汁和黑胆汁（与盖伦提出的乐观、冷静、暴躁、忧郁气质相互关联）组成的体液平衡是健康所必需的。希波克拉底对乳腺癌患者案例进行了详细的描述。其中一例是一名阿夫季拉（Abdera）的女性，该患者患有乳腺癌并伴有血液从乳头溢出的现象。他注意到当血液停止溢出时患者就会死亡，因此他认为流血现象对患者有利。同样，希波克拉底认为月经停止与乳腺癌相关联，并试图恢复年轻患者的月经。他对当时乳腺癌的发展历程进行了详细描述。他说，乳腺中出现肿瘤，变得越来越硬，不含脓，并会扩散到身体的其他部位。随着病情的进展，患者会感觉到口苦，拒绝食物，疼痛会从乳腺发展到颈部和肩胛，还会时常口渴、最终变得消瘦，如果发展到以上程度，则可以确定患者必定死亡。对于隐匿的乳腺癌他不建议治疗，因为治疗已经无济于事，并且反而会缩短患者的生命。

在罗马帝国的兴盛时期，大部分医生都受到希腊医学的影响。大约在公元30年，罗马医生奥卢斯·科尼利厄斯·塞尔苏斯（Aulus Cornelius Celsus，公元前42年—公元37年）指出，女性的乳房部位更容易患癌症。塞尔苏斯在他的《论医学》（De Medicina）手稿中描述了乳腺癌并将其定义为（分为）四个阶段。第一个是积累阶段，其次是癌隐匿阶段、癌浸润阶段，最后"溃烂"（thymium），出现外植体并且会（伴）有出血病变。塞尔苏斯建议在第一阶段时切除肿瘤，对其他阶段不做处理。在不确定的情况下，先用射线治疗肿瘤，如果症状改善，则这是一种普通的肿块；如果症状恶化，则可断定是癌症。一些人能够治疗成功可能因为她们患的是纤维腺瘤、乳腺叶状肿瘤或肺结核。

利奥尼兹（Leonides）——一名亚历山大派（Alexandrian school）的外科医生，首次描述乳头回缩是乳腺癌最初的症状。在阿米达的埃提乌斯（Aëtius of Amida）的书中描述了他的思想和方法，尤其是在他的《医学四书》（Tetrabibli）中，第16卷写到利奥尼兹不赞成并忽视了希波克拉底反对对乳腺癌患者不施行手术的建议，并且他建议对乳腺癌患者进行手术切除[3]。利奥尼兹认为，使患者仰卧位，把乳房切开，并采用切割和熨烫止血的技术交替进行手术。肿瘤切除术是通过正常组织癌症部分肿瘤的大小和器官患病程度来进行。手术通过烧灼来消除任何残留的病变组织。然后在伤口敷上药剂来促进愈合。他解释说，若肿瘤只存在于乳房上部的特定区域，可采用切除术治疗，但如果整个乳房变硬或者肿瘤已扩散至胸壁上，则不应再采用手术治疗。利奥尼兹也是首次记录到乳腺癌会扩散到腋下。总而言之，他认为乳腺恶性肿瘤治疗的基本原则是完全彻底的切除。

著名的希腊医生，珀加蒙（Pergamum）的盖伦（130—201）很早就针对乳腺癌提出一些见解。盖伦尊重希波克拉底关于疾病的体液学说。在盖伦看来，乳腺癌是因为血液中的黑胆汁过多而引起的全身性疾病（如抑郁症）。黑胆汁由血液成分在肝中形成，并被脾吸收；这些器官失调引起黑胆汁过剩、积聚，血液黏稠，而黑胆汁累积则肿瘤发展变硬，如果胆汁特别刺鼻则表示肿瘤已经发生了溃烂。希波克拉底指出，月经停止的妇女更容易患乳腺癌，这是对绝经妇女患肿瘤的频率分析得到的结论。这个观察支持了盖伦认为月经和出血可以清除身体中多余黑胆汁的观点推论。他将扩张的静脉比作螃蟹腿，从此螃蟹成为癌症的象征。利奥尼兹也把癌症比作螃蟹，但这是因为癌症与周围组织紧密黏着，这一点很像螃蟹的钳子。对于早期癌症，盖伦建议清除病灶、处理出血、调节和局部用药，而对溃疡型乳腺癌患者则建议用射线处理或用氧化锌清洗和治疗。

对于乳腺癌的治疗，利奥尼兹的方法比盖伦更先进。尽管盖伦知道失血过多的危险性，但他更倾向于让血液自由流动，使静脉扩张消除体内多余的黑胆汁。肿瘤在病变和健康部位之间的边界部分也被切除，避免烧灼以免破坏太多的组织。在盖伦之后，因为过于遵守他的医学意见以及中世纪的一些原因，医学发展开始停滞不前。

中世纪（公元 476 年—公元 1500 年）

中世纪大约有1000年的时间，从476年罗马帝国灭亡开始，到1492年文艺复兴时期和发现新大陆结束。随着中世纪的到来，出现了封建主义、黑死病、十字军东征和信仰的时代。同时，在欧洲，基督教的修道士开始通过复制和阐明古代手稿来保存医学知识（其中主要是盖伦的手稿），在那个普遍文盲的时代，这些手稿几乎没有需求。僧侣们分发民间偏方，且不鼓励手术。教会把乳腺癌切除术描述为一种酷刑，而圣·阿加莎（St.Agatha）则被称为乳腺疾病的守护神[4]（图 23-3）。圣徒们带来了许多奇迹般的治愈方法。通过按手的信仰治疗是其中一种补救疗法，这种做法一直延续到近代。民间医学包括使用活的猫狗做实验。

伊斯兰教的兴起使阿拉伯人征服了从波斯到

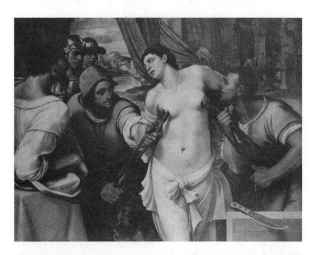

图 23-3 圣·阿加莎。https://upload.wikimedia.org/wikipedia/commons/a/ab/Sebastiano_del_Piombo_001.jpg（公共资源）

西班牙的地中海南部海岸，从此亚历山大的医学中心走向没落（见第 3 章）。庆幸的是医学文献被翻译成阿拉伯语进行研究和保存；后来从阿拉伯语翻译成拉丁语，作为欧洲的主要医学语言重新进入大陆。这一时期最有影响力的医生包括阿维森纳（Avicenna，980—1037）、犹太医生迈蒙尼德（Maimonides，1135—1204）和阿尔布卡西斯（Albucasis，936—1013）。阿维森纳的名声不亚于盖伦，但他对于乳腺癌没有新的见解。西班牙的摩尔人阿尔布卡西斯认为烧灼和腐蚀可以治疗乳腺癌，但他承认从未治愈过乳腺癌，也从未听说有人治愈过。20 世纪 50 年代，美国首次使用烧碱浆（一种氯化锌、辉锑矿、血根草的混合物）用来治疗乳腺癌。烧碱膏应用于乳房会导致组织渐进性坏死，用药部分的乳房随后会被切除或脱落形成肉芽愈合。手术后通过：将安慰、祈祷、药物治疗和腐蚀剂治疗，并与现代方法结合的方式进行治疗起来，这一切也说明乳腺癌治疗在历史上的发展不是通过替代治疗，而是通过运用综合治疗。

在中世纪后期，法国国王的外科医生亨利·德·蒙德维尔（Henri de Mondeville，1260—1320）对盖伦的黑胆汁理论进行精炼，区分出肝分泌的黑胆汁使乳腺质地变硬（一种硬化），二次消耗的黑胆汁破坏了其他三种体液的平衡，形成真正的癌。他认为真正的乳腺癌应有乳房溃烂并伴有恶臭。治疗方法：合理饮食疗法和清洗局部，且只有在癌可以完全切除的情况下进行手术；蒙德维尔认为不完全切除往往导致伤口不易愈合。

文艺复兴时期（16 世纪至 18 世纪）

中世纪在文艺复兴时期结束。随之而来的是对医生的正式培训。1200 年成立的萨勒诺大学（The University of Salerno）是欧洲第一所正式的医学院。在自由的宗教文化和进步的时期，萨勒诺大学是法国、英国和其他地方著名医学院校的前身。外科医生开始变得受人尊敬，外科医生这种传统技术的操作者开始脱离内科医生的影响而成为独立的从业者。1461 年，英国成立理发师 - 外科医师协会，1745 年，外科医生正式脱离该组织。始建于 1731 年的法国外科学院（The French Academie de Chirurgie）在 1757 年为外科医生推出第一本期刊《回忆录》（Memoires），并发表了亨利·勒德朗（Henri LeDran）关于原发性乳腺癌为原发性肿瘤的文章，这为乳腺癌手术治疗提供了基本思路 [5]。

伴随着盖伦理论学术权威地位的下降，文艺复兴使医学对解剖学和生理学有了批判性的审视。1543 年，安德里亚斯·维萨里（Andreas Vesalius）出版的《人体构造》（De Humani Corporis Fabrica）开启了新的开端。这本书的解剖图来自这位年轻的帕多瓦（Padua）教授对人类尸体的解剖，证实了盖伦解剖学观点的错误，并激发起人们对人体解剖学的兴趣。该构造图没有提供女性乳房的细节。然而在 300 年后，伦敦盖伊医院（Guy's Hospital）的外科医生阿斯特利·P.库珀（Astle P. Cooper，1768—1841）（图 23-4）用他的名字命名了乳房悬韧带标本 [6]。巴黎解剖学家玛丽 - 菲利贝尔 - 康斯坦特·萨佩（Marie-Philibert-Constant Sappey，1810—1896）详述了乳腺的淋巴管，此后被称作萨佩乳晕下丛。

每一次解剖都会发现有关于乳腺癌的新理论，但均无太大意义。外科手术之父约翰·亨特（John Hunter，1728—1793）认为造成乳腺癌变和相关癌结节的元凶是淋巴液的凝固而非黑胆汁。莱顿（Leyden）的赫尔曼·布尔哈夫（Herman Boerhaave，1668—1738）推测"神经体液"可能是引发乳腺癌的原因，而其他人则认为乳腺导管的浓缩乳汁可能会促发癌症。乳房的外伤可能会导致乳汁渗入组织，形成过敏、硬化甚至恶化。通过对溃疡型乳腺癌增长的观察，鲁昂（Rouen）市的克劳德·尼古拉斯·勒·卡特（Claude-Nicholas le Cat，1700—1768）推测长期暴露于空气中会引发癌症，时至今日仍有一些医学门外汉坚信这一观点。肿瘤在多个家庭成员中相互影响的轶事支持了这样一种猜测，即乳腺癌的遗传性早在 20 世纪为人所知之前，乳腺癌一直就具有传染性。而恶性肿瘤的致命归因于体液循环或者易感染体质。

乳腺肿块持续引发关于"硬癌"（Scirrhous）性质的争论，这种硬性肿瘤引起了患者和医生的关注。关于它是否良性，还是癌症的一个阶段或

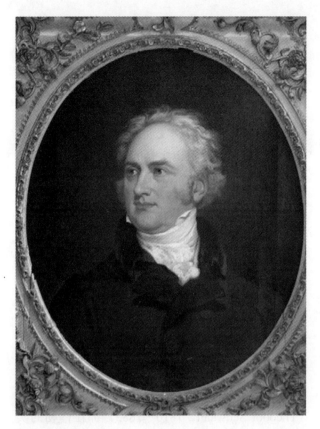

图 23-4 阿斯特利·C.库珀（https：//www.rsm.ac.uk/media/340011/cooper.jpg）（图片来自英国伦敦皇家医学会）

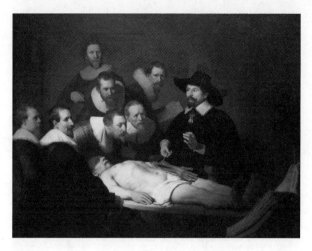

图 23-5 尼古拉斯·蒂尔普，伦勃朗（Rembrandt）作图。（https://upload.wikimedia.org/wikipedia/commons/8/8c/The_Anatomy_Lesson.jpg）（公共资源）

是形成肿瘤的前身的讨论一直在继续。对待硬性肿瘤，人们对继续观察还是立即处理治疗意见不一。关于手术的价值众说纷纭，有些未治疗的患者生存期可能延长，而乳房切除手术后的患者康复情况反而更加糟糕，这使得许多医生不支持手术治疗。阿姆斯特丹（Amsterdam）的尼古拉斯·蒂尔普（Nicolaes Tulp，1593—1674）（图23-5）则认为早期手术是必需的。他说：“唯一有效的办法是及时进行手术。”在大多数情况下，最好不要等到癌症扩散、产生疼痛或溃疡明显后才进行诊断和手术治疗。外科医生认识到肿瘤附着于胸腔壁，其深度侵袭和内乳淋巴结的病变会产生胸骨疼痛 [1777 年由彼得鲁斯·坎珀（Petrus Camper）详述]，同时健康状况较差、易感染体质的患者均不适宜进行乳房切除术治疗。

在进行乳房切除术时没有麻醉或消毒剂对患者来说是痛苦和危险的。手术方法最开始是在针线的牵引作用下从基部切下乳房，但根据约翰·舒尔特斯（Johann Scultetus，1595—

1645）在他的著作《外科器械》（*Armamentarium Chirurgicum*）中所说，这种方法会留下巨大的开放性伤口；之后变成了切开皮肤，摘除肿瘤 [3]。一个流行的观点是让伤口保持开放，以降低伤口感染的风险。根据技术不同手术所需的操作需要 2 ~ 8 分钟完成，如果使用绷带则会使伤口恢复的较快，但应在伤口坏死或感染之前取下。在术后几天进行伤口检查，防止感染或切除残留的肿瘤部分。手术最主要的危险是继发性出血或致命性伤口感染。各种各样的插图中都描绘着患者的双手被捆在背后，一个助手控制着她，另一个助手用器皿接住流出的血。医生们用烙铁烧灼止血，烤焦伤口的肉并产生蒸汽。手术房间中包括一名严肃的主治医师和作为旁观的患者家属（图23-6）。约翰·布朗（John Brown）说，学习乳腺癌的学生不会错过任何接触手术的机会 [7]。用金属板或捆扎使乳房收缩代替残酷的手术也会带来疼痛，并且偶尔会有坏死，但该技术仍然延续到19世纪。

外科专家的主要工作是在进行乳房切除手术的时候切除所有病态的组织。巴黎的让·路易斯·帕蒂（Jean Louis Petit，1674—1750）在他的手术中会切除乳腺以及相关的病变结节，而伯恩哈德·派瑞赫（Bernhard Perilhe）在1774年报道称手术还会切除胸大肌。伤口的愈合通常宣告了手术的成功，并且极少会产生并发症。查尔

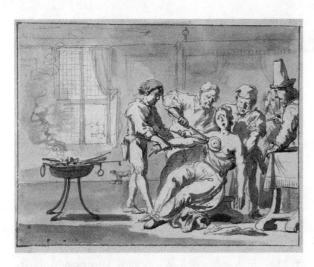

图 23-6　乳腺手术，17 世纪，荷兰人作图。医生用"把持钩"固定乳房（图片来自伦敦惠康图片社）（公共资源）

斯二世（Charles Ⅱ）的外科医生理查德·怀斯曼（Richard Wiseman，1622—1676）在他的报告中指出，在 12 例乳房切除术的患者中有 2 例（17%）死于手术，8 例死于癌症复发，其中 2 例被宣告"治愈"，但治愈时间不得而知[3]。

19 世纪和 20 世纪初

从肿瘤学的角度来看，19 世纪有了很大的进步。主要是在人类病理学和手术的安全性方面取得了重大进展。由匈牙利医生伊格纳克·泽梅尔维斯（Ignac Semmelweis，1818—1865）和哈佛大学的解剖学以及生理学教授奥利弗·温德尔·霍姆斯（Oliver Wendell Holmes，1809—1894）共同提升了手术前的手部清洁标准。在路易斯·巴斯德（Louis Pasteur，1822—1895）发现"腐败"细菌后，1867 年，约瑟夫·李斯特（Joseph Lister，1827—1912）在格拉斯哥（Glasgow）推出了手术中用苯酚喷雾消毒的方法。1886 年，恩斯特·冯·伯格曼（Ernst von Bergmann）在柏林首先采用无菌操作技术（即蒸汽灭菌）；1886 年，波尔·约翰·冯·米库利兹 - 拉德基（Pole Johannes von Mikuliez-Radecki）发明了外科手术口罩；1890 年，威廉·S.霍尔斯特德（William S. Halsted）发明了灭菌橡胶外科手套，进一步减少了污染。1846 年，威廉·T.莫

顿（William T. Morton）在波士顿成功进行全身麻醉示范，使手术得到前所未有的发展，手术开始为人们接受。得益于全身麻醉的运用，外科医生可以专注于精确的手术操作而不是匆忙地进行手术。1900 年，卡尔·兰德施坦纳（Karl Landsteiner）在奥地利发现人类血型，使输血更具保障。在 20 世纪初所有的乳腺癌治疗技术已经有了新的开端，只有化疗技术还有待发展。

显微镜是病理学进展中的关键。在安东·范·列文虎克（Anton van Leeuwenhoek，1674—1723）发明的显微镜的基础上，复合消色差显微镜的不断完善为世界显微解剖学的诞生打开了大门。在柏林大学（见第 8 章）约翰内斯·穆勒（Johannes Müller）的领导下，德国成为这一新科学的中心。

在 20 世纪初，耶拿大学（The University of Jena）的植物学家马蒂亚斯·施莱登（Matthias Schleiden，1804—1881）和西奥多·施旺（Theodor Schwann，1810—1882）都在穆勒的实验室工作，他们利用显微镜技术证明了动物和植物的细胞中均含有细胞核的基本特征。此前罗伯特·胡克（Robert Hooke，1655—1703）在他看见软木塞结构时就提出"细胞"一词。"细胞是有机个体"，施旺讲到："动物和植物都是由细胞组成……"这两名研究人员打破了现有的体液和固体病理学说的概念。约翰内斯·穆勒（1801—1859）首次提出肿瘤也是由活细胞组成。1838 年，他在《肿瘤的形成和病理》（*Uber den feinen Bau und die Formen der krankhaften Geschwülste*）一书中指出，在乳腺中的"硬性肿瘤"细胞与转移到肋骨的肿瘤细胞具有相似性，且癌细胞失去了正常细胞的属性。同样也是在柏林，身为穆勒的学生，同时也是细胞病理学的创始人鲁道夫·魏尔啸提出"一切细胞都来源于细胞"的著名言论。1858 年，魏尔啸发表著作《细胞病理学》（*Die Cellularpathologie*）指出，活细胞从液体"胚芽"中自发产生的概念是错误的。但他并没有指出肿瘤细胞和肿瘤转移之间的联系；他认为腋窝转移是腋窝淋巴结细胞对乳腺癌中"有害成分"或"有毒物质"的反应。穆勒也许是第一个怀疑恶性细胞扩散与转移有关的人，而他这一观点由卡尔·蒂尔施（Carl Thiersch，1822—1895）

和威廉·冯·瓦尔代尔（Wilhelm von Waldeyer，1836—1921）经过显微观察后证实。这些研究证明乳腺癌是原发性的。

值得注意的是临床观察也在同时进行。阿尔弗雷德·维尔波（Alfred Velpeau）首次描述了乳腺癌"胸甲"现象，即癌细胞传播导致整个胸腔就像一个坚硬的胸板。1854 年，维尔波出版文章《乳腺癌的治疗》（*Traite des Maladies du Sein*）对乳腺疾病进行全面概述 [8]。1874 年，在英吉利海峡对面的伦敦，詹姆斯·佩吉特（James Paget）（图 23-7）做了一个简短（1050 字）而著名的报告，报告中描述了乳腺癌发病之前乳头的变化，这一病变也因此以他的名字命名。他说，"……乳腺癌的形成过程中，乳头和乳晕等周围的皮肤经发生慢性变化……最多两年时间，通常在一年内 [9]。"直至今天，佩吉特的观察仍然具有极高价值。

伦敦米德尔塞克斯医院（Middlesex Hospital）的查尔斯·摩尔（Charles Moore，1821—1870）在乳房整体切除术方面做出的贡献值得称赞。摩尔确信当时的乳房部分切除术会传播癌症的"元素"，并导致瘢痕内或瘢痕附近癌症的局部复发。1867 年，他发表论文强烈主张任何情况下都应完整切除整个乳房。他还建议在乳腺癌累及到淋巴结和胸肌时也应该全部切除。1882 年，威廉·M.班克斯（William M. Banks）在利物浦（Liverpool）实施常规腋窝淋巴结切除，将乳房切除术带到一个新高度。

在德国类似的手术也开始出现。恩斯特·G. F. 库斯特（Ernst G.F. Küster，1839—1922）在柏林进行常规腋窝淋巴结清除术，并报道手术后腋窝肿瘤基本不再复发。1875 年，理查德·冯·福尔克曼（Richard von Volkmann，1830—1889）进行了常规胸肌筋膜切除手术，而同时库斯特的助理洛塔尔·海登海因（Lothar Heidenhain，1860—1940）对肌肉本身存在病变持怀疑态度。他们对乳房切除标本进行显微研究表明，癌症已经扩散到胸肌筋膜深部，极少数还浸润到肌肉组织中，在此之前无人预料到。塞缪尔·W.格罗斯（Samuel W. Gross，1837—1879）在费城（Philadelphia）杰斐逊医学院（Jefferson Medical College）得出乳腺癌手术病例的 3 年生存率为

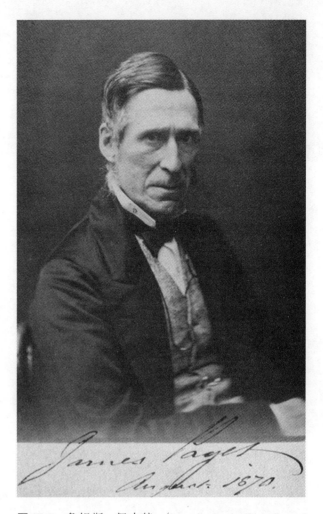

图 23-7　詹姆斯·佩吉特。（https://upload.wikimedia.org/wikipedia/commons/e/e4/James_Paget_1870.jpg）（公共资源）

19.4% 的结论，这归因于他不仅切除整个乳房，而且还切除了胸肌筋膜和腋窝淋巴结 [1]。

在巴尔的摩（Baltimore）约翰斯·霍普金斯医院（Johns Hopkins Hospital）的外科学教授威廉·斯图尔德·霍尔斯特德（William Steward Halsted，1852—1922）受到德国乳腺癌手术的启发并开创了乳腺癌根治术（图 23-8）。他在 1894 年 [10] 发布报道，而几乎在同一时刻纽约的威利·迈耶（Willy Meyer）也发布一篇类似的报道。通过一个大的"泪痕"样切口，霍尔斯特德将整块乳腺连同其皮肤、腋窝淋巴结、"部分"胸大肌（胸骨部分）以及"通常"所说的锁骨上区一并切除。霍尔斯特德早在 5 年前就采用过这种"完全式"的切除手术，并强调在任何情况下都必须切除胸大肌以保证较深的手术边缘切口不

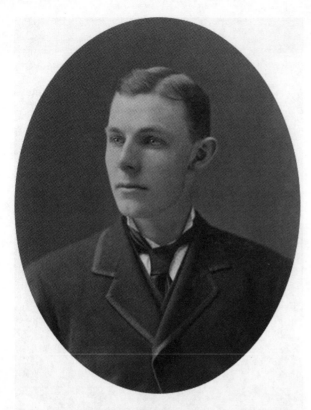

图 23-8　年轻的威廉·斯图尔德·霍尔斯特德（https://upload.wikimedia.org/wikipedia/commons/a/a5/William_Stewart_Halsted_Yale_College_class_of_1874.jpg）（公共资源）

会受到肿瘤的浸润。他解释说，冯·福尔克曼在38例患者中切除胸肌降低了局部复发率。与摩尔想法一致，霍尔斯特德写道，手术的关键是"除去任何可疑的组织"，以免伤口周围的组织受感染或疾病入侵淋巴管，也避免在切除肿瘤时忽略小部分癌组织块。从霍尔斯特德的描述中可以清楚地看出锁骨上间隙最初是在腋窝清除的过程中移除腋窝血管之上的组织，而后通过颈部切口清除，但他最后放弃了这一方法。全切除术后会留下一个大的开放性伤口，由肉芽组织愈合。两年后，他开始用植皮的技术覆盖伤口，这种技术由蒂尔施提出。最终这种皮肤覆盖术被人们所认同。

乳腺癌根治手术后能否控制病情的发展还尚未明确。霍尔斯特德将术后3年内手术区的复发区定义为"原位性"复发（在他的病例中有6%出现这种情况）；而在远离瘢痕切口皮肤出现的复发或术后3年后的复发则定义为"区域性"复发。德国文献中并没有区分原位或区域复发。通

过对两种复发类型的统计，并作出两者具有可比性的推测，再进行一段时间的随访，得出他的手术复发率为20%，而德国同行的手术复发率为55%～82%。霍尔斯特德发现冯·福尔克曼的病例在切除胸大肌后肿瘤的原位与区域总复发率为58%，而未切除胸大肌总复发率为60%，这种差异几乎可以忽略不计。

尽管有"年迈"的患者，霍尔斯特德在施行的手术过程中仍没有发生患者死亡的情况，"她们的平均年龄接近55岁，"他说，"她们不是年轻的社会人员。"这句话在现代来说也是非常奇怪的，但因为当时的平均寿命只有47岁。由于担心活检导致肿瘤扩散，诊断几乎都靠临床观察，只有在手术后才进行组织学检查。霍尔斯特德曾怀疑说："除了手术之外，对切除的样本没有任何宏观或微观的检查[11]。"根治术得到 W.S. 汉德利（W.S. Handley）的渗透理论的支持，该理论认为乳腺癌是连续离心扩散的，而淋巴结会阻碍它的扩散。其血液传播是微不足道的；而肿瘤的栓塞更是可以被血液凝块打破。在接下来的80多年，霍尔斯特德的手术操作方法的一直被延用，但结果喜忧参半。

随着19世纪的到来，乳腺切除术比没有治疗的效果要好，但治愈率仍然很低。霍尔斯特德的前50例患者首发症状的5年精算生存率(40.4%)是1805年到1933年间伦敦米德尔塞克斯医院慈善病房（Middlesex Hospital Charity Ward）未经治疗患者首发症状的5年精算生存率（18%）的2倍之多。

对于乳腺癌的治疗来说，有两个发现是至关重要的。第一是X线的发现，二是发现乳腺癌具有激素依赖性。1895年，威廉·康拉德·伦琴（Wilhelm Conrad Röntgen）在维尔茨堡（Würzburg）发现了X线，为放疗和乳房成像术提供了依据。这种神秘的射线被称为"X"，它不仅能够穿透组织，还能杀死肿瘤。伦琴发现X线一年后，X线就被用来治疗3例乳腺癌，2例来自于汉堡（Hamburg）的赫尔曼·歌德（Hermann Goeht），另1例来自于契卡（Chica）的埃米尔·赫尔曼·格鲁比（Emile Herman Grubbé）。3例都是乳腺癌晚期，无法进行手术，很快就死亡了。随着剂量测定法的发展、仪器的

改善和相关保障措施的改进，对晚期癌症患者进行放射治疗成为一种有效的局部治疗方式，其在术后（有时术前）的运用有效辅助了乳房切除术的治疗效果，使整个手术得以顺利进行。1898 年，皮埃尔（Pierre）和玛丽·居里（Marie Curie）发现的放射性核素镭可以应用于间隙放射治疗。杰弗里·兰登·凯恩斯（Geoffrey Langdon Keynes）在伦敦（1932 年）对可进行手术的病例进行了镭的放射治疗。电离辐射的优点是破坏大量肿瘤细胞，并减少复发。但它对人体生存期的影响则较难预测。

　　乳腺癌的激素治疗最开始来自于卵巢切除术。1899 年，艾伯特·幸津格（Albert Schinzinger，1827—1911）在弗莱堡（Freiburg）谈到年轻的女性乳腺癌患者预后效果差时，提出切除卵巢或许可以减缓肿瘤的恶性生长。这一观点提出 7 年后，格拉斯哥市的乔治·托马斯·比特森（George Thomas Beatson，1848—1933）（图 23-9）在进行乳腺癌根治术时首次切除患者卵巢。比特森了解哺乳的过程，他意识到在切除卵巢或对分娩不久的奶牛进行重配都可以使牛奶的产量增多，而这两者的共同之处就在于卵巢功能被阻断。由于哺乳期的增生性细胞分解成乳汁，他推断，切除卵巢可能也会使乳腺肿瘤的增生细胞分解为乳汁。可惜这个推论是错误的，但结果却振奋人心。1896 年，他报告了在对 3 例晚期乳腺癌患者进行卵巢切除术后会出现肿瘤暂时消退的现象。比特森的发现指明了卵巢切除术的姑息治疗价值，这在今后一段时期内成为外科医生乳房切除术的常规辅助手术。包括肾上腺和垂体切除术的继发性内分泌手术成为卵巢切除术的补充，但内分泌手术最终被激素治疗所取代，激素治疗通过药理学的方法减少雌激素产生或通过促黄体激素释放激素、雌激素受体调节剂和芳香化酶抑制剂来降低雌激素的作用。1967 年，埃尔伍德·詹森（Elwood Jensen）在芝加哥发现乳腺癌中含有雌激素受体（ER），这是激素疗法的另一个里程碑，将那些能够受益于激素治疗的患者与不能受益于激素治疗的患者区分开来。

　　在 20 世纪初的几十年里，很多人试图寻找"扩展性"乳房切除术来改善根治性手术的效果。米兰的马戈蒂尼（Margottini）和韦罗

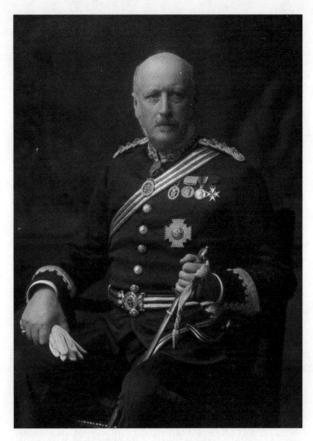

图 23-9　乔治·托马斯·比特森（https://upload.wikimedia. org/wikipedia/commons/d/d4/George_Beatson.jpg）（公共资源）

内西（Veronesi）、秘鲁的卡塞雷斯（Caseres）以及美国的乌尔班（Urban）和休格贝克（Sugarbaker）在术中切除乳腺淋巴结。哥本哈根（Copenhagen）的达尔·艾弗森（Dahl-Iverson）切除锁骨上部和乳腺淋巴结，明尼苏达州（Minnesota）的万根斯坦（Wangenstein）切除纵隔淋巴结。另外除了一些腋窝外的淋巴结产生的转移性肿瘤被切除后改善了区域性肿瘤控制外，其他切除治疗并没有产生预期效果，而这些扩展性手术最终被放弃，取而代之的是胸壁和局部的放疗。随着人们对汉德利的渗透理论逐渐失去信心，伦敦的 D. H. 佩蒂（D. H. Patey）和 R.S. 汉德利（R.S.Handley）提出保留胸大肌是合理的，除非它跟肿瘤转移相关。他们称之为"保守"的乳房根治术。在美国，在外科医生如纽约的小休·奥金克洛斯（Hugh Auchincloss Jr.）的支持下，这种手术最终在 1979 年作为"改良"型乳房根治术得以实施[31]。

　　在 20 世纪末，首次通过射频消融术和激光

对乳腺肿瘤进行微创手术[12]。

19 世纪末及 20 世纪乳腺疾病的形态学研究

随着与乳腺手术相关技术的进步，外科医师对乳腺疾病的病理学基础越来越感兴趣。弗雷德里克·C.克尔纳（Frederick C. Koerner）从历史的角度对这一话题进行精彩的论述[2]。美国外科医生小约翰·柯林斯·沃伦（John Collins Warren Jr.，1842—1927）和乔治·伦蒂尔·布莱德格（George Lenthel Bloodgood，1867—1935）在术中对乳腺标本进行检查，正式开创了乳腺疾病的组织学评价。

小约翰·柯林斯·沃伦（图 23-10，23-11）可以说是乳腺"病理学"的先驱，他出生在波士顿，是约翰·柯林斯·沃伦的孙子。他是哈佛医学院（Harvard Medical School）和马萨诸塞州总医院（Massachusetts General Hospital）的创始人之一。他从哈佛医学院毕业后开始在维也纳、柏林、巴黎和伦敦学习。1869 年，他回到波士顿，在哈佛医学院和马萨诸塞州总医院担任多个职务。他对乳腺外科手术很感兴趣，并针对乳房切除术发明了手术专用刀。1905 年，他在美国医学协会（American Medical Association）发表了病理学相关研究的演讲，"外科医生和病理学家需要进行交流，对良性乳腺肿瘤的分类和治疗给出一个合理的意见[13]。"他说："毫无疑问，在手术过程中各个部分合作无间能发挥最大效用，即实验室研究员与有临床经验外科医生的合作。"虽然当时的组织微观分析手段已经形成，但沃伦只在可疑病例才使用它。他仍然能够从宏观方面描述纤维腺瘤的表征变化，并注意到纤维腺瘤向乳腺叶状肿瘤转化的趋势。

荷兰人弗兰斯·伯劳特高特（Frans Bloetgoet）在 1658 年来到美国，他的后裔约瑟夫·柯尔特·布莱德格（Joseph Colt Bloodgood）（见图片：http://www.medicalarchives.jhmi.edu/papers/bloodgood.html）于 1867 年在密尔沃基（Milw-aukee）出生。在本科学习期间他对组织学与胚胎学很感兴趣，但在威廉·斯图尔德·霍尔斯特德的影响下最后决定成为一名外科医生。约瑟夫·布莱德格

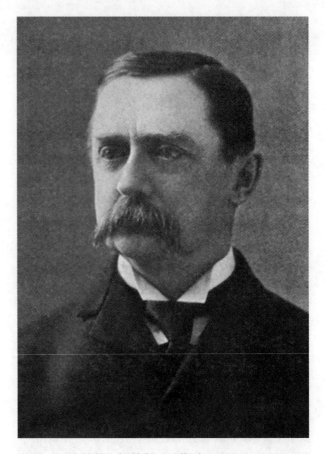

图 23-10 小约翰·柯林斯·沃伦（https://upload.wikimedia.org/wikipedia/commons/a/a9/John_Collins_Warren_b1842.jpg）（公共资源）

THE OPERATIVE TREATMENT OF CANCER OF THE BREAST.

WITH AN ANALYSIS OF A SERIES OF ONE HUNDRED CONSECUTIVE CASES.

BY J. COLLINS WARREN, M.D., HON. F.R.C.S. (ENG.),
OF BOSTON, MASS.,
Professor of Surgery in Harvard University.

(Assisted by WALTER B. ODIORNE, M.D., and WILLIAM F. WHITNEY, M.D.)

图 23-11　1904 年，《外科学记事》（Annals of Surgery）上沃伦的文章

首次描述粉刺癌："在 1893 年……我协助霍尔斯特德医生探索临床上的良性乳腺肿瘤。当我们挤压它时，从它的表面渗出许多灰白色的颗粒状柱体，我们当时称它为粉刺[14]。"作为一个外科医生，他从未对显微解剖学失去兴趣。从一开始他就表现出对乳腺病理学的兴趣。他对手术中取出的组织样本进行了制备以及检查评估。后来他创立了约翰斯·霍普金斯医院外科手术病理实验室。经过长期的观察，他认为囊性乳腺病（蓝顶

囊肿）不是癌前病变，这与他以前的想法相反。同时，他还是保乳手术的先驱，并且他坚持认为如果有可能的话应该用穿刺活检的方法进行诊断。跟沃伦医生一样，他还认为，手术中很少需要冰冻切片，因为"当我们从新鲜的组织中都无法得出结论时，它们对于诊断来说也没有太大的作用"。后来他改变了主意，因为他在《乳腺活检》（*Biopsy in Breast Lesions*，1935 年）[15] 一文中描述其首例蓝顶囊肿手术时说道，"在这种情况下，经过病理学训练的外科医生可以通过肉眼观察的经验做出一些诊断，但毫无疑问冰冻切片是非常重要的辅助手段，或许它应成为手术诊断过程中的重要组成部分。"这是非常有建树的想法。在同一篇文章中布莱德格有另一个想法，他表明穿刺活检（由有经验的病理学家操作）终将代替组织块结节或局部切除手术。

20 世纪初，就像其他器官一样，乳腺病变的宏观观察已经达到对疾病认识的极限，进一步的进展取决于组织学研究，这也是现代病理学的开端。在英国，这种组织形态学观察始于乔治·伦蒂尔·奇朵（George Lenthal Cheatle，1865—1951），他生于肯特（Kent）。1883 年，他开始在伦敦国王学院（King's College in London）学习医学。就像布莱德格一样，他虽然是外科医生，但也对乳腺癌和外科病理学感兴趣。他设计了一个非常大的切片机，使他能够将被切除的整个乳房切成切片，他和他的同事马克斯·卡特勒（Max Cutler）在 25 年的时间里研究整个乳房切片。1914 年，在一个出版讲座上，奇朵说，乳腺囊肿并不是简单的梗阻所致，而是由变性的上皮细胞增殖引起的。他最终因精心研究而获得大奖。1931 年，在这一技术的基础研究之上出版了《乳腺肿瘤的病理、症状、诊断和治疗》（*Tumours of the breast. Their pathology, symptoms, diagnosis and treatment*）[16] 一书，成为乳腺病理学的第一本教科书。他们通过这种技术观察佩吉特病患者的乳头可以预先判断乳腺癌的发生。他们指出，现在所谓的原位癌实际上是一种恶性疾病，而不是癌症前期。此外，他认为单纯增生性病变和乳头状瘤是良性疾病，而非癌前病变。乳腺癌起源于乳腺上皮细胞这一理论可能是该书最重要的观点，很好地解释了癌前的状态，作者描

述到："在乳腺癌发生的前期总会出现上皮瘤，但仍处于正常阶段"，"在正常组织内，上皮细胞的形态特征与那些患癌部位的形态特征是相同的……"奇朵和卡特勒都认为柱状细胞增殖是肿瘤（出现前）的过程，沃伦和布莱德格也表述过相似的概念。虽然两人在该领域几乎没有同行，他们提出的一些观察结果仍然有意义，例如细胞纤维腺瘤和叶状肿瘤的鉴别诊断依然很困难。

另一个关于乳腺疾病微观学的早期文章是由威廉·卡彭特·麦卡蒂（William Carpenter MacCarty，1880—1964）博士在 1911 年撰写的，他是明尼苏达州罗契斯特市（Rochester）圣玛丽医院 [St. Mary's Hospital（梅奥诊所，Mayo Clinic）] 病理学的创立成员之一。麦卡蒂博士在《乳腺癌组织（癌）的组织学发生及其临床意义》[17]（*The histogenesis of cancer (carcinoma) of the breast and its clinical significance*）一文中讲到乳腺癌起源于管状上皮细胞，他强调由沃伦、布莱德格、奇朵和卡特勒提出的囊性病变属于癌发展期的一个阶段。在接下来的 20 年里，纽约市的几位病理学家开始对此进行研究，这不仅促进了乳腺病学的研究，而且使病理学家更坚定地扮演临床执业医师的角色。

亚瑟·珀迪·斯托特（Arthur Purdy Stout，1885—1967）博士是首先这么做的人之一。他进入长老会医院（Presbyterian Hospital）、医师学院（College of Physicians）和哥伦比亚大学外科学院（Surgeons of Columbia University）的病理学专业学习，后来外科医生及外科病理学家库什曼·D.哈根森（Cushman D. Haagensen）博士（图 23-12）加入了斯托特的实验室。哈根森（1900—1990）博士既是乳房根治手术的支持者又是批判者。1956 年他出版的《乳腺疾病》（*Diseases of the Breast*）一书非常经典。他在对病例进行仔细分析后列出八条"不能手术的标准"来阻止不适当的手术。他还根据哥伦比亚临床分类分期（CCC）系统对乳房检查进行规范化。在 CCC 之后，分期系统变得越来越复杂，最后在 1954 年由国际抗癌联盟（International Union Against Cancer）制定了肿瘤、淋巴结、远处转移的分期系统。在随机临床试验之前，分期系统是比较不同治疗方法的主要手段。

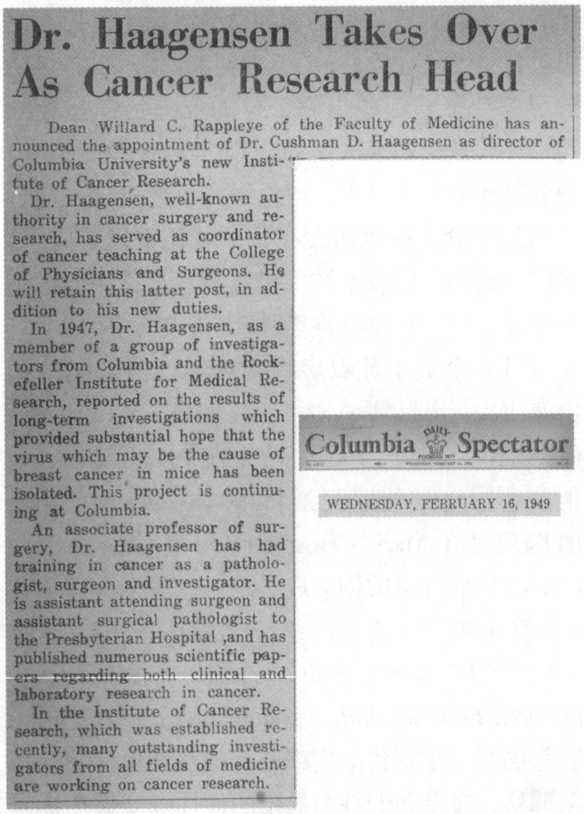

图 23-12 1949 年，库什曼·D.哈根森被任命为哥伦比亚大学癌症研究所（Columbia Cancer Institute）的主任

斯托特在 1951 年与哈根森相识并进行合作，他们发表了关于乳头状肿瘤两部分讨论的第一部分[18]。根据对乳头瘤的研究结果，他们得出结论，乳头瘤病变没有显著临床恶化的趋势，因此只需完全切除即可。这一结论使 19 世纪的外科医生对所有的乳头瘤患者都放弃全乳切除的治疗方法。斯托特也对乳腺肉瘤感兴趣。1947 年，他与罗伯特·希尔（Robert Hill）[19]博士发表的文章代表他们首次尝试根据细胞起源和分化的模式进行分类，后来他与简·莱斯特（Jane Lester）[20]博士发表文章声称乳腺叶状肿瘤的临床表现很难预测。哈根森博士作为外科医生和外科病理学家的经验为他在乳腺疾病的研究上提供了独特的视角。哈根森与拉斐尔·拉特斯（Raffaele Lattes）博士合著的文章中提出了现在普遍认可的原位小叶癌患者不需要手术治疗的意见。从哈根森博士的临床实践和教材中收集详细长期的跟踪随访信息都支持了这一理论，并代表了关于小叶肿瘤的一些最有价值的临床信息。

另一个团队在詹姆斯·尤文（James Ewing）担任纽约纪念医院（Memorial Hospital）主席期间成立。1939 年，弗兰克·富特（Frank Foote, 1911—1989）和詹姆斯·尤文以及弗雷德·W.斯图尔德（Fred W. Steward）（最后加入）共同获得肿瘤病理学研究的奖学金。科纳（Koerner）认为这个团队的研究主导了美国乳腺病理学领域未来 75 年的发展方向。后来富特成为该团队的主席。斯图尔德和富特之间的合作非常富有成效（图 23-13）。他们首次描述到髓样乳腺癌中存在密集的淋巴细胞浸润，并引入"合胞体"来描述肿瘤的生长模式。然而，斯图尔德和富特对原位小叶癌开创性的描述[21]可能是他们最广为人知的贡献。虽然早期的作家科尔尼（Cornil）和瓦尔代尔都描述过小叶性肿瘤的形态，但斯图尔德和富特却是首次对这种病变的形态学特征进行了彻底的描述，并精心编写文章发表。他们在出版的《小叶原位癌》（*Lobular carcinoma in situ*）和《癌性和非癌性乳房的比较研究》[22]（*Comparative studies of cancerous and non cancerous breasts*）中介绍了"盲管腺病"，他们出版的《乳腺癌组织学分级》[23]（*A histologic classification of carcinoma of the breast*）对乳腺病理学的实践产生了重大影响。

斯图尔德和富特也单独开展工作。特里维斯（Treves）博士和斯图尔德博士描述了在对女性实施乳腺癌根治术后会产生血管肉瘤并伴有

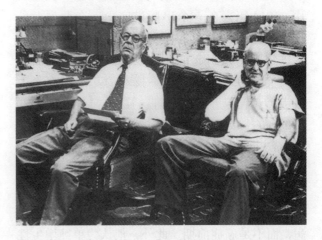

图 23-13 20 世纪 60 年代，弗雷德·W.斯图尔德（1894—1991）（左）和弗兰克·W.富特（1911—1989）（右）在办公室中［图片来自临床科学家学会（Assoc Clin Scientists）］

手臂慢性水肿，临床症状以斯图尔德 - 特里维斯（Stewart-Treves）的名字命名。美国军事病理研究所（AFIP）在 1950 年出版了《乳腺肿瘤》（*Tumors of the Breast*）图集，斯图尔德与罗伯特·W. 麦克迪维特（Robert W. McDivitt）、约翰·W. 伯格（John W. Berg）合作编写了第二系列的相应卷。富特是著名文章《乳头状癌患者的既往乳腺疾病》（*Prior breast disease in patients treated for papillary carcinoma*）的联合作者。这篇文章有两个方面值得注意。第一方面，他比之前的学者们更强调鉴别诊断。富特和他的同事通过举例说明，将病理学家对初级管状原位癌与常规导管增生的错误认识纠正过来。他还提到将乳头状癌误诊成乳头状瘤的例子。虽然富特和他的同事没有解释如何避免这些错误，但他们对鉴别诊断细微差别的关注代表了外科病理学文献的一个新研究重点的开端。第二方面，富特提出了关于导管增生与导管癌之间的因果关系问题，他们的报告指出，他们的研究并没有揭示出两者因果关系的证据。由于未能发现这种联系，他们也没推测其意义，但是，他们提到的这些代表着向传统观念的挑战，即认为增生是乳腺导管癌的前兆。

到 20 世纪中叶，乳腺病理学领域变得很复杂。诊断又主要依赖于显微镜检查，这往往需要详细的组织学研究来鉴别扩大的良性病变、浸润性癌和不确定的潜在恶性病变。此外，在最终治疗前越来越多进行活检，这使得病理学家扮演了诊断学家的新角色，而不是研究疾病本身，这反倒影响了对患者的护理。因此与前些年相比，20 世纪后半段的病理学著作更注重微观的描述和鉴别诊断。

英国肿瘤学家 H. 朱利安·布卢姆（H. Julian Bloom，1923—1988）在乳腺癌组织学特征和预后的复杂性方面实现了新的突破。虽然他的病理学研究历程很短（于 1958 年成为放射学家），但他因与 W.W. 理查德森（W.W.Richardson）以及病理学家 E.J. 哈里斯（E.J.Harries）[24]（图 23-14）共同研究出组织学分级系统而闻名于世。不幸的是后者的历史已经遗失。他们在文章的前言中写道："目前还没有找到治疗乳腺癌最合适的方法。我们认为对大、小手术优点的评估是困难的，而

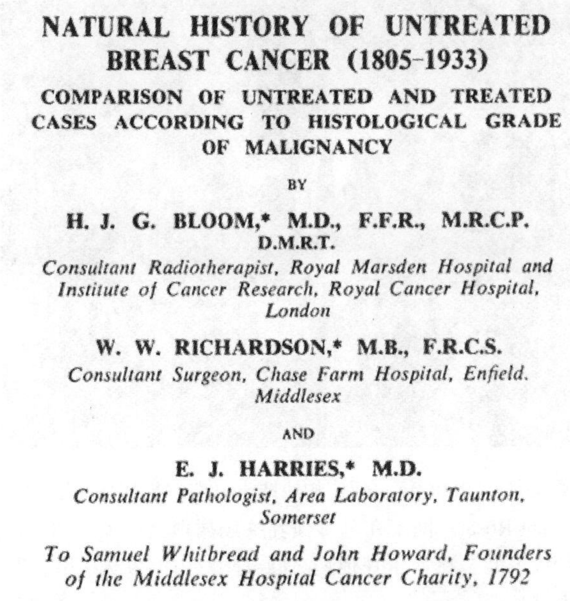

NATURAL HISTORY OF UNTREATED
BREAST CANCER (1805-1933)

COMPARISON OF UNTREATED AND TREATED
CASES ACCORDING TO HISTOLOGICAL GRADE
OF MALIGNANCY

BY

H. J. G. BLOOM,* M.D., F.F.R., M.R.C.P.
D.M.R.T.
Consultant Radiotherapist, Royal Marsden Hospital and Institute of Cancer Research, Royal Cancer Hospital, London

W. W. RICHARDSON,* M.B., F.R.C.S.
Consultant Surgeon, Chase Farm Hospital, Enfield. Middlesex

AND

E. J. HARRIES,* M.D.
Consultant Pathologist, Area Laboratory, Taunton, Somerset

To Samuel Whitbread and John Howard, Founders of the Middlesex Hospital Cancer Charity, 1792

图 23-14 布卢姆、理查德森和哈里斯的著名文章

放射治疗的价值评估在很大程度上取决于每组患者的结果，没有严格的可比性"，"本文的主要目的是概述我们已经使用的乳腺癌组织学分级系统，并考虑其困难性和局限性……相关的恶性程度，分级的结果会通过 1400 例患者在 5、10 和 15 年的生存率来呈现，并讨论分级系统的实用性。"1991 年，英国病理学家伊恩·埃利斯（Ian Ellis）和克里斯·埃尔斯顿（Chris Elston）进一步完善了这个分级系统 [25]。

乳腺病理学界的泰斗约翰·G. 阿佐帕迪（John G. Azzopardi，1929—2013）（图 23-15），出生于马耳他（Malta），13 岁时他开始在马耳他的皇家大学学习医学。一直以来他就是一个优秀的学生。在获取医学博士学位后他来到英国，先后在谢菲尔德（Sheffield）和皇家研究生医学院（Royal Postgraduate Medical School）学习，之后在伦敦哈默史密斯医院（Hammersmith Hospital）度过他整个职业生涯。阿佐帕迪是一个很优秀的病理学家，出版了大量关于透明细胞汗腺瘤、唾液腺肿瘤、淀粉样变性以及内分泌疾病的文章。他于 1957 年首次发表论著《关于颗粒细胞成肌细胞瘤的组织发生》（*About the histogenesis of granular cell myoblastoma*），之后关于乳腺上皮疾病（关于小叶癌）的首个研究花了将近 20 年才发表 [26]。然而，最著名的是他于 1979 年出版

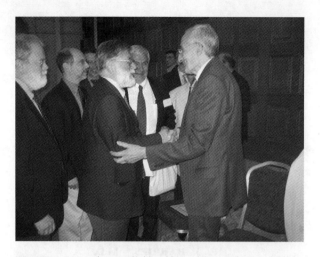

图 23-15　2006 年，阿佐帕迪博士（右）与胡安·罗萨伊（Juan Rosai）博士在马耳他乳腺癌病理会议上会面。温琴佐·欧塞比博士在他们之间（图片由温琴佐·欧塞比提供）

的开创性著作《乳腺的病理学问题》（*Problems in Breast Pathology*）[27]。后来温琴佐·欧塞比（Vincenzo Eusebi）在阿佐帕迪的书《悼念》中写到："现在，人们普遍认为它对乳腺肿瘤做出了最优秀、最深刻的形态学分析；该书为之后相关书籍的出版奠定了基础。"阿佐帕尔迪在该书的介绍中写道："所有的参考文献，除非另有说明，都被完整地阅读过。"

在这一时期很少有病理学家的书架上没有这本书。科纳对这本书的重要性做了如下描述[2]：在这宏伟的、独特的个人卷中，阿佐帕迪博士用 25 年的观察与思考为解决困扰乳腺病理学家的史诗级难题带来了深刻的影响。阿佐帕尔迪博士对常规导管增生（"上皮增生"）和初级导管原位癌之间的区别的讨论或许是他最大的贡献。它不仅解决了乳腺病理学中最常见的困难之一，而且它也不同于以往的观念，提出了两个开创性观点。首先，他描述了两个以前未发现的增殖性特征，将其特征划分为结构学和细胞学，并对两者做了详尽说明，而且他比以往更加强调细胞学特征的研究。其次，阿佐帕迪博士对癌和增生之间鉴别诊断的差异进行了讨论。除了描述区分常规导管状上皮增生与初级导管原位癌的组织学特点，并将这些功能特性组成一个概念框架，阿佐帕迪还注意到一种不寻常的恶性肿瘤生长模式，他将其

称为"贴壁性癌"。他认为这种肿瘤分为高级和初级两种。由于初级"贴壁性癌"的恶性程度难以辨认，它与正常上皮细胞之间极难区分。病理学家对这一病变很感兴趣，也就是现在所谓的"非典型柱状细胞增生"和"扁平型初级贴壁性癌"。然而要了解这种病变的形态特征，当代病理学家应首先联想到阿佐帕迪博士的著作，因为最新的出版物的水平都远远不及他的著作中提到的组织学详情。

对初级"贴壁性癌"的鉴别使阿佐帕迪对导管癌的来源做出推测。他的推测基于他毕生的密切观察和仔细思考，即对 15 个"微导管癌"病例的研究以及对其他学者出版物的分析。在这种背景下，他的观点备受关注。在他文章的第六章《"早期"癌的组织发生》（*The Histogenesis of "Early" Carcinoma*）中，阿佐帕迪用现代的眼光看问题，他认为导管癌来源于现存的常规导管增生："因此，'早期'癌很少来源于上皮增生或其他类型的良性上皮增生和肥大的实体区域。而它在 TDLU（终末导管小叶单元）的上皮细胞出现的细胞学变化没有显示出任何类型的腺病的典型特征。连续光谱的错误观念会促使病理学家在实体的良性增生中寻找'早期'恶性肿瘤的踪迹。相反的是，最早的变化通常发生上皮细胞，这不受现存实体良性增生的影响。"

20 世纪早期的学者们深受阿佐帕迪的影响。阿佐帕尔迪把肿瘤病变前或交界性阶段称为"初级'贴壁性癌'"，与沃伦[13]的"异常退化"和布莱德格[28]的"老年性薄壁组织肥大"以及奇朵和卡特勒[16]提出的"脱屑性含囊上皮增生"的概念相似。

在阿佐帕迪著作的基础上，20 世纪出现了一系列推进乳腺疾病研究的里程碑式文献，比如由大卫·佩奇（David Page）和伊恩·安德森（Ian Anderson）在 1987 年出版的《乳腺的组织病理学诊断》（*Diagnostic histopathology of the breast*）、1997 年彼得·保罗·罗森（Peter Paul Rosen）出版的《罗森乳腺病理学》（*Rosen's breast pathology*）、克里斯·埃尔斯顿和伊恩·埃利斯的《系统病理学》（*Systemic Pathology*）系列第 13 卷《乳腺》（*The breast*）。另一个需要提及的是博洛尼亚的温琴佐·欧塞比，他在许多出版物

上对良、恶性乳腺肿瘤的组织病理学进行分类。

2010 年 2 月，在病理诊断学研讨会上，阿佐帕迪的学生在胡安·罗萨伊的帮助下对他的书《诊断病理学讨论》（Seminars in Diagnostic Pathology）进行了修改。

此后许多病理学家和科学家在乳腺疾病的各个方面展开研究工作。科纳[2]再次指出："在 20 世纪末期，许多病理学家提出继续对乳腺病理学、致癌作用以及预后治疗等领域进行探讨。早期的工作者的技术手段不够先进，与以往的研究者相比，当代研究者在乳腺疾病发病机制的研究更深入。传统的观念和空间的局限仍然妨碍着人们对病理学家研究成果的认可，但站在历史的角度来看，在不久的将来他们的贡献将会被载入史册。站在历史巨人的肩膀上，当代的乳腺病理学家比以往看得更清楚、更深远；经过他们的努力，对乳腺病理学的研究将更加深入。"

20 世纪的最后 20 年，人们越来越意识到现有的主观解释的局限性，杨·巴克（Jan Baak）等[29]人提出，计算机技术的成熟可以对乳腺癌组织进行更客观的定量分析，包括形态计量学及图像的分析。然而，这种诊断技术并未得到认可，因为在临床实践中并不容易实施，同时新兴的对疾病的分子理解掩盖了形态定量学的概念。

20 世纪末，一个真正的突破是前哨淋巴结这一概念的提出，作为淋巴结转移癌的一种判断方式，自由转移的前哨淋巴结可以判断淋巴结局部有没有进一步的转移，从而避免进一步对淋巴结进行清除，让患者免受腋窝手术带来的不良反应。这一结构最初被称为腮腺，1993 年，D.N. 克拉格（D.N.Krag）等[30]首次在乳腺癌中提出前哨淋巴结的概念，为了达到无癌前哨淋巴结所需的高阴性预测值，需要按照分步切片步骤和免疫组织化学对前哨淋巴结进行仔细检查，制定详细的前哨淋巴结术中及术后的检查方案[31]。

20 世纪末期，乳腺癌研究的主要方向转向解开其发生的分子通路。丹尼斯·史莱门（Dennis Slamon）[32]将乳腺癌的发生与基因 HER-2（人表皮生长因子受体 2）联系起来，随后针对 HER-2 基因的系统性治疗慢慢发展起来，并于 1994 年确认 BRCA1 基因在遗传性乳腺癌中的作用。分子生物学技术虽然发展缓慢，但作用显著，并可以快速地识别散发性和遗传性乳腺癌基因，其中许多研究人员和病理学家做出了重大贡献，并且将为 21 世纪乳腺癌研究的发展进一步做出贡献。

参考文献

1. Donegan WL. History of Breast Cancer. In Breast Cancer 2nd Edition by David J. Winchester, David P. Winchester, BC Becker Inc, Hamilton, Ontario, 2006.

2. Koerner FC. A brief historical perspective on the pathology of the breast. From Cheatle to Azzopardi and beyond. Sem. in Surg Pathology, 2004, 21:3-9.

3. De Moulin D. A short history of breast cancer. Boston: Martinus Nijhoff, 1983: 1-107.

4. Lewison EF. Saint Agatha the patron saint of diseases of the breast in legend and art. Bull History of Medicine, 1950, 24: 409-420.

5. LeDran HF. Memoires avec un précis de plusieurs observations sur le cancer. Memories de l'academie royale de chirurgie, 1757, 3: 1-54.

6. Cooper AP. The anatomy and diseases of the breast. Philadelphia: Lea and Blanchard, 1845.

7. Robbins G, editor. Silvergirl's surgery-the breast. Austin: Silvergirl Inc, 1984, 25-29.

8. Velpeau A. Traite des Maladies du Sein et de la Region Mammaire. Paris, France: V. Masson, 1854.

9. Paget J. On disease of the mammary areola preceding cancer of the mammary gland. St. Bartholomew Hospital Reports, 1874, 10: 75-78.

10. Halsted WS. The results of operations for the cure of cancer of the breast performed at the Johns Hopkins Hospital from June 1889 to January 1894. Johns Hopkins Hospital Reports. Baltimore, 1894-1895, 4: 297-350.

11. Van Esser S, van den Bosch MA, van Diest PJ, et al. Minimally invasive ablative therapies for invasive breast carcinomas: an overview of current literature. World J Surg, 2007, 31: 2284-9222.

12. Halsted WS. The results of radical operations for the cure of cancer of the breast. Trans Am Surg Assoc, 1907, 25: 61-79. (Reprinted in: Surgical papers of William Stuart Halsted Birmingham (AL): Gryphon Editions, 1984: 80).

13. Warren JC. The surgeon and the pathologist. A plea for reciprocity as illustrated by the consideration of the classification and treatment of benign tumors of the breast. JAMA, 1905, 45: 149-165.

14. Bloodgood JC. Comedo Carcinoma (or Comedo-

adenoma) of the female breast. Am J Cancer, 1934, 22:842-853.

15. Bloodgood JC. Biopsy in breast lesions in relation to diagnosis, treatment and prognosis. Ann Surg, 1935, 102: 239-249.

16. Cheatle Sir GL, Cutler M. Tumours of the breast: Their pathology, symptoms, diagnosis and treatment. London, E Arnold & Co, 1931.

17. MacCarty WC. The histogenesis of cancer (carcinoma) of the breast and its clinical significance. Surg Gynecol Obstet, 1913, 17: 441-459.

18. Haagensen CD, Stout AP, Phillips JS. The papillary neoplasms of the breast. I. Benign intraductal papilloma. Ann Surg, 1951, 13: 18-36.

19. Hill RP, Stout AP. Sarcoma of the breast. Arch Surg, 1942, 44: 723- 759.

20. Lester J, Stout AP. Cystosarcoma phyllodes. Cancer, 1954, 7: 33-53.

21. Foote FW, Stewart. Lobular carcinoma in situ. A rare form of mammary cancer. Am J Pathol, 1941, 17: 491-495.

22. Foote FW, Stewart FW. Comparative studies of cancerous versus noncancerous breasts. Ann Surg, 1945, 121: 6-53.

23. Foote FW, Stewart FW. A histological classification of carcinoma of the breast. Surgery, 1946, 19: 74-99.

24. Bloom HJ, Richardson WW. Histological grading and prognosis in breast cancer; a study of 1409 cases of which 359 have been followed for 15 years. Br J Cancer, 1957, 11: 359-377.

25. Elston CW, Ellis IO. Pathologic prognostic factors in breast cancer. I. The value of histological grades in breast cancer. Experience from a large study with long-term follow-up. Histopathology, 1991, 19: 403-410.

26. Azzopardi JG. Lobular carcinoma of the breast: a special variant of mucin-secreting carcinoma. J Clin Pathol, 1975, 28: 711-716.

27. Azzopardi JG. Problems in breast pathology, in Bennington JL (ed), Major Problems in Pathology (vol 11). London, Saunders, 1979.

28. Bloodgood JC. Senile parenchymatous hypertrophy of the female breast. Its relation to cyst formation and carcinoma. Surg Gynecol Obstet, 1906, 3: 721-730.

29. Baak JP, Van Dop H, Kurver PH, et al. The value of morphometry to classic prognosticators in breast cancer. Cancer, 1985 Jul 15, 56(2): 374-382.

30. Krag DN, Weaver DL, Alex JC, et al. Surgical resection and radiolocalization of the sentinel lymph node in breast cancer using a gamma probe. Surg Oncol, 1993, 2: 335-339.

31. Van Diest PJ, Peterse HL, Borgstein PJ, et al. Pathological investigation of sentinel lymph nodes. Eur J Nucl Med, 1999, 26: S43-49.

32. Slamon DJ, Clark GM, Wong SG, et al. Human breast cancer: correlation of relapse and survival with amplification of the HER-2/neu oncogene. Science, 1987 Jan 9, 235(4785): 177-182.

翻　译：毕严伟　苏作清

校　对：郭　素　杨　扬

第 24 章

皮肤：从史前到皮肤病理学的出现

艾玛·J. M. 泰勒（Emma J. M. Taylor），克莱夫·R. 泰勒（Clive R. Taylor）

皮肤病学

皮肤病学，是诊断和治疗皮肤疾病的科学，在早期的医学著作中已有记载。相较于其他病理学，皮肤病理学出现得较晚，直到 18 世纪末（1792 年），亨利·塞金·杰克逊（Henry Seguin Jackson）才在文章中提到"皮肤病理学"一词。

皮肤是最直观的组织，同时也可能是人们最熟悉的器官，甚至有人将它称为人体最大的器官。因此能在最早期的医学著作中找到有关皮肤病的记载也就不足为奇了。在某种程度上人们可以直接观察到自己或他人的皮肤，包括不同时期和地区的各种巫医。《埃伯斯莎草纸文稿》（*Ebers Papyrus*，公元前 1600 年）（见第 1 章）是一本著名的医学知识纲要，内容可追溯到古埃及时期，甚至到公元前 3000 年左右古埃及金字塔建立前的大维齐尔（Grand Vizier）和左塞尔王（King Zoser）时期。其中记录了大量有关皮肤的疾病，这些内容被视为整个医疗实践中不可或缺的一部分，既与经验相关，又富有魔力。例如古巴比伦人和亚述人所写的《汉谟拉比法典》（*Code of Hammurabi*，公元前 2000 年），以及曾典藏于尼尼微（Nineveh）的亚述巴尼拔人图书馆（Ashurbani-pal's Library，公元前 7 年）的大量碑刻[在 19 世纪初被拉萨姆（Rassam）发现][1]，尽管翻译成现代文字的部分十分有限，但我们仍可从中得知当时的人们把皮肤病看作是一种神秘的、充满魔性的疾病，这一点与古埃及人的观点不谋而合。

当时人们对皮肤病的病因是虚构和幻想出来的，有人认为是其他疾病的前兆，有人认为是受天体移动的影响，更有甚者认为那是恶魔的诅咒，甚至是上帝的愤怒。而对皮肤病的治疗方法也是千奇百怪，充满了戏剧性，其中大多数是建立在巫术和民俗的基础上。这其中包括各种仪式，比如将"狮子、河马、鳄鱼、鹅和蛇的油"等各种物质混合后[2,3]当做药物，或者使用含有稀有且古怪成分的药水，比如添加锑、香脂、炉甘石、红丹、硫黄等化学物，其中很多成分到现在仍被长期使用。

希腊医学虽然建立在前期基础上（见第 1 章），但其中仍具有一些神话色彩，比如艾斯库累普（Asklepios）[阿斯克勒庇俄斯（Aesculapius），医神阿波罗（Apollo）之子] 天生有治愈能力，由于他从地狱拯救了一批刚死之人，触怒了宙斯（Zeus），宙斯认为他"破坏了自然规律"，对他处以雷击之刑。在埃皮达鲁斯（Epidaurus）神庙（神话中艾斯库累普的诞生地）（图 24-1）的记录中，可以找到早期人们对皮肤疾病的认识和治疗，治疗方式包括药剂、洗剂、天然浴等，当然也包括神给予的帮助。艾斯库累普的追随者 [学名"艾斯库累普信众"（Asklepiades）] 没有被他悲壮的命运所吓倒，潜心研究并建立了一套系统的观察技能，为后续治疗提供了逻辑基础。这一"方法"不仅为科斯岛（Cos）希波克拉底（Hippocrates，公元前 460 年—公元前 370 年）的医学教育做了铺垫，也体现了最早的"循证医学"思想。一个世纪后《希

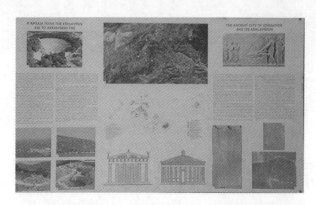

图 24-1　埃皮达鲁斯庙遗址，神话中艾斯库累普的出生地，也是古代的治疗中心。克莱夫·R.泰勒个人收藏

波克拉底文集》（*Hippocratic Corpus*）在亚历山大港问世，巫术和神力学说不再占据主要地位，而皮肤疾病的研究也更侧重临床方面，其中提到的"四种体液"学说在当时被普遍用于解释疾病。

　　在希波克拉底之后，医生们从神坛上走下来，被视为凡人。塞尔苏斯（Celsus，公元前 30 年—公元 50 年）重新研究了希波克拉底提及的多种疾病。他的第六本书的大部分都在阐述皮肤疾病。其中对痈、银屑病、疥疮、多形性斑都有准确的临床描述，塞尔苏斯甚至提到多形性斑与风湿病有关。但是他在病因或"病理学"方面没有更深入的研究。

　　大约 1 个世纪以后（公元 120—130），盖伦（Galen）在罗马撰写了第一本专门研究皮肤病学的书。他将皮肤分为"毛发部分"和"非毛发部分"。这种分类乍看之下让人觉得古怪甚至离奇，但几乎一直沿用至近代。至此，皮肤病学俨然成为医学的一个分支。盖伦在他的著作中对于病因提出了新的想法，但现在看来并不严谨。他将希波克拉底的"四种体液"理论与毕达哥拉斯（Pythagoras）的"四种元素"（土、风、火、水）结合起来，形成一种形而上学的理论框架，似乎可以解释一切现象，但缺少事实基础，让人十分困惑。在某些情况下，他的部分理论接近现代观念，但大部分并非如此，而且也未做明确说明。因此，尽管盖伦的新想法刺激了思想的进步，但并不完全正确，甚至相对于医学前辈发展起来的严谨的临床观察方法而言，是一种退步。

　　如同其他医学学科分支，皮肤病学的发展有着长达 7 个多世纪的空白期，在这期间思想发展几乎停滞，大部分情况下只能依赖旧时的经验，最早记录这一情况的是一本拜占庭时期的阿拉伯语书籍（见第 3 章）。一直到巴格达的拉齐斯（Rhazes，860—932），才再次开启了皮肤病学的研究。他研究疹，并将麻疹和"天花"区别开来，但是他并没有意识到天花是具有传染性的。大约 500 年后，天花（与近代"梅毒"区分开）才被正确认知。同样来自巴格达的阿维森纳（Avicenna，980—1037），在他所写的《医典》（*Canon of Medicine*，1025 年）中提到了针对多种皮肤疾病的治疗，包括皮肤癌。氧化锌是首选的治疗药物，至今仍被用于多种药膏、面霜中，治疗各种"过敏"，但并不用于治疗癌症。

　　古代一些皮肤疾病的名称乍看之下与现代的诊断很相似：脱发、白斑病、疥疮、"牛皮癣""麻风"。然而，古时的描述多模糊不清，且由于翻译不同、时间流逝，很多内容已经遗失，因此许多相近的病名在病理上可能完全不相关。比如说，很多古籍，包括《旧约》（*Old Testament*）中经常提到的麻风病，埃德温·史密斯（Edwin Smith）在埃及木乃伊中并没有发现现代所定义的麻风病的证据。因此，《圣经利未记》（*Leviticus*，13：1-46）中提到的麻风病有可能是牛皮癣。《列王纪》（*Kings*，Ⅱ，5：1-27）中提到乃缦（Naaman）将麻风病传染给基哈西（Gehazi），而他自己"……在约旦河中浸浴了七次后被治愈了……此后他摆脱了麻风病的困扰"，这里提到的麻风病很有可能是指疥疮 [2,3]（见第 29 章）。

细菌与战争

　　从这一时期到下一个千禧年，再到现在，"麻风"或其后"麻风病"的定义，为观察皮肤病提供了一种模式，并激励人们进行更深入的研究。如上所述，较早的著作倾向于将很多病症都定义为"麻风"。然而在第二个千禧年之初，"麻风病"的临床定义越来越完善。究其原因，可能是这一时期麻风病在欧洲越来越常见，以至于在一个普通的地方，普通民众几乎和医生一样可以轻易辨认出来。此外，麻风病被认为具有传染性，针对这一点人们制定了专门的治疗方案，即隔离患病者（图 24-2A），在美国这一治疗方式一直延续到大约一千年后（直到 20 世纪 60 年代）（图 24-2B，24-2C）。这一流行性疾病可能

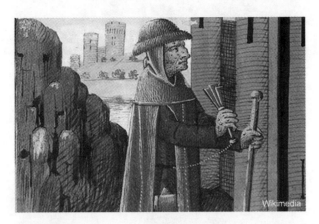

图 24-2A 麻风病——负责摇铃的麻风病患者，来自维基百科，公共资源

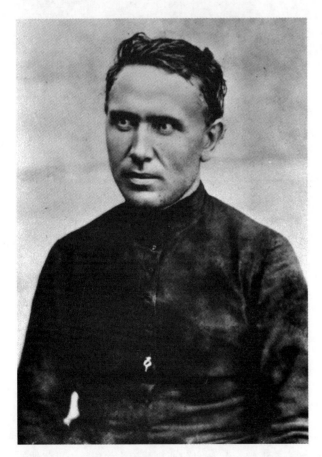

图 24-2B 年轻时的达米安（Damien），摄于他被派到夏威夷莫洛凯岛（Molokai）卡劳帕帕（Kalauapapa）驻地工作之前。图片由罗马的圣心档案馆（Sacred Hearts Archives）提供。公共资源。http://www.hawaiimagazine.com/images/content/Damien_Hawaii_Saint_Molokai_Kalaupapa_canonization/Damien%20p1.jpg

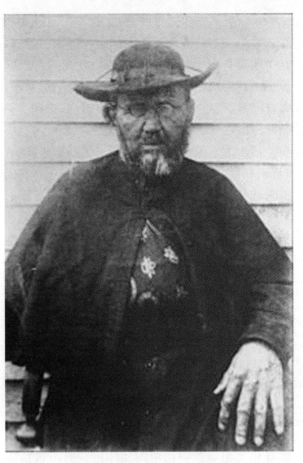

图 24-2C 莫洛凯的达米安神父；他减轻了殖民地的麻风病。照片来自位于夏威夷岛火奴鲁鲁（Honolulu）的夏威夷国家档案室（Hawaii State Archives）。照片摄于 1888 年，即达米安神父去世前一年，由威廉·布里格姆（William Brigham）拍摄

与罗马军团从非洲回国有关，也有可能与后期十字军（Crusaders）从中东回国有关，其传播的源头迄今不明。这种效应与其他皮肤病也有相似之处。其中两个最典型的例子包括"新大陆"的发现，以及其后病菌在"新""旧"大陆之间的互相传播。

关于梅毒进入欧洲的记载有很多，梅毒最早出现在巴塞罗那（Barcelona），是由克里斯托弗·哥伦布 [Cristoforo Colombo，1451 年生于热那亚（Genoa），1506 年去世] 领导的海员们带回来的，有可能是他们在海地休闲娱乐的时候感染了这种疾病，这是一种地方病，但对于当地免疫适应的人群来说并不是一种很严重的疾病。鲁伊·迪亚斯·德·伊斯拉（Ruy Diaz de Isla）的《与邪恶的蛇的约定》（*Tractado contra el mal serpentino*）一书，写于约 1510 年，于 1539 年出版，是第一本清晰阐述新大陆起源理论的著作；其中明确指出大约 1493 年梅毒首次出现在巴塞罗那，其后迅速传播到欧洲其他地方。据考证，来自巴塞罗那的哥伦比亚海员们将疾病带到那不勒斯，1493 年，法国士兵围攻那不勒斯，并将疾病传播出去，因此它也被称为"那不勒斯疾病"（那不勒斯人将它称作"西班牙疾病"，土耳其人将它称作"基督徒疾病"，当疾病传播到英国海岸时，英国人称其为"法国疾病"）。无论梅毒始于哪里，已经成为医学史上的一个范本，证实梅毒传播于战争年代，这也预示了之后的 400 年到今天，都存在这样一个规律，梅毒和其他性病都是随着战争传播的[①]。

更具戏剧性的是，同样在战争时期，却很少看到由旧大陆传到新大陆的疾病记录，也许是因为相关疾病的记载大都是由"胜利者"所写。而早在法老拉美西斯（Pharoah Ramses，公元前 3000 年）（图 24-3A）时代，旧大陆就有了关于天花的记录，以及后来来自世界各地的文献都有相关记录，包括中国和印度，但不包括美洲。因此，早期的美洲土著人对天花是没有免疫力的，大概在 1510 年，他们才第一次接触到这种疾病，那也是天花首次出现在南美洲和美洲中部（图 24-3B），其后传播到北美洲的印第安土著人。当然这一传播是极具毁灭性的，致死率达到 80%～90%，一些人群中多达 1/3 的人在短时间内死亡。天花被认为是超级武器、"上帝之手"，所有这些都曾经被用来解释为什么相对较少的侵略者推翻了人数众多的印第安土著。近些年来的一些报道都表明，天花引起了极大的伤害甚至"细菌战争"，其发生也并非是某些人群有意而为，但这种认识并不被广泛认可。

《皮肤疾病》（*De Morbis Cutaneis*）

12 世纪到 17 世纪的 500 年间，皮肤病学逐渐成为临床医学的一个独立分支学科，反映在把皮肤病作为焦点的医学文献相继出现。这些文献

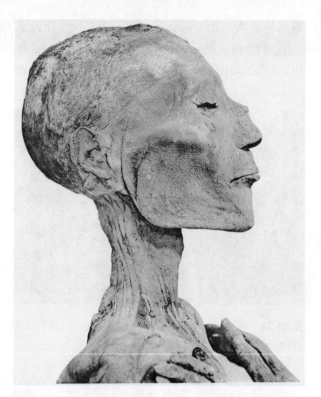

图 24-3A　拉美西斯五世（Ramses V）的木乃伊头像。开罗的埃及古文物博物馆（General Antiquites Egyptiennes du Musee）目录：皇家木乃伊。法国东方考古研究所（L'institut Francais D'archeologie Orientale）。1912 年，G. 艾略特·史密斯（G.Elliot Smith）记录。公共资源。http://www.lib.uchicago.edu/cgi-bin/eos/eos_page.pl?DPI=100&callnum=DT57.C2_vol59&object=182

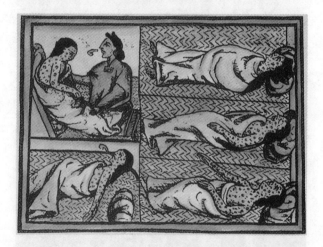

图 24-3B　中美洲人感染天花的图片；插图来自《佛罗伦萨药典》（*Florentine Codex*）。关于阿芝特克（Aztec）人的资料汇编，由 16 世纪西班牙天主教传教士贝尔纳迪诺·德·萨哈贡（Bernardino de Sahagún）叙述。公共资源。www.nim.nih.gov

---

[①]实际上，梅毒的传播不仅与战争有关，更主要的是，卖淫嫖娼行为和近几十年来性观念的开放，导致了梅毒及一些性病（包括 AIDS 等）的广泛传播。——编辑注

反过来反映了医生的经验，他们越来越多地把精力都倾注于研究这种一眼可见的、人们最熟悉的、人体最大的器官。

1530 年，吉罗拉莫·麦古力（Girolamo Mercuriale，图 24-4A）出生于意大利弗利市（Forli），他的父亲是一名医生。他在威尼斯医学物理研究学院（Collegio dei medici fisici di Venezia，威尼斯一所培养医生的大学）获得了哲学和医学博士学位。他对运动和营养学十分感兴趣，400 年后，他被誉为健身营养治疗或"运动医学"领域的先驱者。他的成名作，同时也是他的主要贡献——《体育的艺术—曾在历史上很著名，但如今被忽视》（*Artis gymnasticae apud antiquos celeberrimae，nostris temporis ignoratae，libri sex*）共有六卷（1569 年）[4]。科廖兰（Coriolan）1573 年出版的木刻插画描述了

传统的竞技运动，十分壮观，带有一些想象的色彩。1569 年，拥有很高声望的麦古力出任帕多瓦大学（University of Padua）医学部主任。2 年后，他迎娶了弗朗西斯卡·迪·巴托罗梅奥·比茜（Francesca di Bartolomeo Bici），他们共同养育了 5 个孩子。

起初他的兴趣十分广泛，当他还是学生的时候，就写了关于母乳喂养的书（1552 年），之后的著作涉猎更加广泛，包括妇女疾病、儿童疾病以及本篇重点讲述的皮肤疾病。《皮肤疾病》（*De Morbis Cutaneis*）（图 24-4B）于 1572 年出版，此书以希波克拉底（麦古力翻译了他的很多著作）、柏拉图（Plato）和盖伦的著作入手，从临床角度对皮肤疾病进行了广泛的调查，并从寄生虫学角度对病理及疾病机制进行分析讨论，描述

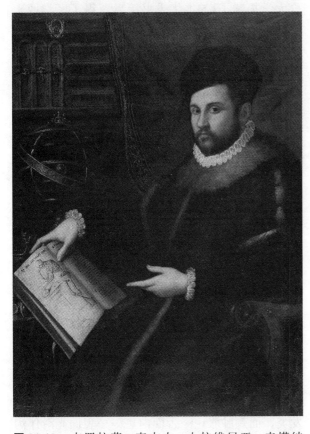

图 24-4A　吉罗拉莫·麦古力，由拉维尼亚·丰塔纳（Lavinia Fontana）于 1588 年所作的油画。现陈列于沃尔特斯艺术博物馆（Walters Art Museum），图片来自公共资源维基百科。http://art.thewalters.org/detail/19054/portrait-of-gerolamo-mercuriale.

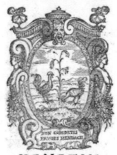

图 24-4B　《皮肤疾病》，由吉罗拉莫·麦古力、艾卡迪乌斯（Aicardius）和保罗·威尼斯（Paulus Venetiae）共同撰写，其 1572 年版的电子版可在巴伐利亚国家图书馆（Bayerische Staatsbibliothek）官网上找到。http://reader.digitale-sammlungeFn.de/resolve/display/bsb10166368.html:904526 4 Path. 225 904526 4 Path. 225：http://www.mdz-nbn-resolving.de/urn/resolver.pl

了"麻风"等重要疾病。

1573 年，在他声誉的鼎盛时期，他在维也纳（Vienna）①被任命为罗马皇帝马克西米利安二世（Maximilian Ⅱ）的主治医生，为其治疗心脏疾病，也因此被授予"骑士和伯爵"的称号。从历史的角度严格来说，这次诊治并没有人们所希望的那么成功，因为马克西米利安二世仅在 3 年后就去世了。尽管如此，1576 年，麦古力被传召到威尼斯解决一场瘟疫。当他抵达现场时发现，当地病情表现得相对稳定，以至于他和帕多瓦的教授们都认为这不可能是鼠疫，因为鼠疫一般会同时影响许多人，于是这场疾病被认定为是空气差造成的。同时，由于担心疫病对贸易带来负面影响，威尼斯市的领导们很愿意接受"不是鼠疫"的定论。他们欣然接受了麦古力的建议解除了对疫区的封锁。不幸的是，疾病开始迅速蔓延，威尼斯参议院惊慌失措，又即刻恢复了封锁，而麦古力和他的助手也被隔离。最终，大约 6 万威尼斯人死于这场疫病。

十分讽刺的是，麦古力为了恢复他的声誉还写了一本关于这场灾难的书，名为《疫病》（*De Pestilentia*，1577 年）。这本书也达到了预期作用，因此费尔南多·德·美第奇（Fernando de Medici）为了提高机构的声望，以 2000 金币的丰厚报酬聘请麦古力到比萨市。1606 年，麦古力退休后回到出生地弗利，不久后去世。他的藏书超过 1000 卷，其中一半是关于医学的，这些藏书最后都按照他的遗嘱捐献给了圣墨丘利修道院（Abbey of Saint Mercurial）。

100 年后，医学的进展更加迅速。1714 年，丹尼尔·特纳（Daniel Turner，1667—1741）（图 24-5）撰写的优秀著作《皮肤疾病》（*De Morbis Cutaneis*）[5] 问世。特纳生于伦敦，是理发师 - 外科医生协会（the Guild of Barber Surgeons）的一员，他根据自己的专业经历，撰写了第一部致力于皮肤病研究的英文书籍，特纳在完成这部著作不久后过世。他曾在伦敦医师学院（College of Physicians of London）就读，虽然没拿到学位，但他仍是一位主动上进的医学研究者，他在向耶

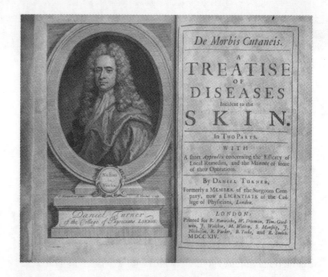

图 24-5　特纳和《皮肤疾病》。耶鲁大学第一位医学博士，1723 年：在伦敦的丹尼尔·特纳，图片来自库欣 /惠特尼医学图书馆（Cushing/Whitney.MedicalLibrary）。http://doc.med.yale.edu/historical/bicentennial/1910/blumer.html

鲁大学捐赠了 25 本优秀书籍后获得了医学博士的荣誉学位。也许在历史书中从未提到过，但特纳确实是美洲殖民地第一位获得医学博士学位的人（耶鲁，1723 年）。特纳的真正贡献在于，他从一个全新的角度看待皮肤病学。他将其看作"外部可见的疾病"，适合由外科医生研究和治疗，而不是由训练有素的内科医生治疗的"内部疾病"（现在称为"内科"）。他也写过关于梅毒的书，也讲过避孕套的用途。他认为胎记是母亲对胎儿的念想（可见在医学中的神魔观念很难消亡）。

在他的《梅毒，关于性病的专题》（*Syphilis. A practical dissertation on the venereal disease*，1717 年）一书中，特纳对梅毒的治疗做了详细的附图说明。对于病情轻的病例，他描述为"流涎症"，是由于摄入大量氯化亚汞引起的；对于"顽固性"病例，氯化亚汞油膏的广泛应用，给患者造成了新的痛苦。氯化亚汞引发了严重的"肠道紊乱"（腹泻）以及流涎……"一般会看到喉头发炎，面颊肿胀……舌面白斑……表面光滑伴沟裂……"，汞更加可怕。这些都应证了古老的格

①当时，维也纳是罗马帝国的首都。——编辑注

言——"与维纳斯（Venus）共度一宵，就得与汞厮守一世 ① （*A night with Venus，a life time with Mercury*） [6-8]。"

与此同时，显微镜的使用为皮肤病的研究注入了新的活力，首次揭示了皮肤及其附件的精细结构。让·阿斯特吕克（Jean Astruc，1684—1766）并不是当时唯一一个拥有显微镜的人，但他可能是当时巴黎最早致力于镜下皮肤结构研究的人，其对皮肤结构的描述也是最全面的。他详细描述了表皮、毛囊、皮脂腺和神经末梢，并进一步尝试从显微解剖结构方面来阐述皮肤病的临床表现与病理变化之间的关系。他因此被誉为"现代皮肤病学的奠基人"，事实上"皮肤病理学"可能更准确一些，但是当时还没有这个名词。在同一领域的还有伯纳迪诺·拉马兹尼（Bernardino Ramazzini，1633—1714），他出版了著作《工人的疾病》[*De Morbis Aritificium Diatriba*，摩德纳（Modena），1700 年]。波西瓦·帕特（Percivall Pott）描述了"煤烟疣"，是一种烟囱清洁工所患的阴囊癌（见第 7、第 27 章）。约翰·亨特（John Hunter）的学生爱德华·詹纳（Edwar Jenner，1749—1823）为萨拉·内尔姆斯（Sarah Nelmes）接种了牛痘，使她对天花产生了免疫力（1793 年）。这一发现十分重要，然而英国皇家学会（Royal Society）却拒绝发表这一重大发现。

两位分类学家

至此，对皮肤病学进行全面概括的时机已经成熟。在英国，罗伯特·威兰（Robert Willan，1757—1812）（图 24-6A）率先发表了《皮肤疾病论》（*On Cutaneous Diseases*）第一卷（分批讲述；1798—1808），对皮肤病进行了总结。这本书被译为多国语言，对皮肤学界产生了极大影响。更重要的是，它开创性地采用了色板来准确地展示皮肤病的临床特点，为皮肤病和湿疹制定了新的诊断标准。威兰 [同托马斯·霍奇金（Thomas Hodgkin）一样是贵格会信徒（见第

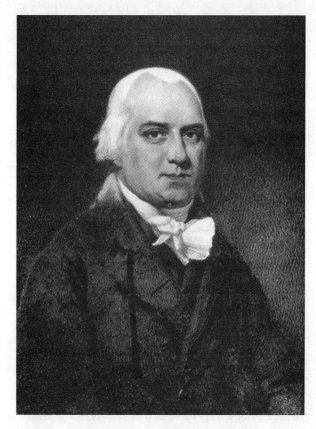

图 24-6A 罗伯特·威兰（1757—1812）的肖像，英国内科医生，皮肤病学奠基人。画家未知，由 A.C. 库珀（A.C.Cooper）拍摄的图片。https://commons.wikimedia.org/wiki/File：Robert_willan.jpg

16 章）] 在伦敦凯里街的公共防治站工作，他是一名深受爱戴的教师 [布莱特（Bright）和艾迪生（Addison）的老师]，是公共卫生的倡导者，同时也是詹纳提倡的疫苗接种的支持者。当然，事实上詹纳从威兰的支持中也获得了很多益处。威兰把皮肤疾病分成了 8 种类型：（1）丘疹；（2）鳞屑；（3）皮疹；（4）大疱；（5）脓疱（Pustula）；（6）水疱（Vesiculae）；（7）结节；（8）斑疹。他的论著第一卷仅包括前四种类型。在他去世后，他的门徒托马斯·贝特曼（Thomas Bateman，1778—1821）继续完成了后续著作（图 24-6B），包括《皮肤疾病实用简介》（*A Practical Synopsis of Cutaneous Diseases*）和《已故威兰医生的皮肤病分类的描述》（*Delineations of the Cutaneous Diseases comprised in the classification of the late Dr.*

---

① 维纳斯和墨丘利（Mercury）是古希腊罗马神话传说中的人物：维纳斯象征爱情和女性美；墨丘利与"汞"同为一词，是亡灵进入冥府的接引者。这句谚语意指：维纳斯（男女欢愉）虽好，但是"共度一宵"的代价有可能是患上梅毒，一生与水银为伴。——译者注

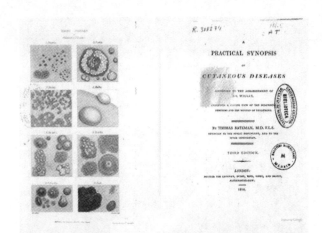

图 24-6B 托马斯·贝特曼编著的《皮肤疾病实用简介》，谷歌图书上有电子书。https://books.google.com/books?id=JqTeX9FH8XcC&pg=PR5&dq=Bateman+on++cutaneous+diseases&hl=en&sa=X&ved=0CCoQ6AEwAmoVChMIuYP3nKeBxwIVEDSICh0-PAWx#v=onepage&q=Bateman%20on%20%20cutaneous%20diseases&f=false

Willan）。这两本著作内含许多的彩色插图，并且作为皮肤病学的标准参考书目多次再版。

不止是威兰和贝特曼所在的英国，整个欧洲都开始发生变革。在法国，同时期的权威专家有让-路易斯·阿利伯特男爵（Baron Jean-Louis Alibert，1768—1837）（图 24-6C）。阿利伯特是地方法官的儿子，起初跟着图卢兹的长老学习基督教义，但由于当时法国大革命及对宗教学校的镇压（见第 6 章）不得已搬去巴黎。在巴黎的卫生学校（Ecole de Santé），他深受著名的德索（Desault）教授和拿破仑大帝的私人医生科维萨尔（Corvisart）教授的影响，逐渐声名鹊起，并成为圣路易斯医院（Hôpital Saint-Louis）的负责人，他时常自嘲仿佛置身垃圾场，在那里他要治疗各种慢性传染性疾病。在世纪之交（1800 年）他成立了一个重要的皮肤病中心，并且开始对皮肤病进行正式分类。阿利伯特最大的贡献是最先描述了蕈样真菌病，因其与蘑菇相似而得此名（图 24-6D）。拿破仑下台后恢复君主制，阿利伯特被指派成为路易十八世（Louis XVIII）及其继承者查理十世（Charles X）的私人医生，查理十世封他为男爵。那段时期法国的革命使社会动荡不安，随后又遭遇了 20 年的全欧洲战争，直到 1815 年 6 月，在比利时滑铁卢一战中，威灵顿（Wellington）公爵和布吕彻（Blücher）陆军元帅

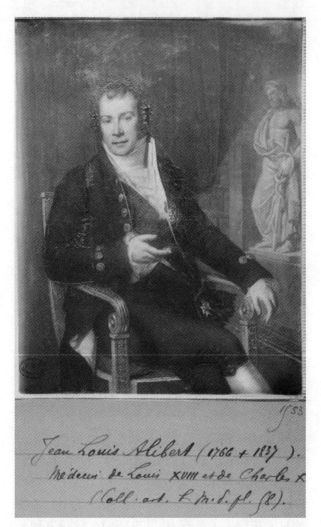

图 24-6C 让-路易斯·阿利伯特。图片来自 2014 年卡拉曼·M（Karamanu M）等人发表在《巴尔干肿瘤联合会杂志》（JBUON）上的论文《让-路易斯·阿利伯特男爵与蕈样真菌的首次描述》（*Baron Jean Louis Alibert and the first description of mycosis fungoides*）2014，（19：585）。已获得巴尔干肿瘤联合会（Balkan Union of Oncology）的许可

打败了拿破仑，战争才得以结束，不过这期间法国的皮肤病学得到了快速的发展。同样，这绝不是战争期间医学得到发展的唯一例子。

三位外科医生

在英国，有三位外科医生为皮肤病理学的早期发展做出了贡献。伊拉兹马斯·威尔逊（Erasmus Wilson，1809—1884）爵士（图 24-7A）是外科学院（College of Surgeons）的院长，英国皇家学会的会员，同时也是一位著名的慈善

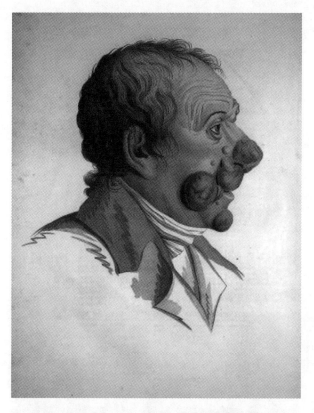

图 24-6D 卢卡斯（Lucas）。第一个蕈样真菌病患者。图片来自卡拉曼·M 等人发表在《巴尔干肿瘤联合会杂志》（JBUON）上的《让 - 路易斯·阿利伯特男爵与蕈样真菌的首次描述》2014（19：585）。获得了巴尔干肿瘤联合会的许可

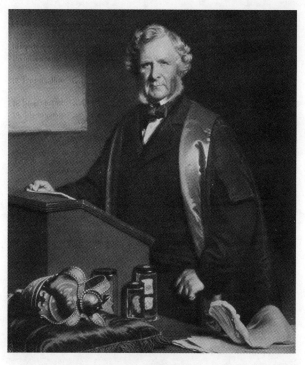

图 24-7A 威廉·詹姆斯·伊拉兹玛斯·威尔逊（William James Erasmus Wilson，1809 年 11 月 25 日 —1884 年 8 月 7 日）男爵，是皇家外科医师学会会员和英国皇家学会会员。由画家斯蒂芬·皮尔斯（Stephen Pearce，1819—1904）绘制。亚历山大·斯科特（Alexander Scott）雕刻。公共资源。http://ihm.nlm.nih.gov/images/B29528；https://commons.wikimedia.org/wiki/File：Erasmus_Wilson_2.jpg

家。他很巧妙地把皮肤病的知识和临床治疗结合起来，并先后担任皮肤病学和病理学的主席，还创办了英国的第一本皮肤病学杂志《皮肤病学杂志》（*Journal of Cutaneous Diseases*，1867 年）。乔纳森·哈钦森（Johnathon Hutchinson，1828—1913）（图 24-7B）爵士在外科治疗中具有敏锐的观察力，他有一个有趣的特点——以首次观察到患有某种皮肤病的患者的名字命名该病 [例如莫蒂默病（Mortimer's malady）——一种皮肤肉瘤]。他还描述了很多皮肤病，当然还有以他名字命名的遗传性梅毒的经典三联症（角膜炎、缺口钉牙和神经性耳聋）。最后值得一提的是，詹姆斯·佩吉特（James Paget）爵士在英国病理学的创立中发挥了重要作用（见第 7 章），同时出版了《外科病理学讲座》（*Lectures in Surgical Pathology*，1854 年）。佩吉特与同时期的魏尔啸（Virchow）不同，魏尔啸实际上忽视了皮肤疾病，佩吉特把皮肤病作为兴趣之一，例如他

发现了乳头的湿疹样癌（乳腺癌前的乳晕病变）（1874 年）。

临床皮肤病学的相关性

除了詹姆斯·佩吉特之外，前面提及的医生们的工作大都以临床研究为重心。尽管如此，皮肤病的临床治疗离不开皮肤病理学研究。以疥疮为例，按普西（Pusey）[3] 所说，费迪南德·冯·赫布拉（Ferdinand von Hebra，1816—1880）（图 24-8A、24-8B）在维也纳综合医院（Allgemeines Krankenhaus，图 24-8C）工作时，在他接诊的 2723 名患者中，有 2197 名患者的病是疥疮。之前提到，在古老的圣经时代，确切的诊断经常被混淆，但疥疮是由螨虫引起的 [阿文祖尔（Avenzoar，1113—1162）]，并且有传染性 [盖伊·德·肖利克（Guy de Chauliac，1300—1368）]，这已经是公认的。博诺莫（Bonomo）

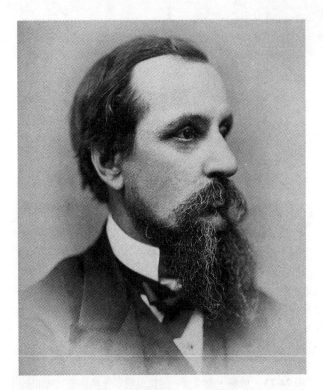

图 24-7B　乔纳森·哈钦森爵士。G·杰拉德（G·Jerrard）拍摄。藏于国家医学图书馆（National Library of Medicine）。https://upload.wikimedia.org/wikipedia/commons/f/f9/Jonathan_Hutchinson.jpg 公共资源。

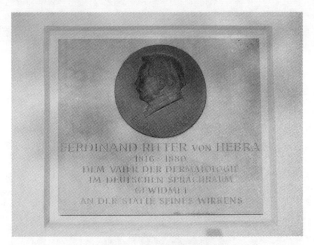

图 24-8B　费迪南德·冯·赫布拉纪念牌；位于维也纳的老维也纳综合医院（Old Vienna General Hospital）。来自医学历史数据库（The History of Medicine Topographical Database，HIMETOP）。已获共享 3.0 授权许可

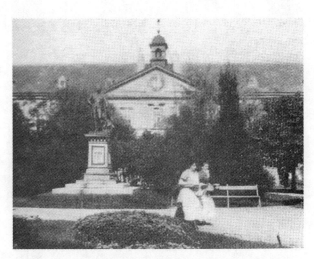

图 24-8C　综合医院，冯·赫布拉的诊所。来自于普西-WA（Pusey WA）与查尔斯·C. 托马斯（Charles C. Thomas），共同撰写并于 1933 年于伊利诺斯州斯普林菲尔德市（Springfield）出版的《皮肤病学史》（*The History of Dermatology*）艾玛·J. M. 泰勒的私人副本，公共资源

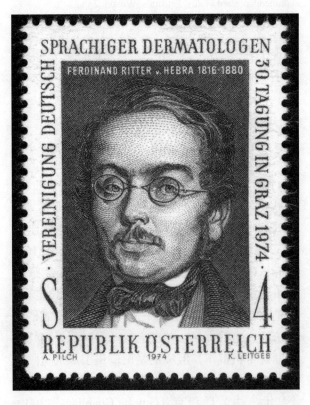

图 24-8A　费迪南德·冯·赫布拉，奥地利共和国的纪念邮票

在 1687 年用图片加注释的方法详细而且清楚地描绘了原始显微镜的早期用法，但并未深入研究。他从疖肿患者的脓疱里挤出了一个白色的小球体，"在显微镜下观察这个小白球里面有一种非常小的生物，样子似乌龟……[3]"［翻译和转载自《阿尔西·地马特与梅毒》（*Arch Dermat and Syph.*），1928 年 7 月，第 1 页）（来自于普西作品第 45 页）。可以推测拿破仑著名的"瘙痒"是由疥疮引起的。或许大胆设想一下，拿破仑一只

手伸进衣领的经典姿势可能是在挠痒。

费迪南德·冯·赫布拉的诊断可能更可靠，这在很大程度上是由于他在实践和教学中把病理特点和临床表现很好地联系了起来。赫布拉有效地将其导师罗基坦斯基（Rokitansky，1804—1878）的一般病理学方法运用到皮肤病理学研究中。

"赫布拉起初受到体液病理学的影响，认为疥疮本质上是一种全身性疾病，但是他最终通过实验确信疥疮是由疥螨引起的局部疾病 [3]"（来自于普西作品第 102 页）。这也导致赫布拉认为许多皮肤病本质上都是由局部因素引起的炎症性反应，类似于一般病理学中的理论。赫布拉有众多著名学生，例如莫里茨·卡波西（Moriz Kaposi，1837—1902），他不仅成为了赫布拉的女婿，还继承了他在维也纳的主席一职。卡波西是匈牙利人，他最主要的兴趣是临床皮肤病学，尽管如此，他还是将赫布拉的理论发扬光大。卡波西（1895 年）[9]的著作《皮肤病病理学和治疗》（*Pathology and Treatment of Diseases of the Skin for Practitioners and Students*）（图 24-8D）举例论证了"临床病理学"方法，这本书非常精彩，但卡波西是以其名字命名的"特发性多发色素肉瘤"（1872 年）而被人们铭记的。

特殊染色时代

现在人们积极寻找皮肤病的确切发病原因，而以往只能靠临床描述来定义。1839 年，有报道称重要商业疾病"硬皮症"是由真菌感染引起的，约翰·卢卡斯·舍恩莱茵（Johann Lucas Schonlein，1790—1864）跟进该报道，确定了能导致皮肤黄藓的真菌，从而使其他真菌被快速发现。19 世纪末期，在路易斯·巴斯德（Louis Pasteur，1822—1895）和罗伯特·海因里希·赫尔曼·科赫（Robert Heinrich Herman Koch，1843—1910）的引导下，微生物学兴起，麻风病和梅毒的病原体才分别于 1871 年 [汉森（Hansen）]和 1895 年 [绍丁（Schaudin）和霍夫曼（Hofman）]被发现。

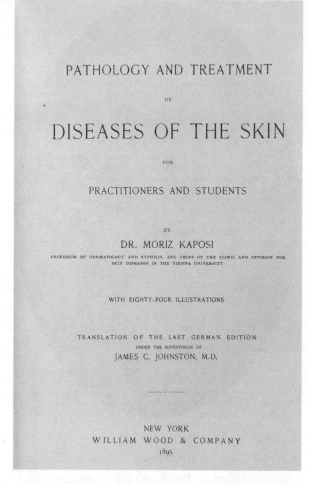

PATHOLOGY AND TREATMENT

OF

DISEASES OF THE SKIN

FOR

PRACTITIONERS AND STUDENTS

BY

DR. MORIZ KAPOSI

PROFESSOR OF DERMATOLOGY AND SYPHILIS, AND CHIEF OF THE CLINIC AND DIVISION FOR
SKIN DISEASES IN THE VIENNA UNIVERSITY

WITH EIGHTY-FOUR ILLUSTRATIONS

TRANSLATION OF THE LAST GERMAN EDITION
UNDER THE SUPERVISION OF
JAMES C. JOHNSTON, M.D.

NEW YORK
WILLIAM WOOD & COMPANY
1895

图 24-8D 赫布拉的女婿卡波西的《皮肤病病理学与治疗》（1895 年），艾玛·J. M. 泰勒的私人副本

与此同时，1879 年，年仅 25 岁的阿尔伯特·奈瑟（Albert Neisser，1854—1916）在布雷斯劳（Breslau）发现并确立了淋球菌（淋病奈瑟菌）的致病性。他的父亲是一名医生，他自己是著名的科恩海姆（Cohnhein）、魏格特（Weigert）、科赫和埃尔利希（Ehrlich）的学生。奈瑟运用显微镜和特殊染色的方法不仅研究了皮肤病，还包括鼻疽病、炭疽、放线菌病。他深入探究了梅奇尼科夫（Metchnikoff）关于梅毒可以感染猴子的发现，并在爪哇岛的巴达维亚（Batavia）建立了一个实验室，为了能够维持猴子的自然生长环境，研究微生物内在的传播机制和免疫系统的作用。他的工作促进了华色曼反应（Wassermann

---

①简称华氏反应，即梅毒补体结合反应（试验），为诊断梅毒的一种试验。——编辑注

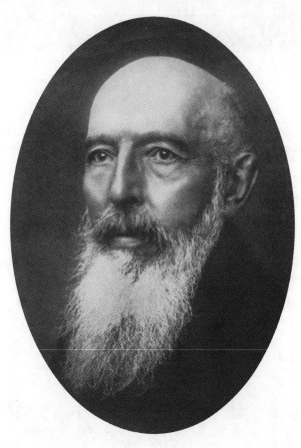

图 24-9A　格哈德·亨里克·阿穆尔·汉森。画家未知，来自维基百科公共资源。https://commons.wikimedia.org/wiki/File%3AGerhard_Henrik_Armauer_Hansen.jpg

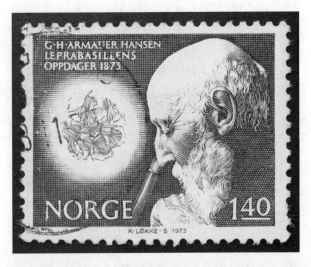

图 24-9B　挪威：印在挪威邮票上的 G.H. 阿穆尔·汉森医生及显微镜下的麻风杆菌，1973 年。图片来自Canstockphoto 网站

reaction）① 在梅毒检测中的发展和应用。

　　出生在挪威卑尔根市的格哈德·亨里克·阿穆尔·汉森（Gerhard Henrik Armauer Hansen，

1841—1912，图 24-9A 和 24-9B）不认同当时流行的梅毒是遗传性或由"病态体液"引起的观点，并根据流行病学研究，使用最新研制的显微镜寻找病因。他在 1871—1874 年发表文章说，"在麻风细胞里发现了棒状小体"，并把组织样本给了阿尔伯特·奈瑟，后者在 1879 年 [3] 证实了这一发现。尽管这一说法后来有些争论，但是这一大发现对于微生物学（其论证了引起人类疾病的第一种细菌）、显微镜的应用（开创特殊染色）以及麻风病的研究都尤为重要。本章多次提到的麻风病由于没有明确的定义，经常被误诊。但汉森的发现为诊断麻风病带来一种比临床观察更加客观的方法。

皮肤病理学

　　早期的皮肤病理学家虽来自于普通内科医生、皮肤科医生和早期的病理学家，他们从不吝啬于向他们的同事提出有价值或有意义（或两者都没有）的皮肤病诊断意见，但他们很快认识到要把这些发现纳入"私人领域"。

　　"很遗憾，文献中报道的为数不多的组织学检查都是由一般病理学家提供的，这些病理学家并不是皮肤病理学领域的专家，从皮肤科医生的角度来看，这些报告中许多是无用的。"——弗瑞德·怀斯（Fred Wise），1913 年 [10]。

　　如同前面所说，"皮肤病理学家"一词的出现归功于亨利·塞金·杰克逊（1792 年）。尽管如此，此后的 50 年里皮肤病理学并未受到重视，直到 1848 年，卡尔·古斯塔夫·西奥多·西蒙（Carl Gustav Theodore Simon，1810—1857）出版了第一本以皮肤病病理学为主题的教科书。而 10 年后魏尔啸的病理学教科书（1858 年）中几乎没有提到皮肤病。

　　古斯塔夫·西蒙是柏林皮肤病和梅毒诊所（Clinic for Cutaneous and Syphilitic Diseases）的主任，1848 年，在柏林出版了《皮肤病的解剖学研究》（*Die Hautkranken durchanatomische Untersuchungen erlautert*）（图 24-10），西蒙在前言里写道：[由米尔顿·S. 罗伯森（Milton S. Rabson）译成英文] [11]

　　"我研究了病理解剖学多年，很多人在这一领

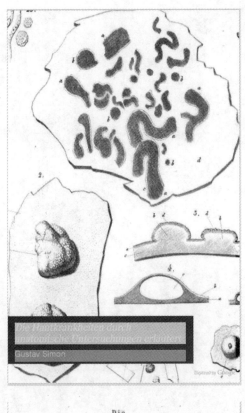

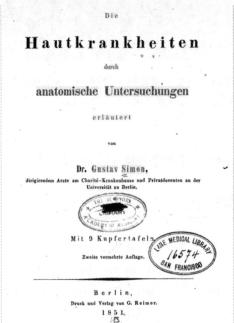

图 24-10 古斯塔夫·西蒙于 1848 年在柏林出版的《皮肤病解剖学研究》。来自谷歌图书。https://books.google.com/books?id=1XFG7T7nyXoC&pg=PR4&lpg=PR4&dq=Gustav+Simon+Die+Hautkranken+durch+anatomische+Untersuchungen+erläutert&source=bl&ots=o6u9zewE3D&sig=0_IqH--jWND5r3tdOtdI7FTZIl4&hl=en&sa=X&ved=0CCQ6AEwAmoVChMIspjA8v6IxwIVy5qACh3XSQ2c#v=onepage&q=Gustav%20Simon%20Die%20Hautkranken%20durch%20anatomische%20Untersuchungen%20erläutert&f=false

域取得了可喜的成果，……我的研究并没有仅局限于解剖变化，而是不停地深入探索根源，根据我们目前的知识，尽可能地解释这些变化的发生机制。"

西蒙的书无论是在广度还是在细节上都是卓越的。书中有关于皮肤过度肥大、萎缩、炎症、皮肤病理性增生的章节，还包括"烟囱清扫工"癌症（波西瓦·帕特）、寄生虫病、皮肤腺体、毛发和指甲的功能失调。唐·金（Don King）在 1973 年再版了这本书的目录和部分内容[11]，他认为西蒙的书在皮肤病理学上具有开创性的意义；同时也指出，如今（西蒙）很大程度上被遗忘了，也许部分原因是他在 47 岁时就由于三期梅毒的脑部并发症与世长辞了。米尔德（Milde）和阿克曼（Ackerman）也回顾了西蒙的其他病理学书籍，在 1992—1994 年的《美国皮肤病理学杂志》（*American Journal of Dermatopathology*）发表了一系列相关文章[12]。

保罗·格尔森·昂纳（Paul Gerson Unna，1850—1929）（图 24-11）与奈瑟有一些相似之处，他的父亲也是一名医生，也同样师从大批优

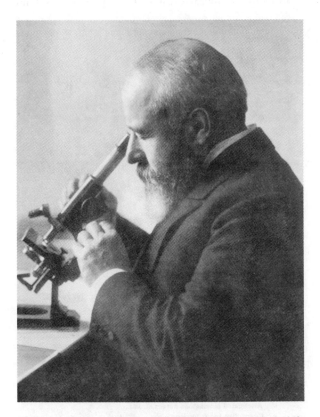

图 24-11 保罗·格尔森·昂纳。作者未知，来自公共资源。http://ihm.nlm.nih.gov/images/B25245:https://commons.wikimedia.org/wiki/File%3APaul_Gerson_Unna_4.jpg

秀的教授，包括瓦尔代尔（Waldeyer）、奥斯波茨（Auspitz）和维也纳的赫布拉，并在细胞学和特殊染色法上成就了一番事业。然而，昂纳也是与众不同的，相比其他在大医院和大学工作的学者们，昂纳是在汉堡的一个私人诊所工作，并在1884年完成了一项意义重大的研究。他所著的《皮肤组织病理学》（*Histopathologie der Hautkrankheiten*）一书在1896年被爱丁堡的诺曼·沃克（Norman Walker）翻译成英文，这本书共有1000多页，既有调查性内容，也有描述性内容。昂纳是个矮胖的人，大家都说他是一个工作狂和出色的教师，他的影响广泛而持久，"昂纳将现代生物学的所有辅助手段都用于研究和理解皮肤病，没有一个人像他这样在这个黑暗又艰难的领域带来这么多新颖的、富有启发性的观点"[伊万·博奇（Iwan Boch），由普西引用，p165] [3]。

第一本英语版的皮肤病理学书籍是由J.M.H.麦克劳德（J.M.H.MacLeod）撰写的 [《皮肤病理学实用手册》（*Practical Handbook of the Pathology of the Skin*），1903年] [13,14]，他在序言中表达了对卡波西和昂纳的感激之情，并且详尽地收录了他

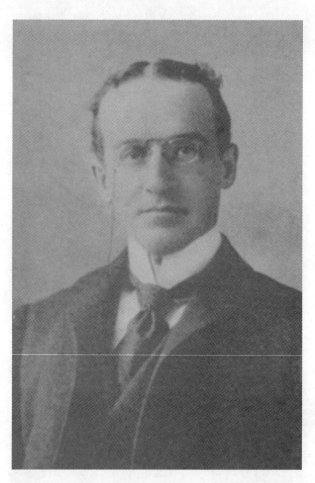

图 24-13A 约翰·邓普顿·鲍恩——临床和实验病理学的百年纪念。已获得许可

们有关染色方法及图画（图 24-12）的章节。

美国时代

历史的焦点转向美国，这可能是以约翰·邓普顿·鲍恩（John Templeton Bowen）（图 24-13A）任职哈佛大学和马萨诸塞州总医院（Massachusetts General Hospital，MGH）为转折的。鲍恩是"波士顿人"，他生于1857年，于1940年去世。1879年，在哈佛大学获得医学博士学位后，他在马萨诸塞州总医院实习了6个月，之后留学欧洲，学习皮肤病学；他先后去了柏林、慕尼黑和维也纳，1887年，他回到母校，同时担任皮肤病学教员等多个职位，后来他成为全职教授。他是美国皮肤病学协会（American Dermatological Association）会长，也是美国病理学家和细菌学家协会（The American Association

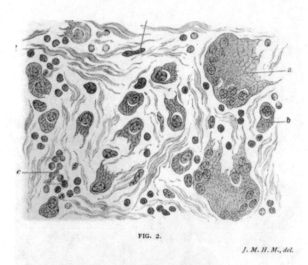

FIG. 2.

J. M. H. M., del.

FIG. 2. DILATATION OF THE SPONGIOPLASTIC NETWORK OF CELLS BY ŒDEMA.

The drawing represents the granuloma of Lupus vulgaris forty-eight hours after exposure to the rays from a Finsen lamp. It shows the "vacuolisation" or œdematous degeneration, the result of an acute inflammatory reaction, affecting chiefly the giant-cells, plasma-cells and the fibrous stroma, and demonstrates the spongioplastic network of the cells.

　　a. Œdematous giant-cell.
　　b. Œdematous plasma-cell.
　　c. Group of leucocytes and small round cells of doubtful origin.
　　d. Attenuated œdematous fibrous stroma.
　　e. Connective tissue nucleus.

图 24-12 J. M. H. 麦克劳德的著作中染色方法的章节引用了卡波西和昂纳染色方法的原图

of Pathologists and Bacteriologists）成员。1940 年，他的讣告被收入《皮肤病学文献》（*Archives of Dermatology*）杂志，其中写道"他将一生奉献于微观研究"，他最为世人所知的是他的论文《癌前期皮肤病》[*Precancerous Dermatoses*，发表于《皮肤病杂志》（J Cutan Dis，1912，30：241）]和

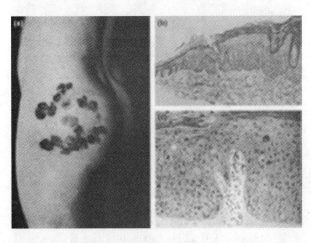

图 24-13B 鲍恩病。来自约翰·邓普顿·鲍恩——临床和实验病理学百年纪念。已获得许可

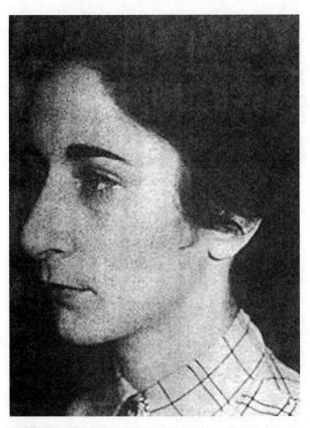

图 24-14 索菲·斯皮茨。维基百科公共资源，于 2015 年 9 月访问

鲍恩病（包括龟头部的红斑增生病）（图 24-13B）。

不久之后，美国出现了另一位著名科学家，斯皮茨痣（Spitz nevus）皮肤恶性病就以她的名字命名。索菲·斯皮茨（Sophie Spitz）（图 24-14）于 1910 年出生于田纳西州纳什维尔（Nashville Tennessee）的一个德国犹太人家庭。她在范德堡大学（Vanderbilt University）获得医学学位后，与乔治·帕帕尼克洛（George Papanicolaou）医生一起工作，并积极参与细胞学的研究。她的兴趣十分广泛，对热带病等很感兴趣，她是首批研究氮芥在霍奇金病中的作用的科学家之一。第二次世界大战后，她在纪念斯隆·凯特琳（Memorial Sloan Kettering）癌症中心工作，期间她描述了 12 例青少年黑色素瘤（1948 年）并因此而闻名。她去世后，这一疾病被命名为斯皮茨痣。在她小的时候，他的父亲因为癌症去世了，她自己也一直遭受家族性息肉病的困扰，1956 年她因结肠癌去世。

鲍恩病被发现 3 年后，美国出版了第一本皮肤病理学教科书——《皮肤病实践论述》（*A Practical Treatise on Diseases of the Skin*，1915 年），该教科书是由奥利弗·奥姆斯比（Oliver Ormsby）编著的[15]，之后的版本汉密尔顿·蒙哥马利（Hamilton Montgomery）也参与了编著。尽管当时的研究更加注重临床，但美国对皮肤病理学的影响仍在继续。蒙哥马利是美国皮肤病理学学会（American Society of Dermatopathology）的创始人兼会长。该学会共有 12 名创始人，包括知名的赫尔曼·平库斯（Hermann Pinkus，1905—1985）和沃尔特·利弗（Walter Lever，1909—1992）。1949 年，沃尔特·利弗出版了《皮肤组织病理学》（*Histopathology of the Skin*）[16]一书，堪称这一领域的"圣经"，直至今天，仍然有多种语言的译本，并且不断再版。赫尔曼·平库斯和他的父亲菲利克斯·平库斯（Felix Pinkus）一样，热衷于皮肤病理学。他们想要合作写一本书，但由于父亲的过世，最终没能实现这个愿望。赫尔曼·平库斯的书最终还是完成了，于 1969 年首次出版，与埃米尔·迈赫尔甘（Amir Mehregan）共同完成，但在其去世（1985 年）后，埃米尔·迈赫尔甘将该书重新命名为《皮肤组织病理学指南》（*Guide to Dermatohistpathology*）[17,18]。

利弗在莱比锡学习，可以说，他也继承了父亲的专业。他的父亲亚历山大（Alexander）是德国一位著名的皮肤病理学家。由于纳粹主义的兴起，沃尔特·利弗离开德国，前往美国马萨诸塞州总医院担任皮肤病学研究员。在那里，他与病理学家们一起工作，他写道："很多病理实验室的学者不习惯与皮肤病学家一起工作，他们承认自己对皮肤病理学的了解不多[19]。"本·卡斯尔曼（Ben Castleman，1906—1982）在20世纪30年代中期完成了病理学培训，与利弗合作，互相指导，利弗从他身上学到了"一些有用的大体病理学知识"，卡斯尔曼也学到部分皮肤病理学知识。

1944年，利弗任职于皮肤科，在他之后出版的著作前言中，他写道："我要特别感谢马萨诸塞州总医院病理实验室的特蕾西·B.马洛里（Tracy B. Mallory）医生和本杰明·卡斯尔曼医生。感谢他们给予我病理学方面的教导。这对我来说是无价之宝。他们的教诲也将记录在本书中[20]。"1959年，他移居塔夫茨（Tufts）市，担任皮肤科主任。他一直与马萨诸塞州总医院保持密切联系，不论寒暑，他总是驾驶一辆敞篷车前往波士顿，红色的敞篷车迎风前进，因而被戏称为"红色男爵"。1992年12月，沃尔特·利弗在德国图宾根（Tubingen）去世。很遗憾，马萨诸塞州总医院没有授权我们使用利弗在显微镜前的照片，感兴趣的读者可以上网检索。

能与沃尔特·利弗的书媲美的，是伯纳德·阿克曼（Bernard Ackerman，1936—2008）所著的共800多页的《炎性皮肤病的组织学诊断：模式分析法》（*Histologic Diagnosis of Inflammatory Skin Diseases：A Method by Pattern Analysis*，1978年）[21]。不得不提的是，这本书是由他一人独立撰写完成的。

伯纳德（伯尼）·阿克曼［Bernard（Bernie）Ackerman］（图24-15）生于新泽西州，曾就读于普林斯顿大学和哥伦比亚大学，并在宾夕法尼亚大学实习，期间有2年在华盛顿附近的安德鲁斯空军基地（Andrews Air Force base）工作。他在迈阿密大学（University of Miami）、纽约大学（New York University）和费城杰斐逊大学（Jefferson）学习期间钻研皮肤病学。1999年，他前往纽约，成立了阿克曼皮肤病理学学会

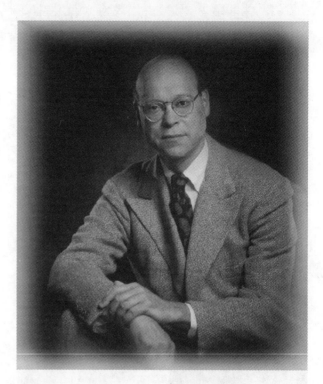

图24-15　伯纳德·阿克曼。文章《来自于A.伯纳德·阿克曼（1936年11月22日—2008年12月5日）一位百年一遇的皮肤科医生》（*A. Bernard Ackerman 22 November 1936—5 December 2008 An once-in-a-lifetime dermatologist*）。已获得约翰·威利（John Wiley）父子许可

（Ackerman Academy of Dermatopathology）。其后10年，该学会成为皮肤科医生的圣地。阿克曼发表了700多篇论文，出版了50多本书。作为一名专家，他发表了很多观点，也曾引起很多争议，比如2005年发表在《纽约时报》（New York Times）上的一段话——"虽然痣无关紧要，但人们纷纷祛痣，甚至成为一种风潮，为此耗费了大量的金钱[22]。"尽管并不是每个人都赞同这一观点，但每个人都听过。2008年12月，伯纳德·阿克曼在曼哈顿的家中去世。

利弗和阿克曼在美国影响深远，在他们的推动下，美国皮肤病理学学会于1962年成立，英国学会（British Society）和国际学会（International Society）分别于1977年和1978年成立。正是以这种方式，历史的经验教训继续塑造着人类的未来。

皮肤病理学技术

科技的进步带动了历史的发展。皮肤病学的

发展就是一个极好的范例，从疾病刚刚被认识，到通过临床方法描述，直到最终通过新方法、新技术定义。本章追溯了临床皮肤病学的发展历程，直到 19 世纪，在显微镜、特殊染色方法和微生物学等当时的新技术的推动下，发展到今天我们称的皮肤病理学。但是历史从未停下过脚步。近期的一些技术革新，比如免疫组织化学、分子生物学和数字图像分析等，它们的影响和作用也被历史所记录，在本书最后一章（第 32 章）会详细讨论这一问题。唯一可以肯定的是，随着新事物的不断出现和对旧事物新的、更清晰的定义的出现，这种变化将继续下去，这有时会让人们对重新解释历史事件（包括一些超出皮肤病学甚至医学范畴的事件）感到极大满足。

下文提到的一个简单的例子，希望能够激起读者对比本书更宽泛的通史的兴趣。英格兰、苏格兰和爱尔兰的安妮女皇（Queen Anne，生于 1665 年，1702—1714 年在位）终生患有皮肤病和严重的关节炎，却生了 17 个孩子；但没有一个孩子活到青春期，除了 3 个孩子以外，其他的孩子都在 3 岁前夭折，有 6 个胎死腹中。她去世后，由于没有后嗣，斯图尔特王朝（Royal House of Stuart）因此终结。英格兰的乔治（George）上台，开创了汉诺威王朝（House of Hanover）。这一事件带来了很多社会和政治影响。而这一切并不是偶然，不是恶运，不是巫术作祟，不是魔法的作用，不是不祥的征兆，更不是由于星象不合，而是由于一种特殊的疾病。这与魔法完全无关，是由一个分子引起的，或者更准确地说是因为这个分子功能缺失导致的。现在看来，安妮女皇很可能是患了休斯综合征（Hughes syndrome）——一种必需脂蛋白分子的功能被另一个自身抗体分子阻断[23]——也许这就是本书从巫术到分子的完美诠释。

参考文献

1. Rassam H. Ashur and the Land of Nimrod, cited by Paulissian R. Medicine in Ancient Assyria and Babylon. https: www.jaas.org/edocs/v5n1/Paulissian.pdf. New York, 1897.

2. McCaw. IH. A Synopsis of the History of Dermatology. Opening Address to Students, Royal Victoria Hospital, Belfast, Winter Session 1944-1945. Ulster Med J, 1944, 13: 109-110.

3. Pusey WA. The History of Dermatology. Charles C Thomas Springfield, Ill. 1933.

4. Mercuriale G. Artis gymnasticae apud antiquos celeberrimae, nostris temporis ignoratae, libri sex. Venice, 1569. Critical Edition: Girolamo Mercuriale: De arte gymnastica. The Art of Gymnastics, ed., Concetta Pennuto; English trans. Cited in - Mercuriale Wikipedi. https://en.wikipedia.org/wiki/Girolamo_Mercuriale. Mercuriale G. 1573 edition. Sutton RL. English Translation available as an ebook (Google books).

5. Turner D. De Morbis Cutaneis. A Treatise of Diseases incident to the Skin. 1714. See-Lowenthal LJA. Daniel Turner and De Morbis Cutaneis Arch Dermatol, 1962, 85(4): 517-523.

6. Waugh WM. Daniel Turner (1667-1741): syphillis and the condum Int J STD AIDS August, 2010, 21: 546-548.

7. Wilson PK. Surgery, Skin And Syphilis: Daniel Turner's London (1667-1741). (Clio Medica/The Wellcome Institute Series in the History of Medicine 54, 1999. ISBN-13: 978-9042005266ISBN-10: 9042005262.

8. Quackwriter. Pockey warts, buboes and shankers. June 1, 2011. http://thequackdoctor.com/index.php/pockey-warts-buboes-and-shankers/.

9. Kaposi Moritz. Pathology and Treatment of Diseases of the Skin. W. Wood and Company. 1895. Available as ebook on Googleplay. https://books.google.com/books/about/Pathology_and_treatment_of_diseases_of_t.html?id=daoEce7Bdr0C.

10. Wise F. Angioma Serpiginoum (Infectice Angioma of Hutchinson), with a report of a very extensive case. J of Cutaneous Diseases, 1913, 31: 725-739.

11. King DF. Gustav Simon. The Father of Dermatopathology. Dermatopathology in Historical Perspective. Am J Dermatopathol, 1979, 1: 225-228.

12. Milde P (Jansen H) and Ackerman AB. A Critical Analysis of Textbooks of Dermatopathology in Historical Perspective. Appearing in multiple parts in Am J Dermatopathol: vol 14 p270-282 (PtI) 1992, to vol 16(p 561-572 (Pt 15) 1994.

13. King DF. J.M.H. MacLeod and British dermatopathology. Am J Dermatopathol, 1985 Oct;7(5):433-435.

14. Macleod JMH. Practical Handbook of the Pathology of the Skin. An Introduction to the Histolgy, Pathology and Bacteriology of the Skin, with special reference to technique. H K Lewis, London, 1903. The 1903 edition

from Harvard University is available online at http://babel.hathitrust.org.

15. Ormsby O. (later editions with Montgomery H.) 'A practical treatise on diseases of the skin' Lea and Febiger. The 1921 second edition from Harvard University is available online at http://babel.hathitrust.org.

16. Lever WF. Histopathology of the Skin. Lipincott Philadelphia, 1949.

17. Mehregan AH. Schoenfeld RJ. Hermann K. B. Pinkus. M.D. 1905-1985. J Cut Path, 1985, 12: 453-455.

18. Mehregan DA. Dermatopathology: Past and Present. J Egypt Wom Dermatol Soc, 2006, 3: 1-3.

19. Lever W. Reminiscences about dermatopathology. Am J Dermatopathol, 1979, 1: 313-322.

20. Duncan LM, Mihm MC. Keen Minds to Explore dark Continents of Disease.in Dermatopathology. Ch 18 p 251-265. http://www.massgeneral.org/pathology/assets/book/pathology_chap18.pdf.

21. Ackerman AB. Histologic Diagnosis of Inflammatory Skin Diseases: A Method by Pattern Analysis. Lea and Febiger, 1978.

22. Hoffman. J. Bernard Ackerman. Obituary. NY Times. December 11, 2009. http://www.nytimes. com/2008/12/11/health/11ackerman.html.

23. The Hughes Syndrome Foundation . http://www. hughes-syndrome.org/about-hughes-syndrome/what-causes-it.php.

翻　译：赵晓娟　马晓楠
校　对：陈雪玲　赵婵媛

第 25 章

神经系统

杨·范·吉恩（Jan van Gijn），法兰斯·G. I. 詹尼根斯（Frans G.I. Jennekens）

从 16 世纪起，欧洲的医生逐渐从希波克拉底 - 盖伦的封闭理论框架中解脱出来。与科学的其他分支一样，演绎推理（其中公理为解释自然现象提供了框架）被反向推理所取代。反向推理首先通过收集事实资料，再通过随后的观察和实验，进而组合成一个解释性模型。对于包括大脑疾病在内的疾病理论的收集，人类的眼睛几千年来一直是主要的工具。在 19 世纪，显微镜以及我们现代一些非光学的方法（生物化学与分子生物学）以及放射学方法（伪影）弥补了肉眼的局限。我们将按照以下四个阶段进行介绍，其中不可避免会存在相互交叉的内容。

尸检：神经系统是疾病的基础位置和发生地

偶然的尸检研究

17 世纪，医学工作已经成为一项国际性事务：医生经常到国外接受医学培训。在欧洲，越来越多的医生开始对去世后的患者进行尸体解剖以研究疾病特征，但是通常会遭到患者家属的反对，有时也会违反政府的规定。因此，专著和病例系列期刊只有少量尸检报告，例如尼古拉斯·蒂尔普（Nicolaes Tulp，1593—1674；阿姆斯特丹）、托马斯·巴托利努斯（Thomas

Bartholinus，1616—1680；哥本哈根）、约翰·雅各布·维普夫 [Johann Jakob Wepfer，1620—1695；沙夫豪森（Schaffhausen）] 和托马斯·威利斯（Thomas Willis，1621—1675；哈佛和伦敦）发表的尸检报告。

这些观察结果需要有人将其整理成册，这个人便是泰奥菲尔·博尼特（Théophile Bonet，1620—1689），他曾是朗格维尔公爵亨利·德·奥尔良（Henri d'Orléans Duke of Longueville）的宫廷医生，他编译汇总了所有能获得的正式的或非正式的尸检报告。最终出版了巨著《墓地》（Sepulchretum），书中共收集了 3000 份病例，被再版、索引和注释 [1]。

关于头部疾病的章节包括将近 600 个病例（眼部、耳部和鼻部疾病除外）。第一部分是关于头痛，21 世纪的医生认为以下几种情况可能导致头痛：脓性物的聚集（在大脑本身，附着于软脑膜或硬脑膜和软脑膜之间）；硬脑膜上附着的癌性肿瘤；颅骨和脑膜的梅毒溃疡；整个软脑膜呈铁样变色。还有其他人们不太熟悉的例子，比如 2 盎司（ounces，oz）^① 的水银、无数的虱子、一条蠕虫或甚至一只蝎子 [莫尔加尼（Morgagni）后来认为这些例子纯粹是幻想，或者只是魔术师的把戏]。在几份报告中，大脑的异常通常是头部外伤的并发症，或者是一些难以解释的病变（比如"部分脑组织损坏""软脑膜

---

① 2 oz = 56.7 g。——编辑注

增厚四倍""大脑比小脑更软"）。在许多情况下，现代读者通常会思考大脑是否真的存在异常（例如"大脑血管及脑膜的肿胀""脑实质干燥"；或者，有一些病例"脑和心室内高血容量"）。显然人们普遍认为心室应该是空的，直到 17 世纪中叶，阿姆斯特丹的杰勒德·布拉休斯（Gerard Blasius，1617—1682）以及弗雷德里克·鲁谢（Frederick Ruysch，1638—1731）（图 25-1）发现了蛛网膜及其功能 [2]。

《墓地》的第二部分是关于脑卒中（中风），脑卒中被严格定义为突然的意识丧失，接着是感觉或运动能力的丧失，呼吸运动除外，同时也仍有脉搏。显然这与目前列为脑血管疾病（中风）的症状有部分重叠交叉。博内特将以下这几种列入中风：心室充血，不管凝固与否；脑底部大量血液聚集（或凸起）；因颈内动脉前支破裂而导致的颅内出血的维普夫病；血管"过度充盈"或"液体过多"。

之后的部分，解剖异常和先前的这些症状之间的关系越来越微弱，因为这些疾病代表着不同脑功能的紊乱：酣睡、木僵、睡眠障碍、精神错乱和谵妄、躁狂和狂犬病、忧郁和忧郁症、想象力紊乱、逻辑和记忆、眩晕、癫痫、抽搐、麻木、迟钝、震颤、恐惧、苛刻和焦虑。

在这些早期的报告中很少有关于大脑切片或切割的方法。最早的方法是打开颅骨在原位从凸面向下探索大脑。当时很少有医生在进行尸

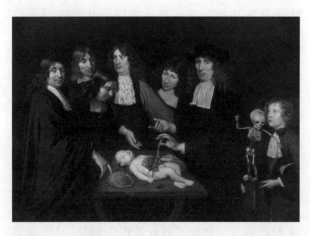

图 25-1　弗雷德里克·鲁谢（1638—1731）的解剖学课堂。由杨·范·内克（Jan van Neck，1634—1714）绘画（帆布油画，141×203cm）。藏于阿姆斯特丹博物馆（Amsterdam Museum）（公共资源）

体解剖时会切断脑动脉和脑神经，将大脑与脑干分离，然后从底部向上将大脑切片。而这种方法是由帕多瓦的解剖学教授维萨里（Vesalius）的继任者斯坦左·瓦罗留（Constanzo Varolio，1543—1575）首创，随后由沙夫豪森、约翰·雅克布·维普夫和牛津的托马斯·威利斯完善的。直到 19 世纪末，甲醛溶液固定脑组织，使离体脑组织的额叶解剖成为可能，这两种方法才渐渐地被取代 [3]。

系统的尸检研究

18 世纪，只有帕多瓦档案馆（Archiginnasio of Padua）这一机构慢慢地评估出一套更加连贯的尸检研究方法。1761 年，乔瓦尼·巴蒂斯塔·莫尔加尼（Giovanni Battista Morgagni，1682—1771）在 79 岁时发表了一本著作，书中内容是他毕生积累的病理观察与临床详细资料，这些到目前为止还是可用的（见第 5 章）。在这些资料中莫尔加尼补充了他的导师安东尼奥·玛丽亚·瓦尔萨尔（Antonio Maria Valsalva，1666—1723）早年在博洛尼亚（Bologna）记录的类似经验总结 [4]。

莫尔加尼作为唯一作者所提供的一致性代表了一个重要的进步，甚至《疾病的位置与病因》（The sites and causes of diseases）这本书的标题本身彻底摧毁了曾经作为医学根本教理的"希波克拉底 - 盖伦的体液概念"。另一方面，至少在脑功能异常方面，莫尔加尼的临床病理发现与《墓地》中的发现相当相似：例如，患者脑脓性变，头痛是最显著的症状；颅骨和脑膜之间或大脑本身血液集聚导致血性卒中；脑内液体过多导致"浆液性卒中"（尽管莫尔加尼对这种情况表示怀疑）；脑积水儿童脑室及颅骨的极度扩张；功能障碍患者的各种不明确的表现（在莫尔加尼看来），比如患有癫痫的患者脑组织硬化。他简要提到了脊髓的异常，但仅限于外伤或颅腔内出血向下扩展时。脊髓损伤与四肢运动、感觉能力及排泄功能丧失之间存在必然的关系，延髓上升是众所周知的。

莫尔加尼反复强调说一侧大脑的影响会导致另一侧肢体瘫痪，然而他总补充说，这是瓦尔萨

尔教他的，且希腊医生阿莱泰乌斯（Aretaeus，公元前 1 世纪）也曾做过类似的观察。

莫尔加尼的书标志着现代器官医学的诞生，表明医学经验主义胜过理论主义并正处于新兴主导地位。帕多瓦开放的分析氛围启发了安德里亚斯·维萨里（1514—1564）在解剖学方面和威廉·哈维（William Harvey，1578—1657）在生理学方面的进一步发展。尽管莫尔加尼的著作具有里程碑式的重要性，但也存在局限性，他只能使用文字描绘他对异常形状和颜色的印象。

病理解剖的第一本图册

莫尔加尼的开拓性工作为进一步向欧洲北部推进铺平了道路，尤其是法国。法国大革命对于许多人来说很残酷，但它在冲突时期提供了医学进步的另一个例子，并在两方面对医学有利：一是将卫生保健的责任转移到政府；二是废除了之前"医学"和"手术"分离的制度。但是，英国人在"新医学"的浪潮中的进步也并不慢。事实上，最早的病变器官雕刻就出现在伦敦，1803 年，著名的外科医生约翰·亨特（John Hunter）的外甥马修·贝利（Matthew Baillie，1761—1823）创作了第一批病变器官的版画，继承了亨特的解剖学标本（见第 7 章）。

拿破仑战争后几乎同时出现了两本新的英语解剖图册，其中一本是 1826 年由罗伯特·霍伯（Robert Hooper，1773—1835）所著，包含 15 种不同的脑部疾病，另一本是理查德·布莱特（Richard Bright，1789—1858）于 1827 年至 1831 年所著，分两个部分，共三卷，展示了人体多个器官的多种病理变化，但侧重于大脑和肾疾病[5]。这两本书应用的是新凹版腐蚀制版法技术，可以用彩色印刷版画（图 25-2）。

理查德·布莱特的父亲是一位布里斯托尔商人，也是一位狂热的矿物质、植物和昆虫收藏家。因此当他儿子选择在爱丁堡学医时，他也并没有反对。理查德·布莱特在伦敦的盖伊和圣玛丽联合医院（United hospitals of Guy's and St. Mary's）完成了他医学教育阶段的实践。在那里，威廉·巴宾顿（William Babington，1756—1833）是布莱特的榜样，他以谦逊和友善对待患

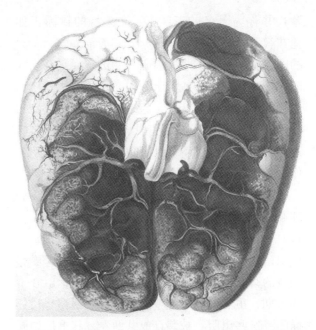

图 25-2　布莱特的《医疗病例报告》（发表于 1827—1831 年间）中的许多脑疾病图解之一[5]。"大静脉进入到充满纤维蛋白的纵向窦。部分硬脑膜被折叠起来。穿入纵向窦的大静脉，被坚固的纤维蛋白凝块充满，就好像注入了蜡，血从蛛网膜下涌出形成薄膜层……当仔细切开纵向窦时，凝块完全填充了整个窦……"这名患者是一个 20 个月大的孩子，这个孩子的病是在他轻微咳嗽几天后确诊的

者而著称。1813 年，布莱特毕业后便开始了一场"游学旅行"，先是去了荷兰、德国和奥地利，在维也纳会议上会见了国王们和外交官们。之后他又迷上了匈牙利，便开始在匈牙利四处游历，为一本书画水彩画和素描，并且努力学习"吉卜赛"（Gipsy）语言（罗马乃斯语或吉卜赛语）。在回英国的路上，他经过滑铁卢（Waterloo，当时是荷兰和英国的一部分，现在属于比利时），那里刚好爆发法国与"盟军"（英国、普鲁士、比利时、荷兰和德国）之间的最后一场战役（1815 年 6 月 18 日，周日），他便留下协助照顾患者和伤员。

结束短暂的医院工作后，1818 年，他第二次踏上了穿越欧洲大陆的旅程，这一次是专门去学习尸检的科学与艺术的。1820 年，他接受了盖伊医院（Guy's hospital）的邀请，并在 4 年后，成为了全职医生，最终与托马斯·艾迪生（Thomas Addison，1793—1860）和托马斯·霍奇金（Thomas Hodgkin，1798—1868）（见第 16

章）并称为著名的三巨头。布莱特的目标正如他在《医疗病例报告》(Reports of medical cases) 的序言中所写的："实用是首要目的，而只有当我能把影响自然结构或源于其内在紊乱的所有疾病与相应的器质性病变联系起来时，我现在开始的工作在理论上才算彻底完成。"布莱特最著名的是对于肾病的新见解（见第 20 章）。除了医院工作之外，他还有一项繁忙的咨询业务。

不久之后，法国也出现了类似的图册。病理解剖学家让·克吕韦耶 (Jean Cruveilhier, 1791—1874) 并没有立即发表他所有的观察研究成果，相反，他以系列期刊的形式出版，这样感兴趣的医生可以订阅。1829—1842 年间，出版了四十期，虽然没有系统整理，但每一期都有精彩插图。这些出版物被装订成共两卷，其重量如同其对医学的意义，给人留下了印象深刻的病理解剖学画面。应用相对较新的光刻技术，期刊内的插图是彩色的（图 25-3）[6]。重要的是，克吕韦耶还呈现了几例脊髓疾病的图解病例。这些疾病

不仅包括由布莱特所描述出来的脊柱裂，还包括出血、肿瘤、囊肿和骨压缩。

最后一个值得一提的插图作品是由苏格兰人罗伯特·卡斯维尔 (Robert Carswell, 1793—1857) 完成的，他在巴黎妇女救济医院 (Pitié-Salpêtrière Hospital) 做研究，担任医学统计方法之父——著名医生皮埃尔-查尔斯-亚历山大·路易斯 (Pierre-Charles-Alexandre Louis, 1787—1872) 的助理。卡斯维尔回到伦敦后在 1838 年完成了他的著作；[7] 部分章节早些时候可能已经发表（见第 16 章）。他一般自己画插图，而贝利、布莱特和克吕韦耶则一般请知名的艺术家，如画家或雕刻家来画插图。卡斯维尔可能是第一个为后来称为多发性硬化症的疾病提供插图的人，比克吕韦耶早了三年（图 25-4）[8]。

总的来说，虽然命名方法时不时地变化，但脑部病理改变如肿瘤、结节、脓肿、挫伤出血等在早期就已被病理学家所识别。例如，脑膜瘤曾经有过很多不同的名字，如"海绵质肿瘤""圆柱瘤""肉瘤"和"沙瘤"等，但相应的病变是一样的，如插图所显示，都是脑外的异常增生。此外，尽管当时的微生物知识还不完善，但是许多炎症情况得到了确认（脓状的液体，"蛛网膜炎"）。

先天性畸形

先天缺陷和胚胎畸形总是引起人们极大的兴趣，尤其是公众，尤其是在一个对器官形成方面的知识了解有限而民间传说又非常盛行的时代 [9]。（见第 28 章）。17 世纪和 18 世纪的一些医生，如阿姆斯特丹的弗雷德里克·鲁谢 (1638—1731) 医生和伦敦的约翰·亨特 (1728—1793) 医生，都会收藏一些病变和畸形的器官并展示给公众（见第 7 章）。神经系统疾病主要是脑积水、脑畸形和脑脊膜脊髓膨出。

脑软化

脑梗死是目前难以诊断的疾病，这一术语，与其说是准确不如说是常见，因为它来源于拉丁语 "infercire"，意思是"用东西填充"；这一术语最初只用于描述组织充血的缺血性坏死。尽管

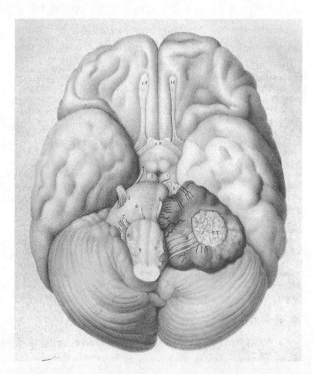

图 25-3 克吕韦耶关于死后调查和病历图册中的插图，于 1829—1842 年发表 [6]。纤维肿瘤，起源于内耳道颞骨岩部。图中标记 PT 的位置是从颞骨岩部切除肿瘤后的平面。该患者是一名 28 岁女性，从 19 岁开始左耳慢慢变聋。在那之后几年，越来越经常地头疼，渐渐丧失视力，左脸抽搐，最后呕吐、昏迷

如此，早期的病理学家不时会遇到脑组织的大病变，这些病变的脑组织往往比其余的脑组织软，

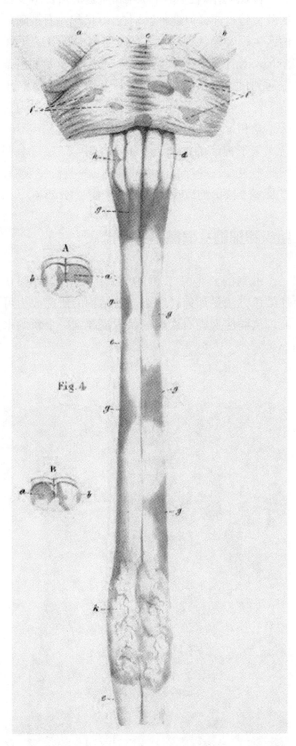

图 25-4 现称为"多发性硬化症"的首张病理印记图，由罗伯特·卡斯维尔于 1838 年完成[7,8]。"脑桥上的孤立点呈黄褐色，同种斑点出现在脊髓，它们都侵占髓质使其坚硬、半透明化及萎缩。"[由剑桥阿拉斯泰尔·康普斯顿（Alastair Compston）教授提供]。患者已"瘫痪"；卡斯维尔并没有参与他或她的临床护理

甚至有些已经液化。例如，莫尔加尼在一名 59 岁帕多瓦女人的左脑中发现这种病变（第 5 组，第 6 段）。她在几天前发生脑卒中（中风），导致她右侧肢体动不了，同时丧失了说话能力，莫尔加尼将这种（中风）归类为"非血液和非浆液性中风"。布莱特对于"脑软化"做出了一个完美的解释，他的这名患者和莫尔加尼的患者有相同的病史（p.192，第十四版）（图 25-5），他写道："我认为脑软化是这样产生的，软脑膜血管壁的改变或是血管腔内灰色物质的堵塞，阻断了脑部正常的血流供应，从而产生了脑功能的紊乱和脑组织的死亡"。克吕韦耶也将脑软化作为一个独立的病变分开阐述。他将其命名为"毛细血管出血"，以便与众所周知的"中心血栓中风"区别开来，根据他的经验，这种中风在老年人中并不常见。

19 世纪的前几十年，关于脑卒中的专著相继出现。其中有几位作者坚持认为脑软化仅仅是颅内出血的并发症，而其他人，尤其是克劳德·弗

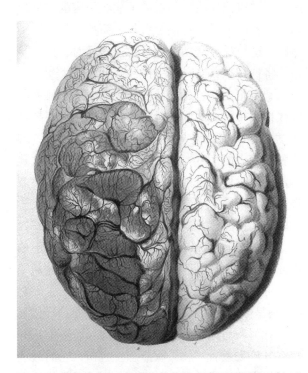

图 25-5 "脑软化"，来自布莱特伴有病历的图册。"与右半球相比，大脑左半球的肠曲平面度和宽度都很不一致，这是由这一侧大脑的软化所致。大脑上覆盖的薄膜显示，在左半球，血液中微小多血管中最特别的样本含有非常轻微的变色，似乎从血管中渗出，产生了图中呈现的大红色。"这位患者是一名 28 岁男性，左侧无力，不太明确其发病机制[5]

朗索瓦·拉勒曼德（Claude François Lallemand，1790—1853）和莱昂·罗斯坦（Léon Rostan，1790—1866），坚信这是一个独立的疾病，通常可以根据最初突然发病后症状往往会增加而不是减少来区别于各种出血性脑卒中[10,11]。这种疾病的"本质"仍然是难以捉摸的。拉勒曼德强烈认为是炎症病变，类似于其他组织的炎性化脓，而罗斯坦并不这么肯定，他说自己曾遇到过非炎症的形式，他认为与血流暂时性的中断相关。

神经梅毒

有关神经梅毒的故事开始于1822年，当时年轻的安东尼·贝尔（Antoine Bayle，1799—1858）根据他在巴黎附近的查伦顿（Charenton）精神病患者收容所进行的尸检声称，"慢性蛛网膜炎"是"轻瘫"或"麻痹性痴呆"的原因，这是一种相当常见的疾病。由此他反驳了当时盛行的观点，即慢性"疯癫"没有对应的器官病变；因此，精神病学及"道德疗法"都是基于症状而言的。贝尔则认为实际上是炎性病变引起了精神症状及运动障碍，这一观点遭到其他人的强烈反对，尤其是当他将这一观点推广到一般的精神疾病时[12]。

到世纪之交，越来越多的证据表明，瘫痪与以往梅毒感染史之间有紧密联系，也逐渐使精神病学家相信梅毒是导致疾病的根本原因[13]。肉芽肿性梅毒的病变（梅毒瘤）也在大脑中，这从莫尔加尼时期就已经被认识到，但相对于轻瘫或脊髓痨来说是不太常见的。脊髓痨是由柏林大学医院的几位医生首次提出的，其中莫里茨·罗姆伯格（Moritz Romberg，1795—1873）（罗姆伯格征或罗姆伯格试验）是最著名的一位。这是一个不可逆转的进展性疾病，患者往往会失去知觉（特别是体位感），并伴有闪电般的疼痛。尸检显示，脊髓和马尾后半段或下三分之一有萎缩，并伴有分泌物或者"膜"状形态。起初，它的致病原因就像精神病患者全身瘫痪一样难以捉摸。一些医生怀疑与梅毒有关，但更多的是基于对脊髓和男性性行为之间关系的流行观念，而不是通过系统研究得出[14]；最终皮肤科医生让·阿尔弗雷德·弗尔涅（Jean Alfred Fournier，1832—1914）确立了这一联系[15]。

神经

古代的作者经常将神经和肌腱混淆，至少在四肢上是这样，但这种区别在10世纪左右被阿拉伯医生很好地认识到了，尤其是阿卡瓦伊尼（Al-Akhawayni）和阿维森纳（Avicenna）。莫尔加尼曾经遇到过这样一名患者，锁骨下动脉的动脉瘤压迫手臂神经（第24组，第26段），他想知道为什么感觉和运动功能没有受损，但他写道："我不愿卷入关于神经的深奥乏味的争论中"。克吕韦耶图册中包含一些神经肿瘤的插图：一些截肢残端，以及多个梭形的或单个圆形的肿瘤（图25-6）。

组织和细胞：显微镜的时代

本书的其他章节讲述了新的切割器官和切片染色方法是如何让组织显微结构的研究成为可能，从而使人类对疾病的认识提高到一个新的水

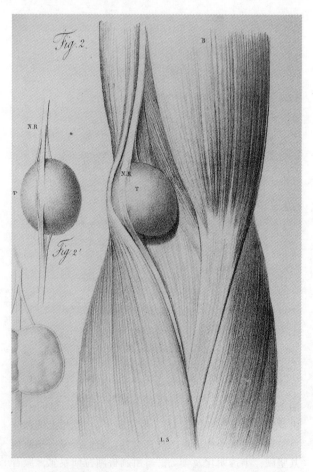

图25-6 桡神经肿瘤，在旋后肌和肱桡肌之间；图来自克吕韦耶的图册[6]

平（见第 31 章）。消色差显微镜的发展是另一个重要因素。1839 年，年轻的科学家西奥多·施旺（Theodor Schwann，1810—1882）发现，在植物和动物中，细胞是构成"生物"的基本粒子[16]。他将晶体与细胞的起源作比较，并认为他们起源于一个无形的"母细胞库"，他的这个学说，后来被罗伯特·雷马克（Robert Remak，1825—1865）和鲁道夫·魏尔啸（1821—1902）反驳了："一切细胞都来源于细胞"。重要的是，施旺坚信"上帝赋予物质组织自身的力量"，并且反对生命论，生命论是他的导师约翰内斯·穆勒（Johannes Müller，1801—1858）及其他许多德国自然哲学家的观点[17]（见第 8 章）。

西奥多·施旺（图 25-7）出生在杜塞尔多夫（Düsseldorf）附近的诺伊斯（Neuss），没多久他的大家庭就搬到了科隆（Cologne），他的父亲在成功地创办了一家印刷和书商企业，生意很成功。施旺在海德堡开始了他的医学研究，在这里他受到著名的生理学家和解剖学家穆勒的影响。

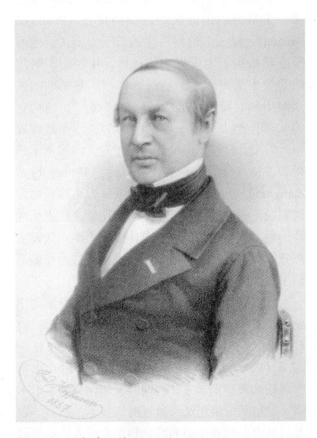

图 25-7 西奥多·施旺。https://en.wikipedia.org/wiki/Theodor_Schwann#/media/File:Theodor_Schwann_Litho.jpg（公共资源）

穆勒曾是德国几代科学家的导师[17]。在他的指导下，施旺在查尔斯·贝尔（Charles Bell，1774—1842）和弗朗索瓦·马恩迪（François Magendie，1783—1855）发现的推动下，开始对青蛙的运动神经和感觉神经进行组织研究。之后，他继续在维尔茨堡接受医学培训，约翰内斯·舍恩莱茵（Johannes Schönlein，1793—1864）是他在那里的导师，约翰内斯将法国的一个发明——听诊器引用到了他的医疗实践中。

1834 年，施旺毕业后回到穆勒身边，在柏林夏里特医院（Charité Hospital）被任命为解剖学和生理学教授。施旺的官方职务是解剖学研究所（Anatomical Institute）的助理，薪水相当微薄，10 个月的工资才够买一台最便宜的消色差显微镜。幸运的是施旺的父母留给他的遗产可以帮他救急，但他不得不过着省吃俭用的日子。几年来，他与性格比较外向的雅各布·亨勒（Jakob Henle，1809—1885）住在一起。1839 年，施旺出版了一本关于所有生物细胞结构的著作，因此声名鹊起，但在柏林长期任职的前景并不乐观，宗教是一个障碍；作为一个虔诚的罗马天主教徒，施旺越来越忧虑普鲁士政府的反教皇立场。最后，他在 1839 年接受了鲁汶大学（University of Louvain）教授的职位。9 年后他搬到了列日（Liège），但几乎没再进行深入研究。

神经系统的细胞结构

在他的书中，施旺用实验性的术语描述了周围神经系统中沿轴突分布的细长细胞，后来这类细胞便被称为施旺细胞（Schwann cells）："……除了神经纤维的细胞膜或次级神经细胞的细胞膜，其他细胞膜没有意义。"一些含有白质（髓质）的神经纤维相比附着在内脏上的灰色神经纤维来说更明显。"白色物质在其内表面形成次生沉积物，细胞核的位置也支持这一观点[18]。"早期显微镜专家证实了"髓质"的存在，但在相当长的一段时间内，对于白色物质是存在于纤维内部还是外部仍有争议。魏尔啸、雷马克和施旺都认为白色的物质填充了轴突与外膜之间的空隙，创造了术语"髓鞘"。1878 年，路易斯·兰维尔（Louis Ranvier，1835—1922）发现周围神经纤维的髓鞘被规则地分成片段，并提出在中枢神经系统，单个细胞（少突胶质细胞）的几个过程形成了不同轴突周围的髓鞘。直到 20 世纪 50 年代，人们才发现髓磷脂本质上是由多对细胞膜组成的[19]。

在接下来的几十年里，中枢神经系统内其他重要的神经组织结构的组成也相继被发现。脑内的神经细胞之间的物质最初被视为一种连接的胶状物，魏尔啸将其命名为"神经胶质"。之后他的学生奥托·戴特（Otto Deiters，1834—1863）发现了轴突为圆柱状的神经细胞，随后又发现了星形胶质样非圆柱状的神经细胞，现在称为星形胶质细胞。

神经细胞以及他们之间的联系

卡米洛·高尔基（Camillo Golgi，1843—1926）（图 25-8）在阿比亚特格拉索（Abbiategrasso）①一

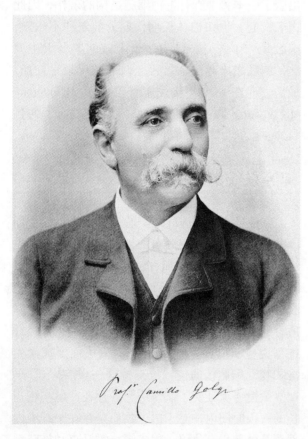

图 25-8　卡米洛·高尔基。https://en.wikipedia.org/wiki/Camillo_Golgi#/media/File：Camillo_Golgi.jpg（公共资源）

家名为"不治之症者家园"（Pie Case degli Incurabili）的福利机构担任主任医师。1873 年，他在公寓的厨房里发现了黑染色（reazione near），这使得他名留青史。该方法采用硝酸银染色，一般是在重铬酸钾和 1% 锇酸浸泡后进行染色[20]。这种方法前所未有地使神经细胞及它们分支的很多细节可视化。其他国家一使用卡米洛·高尔基的这种技术（他几乎只用意大利语发表），便引发了人们对于神经系统解剖结构和功能的一系列新假设。很快，卡米洛·高尔基便被任命为帕维亚（Pavia）大学的组织学教授。根据他的观察，他建立了一个理论，即神经细胞形成了一个巨大的相互吻合的网状结构。另外一种观点是神经细胞是分离的，而不是连续的。这一观点最初由威廉·希斯（Wilhelm His，1831—1904）在 1886 年和奥古斯特·弗瑞尔（Auguste Forel，1848—1931）在 1887 年提出，被圣地亚哥·拉蒙·卡哈尔（Santiago Ramóny Cajal，1852—1934）利用超级显微镜证实，这也使得他突然出现在了国际舞台上。

圣地亚哥·拉蒙·卡哈尔出生于西班牙北部一个贫穷的山区佩提拉德阿拉贡（Petilla de Aragón），是一名外科医生的长子。不久后他的家庭就搬到了附近更大的社区，年轻的卡哈尔的学校生活充满了大量的恶作剧、对画画的强烈渴望和对拉丁语语法的强烈厌恶[21]。他恼怒的父亲让他去做了一段时间的学徒，先是理发师，后来是鞋匠，但最终他还是对人体解剖学感兴趣。1873 年，在萨拉戈萨大学（University of Zaragoza）毕业后，卡哈尔被招募为军医并被派遣到叛乱的古巴，这是一个疟疾比游击队更加危险的地方。两年后，由于身体极度虚弱，他设法离开军队，回到家里，之后才慢慢从贫血和肺结核中恢复过来。

1877 年，卡哈尔获得了萨拉戈萨大学解剖学副教授的职位，并用军队支付的工资买了第一台显微镜。1881 年，他结婚了；1883 年，在瓦伦西亚（Valencia）担任解剖学教授，随后在巴塞罗那任病理解剖学主任。同时，他注意到了卡米洛·高尔基的染色法。通过对该技术的改进，以及对鸟类胚胎和小型哺乳动物而非成人大脑的研

①位于意大利米兰附近。——编辑注

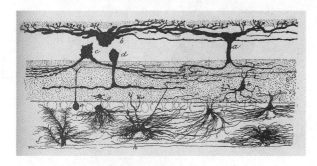

图 25-9 拉蒙·卡哈尔图解哺乳动物视网膜里的不同细胞类型（高尔基染色法）[40]

究，卡哈尔证实了神经细胞是彼此分离的（图 25-9）。后来他猜想神经冲动是由神经细胞通过相邻细胞的树突沿一个方向传导的。之后，威廉·瓦尔代尔-哈茨（Wilhelm Waldeyer-Hartz, 1836—1921）提出了"神经元"这一术语。渐渐地，卡哈尔的观点得到了认可，最终于 1906 年与卡米洛·高尔基（卡米洛·高尔基并没有放弃他的"网状理论"）共同获得了诺贝尔生理学或医学奖。

中枢神经系统感染

从临床的角度来看，脓肿或炎性病变通常是很好辨认的，这种辨认方法同样也适用于许多这类流行性疾病的"传染"特性，但他们的致病原因常常被气候变化或恶臭（"瘴气"）的模糊概念所掩盖。路易斯·巴斯德（Louis Pasteur, 1822—1895）、罗伯特·科赫（Robert Koch, 1843—1910）及他们的追随者在微生物方面的发现，预示着医学的重大改变，同时也预示着大脑急性炎性疾病的重大进展。

治疗慢性炎症需要很长时间。1913 年，野口英世（Hideyo Noguchi, 1876—1928）在纽约[22]对全身瘫痪患者的大脑进行了梅毒螺旋体的研究，这是百余年前开始解开的诊断难题中的最后一步。最后一个阶段始于 1905 年的柏林，弗里茨·绍丁（Fritz Schaudinn, 1871—1906）和埃里希·霍夫曼（Erich Hoffmann, 1868—1959）在梅毒性生殖器溃疡中发现了同样的"软木塞样"微生物。一年后，保罗·冯·沃斯曼（Paul von Wassermann, 1866—1925）发明了一种补体结合试验，用于检测针对这种生物体的抗体（见第

24 章）。

中老年人神经元障碍

中枢神经系统的某些疾病以神经细胞逐渐丧失为主要形态学特征。这些疾病大多发生在中老年人群，通常被称为"神经退行性疾病"，但由于受累的主要是神经元，所以更倾向于使用"神经元退行性疾病"这一术语。19 世纪，这类病变最常见的例子被临床医生描述出来。随后，在 19 世纪末和 20 世纪初的 10 年间，显微镜的观察明确了其病理特征。虽然潜在的遗传学特征的鉴定尚未完成，但异常蛋白质累积的生化分析紧随其后在 20 世纪发展了起来。

科学家们的不断探索和发现，使这类典型疾病为人们所熟知：1817 年，英国外科医生詹姆斯·帕金森（James Parkinson, 1755—1824）描述的"震颤性麻痹病"；1872 年，美国医生乔治·亨廷顿（George Huntington, 1850—1916）撰写了关于"舞蹈病"的论文；1874 年，让·马丁·沙可（Jean Martin Charcot, 1825—1893）为"肌萎缩性脊髓侧索硬化症"的进一步研究奠定了基础；1906 年，德国精神病学家和显微镜学家阿洛伊斯·阿尔茨海默（Alois Alzheimer, 1864—1915）发表了一名精神错乱的女性大脑中的发现。

帕金森病（PD）

1817 年，帕金森总结了"震颤性麻痹"患者的临床症状，即："即使静止且有所支撑，肢体也会无意识地颤抖，伴随部分肌力减弱；躯干向前弯曲；走路速度很快像跑步；但感觉和智力并没有受损。"尽管在随后的几十年可能出现的临床情况要复杂得多，但这些症状仍被认为是最基本的，也是至关重要的。此病不仅包括其他运动症状，也包括认知障碍和一系列的神经精神改变，如抑郁症和精神病。典型的神经病理改变肉眼可见，主要是由于投射到壳核的多巴胺能神经元的消失而导致脑干黑质失去黑色。其他异常主要是位于神经元胞质和神经突 α- 突触核蛋白（路易小体）的包涵体，额叶灰质体积减小。导致帕金森病的基因通路有多种，但环境因素也可能有影

响。早发性帕金森病多为单基因常染色体显性遗传或隐性遗传[23]。帕金森病无法治愈，但一些症状可以减轻，进展可以放缓。

亨廷顿舞蹈症

1860 年，J.C. 隆 德（J.C. Lund，1830—1906）在一本挪威杂志上首次描述了"遗传性舞蹈病"。来自俄亥俄州的乔治·亨廷顿（1850—1916）在 1872 年报道这一疾病时并不知道这篇文章。他简短而又准确地描述了这一疾病的主要特征、发病年龄、遗传性质、无意识运动和精神功能的丧失，广受好评，之后便用他的名字命名了这一疾病。1908 年以来的神经病理报告显示小基底神经节，特别是尾状核和壳核以及大脑皮质神经元的损失。1983 年，该疾病被证明与 4 号染色体上的一个基因相关，1993 年，该基因上的一个不稳定的三核苷酸扩增被发现是该病的基础。三核苷酸在后代中重复增加，与疾病的早期发病有关，这种现象称为"早现遗传"。直到今天，疾病的进展仍然不会减慢，症状也不易缓解。但另一方面，现在可以通过遗传咨询进行预防[24]。

肌萎缩性脊髓侧索硬化症（ALS）

让·马丁·沙可（图 25-10）创造了"肌萎缩侧索硬化症"一词，他利用自己的临床和神经病理学发现，以及英国和法国同时代人的数据，将这种疾病与其他疾病区分开来。他描述了该病的一些特性，如渐进性、灶性起病、肌肉萎缩、僵化和肌束震颤，以及形态学上的异常，如脊髓前角细胞的损失和皮质脊髓束的硬化。1874 年，他这一发现的发表为接下来 140 多年的一系列惊人的研究成果奠定了基础。

让·马丁·沙可（巴黎，1825—1893）是一个 16 岁女孩和一个 27 岁汽车制造商的儿子。他接受了中等教育，并且学习了英语和德语。他父母也允许他学医。1853 年，他关于痛风和慢性风湿性关节炎的论文评价很高。9 年后，他在妇女救济医院（La Salpêtrière）被任命为医生，这是一家规模异常庞大的妇女医院，沙可称之为"活病理博物馆"。沙可以清醒和冷静的性格著称：

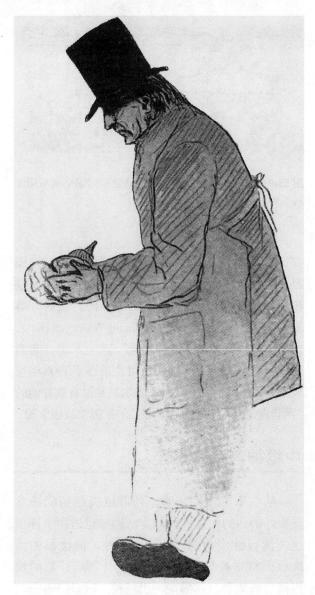

图 25-10　让·马丁·沙可（1825—1893）；由其助理爱德华·布里索（Édouard Brissaud，1852—1909）绘于 1875 年

冷漠、无多余的话语或手势，几乎不表现出自己的情绪，显然也避免与他人接触。他也很守时、雄心勃勃且比较专横。他的教学质量卓越，人所共知，但他不是一个演说家。1872 年，沙可接受了病理解剖学主任的职位；1882 年，他当选为神经系统疾病史上第一位主任。1893 年他意外去世。沙可通过观察神经性疾病患者的态度、动作和语言，革新了对神经性疾病患者的检查。

沙可在他的部门建立了一个实验室，利用尸检所得资料来研究疾病的病理学改变。这使得他能够描述运动神经元的损伤，以及伴有肌萎缩和四肢张力亢进的脊髓侧索硬化症（肌萎缩性脊髓侧索硬化症）。沙可证明出了帕金森病和多发性硬化症震颤的区别，也详细地指出了神经系统硬化性斑块症的临床症状。他与查尔斯·布沙尔（Charles Bouchard）共同阐述了伴有脑出血的微动脉瘤，与皮埃尔·玛丽（Pierre Marie）一起发现了一个综合征，其表现为缓慢进展性远端肢体肌萎缩，常发生在儿童期（遗传性多发性神经病）。他丰富了大脑皮质定位的知识，特别是运动皮质。后人以他的名字命名一系列的疾病和体征。

20 世纪，人们发现了肌萎缩性脊髓侧索硬化症的四个变异型：肌萎缩侧索硬化症（ALS）发作于四肢之一、进行性肌萎缩症（PMA）、原发性侧索硬化症（PLS）和进行性球性麻痹，统称为"运动神经元疾病"。临床特征的产生主要由于上、下运动神经元的损伤。该疾病的形态学特征是异常的细胞质蛋白质聚集在受影响的运动神经元中。这一系列后续改变意味着该病还有待进一步探索。ALS 主要是一种偶发性疾病，但威廉·高沃斯（William Gowers，1845—1915）发现该病是一种家族性疾病。这种疾病的主要危险因素是遗传。似乎有几种基因通路导致了该疾病的不同形式[25]。其他的危险因素包括年龄和男性性别。疾病的进程只能略微减缓，而且治疗也只能缓解症状。已知患有该疾病的家族可以通过遗传咨询进行预防。

阿尔茨海默病（AD）

1906 年，42 岁的精神病学家阿洛伊斯·阿尔茨海默（1864—1915）报道了他的患者奥古斯特·D.（Auguste D.）的病历，她在 51 岁的时候变得异常嫉妒她的丈夫。阿尔茨海默记录道："很快注意到她的记忆力开始迅速下降。……在自己的公寓里都会迷路。在疗养机构中的行为多表现为困惑状……4 年后就死亡了。在去世前她完全不省人事；躺在床上，腿被身体压住。"

从此阿尔茨海默便对神经病理学非常感兴趣，他仔细检查了奥古斯特·D. 的大脑，发现了大脑广泛性萎缩，神经元细胞体内外均改变，现在称之为神经原纤维缠结和淀粉样斑块。随后显示病变主要位于海马体的内侧。阿尔茨海默病主要是由遗传因素决定的。早发性阿尔茨海默

病，如奥古斯特·D.，主要与三种不同基因的突变有关，晚发性阿尔茨海默病主要与载脂蛋白 E 基因、其他一些遗传危险因素[26]以及年龄相关，由于现在很多人的寿命都超过 80 岁，导致该病的患病率不断增加。环境因素可能也有影响。

神经胶质细胞疾病

神经胶质不仅是一种提供稳定性的结缔组织，它还具有复杂的功能，可能会受到一些特定疾病的影响。小胶质细胞在中枢神经系统的免疫抑制中起关键作用。目前已知的星形胶质细胞具有广泛分化功能的异质性细胞。少突胶质细胞不仅产生髓鞘，也产生神经营养因子。在多发性硬化症中，由于个体遗传易感性，中枢神经系统斑块形成，产生炎症，从而影响髓鞘的形成。在某些硬化斑块中，少突胶质细胞的数量减少。"白质消失症"是一种常染色体隐性遗传病，由少突胶质细胞和星形神经胶质细胞组成，儿童或成人均可发病。其他的病例也可能会提到，但主要阐述的是神经胶质瘤。

神经胶质瘤

19 世纪初，人们已经能够用肉眼区别出类似正常大脑组织的脑肿瘤，并命名为"髓样肉瘤"或"类脑瘤"。1865 年，鲁道夫·魏尔啸发表了他的显微镜观察结果，他发现这类肿瘤与神经胶质有关，便将这些肿瘤统一命名为神经胶质瘤。它们的外观与正常脑组织相似；主要由神经胶质细胞和不同程度的神经胶质纤维组成。神经胶质瘤区别于肉瘤，后者结构变化更大。有些是高分化细胞；细胞大小不一，1 ~ 5 个核；这些"肉瘤"也高度血管化，经常出血。这两个子分类后来更名为星形细胞瘤和胶质母细胞瘤[27]。

1918 年，沃尔特·丹迪（Walter Dandy，1886—1946）指出可以在脑脊液空气置换后，利用 X 射线来观察大脑的轮廓及脑室的情况，这使得原发性脑肿瘤的外科干预成为可能（见下文）。病理学家从外科手术中获得脑肿瘤的组织，然后用高尔基和拉蒙·卡哈尔的方法对组织切片进行染色。少突神经胶质瘤有别于星形胶质瘤和成髓

细胞瘤，同时又鉴别出了室管膜瘤。后来使用更常规的染色方法便足以诊断。

中枢神经系统（CNS）的可塑性

大脑并不像人们曾经认为的那样是一个固定不变的器官；它在成长和成年过程中可以随着功能的开发而发生适应性改变。意大利的埃内斯托·卢加罗（Ernesto Lugaro，1870—1940）在20世纪的第一个十年使用了术语"可塑性"来形容这种改变，他认为通过学习和培训，神经细胞之间的距离以及化学营养关系会发生改变。其他形式的神经可塑性在疾病的恢复过程中发挥重要作用，例如脑卒中（中风）后。

脑卒中（中风）后恢复

产前和围产期内单侧脑半球损伤后运动功能的保留在很大程度上是通过重组实现的[28]。皮质脊髓的投射阶段最初是双边。正常情况下，在一个缓慢的淘汰过程中，身体同侧的投射消失。任何一侧的下行皮质脊髓束受损，另一侧的投射功能保留时，运动机能几乎可以正常发展。

另一个功能的保留是产前或围产期脑卒中（中风）后保持语言发展能力。脑血流的研究证实，右侧脑半球脑区可弥补左侧脑半球大面积区域的丧失。在这个阶段，不管是右边还是左边脑半球病变，都会对智力产生影响，但并不影响运动机能或语言的发展。

在年龄较大的儿童中，左半球梗死，如短暂的感染性动脉病，可能会导致对侧轻偏瘫和失语症。一段时间后轻偏瘫会好转，但不会彻底治愈，而失语症的预后非常好，这是脊髓投射功能在起作用。

在成年人中，一般脑卒中后功能改善大多发生在第一到第三个月。在这一时期，胚胎发育期对神经元生长起重要作用的基因再次在病变周围区域表达，导致神经元生长和部分损伤的减轻[29]。

周围神经系统的紊乱

周围神经系统（PNS）从脑干和脊髓延伸到人体最远的部位。神经纤维通过结缔组织（神经内膜）分隔开，这些纤维的数量是可变的，它们被包裹在多层壁（神经束膜）的内管（神经束）中。神经干由几个大的神经束组成，而皮肤上最小的神经可能仅含有一根或数根纤维。查尔斯·罗杰特（Charles Rouget，1824—1904）（图25-11）是第一个或首批研究神经肌肉接头形态学的人（1862年）。埃德梅·费利克斯·阿尔弗雷德·维尔皮安（Edmé Félix Alfred Vulpian，1826—1887）指出箭毒可阻碍神经肌肉接头的功能。

神经存在被压缩、过度拉伸或中断的风险。事实上，外伤可能是造成周围神经损伤的最常见原因。其他导致神经病变的因素包括遗传、感染、自身免疫、代谢或有毒物质。损害可能会单一或同时影响到轴突、髓鞘、施旺细胞（Schwann cells）、脊髓或神经节的神经元细胞体以及神经末梢。周围神经系统的大多数肿瘤都起

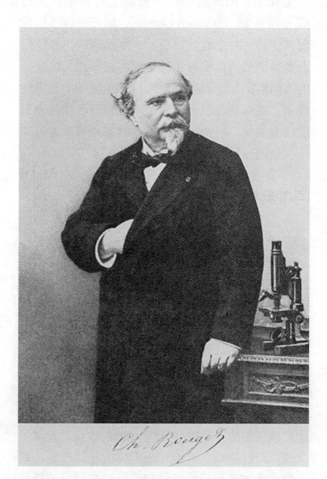

图 25-11 查尔斯·罗杰特。https://commons.wikimedia.org/wiki/File：Charles_Marie_Benjamin_Rouget.jpg（公共资源）

源于施旺细胞。神经的血管吻合非常广泛，一般不会发生梗死。

大多数周围神经系统的疾病都是在 19 世纪下半叶被发现的，其中相当多的疾病是以人名命名的。下面将重点介绍几个例子，但也有许多其他的例子未能提及。1850 年，来自英国的沃勒（Waller）报道了青蛙神经末梢的神经退行性病变。来自法国和英国的沙可、玛丽和图斯（Tooth）发现了遗传性多神经病，挪威的汉森（Hansen）发现了引起麻风神经炎的芽孢杆菌，冯·雷克林豪森（Von Recklinghausen）的名字与一种复杂的遗传性疾病有关，这种疾病与周围神经系统和中枢神经系统的肿瘤有关。

沃勒变性

当轴突不再与其起源的胞体连接时，它们就会退化并消失。英国人奥古斯都斯·V.沃勒

（Augustus V. Waller，1816—1870）（图 25-12）将青蛙的舌下和舌咽神经单侧切断后，发现了这一现象。随后圣地亚哥·拉蒙·卡哈尔（见上文）等人便开始研究神经病变后的一系列改变[30]。中断神经远端，轴突变得支离破碎甚至消失。轴突周围的髓鞘也消失，但相对较慢。施旺细胞数量迅速增加并且相互平行排列，形成所谓的宾格内带（Büngner bands）。中断神经近端，轴突开始发芽、生长。如果它们的生长方向正确，且不被纤维组织阻碍，那么可能会成功地进入一个宾格内带，并向它们的目标生长，如肌肉纤维或感觉器官。1952 年，来自意大利的丽塔·利维-蒙塔尔奇尼（Rita Levi-Montalcini，1909—2012）和来自美国的斯坦利·科恩（Stanley Cohen，1922—）发现了神经生长因子，于 1986 年共同获得诺贝尔生理学或医学奖。这一发现促使其他研究人员试图通过"生长因子"来提高恢复过程，但至今没有成功。

沙可玛丽图斯多发性神经病（CMT）

1886 年，法国的让·马丁·沙可和他的合作者皮埃尔·玛丽（1853—1940）以及英国的霍华德·H.图斯（Howard H. Tooth，1856—1925）各自独立报道了一种缓慢进行性肌萎缩症，该病好发于儿童期，最初影响脚和小腿，之后累及到手，同时伴随着不同程度的感觉障碍。来自法国的朱尔斯·德杰林（Jules Déjerine，1849—1917）和朱尔斯·索塔（Jules Sottas，1866—1945）发现周围神经显著增厚的患者都会出现这些临床特征。50 多年过去了，人们对这些疾病的了解才显著增加。1950 年前后，人们实现了在体内测量周围神经传导速度，将其与活检（通常是腓肠肌神经）中神经纤维的变化联系起来，进行分析。光学显微镜和电子显微镜可显示出广泛的变化。在一些患者中，数层施旺细胞（"洋葱球"）包裹着神经轴突，髓鞘脱落，传导速度明显降低。其他患者中，变化主要影响轴突，没有"洋葱球"，传导速度则稍微减缓。这些疾病（也称为遗传运动和感觉神经病变，HMSN）可能是常染色体显性遗传、X 染色体连锁或常染色体隐性遗传。到现在为止，根据表型和基因型，已鉴定出大约

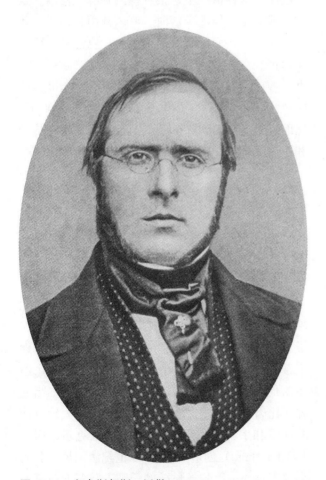

图 25-12　奥古斯都斯·沃勒。https://en.wikipedia.org/wiki/Augustus_Volney_Waller（公共资源）

45 种亚型 [31]。最常见的亚型（几乎占西方国家 HMSN 患者的 30%）是所谓的 CMT 1A，与致密髓鞘中过量的周围髓磷脂蛋白（PMP）22 有关。通过遗传咨询可避免 HMSN。症状治疗对于脚部畸形和其他变化是有改善的。

麻风病或汉森病

从最远古的时代开始就有麻风病（见第 24 章）。卡帕多西亚（Cappadocia）的阿莱泰乌斯（公元前 2 世纪）是第一个描述该疾病的人。《圣经》中提到的麻风病患者是否患有麻风病，还是患有其他皮肤病还不确定。直到 19 世纪，麻风病仍然存在于在一些欧洲国家。因病残缺的患者引起了人们巨大的恐慌，因而被驱逐到隔离区——麻风病院（图 25-13）。

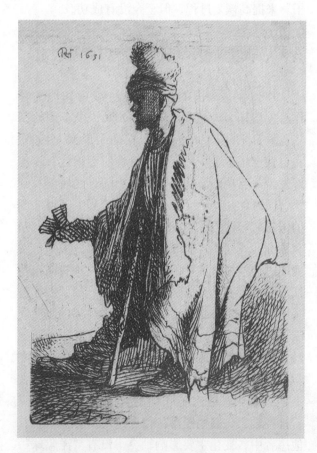

图 25-13　版画《麻风病患者》(*The leper*) (93 × 64 mm)，由伦布兰特·范·莱恩（Rembrandt van Rijn, 1606—1669）于 1631 年绘制。麻风病患者右手上拿着一个响板，用于提醒别人他来了。藏于阿姆斯特丹国立博物馆，已获得许可

挪威人丹尼尔·C. 丹尼尔森（Daniel C. Danielssen, 1815—1894）坚信麻风病是一种遗传性疾病。但他的女婿格哈德·H. A. 汉森（Gerhard H. A. Hansen, 1841—1912）不这么认为，并在 1874 年指出，铗染色显示的细胞内出现的黑点和棒状物是细菌。有了组织内分枝杆菌的抗酸染色后，他的这一观点得到了证实。感染的传播实验花了大约 80 年的时间才成功，最初是在鼠的脚垫实验，1969 年，在九带犰狳（nine-banded armadillo）——一种只生长在美洲的 20 厘米高、长约 80 厘米的哺乳动物身上实验。麻风杆菌的人工培养和组织培养从来没有成功。麻风杆菌属于分枝杆菌属，是专性细胞内寄生，主要寄生在施旺细胞和巨噬细胞。

这种疾病的传播方式仍未明确，但大部分人都有免疫力。麻风病的临床和形态学特性取决于个体感染的免疫反应。当主要是细胞免疫时，病变发生在局部，伴有皮肤近神经血管束处肉芽肿的浸润，这种情况下，很难检测到麻风杆菌。当主要或完全是体液免疫时，麻风杆菌会存活，并有可能转移，而细胞浸润则很少。急性炎症反应会对神经和皮肤造成额外损伤，经常会致残。20 世纪 80 年代，引进多种药物治疗后，全世界的麻风病患者数量从约 1000 万减少到不足 200 万。然而每年新发病例约 60 万，几乎完全集中在热带和亚热带国家 [32]。有效的预防还有待疫苗的研发。

1 型神经纤维瘤病或冯·雷克林豪森病

1768 年，英国医生、诗人马克·阿肯塞德（Mark Akenside, 1721—1770）报道了一例现在认为患有 1 型神经纤维瘤病（NF 1——有别于 NF 2，遗传性疾病，但肿瘤主要影响听觉神经和前庭神经）的病例。这名患者已经习惯了在他生命的大部分时间"自己身上的几个地方接二连三的出现皮脂囊肿……这是他父亲遗传给他的疾病。"他的右臂尺骨长了一个皮脂囊肿，比肉豆蔻稍小。它们的体积越来越大导致他的前臂和手都麻木了。"1831 年，维克多·雨果（Victor Hugo）创造了一个 19 世纪法国最著名的小说人物——巴黎圣母院的敲钟人驼背卡西莫多（Quasimodo）。卡西莫多非常非常丑，尽管他为

吉卜赛女孩埃斯梅拉达（Esmeralda）付出许多，但她从未爱上他。几十年后，医学历史学家意识到卡西莫多具有神经纤维瘤病的特征。

1882 年，弗里德里希・冯・雷克林豪森（Friedrich von Recklinghausen，1833—1910）（见第 8 章）在柏林纪念病理研究所（Pathology Institute）成立 25 周年的纪念文集上发表了一篇关于"皮肤多纤维瘤与多神经瘤的关系"（*Multiple Fibromas of the Skin and their Relation to Multiple Neuromas*）的文章，自此他的名字便与 1 型神经纤维瘤联系在了一起。像标题所表明的，这种复杂疾病的主要特征之一是倾向发展成为周围神经肿瘤。皮肤肿瘤一般出现在青春期初，大小从几毫米到几厘米不等，通常伴有色素沉积，"牛奶咖啡"色斑点。肿瘤起源于施旺细胞，或其前体细胞，由成纤维细胞、轴突、肥大细胞和小血管组成。患者可能产生数以百计这样的柔软肿瘤。丛状神经纤维瘤源自神经干，大约三分之一的 NF1 患者从出生就开始出现，主要在皮下、腔隙如胸腔、眼球后或颈部等部位。肿瘤长入周围组织，可能会越来越大，甚至使人变形，手术也难以摘除，并可能发展为恶性。另外两种类型的肿瘤在 NF1 发生的概率要低很多，第一个是神经鞘瘤，它不包含任何轴突或成纤维细胞，但有可能发展为恶性肿瘤，另一种肿瘤起源于神经束膜细胞[33]。

1 型神经纤维瘤具有遗传基础，主要由患者 NF-1 基因突变引起，该基因编码神经纤维蛋白 1。这些突变以常染色体显性方式遗传，它们大约有 50% 是新发的。

所有的这些都自然而然地促进了对于这些疾病的分子机制的理解。

分子时代

1953 年，詹姆斯・沃森（James Watson，1928—）和弗朗西斯・克里克（Francis Crick，1916—2004）发现了 DNA 的结构[①]，被视为一个象征性的转折点，将器官、组织和细胞的病理解剖学（或称为"宏观医学"）与分子水平（或称为"微观医学"）分开。这被认为是现代医学的开端，医生学会寻找证据，并开始以这些观察为基础建立理论结构，而不是用以前的过时理论解释疾病。分子时代的其他方法使医学进入到对疾病的了解更真实，但同时超出了我们的感官范围的阶段，只能通过实验室方法来识别和诊断。

基因、蛋白质和自身抗体

在前文关于神经元和外周神经的特定疾病的叙述中所提及的神经细胞及其轴突疾病遗传方面的发现，可以推测出这方面的新知识的水平。在许多疾病中找到了局部基因异常，同时相应的蛋白质也被确定，例如神经纤维瘤蛋白、亨廷顿蛋白。在许多情况下，但绝不是所有情况下，这些蛋白质的功能使我们更好地理解疾病的进程。线粒体疾病是最常见的遗传性神经系统疾病之一，可由线粒体或核 DNA 突变引起。大脑的高能量需求使它容易受到能量缺失的影响。神经轴的所有组成部分都可能受影响：肌肉、神经肌肉接点、外周神经、脊髓和大脑。

那些蛋白质不仅可以作为结构组成部分（结构元素），或代谢信使，同时本身又可以作为"感染因子"，导致海绵状脑病，如近年来引人注目的"库鲁病"（Kuru Disease）和"克雅病"（Creutzfeldt-Jakob Disease，CJD）。为这一领域做出杰出贡献的人就数那些诺贝尔生理学或医学奖获得者了，比如证明了病因遗传性的卡尔顿・盖达塞克（Carleton Gajdusek，1923—2008）[②]；及斯坦利・普鲁希纳・（Stanley Prusiner，1942—）[③]，他识别出了一个正常的细胞蛋白质的异形构象体 PrP，并并将其命名为为朊病毒。遗传因素可能仍会影响：CJD 不仅是一种常染色体显性遗传疾病的，而且这种遗传构象会改变感染的风险[34,35]。

---

① 美国生物学家沃森和英国生物物理学家克里克、M. H. F. 威尔金斯（M. H. F. Wilkins），因此项研究成果，共同获得 1962 年诺贝尔生理学或医学奖。——编辑注

② 美国医学家、病毒学家盖达塞克，于 1976 年荣获诺贝尔生理学或医学奖。——编辑注

③ 美国神经病学家、生物化学家普鲁希纳，于 1997 年荣获诺贝尔生理学或医学奖。——编辑注

自身免疫性疾病代表另一类疾病，"分子时代"的到来为其提供了新的信息。对于神经系统来说，根据当前的知识水平将这些疾病进行分类是很容易的。在谱系的一端，我们对疾病的理解更为完整，包括重症肌无力及其变异型、视神经脊髓炎和边缘脑炎的某些形式或其他脑通路疾病。在这些疾病中，不仅可以检测到抗体，甚至还可以量化这些抗体[36]。在谱系中间是兰伯特-伊顿（Lambert-Eaton）肌无力综合征和神经炎性疾病，如吉兰-巴雷病（Guillain-Barré disease）、慢性炎性脱髓鞘神经病变和多灶性运动神经病变，没有直接证据但有间接证据表明，这类疾病可能发生自身免疫反应[37]。在谱系的另一端是脑部疾病，人们怀疑这类疾病有自身免疫反应，比如多发性肌炎和桥本脑病。

"放射解剖学"

从 1895 年的第一张 X 线片到磁共振成像（MRI）的最新发展，如弥散张量成像和分级气管造影，影像诊断技术越来越多地深入神经系统病理解剖学的传统领域。虽然头颅 X 射线对于疾病诊断的作用不容忽视，但也是有限的，美国人沃尔特·丹迪（Walter Dandy）引入脑室空气造影术，尽管许多未与脑室紧密接触的肿瘤、囊肿或脓肿并没有显示出来，但它使间接的大脑组织评估成为可能。在此背景下，埃加斯·莫尼兹（1874—1955）发明的脑血管造影术是一个重要的进步。

安东尼奥·加塔诺·德·阿布雷·弗雷德·埃加斯·莫尼兹（António Caetano de Abreu Freire Egas Moniz）于 1874 年出生在葡萄牙西北部阿凡卡（Avanca）附近的一个小村庄。1899 年毕业于科英布拉大学（University of Coimbra）的医学专业。1901 年，他以一篇关于"性生活的生理学"（*The physiology of sexual life*）的学位论文获得了博士学位；尽管购买此书需要医疗处方，这本书还是再版了几个版本[38]。从 1909 年开始，莫尼兹在波尔多和巴黎的神经科诊所工作过一些日子。1910 年，他成为科英布拉医学院的全职教授，但一年后他换了工作去当政府职员，先是外交大臣，后成为驻西班牙大使。政治局势发生改变后，他返回里斯本做神经病学研究，在一个新医学院担任首任神经病学主任。在那里，他开始寻找一种造影剂，不透明且可溶，无毒副作用，可作为丸剂注射到颈内动脉。他测试了几种物质，先是在动物和人类尸体上实验，然后又在梅毒性全身瘫痪的患者或脑炎后帕金森症患者身上试验；经过一些事故之后，他选择了碘化锶，并选择了外科解剖的动脉而不是经皮穿刺。然而，最大的困难是使用玻特-博基（Potter-Buckey）X线仪器成像所需的曝光时间较长（0.25 秒）。1927年，他第一次在一名 20 岁男性患者身上发现了病变；临床症状包括进展性视力丧失、剧烈头痛和呕吐，疑为垂体肿瘤。1949 年，莫尼兹因发现在某些精神病患者中脑白质切除术的治疗价值而被授予诺贝尔生理学或医学奖，现在看来这种手术相当野蛮。

随着 19 世纪 70 年代计算机断层扫描（CT）和 80 年代磁共振成像（MRI）的发展，先后出现了血管造影术和脊髓造影术。血管中（或在神经系统以外的中空器官）注入造影剂仍然有它的用途，但是扫描技术前所未有的能力为很多器官提供了详细图像，这给人们造成了一种幻觉，认为解剖和组织学分析几乎不能提供任何额外的诊断信息。更重要的是，放射学检查可以获得一些其他诊断方法无法得到的信息。其中一个例子就是局灶性皮质发育不良。

局灶性皮质发育不良（FCD）

来自英国的大卫·C.泰勒（David C. Taylor）和三个合作者首先发现了这种发育性障碍，他们通过外科手术从难治性癫痫患者的大脑中获得材料，发现了 300 名患者中有 10 名患者的脑电波显示出局灶性癫痫活动。他们报道称，"……肉眼见皮质表面正常。……显微镜下最引人注目的特征是……分散在所有层的过多的大畸变神经元使正常的皮质分层的局部破坏[39]。"高分辨率磁共振已经表明 FCD 是导致局灶性癫痫最常见的原因之一。2011 年提出了病理变化临时分类，其中Ⅰ型 FCD 的主要特征是皮质分层的异常；Ⅱ型 FCD 只有第一层可以清楚的区分，神经细胞畸形以及所谓的气球样变细胞；Ⅲ型 FCD 皮质层异常并伴有特征性的主要病变（先天性肿瘤、血管畸形等）。这一疾病有几个亚型。这些病变发生在皮质发育的晚期，主要致病原因是体细胞克隆变异。

一个警告

尸检率的下降，即使是在教学医院，为隐藏诊断错误提供了很好的托词（见第 5 章）。在现代这个扫描技术的时代，从个人经验出发，笔者记起了至少三例这样的误诊。其中一个病例是将脓肿误诊为恶性脑瘤。另一个病例是一位免疫抑制的老年李斯特脑炎患者被误诊为梗死。第三名患者，先前诊断为轻度脑神经胶质瘤，肿瘤浸润导致颅神经麻痹，病情逐渐恶化；但尸检显示，患者死于化脓性基底脑膜炎，继发于脑室—腹腔引流感染。笔者可以理解家属的不情愿，可能是医生无法获得尸检许可的一个原因，但这一要求往往被一种默认的错误的信息破坏，即认为尸检无法发现多少东西。

尾声

关于过去和现在的神经病理学的故事还远没有结束。大脑的病毒感染、维生素缺乏、脊髓受压，以及一系列的儿童脑部疾病，由于篇幅的限制在此省略了，而其他疾病如脱髓鞘疾病或免疫介导的周围神经病变也仅是提了一下。此外，重要的是，随着神经病理学知识的不断丰富，患者从中受益不少。

然而笔者关注的是关于人体的"新思维方式"是如何推动人们更进一步地检查和研究大脑和脊髓。此外，从 18 世纪开始，这种系统化的方法反过来又促使欧洲国家的研究人员发表了一系列关于神经系统疾病及它们所造成的结构、化学和功能变化的报告。脑部疾病在许多方面具有特殊的意义，因为它们影响了重要的心理功能，如感觉、记忆、思维、语言和情感。人们逐渐认识到，以前归因于"魔法"、精神世界或神的东西，其实是大脑结构和功能的某种异常。对这些现象的分析最初受到宗教和学术权威的抵制，有时甚至是极端抵制，但是人类的求知欲战胜了这

一点，至今探索发现的进程有增无减。大约 1000 亿个神经细胞（是当前地球居民的 15 倍）的动作电位对心理功能和心理状态的确切作用方式仍是未知的，更不用说这些功能的复杂病变。神经科学的未来仍有很长一段路要走。

参考文献

1. Bonetus Th. Sepulchretum, sive anatomia practica. Genevae: sumptibus Leonardo Chouët, 1679.

2. Sanan A, van Loveren HR. The arachnoid and the myth of Arachne. Neurosurgery, 1999, 45: 152-155.

3. Fox CH, Johnson FB, Whiting J, et al. Formaldehyde fixation. J Histochem Cytochem, 1985, 33: 845-853.

4. Morgagni JB. De sedibus et causis morborum per anatomen indagatis. Venetiis: ex typographia Remondiana, 1761.

5. Bright R. Reports of medical cases, selected with a view of illustrating the symptoms and cure of diseases by a reference to morbid anatomy. London: Longman, Rees, Orme, Brown and Green, 1827-1829.

6. Cruveilhier J. Anatomie pathologique du corps humain, ou descriptions, avec figures lithographiées et coloriées des diverses altérations morbides dont le corps humain est susceptible. Paris: J.B. Baillière, 1829-1842.

7. Carswell R. Pathological anatomy: illustrations of the elementary forms of disease. London: Longman & Co., 1838.

8. Compston A. The 150th anniversary of the first depiction of the lesions of multiple sclerosis. J Neurol Neurosurg Psychiatry, 1988, 51: 1249-1252.

9. Gould GM, Pyle WL. Anomalies and curiosities of medicine. Philadelphia: W.B. Saunders, 1896.

10. Lallemand F. Recherches anatomopathologiques sur l'encéphale et ses dépendances. Paris: Baudoin Frères, 1820.

11. Rostan L. Recherches sur une maladie encore peu connue, qui a reçu le nom de ramollissement du cerveau. Paris: Béchet et Crevot, 1820.

12. Brown EM. French psychiatry's initial reception of Bayle's discovery of general paresis of the insane. Bull Hist Med, 1994, 68: 235-253.

13. Stoddart WHB. General Paralysis and Syphilis: a Critical Digest. The Journal of Mental Science (Br J Psychiatry), 1901, 47: 441-458.

14. Schiller F. Venery, the spinal cord, and tabes dorsalis before Romberg: the contribution of Ernst Horn. J Nerv Ment Dis, 1976, 163: 1-9.

15. Fournier A. De l'ataxie locomotrice de l'origine syphilitique. Paris: G. Masson, 1876.

16. Schwann Th. Mikroskopische Untersuchungen über die Uebereinstimmung in der Struktur und dem Wachstum der Tiere und Pflanzen. Berlin: G.E. Reimer, 1839.

17. Otis L. Müller's lab. Oxford: Oxford University Press, 2007.

18. Münzer FTh. The discovery of the cell of Schwann in 1839. Quart Rev Biol, 1939, 14: 387-407.

19. Rosenbluth J. A brief history of myelinated nerve fibers: one hundred and fifty years of controversy. J Neurocytol. 1999, 28: 251-262.

20. Mazzarello P. The hidden structure. A scientific biography of Camillo Golgi. Oxford: Oxford University Press, 1999.

21. Ramón y Cajal S. Recollections of my Life (translation of "Recuerdos de mi Vida", 1917, by E. Horne Craigie). Cambridge, MA: M.I.T. Press, 1937.

22. Noguchi H, Moore JW. A demonstration of Treponema pallidum in the brain in cases of general paralysis. J Exp Med, 1913, 17: 232-238.

23. Dickson DW. Parkinson's disease and parkinsonism: neuropathology. Cold Spring Harb Perspect Med 2012. At http://perspectivesinmedicine.cshlp.org/content/early/2012/06/20/cshperspect.a009258. Accessed April 28, 2015.

24. Harper PS. Huntington's disease: a clinical, genetic and molecular model for polyglutamine repeat disorders. Philos Trans R Soc Lond B Biol Sci, 1999, 354: 957-961.

25. Turner MR, Swash M. The expanding syndrome of amyotrophic lateral sclerosis: a clinical and molecular odyssey. J Neurol Neurosurg Psychiatry, 2015; doi: 10.1136/jnnp-2014-308946. [Epub ahead of print]

26. Hodges JR. Alzheimer's centennial legacy: origins, landmarks and the current status of knowledge concerning cognitive aspects. Brain, 2006, 129: 2811-2822.

27. Scherer HJ. A critical review: the pathology of cerebral gliomas. J Neurol Psychiatry, 1940, 3: 147-177.

28. Staudt M. Reorganization after pre- and perinatal brain lesions. J Anat, 2010, 217: 469-474.

29. Hermann DM, Chopp M. Promoting brain remodelling and plasticity for stroke recovery: therapeutic promise and potential pitfalls of clinical translation. Lancet Neurol, 2012, 11: 369-380.

30. Ramóny Cajal S. Cajal's Degeneration and Regeneration of the Nervous System. 2nd ed. New York: Oxford University Press, 1991.

31. Li J. Inherited neuropathies. Semin Neurol, 2012, 32: 204-214.

32. Scollard DM, Adams LB, Gillis TP, et al. The continuing challenges of leprosy. Clin Microbiol Rev, 2006, 19: 338-381.

33. Jouhilahti EM, Peltonen S, Heape AM, et al. The pathoetiology of neurofibromatosis 1. Am J Pathol, 2011, 178: 1932-1939.

34. Aguzzi A, Baumann F, Bremer J. The prion's elusive reason for being. Annu Rev Neurosci, 2008, 31: 439-477.

35. Mead S, Uphill J, Beck J, et al. Genome-wide association study in multiple human prion diseases suggests genetic risk factors additional to PRNP. Hum Mol Genet. 2012, 21: 1897-1906.

36. Vincent A, Bien CG, Irani SR, et al. Autoantibodies associated with diseases of the CNS: new developments and future challenges. Lancet Neurol, 2011, 10: 759-772.

37. Dalakas MC. Pathogenesis of immune-mediated neuropathies. Biochim Biophys Acta, 2015, 1852: 658-666.

38. Ferro JM. Egas Moniz (1874-1955). J Neurol, 2003, 250: 376-377.

39. Taylor DC, Falconer MA, Bruton CJ, et al. Focal dysplasia of the cerebral cortex in epilepsy. J Neurol Neurosurg Psychiatry, 1971, 34: 369-387.

40. Ramóny Cajal S. Histologie du système nerveux de l'homme et des vertébrés (first edition in Spanish: 1899); French translation by L. Azoulay. Paris: A. Maloine, 1909.

翻　译：朱　平　黎紫腾
校　对：陈雪玲　朱子琪

第 26 章

内分泌系统

简·G.范·登·特维尔（Jan G. van den Tweel），罗兰·森迪威（Roland Sedivy）

前言

早在远古时期，内分泌作为生理结构的一部分，与其他医学专业一样，是通过一些已知的病例去推测其相关疾病。例如，最早的一个人类形象代表是一名被称为沃尔道夫的维纳斯（The Venus of Willendorf，公元前 26 000 年）的肥胖妇女（图 26-1），不朽巨著《内分泌学史》（*A History of Endocrinology*）的作者维克多·迈德韦伊（Victor Medvei）解释其为"这是一起女性内分泌肥胖的案例，与久坐不动、过度饮食，在史前洞穴里过着单调生活有关"，尽管这可能仅是一位孕妇的形象。

识别内分泌疾病是一个漫长的过程，且需要很多先决条件。这些先决条件包括对大体解剖和显微解剖、循环系统、外分泌和内分泌、交感神经系统和副交感神经系统的基本认识，以及对生化研究可行性的掌握。尽管早在 1855 年，法国牧师和生理学家克劳德·伯纳德（Claude Bernard，1813—1878）便提到了体内分泌的糖（内分泌）直接进入血液循环，但是形成我们现在所称的"内分泌学"的基本概念还是花了相当一段时间。以肾上腺皮质为例：我们知道托马斯·艾迪生（Thomas Addison）在 1855 年也讨论过"肾上囊腔的疾病对原发部位和局部位置的影响[2]。"一年后，布朗 - 塞卡（Brown-Séquard）在动物实验中证实肾上腺对生命至关重要。1894 年，奥利弗（Oliver）和谢弗（Schaffe）从肾上腺中人工提取了一种活性物质。1901 年，塔卡

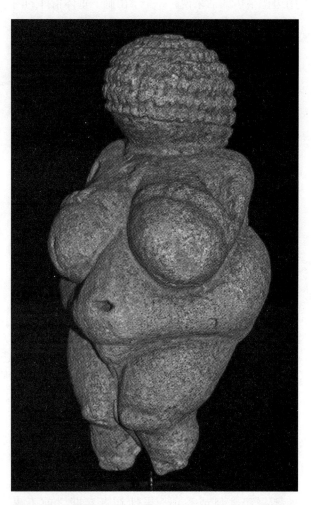

图 26-1 沃尔道夫的维纳斯。http://donsmaps.com/willendorf. html. 由唐·希契科克（Don Hitchcock）友情提供

米尼（Takamine）分离出了这种物质。1904 年，斯拓兹（Stolz）合成了这种物质。3 年后，英国内科医生欧内斯特·斯塔林（Ernest Starling）第一次用了"荷尔蒙"（hormone）一词描述这种物

质。这一词源自希腊动词"hormao"，意为"刺激，使行动"。迈德韦伊引用了威廉·贝利斯（William Bayliss）发表于 1928 年的著作 [3]："人体内有大量物质，微量便能在极短的时间内有效地发挥作用，对生理过程影响极大。其中的一类包括激素或化学递质，它们由特定的器官产生，进入血液并对远端器官产生作用。它们通过作用于神经系统，对机体的活动起化学调控作用。由无导管腺体及其他组织分泌的物质，属于激素类。这些内分泌物质可能有相互作用关系，但是目前它们的性质仍模糊不清。"20 世纪 30 年代，人们认识到腺体可以释放内分泌物质到血液中，用迈德韦伊的话来说，一个"由脑下垂体指挥的内分泌管弦乐队"诞生了，一个专业也由此诞生了。

从公元前到中世纪时期 [1]

最早的关于内分泌效应的文献来自于古老的文本和石头雕像。不难想象，女性和男性生殖器官最先引起人们的注意。最早的文献可能出自古老的中国书籍《神农百草经》（中国草本植物药典，公元前 2700 年）[1]。这本书第一次记载了年轻男性的精液被用来治疗男性性功能障碍 [1]。史前时期，人们已经知道阉割的作用，公元前 1600 年之前，中国朝廷和埃及法院便出现了太监。人类的卵巢切除（为了避孕节育）在古埃及时期就进行过，当时的犹太人已经认识到切除牛子宫可以导致不孕。亚里士多德（Aristotle，公元前 384 年—公元前 322 年）提到卵巢切除可以增加骆驼的长度和力量。亚历山大内科医生赫罗菲拉斯（Herophilos，公元前 355 年—公元前 280 年），于公元前 4 世纪把卵巢描述为"雌性的睾丸"（见第 1 章）。希腊 - 罗马作家后来主要把"内分泌"这一词用于生育和不孕及对二者的影响。希波克拉底在他的《格言》（Aphorisms）中提到太监不罹患痛风或秃顶，男性在青春期之前不患痛风，女性只在绝经后患痛风。在他的《妇科疾病》（Disease of Women）一书中，他把肥胖和不

孕症联系起来。后来，以弗所（Ephesus）[2]的索兰纳斯（Soranus，公元 1～2 世纪）认为阴蒂肥大可以作为肾上腺素功能亢进的标志。有趣的是，人们更多关注男性和女性后代的起源问题，可能是因为这在战争时期是一个重要的问题。希波克拉底的理论认为女性的后代产生于大脑和骨髓，男性的后代主要存储于睾丸，右侧睾丸产生男性后代，左侧产生女性后代。他甚至建议摘除一个睾丸来影响新生儿的性别。

然而，其他器官也难逃人们的关注。大约公元前 1600 年前，中国人就发现了甲状腺肿，而且认为这是一种可治愈的疾病。他们用烧过的海绵和海藻（含高浓度的碘）[4]作为一种治疗手段。阿育吠陀（Ayur Veda，印度）在公元前 4 世纪也提到过甲状腺肿大；几百年后，当凯撒（Caesar）描述高卢人的大脖子病时，他可能也看到了相同的疾病。希波克拉底也注意到了颈部肿大，但是没有区分颈部淋巴结和甲状腺。第一个区分不同类型脖颈肿大的人是公元 1 世纪的塞尔苏斯（Celsus）。他在他的书中对囊性支气管肿和囊性甲状腺肿做了很好的描述，然而他没有理解它们与甲状腺的联系。关于甲状腺的描述来自盖伦（Galen）的《论未来》（De Voce），他描述了颈部两个能产生湿气的腺体，但是没有运输湿气的导管。

肢端肥大也被世人知晓。阿克何纳托法老（Pharao Akhenataen，公元前 1365 年）石灰石雕像以及头盖骨的研究揭示了肢端肥大和类无睾者的特征，提示那可能是垂体腺瘤 [5]（图 26-2）。

那个时期第一个关于糖尿病的完整描述来自公元 2 世纪卡帕多西亚的阿留托斯（Aretaeos）（引自迈德韦伊）："糖尿病造成的感染令人惊叹，这种病在男性中不常见，症状是肉体和四肢的融化，然后成为尿液。患者体内不停地生成水，但是流出的水连续不断，就像打开了导水阀。患者的生命短暂，感到恶心而且痛苦：他们极度口渴，大量饮水，然而，更多的尿被排出造成饮水和排尿不成比例；患者无法停止饮水或排尿；或者说，

---

[1] 此处英文版原著有误。据《中国医学史》教材记载：《神农本草经》约草创于西汉（公元前 206 年—公元 25 年），成书于东汉（25—220）。——编辑注

[2] Ephesus：在古希腊小亚细亚西岸的城市。——编辑注

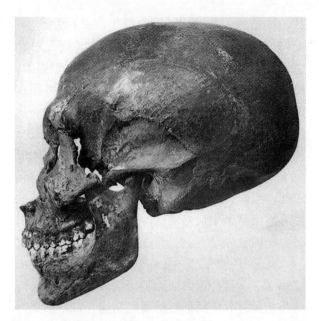

图 26-2　阿克何纳托法老的头骨 [来自维基媒体。由桑迪瓦斯（Sandivas）上传。公共资源]

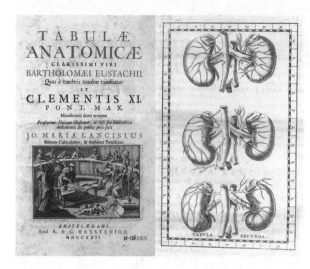

图 26-3　巴洛梅奥·尤斯塔奇奥的《解剖图》封面（左）和表格 2 上展示的肾上腺（右）。https://library.missouri.edu/exhibits/anatomy/images/eustachius.jpg.

如果他们停止饮水，他们的嘴唇会干裂，身体脱水；感觉内脏如同烧焦；他们感到恶心，烦躁不安，极度口渴；很快生命便会耗竭。"

18 ～ 20 世纪

A. 肾上腺

第一个对肾上腺进行描述的可能是盖伦，他在进行动物解剖的时候发现了肾上腺。尽管他认为他处理的可能是肾的附属组织，但他描述这种（左侧）腺体为"疏松的肉样物"，并准确地描述了血管系统、左侧肾上腺和左肾静脉之间的联系。肾上腺可能第一次被看做和肾区别开的器官，而且被巴洛梅奥·尤斯塔奇奥（Barthelomeo Eustachius）记载于铜盘上。其中 2 号盘（共 48 个）对肾上腺进行了清晰的描绘，后来收入他出版的《解剖图》（*Tabulae Anatomicae*）（图 26-3）中，该系列的最后一板于 1559 年完成。巴洛梅奥称它们为"肾腺"（位于肾上的腺体）。他这样描述它们 [莱纳德（Lenard）翻译][6]——"两肾末端朝向静脉腔处都被一个腺体覆盖。它们中间以一层腹膜相连，以至于稍不注意就会忽视它们，就好像它们并不存在一样。它们的形状类似

于肾……有时候一侧的尺寸大一些，有时候另一侧大……早期的解剖学家以及我们这个时代就这门艺术写了大量论文的人都没能发现它们。他们假装自己很严谨，顽固地维护自己及其导师的错误，以至于他们看起来更像是战士而不是解剖学真理的探索者。"

不幸的是，这些金属板在罗马教皇的图书馆保存了 1 个多世纪后，关于肾上腺的报道才首次出现，1563 年，安德里亚斯·维萨里（Andreas Vesalius）[3] 在他的书《解剖手册》（*Opuscula Anatomica*）中提到"肾上腺体"。17 世纪早期，帕多瓦解剖学家（和植物学家）阿德里亚努斯·斯匹格留斯（Adrianus Spigelius，1528—1625）称它们为肾囊，并认为它们的作用是支撑横膈膜和胃。关于这个腺体的真正功能有很多的猜测。正如迈德韦伊 [1] 所写：因为在 18 世纪和 19 世纪早期，关于肾上腺真正功能的研究进展缓慢，所以人们对这一课题没有真正的兴趣。因此，在 1716 年，波尔多的科学院（Academie des Sciences）设置了一个主题为"肾上腺的作用是什么？"的奖项。尽管有很多论文提交，但科学院认为没有一篇值得获奖。科学院秘书，著名的查理斯·德·孟德斯鸠（Charles de Montesquieu，1689—1755）在 1718 年以一种最优雅的方式将这一决定公布于众，当时他年仅 29 岁，他以这句话结束他的论述："也许有一天这些努力没能达

成的事终会发生"。历史必须等待这样一位天才，以他超群的临床能力去打破3个世纪的徒劳猜测。这个人就是托马斯·艾迪生[7]，他的名字因此与肾上腺疾病紧密相连。

托马斯·艾迪生（图26-4）1793年4月出生于朗本顿（Long Benton），他父亲是杂货商和面粉商。他进入一所当地的学校，后来转入泰恩河旁纽卡斯尔的皇家自由文理中学（Royal Free Grammar School）。尽管他的父亲希望他以后成为一名律师，托马斯却想成为一名医生。1812年，他像当时的许多英国人（从科学角度讲，伦敦并不那么受人尊敬）一样，进入爱丁堡大学（University of Edinburg）学习医学。1815年，他在这里获得医学博士学位。他的论文标题为《关于梅毒和水银的医学论文》（*Dissertatio medica inauguralis quaedam de syphilide et hydrargyro complectens*）。

艾迪生职业生涯的起始点可以追溯到1817年，当时他以见习医师的身份进入盖伊医院（Guy's Hospital）。盖伊医学院（Guy's Medical School）这样记录他的入学："1817年12月13

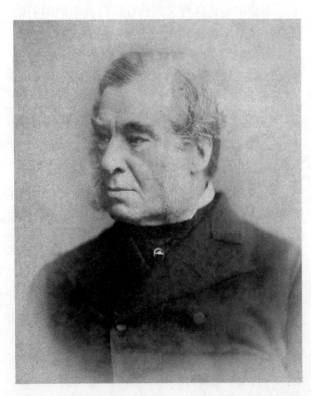

图 26-4　托马斯·艾迪生。http://wikimedia.org/wikipedia/commons/4/4a/Thomas_Addison2.jpg. 公共资源

日，托马斯·艾迪生，医学博士，来自爱丁堡，交付一学期的学费22英镑，注册为长期见习医生。"1824年1月14日，艾迪生晋升为助理医师。1827年，他被任命为讲师。1835年，他和理查德·布莱特（Richard Bright）担任实用医学的联合讲师。1837年，他成为盖伊医院的全科医生。1840年，当理查德从讲师职位退休时，艾迪生成为唯一的讲师。他担任这一职位直到1854—1855年间。当时，医学生要为不同的课程付费；他们搜寻整个城市中最好的老师，而艾迪生就是他们最喜欢的老师之一。

艾迪生起初对一种特殊的"特发性"贫血症感兴趣。这种贫血症除了出现一些器官肥大的状态，没有其他特征性的解剖结构异常，很显然他忽视了骨髓。这幅图显示的是恶性贫血，由于艾迪生早期的描述，后来常被称为"艾迪生贫血"。在探索引起这种贫血的病因的过程中，他被一种隐性抵消的复杂症状所吸引，其特征为：贫血、乏力、心脏搏动无力、胃肠易激惹，以及皮肤褪色。这种病有致命的影响。艾迪生进行了彻底的尸检，想确定这一疾病的病理学基础。1849年，他在《伦敦医学公报》（*London Medical Gazette*）上写了一篇短文："贫血，一种源于肾上腺的疾病，它与一种新发的贫血症没有明显区别"（*Anaemia, disease of the suprarenal capsules in which the disease is not distinctly separated from a new from of anaemia*）。1855年，他发表了关于11例病例的专题论文，标题为《肾上腺囊疾病的原发和局部影响》（*On the Constitutional and Local Effects of Disease of the Suprarenal Capsules*）[2]。这些病例的潜在病因多样，其中足以支撑他这一结论的是：尽管肾上腺通常是鳞状的，但恶性肿瘤或单纯的腺体萎缩都可以导致相同的全身症状。他未能将肾衰竭和贫血区分开来。当这种病的性质被其他人证实后，法国内科医生阿尔芒·特鲁索（Armand Trousseau，1801—1867）将这种疾病命名艾迪生病。

艾迪生晚年得了间歇性重度抑郁，而这似乎也是导致他在1860年提前退休的原因。后来他对学生这样写道："我的健康情况严重恶化，这使我害怕我的职业所带来的焦虑、责任和兴奋；不知这只是暂时的还是永久的，然而无论最终事态如何，我确信没有什么能比盖伊医院的实习生在这么多年的努力中流露出的极大兴趣更能抚慰我了。"3 个月后，1860 年 6 月 29 日，他自杀了。他死后的第二天，《布莱顿先驱报》（*Brighton Herald*）写道："先前在盖伊医院工作的艾迪生医生，在惠灵顿别墅 15 号这一区域跳楼自杀（指房前和街之间的空地）。在这里住的这段时间，有两名侍者照顾他的起居，而艾迪生先前也曾试图自杀。72 岁[①]的他由于大脑超负荷工作，患有一种叫做抑郁症的精神病。到吃饭的时间，当他和他的陪侍在花园里散步时，他假装要向前门走去，但是突然间跃过矮墙向那片空地跳去——9 英尺（2.74 米）的距离，他头部撞地造成额骨骨折，于昨日凌晨 1 时去世。"

查理斯·爱德华·布朗 - 塞卡（Charles Edouard Brown- Séquard，1817—1894）（图 26-5）通过实验性的肾上腺切除证实了艾迪生的发现。他出生在毛里求斯，他的父亲是美国商船船长，母亲是法国人。他从来没见过他在海上失踪的父亲。19 岁时，他跟随母亲去了法国，想从事文学

事业但没有成功，转而学医。1846 年 1 月，他以一篇关于脊髓生理学的论文成为一名医学博士。余生之年他一直对这一学科充满兴趣。他对医学广泛的兴趣在很多领域都有展现。例如，他吞下了一块绑着细线的海绵，然后把它拉出来分析胃液。1852 年，他离开法国前往美国，又在 1855 年返回巴黎后从事神经医学，但仅维持了短暂的一段时间。3 年后，他去了英国，被委任为位于伦敦皇后广场的国立医院（National Hospital）的内科医生，并成为伦敦皇家内科医师学会（Royal College of Physicians）的一员。在艾迪生发现肾上腺衰竭不久后，布朗 - 塞卡通过在动物模型中摘除肾上腺，并证明由此可造成严重疾病和死亡，证实了艾迪生所说的肾上腺对生命必不可少的结论（1855 年）[8]。布朗·塞卡于 1894 年 4 月 1 日去世，他的一生科研硕果累累。

另一位科学家，他的名字众所周知，他叫哈维·威廉·库欣（Harvey Williams Cushing，1869—1939）（图 26-6），他是一名神经外科医生，也是神经外科的开拓者。然而，他也是第一位描述现在人们称作库欣综合征的人。他出生于克利夫兰，是一名内科医生的儿子，在 10 个孩子中排行最小。他在孩童时代就显现出对科学和医学的兴趣。他到哈佛学习医学，之后在约翰斯·霍普金斯医院（Johns Hopkins Hospital）跟随著名的外科医生威廉·斯图尔特·霍尔斯特德

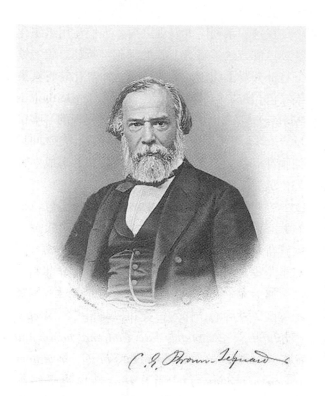

图 26-5 查理斯·爱德华·布朗 - 塞卡。来自免费百科全书维基媒体，公共资源

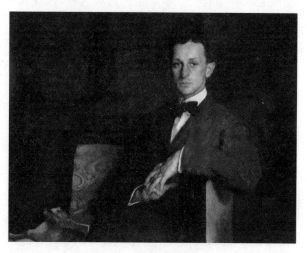

图 26-6 哈维·库欣。[埃德蒙·塔贝尔（Edmund Tarbell）1908 年绘制。图片来自维基媒体，公共资源]

[①] 此处英文版原著有误。艾迪生生于 1793 年，到 1860 年去世时，享年 67 岁。——编辑注

（William Stewart Halsted）学习，成为了一名外科住院医师。

著名的"库欣综合征"的发现与库欣的名字有关。1912年，他在一项研究中报道了一例由脑垂体腺功能障碍引起的内分泌综合征，他称之为"多腺体综合征"。1932年，基于12例患者，他发表了文章《垂体嗜碱性腺瘤及其临床表现（垂体嗜碱细胞过多）》[The Basophil Adenomas of the Pituitary Body and Their Clinical Manifestations (Pituitary Basophilism)][9]。在《约翰斯·霍普金斯医院公报》(Bulletin of Johns Hopkins Hospital)中，他对该病例进行了总结："当今在所有引起专家注意的医学专业中，内分泌学尤其容易引起人们的印象主义的联想。过去的十年中，无数所谓的多腺体类综合征，还有一些类似于这种综合征的病例，见于各种报道。比如'长胡子的糖尿病女性患者'，体重迅速增长，高血压，男性化的女性，儿童性早熟，这些症状通常和一种或另一种肾上腺增生或肿瘤有关，它们种类多而且各不相同，以至于无法分析。其中一些症状毫无疑问是由肾上腺皮质肿瘤引起，而多数患者在肿瘤切除后，症状有明显的改善。糟糕的是，由于缺乏可辨认的脑垂体异常，在同样的情况下，往往患者死后才发现肾上腺肿瘤，尽管指南指示用最简单的方式检查这一病症或者根本不检查。众多病例均显示，一些相似的病症可能与松果体、性腺或肾上腺肿瘤有关。事实是人们对这种特殊的多腺体综合征采取一种保守的态度去描述，它可能伴随嗜碱性粒细胞腺瘤，除了继发性的增生这一症状，对肾上腺皮质不能造成明显的改变，这为病理学家在将来对脑垂体前部寻找相似的病灶组成提供了证据。"

库欣于1939年10月7日在美国康涅狄格州（Connecticut）纽黑文市（New Haven）死于心肌梗死并发症。

最后一位科学家是杰罗姆·W.康恩（Jerome W. Conn，1907—1994），他首次描述了原发性醛固酮增多症。1932年，康恩以优异的成绩毕业，在外科实习，随后转入内科。起初，他研究肥胖和非胰岛素依赖型糖尿病的关系，并在21名受试者中证实当人们保持正常体重时，可以达到正常葡萄糖耐量。1943年，康恩转入内分泌科。在一次临床研究协会（Society of Clinical Research）的主席演讲中，康恩提到一位34岁的患者，这位患者主诉小腿不适，几乎瘫痪，周期性肌肉痉挛和手部抽筋长达7年。在大量研究调查的基础上，康恩将这些临床表现定义为原发性醛固酮增多症，随后叫做"康恩综合征"。这是因为肾上腺肿瘤产生过多的激素，从而导致患者循环系统中的醛固酮增多。康恩平生任教，善于鼓励学生，激发学生的思维。他一生共有284篇文章和书作。1994年，康恩在佛罗里达州（Florida）的那不勒斯市（Naples）去世。

肾上腺髓质

直到1836年，人们才将肾上腺皮质和髓质区分开。许多学者发现肾上腺中央有时呈液态、囊状或是中空的，但是这一结构的作用尚不明确。首位将肾上腺作出明确区分的学者是N.纳格尔（N. Nagel）。他在发表的文章[10]的开头提出人类肾上腺由皮质和髓质组成，正如我们今天看到的那样。

在这一系列巨大发现之后，人们运用组织化学染色的方法了解肾上腺的细胞学特征。硫酸铁可将部分肾上腺髓质染成蓝色，而氯化铁将其染成绿色。1857年，贝特霍尔德·沃纳（Bertholdus Werner）[11]在论文中阐述自己首次发现的"嗜铬反应"。当组织固定于铬酸或重铬酸盐溶液中时，细胞针对铬酸盐产生一种特殊反应，并形成一种褐色沉淀。

"嗜铬细胞瘤"一词来源于铬酸盐染色特征（镜下观察，细胞深染），由1902年美国病理学家路德维希·皮克（Ludwig Pick）（图26-7）（同时也是皮克病的发现者）命名。1886年，菲利克斯·弗兰克尔（Felix Fränkel）在其论文《双侧肾上腺隐匿性肿瘤，伴发肾炎和视网膜炎》(A case of bilateral, completely latent adrenal tumor and concurrent nephritis with changes in the circulatory system and retinitis)中首次综合性描述嗜铬细胞瘤[12]。文章中他提到一位年轻的女患者，于1884年12月8日入院，伴有嗜铬细胞瘤典型的临床症状，当月20日院中死亡。患者死后，他们进行了尸体解剖，通过肉眼和镜下观察来明确

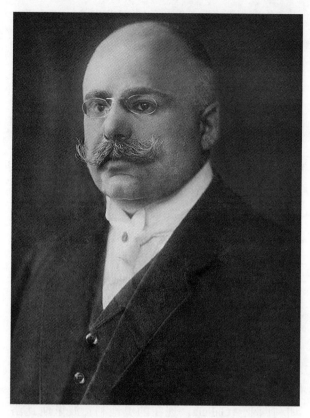

图 26-7 路德维希·皮克。[图片来自维基媒体，由依奇迪农卡（Hic et Nunc）上传公共资源]

德国胚胎学家马丁·海因里希·拉特克（Martin Heinrich Rathke，1793—1860）阐述了脑下垂体的形成。他出生于波兰海港城市但泽（Danzig），父亲是位造船工程师。拉特克在哥廷根大学（University of Göttingen）学习历史和医学。3 年后他到柏林学习。1825 年，完成医学学业后，他回到家乡但泽，在市立医院担任主任医师。4 年后，他担任多帕特（Dorpat）大学动物学和解剖学系的主任。1835—1860 年，拉特克在哥尼斯堡（Königsberg）担任动物学和解剖学教授。1839 年，他到斯堪的纳维亚（Scandinavia）进行学术交流，指导海洋生物学。他同时也研究生殖器官的胚胎发育。他是首位描述哺乳动物和鸟类胚胎中鳃裂和鳃弓的人。1839 年，他首次描述胚胎结构，即现在所知的拉特克囊，脑下垂体前叶由此发育而来[14]。

1886 年，法国医生皮埃尔·玛丽（Pierre Marie）引用了肢端肥大症一词。然而，在他之前，许多人已经描述过同样的临床症状。例如，1567 年，荷兰医生约翰内斯·威尔（Johannes Wier）描述过此临床症状，1822 年，法国医生弗伦奇曼·阿利伯特（Frenchman Alibert）也描述了此临床症状（淋巴结核巨人症）[15]。

另一个重要的医学贡献来自闵可夫斯基（Minkowski），1887 年，他发现所有患有肢端肥大的患者都有垂体增生的现象。19 世纪末期，已有很多学者证实垂体瘤和巨人症之间的联系。

然而，第一个将垂体瘤与临床综合征联系起来的人是安东·德·海恩（Anton de Haen，1704—1776），他生于荷兰海牙，起初在莱顿学习医学；1754 年，奔赴维也纳大学，成为维也纳医院内科门诊的主任。他以擅长床边教学著称，和他的导师赫尔曼·布尔哈夫（Herman Boerhaave）同样具有声望。然而，在当时维也纳医院开展临床基础治疗、病例讨论中，海恩最出名的著作是《医院治疗的基本原理》（*Ratio medendi in nosocomio practico*，1771 年）[16,17]（图 26-8）。其中包括垂体瘤相关的闭经（促卵泡激素缺乏）。

病理变化。"肉眼见一拳头大小肿瘤，轻系于左肾上端，取代了左肾上腺的位置。右肾上腺处有一榛果大小的柔软结节……通过分析血液成分，我开始注意色素含量，这可能与病变有关……我们有理由假设这两种肿瘤起源于髓质，因为这两种肿瘤有相同的特征，都以梭形细胞为主。"

随后，斯蒂凡·W. 卡迈克尔（Stephan W. Carmichael）[13] 在线发表了有关肾上腺髓质更为全面的综述。

B. 脑下垂体

古代便已发现与脑下垂体相关的疾病。图片展示了古埃及阿肯那顿（Akhenaten）法老时期（公元前 1360 年，第八王朝）的一具头盖骨，该头盖骨具有明显的肢端肥大特征（见图 26-2）。基督教《旧约全书》（*Old Testament*）里也有提到过巨人和侏儒。盖伦将脑下垂体作为一种解剖学结构，他大胆假设此腺体在从大脑到鼻咽的黏液分泌物中起作用[1]。

另两位对医学界有持续影响力的人是哈罗德·席汉（Harold Sheehan）和雅各布·埃德海姆（Jacob Erdheim，1874—1937），他们极大地促进

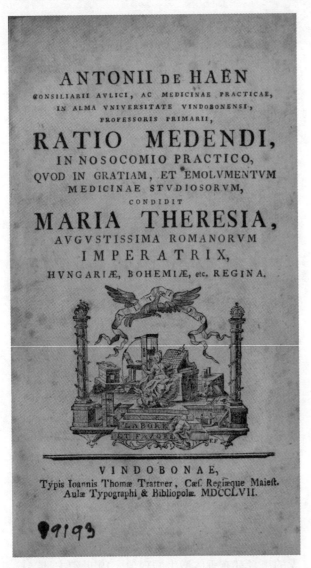

图 26-8 安东·德·海恩所著的《医院治疗的基本原理》（封面），1757 年

了我们对垂体疾病的理解。

哈罗德·席汉出生于英国卡莱尔，他的父亲帕特里克·席汉（Patrick Sheehan）是一位全科医生。1921 年，他以优异的医学成绩毕业于曼彻斯特大学（University of Manchester）。席汉的父亲早逝，受此影响，他做了全科医生，由此开启了自己的从医生涯，跟他的哥哥一起从事全科医学 6 年。1927 年，他被任命为曼彻斯特大学病理学系教授，从此开始了他的学术生涯。受到主席约翰·肖·邓恩（John Shaw Dunn）的鼓励，他开始开展实验研究肾功能。1931 年，他因为发现哺乳动物肾中有染色沉淀而被授予金奖。1 年后，他以一篇肾能够清除外源性尿素和肌酸酐的

论文获得硕士学位。1934 年，在获得洛克菲勒奖学金之后，他奔赴美国巴尔的摩的约翰斯·霍普金斯大学医学院，继续从事肾功能相关的研究。1935 年，在格拉斯哥皇家妇产科医院（Glasgow Royal Maternity Hospital），是他职业生涯中最重要的阶段，他的医术不断精湛，成为妊娠病理学领域的专家。在许多与怀孕相关的病理疾病中，他发现产科休克和产科出血可以导致腺垂体（脑下垂体前叶）坏死[18]。这一现象最后能够导致产妇出现产后垂体坏死综合征，又叫席氏综合征（Sheehan's syndrome）。他强调怀孕期间虽然垂体增大，但其血液供应在分娩时是减少的，尤其容易形成血栓。1965 年，席汉从病理科退休后，继续从事学术研究，先后在利物浦热带医学院（Liverpool School of Tropical Medicine）和大学生理学系撰写一些医学著作。他在 88 岁时与世长辞。

雅各布·埃德海姆（1874—1937）出生于加利西亚（Galicia；现在的奥地利）波里斯瓦洛（Boryslaw）。1894 年，从德洛霍比茨（Drohobycz）的语法学校毕业后，雅各布在维也纳开始学习医学，1900 年，获得医学博士学位。1908 年，他成为病理解剖学研究所（Institute of Morbid Anatomy）的一名助理，1913 年，成为编外教师，同年，晋升为教授。1924 年，他担任维也兰兹的市立医院（City Hospital）病理解剖学研究所主任直到去世。他的科研成果是巨大的、原创的、有着坚实的基础并具有高标准，因此，在他有限的人物传记中是不可能全面公正地评价他的工作的。他最重要的贡献是关于垂体肿瘤的研究，颅咽管瘤、垂体性侏儒症、孕期垂体的改变、甲状旁腺（见下述）、软骨、肢端肥大症的病理改变、骨骼疾病，尤其是佩吉特病。1937 年 4 月，埃德海姆死于心脏病突发。

甲状旁腺

甲状旁腺有着有趣的历史，在安东·韦尔默朗（Anton Vermeulen）[19]和约翰·波茨（John Potts）[20]各自的综述中分别有详细的描述。第一次关于甲状旁腺的描述来自英国的动物学家和解剖学家理查德·欧文（Richard Owen，1804—

1892），他是在印度犀牛中发现并记录下来的[21]。然而，1877 年，瑞典医学生伊瓦尔·桑德斯特罗姆（Ivar Sandström，1852—1889）在狗体内也发现了甲状旁腺，之后在其他哺乳动物和人身上也发现了甲状旁腺。1880 年，他发表了题为《在人和哺乳动物中一种新的腺体》（*A new gland in men and several mammals*）的文章，开头这样写道[22]："3 年前我在狗的甲状腺上发现一种小的器官，几乎和大麻籽一样大，像甲状腺一样被周围结缔组织包裹，因为颜色浅淡，所以可以和周围组织区分开来。经过简单检查发现器官结构和甲状腺完全不同，上面布有丰富的血管"（图 26-9）。桑德斯特罗姆将其描述成胚胎甲状腺样结构，称之为"甲状旁腺"。但他的这个发现十多年都无人关注。在那一时期，实施了许多"甲状腺切除术"，有些患者术后发生严重的并发症，大都是甲状腺功能缺失引起的黏液水肿和呆小症，伴随甲状旁腺的去除引起的手足抽搐。1883 年，瑞士外科医生和诺贝尔奖获得者西奥多·科赫尔（Theodor Kocher，1841—1917）[①] 将前者定义为"甲状腺切除后黏液性水肿"[23]；1906 年，埃德海姆将后者以新术语"甲状旁腺摘除性搐搦

症"来定义[24]。

起初，这些症状被认为是甲状腺肿切除术的一系列并发症，直到法国生理学家和内分泌学家马塞尔·尤金·埃米尔·格雷（Marcel Eugène Émile Gley，1857—1930）试图解释这两种病症，并开始关注桑德斯特罗姆提出的甲状旁腺。1891 年，他发表文章证实：移除猫、狗和和啮齿动物身上所有的甲状旁腺，与强直致死有关[25]。然而，实验中只摘除甲状旁腺时，并没有发生手足抽搐。由于并不明确甲状旁腺的数量，格雷作出错误的结论："甲状腺和甲状旁腺之间可能存在一种真正的功能联系。"十年间涌现出一些学者试图去证实甲状旁腺的独特作用及其与甲状腺的区别，比如阿尔弗雷德·科恩（Alfred Kohn，1867—1959）、朱利奥·瓦萨莱（Giulio Vassale，1862—1912）等。

与此同时，另有一些重要的临床观察到的现象无法用当时的医学知识解释，与各种临床表现的骨骼疾病有关。最早关注此事的是弗里德里希·丹尼尔·冯·雷克林豪森（Friedrich Daniel

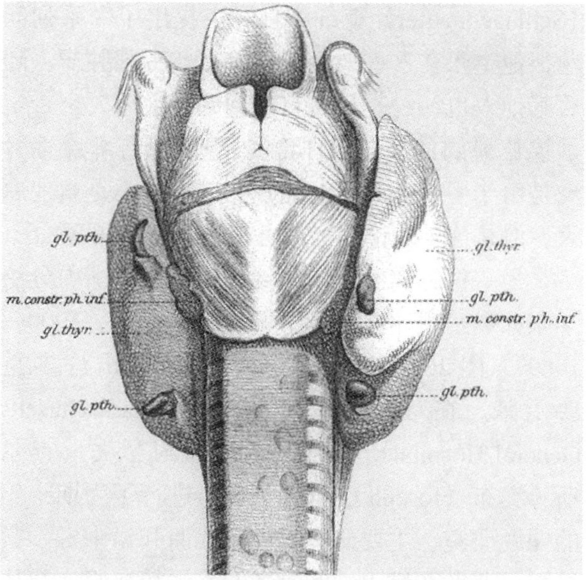

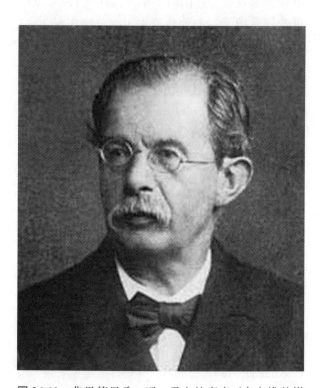

图 26-9 伊瓦尔·桑德斯特罗姆绘制的甲状旁腺[22]（已获得《医学科学杂志》许可）

图 26-10 弗里德里希·冯·雷克林豪森（来自维基媒体，公共资源）

[①]科赫尔因对甲状腺生理学、病理学及外科手术的研究，荣获 1909 年诺贝尔生理学或医学奖。——编辑注

von Recklinghausen，1833—1910）（图 26-10），他先后在波恩、维尔茨堡、柏林学习医学，22 岁获得博士学位。随后，花了 3 个学期的时间跟随鲁道夫·魏尔啸学习病理解剖学，然后开始了他的维也纳、罗马和巴黎之旅。他的超常天赋很快被发现，1858—1864 年，在柏林病理解剖学研究所担任助理；1865 年，在哥尼斯堡（Königsberg）被任命为病理解剖学教授。他的就职论文以拉丁文撰写，主要涉及脓毒症。1866—1872 年，他在维尔茨堡工作；1872—1906 年，在斯特拉斯堡工作。1877 年，弗里德里希在大学担任校长，在 1910 年去世以前一直以研究员和教师的身份活跃于学术界。最早的关于血色素沉着病的描述就由弗里德里希完成的，并将此术语引用到医学文献中。1862 年，在给魏尔啸当助教时，他发表了两篇重要论文，其中一篇指出结缔组织中含有被淋巴管引流的间质，白细胞分布其间。1881 年，为了给鲁道夫·魏尔啸庆祝犹太 25 年大赦年，弗里德里希将自己撰写的关于多发性神经纤维瘤的文章献给了他。就在格雷针对甲状旁腺发表著述的同一年（1891 年），弗里德里希同其他人一起为鲁道夫·魏尔啸庆祝 70 岁生日。那时魏尔啸的 13 个学生（在他们当中有格拉维茨和克雷布斯）整合了一本纪念文集《纤维性或变形性骨炎、骨软化症与骨增生性癌的相互关系》（*Die fibröse oder deformirende Osteitis, die Osteomalacie und die osteoplastische Carcinose in ihren gegenseitigen Beziehungen*）[26]。文章中他探讨了 16 位患有骨骼疾病患者的病情，其中有两例可诊断为现在的纤维性骨炎（囊性）。其病灶处详细的病理描述与我们现在所了解的没有太大区别。尽管弗里德里希在左侧甲状腺下方发现有一个棕红色淋巴结，并将其写入尸体解剖报告中，但他并没有将其与甲状旁腺联系起来。

雷克林豪森是当时传统组织病理学的代表人物。他培养的许多人后来都成为德国病理学界的领袖，其中包括卡尔·弗里德兰德（Karl Friedländer，1847—1887）、弗里德里希·威廉·察恩（Friedrich Wilhelm Zahn，1845—1904）、卡尔·艾伯特·路德维希·阿朔夫（Karl Albert Ludwig Aschoff，1866—1942）等人。弗里德里希·丹尼尔·冯·雷克林豪森生前过着平静的生活并于 1910 年去世，享年 77 岁。

格雷发表文章 10 年后，雅各布·埃德海姆在他研究的基础上继续进行认真细致的探索，包括检查带有强直症状的动物的颈部组织。埃德海姆证实带有强直症状的动物没有甲状旁腺。他在尸检报告中表明，同样的方法也适用于甲状腺切除术后死于四头肌腱炎的患者（通过仔细的组织学检查确定），从而证明了四头肌腱炎的原因是甲状旁腺组织的缺失。实验中，埃德海姆利用大鼠建立模型，因为大鼠只有两个甲状旁腺，容易获得也容易切除。在一些患有强直症状但存活下来的大鼠中，埃德海姆在组织形态学上证实了钙缺乏会导致大鼠门齿牙釉质和牙本质的异常（持续不断地生长）。1906 年，他在综述《强直甲状旁腺病》（*Tetania parathyreopriva*）中阐述了他的发现 [24]。埃德海姆随后对大鼠和尸体解剖开展进一步研究，并认为骨骼畸形可导致甲状旁腺的生长，陈述如下：“甲状旁腺通常产生一种分泌物使类骨质钙化，在佝偻病和骨软化症的病例中，甲状旁腺所产生的这种分泌物以一种未知的异常方式被消耗和分解，阻碍类骨质钙化，从而导致这两种疾病特征改变。类骨质增加能刺激甲状旁腺，使其肥大或增生。”这一理论很快发表，1 年后，埃德海姆在维也纳的病理同事斯拉根霍夫（Schlagenhaufer）就纤维性骨炎提出了一系列问题，他主张在这些病例中切除甲状旁腺肿瘤。随后其他人也纷纷提出各自的问题，最后大家否定了埃德海姆的“补偿理论”。患者患有纤维性骨炎是由于甲状旁腺（功能）亢进，并不是其他原因。但是这种理论的出现也是 20 年之后的事了。

另一位钙离子代谢领域的巨匠是美国内分泌学家弗勒·奥尔布赖特（Fuller Albright，1900—1969）（图 26-11），他在这一领域做出许多重要贡献。在马萨诸塞州总医院（Massachusetts General Hospital）实习后，他和约瑟夫·查尔斯·奥布（Joseph Charles Aub）进行了为期一年的课题研究，主要研究钙离子代谢和铅中毒。紧接着，弗勒在维也纳和雅各布·埃德海姆一起从事为期一年的病理医师工作。回到马萨诸塞州总医院后，弗勒成立了自己的内分泌研究小组，并成功地将其发展壮大。他带领课题小组进行多发性纤维异常增生 [后来被称为麦克卡尼 - 奥尔布

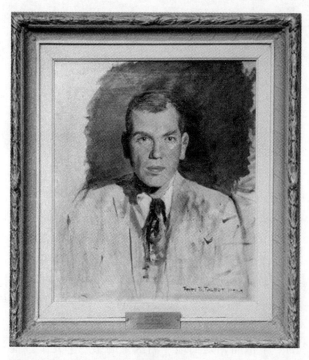

图 26-11 弗勒·奥尔布赖特肖像，画家：弗兰茨·塔尔博特（Fritz Talbot），创作于 1950 年。http://history.massgeneral. org/catalol/Detail. aspx?itemId= 69&searchFor= All%20Listings#

赖特综合征（McCune-Albright syndrome）]、甲状旁腺功能亢进的不同类型及临床、病理特征、库欣综合征的机制、肾小管性酸中毒、围绝经期（更年期）对于骨质疏松症的重要影响和先天性肾上腺增生症的形成的研究。不幸的是，在弗勒 37 岁时患上帕金森综合征，为此他接受了乙醇（酒精）注射来消除大脑皮质的实验，手术过程中并发出血，导致他余下的 13 年在失语和昏迷中度过。

甲状腺

　　甲状腺由于其与甲状腺肿的关系，可能是历史上第一个引起医学界注意的内分泌器官。正如本章开头所描述的那样，早在公元前 1600 年就有了对甲状腺功能失调治疗的记载。后来，拉丁作家老普林尼（Pliny the Elder，23—79）在他的《自然历史》（*Naturalis Historia*）中描述阿尔卑斯山一带的流行性甲状腺肿，并且提到了中国人使用了几个世纪的治疗方法，"只有人和猪有喉咙肿胀倾向，通常由于他们喝了有毒

的水而导致的。"一百年后盖伦（古希腊名医及有关医术的作家）运用煅制海绵当作一种治疗甲状腺肿的方式。1110 年，伊斯梅尔·伊本·穆罕默德·侯赛因·尤尔贾尼（Ismā ʿīlibn Muhammad al-Husayn al-Jurjānī）在他的《花刺子模王国的宝藏》（*Treasure of Khvarazm'shah*）一书中首次提到了突眼、心悸和甲状腺肿的相互关系。

　　历史悄然流逝，直到 1825 年，医学史上才出现了另一处关于突眼、心悸与甲状腺肿相关的描述，由迦勒·希利尔·帕里（Caleb Hillier Parry，1755—1822）提出[27]。然而遗憾的是，这一发现是帕里死后由他儿子发表问世的。在这些病例报告中有 5 例突眼性甲状腺肿的临床病理表现的描述，第一例发生在 1786 年，帕里注意到患有突眼性甲状腺肿的患者颈静脉肿大和其他体征，此为突眼性甲状腺肿的第一种临床表现。罗伯特·格雷夫斯（Robert Graves）和卡尔·冯·巴塞多（Carl von Basedow）分别于 1835 年和 1840 年描述了此类疾病。事实上，格雷夫斯在帕里研究的基础上没有做过任何补充。奥斯勒（Osler）等人建议此类疾病应该叫做"帕里病"。1884 年，路德维希·瑞姆（Ludwig Relm，1849—1930）指出中毒症状和呼吸困难可由甲状腺切除术缓解，甲状腺功能亢进与中毒症状有关。尽管学者们对关于甲状腺的理论莫衷一是，但是罗伯特·格雷夫斯和卡尔·冯·巴塞多的名字从此和"甲状腺功能亢进"一词紧密地联系在了一起。

　　罗伯特·詹姆斯·格雷夫斯（1795—1853）是都柏林大学（University of Dublin）一位神学教授的儿子。他在爱丁堡学习医学，并于 1818 年在都柏林获得医学博士学位。1821 年，他被聘任为米斯医院（Meath Hospital）的医生，开展医学教育，帮忙引入床边教学。1835 年，格雷夫斯发表临床医学报告[28]，报告中他详尽地描述了 3 位患有心动过速和甲状腺肿患者的病情。针对患者的眼部症状，格雷夫斯写到："眼球明显增大，以致在睡觉或试图闭眼时，眼睑无法闭合。当眼睛睁开时，在角膜周围的几条线宽的地方可以看到眼白。"格雷夫斯对心音和脉搏进行了大量的描述。他描述他的第一位患者第一心音很强，以至

于离患者 4 英尺（约 1.22 米）远都能听到心脏搏动。格雷夫斯认为甲状腺肿大继发于心功能亢进。他总结道："很明显，先生们，如果功能性心脏病中的心悸症状能够导致甲状腺肿胀，我们同样可以认为由于器质性心脏病引起的心悸，从而导致甲状腺肿胀 [29]。"除了甲状腺功能亢进，他还研究不同病因、不同类型的疾病，比如血管神经性水肿、硬皮病、脑桥出血中的针尖样瞳孔。

格雷夫斯因为出色的医学演讲而获得声誉，他的演讲成为当时的范本，知名法国医生阿尔芒·特鲁索（Armand Trousseau，1801—1867）高度赞赏他的演讲，并且建议将此种类型的甲状腺功能亢进疾病命名为格雷夫斯病。即使在今天，盎格鲁 - 撒克逊（Anglo-Saxon）民族依然广泛使用医学术语——格雷夫斯病来描述甲状腺功能亢进。

5 年后，卡尔·阿道夫·冯·巴塞多（Carl Adolf von Basedow，1799—1854）（图 26-12）在其著名论文《眼眶周围蜂窝状组织肥大造成眼球突出》（*Exophthalmos durch Hypertrophie des*

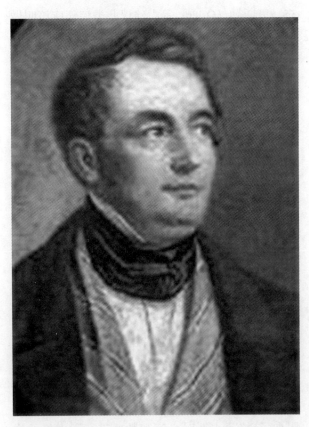

图 26-12 卡尔·阿道夫·冯·巴塞多。http://resource.nlm.gov/101410019（公共资源）

Zellgewebes in der Augenhöhle）[30] 中描述甲状腺功能亢进的病理特征。他参考大量文献，引用了 C. 圣伊夫（C.Saint Yves，1667—1733）于 1722 年发表的文章《眼部疾病治疗》（*Traité des maladies des yeux*）。尽管起初巴塞多的论文在自己的国家不被接收，但是"巴塞多病"被许多非英语的国家所采用。巴塞多在解剖一名伤寒患者的尸体时不幸感染，罹患败血症去世，享年55 岁。

除了甲状腺功能亢进之外，学者们同样也研究甲状腺功能减退，甲状腺功能减退通常是由于炎症的影响而进行性加重的。这方面研究的相关人物有桥本策（Hakaru Hashimoto）、里德尔（Riedel）和奎尔文（Quervain）。

桥本策 1881 年出生于西拓植（Nishitsuge）的一个祖庙，是当地一名医生的第三个儿子。他的祖先世代行医，由于家庭环境的熏陶，桥本策立志做一名医生。他起初就读于日本九州大学医学院（Kyushu University Medical School），毕业后师从日本的第一位神经外科医生三宅矿一（Hayari Miyake，1867—1945），学习了 4 年外科医学。期间他偶然发现 4 名甲状腺疾病患者的组织学特征与以往的大不相同。桥本策记录了这一情况，并于 1912 年发表题为《淋巴瘤样甲状腺肿》（*Zur Kenntnis der lymphomatösen Veränderung der Schilddrüse*）的文章 [31]。在引言部分（由德语翻译而来）他写道："我在已切除的甲状腺肿组织上观察到淋巴细胞增殖，伴随淋巴小结形成，同时伴随实质和间质的改变，这一发现引起我极大的兴趣，于是开展课题进行深入研究。"多年后，这一疾病被认定是一种独立的疾病，并被命名为桥本甲状腺炎。后来，桥本策像冯·巴塞多一样感染了伤寒，于 1934 年 1 月 9 日去世，享年52 岁。

另一种涉及炎症的疾病是慢性纤维性甲状腺炎，也叫做慢性木样甲状腺炎、侵袭性纤维性甲状腺炎或"甲状腺肿性纤维瘤病"，该病伴有甲状腺广泛纤维化，是一种罕见的甲状腺疾病。1896 年，伯恩哈德·里德尔（Bernhard Riedel，1846—1916）首次发现其病理特征，并将其描述成慢性纤维性炎症。之后，这种疾病冠以他的名字——里德尔甲状腺肿。1872 年，里德尔毕业于罗斯托克大学（University of Rostock），之后在罗斯托克担任病理解剖员，跟随德国著名解剖学家弗里德里希·西格蒙德·默克尔（Friedrich Sigmund Merkel，1845—1919）从事了 3 年的病理研究。1875 年，他在哥廷根成为外科医生弗朗兹·柯尼格（Franz König，1832—1910）的助手，两年后，他也荣升为一名外科医生。在担任德国亚琛市（Aachen）市立医院（Städtisches Krankenhaus）的主任医师之后，1888 年，他成为耶拿大学（University of Jena）外科诊所的主任。1883 年，里德尔首次发现了"里德尔"疾病。直到 1896 年，他发表了 2 份病例报告[32]，1897 年，发表第 3 份病例报告。里德尔用医学术语"铁硬性甲状腺肿"（eisenharte Struma）来描述甲状腺如石头般坚硬的质地，以及相对于周围结构的定位。他指出这种疾病是长期性炎症，伴发纤维化，镜下观察存在恶性肿瘤的倾向。

第三位用自己的名字命名一种甲状腺疾病的外科医生是弗兰茨·德·奎尔文（Fritz de Quervain），他是出生在瑞士的以色列人。1892 年，他获得伯尔尼大学（University of Bern）的博士学位。随后，他成为一名外科医生。在 1910 年，他在巴塞尔大学（University of Basel）成为外科主任，1918 年，在伯尔尼升为外科教授。德·奎尔文发表了很多关于甲状腺疾病的文章，内容从疾病的流行病学到外科方面的甲状腺切除术和病理解剖领域都有涉及。他的主要论文内容之一是讨论急性非化脓性甲状腺炎[33]。这个疾病最终以他的名字命名为德奎尔文甲状腺炎（De Quervain's thyroiditis），是一种亚急性非细菌性甲状腺炎，通常由呼吸道病毒性感染引起。

类癌和神经内分泌细胞系统

1867 年，德国病理学家西奥多·朗格汉斯（Theodor Langhans，1838—1915）（图 26-13）描述了一位死于结核病的 50 岁女性的病情[34]。在她的回肠黏膜下层发现了界限清楚的息肉样瘤，病理切片见纤维基质中散在巢状低分化腺体组织。约 20 年后，奥托·鲁巴尔希（Otto Lubarsch，1860—1933）和兰塞姆（Ransom，1890 年）提出了三种新的回肠癌分型（现今已归

类为类癌）。同年，即 1868 年，鲁道夫·海登海因（Rudolph Heidenhain，1834—1897）通过细胞染色，在胃黏膜中发现了黄色深染的嗜铬细胞。1897 年，库尔契茨基（Kulchitski）在小肠隐窝内发现了类似的细胞。1906 年，M.C. 恰乔（M.C. Ciaccio）引入了新的学术名词"肠嗜铬细胞"。

然而这一领域的突破性进展来自于德国著名病理学家西格弗里德·奥本多费尔（Siegfried Oberndorfer，1876—1944）（图 26-14）。他出生于慕尼黑，并在那里学医。在基尔（Kiel）跟着著名病理解剖学家阿诺德·赫勒（Arnold Heller）学医期间，他对病理学表现出了强烈的兴趣。在慕尼黑获得医学博士学位后，他决定成为一名病理学家。1906 年，他在日内瓦和慕尼黑工作，并学习病理解剖学。他是慕尼黑医学会的首位犹太裔成员，后来成为了伊萨尔河畔医院（Krankenhaus rechts der Isar）病理科的主任。此后 1910—1933 年，他在慕尼黑 - 施瓦宾格（Munich-Schwabing）的新医院担任病理科主任。

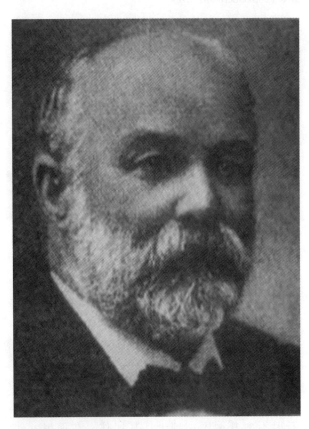

图 26-13　西奥多·朗格汉斯。http://chiarimedicine.com/blog /2014/6/21/theodor-langhans-described-the-chiarii-malformation-in-1881

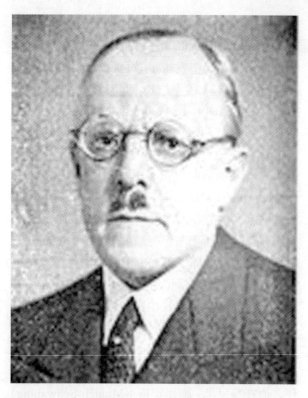

图 26-14 西格弗里德·奥本多费尔。https://upload.wikimedia.org /Wikipedia/commons/thumb/c/c3/Oberndorfer.JPG/120pxOberndorfer.JPG

1907 年，他发表在《法兰克福病理学杂志》（*Frankfurter Zeitschrift für Pathologie*）上的著名论文《小肠的类癌肿瘤》（*Karzinoide Tumoren des Dünndarms*）[35] 中，描述了他在日内瓦和慕尼黑发现的 7 个案例。内容摘录如下："近年来，我多次发现了小肠内的小肿物，它们或多发或独立存在，从针头至米粒大小不一，镜下观察可见肿瘤的特征，然而很多特性我认为要在研究背景中去结合起来讨论……也许可以把它们归结为类癌。"同时他还写道："类癌的发生率肯定要比文献报道评估的更高。"

尽管他不是第一个描述这类特殊肿瘤的人，但是他的观点很快被他的同事们认可。因为之前报告的那些作者要么没有做出任何解释，要么认为它们是回肠的原发癌。而奥本多费尔创新性地认为类癌属于良性肿瘤，并一直到 1929 年才纠正了他的观点。1933 年，因为他的犹太背景，他不得不离开德国，到土耳其居住，在那里，他成为了伊斯坦布尔大学（University of Istanbul）的教授。1938 年，他成立了土耳其癌症研究所（Turkish Institute for Cancer Research），继续为肿瘤病理学的发展做贡献，同时也涉及了其他病理学领域如：前列腺疾病、结核和阑尾。1944 年他因胸腺瘤去世 [36,37]。

1914 年，安德烈·戈塞特（Andre Gosset，1872—1944）和克劳德·L.皮埃尔·马森（Claude L. Pierre Masson，1880—1959）（图 26-15）开创性的工作成果——《内分泌肿瘤附录》（*Tumeurs endocrines de l'appendice*）[38]，通过描述这些肿瘤细胞亲银染色的结果，对进一步了解肠嗜铬细胞做出了巨大贡献。马森（以他的三色染色法闻名）同年发表了另一篇文章，提出库尔契茨基细胞（Kulchitski cells，胃肠嗜银细胞）组成了一个弥散的内分泌器官。14 年后，他假设了这些细胞的神经性来源。随后 1931 年，卡西迪（Cassidy）描述了如今众所周知的类癌综合征。艾斯勒（Isler）、赫丁格（Hedinger）和索尔森（Thorson）也分别在 1953 年和 1954 年做了相关的研究。之后，1962 年，比尔克（Biörck）发现了类癌性心脏病。最后，弗里德里希·法伊尔特（Friedrich Feyrter）和安东尼·皮尔斯（Anthony Pearse）分别于 1938 年和 1968 年独立地提出了弥散性神经内分泌细胞系统的概念，这种细胞也被皮尔斯称为"胺前体摄取和脱羧（APUD）细胞"[39]。为了表达对他的敬意，也有人称其为"安东尼·皮尔斯终极教条"（Anthony Pearse

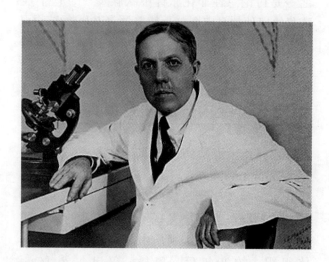

图 26-15 皮埃尔·马森。http：//www.recherche.umontreal.ca/la-recherche-a-ludem/hommages/batisseurs/informations/chercheur/2119/ pid/804/

Ultimate Dogma）。如今起源于这个系统细胞的肿瘤被称为神经内分泌性肿瘤，包括了胰岛素瘤、胃泌素瘤和胰高血糖素瘤。

MEN 综合征

1953 年，L.O. 昂德达尔（L.O. Underdahl）和他的同事[40]发表了第一篇关于内分泌器官的多发性肿瘤（MEN1）的文章。在其摘要中讲道："垂体瘤、胰岛细胞腺瘤、甲状旁腺瘤三种肿瘤或者任何两种的组合在同一患者身上是非常罕见的。本文的主要目的是介绍梅奥诊所（Mayo Clinic）治疗这种综合征的全部经验。至今为止，梅奥诊所共接诊了 8 例同时患两种或三种腺瘤的患者。5 名患者做了手术，还有 3 名做了尸检。"目前 MEN1 综合征在人群中发生率约为 1/30 000，无人种及性别差异。

奥托·韦默尔（Otto Wermer，1888—1976）于 1954 年描述了一个 MEN1 综合征常染色体显性遗传的家庭，其中父亲和 9 个孩子中的 4 个都患上了 MEN1 综合征。这种综合征起初以他的名字命名为"韦默尔综合征"，然而，很快被"MEN1 综合征"所取代。20 世纪 60 年代，MEN1 的临床表型已被完整描述。1988 年，基因分析将 MEN1 综合征的基因位点确定在 11q13。

胰腺

（外分泌）胰腺的历史在胃肠道的章节里已描述过。本章里我们只讨论内分泌胰腺。

尽管几个世纪前糖尿病就已经被人们所认识，但其病理生理学却一直不为人知。很长一段时间里，人们找不到其病变器官或部位。莫尔加尼（Morgagni）在 1765 年称之为"不明疾病"。糖尿病最早是被记载在古埃及的《埃伯斯莎草纸文稿》（*Ebers Papyrus*，成书于公元前 1550 年）中，文献中提及其特点——"尿量过多"。糖尿病这个词源于古希腊，意为"通过"，被古希腊物理学家卡帕多西亚的阿莱泰乌斯（Aretaeus of Cappadocia，81—150）用来形容其患者排泄过多的尿液[42]。阿莱泰乌斯是首个详细介绍了糖尿病的人，他总结了糖尿病的症状和病程特

点。希腊人孟菲斯的阿波罗尼奥斯（Apollonius of Memphis）在公元前 230 年第一个使用了"糖尿病"这个词。此后，埃留斯·盖伦（Aelius Galenus，130—201），或者说帕加马的盖伦，大家可能更熟悉，他称该病为泌尿道的痢疾。

中国人、日本人、印度人和波斯人都发现了患者的尿有甜味。印度人苏施茹塔·萨姆希塔（Sushruta Samhita，生活在公元前 1200 年—公元前 600 年之间）总结了印度式草药疗法，把糖尿病归为"甜尿病"，因为患者都有"如蜂蜜般甜味的尿液"[43]，还提到这种尿会引来蚂蚁。后来，印度阿育吠陀医师查拉卡（Charaka，公元前 300年）大概区分了年轻人和肥胖老年人的糖尿病。

"糖尿病"这个词来自于拉丁文，意思是："加了蜂蜜"。托马斯·威利斯（Thomas Willis，1621—1675）是第一个发表糖尿病患者尿液有甜味的欧洲医生。据菲茨杰拉德（Fitzgerald）说[44]，威利斯称之为"邪恶的小便"。此外，他在 1674年区分出了"糖尿病"（尿有甜味）和"尿崩症"（尿无味）。但最后是爱丁堡的威廉·卡伦（William Cullen，1710—1790）在 1787 年将该病命名为"糖尿病"。

对糖尿病认识的真正突破来自于 19 世纪，当时这一领域最顶尖的学者毫无疑问是德国的保罗·朗格汉斯（Paul Langerhans，1847—1888），（图 26-16）。他于 1847 年 7 月 25 日出生于柏林。

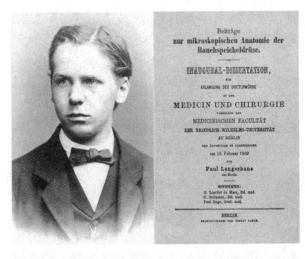

图 26-16 保罗·朗格汉斯（左）学生时代发表的著名论文（右）。http://plid.de/en/paullangerhans.html. 由维克多·约尔根（Viktor Jörgen）医生提供

他的父亲是一名医生。后来进入了著名的灰色修道院（Graues Kloster）——一所新教教会的人文高等学校，并在耶拿大学和柏林大学学医（图26-16）。朗格汉斯的教父是鲁道夫·魏尔啸，也是他父亲最好的朋友。1869年2月，朗格汉斯在他22岁时发表的论文《胰腺微观解剖学的贡献》（*Contributions to the microscopic anatomy of the pancreas*）（导师是鲁道夫·魏尔啸）中，证明了胰岛细胞在细胞染色下与其周围组织区别明显，并存在于整个腺体内[45]。他注意到这些细胞群的神经丰富，但他不清楚它们的功能。一年前，还是本科生的他，在参加柏林大学组织的公开赛中研究了皮肤的表皮细胞。在他发表的文章《人类皮肤的神经细胞》（*On the nerves of the human skin*）中，描述了一种独特的形似神经细胞的分支表皮细胞，就是后来以他名字命名的细胞。

1871年，保罗·朗格汉斯成为了弗莱堡大学（University of Freiburg）的病理解剖员。2年后，在魏尔啸的支持下，他被任命为正教授。不幸的是，1874年他感染了肺结核，很可能是在解剖室感染的，而这也意味着他光明的事业生涯的结束。为了治病，他去到了那不勒斯、巴勒莫（Palermo）和卡普里岛（island of Capri），在瑞士的达沃斯（Davos）和席尔瓦普拉那（Silvaplana）接受治疗。1875年10月，他去了马德拉的首府丰沙尔（Funchal），在那里他的病情有所好转，并在那里当医生。1887年的秋季，他的病程发展为进行性肾衰竭。1888年7月20日，就在他41岁生日的前5天，他死于尿毒症，被安葬在他生前选择的马德拉英国公墓里。他形容那里是"一个真正的墓地，安静、与世隔绝，一个安息的好地方"。

保罗·朗格汉斯去世之后，奥斯卡·闵可夫斯基（Oskar Minkowski，1858—1931）（图26-17）为糖尿病的认识也做了巨大的贡献。闵可夫斯基于1858年1月13日出生于立陶宛的亚历索达斯（Alexsotas）。他的父亲是一名商人。他在仅次于维尔纽斯（Vilnius）的立陶宛第二大城市考纳斯（Kaunas）读书。1872年，他的家人为了躲避俄国人的迫害搬到了普鲁士的哥尼斯堡（Königsberg），他也进入了那里的大学预科。之后他在哥尼斯堡、弗莱堡和斯特拉斯堡学

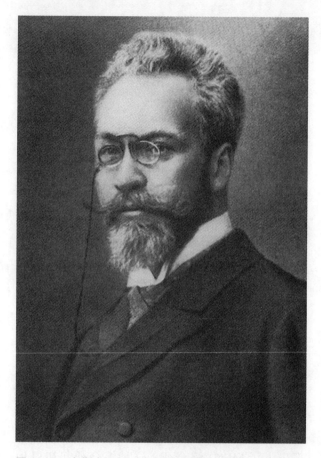

图 26-17 奥斯卡·闵可夫斯基（1858—1931）[来源：费舍尔（Fischer）的《最近五十年的杰出医生传记》（*Biographisches Lexikon der hervorragenden Arzte der letzten fünfzig Jahre*），由柏林的乌尔班与施瓦岑贝格（Urban & Schwarzenberg）出版社于1933年出版]

医，并于1881年在哥尼斯堡大学获得了博士学位。接下来的10年他留在伯恩哈德·瑙宁教授（Bernhard Naunyn，1839—1925）的部门，并在那里取得了重要的突破——1899年发现了胰腺的功能。尽管闵可夫斯基已经加入了普鲁士的国籍并改信了基督教，但依然因为他的犹太血统而多次申请教授职称失败，直到1905年，他在格赖夫斯瓦尔德（Greifswald）大学被授予医学教授职位。1909年，他在布雷斯劳[Breslau，现在波兰的弗罗茨瓦夫（Wroclaw）]被授予正教授，直到1926年退休。1931年，闵可夫斯基死于支气管肺炎和肺栓塞。

闵可夫斯基不仅是一名医生，还是一名生理学家。1885年，他从活着的动物（鸟）中取出了肝，证实它能生成胆色素，是尿酸形成的部位。接着他在斯特拉斯堡（Strassburg）大学图书馆里

与约瑟夫·冯·梅林（Joseph von Mering，1849—1908）会面，讨论了狗的胰腺部分切除术。后来约翰·康拉德·布伦纳（Johann Conrad Brunner，1653—1727）进行了这个手术。这些实验后的动物都出现了糖尿病烦渴多尿的典型症状。虽然冯·梅林认为切除整个胰腺后动物将无法存活时，但闵可夫斯基成功地完成了首例胰腺全切术[46]，术后狗存活了下来并患上了严重的糖尿病。这之后，一名实验员发现了这只狗的尿引来了苍蝇。闵可夫斯基因此分析了尿的成分，发现尿里包含了大量的糖分，是典型的糖尿病表现。

糖尿病的首次形态学定位是由古斯塔夫 - 爱德华·拉盖斯（Gustave-Édouard Laguesse，1861—1971）完成的。他出生于法国的第戎（Dijon），是一名病理学家和组织学家。1893 年，他继朗格汉斯之后命名了胰岛细胞，并提出这些细胞团与糖尿病的发病机制有关。然而，最早描述糖尿病患者胰岛细胞的形态学改变的，是 1900 年约翰斯·霍普金斯医院（Johns Hopkins Hospital）的一名医学生尤金·琳赛·奥佩

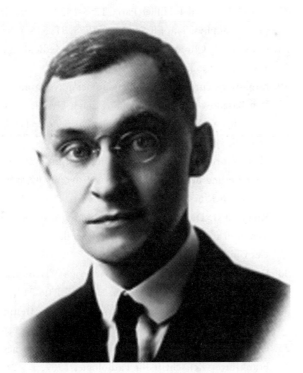

图 26-18 尤金·琳赛·奥佩。来自 http://www.aai.org/about/History/Notable_Members/Presidents/Opie_Eugene.html 由美国免疫学家协会（American Association of Immunologists）提供

（Eugene Lindsay Opie，1873—1971）（图 26-18）[47] 和 1902 年维也纳的病理学家 A. 维希瑟尔鲍姆（A. Weichselbaum）和斯坦格尔（Stangl）。后来，奥佩在威廉·H. 韦尔奇（William H. Welch）的指导下学习病理学，继续研究胰腺疾病，并发现了肝胰管壶腹的阻塞（例如胆石阻塞）和继发的急性胰腺炎之间的联系。1904 年，他去了纽约的洛克菲勒研究所（Rockefeller Institute）。从那时起他把目光转向了结核、免疫基础、炎症机制、白血病以及医学教育。

一直到乔治·路德维希·祖尔泽（Georg Ludwig Zülser，1870—1949）和弗雷德里克·格兰特·班廷（Frederic Grant Banting，1891—1941）做的实验，糖尿病与胰腺功能的关系才为世人所知。1906 年，祖尔泽开始他的实验，但最终因为胰腺提取物的纯度过低而失败。加拿大整形外科医生班廷和他的学生查尔斯·H. 贝斯特（charles H. Best，1899—1978）在多伦多的麦克劳德实验室（Laboratory of MacLeod）成功地从提前几周结扎了胰管的狗的胰腺中提取出了稳定的物质。提取到的物质被称为"isletin"（胰岛素，insulin），将其用林格液稀释后注射到切除胰腺后患上严重糖尿病的狗体内。令人惊讶的是，在 1921 年 7 月 27 日注射了"isletin"之后，狗竟恢复了健康，再次走路，摇尾巴。这种激素最终被英国生理学家爱德华·阿尔伯特·沙佩 - 沙尔（Edward Albert Sharpey-Schafer，1850—1935）命名为"胰岛素"。他还将无分泌导管的腺体命名为"内分泌腺"。1923 年，班廷获得了诺贝尔生理学或医学奖，同时获得此奖项的还有约翰·詹姆斯·理查德·麦克劳德（John James Rickard Macleod）。32 岁的班廷也成为了该领域最年轻的诺贝尔奖获得者。他决定与查尔斯·贝斯特共享他的奖金，随后麦克劳德也出于感激，与生物化学家詹姆斯·库利普（James Cullip）共享他（后者）的部分奖金，因为是他（后者）建议向提取物中加酸以防止胰岛素被分解。

1922 年 7 月 10 日，胰岛素首次应用于临床，是将一定剂量的提取胰岛素注射到一个患严重糖尿病的 5 岁男孩 [泰德·莱德（Ted Ryder）] 体内，这个治疗方法使男孩的糖尿病得到长期控制，并活到了 1993 年。

致谢

十分感谢君特·克拉普（Günter Klöppel）教授对本章节所提出的建议和意见。

参考文献

1. Medvei VC. A history of Endocrinology. MTP Press Ltd., London, UK,1982.

2. Addison T. Constitutional and local effects of disease of the suprarenal capsules, London, UK, 1855.

3. Bayliss WM. Principles of General Physiology, 4th ed., London, UK, 1924: 739.

4. http://www.endocrinesurgeon.co.uk/index.php/the-history-of-the-thyroid-gland.

5. Alfred C, Sandison AT. The Pharao Akhenaten. A problem in Egyptology and Pathology, Bull Hist Med, 1963, 36: 293-316.

6. Lenard A. The history of research on the adrenals, 1563-1900. J Hist Med Allied Sci, 1951, 6: 496-505.

7. Pearce, JMS. Thomas Addison (1793-1860), J R Soc Med, 2004, 97: 297-30.

8. Brown- Séquard, Charles Edouard CR. Recherches experimentales sur la physiologie et la pathologie des capsules surenales. Acad. Sci. Paris, 1856, 43: 422-425.

9. Cushing HW. The basophil adenomas of the pituitary body and their clinical manifestations (Pituitary basophilism). Bull. Johns. Hopkins Hosp, 1932, 50: 137-195.

10. Nagel N. Ueber die Struktur der Nebennieren. Arch Anat Physiol Wissen Med. Verlag von G Eichler, Berlin, 1836, 365-383.

11. Werner B. De Capsulis Suprarenalis, diss ingarg Dorpati Livonorum, 1857.

12. Fränkel F. A case of bilateral, completely latent adrenal tumor and concurrent nephritis with changes in the circulatory system and retinitis. Arch Path Anat Phys. 1886, 103: 244-263. http://onlinelibrary.wiley.com/doi/10.3322/canjclin.34.2.93/epdf (December 2015).

13. Carmichael SW. A History of the Adrenal Medulla https://isccb12.webs.ull.es/ChromaffinCell/History.html (December 1015).

14. Rathke MH. Ueber die Entstehung der Glandula pituitaria. Archiv für Anatomie, Physiologie und wissenschaftliche Medicin, Berlin, 1838, 482-485.

15. De Herder WW. Acromegaly and gigantism in the medical literature. Pituitary, 2009, 12: 236-244.

16. De Haen A. Ratio medendi in nosocomio practico , P. Fr. Didot juniorem, Paris, 1771.

17. https://archive.org/details/ratiomedendiinno13haen.

18. Sheehan HL. Post-partum necrosis of the anterior pituitary, Ir J Med Sci, 1948, 270: 241-255.

19. Vermeulen AHM.The birth of endocrine pathology. How Erdheim misunderstood parathyroids. Virchows Archiv, 2010, 457: 283-290.

20. Potts JT. Parathyroid hormone: past and present, J of Endocrinology, 2005, 187: 311-325.

21. Owen R. On the anatomy of the Indian Rhinoceros (Rh. Unicornis, L.). Trans Zool Soc Lond, 1862, 4: 31-58.

22. Sandström IV. Om en ny körtel hos menniskan och åtskilliga däggdjur. Ups Läk Förh, 1880, 15: 441-71.

23. Kocher Th. Ueber Kropfexstirpation und ihre Folgen. Arch Klin Chir, 1883, 29: 254-335.

24. Erdheim J. Tetania parthyreopriva. Mitt a d Grenzgeb d Med u Chir, 1906, 16: 632-744.

25. Gley E. Sur la toxicité des urines des chiens thyroidectomisés: contribution à l'étude des fonctions du corps thyroide. Comptes Rendus de la Société de Biologie, 1891, 3: 366-368.

26. Von Recklinghausen FD. Die fibröse oder deformirende Osteitis, die Osteomalacie und die osteoplastische Carcinose in ihren gegenseitigen Beziehungen. Festschrift Rudolph Virchow, Berlin, Georg Riemer, 1891.

27. van Hull G. Caleb Hillier Parry 1755-1822: a notable provincial physician. J R Soc Med, 1998, 91: 335-338.

28. Graves RJ. Clinical Lectures London Medical and Surgical Journal, 1835, 7: 516-517.

29. http://www.eurothyroid.com/about/met/graves.html.

30. Von Basedow CA. Exophthalmos durch Hypertrophie des Zellgewebes in der Augenhöhle, Wochenschr Heilk, 1840, 6: 197-204.

31. Hashimoto H. Zur Kenntnis der lymphomatösen Veränderung der Schilddrüse (Struma lymphomatosa). Archiv für Klin Chir, 1912, 97: 219-48.

32. Riedel BM. Die chronische zur Bildung eisenharter Tumoren führende Entzündung der Schilddrüse. Verh Ges Chir, 1896, 25: 101-105.

33. De Quervain F. Über acute, nichteitrige Thyroiditis. Archiv für klin Chirurgie, Berlin. 1902, 67: 706-714.

34. Langhans T. Über einen Drüsenpolyp im Ileum. Virchows Arch Pathol Anat, 1867, 38: 550-560.

35. Oberndorfer S. Karzinoide Tumoren des Dünndarmes. Frankfurter Zeitschrift für Pathologie, 1907, 1: 426-429.

36. Irwin M，Modlin MD，Shapiro MK. Siegfried Oberndorfer. Origins and perspectives of carcinoid tumors. Human Pathology, 2004, 35: 1440-1451.

37. Klöppel G, Dege K, Remmele W, et al. Siegfried Oberndorfer: a tribute to his work and life between Munich, Kiel, Geneva, and Istanbul. Virchows Arch, 451, 2007, (Suppl 1): 3-7.

38. Gosset A, Masson P. Tumeurs endocrines de l'appendice. Press Med, 1914, 25: 237-240.

39. Pearse AG. The cytochemistry and ultrastructure of polypeptide hormone-producing J Histochem Cytochem, 1969, 17: 303-313.

40. Underdahl LO, Woolner LB, Black BM. Multiple endocrine adenomas; report of 8 cases in which the parathyroids, pituitary and pancreatic islets were involved. Clin Endocrinol Metab, 1953, 13: 20-47.

41. Wermer P. Genetic aspects of adenomatosis of endocrine glands. Am J Med, 1954, 16: 363-371.

42. Laios K, Karamanou M, Saridaki Z, et al. Aretaeus of Cappadocia and the first description of diabetes. Hormones, 2012, 11: 109-113.

43. Kaviraj Kunja Lal Bhishagratna (Ed.) An English translation of the Sushruta samhita, based on original Sanskrit text. With a full and comprehensive introduction, translation of different readings, notes, comperative views, index, glossary and plates by Susruta 1865; published by the author Bhishagratna, Kunja Lal, Kaviraj. Calcutta, 1911.

44. Fitzgerald PJ, Morrison A. The Pancreas (International Academy of Pathology Monograph), 1980.

45. Langerhans P. Ueber den feineren Bau der Bauchspeicheldrüse, Thesis, Berlin, 1869.

46. von Mering J, Minkowski O. Diabetes mellitus nach Pankreas Extirpation. Arch Exp. Pathol. Pharmacol, 1890, 26: 371-387.

47. Opie EL. On the histology of the islands of Langerhans of the pancreas. Bulletin of the Johns Hopkins Hospital, 1900, 11: 205-209.

翻　译：黄灿灿　宋　喆
校　对：陈雪玲　陈倩倩

第 27 章

生长失调：癌症

克莱夫·R. 泰勒（Clive R. Taylor）

癌症的医学史源远流长，在考古学和古生物病理学领域的化石记录中，它的历史甚至更长。

远古时代及其前期

从历史记录最早时期开始，人类和其他动物就开始遭受疾病的困扰，回溯过去，从症状、体征和描述上看，几乎可以肯定，那些异常就是我们现在所理解的癌症。《埃德温·史密斯医学手稿》（*Edwin Smith Papyrus*，公元前 1600 年，见第 1 章）中报道的病例"有突出隆起的胸部肿瘤"和"胸部鼓起的肿瘤和胸部脓肿突出的肿瘤"；就当时的理解而言，这些很可能就是癌症的例子。那时候治疗方式类似"魔法"，通过擦药膏或局部应用一些混合物，但有时也运用"外科手术"，用刀或"火钻"摘除肿瘤；而他们从来都不知道这是一类不可治愈的疾病。

几十年后，《埃伯斯莎草纸文稿》（*Ebers Papyrus*）描述了肠道肿瘤、神经肿瘤和皮肤肿瘤，而事实上大家都认为其借鉴的是 5000 多年前更古老的资料。古病理学家发现，公元前 2000 年，古埃及库贝特 - 艾尔 - 哈瓦（Qubbet-el-Hawa）地区就已经存在乳腺癌伴骨损伤病例，也发现古希腊时期描绘乳腺溃疡的祭祀雕像（见第 23 章，图 23-1 和 23-2）。虽然直到莫尔加尼（Morgagni）时期，前列腺才真正被确认为是一种特殊的腺体（见第 22 章），但人们已经在 2000 年前或者更早前的埃及木乃伊上发现骨肉瘤和转移性前列腺癌中类似的骨骼变化。

在动物王国中，科学的触角延伸得更远更早，早至几百万年前的侏罗纪时期，恐龙身上的肿瘤。显然现在只剩下骨骼可以用来研究，但是在一项放射学研究中，发现了骨肿瘤，最常见的血管瘤伴随的骨肿瘤以及肿瘤转移相一致的变化也被观察到[1,2]。在古代（以及之前），"癌症"的明显低发生率不得而知，可能是由供研究遗留样本的"时间"和"非自然选择"导致的偏见，但癌症在现代可能更为常见，而且在某种程度上是一种"人为疾病"[3]。

在古代，诊断和命名是一个难题，今天依然如此，但在当时来说这是一个不同的问题。术语"肿瘤"（carcinos）和"癌"（karkinoma）是希波克拉底（Hippocrates，公元前 460 年—公元前 370 年）（图 27-1A）和希波克拉底学派提出来的（见第 1 章）；显然肿瘤指的是一种不可治愈的病变或溃疡，而癌症指的是一种恶性肿瘤。在希腊语中肿瘤（Carcinos）的意思是"蟹"，可能是对这些病变的不规则扩展的描述，这种现象可在乳腺、子宫颈和其他部位观察到。塞尔苏斯（Celsus，公元前 25 年—公元 50 年，见第 2 章）提出肿块是炎症的主要症状之一。半个世纪后盖伦（Galen，130—201）（图 27-1B）使用一个完全非特异性的希腊术语"oncos"（肿胀或"肿块"）；盖伦在《论肿瘤性质》（*De tumoribus praeter natura*）[4]一书中将"oncos"或者说肿瘤分为三类：正常肿胀（如怀孕）；"创伤愈合"过程中形成的愈伤组织和瘢痕；由癌症或炎症反应引起的肿胀[4]。塞尔苏斯（图 27-2A）是一名罗

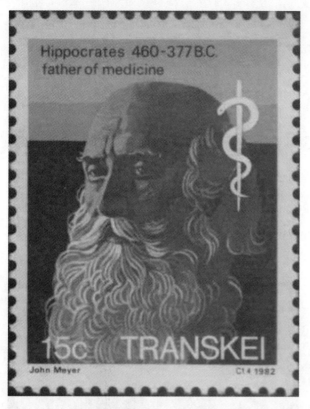

图 27-1A 古代内科医生纪念邮票：希波克拉底；癌症；螃蟹

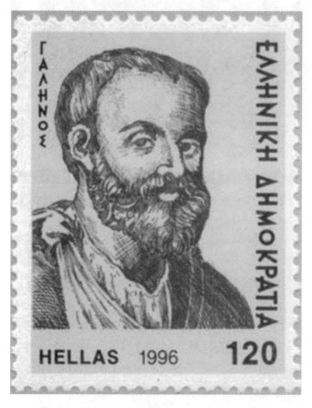

图 27-1B 古代内科医生纪念邮票：盖伦；癌症；螃蟹

马医生，将这一术语翻译为"癌症"（"蟹"—拉丁语），并且在他的书《论医学》（*De Medicina*）中描述了乳腺、皮肤和其他器官中癌症的几个阶段（图 27-2B）。

因此癌症的名字出现了，病变也明确了，但与炎症和感染性病变的区别尚不明确，并且延续了几个世纪。更科学和更精确的术语"肿瘤"（Neoplasm）也起源于希腊（新生物形成时期），但其起源要晚得多。

几千年来对癌症的了解毫无进展，直到开始尸检

随着希腊和罗马医学的衰落，阿拉伯医生继承并开始推进医学的进步。当然他们也意识到了癌症的存在（见第 3 章）。然而，在那时的医学知识背景下，一千多年来人们对于癌症的了解没

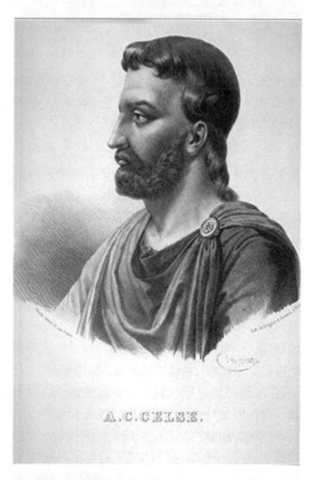

图 27-2A 塞尔苏斯和他的书。奥卢斯·科尼利厄斯·塞尔苏斯（Aulus Cornelius Celsus）。美国公共资源。https://commons.wikimedia.org/wiki/File：Aulus_Cornelius_Celsus.jpg

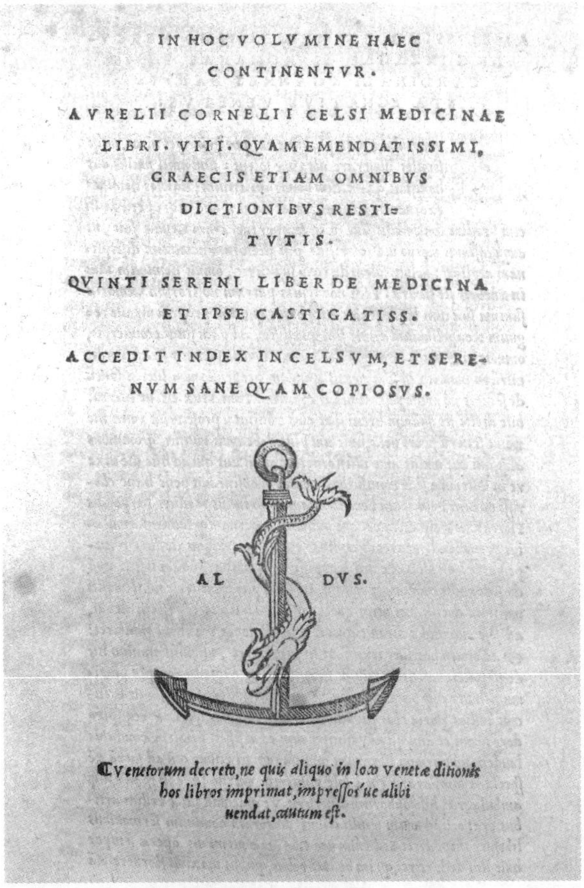

IN HOC VOLVMINE HAEC
CONTINENTVR.

AVRELII CORNELII CELSI MEDICINAE
LIBRI. VIII. QVAM EMENDATISSIMI,
GRAECIS ETIAM OMNIBVS
DICTIONIBVS RESTI-
TVTIS.

QVINTI SERENI LIBER DE MEDICINA
ET IPSE CASTIGATISS.

ACCEDIT INDEX IN CELSVM, ET SERE-
NVM SANE QVAM COPIOSVS.

AL   DVS.

CVenetorum decreto, ne quis aliquo in lo.o venetæ ditionis
hos libros imprimat, impressos'ue alibi
uendat, cautum est.

图 27-2B　塞尔苏斯的《论医学》。美国公共资源。
https://en.wikipedia.org/wiki/ Aulus_Cornelius_Celsus#/
media/File：De_medicina_V00117_00000006.tif

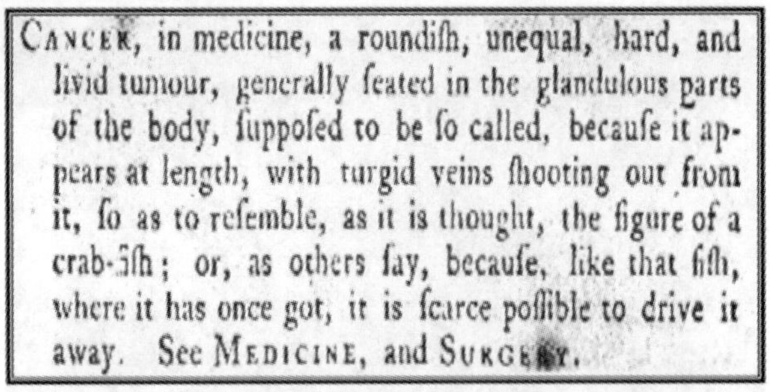

CANCER, in medicine, a roundish, unequal, hard, and
livid tumour, generally feated in the glandulous parts
of the body, fuppofed to be fo called, becaufe it ap-
pears at length, with turgid veins fhooting out from
it, fo as to refemble, as it is thought, the figure of a
crab-fifh ; or, as others fay, becaufe, like that fifh,
where it has once got, it is fcarce poffible to drive it
away.   See MEDICINE, and SURGERY.

图 27-3A　牢牢抓住我们思想的癌症。第一版《大英百科
全书》中对癌症的定义；1771 年由爱丁堡尼科尔森街的
M. 贝尔（M. Bell）和 C. 麦克法夸尔（C. Macfarquhar）出
版社出版（来自作者克莱夫·R·泰勒的个人副本）

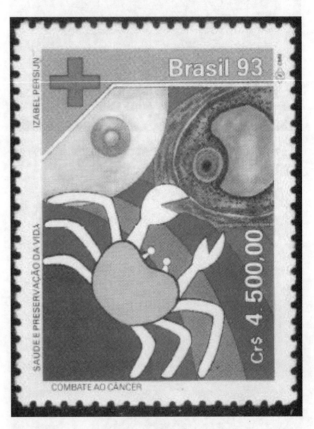

图 27-3B　牢牢抓住我们思想的癌症。1993 年，巴西关
于医疗保健的纪念邮票

有进展，直到 1771 年，在爱丁堡出版的第一版
《大英百科全书》（*Encylopaedia Britannica*）给癌
症下了一个定义[5]。癌不管是从外观还是与周围
组织的黏附性，仍然是以和蟹的相似性来定义，
这一形象在现在也仍有相同的含义（图 27-3A，
27-3B）。《大英百科全书》反映了那个时代知识
的水平，但它并没有列出肿瘤，而它确实列出了
"手术"中发现的硬质肿块。它还描述了乳腺癌
的切除，子宫及其他部位的类似肿瘤，以及颈部
的淋巴腺体癌症；也提到过转移，但没那么详细。
因此 18 世纪接近尾声时，知识仍然靠观察和实
践获得，因而对理解疾病的进展帮助不大。

　　然而，随着欧洲尸检经验的慢慢积累，人们
逐渐得出了一个结论："体液"的失衡可能导致
癌症（见第 5 章）。安东尼·本尼维尼（Antonio
Benivieni，1443—1502）、加布里尔·法洛皮
奥（Gabriele Falloppio，1523—1562）和莫尔加

尼（1682—1771）（图 5-11）都观察和报道过属
于"肿瘤"或"癌症"范畴的病变，莫尔加尼于
《大英百科全书》首次出版的那年逝世，但细查
会发现，他们描述的疾病范畴比较广泛，包括
各种溃疡、下疳、痈、腹股沟淋巴结炎，甚至
动脉瘤。

　　莫尔加尼通过 700 例左右的尸检，详细地描

述了胃、胰腺、乳腺和其他部位的"癌症"，以及淋巴结的伴随病变和几乎确实的转移，尽管他没有将这些联系起来。不过后来，人们对这种关系有了更为现代的理解，比如说查尔斯·詹特伦（Charles Gentron，1662—1700）将这些结合起来分析，他在书中指出，癌症开始于被感染器官的局部病变，并在原始部位继续生长形成[6]。这个概念与当时盛行的"体液"学说不相容，故而没有立即引起人们的注意。虽然概念混乱，但新的数据得以积累，临床已经从中受益，"癌症"的本质及其原因正慢慢接近正确的理解。

通过尸检结果的不断发现，并开始与活体患者的疾病模式相关联，先进的治疗方法开始出现。例如，约翰·亨特（John Hunter，1728—1793）（见第 7 章）描述了外科医生是如何决定哪些癌症通过手术可以治愈[7]。

"无法找到治愈方法，"他写道，"但由于没有药来治愈，我们只能切除癌变的部分。"他运用尸检积累的知识，决定哪些病例是"可手术的"——"整个疾病是否可以彻底治愈；如果是，进行手术是合适的。不管肿瘤是否可移动，但应该密切注意，因为随着疾病的进一步发展，其他部位都可能与肿瘤有紧密的关联。如果肿瘤和其他部分都是可移动的，那么就更应该手术切除。"他还意识到复发与淋巴结的关系——"我们容易对淋巴腺体的情况产生误解，淋巴腺通常是可移动的，当我们想通过手术彻底切除肿瘤时，就会发现肿瘤已经通过淋巴管转移到我们无法控制的部位，从而导致手术无法成功。"

其他章节（见第 7 章）也讨论过，亨特是第一个公开提倡临床实践方法的人，现在看来属于"循证医学"的领域。然而，值得注意的是，当时对疾病的本质一无所知，我们将在下面章节提到。亨特在许多方面仍然坚持"体液"学说。

尸检时代的到来最终给"肿瘤"和"癌症"带来更深刻的理解和更精确的意义。同时"尸检时代"使"显微镜时代"的到来成为可能（图 27-4），而"显微时代"，成就了 200 多年来的癌症诊断的"金标准"，"组织诊断"直到 21 世纪仍在被使用。随着临床护理的发展，显微分析或"组织诊断"的发展面临着许多不确定性，而且对所诊断疾病的性质也存在持续的争议[8]。

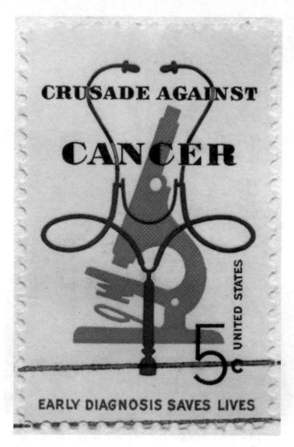

图 27-4A 显微镜与癌症。1964 年，美国抗癌运动的邮票

癌症的"本质"：旧思想基础上的"新思维"

魔法的信念（见第 1 章）

人们对于癌症本质和起因的理解，与他们所处的整个社会的信仰体系密不可分，而且一直如此。当信仰系统仅能接受相信神明时，对于其他的疾病来讲，癌症就是"凶兆之星"，是对患者的惩罚，或是一些药师、巫师或巫婆的诅咒，亦或是来自众神的愤怒或仅仅是上帝的责罚。如前面章节所述，身体许多部位的癌症显然是存在的，且在古代和史前就已为人知，是公认难治的疾病，结局只有死亡。当时出现了各种各样独特的治疗方法，包括药膏、药水、咒语，甚至粗暴的手术，但病因总是归结于人体外部的神奇原因，使得当时的人们无法理解疾病的真正本质。

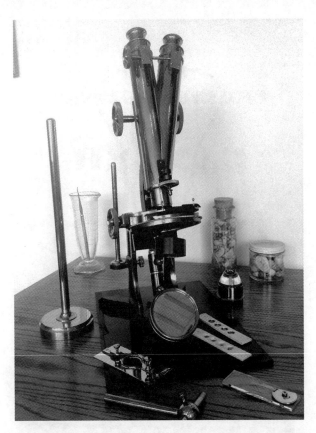

图 27-4B　双筒黄铜显微镜。镜筒上印有"亨利·克劳奇"（Henry Crouch）字样，1865 年产于伦敦（作者收藏）

体液理论（见第1、2章）

虽然"体液理论"第一次被提出，但是在一定程度上推动了医学的进步，因为它至少在某种程度上解释了疾病的原因（包括癌症），说明了体内的变化并非"巫术"引起，尽管它仍受灵魂和神灵因素的影响。

"体液"学说渗透到这本书的前几章，认为"人体体液"失衡是导致疾病的原因，在当时的医疗环境下，这一概念也可以延伸为癌症和肿瘤的本质和原因。在这种普遍的信仰结构下，癌症的本质、确切病因及其影响从未被清楚地阐明。然而，黑胆汁在身体的各个部位过度积累导致了所有的疾病，这是盖伦传承下来的基本理念（图27-1）。如其他地方所写（见第2章），这一理念成为 18 世纪及其后医学工作者最重要的思想，从而阻碍了包括癌症在内的许多医学领域的新思维。

淋巴理论

在某种程度上，淋巴理论的概念代表了体液理论的扩展或精炼，也就是说人们认为渗透到身体实体器官的流体受到了扰动而引起疾病。"淋巴"从血液进入体内，淋巴引起的局部反应、酸度变化、发酵等是产生癌症的根本原因。尽管约翰·亨特的手术方法，回想起来似乎建立在对癌症更坚实的概念上，但实际上他关于癌症的本质和原因的观点仍属于这一理论范畴。

"癌症是甲级一等毒药，即虽然它只产生局部影响，但它已经感染了机体。"在亨特看来，这就是发生了感染。"首先持续性感染，这是其他疾病常见的；其次通过远处转移，这是其本身特有的；第三，接触感染或向远端传播感染物质。我称这些为继发癌症，区别于原发癌症[7]。"

即使这个理念后来被证明是大错特错的，但它使人们认识到影响发病率的因素有三个：年龄、发病部位和遗传倾向。

胚芽（见第 8 章）

将癌症的本质理解为"胚芽"的观点在 19 世纪早期的欧洲根深蒂固，恰巧当时是"细胞理论"艰难诞生的特殊时期。罗基坦斯基（Rokitansky）和魏尔啸一样最初支持这一观点，这一观点最初由魏尔啸提出来，他认为"癌症像液体一样扩散"。由于与魏尔啸同时代的人都在支持体液理论和胚芽理论，魏尔啸为此斗争了很久，才让人们最终接受了"细胞理论"。

感染

需要谨记的是，"细菌或微生物"是导致感染的原因，而这种从一个患者传染到另一个患者的机制直到 18 世纪后半期，也就是巴斯德（Pasteur）和科赫（Koch）时代，才被人们弄清楚。这是非凡的进步，因为在此之前大约 200 年，在荷兰工作的两个医生曾指出乳腺癌具有传染性。

扎库图斯·卢西塔尼（Zacutus Lusitani，1575—1642）和尼古拉斯·蒂尔普（Nicholas Tulp，1593—1674）研究同一家庭中不同成员患乳腺癌得出结论，并分别于1649年和1652年各自发表了"传染理论"。他们还建议为了防止癌症的扩散，癌症患者需要被隔离，最好是隔离在城镇之外[8-9]。然而，癌症的传染性显然与"黑死病"不是同一级别，也不会像亨利八世（Henry Ⅷ）[①]时期的"流行性粟粒疹热"那样摧毁英国。癌症既不是如约翰·斯诺（John Snow）的霍乱等流行病；也不是结核病或麻风病之类的更具潜伏性的疾病。

前文提到的很多疾病都是具有广泛的传染性，显然癌症不是。因此，癌症会传染的观点也就此告一段落；其中仅在鸡（和其他动物）中发现了可传播的癌症，以及后来又发现了一种"病毒"可以引起某些动物产生癌症，这些将在本章的后面进行描述；接着这一说法又开始被质疑。因此，这整个过程中一波三折。包括诺贝尔（生理学或医学）奖获得者约翰尼斯·菲比格（Johannes Fibiger，1926年），他发现了螺旋体肿瘤，这是一种微生物寄生虫，菲比格宣称它是造成癌症的原因。这一论断不久便受到质疑，很大程度上是因为山极（Yamagiwa）提出的"致癌作用"的观点逐渐被人们接受，下文会介绍这一观点。

然而在医学和生物学领域，只有"永不说永不"。因为在20世纪末发生了一件不可思议的、完全无法预料的事情，证明了历史上所有那些相信感染是导致癌症的原因的科学家是正确的。目前，世界卫生组织指出，全球大约20%的癌症与传染病（包括肝炎病毒、人乳头瘤病毒和幽门螺杆菌，在描述它们造成的影响章节中有介绍）有密切关系（因果）。

显然，当时的人们想正确理解癌症，需要摒弃已有的理论、未经证实的猜想和抽象思维，他们需要着手实验病理学实践以及显微镜的使用。

实验病理学和微观病理学：相互作用

到撰写本书时，癌症可以指代现有所有的恶性肿瘤，定义如下：

"肿瘤是由于可多向发展的生长调控基因异常导致的，不同的肿瘤，即使有同样的组织学类型，也可能显示不同的基因变化（+/- 共同变化）。"[实用定义，南加州大学一年级学生，2015，CR. 泰勒（CR. Taylor）。]

一代又一代的科学家和医生得出这个定义，既不是简单直接的，也不总是充满逻辑性的，而是需要依赖很多的技术和方法，在这本书的最后几章将会更充分地介绍。就目前这一章的目的而言，我们需要认识到显微镜的出现促使一些"新发现"的产生，都必须在对当时"发现"所处的特定时代的理解或误解的背景下加以解释。

18世纪：现代癌症理论的开端

20世纪90年代，哈罗德·马尔金（Harold Malkin）在《走出迷雾》（Out of the Mist）一书中回顾了200年以来病理学的发展历史，其中癌症的实验病理学的开启给人们留下深刻印象，让·阿斯特吕克（Jean Astruc，1684—1766）所做工作就是例证。阿斯特吕克取"恶性乳腺癌切片和等量的牛排，将两者都在沙浴锅的反应炉里进行蒸馏，检查两者的残留物和馏分油[9]。"他通过在酸和乙醇中沉淀和萃取的方法对组织材料进行检测，甚至最后用嘴品尝！然后他说："我的结论是，关于癌症中的液体是辛辣和有腐蚀性的，这是一个错误的假设，因此有必要寻找对于这些肿瘤的其他解释[10]。"

虽然这个特别的实验没有取得丰硕的成果，但它反映了科学方法运用的开端，癌症领域如此，其他领域也一样。

在本书的其他章节（见第7、24、30章）也提到过，伦敦的外科医生波西瓦·帕特

[①]亨利八世（1491—1547）：英格兰及爱尔兰国王，1509年至1547年在位。——编辑注

（Percivall Pott）发现了阴囊癌与烟囱清洁工作之间的联系，这被认为是第一次明确癌症与"职业"相关，尽管烟囱清洁工这一行业会患"煤烟疣"早已为人们所知。这之后的流行病学研究进一步揭示了这其中的根源。

早在 1761 年，也是在英国的约翰·希尔（John Hill），注意到鼻烟（鼻烟是一种吸入式烟草制剂）使用者的鼻息肉，观察到了至少有一个病例有"开放性癌症所有的可怕的症状。"他立刻提出警告——"谁也不能再冒险尝试鼻烟，因为谁都不能确定不会因此而患癌症，没有人能确定 [6]。"

这无疑是第一个烟草致癌特性的公共卫生预警，比与他同名的希尔（Hill）、牛津的理查德·道尔（Richard Doll）爵士以及美国卫生局局长早提出了将近 200 年。人们注意到唇癌，尤其是下唇癌，与大量用烟斗吸烟密切相关 [塞缪尔·冯·索默林（Samuel von Soemmerring），1795 年]，大量病例也证实这一点，但在此之前这一现象被几代人忽视。可见患者和医生吸取历史教训的速度有多慢！

1800 年，薛定谔的细胞（Schrödinger's Cell）

1935 年，埃尔温·薛定谔（Erwin Schrödinger）[1]在用理论物理考虑"量子位置"的难题时，得出了一个现代人众所周知的悖论，猫与毒药（放射性核素）一起放在一个封闭的盒子里。观察者任何时候都可以认为，"薛定谔的猫"可能活着，或者死了，或者既是活的也是死的，但不打开盒子则永远无法判断。细胞也是如此；它存在了千万年，也可能根本不存在，直到显微镜出现，我们才能"打开"这个盒子。

现代科学认识到，"细胞"已经存在了几十亿年，大概从地球上出现生命的时候就存在了；但在生物学和肿瘤领域，直到显微镜出现后，人们才证实了肿瘤细胞的存在。19 世纪早期，这一发现颠覆了人们对肿瘤的传统认识，同时加速摒弃了旧观念并形成新观点。

在世纪之交的 1802 年，也就是《大英百科全书》出现后的 30 年，第 1 版《柳叶刀》（The Lancet）杂志出版前 21 年，《爱丁堡医学与外科杂志》（the Edinburgh Medical and Surgical Journal）上刊登了一份调查委员会关于"探究癌症的本质和治愈方法"的报告（Investigating the Nature and Cure of Cancer）[6,11]。这些杰出的委员会成员提出了一系列关于癌症的关键问题，转述如下：

"诊断的标志是什么？器官有前期病理改变吗？其他疾病可以'恶化'成癌症吗？有没有证据证明癌症是可遗传的？或者会传染的？癌症是局部疾病吗？气候或环境的变化与癌症患病率有关吗？淋巴腺体是主要受影响的部位吗？癌症可以'自愈'吗？"

十年后，《医学大辞典》（Dictionaire Des Sciences Medicales）（图 27-5）[12]根据最新发展状

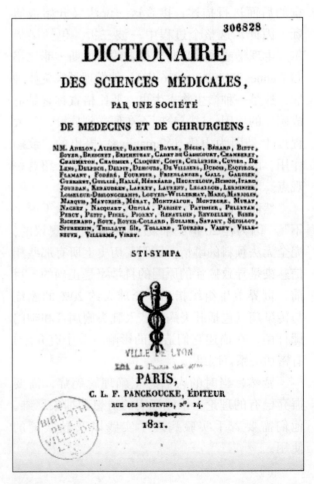

图 27-5　医学大辞典（法国）——19 世纪初的"巨作"

---

①埃尔温·薛定谔（1887—1961），奥地利物理学家，量子力学奠基人之一。1933 年荣获诺贝尔物理学奖。——编辑注

况，解释了一些问题，同时提出了另一些问题：

"关于癌症的直接原因我们还不太清楚"；……"处理不当（对癌症）是癌症切除后复发的原因，同时也是导致多器官同时癌变的原因。"……"癌症是不可能会传染的。"也是在同一本辞典里，何内·希欧斐列·海辛特·雷奈克（René-Théophile-Hyacinthe Laënnec，1781—1826）用术语"肺型脑炎"（encephaloides du poumon）一词来表示肺癌（见第 15 章）。

可见 19 世纪人们已经意识到要提出有意义的问题，但答案可能需要几百年才能弄清楚，而且也不一定很完整。在 1800 年，问题的关键是，肉眼根本无法区分出感染性肿块与肿瘤肿块，只能通过观察病变的发展以及是否死亡来鉴定是不是肿瘤。显微镜开始使用后，人们开始运用科学的方法探寻答案，这一过程很漫长。"细胞"的识别在这一过程中至关重要，但"体液学说"仍然有着一定的影响。

哈罗德·马尔金在这方面表述得很好[6]。19 世纪早期的医生——"不相信（早期）医疗化学家帕拉塞尔苏斯（Paracelsus）、西尔维乌斯（Sylvius）和范·海尔蒙特（van Helmont）提出的如酸碱、盐和矿物质失衡等旧思想。但他们赞同另一种简单的观点——约翰·亨特的凝血淋巴是一种癌症易感因素的观点、"胚芽"的概念（实则是血浆的一部分）。"

马尔金继续写道——"那个时期的病理学家，洛布斯坦（Lobstein）、沃格尔（Vogel）、安德拉尔（Andral）、卡斯维尔（Carswell）、霍奇金（Hodgkin）、阿伯纳西（Abernathy）（那时还不算显微镜专家）都或多或少地相信体液学说。于 1839 年出版《病理学手册》（*Handbook of Pathology*）的卡尔·罗基坦斯基（Karl Rokitansky）也许是最后一个体液学说的信徒，他提出了一套精细的系统，书中他用"体液融合"和"体液不调"的概念概括说明了身体倾向于产生正常或异常的胚芽。"

魏尔啸则认为这些概念已经过时了，像罗基坦斯基那样也不能真正算是先驱（见第 8 章）。但他当时也只停留在口头上，内心的信念一时半会还不会轻易改变。

此时罗基坦斯基的"Krasenlehre"[或"胚

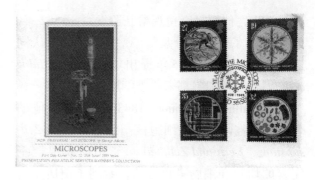

图 27-6　1989 年英国的纪念首日封，纪念 1839 年皇家显微镜学会创办 150 年（作者收藏）

芽"（blastema）] 理论成为了历史，主要得益于魏尔啸拥有了自己的显微镜，很快，其他许多人也有了显微镜（见第 16 章、第 31 章）。巨变在酝酿并随即发生，正是得益于科技驱使，也就是显微镜的出现。这一时期社会热衷于显微镜的使用绝非偶然。例如，1839 年"皇家显微镜学会"（The Royal Micros Copical Society）成立（图 27-6）。接着，休斯·贝内特（Hughes Bennett）在爱丁堡证实了第一例"白血病"（白细胞增多），大约在同一时间魏尔啸也发现了类似的现象（见第 16 章）。

"细胞"一词突然出现在人们脑海里，出现在文学作品中。但当时的科学家们仍花了一段时间来适应这个观点。不久之后，细胞这个概念作为一个真正的生物实体为人们所接受，为之后病理学的总体发展，特别是癌症的研究发展提供了可能的条件。

细胞理论

正如这本书的其他章节所述（第 8 章），"细胞"和"细胞理论"对约翰内斯·穆勒（Johannes Müller），尤其是他的学生西奥多·施旺（Theodor Schwann）的工作起到了实质性的作用。1839 年，细胞这一概念起源于德国，并且短时间内被广泛接受，但它的内涵并未被完全阐明。魏尔啸和克利克尔（Kolliker）一样，接受了这个观点，但如上所述，起初仍坚持罗基坦斯基的"胚芽"模型；认为细胞是由胚基中某种神秘的凝结物产生的。

罗伯特·雷马克（Robert Remak）也是穆

勒的学生，他用显微镜观察胚胎发育。1852 年，他观察到了"细胞分裂"。魏尔啸也很快认同这个观点，并于 1855 年提出了 *"omnis cellulae cellula"*（一切细胞都来源于细胞）。瓦尔特·弗莱明（Walther Flemming，1843—1905）在他的著作《细胞内物质、细胞核与细胞分裂》（*Zellsubstanz, Kern und Zelltheilung*）中，采用全新完善的切片和细胞染色方法，看到了前所未有的形态学细节，更进一步提出 *"omnis nucleus et nucleo"*（一切核都来源于细胞核）。

在适当的背景下阐述"细胞"的发现显得非常重要，因为那个时期科学整体上发生了巨大变化，也正是那历史性的 10 年，"物种起源"受到挑战（见第 16 章），其中涉及对科学、宗教和社会方面的深刻影响。

那一时期人们对癌症的认识也发生了根本性的变化，这并不是巧合，在这条道路上迈出的第一步将最终导致这些概念在 21 世纪占据主导地位。进步在时间和方向上并不一致，许多方面都偏离了正确道路；魏尔啸也不止一次走了弯路，"对细胞的概念是在一代代选择中脱颖而出的。"例如，多年来魏尔啸都坚持认为上皮癌并非来自上皮细胞，而是来自结缔组织细胞。因此在一段时间里他偏离"每一个细胞来自相似的细胞"这一正确道路。这一点已在雷马克关于胚胎的专著中提到。我们还可以从魏尔啸的一个演讲（1858 年）中发现一个更显著的错误：谈及转移时，他这样阐述——"通过特定体液的扩散发生转移，这些体液拥有生产和感染的能力，而感染可以在其他部位使原有存在的物质被复制——因此在异质化过程中体液失调发生……"[13] 可见体液学说被替代的过程非常艰辛。

转移的"种子和土壤"理论

1840 年，罗伯特·卡斯韦尔（Robert Carswell）发表了一些霍奇金病病例的插图（见第 16 章），指出癌细胞通过血液进行扩散。这一观点在细胞理论被完全接受之前提出，但人们并没有立刻意识到这对解释转移现象的意义。

詹姆斯·佩吉特（James Paget）爵士的儿子史蒂芬·佩吉特（Stephen Paget）是一名外科医生，在研究乳腺癌的过程中对于肿瘤转移的本质产生了兴趣。他首先提出了一个问题："肿瘤细胞怎么知道该转移去哪里？"1889 年，他发表了一篇里程碑式的论文《浸润癌转移去哪些器官是由什么决定的？》（*What is it that decides what organs shall suffer in a case of disseminated cancer?*）最简单的答案可能是，这取决于解剖结构："当细胞离开肿瘤时，它会附着到第一个遇到的组织。"在对 735 例乳腺癌病例进行研究后，佩吉特发现，这个简单的解释并不正确，继发性肿瘤经常出现在远处器官，如肺部、肾、脾和骨骼。佩吉特认为恩斯特·富克斯（Ernst Fuchs）几年前的一个意见很有先见之明，他认为某些器官可能本身就"易患继发性癌症"，"继发性肿瘤的分布并不是随机的。"这使得佩吉特类比于植物的转移开始推测："当植物结籽时，种子被带到不同地方；但它们只在适宜的土壤中发芽和成长。"由此，出现了肿瘤转移的"种子和土壤"理论[6,8]。

致癌作用和潜伏期

100 年前就已经有了应用煤焦油诱导兔皮肤癌的经典实验，这个实验模型是由山极胜三郎（Katsusaburo Yamagiwa）和市川浩一（Koichi Ichikawa）（见第 11 章）创建的。他们的这一研究从根本上开创了实验性致癌的领域。从接触致癌物质（或者说启动子）到癌症在显微镜下显现之间的"滞后"和"潜伏"期在实验室中得到确认，并扩展到了临床。这些实验出现之后，化学性致癌的概念在实验、临床和流行病学研究中迅速扩展，其实质是建立在 150 年前希尔和帕特的早期的独立报告基础上（如上所述）。

根据患者（职业和社交）经历和肿瘤类型不同，实验中和环境中可疑致癌物的数量不断增加，并对组织病理学产生了影响，因此预计在不同的时间段，肿瘤的发病率将会增高。重要的是，越来越多文献证实，在明显的癌症症状之前细胞已经发生了改变。石棉肺与"间皮瘤"只是其中的一个例子，也许在滞后期方面最具戏剧性。肺癌与吸烟的关系是另一个例子，在发病率和社会影响方面最为显著（见第 15 章）。希姆斯塔尔（Joachimstahl）的矿工是"职业"肿瘤的典型例子。年轻女性妊娠时雌激素失调所导致的阴道肉瘤则是另一个需要研究的例子，同时这种肿瘤可以通过加强孕妇围产期护理得到预防（见第 21 章）。在这些例子中，组织病理学家很快过渡为外科病理学家，引起广泛关注。而显微镜的应用，则在肿瘤诊断、分类以及癌症类型和癌前病变的识别中起到关键性作用。

电离辐射也列入了致癌因素，许多先驱就是因为这个原因而得了癌症或相关疾病［冯·伦琴（von Roentgen）因为 X 射线致癌，居里夫人（Madame Curie）患有再生障碍性贫血］。广岛（Hiroshima）和长崎（Nagasaki）以及比基尼岛（Bikini）原子弹爆炸测试和切尔诺贝利（Chernobyl）灾难，都是众所周知的惨烈历史，这里就不用再赘述。

同样重要的是"病毒"，它的名字也是"毒素"的意思，源于它的存在最初是作为一种"超滤制剂"。这个故事的核心人物是佩顿·劳斯（Peyton Rous，1879—1970）（图 27-7），1911 年，他从一个农民那里得到了一只长有肿瘤的"普利茅斯岩石"鸡，他证明肿瘤具有传染性，并进一步认为是由一种"过滤性的"制剂传播的，这种过滤物既不包含细胞也不含细菌。这更像是一个历时 60 年或更长时间的传奇，研究中所谓的"衍生品"其实对医学知识的影响是巨大的[8]，其中不仅包括劳斯肉瘤病毒（Rous Sarcoma virus）的发现（第一个 RNA 肿瘤病毒或致癌核糖核酸病毒），还有核心致癌基因序列的证实（sarc 或 src 致癌基因）。因此类研究获得了诺贝尔生理学或医学奖的有：佩顿·劳斯（1966 年）以及霍华德·特明（Howard Temin）和大卫·巴尔的摩（David Baltimore）（1975 年）阐述了病毒 RNA 的逆转录现象；迈克尔·毕晓普（Michael Bishop）和哈罗德·瓦尔马斯（Harold Varmas）发现相同的（原型）癌基因在细胞正常增长中的作用（1979 年）（见第 32 章）。

显微镜和癌症的诊断

社会不断变化并趋于复杂，在这一历史背景下，有一个主题越来越清晰，即癌症可以通过显

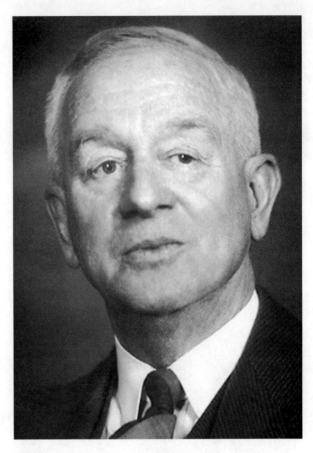

图 27-7　佩顿·劳斯。来自维基百科，公共资源

微镜被诊断和分类，当然是通过可以娴熟应用显微镜的人，也就是病理学家来确诊。但本质上是显微镜成就了病理学家（第 32 章将进一步讨论）。

医疗从业者和研究者利用显微镜技术重新定义"古老的疾病"，并识别和定义迄今为止未被发现的"新物体"，关于显微解剖和显微病理的文献越来越多。从此，第一批病理学家迈出中世纪医学实践的沼泽，走入组织病理学提供的相对坚实的疾病诊断领域[14]。

此外，疾病的治疗方法，特别是癌症的治疗开始依赖于显微镜诊断。组织诊断对于治疗方案的选择不可或缺，"外科病理学"应运而生。一个多世纪以来"组织诊断"一直是癌症诊断的"金标准"，在当今分子时代也依然如此。

外科病理学（或组织病理学）的发展过程曲折，但一直没有停止脚步。到 21 世纪，它已属于病理学的子专业。接下来的内容将叙述组织病理学从 1850 年左右诞生到如今的飞速进步，以及带来的意想不到的巨大变化。可见未来的发展

和变化只会更迅速，而不会减慢。

血液病理学（第 16 章）这一章节是一个很好的例子：说明了要建立媲美显微镜展示的疾病诊断标准相当复杂且极富争议。肿瘤亚型越来越多导致系统命名法的不统一，这似乎是流行语"掉进兔子洞"的灵感来源，就如同爱丽丝遇到了无数的奇迹一般（图 27-8）。也许从 1864 年起，科学家们的灵感大都是来自对立面的，从牛津（Oxford）基督教堂（Christ Church）的数学家、作家查尔斯·道奇森（Charles Dodgson）[亦称路易斯·卡罗尔（Lewis Carroll）]，再到显微镜学家等，他们每天都会遇到新的奇迹。

血液病理学在这一方面并不是独特的。奥卡

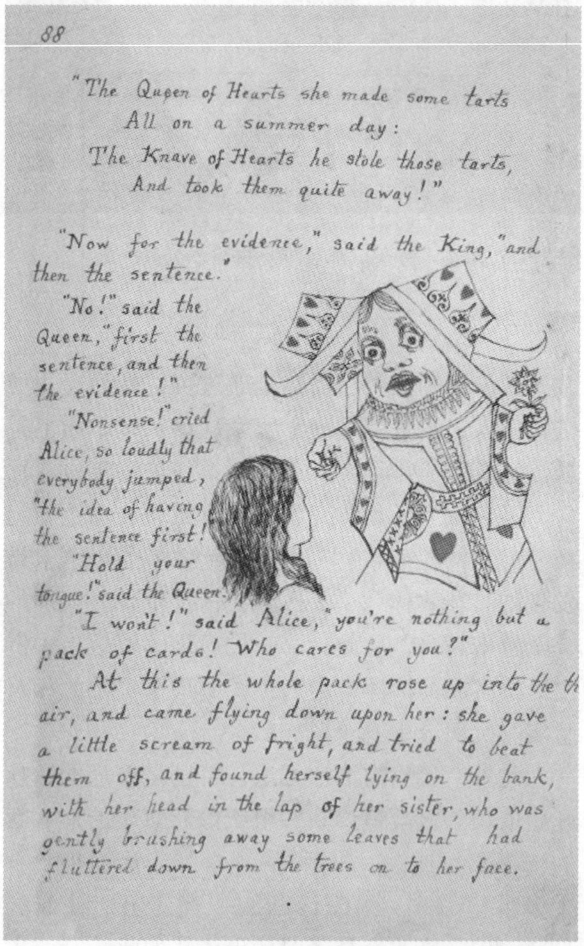

图 27-8 掉进兔子洞——描述进入奇境的经历。路易斯·卡罗尔（真名：查尔斯·勒特威奇·道奇森）（Charles Lutwidge Dodgson）的《爱丽丝梦游仙境》（*Alice's Adventure Underground*）原稿。美国公共资源。https://commons. wikimedia.org/wiki/File:Alice%27s_Adventures_Under_Ground_-Lewis_Carroll_-_British_Library_Add_MS_

姆的剃刀原理在很多器官中广泛应用，看起来它似乎像显微镜一样是必不可少的工具。所有的推动者，包括后来首批"癌症"外科病理学家，他们在这个领域的辩论、争论和理论已在相关章节中详细讨论，特定肿瘤及其变体的解剖我们将在附属章节中详细解释。这里的重点将放在那些推动癌症病理学广泛进步的个人，特别是那些出版了在不同时期作为所有外科病理学知识的最终参考点的关键教科书的作者们。

魏尔啸和佩吉特：第一本外科病理学文献

这一切都始于鲁道夫·魏尔啸（图 27-9A）和他发表的 20 次关于《细胞病理学》（*Cellularpathologie*）的演讲[13]。当然，他获得了"最大份额"的荣誉，但他并不是唯一。1850 年那年，时机刚刚好，一些重大发现即将涌现。魏尔啸的理论，就像"体液理论"一样，贯穿了这段历史的早期部分和早期的显微诊断。如其他地方所述，他并不总是正确的，但他愿意学习。这一点对于他的追随者来说可能是最重要的遗产。在接受新信息之前，有很多知识要忘却，体液学说首当其冲。虽然魏尔啸在《细胞病理学》中，他没有用一句话简单明了进行概括，但他在本质上传达了信息；如果更直接他可能会这样描述——"利用显微镜我可以观察到细胞和组织，可以辨别疾病的进展，根据治疗目的来命名"——这就是显微镜诊断（图 27-9 B）。

大约同一时期，在英国的圣巴塞洛缪医院（St. Bartholomew's Hospital），詹姆斯·佩吉特爵士（1814—1899）发表的文章中有相似的观点。1851 年，他发表了关于肿瘤专题的演讲。1853 年，他的著作《外科病理学演讲杰作》（*Opus Magnus Lectures on Surgical Pathology*）问世[15]（见第 7 章），包含很多先于魏尔啸推测的内容以及与他一致的观点。这本书并不是第一本命名为《外科病理学》的书 [20 年前 J. 克洛凯（J. Cloquet）在法国曾使用过这个标题]，但它却是第一本将这个术语推广到医学界的书。这本书很有影响力，不仅因为内容，也因它的名称。"外科病理学"这一学科已经到来，接下来剩下

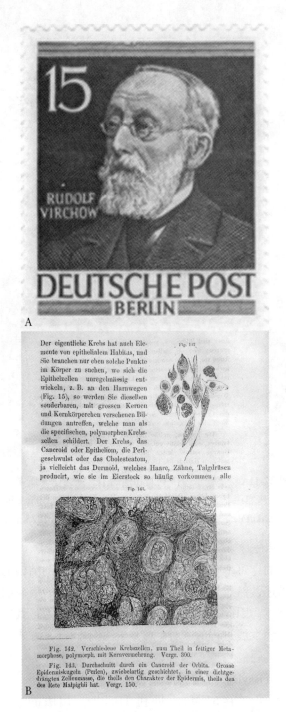

图 27-9 鲁道夫·魏尔啸和他的书。A. 德意志邮局发行的纪念邮票。B. 图中为各种癌细胞，部分呈油脂态，多形核增生。第 429 页。对癌症细胞的描述，经典的描述仍然可以作为 21 世纪的教学幻灯片。魏尔啸（1858 年）生理和病理组织学中的细胞病理学。1858 年 2 月、3 月和 4 月，在鲁道夫·魏尔啸的柏林病理研究所举办了 20 个讲座。由柏林菩提树下大街 69 号的奥古斯特·赫斯怀特出版社（Verlag von August Hirschwald）出版（作者克莱夫·R. 泰勒的个人收藏副本）

的就是构建知识库了！

魏尔啸和佩吉特，他们既是竞争对手，也是同事和朋友。两个人并肩前行，有时也会走错方向。最初他们都是专注于研究"诱发"癌症扩散的本质，也就是"芽基液"理论的直接变体。但最终他们及时朝着正确的方向前行，也正好赶上好的历史时机，其他研究者也跟着他们一同前行[16]。例如约翰·休斯·贝内特（John Hughes Bennett），在魏尔啸之前描述了白细胞增多症（白血病 - 见第 16 章），也提出了用显微镜观察"癌和癌样增生"（1849 年）[17]。有趣的是当他描述了"硬癌"和"囊样"的形态，并说明各种细胞、纤维和颗粒的关系时，始终还是没能脱离体液学说的范畴——"组织学家使用非常简单的试剂将从类癌或癌生物提取的化学物质分成四类，即白蛋白、脂肪、矿物质和色素。"

尽管如此，撇开暂时的倒退不谈，得益于成熟的技术，这依然算是个好的时代。正如其他地方所述，在 1850 年以前的几十年里，通过显微镜看到的图像质量有了根本的改善。同样重要的是显微镜价格大大降低，且相关的技术，比如组织固定、切片和染色方法促进了显微镜的效用（见第 31 章、第 32 章）。

朱利叶斯·科恩海姆（Julius Cohnheim，1839—1884）（图 27-10）是魏尔啸的学生。他的主要成就是组织学技术运用于实验操作以及对于炎症的研究。他是第一批实验病理学家之一。他的工作不仅对基础科学有意义，而且对临床实践都是有重大意义，他开创了冰冻切片技术，最终确立冰冻切片成为手术中诊断的重要手段。威廉·瓦尔代尔（Wilhelm Waldeyer，1836—1921）在布雷斯劳（Breslau）工作，他是雅各布·亨勒（Jacob Henle）和卡尔·赖歇特（Karl Reichert）的学生。他是一名出色的技术人员和组织学家。他在研究乳腺癌的发展过程中，观察到了腺泡中上皮细胞的增生。值得注意的是，这种增生呈"不规则"形，会破坏腺泡基底膜[6,18]。

这些研究结果推翻了芽基理论以及魏尔啸关于淋巴或结缔组织中"诱导性非细胞因子"是癌细胞来源这一观点。魏尔啸不断更新观点，进一步印证了名言"一切细胞都来源于细胞"，这不仅适用于雷马克胚胎和正常细胞，也适用于癌

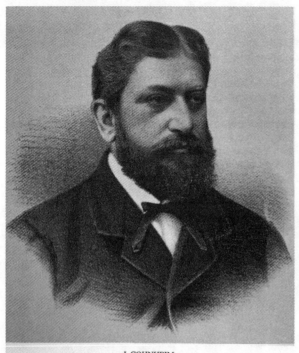

J. COHNHEIM

图 27-10　朱利叶斯·科恩海姆。来自 H. M. 马尔金的《走出迷雾》(*Out of the Mist*)，1993 年维萨利斯书籍出版社（Vesalius Books）出版

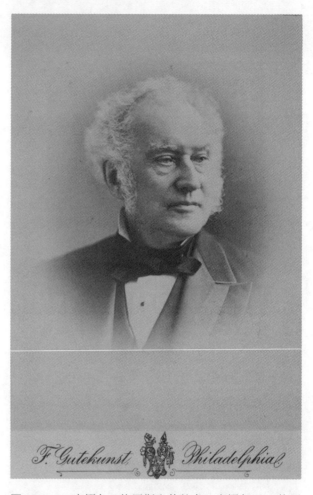

F. Gutekunst Philadelphia

图 27-11A　塞缪尔·格罗斯和他的书。塞缪尔·D. 格罗斯。来自维基百科，公共资源。https://commons.wikimedia. org/wiki/File%3ASamuel_D_Gross_by_Gutekunst _c1875.jpg.

症。癌症的组织病理学诊断从中受益颇多，因为一旦人们认识到癌症主要是由于细胞功能紊乱造成的，对于微观观察的解释就变得更自然且符合逻辑。

来自美国的文本

　　第一本有影响力的美国病理解剖学教科书出自宾夕法尼亚州（见第 9 章）。它是由解剖学教授威廉·E. 霍纳（William E. Horner，1793—1853）编写的，他曾和比沙（Bichat）、穆勒和罗基坦斯基一起做研究。书中"对主要器官的病变有较好的描述，但对一般病理学却渗透着布鲁赛（Broussais）的错误理论，而不是比沙或雷奈克（Laennec）的理论……[6]" 第二本书是由塞缪尔·D. 格罗斯（Samuel D. Gross，1805—1884）（图 27-11A）写的，他是杰斐逊州（Jefferson）的一名外科教授。1843 年，《病理解剖学基础》(*Elements of Pathological Anatomy*) 一书出版 [19]（图 27-11B），共有两卷，包括约一千页以及大量的版画。多个章节是按照解剖区域排

列的，每个章节通常包括对正常器官解剖结构的描述，然后是该器官上的所有可能发生的疾病的阐述。因此按照传统命名法，癌症被认为是其他疾病发展过程的一种病变，根据不同定义方式叫做"硬癌"或"脑样癌"。例如在肺中称为"贝尔（Bayle）癌症性肺结核"，或雷奈克髓样肿瘤"（总第二卷 64 页）。贝利（Baillie）出版的《人体重要器官病理解剖学》(*The Morbid Anatomy of Some of the Most Important Parts of the Human Body*)，书中对术语和概念的定义与 50 年前相比几乎没有改变 [20]（见第 7 章）。

　　上述两本书几乎没有对理解癌症做出贡献，但这并不奇怪，因为那个时期大多数医生都有深厚的宗教背景，他们深陷于宗教和科学之间的"斗争"，这一点也反映在 10 年后达尔文（Darwin）的《物种起源》(*The Origin of the*

ELEMENTS

OF

PATHOLOGICAL ANATOMY,

ILLUSTRATED BY

NUMEROUS ENGRAVINGS.

'IN MORBIS, SIVE ACUTIS, SIVE CHRONICIS, VIGET OCCULTUM, PER HUMANAS SPECULATIONES FERE INCOMPREHENSIBILE.'—BAGLIVI.

BY SAMUEL D. GROSS, M. D.,

LATE PROFESSOR OF GENERAL ANATOMY, PHYSIOLOGY, AND PATHOLOGICAL ANATOMY, IN THE MEDICAL DEPARTMENT OF THE CINCINNATI COLLEGE: AND NOW PROFESSOR OF SURGERY IN THE LOUISVILLE MEDICAL INSTITUTE, KY.

IN TWO VOLUMES. VOL. II.

BOSTON:

JAMES B. DOW, PUBLISHER.

PHILADELPHIA, BARRINGTON & HASWELL. NEW YORK, J. & H. G. LANGLEY.

LOUISVILLE, KY., JAMES MAXWELL.

1843.

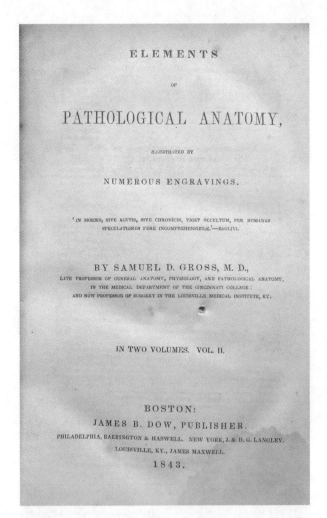

图 27-11B 卷头插画，格罗斯的书的卷 2（作者个人收藏）

A TEXT-BOOK

OF

PATHOLOGY

With a Final Section on

POST-MORTEM EXAMINATIONS AND THE METHODS OF PRESERVING AND EXAMINING DISEASED TISSUES

BY

FRANCIS DELAFIELD, M. D., LL. D.

SOMETIME PROFESSOR OF THE PRACTICE OF MEDICINE, COLLEGE OF PHYSICIANS AND SURGEONS, COLUMBIA UNIVERSITY, NEW YORK

AND

T. MITCHELL PRUDDEN, M. D., LL. D.

SOMETIME PROFESSOR OF PATHOLOGY, COLLEGE OF PHYSICIANS AND SURGEONS, COLUMBIA UNIVERSITY, NEW YORK

Thirteenth Edition

REVISED BY

FRANCIS CARTER WOOD, M. D.

DIRECTOR OF THE PATHOLOGICAL DEPARTMENT, ST. LUKE'S HOSPITAL, NEW YORK

DIRECTOR OF THE INSTITUTE OF CANCER RESEARCH, COLUMBIA UNIVERSITY, NEW YORK

WITH EIGHTEEN FULL-PAGE PLATES AND EIGHT HUNDRED AND TEN ILLUSTRATIONS IN THE TEXT IN BLACK AND COLORS

NEW YORK

WILLIAM WOOD AND COMPANY

MDCCCCXXV

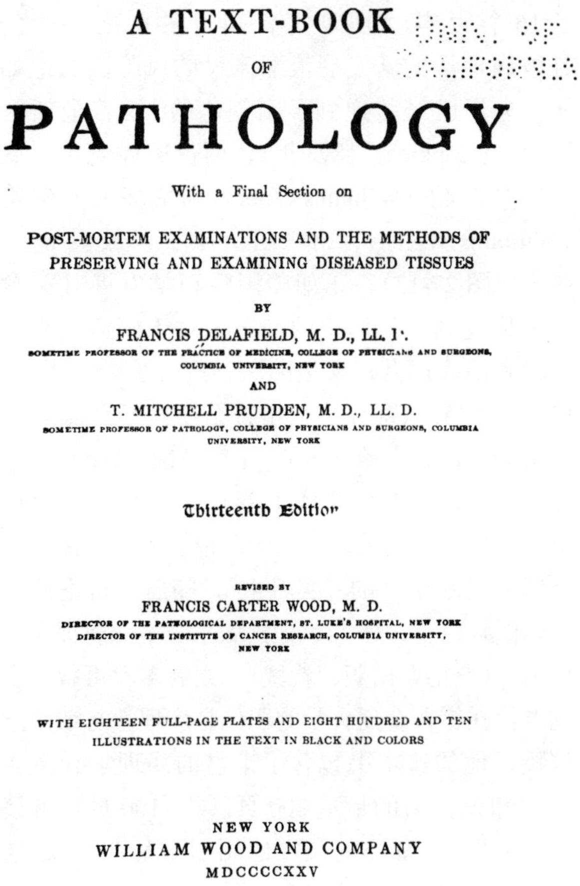

图 27-12 德拉菲尔德和普鲁登的《病理学教科书》（1885 年纽约威廉 · 伍德公司出版）。谷歌电子书

Species）中（见第 16 章）。格罗斯在书中是这样描述这种冲突的：

“病态行为出现的直接原因，……对人类心灵来说，就像万有引力一样神秘莫测……我们所能夸耀的也仅仅是对这些病变的影响和后果略知一二……每一个追寻真相的哲学探索者都应该为此感到满足——只有上帝才知道一切事物内在的本质属性[19]。”

变化仍在悄悄发生，在格罗斯发表著作的 10 年前，随着“细胞理论”被大众接受而发生了里程碑式的变化，在某种意义上，这是“格罗斯病理学”独立存在的最后一次欢呼。

大家普遍认为，德拉菲尔德（Delafield）和普鲁登（Prudden）的《病理学教科书》（*Text Book of Pathology*）［威廉 · 伍德（William Wood）公司出版，1885 年，巴尔的摩］（图 27-12）[21] 继承了《病理解剖学基础》的观点。弗朗西斯 · 德拉菲尔德（Francis Delafield，1841—1915）是医学教授，米切尔 · 普鲁登（Mitchell Prudden）是病理学教授，他们都任职于纽约哥伦比亚大学的内外科学院。这本教科书讲述的涵盖所有“病理学”的范畴。关于癌症的广泛讨论也表明，这 50 年来包括病原学、流行病学和实验病理学方面的思维是如何向前发展的。

“通过给小白鼠喂线虫的幼虫，造成侵入黏膜产生广泛的慢性肥厚性损伤，致使其产生胃癌”……“子宫癌症和胃肠道癌症在中年人中出现频率相对较高，而皮肤癌症恰恰相反，老年人多见。”“转移很常见，一般通过血液转移，通过淋巴转移比较少见，而真正的浸润生长是显而易见的[21]。”

这是一本“通用”病理学书，而非“外科病理学”，但它非常受欢迎，而且经久不衰。到第二次世界大战开始之前，这本书已经出版

了 16 个版本，但即使有 1400 多页之多，仍有被病理学的新发展浪潮淹没的风险。无论如何，火炬已经传递到了刚创建的"霍普金斯医学院"（Hopkins，1893 年），两位威廉先生，威廉·奥斯勒（Williams Osler）和威廉·韦尔奇（Williams Welch），和"四巨头"以及其他一些人（图 27-13），正如美国病理学发展有关章节中描述到，他们中的许多人对于癌症未来的诊断和治疗以及广义上的医学产生了重大影响。1917 年，韦尔奇辞去了霍普金斯医学院病理学主席的职位，由威廉·G. 麦克卡伦（William G. MacCallum，1874—1944）接任，他是苏格兰血统，在加拿大出生，毕业于多伦多大学，在霍普金斯时是韦尔奇的"实习生"，随后在哥伦比亚大学做教授。1916 年，他出版了一本《病理学教科书》（桑德斯出版，费城），之后多次再版。麦克卡伦在霍普金斯大学的职位是病理学与细菌学教授，他的这本书包含了丰富的病理学和微生物学知识。书的最后 200 页（共 1100 页）讲述了"肿瘤"。奇怪的是，他用了最后 30 页叙述肿瘤的本质，但其中只有单页的章节是关于肿瘤分类的——"唯一令人满意的肿瘤分类是基于其病因学的分类。"但因为这不可能实现，他提出另一个替代性的建议，并坚绝不提供具体的分类；他认为具体的分类应该查阅各种教科书籍和论文。"

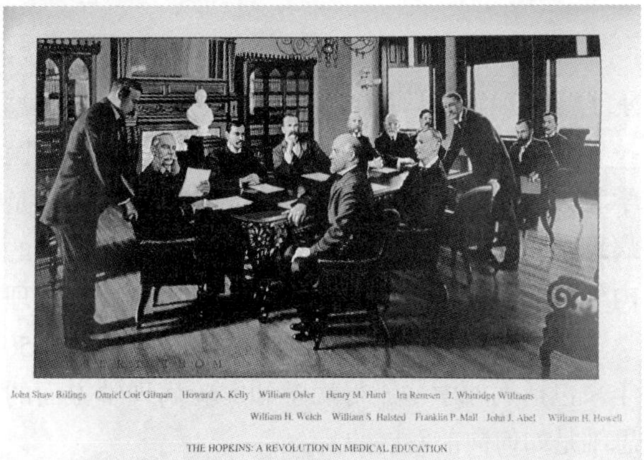

肿瘤病理学时代的到来

再看此时的英国，出现了两本名为《肿瘤病理学》（*The Pathology of Tumours*）的开创性教科书，在此期间，在美国有《人类癌症学》（*Human Cancer*）一书。这些书通过不同精细分科的形式来描述病理，不再是根据器官分类，而是根据一种普遍扩展到所有器官的疾病过程，这个疾病过程就是癌症。

第一本是 1916 年由埃德加·哈特利·凯特尔（Edgar Hartley Kettle，1882—1936）所编写（图 27-14A）[22]，他先是在伦敦圣玛丽医院（St. Mary's Hospital）担任病理学讲师，然后

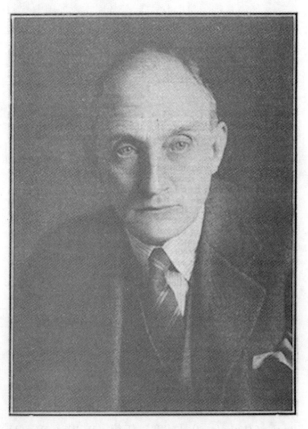

图 27-13　霍普金斯团队，包括"四大巨头"。约翰·肖·比林斯（John Shaw Billings）、丹尼尔·科伊特·希尔曼（Daniel Coit Gilman）、霍华德·A. 凯利（Howard A. Kelly）、威廉·奥斯勒、亨利·M. 赫德（Henry M. Hurd）、艾拉·雷姆森（Ira Remsen）、J. 惠特里奇·威廉姆斯（J. Whitridge Williams）、威廉·H. 韦尔奇、威廉·S. 霍尔斯特德、富兰克林·P. 马尔（Franklin P. Mall）、约翰·J. 艾贝尔（John J Abel）和威廉·H. 豪厄尔（William H. Howell）（见第 9 章）。图片来自 H. M. 马尔金的《走出迷雾》（作者克莱夫·R. 泰勒的收藏）

图 27-14A　埃德加·哈特利·凯特尔，来自 1936 年 12 月 12 日《英国医学杂志》（*British Medical Journal*）讣告

去了加的夫（Cardiff），最后回到伦敦圣巴塞洛缪医院工作。他 54 岁时入选英国皇家学会，但于同年去世。这本书的后续版本是由伦敦圣托马斯医院（St Thomas's Hospital）的 W.G. 巴纳德（W.G.Barnard）和牛津拉德克利夫医院（the Radcliffe Infirmary）的 A.H.T. 罗伯·史密斯（A.H.T.Robb-Smith）编著的（见第 16 章）。第二本书于 1948 年由 R. A. 威利斯（R. A. Willis）编著，但他并不是很出名。

凯特尔的书中包含有"普通病理学"，并探讨了"癌症的本质"，并对第二次世界大战前一直发挥影响力的若干癌症病因理论提供了极好的概述。凯特尔的书中还包括详细的肿瘤分类（图 27-14 B），以及丰富的组织学描述和不同类型肿瘤的插图。

1945 年的版本还包括一个基于"现代研究"的创新方案，推导出不同类型的肿瘤是起源于 3 层胚胎原始层，即外胚层、中胚层和内胚层，并将肿瘤广谱分为鳞状瘤（或"皮"肿瘤）和实质

70   THE PATHOLOGY OF TUMOURS

We have, then, the following Table :

A. Organomata, or Organ Tumours.
    1. Teratoma.
B. Histiomata, or Tissue Tumours.
    (a) Desmomata, or supporting Tissue Tumours :
        1. Myxoma arising from myxomatous tissue.
        2. Fibroma ,, ,, fibrous tissue.
        3. Lipoma ,, ,, fat.
        4. Chondroma,, ,, cartilage.
        5. Chordoma ,, ,, notochordal tissue.
        6. Osteoma ,, ,, bone.
        7. Odontoma ,, ,, dentine.
        8. Glioma ,, ,, neuroglia.
    (b) Neuromata, or Nerve Tumours.
        1. Neuroma arising from nervous tissue.
    (c) Myomata, or Muscle Tumours.
        1. Rhabdomyoma arising from striated muscle.
        2. Leiomyoma ,, ,, smooth muscle.
    (d) Lymphomata, or Lymphoid Tissue Tumours.
        1. Lymphoma arising from lymphoid tissue.
        2. Myeloma ,, ,, bone marrow.
    (e) Epithelial and Endothelial Histiomata.
        1. Papilloma.
        2. Adenoma.
        3. Angeioma.
C. Cytomata, or Cell Tumours.
    (a) Blastocytomata arising from indifferent cells.
    (b) Sarcomata (desmocytomata) arising from supporting tissue cells.
    (c) Neurocytomata arising from nerve cells.
    (d) Myocytomata ,, ,, muscle cells.
    (e) Lymphocytomata ,, ,, lymphoid cells.
    (f) Carcinomata ,, ,, epithelial or endothelial cells.

图 27-14B 凯特尔的肿瘤分类，1945 年第 3 版。该书还包括一个基于"现代研究"的创新方案，推导不同类型的肿瘤起源于 3 层原始胚胎，即外胚层、中胚层和内胚层，并分为鳞状瘤（或"皮"肿瘤）和实质瘤（或"浆"肿瘤），以及根据生物学行为区分良性及肉瘤或癌。来自作者的个人收藏。

瘤（或"浆"肿瘤），以及根据分化行为区分良性肿瘤、肉瘤或癌症。

1932 年在美国，亚瑟·珀迪·斯托特（Arthur Purdy Stout，1855—1967）（图 27-15）著有《人类癌症：癌症的病因、癌前病变、生长、扩散、症状、诊断、预后和治疗原则》（*Human Cancer：Etiological factors，precancerous lesions，growth，spread，symptoms，diagnosis，and principles of treatment*）[23] 一书。这与凯特尔的书的后期版本在时间上和概念框架上属于同一时期。两本书都很有影响力，但在基础科学和临床环境瞬息万变的时代，这两本书都很快被淘汰。但斯托特，作为一个肿瘤病理学家，远比他的书的影响力要更长久，同时他作为一位多产的科学论文作者，扩大了他的个人观点和影响力。他著有不少于 4 本美国军事病理研究所（AFIP）出版的病理分册 [1949 年，《外周神经系统学》（*Peripheral Nervous System*）；1953 年，他最负盛名的《软组织肿瘤学》（*Soft tissue Tumors*）；1953 年，《食管和胃》（*Esophagus and Stomach*）]。亚瑟·珀迪·斯托特协会（Arthur Purdy Stout Society）每年都会向他致敬。

正如血液病理学章节中所提到的，鲁珀特·A. 威利斯（Rupert A. Willis）（图 27-16A）

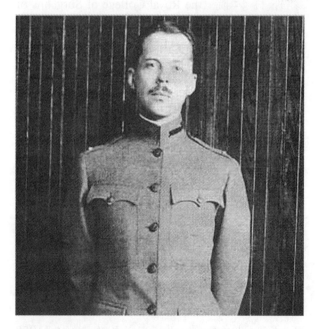

图 27-15 亚瑟·珀迪·斯托特。1918 年在法国当中尉（来自美国军队照片）。维基百科，美国公共资源

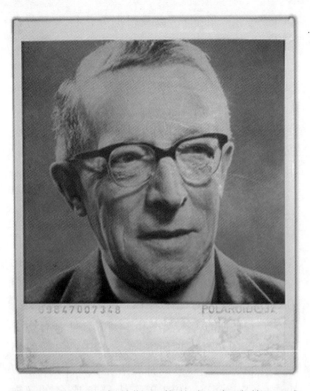

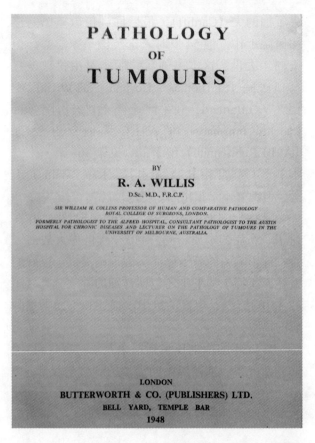

PATHOLOGY
OF
TUMOURS

BY

R. A. WILLIS
D.Sc., M.D., F.R.C.P.

SIR WILLIAM H. COLLINS PROFESSOR OF HUMAN AND COMPARATIVE PATHOLOGY
ROYAL COLLEGE OF SURGEONS, LONDON.

FORMERLY PATHOLOGIST TO THE ALFRED HOSPITAL, CONSULTANT PATHOLOGIST TO THE AUSTIN
HOSPITAL FOR CHRONIC DISEASES AND LECTURER ON THE PATHOLOGY OF TUMOURS IN THE
UNIVERSITY OF MELBOURNE, AUSTRALIA.

LONDON
BUTTERWORTH & CO. (PUBLISHERS) LTD.
BELL YARD, TEMPLE BAR
1948

图 27-16A　R. A. 威利斯和他的书。鲁珀特·A. 威利斯。自利兹大学虚拟网站获得许可。http://www.virtualpathology.leeds.ac.uk/jisc/biography.php 更多图像可以从澳大拉西亚的皇家学院医师网站上查看

图 27-16B　1948 年版的《肿瘤病理学》标题页，由伦敦巴特沃斯公司出版。作者个人收藏

是澳大利亚人。《肿瘤病理学》(*Pathology of Tumours*)（图 27-16 B）是他在英格兰利兹（Leeds）期间出版的一本书，当时他是伦敦皇家外科学院（the Royal College of Surgeons of London）人类与比较病理学的教授。威利斯专注于研究肿瘤的诊断和分类，但正如前所述，关于淋巴瘤方面，某种意义上来讲，他倾向是"整合"者，而不是一个"分类"者。他的书中包括大量关于致癌作用和流行病学，还有实验性肿瘤诱导，特别是动物肿瘤诱导的评论和数据，并写了很多关于人类疾病的推论。早期，威利斯也写过一本书《肿瘤在人体内的扩散和转移》(*The Spread of Tumours in the Human Body*)（1934 年），与《肿瘤病理学》相呼应。1950 年又出版了一本针对在校学生的教科书《病理学原理》(*Principles of Pathology*)。最后也很重要的是，可能出于娱乐消遣的目的，他又出版了一本特立独行的著作《胚胎学和病理学的分界》(*The Borderland of Embryology and Pathology*)（1958 年，巴特沃斯），其中癌症的发展机制以新颖的

互动方式呈现。《肿瘤病理学》一书中关于组织学的描述非常棒。其中亮点之一是，对于病变本质存在争议的描述，威利斯从不回避——"在有争议的问题上，我宁愿避免含糊其辞，也要明确地表达自己的观点，即使这些观点随着医学的发展在未来可能被证明是需要修正的[24]。"

威利斯在他的书中指出，他所使用的术语"肿瘤"，仅限于真正的肿瘤，"并不是传统意义上的或一般意义上的"。1925 年，在著名的伊拉斯莫斯·威尔逊（Erasmus Wilson）演讲中，他还引用了尼科尔森（Nicholson）的话："想要确切定义一个肿瘤是不可能的。无论我们怎样观察，肿瘤在分类上并没有什么区别，只是程度上的差异而已"。威利斯曾有保留地尝试给出肿瘤的功能性定义"一种不正常的组织块，其生长超过正常组织，与正常组织不协调，并按照这种方式持续过度生长……"

在《肿瘤病理学》之后，出现了一本综合性的书籍《病理学总论》(*General Pathology*)，由

罗德·弗洛里 [Lord（HW）Florey] [1954 年，劳埃德 - 卢克（Lloyd-Luke），伦敦] 以及各个领域著名的专家编辑而成。像弗洛里一样，他们大多都来自牛津，包括罗伯 - 史密斯（见第 16 章）、詹姆斯·高恩斯（James Gowans）爵士（阐述了淋巴细胞循环）、亨利·哈里斯（Henry Harris）爵士（发现了肿瘤抑制基因）、罗伯特·格温·麦克法兰（Robert Gwyn Macfarlane）（发现凝血级联反应）、乔治·皮克林（George Pickering）爵士（研究肾病和高血压疾病，第 20 章中提及）和 A.C. 里奇（A.C. Ritchie）（多伦多大学）。癌症的治疗方法很广泛，包括病因学、生长发育异常和分类；里奇作了一个可行的肿瘤分类的方案，沿用了 50 年也几乎没有任何修改。在弗洛里逝世后不久，第四版也就是最后一版出版了，现在仍然可以在"谷歌书籍"（Googlebooks）中找到。1945 年，弗洛里（1898—1968）与鲍里斯·柴恩（Boris Chain）爵士和亚历山大·弗莱明（Alexander Fleming）爵士因发现青霉素，获得了诺贝尔生理学或医学奖。

我们再回到美国，1903 年，奥尔德雷德·斯科特·沃辛（Aldred Scott Warthin，1866—1931）在密歇根大学担任病理学主任，在欧洲度过几个夏天后，成为密歇根大学校长，之后便开始着手改革院系和教学项目。虽然他并不是癌症病理学家，但因为他具有广泛的兴趣，最终还是成为了美国癌症研究协会（American Association for Cancer Research）的主席，并以翻译和修改齐格勒（Ziegler）病理学教科书的后期版本而闻名。自 1929 年起，他因"沃辛肿瘤"（Warthin's tumor）而被世人熟记。

詹姆斯·尤文（James Ewing）（图 27-17）出生在宾夕法尼亚州的匹兹堡（Pittsburgh），与沃辛（1866—1943）同年出生。然而与沃辛不同的是，尤文是一个真正的癌症病理学家，他的兴趣和影响力最终几乎涉及所有癌症领域（见第 16 章）。他在内外科学院（the College of Physicians and Surgeons）师从于德拉菲尔德和普鲁登，在世纪之交成为康奈尔医学院（Cornell Medical College）的病理学教授。1913 年，他成为今天我们所说的纪念斯隆·凯特琳癌症中心（the Memorial Sloan Kettering Cancer Center）的病理

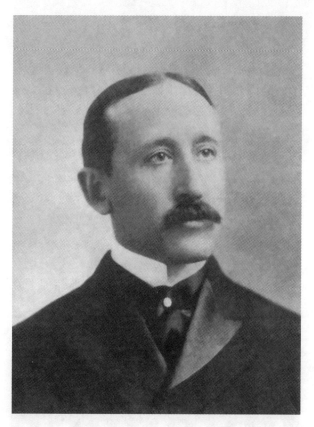

图 27-17　詹姆斯·尤文。公共资源。年份和作者未知。https://commons.wikimedia.org/wiki/File%3AEwing.jpg

学主席，这个中心是当时美国重要的专科肿瘤医院。天时、地利、人和，他没有浪费这个机遇。1919 年，他出版了《肿瘤疾病：一本关于肿瘤的教科书》（*Neoplastic Diseases. A Textbook on Tumours*）[26]，该书以他丰富的经验为基础，共 1000 多页，有 4 个版本，成为该领域的权威著作。不同于斯蒂芬·佩吉特的"种子和土壤"假说，他认为转移的分布是由解剖学和力学关系控制的。比起其他所有人，他更强调组织诊断的价值，从而将"外科病理学"置于癌症管理的最前沿。他在淋巴瘤和白血病方面的著作也在本书其他地方讲到（见第 16 章）。当然他也因"弥漫性骨内皮瘤"而为人所知，更广为人知的是"尤文肉瘤"。

弗雷德·W. 斯图尔特（Fred W. Stewart，1894—1991）比尤文小 30 岁，后来接替安排并担任纪念馆馆长（1939 年）。他也通过自己的贡献而声名远扬，他开创了细胞学检查 [26] 的实验方法，刚开始在欧洲比较流行，后来才慢慢传到了美国。1948 年，他成为了《癌症》（*Cancer*）

杂志的创始编辑，并编辑了第一批 AFIP 分册之一（乳腺癌）。他终生未婚，献身于事业。他的贡献范围很广，从乳腺癌到病理学的各个细枝末节，斯图尔特 - 特里维斯综合征（Stewart-Treves syndrome，即乳房切除术后淋巴瘤）就是以他名字命名。

从抽吸细胞病理学到子宫颈表皮脱落细胞学的研究似乎只有一步之遥，但在美国临床实践中这两个领域却毫无关联。1928 年，乔治·帕帕尼科拉乌（George Papanicolaou）发表了他在妇女阴道涂片检查中发现的宫颈脱落细胞，但不管是在临床应用领域还是诊断病理学领域，这一观点一时都难以被众人接受。在美国，细胞病理学就像一个孤儿，从外科病理学中脱离出来，形成了自己的附属专业分支，许多专科病理学家只从事其中一个领域。在世界其他大部分地区，该领域则以更一体化的趋势发展。

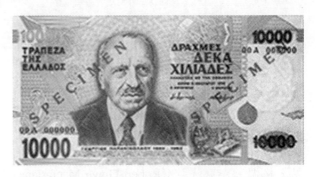

图 27-18B　希腊 10 000 德拉克马（Drachma）纸币（被欧元取代之前的货币）（欧洲中央银行）

乔治斯·尼古拉·帕帕尼科拉乌（Georgios Nikolaou Papanikolaou，1883—1962）（图 27-18）出生在希腊基米（Kymi），1904 年在雅典大学获得医学学位，于 1910 年在慕尼黑（Munich）获得博士学位。最初他与摩纳哥王子海洋勘探团队签约，但在第一次世界大战爆发前不久，他移民到了美国。结婚后，他和他的妻子生活拮据，后来，机缘巧合，他在康奈尔尤文的部门得到了一个研究员的职位，主要研究豚鼠发情周期的细胞学变化。这项工作开启了之后对于女性的研究，后来他与赫伯特·特劳特（Herbert Traut，1894—1963）共同发表了关于阴道癌诊断的文章，也就是现在众所周知的"宫颈涂片检查"（1941 年）[27]。十年后的 1954 年，他的精美的彩色图谱问世[28]。在罗马尼亚的奥雷尔·巴比斯（Aurel Babes）比他大约早一年有类似的发现，但是"帕氏抹片试验"始终在这个领域占主导位置。帕帕尼科拉乌搬到迈阿密大学，想要成立帕帕尼科拉乌癌症研究所（the Papanicolaou Cancer Research Institute），但在开业前便去世了。在接下来的 50 年里，他的工作几乎影响了癌症的所有领域，包括肿瘤的病因学、对发育不良的理解、治疗以及宫颈癌发病率的降低。1950 年，他获得了拉斯克奖（Lasker Prize）。在微观病理学领域很难再找到一个能够媲美宫颈抹片检查这样极具影响力的发明。

在外科病理学、普通病理学或肿瘤病理学领域涌现的其他当代人物，可能在不久的未来会在自己的研究领域被认可为专家。对于像近代的伯纳德·阿克曼（Bernard Ackerman，1936—2008）和胡安·罗萨伊 [Juan Rosai，1940 生于意大利

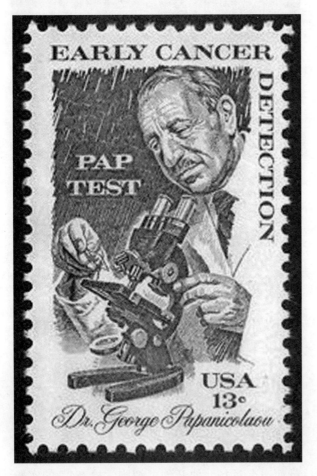

图 27-18A　乔治·帕帕尼科拉乌医生（1883—1962）。1979 年美国邮局发行的纪念邮票 [保罗·卡列（Paul Calle）设计]

波皮（Poppi）] 的评论可以有所保留以便留给未来的医学史学家尽情抒写，尽管阿克曼对皮肤病理学的贡献在那一章中只被简略提到。经典的教科书《外科病理学》，现在仅靠胡安·罗萨伊一个人编著，目前已出到第 10 版 [爱思唯尔公司（Elsevier）出版]，这种成就显然是其他病理学家所追求的。

对肿瘤病理学特别感兴趣，并希望获得更多有关病理学现状内容的读者，可以参阅从 2011 年开始出版的《癌症》杂志在最后一部分刊出的系列文献，即由豪伊杜（Hajdu）和他的同事们编著的《肿瘤历史的里程碑》（*Landmarks in History of Cancer*），对本书所涵盖的相关主题，提供了更多的评论和其他病理学的注释和插图 [29]。

参考文献

1. Rothschild BM, Tanke, DH , Helbling M II, et al. Epidemiologic study of tumors in dinosaurs. Naturwissenschaften, published online, doi: 10.1007/s00114-003-0473-9 (2003).

2. Rehemtulla A. Dinosaurs and Ancient Civilizations: Reflections on the Treatment of CancerNeoplasia. 2010 Dec; 12(12): 957-968. PMCID: PMC3003131.

3. David AR, Zimmerman MR. Science and society: Cancer: an old disease, a new disease or something in between? Nature Reviews Cancer, October 2010,10: 728-733.

4. Galen. De tumoribus praeter naturum. In Opera, Edited by CG Kuhn., Liepzig, 1824, 7: 705.

5. Encyclopaedia Britannica. Edinburgh, M. Bell and C. Macfarquhar. Nicolson Street, 1771.

6. Malkin HM. Out of the Mist. Ch. XVII, Vesalius Books, 1993: 327.

7. Dobson J. John Hunter's Views on Cancer. Ann R Coll Surg Engl, 1959 Sep, 25(2): 176-181. PMCID: PMC2413782.

8. American Cancer Society. A History of Cancer. http://www.cancer.org/cancer/cancerbasics/thehistoryofcancer/index?sitearea. Last accessed, November, 2015.

9. Long ES A History of Pathology. Williams and Wilkins. Baltimore, 1928.

10. Astruc J. Traite des Tumeurs et des Ulceres. P. Guillaume Cavalier, Paris, 1769.

11. Medical Committee. Institution for Investigating the Nature and Cure of Cancer. Edinburgh. Med, Surg Journ, 1802, 2: 382.

12. Dictionaire des sciences medicales. Pankoucke, 1821. Available at: Books.Google.com.

13. Virchow R (1858) Die Cellularpathologie in ihrer Begrundung auf physiologische und pathologische Gewebelehre. Zwanzig Vorlesungen, gehalten während der Monate Februar, März und April 1858 im pathologischen Institute zu Berlin von Rudolf Virchow. Verlag von August Hirschwald, 69 Unter den Linden, Berlin. (English translation. Chance F (1860) Cellular Pathology. John Churchill, London. reissued; Classics of Medicine Library, Birmingham. Alabama, 1979.

14. Taylor CR. Immunomicroscopy: A diagnostic tool for the surgical pathologist. W.B. Saunders, Philadelphia, 1986. (2nd & 3rd editions, 1994, and 2005, with RJ Cote).

15. Paget J. Lectures on Surgical Pathology Vol 1. London. Longman, Brown, Green and Longmans. 1853 (available on Googlebooks).

16. Kardinal CG. An outline of the history of cancer. Mo Med, 1977, 74(12): 662-666.

17. Bennett JH. On cancerous and cancroids growths. Edinburgh, Sutherland, 1849: 43-46.

18. Waldeyer W. Die Entwickelung der Carcinome. Arch Path Anat Phys Klin Med, 1872, 55: 67.

19. Gross S D. Elements of Pathological Anatomy, Philadelphia, Barrington and Haswell, 1839-1843.The 1857 edition is available on Googlebooks.

20. Prichard R. Selected items from the history of pathology. Intestinal cancer. Am J Pathol, 1979 Dec, 97(3): 548. PMCID: PMC2042413.

21. Delafield F, Prudden TM. A Textbook of Pathology. William Wood and Company. 1885. Google digital copy. Accessed December 2015. http://babel.hathitrust.org/cgi/pt?id=uc1.b4429631;view=1up;seq=6.

22. EH Kettle, Pathology of Tumours. London 1916. 3rd. Edition Ed. Barnard WG and Robb-Smith AHT. 1945, HK Lewis, London.

23. Stout AP. Human Cancer: Etiological factors, precancerous lesions, growth, spread, symptoms, diagnosis, prognosis, and principles of treatment. Philadelphia, PA: Lea & Febiger; 1932.

24. Willis RA. Pathology of Tumours. London. Butterworth & Co. Ltd. Bell Yard, Temple Bar. 1948.

25. Ewing J. Neoplastic Diseases. A Text-Book on Tumors. Philadelphia: W.B. Saunders, 1919.

26. Stewart FW. The diagnosis of tumors by aspiration. Am J Pathol, 1933, 9: 801-812.

27. Papanicolaou GN, Traut HF. The diagnostic value of vaginal smears in carcinoma of the uterus. Am J Obstet Gynecol, 1941, 42: 193-206.

28. Papanicolaou GN. Atlas of Exfoliative Cytology.

Cambridge, MA: Harvard University Press, 1954.

29. Hajdu Si et al. A Note from History; Landmarks in History of Cancer, Parts 1-7. Appeared in issues of Cancer, 2011-2015.

翻　译：朱　平　苏作清
校　对：陈雪玲　郭　素

第四部分　改变我们看待疾病方式的课

第 28 章

先天畸形：我们的所想所学

J. 布鲁斯·贝克威斯（J. Bruce Beckwith）

畸形婴儿和畸形动物的出生总能引发强烈的情绪反应。回溯人类的历史，畸形儿的出生大多被视为是超自然现象。巴比伦亚述人用楔形文字在石碑上记载了大量异常现象，他们相信这些现象能预示吉凶，其中有些现象是基于观察真实事件得出的。比如："如果一个女人分娩的婴孩肛门闭锁，那这片土地将遭遇饥荒[1]。"每种文化都按照自身的宗教信仰和传统来阐释先天畸形，虽然大部分畸形被视为上天的警告或惩罚，但也有部分象征着积极的意义。先天软骨发育不全或患有其他形式侏儒症的人被神化，在古埃及和古希腊的艺术创作中，这种人的出现都带着愉快的表情[2]（图 28-1）。

然而，在大多数的文化中，畸形儿的出生被认为是巫术所致，这导致了很多妇女的死亡。在许多艺术和民俗文化中都有对先天异常的演绎，这为描述异常现象提供了大量例子（图 28-2），也为文学或美术的创作提供了幻想和美化的素材。现代文化中仍有很多对畸形的描述。面部长三只眼的面具在墨西哥民间艺术中是一个非常常见的主题（图 28-3），说明人类的很多方面具有内在二元性。这一传统的灵感来源于一个出生时长有两张嘴的新生儿，这种异常被称为"三眼双面畸胎"（diprospus triophthalmos）。

在印刷术出现不久后，描述畸形并推测其意义的书籍和杂志大受欢迎。让·西德（Jean Céard）[3] 将 16 世纪描述为"奇闻轶事的黄金时代"。当畸形人或动物的出生在时间上和当时重要的历史事件重叠时，人们猜测两者间有一种因果关系。康拉德·利克斯森里斯（Conrad Lycosthenes）[4] 编纂的 1557 年编年史是一本"奇闻书"。这本厚厚的对开本宗卷，配以大约 1500 幅木刻版画插图，简略概述了 1557 年以前世界上发生过的超自然现象，内容既有真实的也有虚构的。虽然该书对很多"怪兽"的描写是虚构的，配图是想象的，但其中的一些内容对连体胎儿、肢体异常以及其他畸形有精准的描述。这本让人惊叹的 1557 年编年史被翻译成德语再版发行，使现代读者有了阅读它的机会。

相比较利克斯森里斯的著作，法国外科医生先驱者——安布鲁瓦兹·帕雷（Ambroise Paré）[5] 发表于 1573 年的关于怪兽轶事的论著可信度稍低。贯穿这部著作的是帕雷和当时其他观测者对畸形的精确描述，但是没有与经过想象润色的畸形区分开来。现代读者也可以读到这本著作的重印版，包括让·西德[6] 的学术型法语版本和帕里

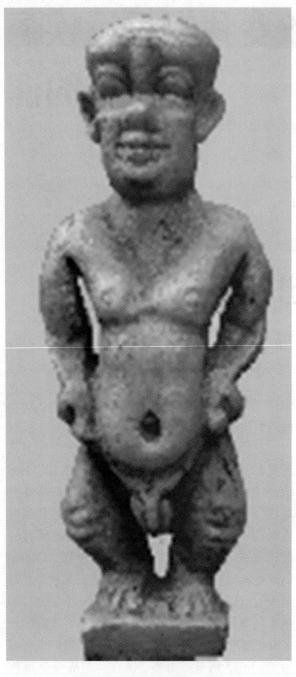

图 28-1 软骨发育不全。埃及托勒密王朝时期（公元前525 年）。土耳其玉色护身符中描绘的 5.4 cm 高的卜塔神（Ptah-Pataikos），在描画中，这个神通常伴随有软骨发育不全的特征。作者的收藏品

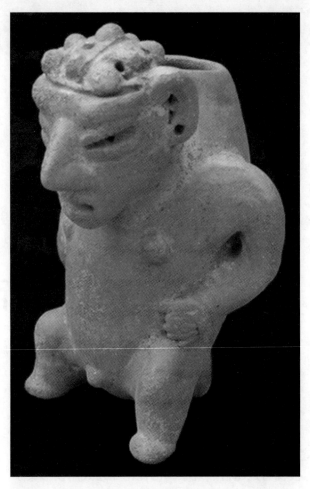

图 28-2 无脑畸胎。陶瓷花瓶，13 cm 高。洪都拉斯（Hondnras）后古典时期（公元 600—900 年）。作者的收藏品

其他畸形，以及不同来源的虚构案例进行了精确的描绘。

1533 年，西半球第一例尸体剖检被报道，被检者是出生后不久就死亡的连体双胞胎。当时的牧师要求对尸体进行检查，以确定双胞胎有一个还是两个灵魂[9]（见第 5 章）。

17 世纪出版的促进畸形学发展的重要著作逐步将重点放在了对畸形的精确描述和绘制上。其中最有名的是尤利西斯·阿尔德罗万迪（Ulysses Aldrovandi）死后才出版的《怪兽的历史》（*Monstrorum Historia*）[10]。这本厚厚的对开本宗卷有 366 幅精美的木刻版画插图，许多插图占据一整页，描绘了人类、植物和动物各种各样的畸形。虽然对真实标本的出色描述仍没能和那些明显虚构的标本区分开来，但是这本书的组织架构（图案或畸形位置）反映了一种新兴的科学

斯特（Pallister）的英文翻译版[7]。雅各布·鲁夫（Jakob Rueff）1554 年的论著，主要为助产士[8]提供知识储备，其中有一章讲述了畸胎学案例，包括肢体缺陷、不同类型的连体婴儿、膀胱"外翻""脐突出"和"无面畸胎"。该书以简洁的描述和简单的木刻版画对连体双胞胎、肢体缺陷、

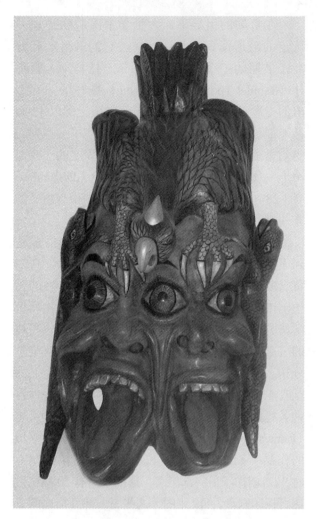

图 28-3　三眼双面畸胎。现代的木质面具，格雷罗，高 65 cm。艺术家：奥斯卡·吉梅内斯（Oscar Jimenez）。作者的收藏品

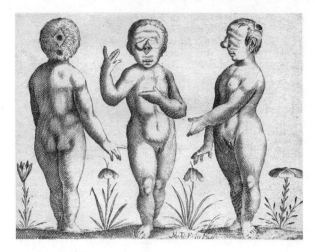

图 28-4　摘自利切第 1634 年的论著[11]。1624 年出生于意大利费尔默的婴儿。一位无名的艺术家观察并绘画了这个婴儿死前和死后的状况。独眼畸形以及头皮中线缺陷提示 13 号染色体三体症

方法。

弗图尼奥·利切第（Fortunio Liceti）[11] 在 1634 年出版和之后再版的著作更引人入胜，是制作精良的畸形人铜版画。这部作品主要记载畸形作为凶吉预兆的意义，而不关注对畸形病例的精确描述，像人四足嵌合体这样不可能的或是具有误导性的描述与准确描述的案例没有区别。精确描述的案例中，有一例是罕见的痴傻的婴儿，这可能是一个 13 号染色体三倍体的例子（图 28-4），而这个诊断直到 3 个多世纪后才被确认。

虽然那个时期的文学作品对畸形的病因和重要性的阐释以迷信为主，但在畸形学的历史中也是一个闪光的时代。威廉·哈维（William Harvey）在 1651 年发表的开创性的胚胎学[12]专

著的第 233 页提到，人类胎儿的上唇通过不同元素的融合，在妊娠期相对较晚才发育成熟，这表明这一过程的失败可能是先天性唇裂的形成机制。哈维认为研究胚胎学可能有助于认识胚胎发育异常的机制，他的这个观念领先那个时代其他相关研究 1 个多世纪。然而胚胎的"预先形成论"认为畸形儿是由卵细胞或精子预成型部分（人体模型）生长或展开而来，这一概念在 18 世纪后期之前盛行一时，它阻碍了人们对哈维观念的认可。这一时期，出现越来越多精确描述的病例，以及出版物中描述方式和插图质量的提高都极大地推动了人们对畸形学的早期科学探索。

畸形解剖学

18 世纪后半期，畸形大体解剖学进入了黄金时代，并且直到 19 世纪前半期这一主题都占据着主导地位。这段时间出现了一系列的病例报告和描述畸胎形态的精彩图册，这些研究成果在此后仍然被沿用了很长一段时间。大体解剖学主导医学的这段时期，畸胎学的形态学研究达到了空前的水平。随着解剖学技术以及医学和科学插图的发展，畸胎形态学方面出现了宏伟的作品，其中的一些作品至今仍难以超越。然而，这一领域同时也受到了迷信的影响，许多作品仍包含有虚

构病例或者经想象修饰过的真实案例。

阿尔布雷希特·冯·哈勒（Albrecht von Haller）（图 28-5）是 18 世纪后半叶科学医学领域的领军人物，他进一步精确地描述了畸胎学。1768 年[13]他出版的著作《歌剧米诺拉》（*Opera Minora*）第三卷的内容主要是关于畸形学的，这本书的出现被认为是当时科学研究的关键一步。哈勒在他的作品中提出畸形学应该上升到一个科学学科的地位。他有效地消除了科学文献中那些凭空想象的和不准确的描述。哈勒在他的整个职业生涯中发表过无数病例报告，描述了各种各样的畸形。

斯特姆（Sturm）[14]的论文对哈勒在畸形形态学方面的贡献做了一个全面的总结。哈勒为畸胎学的科学发展奠定了基础，然而他认为"预先形成论"是胚胎发展的模式，而非"后成论"，因而阻碍了畸形学和胚胎学之间关联性的发展。后成论是一个旧观念，源自亚里士多德（Aristotle），认为胚胎从"未成型的"物质逐渐分化而来，跟哈维的观点更一致，更符合现代关于胚胎形成的概念。

在哈勒的引导下，大量学术出版物描述了特定的畸形模式，并重点描述它们的形态和分类。早期的一个例子是塞缪尔·托马斯·索梅林（Samuel Thomas Sömmerring）撰写的一部杰出的专题著作，该书于 1791 年出版，配以 12 幅精雕细刻的铜版画[15]，其中 6 幅描述了一系列的吻侧重复，包括面中裂，以及不同程度的"双面畸形"（diprosopus）和"双头畸形"（dicephalus）（图 28-6），创造性地将畸胎形态用一种有意义的方式进行了归类。

在哈勒的影响下，对畸形的研究和描述达到了很高的水平。恩斯特·弗里德里斯·高尔特（Ernst Friedrich Gurlt）[16]于 1832 年撰写的关于国内动物畸形学的论述对不同种类的动物畸形学研究做出了显著的贡献。在这部兽医更感兴趣的巨著中，高尔特对不同物种进行了病理解剖学分析，在第 2 部分配有 25 幅石板印刷盘，上面刻有 136 幅精美的系列图形，描述了不同物种各种各样的畸形。这是第一部将林奈双名分类系统（Linnean binomial system）应用到整个畸形领域的作品。高尔特在他漫长的职业生涯接近尾声时[17]，创作了另一部巨著。这部作品有 20 幅精致的石板印刷盘，119 张图，这些图大部分描述的是畸形的内部解剖结构，与 1832 年主要描述外部畸形的图集相得益彰，并提升了该书的价值。

在大量的病例报告中，有一份博尔德纳夫（Bordenave）所做的独特且很有价值的病例报告，报告中描写了一对双面的、头胸相连的双胞胎，他们其中一条腿也相连呈畸形[18]（图 28-7）。畸形学和某些肿瘤关系密切，一些病例阐释了肿

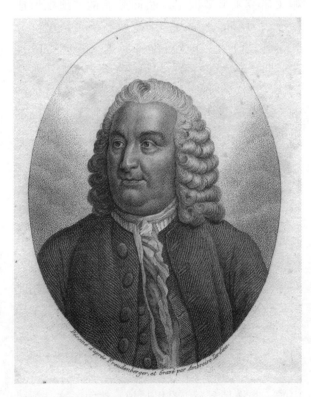

图 28-5　阿尔布雷希特·冯·哈勒。http://www.encyclo-pedia.com/people/medicine-biographies/albrecht-von-haller

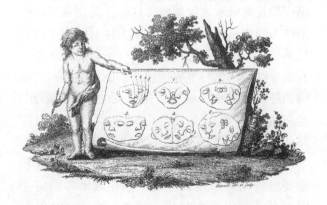

图 28-6　索梅林[15]。卷首插画描绘了文中所述的一系列吻侧重复畸形

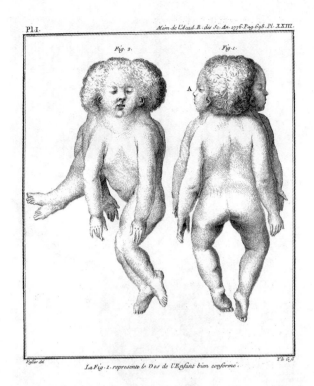

图 28-7 非对称的双面连体双胞胎，双胞胎其中一条腿呈并肢畸形。博尔德纳夫[18]

瘤病灶中出现可辨认的胎儿部分，被称作畸胎瘤[19,20]（图 28-8）。以上提到的著作仅占据了 18 世纪末和 19 世纪描述畸形学浩瀚文献中的极小一部分。19 世纪的后几十年里，出现了有关畸形学的教科书、专题著作、专门期刊、学位论文和图集。那些文献仍然是科学和医学的宝贵资源。介绍畸形分类的作品不胜枚举，但是有几部描述

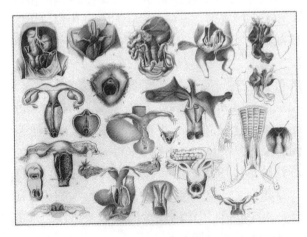

图 28-8 生殖器和泌尿道畸形。阿菲得畸形图集第 41 板[22]

畸胎学的总结性著作特别值得一提，因为它们为描述不同种类畸胎的解剖提供了优质的资源。

威廉·维若里克[21]（Willem Vrolik）所著的优质图册包含 101 幅精美的石板印刷盘，并配有拉丁语和荷兰语文本。这本著作涵盖了文献中各种异常现象，以及阿姆斯特丹大学（University of Amsterdam）维若里克博物馆（Vrolik Museum）的样本，为畸胎学的研究提供了宝贵的资源，具有不朽的价值。这本图集一直以来都在不断地重复印刷，尽管后来的英文翻译文本也很受欢迎，但和原版相比还是稍有逊色。

弗里德里希·阿菲得（Friedrich Ahlfeld）[22]的文章和对开本图集虽不如维若里克的有名，却也是畸胎学的瑰宝之一（图 28-8）。它的 49 个图板包含 750 幅精美的平版画，都是从文献和未公开出版的博物馆标本以及阿菲得的研究中精选的具有启发性和独特意义的重要案例。文本宗卷指出了每幅图的来源并且讨论了它们的特征。虽然这本著作没有囊括所有人类畸形的图案，但是提供了连体双胞胎和很多其他畸形的优质报道。

1842 年，弗里德里希·奥古斯特·冯·阿蒙（Friedrich August von Ammon）发表了杰出的畸形图集，主要描述的是外科医生感兴趣的畸形[23]。他的 34 幅对开铜版纸印刷的著作包含 574 幅图，描述了一系列畸形，这些畸形主要摘选自以前的文献。这本令人印象深刻但是鲜为人知的作品对面裂、泌尿生殖系统畸形、肛门直肠闭锁、寄生双胞胎和肢体重复都有相关的描述和讨论。

奥古斯特·福斯特（August Förster）[24]的文集和图集是描述人类畸形学非常优秀的资源。这部看似微薄的宗卷却几乎涵盖了所有重要的畸形，既包括外部的也包括内在的畸形。福斯特是一位病理学家，同时也是一位经过培训的艺术家，他的描述风格简洁，画的线图简单却有启发性。这部作品的 26 个图板源于文献和作者的经验，书中提取了几百种有指导意义的案例，并对它们的本质特征进行了描述。这部卓越的著作作为参考目录为后续畸形学书目的编写提供了基础。

乔治·杰克逊·费希尔（George Jackson Fisher）[25]撰写的 4 篇连体双胞胎的系列文章为

连体双胞胎研究提供了无价的信息来源，这些文章包含来自以前文献的 30 幅刻花模板，共计 126 幅图。第四篇文章中的 5 幅图板描述了胸廓变异（thoracopagic variants），并在第五篇也是最后一篇未发表的论文中进行了讨论。这部作品包含的细节性描述和精细的配图均来自原始材料，可惜这些资料现在已经很难找到。

J.W. 巴兰坦（J.W. Ballantyne）1904 年出版的《产前病理学与卫生手册：胚胎》（*Manual of Antenatal Pathology and Hygiene：The Embryo*）[26] 是一部杰出的著作，涵盖了整个 19 世纪的权威文献报道。产科医生巴兰坦对病理学有浓厚兴趣，他对许多畸胎和畸形婴儿进行了尸检。这部著作的部分章节至今仍是对特定畸形的最佳讨论。该书含有来自作者本人研究案例的精美照片和图画，深受读者喜爱。

由恩斯特·斯瓦尔贝（Ernst Schwalbe）[27] 开始编的关于畸形形态学的百科全书式的专著是一部跨越主要时期的代表作品。斯瓦尔贝去世后，乔治.B.格鲁伯（Georg B. Gruber）继续编写这部作品。前两章完全由斯瓦尔贝撰写，于 1906 年和 1907 年发表。第一部分是总论，第二部分是对连体双胞胎的精彩回顾。第三部分描述身体所有区域和器官的畸形类型，并从 1909 年到 1958 年以 19 部分册相继出版。第三部分的索引分册于 1960 年出版，至此，这部不朽的著作完成。这部 3885 页的论著，配有超过 2000 幅插图，在 20 世纪前半叶，是人类和其他脊椎动物的描述性畸胎学和实验性畸胎学不可或缺的信息来源。在 20 世纪中叶之前，实验胚胎学、流行病学、畸形发生机制、细胞遗传学和畸形综合征特征的研究都有了重大进步。格鲁伯的历史研究回顾了畸形学和病理学之间的历史关系[28]。这两个领域一个明显的共同问题是有时对畸胎瘤和寄生双胞胎之间的关系区分不清（图 28-9）。

凯瑟瑞·塔鲁夫（Caesare Taruffi）（图 28-10）是博洛尼亚（Bologna）大学的第一位病理学教授，他出版的总共 8 卷的系列丛书，讲述了从 1881 年到 1894 年畸胎学的发展历史[29]。这是一部迄今为止对文艺复兴时期到 19 世纪后期畸形学的发展历史和畸形学的形态描述最全面

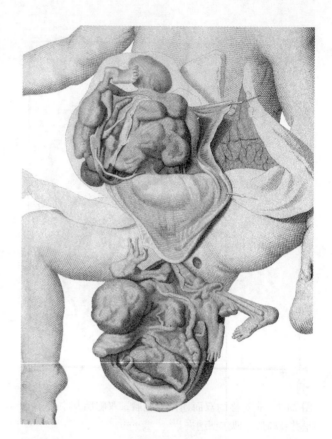

图 28-9 畸形异位双胎（Twin foeti in foetu），法托里（Fattori）描述[36]。一位妇女，妊娠 7 个月，分娩胎儿中有两个胎包，一个在腹内，一个在骶尾部。两个胎包中都可清晰辨认出脚和胎儿结构

的作品，提供了最详细的信息。塔鲁夫引用了 19 世纪后期之前这一领域几乎所有已出版的著作。前四卷回顾了畸胎学的发展历史以及连体双胞胎的大量文献。第四卷对前四卷做了一个集中性的主题与作者的索引，而其他各卷仅包含本卷的主题索引。虽然塔鲁夫的作品内容仅限于外部畸形，插图稀少而且含有相当多的印刷错误，但这一巨著提供的大量信息是无可取代的。塔鲁夫也在《博洛尼亚研究所科学院回忆录》（*Memorie dell'Accademia delle Scienze dell'Istituto di Bologna*）上发表了很多关于不寻常的畸形病例的报告，该杂志插图精美，主要包含颅疝、心血管畸形（1875 年）和脊柱裂（1903 年）方面的专题论文（1873 年），杂志使用意大利语，还有一本 1903 年用德语发表的关于假两性畸形的书（1908 年第 2 版）。

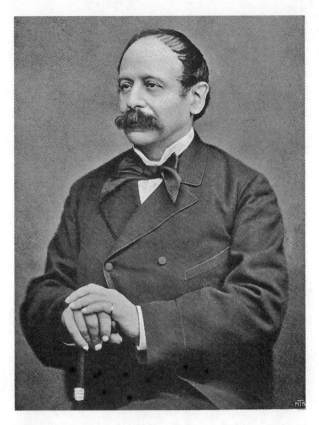

图 28-10 凯瑟瑞·塔鲁夫

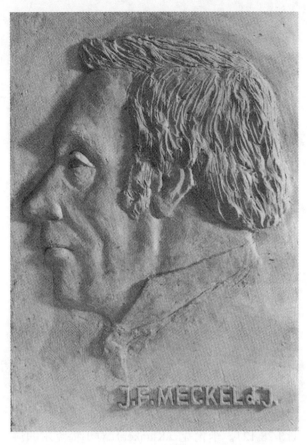

图 28-11 J.F. 小梅克尔。小梅克尔脸部特征的软组织重塑。部分基于 1967 年挖掘出的颅骨残余物。摘自斯科尔霍（Schierhorn）[35]

畸形学和胚胎学

　　罗（Roe）[30] 和托尔特（Tort）[31] 的著作同时记载了 18 世纪法国科学院（French Academy of Sciences）富有影响力的争论，这一争论对胚胎预先形成论这一理论的消亡做出了重要贡献，该理论推迟了畸形起源的科学发展。到这个世纪末，表观遗传学的概念已被公认为是胚胎发育的基本模式，为研究分化的机制——理解致畸的关键因素打下了基础。

　　小约翰·弗里德里希·梅克尔（Johann Friedrich Meckel，1781—1833）（图 28-11）[32] 是梅克尔解剖学家族三代中最后一位，也是最出色的一位解剖学家，他享有创建畸形胚胎学的最高荣誉。从他 1802 年在德国哈雷大学（University of Halle）的学生论文《对心脏不规则搏动的研究》（De cordis conditionibus abnormibus）中可以看出，小梅克尔早期对畸形学很感兴趣，主要研究先天性心脏畸形和回肠憩室发育的重要性，他在 1809 年对肠道的相关研究使得回肠憩室的发

展甚至命名都与他有关。然而迄今为止，他最重要的贡献是著作《病理解剖学手册》（Handbuch der pathologischen Anatomie），该书具有划时代的意义。从 1812 年到 1818 年，分三部分两卷先后出版[33]。尽管它的标题没有反应出畸形学的内容，但书的第一卷和第二卷的前 221 页全部是关于畸形的内容。他的著作不仅是首部系统性呈现人类所有畸形疾病的著作，也首次强调畸形是从正常发育偏离而来，要想真正了解出生缺陷，须先对正常胚胎学进行研究[34,35]。小梅克尔明确指出，发育阻滞和其他"生长能量的递减"（成长障碍的临床表现）的重要性，第一卷的绝大部分都讲述的是这些内容。如上所述，发育阻滞的概念是威廉·哈维于 1651 年提出来的，但在小梅克尔的作品出现之前，关于畸形和胚胎学之间的关系很少有人提及。小梅克尔对畸形学的贡献不只胚胎学。他还发表了一些畸形形态学方面的研

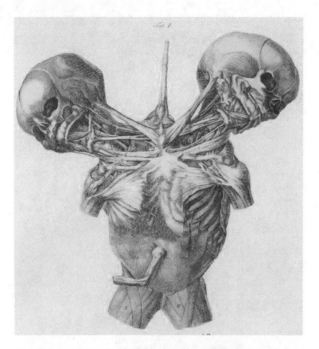

图 28-12 小梅克尔对双头三臂畸胎的解剖学描述 [36]

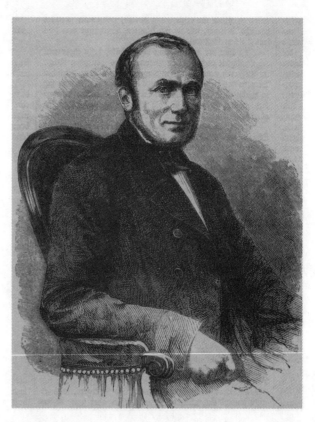

图 28-13 伊西多·杰弗里·圣特 - 希莱尔。http://en.wiki-pedia.org/Isidore_Geoffroy_Saint-Hilaire#/media/File：Isidore_Geoffroy_Saint-Hilaire.jpg

究论文，包括关于连体婴儿解剖学的优秀专著 [36]（图 28-12）。卡伦克（Klunker）对小梅克尔的科学论著进行了研究，包括对他收藏在畸形学博物馆的现存标本的描述，许多标本配有彩色插图，可在互联网上看到 [37]。

在小梅克尔之后，为这一领域做出重要贡献的是伊西多·杰弗里·圣特 - 希莱尔（Isidore Geoffroy Saint-Hilaire）（图 28-13）。1832 年 到 1837 年间，他发表了有关这一领域的 3 册文本卷宗和一本图集 [38]。事实上，这部作品才真正提出了"畸胎学"这一术语，为之后先天畸形的科学研究奠定了基础，并首次对整个畸形谱进行了全面综合的审视，重点强调解剖、命名和分类。它在培养人们对畸形学领域的科学研究兴趣方面发挥了重要作用，并且为各种畸形提出了新术语，其中有很多沿用至今。尽管畸形学早已明确地被认为是起源于胚胎学，但除了小梅克尔，这一课题没有受到其他人的重视。

尽管胚胎学是畸形学的基础这一观点被广泛认可，但关于胚胎学的研究在 19 世纪的前几十年仍然受限，组织切片技术、组织染色技术和无色差显微镜技术有待完善。在 19 世纪后期，法国人卡米尔·达雷斯特（Camille Dareste）的开创性著作促进了被称为"实验性畸胎学"的发展。他在对于胚胎的描述性研究中补充了一些温度或环境因素的影响，1871 年首次以书的形式出版，1891 年出版第 2 版，篇幅要比首版多很多。费舍尔（Fischer）回顾了达雷斯特的生平和研究工作 [40]。

几十年来，实验畸胎学家们一直使用艾蒂安·沃尔夫（Etienne Wolff）提出的一种"间接"方法 [41]，如改变温度、氧浓度等研究其对胚胎发育的影响，"直接"方法则是研究局部损伤对有机体某一特定区域发育的影响。沃尔夫对胚胎进行放射暴露，造成局部放射损伤以产生"并腿畸形"（肢体融合或"美人鱼综合征"）、"独眼畸形"和其他特定的畸形。鲁克斯（Roux）、霍尔弗雷特（Holtfreter）、施佩曼（Spemann）以及其他很多研究者（大部分是欧洲人）开展了越来越复杂的正常和异常胚胎形成的实验，这些实验为之后的研究打下了坚实的基础。施佩曼的研究荣获了诺贝尔生理学或医学奖（1935 年）。19 世纪后半叶和 20 世纪上半叶，历史上出现了许多描述实验胚胎学的综述 [42-44]。

分子时代的曙光

1953 年，DNA 结构的发现揭开了分子生物学时代的序幕，在这个时代，异常发育的机制可以通过先前认为不可能达到的基础水平的研究方式进行探索。如今新发现和新概念的揭示甚至超过印刷的速度。概念常常在一夜之间被拓展、更新和取代。

最近几十年的历史只能由未来的一代人继续书写。

畸形学旧文献的价值

在一个时代，要跟上这一领域的新知识是困难的，甚至是不可能的，过去几代人的著作似乎只有对历史学家才重要。但有关畸胎学的旧文献包含了对医学和科学具有永久价值的信息。过去几个世纪的著作里，专业解剖学家和艺术家对罕见的畸形进行了绝佳的描绘，成为永久的大体解剖学的信息来源，这些信息对外科医生、影像诊断专家和内科医生都极有价值。旧的信息资源对于判断一种特殊的畸形是新出现的还是偶然发生是至关重要的。描述各种畸形患者进行外科治疗前的生活状况，对做出诸如分离某种类型的连体双胞胎的治疗决策具有特殊价值。

参考文献

1. Jastrow M. Jr. Babylonian-Assyrian birth-omens and their cultural significance. Religionsgeschichtliche Versuche und Vorarbeiten, Bd. 1914, 15, Heft 5: [i] -vi, 1-86.
2. Dasen V. Dwarfs in ancient Egypt and Greece. Clarendon, Oxford, 1993
3. Céard J. La nature et les prodiges. L'insolite au XVIe siècle. Librairie Droz, Geneva. A second edition, issued in 1996 in much smaller format, contains no important additions or changes, 1977.
4. Lycosthenes K. Prodigiorum ac ostentorum chronicon. Henricum Petri, Basel. A German edition published the same year, entitled "Wunderwerck oder Gottes unergründtliches Vorbilden", is available to modern readers in a fine facsimile edition published by Georg Olm in 2007.
5. Paré A. Deux livres de chirurgie. I. De la generation de l'homme. II. Des monstres tant terrestres que marins avec leurs portraits. André Wechel, Paris, 1573.
6. Céard J. Ambroise Paré. Des monstres et prodigies, Édition critique et commentée. Librairie Droz, Geneva, 1971.
7. Pallister JL. Ambroise Paré. On monsters and marvels. Translated with an introduction and notes. University of Chicago Press, Chicago, 1982.
8. Rueff J. De conceptu et generatione hominis. Christoph Froschouer, Zürich, German edition issued the same year. Reprint edition illustrated by Jost Ammann published in Frankfurt in 1580 and 1587. Modern reprint of the 1587 edition published in 1980 by Medicina Rara. An English translation, first published in 1637 and available in modern reprint, omits most of the section dealing with monsters, 1554.
9. Chavarria AP. The Siamese twins of Española. The first known post-mortem examination in the New World. Ann Med Hist, 1924, 6: 297-302.
10. Aldrovandi U. Monstrorum Historia. Nicolai Tebaldini, Bologna, A reprint edition, in a somewhat smaller format than the original folio volume, was published in 2002 by Nino Aragno Editore, 1642.
11. Liceti F. De Monstrorum Caussis, Natura, et Differentiis, Libri Duo, 2nd edn. Paulum Frambottum, Padua, The first edition was published in 1616 without illustrations. A 3rd edition, with an appendix by Gerard Blasius, was published in 1665 by Andreae Frisii, Amsterdam. A French translation of the 1665 edition, with excellent reproduction of the plates, was included in Jean Palfyn's Description Anatomique des Parties de la Femme, qui Servent à la Generation, published in Leyden in 1708. A greatly abbreviated reprint of portions of Liceti's text in French, with comments by Francois Houssay, was published by Éditions Hippocratique in 1937: 183.
12. Harvey W. De generatione animalium. Typis du-Gardianis; impensis Octaviani Pulleyn in Coemeterio Paulino, London, 1651.
13. von Haller A. Operum anatomici argumenti minorum, Tomus tertius. Francisci Grasset, Lausanne, 1768.
14. Sturm, Friedrich August Bernhard. Albrecht von Hallers Lehre über die Entstehung der Missbildungen. Inaug. Diss., Hohen Med. Fakultät, Rheinischen Universität Bonn. 1974: 279.

15. Sömmerring ST. Abbildungen und Beschreibungen einiger Misgeburten die sich ehemals auf dem anatomischen Theater zu Kassel befanden. Universitätsbehandlung, Mainz, Enke's outstanding study of this work, including a reprint of the original, was published in 2000 by Schwabe & Co., Basel, 1791.

16. Gurlt EF. Lehrbuch der pathologischen Anatomie der Haus-Säugethiere, Zweiter Teil, welcher die Classification, Beschreibung und Anatomie der Missgeburten enthält. Mit Atlas. G. Reimer, Berlin, 1832.

17. Gurlt EF. Ueber thierische Missgeburten. Ein Beitrag zur pathologischen Anatomie und Entwickelungs-Geschichte. August Hirschwald, Berlin, 1877.

18. Bordenave T. Description d'un enfant monstrueux né à terme, ayant deux visages sur une seul tète, et deux corps réunis supériurement, lun bien et l'autre mal conformés. Mémoires de mathematiue et de physique de l'Académe Royale des Sciences pour l'année. 1776: 697-699.

19. Fattori S. De feti che racchiudono feti. Tipografia Giovanni Capelli, Pavia, 1815.

20. Braune W. Die Doppelbildungen und angeborenen Geschwülste der Kreuzbeingegend. Leipzig, Wilhelm Engelmann, 1862.

21. Vrolik W. Tabulae ad illustrandam embryogenesin hominis et mammalium tam naturalem quam abnormem. GMP Londonck, Amsterdam, A German edition, issued by T.O. Weigel of Leipzig in 1854, consists of unsold sets of the Amsterdam edition, with a new title page. An English translation, published by Greenwood Genetics Center in 2004, makes the text more accessible to modern readers, but unfortunately with suboptimal reproduction of the plates, 1849.

22. Ahlfeld F (1880, 1882): Die Missbildungen des Menschen. Fr. Wilh. Grunow, Leipzig. Abschnitt 1: Text pages 1-144, Atlas plates 1-23. Abschnitt 2, 1882, Text pages 145-297, Atlas plates 24-49.

23. von Ammon FA. Die angeborenen chirurgischen Krankheiten des Menschen in Abbildungen dargestellt. F.A. Herbig, Berllin, 1842.

24. Förster A. Die Missbildungen des Menschen systematisch dargestellt. Friedrich Mauke, Jena. Text and Atlas with 26 lithographed plates containing 524 figures. A second edition, issued posthumously in 1865, contains identical text and figures, 1861.

25. Fisher GJ. Diploteratology, an essay on compound human monsters. Trans Med Soc State NY, 1865, 232-268; 1866: 207- 296; 1867:396-430; 1868: 276-306.

26. Ballantyne JW. Manual of antenatal pathology and hygiene. The Embryo. William Green and Sons, Edinburgh, The Americanedition published by William Wood and Sons in 1905 is identical to the Edinburgh one except for the title page. An excellent facsimile reprint was published by Greenwood Genetics Center in 1991, 1904.

27. Schwalbe E, Gruber GB (eds) (1906-60): Morphologie der Missbildungen des Menschen und der Tiere. Gustav Fischer, Jena.

28. Gruber GB (1963-4): Studien zur Historik der Teratologie. Zentralblatt f. allgemeine Pathologie u. Pathol Anat. 105: 293-31 and 106:512-562.

29. Taruffi C (1881-1894): Storia della teratologia, Tomo I-VIII. Regia Tipografica, Bologna.

30. Roe SA. Matter, life and generation. Eighteenth-century embryology and the Haller-Wolff debate. Cambridge University Press, Cambridge, 1981.

31. Tort P. L'ordre et les monstres. Le débat sur l'origine des deviations anatomiques au XVIII e siècle. Le Sycamore, Paris, 1980.

32. Beneke R. Johann Fredrich Meckel der Jüngere. Beitr. z. Gesch. d. Universität Halle-Wittenberg, Band 3, 1934.

33. Meckel JF (1812-1818:) Handbuch der pathologischen Anatomie. Carl Heinrich Reclam, Leipzig.

34. Clark O. The contribution of J. F. Meckel, the Younger, to the science of teratology. J Hist Med, 1969, 24: 310-322.

35. Schierhorn H. Johann Friedrich Meckel d. J. als Begründer der wissenschaftlichen Teratologie. Gegenbaurs Morphol Jahrb, 1984, 130: 399-439.

36. Meckel JF. De duplicitate monstrosa commentarius. Halle and Berlin, Librariis Orphanotrophei, 1815, 96 p., 8 plates.

37. Klunker UR. Bestand und Identität der human-teratologischen Präparate in den Meckel'schen Sammlungen unter besonderer Berücksichtigung des wissenschaftlichen Werkes von Johann Friedrich Meckel dem Jüngeren (1781-1833). Diss. Med. Fak. Der Martin-Luther-Universität Halle-Wittenberg. Available online at http://sundoc.bibliothek.uni-halle.de/diss-online/03/03H116/prom.pdf, 2003.

38. Geoffroy St.-Hilaire I (1832-1837): Histoire des anomalies de l'organisation chez l'homme et les animaux. J-B Baillière, Paris. 3 volumes plus atlas of 20 plates.

39. Dareste C. Recherches sur la producton artificielle des Monstruosités, ou Essais de tératogénie expérimentale.

Paris, C. Reinwald, 1891.

40. Fischer J-L. Leben und Werk von Camille Dareste (1822-1899), Schöpfer der experimentellen Teratologie. Acta Historica Leopoldina, No. 21, Deutsche Akademie der Naturforscher Leopold.ina, Halle/Salle, 1994.

41. Wolff E. Les bases de la tératogénèse expérimentale des vertébrés amniotes, d'après les résultates de méthodes directes. Archives d'Anatomie, d'Histologie et d'Embryologie, 1936, 32: 1-383.

42. Willier BH, Weiss PA, Hamburger V. Analysis of development. WB Saunders, Philadelphia, 1955.

43. Willier BH, Oppenheimer JM. Foundations of experimental embryology. Prentice-Hall, Inglewood N.J, 1964.

44. Oppenheimer J. Essays in the history of embryology and biology. Cambridge, Mass. Massachusetts Institute of Technology, 1967.

翻　译：宋　喆　马晓楠
校　对：郭　素　陈雪玲

第 29 章

人类古病理学：骨骼告诉我们的事

唐纳德·J. 奥特纳（Donald J. Ortner）

本文发表于《魏尔啸文献》（*Virchows Archiv*）杂志，是由唐纳德·奥特纳（*Donald Ortner*）医生所著（他在编著此书时不幸去世），已获得斯普林格（*Springer*）出版社许可。《魏尔啸文献》（2011）459：247-254.

摘要

人体骨骼古病理学为研究疾病古形态以及疾病在古人类中的分布提供了重要的视角。人体骨骼古病理学的历史可以追溯到 150 多年前。古病理学家鲁道夫·魏尔啸（Rudolf Virchow）做过古病理学研究，并出版相关论著，为梅毒的起源等重要论题提供了关键数据。随着新的研究技术的发展，人体古病理学将继续成为研究疾病发展及其对人体生理文化发展影响的重要数据来源。

前言

古病理学主要研究古时影响生物的疾病。这门学科主要研究人类残骸，但它最初源于对非人类残骸异常病变的研究。德国自然学家、教士约翰·弗里德里希·艾斯波（Johann Friedrich Esper，1732—1781）是撰写疾病报告的先驱者之一。艾斯波出版了一份报告，详细描述了一只熊股骨上的病变，并认为是骨肉瘤[1]。法国的动物学家乔治·居维叶（Georges Cuvier，1769—1821）描述了在动物化石上的异常现象[2]。在 19 世纪，通过人类残骸被认识和出版的异常现象大

部分局限于基础描述，即使有其他信息，也局限于疾病的诊断。然而，在 20 世纪后期，古病理学研究成为更为广泛的议题的重要数据来源，比如关于梅毒的远古来源的争论。约瑟夫·琼斯医学博士（Joseph Jones, M.D., 1833—1896）发表的文章就是一个很好的例子，他报道了一个在前哥伦比亚时期考古墓穴中疑似梅毒的病例[3]。琼斯是一位美国内外科医生，同时也是一位对考古学感兴趣的医学教授[4]。美国南北战争（American Civil War）时期，他在南部邦联军队担任外科医生。鉴于琼斯对学术的严谨性，他对梅毒的诊断似乎是基于身兼人类学家的现代病理学之父鲁道夫·魏尔啸（1821—1902）医学博士的早期研究。魏尔啸曾对梅毒相关的头骨损伤改变进行详细描述[5]，在之后出版的文章中，他也着重强调了琼斯报告的那例在远古墓穴中的梅毒病例[6]。

尽管 19 世纪也有其他关于远古疾病的独立报告，但马克·阿尔曼·鲁费尔（Marc Armand Ruffer, M.D., 1859—1917）爵士的大部分研究报告都与埃及木乃伊有关，这也标志着他的科学兴趣开始转向古病理学。鲁费尔在英国接受医学培训，并成为英国预防医学研究所（British Institute of Preventive Medicine）的第一任所长，

该研究所便是李斯特研究所（Lister Institute）的前身。他在这里研究白喉时不幸被感染并导致肢体残疾，故辞去了职务并搬至埃及进行康复治疗[7]。在埃及休养时，他开创性地在木乃伊组织上开展研究，并发明了一种可使木乃伊组织再次水化的方法。

他的合作者之一罗伊·L. 穆迪（Roy L. Moodie，1880—1934）是一名受过培训的解剖学家和古生物学家，在他众多的研究工作中，他对木乃伊进行了大量研究，大量运用放射学[8]来获取数据，同时最大限度地减少对自身的损伤。穆迪的研究很好地说明了多学科合作是古病理学研究史上的特色，这些合作者涵盖了内科医生、古生物学家、医学历史学家和生物（物理）人类学家，每一位专家都尽力发挥各自领域的专业能力去阐明在远古人体残骸上发现的异常变化，诊断并确定它们的重要性。

如今的古病理学研究依然依赖于多种渠道的数据分析。通过研究人类木乃伊残骸[9]，我们可以获悉很多其他渠道无法获得的细节，包括大约1000年前新大陆就曾出现结核病的证据[10]。现在古病理学的研究重点在于分析骨骼疾病[11]，但是其他数据来源包括化石、古艺术品和医疗文档。研究方法包括解剖学和放射学研究、古生物分子分析 [包括病原体原始基因（aDNA）、蛋白质] 以及稳定同位素[12-14]。本章的重点是在考古人体遗骨中发现的疾病的证据及其意义。重点将集中在一些有代表性的传染病上，这些传染病可通过仔细分析考古人类墓穴所获得的数据和结论进一步阐明。

骨骼分枝杆菌病理学

麻风病

麻风病和结核病是两种主要且相近的分枝杆菌疾病，它们证明了人体骨骼古病理学的潜力和局限性。在麻风病和结核病中，大部分暴露于病原体的患者在他们的一生中维持无症状状态。最早关于麻风病的证据来自公元前 600 年的一份印度医疗文档的描述记录[15]。麻风病患者的病情可自轻微症状、发病率低（结核性麻风病）到严重

症状和发病率高（瘤型麻风病），包括骨骼的改变。针对病原体的免疫应答的不同是决定是否得麻风病及其疾病发作严重程度的主要因素[16]。尽管结核性麻风病也可以出现骨骼改变，但是其变化远不及在瘤型麻风病中常见和严重。为了阐明在麻风病和其他骨骼疾病中骨骼变化的重要性，对古代人体骨骼样本进行研究时，研究者必须记住，该病发生骨骼变化的证据只能代表一小部分患有麻风病但没有表现出骨骼异常的人。

瘤型麻风病的骨骼特征已被熟知，并为典型病例的诊断提供了病理证据。丹麦医生 V. 穆勒 - 克里斯滕森（V. Møller-Christensen，1903—1988）对丹麦墓地的中世纪时期古人类遗骸进行麻风病的研究[17,18]，并描述了骨骼的异常改变。这些面部特征被他称为"麻风相"，包括梨状孔边缘的圆状膨胀、前鼻骨的破坏性重构和部分上颌骨与门齿骨相连（图 29-1 和图 29-2）。而骨骼面顶部的变化可转变成潜在上皮层中的多孔状骨骼形态，这极有可能与一些麻风病例中的眼部慢性炎症相关，其严重感染者可导致失明。而颅骨穹隆一般较少涉及。

麻风病引起面部改变的早期阶段是以受影响部位的快速损毁为特征。由于麻风病是慢性病，所以大部分患者在骨骼破坏初期存活得很好。然而，英国奇切斯特（Chichester）中世纪的圣詹姆斯和圣玛丽玛大拉医院（Hospital of St. James and St. Mary Magdalene，约 1120—1650）[19]遗址的一处墓葬提供了麻风病早期面部骨骼受累的证据。这个医院多年来一直为麻风病患者提供护理，但

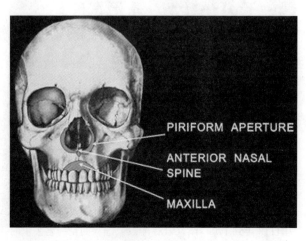

图 29-1 瘤型麻风典型病例中面部可被感染的区域

由于麻风病发病率在随后几年下降，他们也同样接收其他疾病的患者。其中一具患者骨骼来自一位去世时大约18岁的年轻男性，他的鼻骨表面、梨状孔边缘和上颌骨外周都存在由破骨细胞造成的密布的麻坑（图29-3）。

麻风病同样影响头部以下骨骼，在掌骨、跖骨和手脚的指（趾）骨经常形成破坏性重建骨结构（图29-4和图29-5）。在存活的患者中，手部

特别明显的并发症是指骨严重屈曲挛缩，这导致相关掌侧表面的压力性腐烂。

而头部以下骨骼的改变，特别是下肢，很可能会由于二次感染而使病情变得更为复杂，主要是足部感染。这通常会导致慢性感染，炎症反应

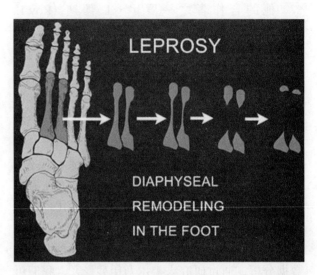

图29-4 关于出现在一些瘤型麻风病患者足部跖骨骨干上的破坏性结构重塑阶段的绘制图

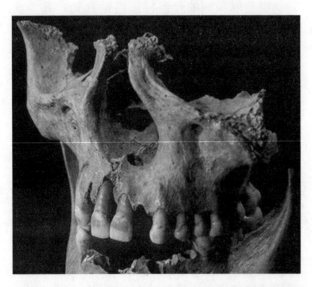

图29-2 英国奇切斯特圣詹姆斯和圣玛丽玛大拉医院墓地考古发现的颅骨的左外侧前视图，时间为1118年到1700年间，C-34号坟墓内的成年男性的残缺面部骨骼。注意梨状孔周围的边缘、鼻前棘的缺失和上颌骨前方的破坏性结构重建，这已经使中切牙的牙根暴露

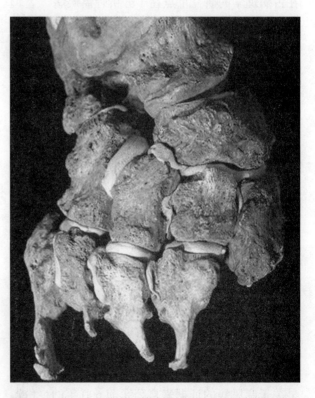

图29-5 英国奇切斯特圣詹姆斯和圣玛丽玛大拉医院墓地考古发现的C-62号坟墓内一名成年男性的右足骨破坏性结构重塑的上视图

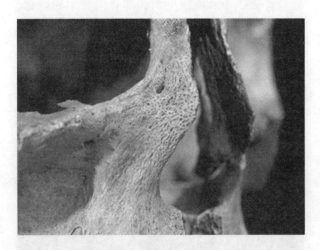

图29-3 英国奇切斯特圣詹姆斯和圣玛丽玛大拉医院墓地考古发现的上颌骨破坏性结构重建的早期阶段，时间为1118年到1700年，C-187号坟墓埋葬的是一名去世时年龄约18岁的男性。注意密质骨表面的凹陷

可蔓延扩展超过原发病灶，进一步刺激胫骨和腓骨骨干反应性骨形成。与麻风病相关的并发症经常是单侧的，这也许预示着感染进程本质上的局部性。

结核病

结核分枝杆菌和牛型分枝杆菌是两种最常见的与人类结核病有关的微生物。结核病的历史以及这种疾病与动物中间宿主间的关系仍有争议。考古发掘的墓葬中有相当令人信服的证据表明该疾病产生于新石器时代末期（约公元前 5000 年—公元前 4000 年）[11,20,21]。传统观点认为结核病是在新石器时期（约公元前 6000 年）从驯化的牛身上获得的，然而在对人体和牛型结核病菌株的 DNA 研究中，科学家们发现牛型菌株的分化其实是更为近期的改变 [22]。

结核病很少会感染骨骼。一旦骨骼受到影响，约 50% 的病例会在脊椎低位发生感染。尽管脊椎结核理论上会感染多个椎骨，但事实上更倾向于单病灶椎骨转移。这有助于辨别这种类型的结核病和其他会导致椎骨破坏性损伤的病理状态，如布氏杆菌病和包虫病。而第二个最常见的骨骼结核转移部位是髋关节。

纵观人类近代历史，结核病的发病年龄常见于儿童时期 [11]。骨骼结核在其初始急性期具有很强的破坏性，在脊椎结核中椎体是最典型的损伤部位，而椎弓极少受累。椎体的破坏可导致不同程度的脊柱后凸，这取决于有多少椎体受到损伤。骨骼结构的自我修复形成可能是有限的，但这可导致受累骨骼发生融合。

髋关节结核可导致严重残疾，因结核分枝杆菌感染转移导致的关节损伤与其他感染性病原体引起的脓毒性关节炎的区别尚不明确。早在约始于 1750 年的阿拉斯加时期，就发现过一例可能由结核引起的髋关节破坏的病例。这具骸骨是在考古遗址中被发现的，它的主人是一位大约 20 岁的成年女性（NMNH 345394）[11]（图 29-6），其股骨头和髋臼都出现了结构破坏及重塑，残留髋臼较浅，上缘有较宽的凹陷，这些都提示慢性半脱位，这可导致左腿的长度缩短。

与正常的右腿相比，虽然受损左腿的股骨

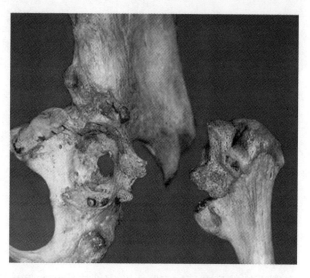

图 29-6 成年女性骨架中伴有股骨受到破坏性发展影响的疑似髋关节结核。墓地位于美国阿拉斯加州育空（Yukow）地区的一个历史遗址，遗骸编号为 NMNH no. 345394

长度仅出现稍微缩短，但是其轴径出现明显的减小。且左腿胫骨出现代偿性增生，这可减小左腿总长度的差异。从年轻逝者去世时的年纪，及已经出现在左侧髋臼和股骨头的重建和左胫骨的代偿性增生，可推测出发病年龄是在其生长和发育的后期。这个病例有趣的部分是异常股骨的长度与骨干的直径不成比例，同时伴有股骨长度的代偿性生长。显然，股骨软骨内增生是正常的，但是伴随胫骨增生则并不常见。一个可能的解释就是随着髋关节的破坏而缺少生物力学的刺激，从而导致无法膜内增生。尽管在该病例出现的明显损伤可能是由结核病以外的其他病原体引起的化脓性关节炎，但是在阿拉斯加，特别是在那个历史时期的土著居民中广泛存在结核病，由此提升了该病例是由结核引起的可能性。

骨骼密螺旋体病

如前所述，梅毒的骨骼表现主要与该病的第三期有关，鲁道夫·魏尔啸 [5] 对此进行了详细描述，包括一份详细的解剖学分析，确定了骨骼中异常的类型和分布。魏尔啸将干性骨疽定义为一种典型的梅毒病（见下文）。他还注意到梅毒和反应性骨形成间的强烈联系，如常见于下肢的蜗牛状螺旋纹。

后来，C.J. 哈克特（C.J. Hackett，1905—1995）对欧洲解剖博物馆中发现的许多医学文献记载的梅毒病例进行了详细调查[23]。哈克特出生于澳大利亚，在那里接受了早期教育，并获得他的第一个医学学位。他精炼了魏尔啸定义的干性骨疽的概念，并阐明了与这种病变相关的骨改变的顺序。最早出现的是数目不一的圆形团块，直径 1 ~ 2 cm，位于颅骨穹隆外表面，这些孔隙相互靠近并形成一个凹陷性损伤，并在损伤后期逐渐愈合形成凹陷致密的骨表面。而发生在中心病灶边缘的反应性骨形成导致出现特征性的、类似于陨石坑的病变，这实际上是密螺旋体病的病理特征。

哈克特根据他在乌干达治疗患者的经验，对雅司病进行了经典研究，以及密螺旋体病综合征相关联的临床表现和骨骼变化的研究[24]。他发表的文章成为后来大部分研究影响骨骼改变的密螺旋体病三个综合征的基础，但他强调，区分这三个综合征间的骨骼变化是困难的，如果真不知如何诊断，那么可试图依据其埋葬的地理位置判断。

一个尚未解决的主要问题是影响骨骼的三种密螺旋体病综合征（梅毒、贝耶病、雅司病）之间存在的临床差异，尤其是梅毒与其他两个非性病综合征（贝耶病和雅司病）之间。这些差异性表现是否如同哈克特所认为的，反映了不同病原体可导致不同的病症？还是如同美国医生兼教授哈德森（Hudson，1890—1992）所说的，它们仅是因不同的影响因素，像发病年龄、不同患者在免疫应答方面的差异和患者的分组，导致同样的疾病出现不一样的表现？麻风病患者的临床和影像学表现的显著差异突出了免疫反应的重要性，同时麻风病对包括骨骼在内的疾病相关器官的影响具有相当大的可变性。

梅毒的起源可能是医学史和古病理学史中最古老的争论之一，它与梅毒在东半球和西半球传播的历史有多久远的密切相关。梅毒作为性病的传播模式已经得到普遍认同，在这一社会背景下，关于梅毒的研究大都受到了极大的舆论影响，而很难从严谨研究中得到数据。传统观点认为，梅毒是由 15 世纪后期哥伦布航海归来的船员带回旧大陆的。直到近年，许多考古发现的骨骼证据表明，早在 16 世纪前新大陆便存在密螺旋体病[26]。

考古发现的人体遗骸中存在先天性密螺旋体病，这被用来作为梅毒存在于人类中的一个论证。导致骨骼疾病的三种密螺旋体病综合征中的任何一种都可能存在先天性变异。然而，胎盘屏障间的传输可能与疾病的初级阶段相关联。由于非性病综合征一般在儿童时期患病，所以先天性贝耶病或雅司病很少出现，因为这些疾病通常在怀孕时已经过了最初的急性期。因此，一旦在考古骨骼样本中发现一个先天性密螺旋体病的病例，可能会倾向于将其诊断为梅毒病。

在美国弗吉尼亚州的一处前哥伦布时期的遗址中，发现了一例疑似先天性密螺旋体病的病例[11]。这一遗址大概源于 15 世纪到 16 世纪。该遗骸来自一个去世时大约 6 岁的小孩（NMNH 379177）。他的中切牙牙冠上有很深的发育不良缺陷，表明这是一种严重到足以破坏牙齿发育的先天性疾病（图 29-7）。这些缺陷可导致部分下颌中切牙的牙冠在缺损处脱落。

颅骨中梨状孔周围也会出现明显的反应性编织骨，而反应性编织骨会明显增大胫骨和右手第五掌骨的直径。同样的现象也可能出现在手足部的其他骨骼，但考古没有得出相应结果。这种畸形的类型及分布几乎可以确定是由先天性密螺旋

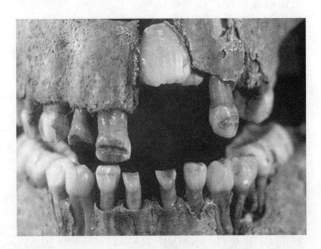

图 29-7　大约 6 岁的小孩门牙牙釉质发育不良，表明其在出生前已患病。注意两个下中切牙在发育不良线处出现的牙冠缺损。该骨骼异常情况的分布几乎确定是由先天性密螺旋体病引起的。该病例来自美国弗吉尼亚州，约 15 世纪之前，编号为 NMNH 379177

体病造成的，且更倾向于是先天性梅毒。

在英国赫尔（Hull）新地方法院的建造过程中发现的中世纪修道院遗址中，发现了一个疑似成人梅毒的病例，引起人们关注。该修道院建于1317 年至 1539 年。1537 年，亨利八世（Henry Ⅷ）创建了英国国教（Church of England）并开始有计划地破坏天主教修道院，所以这个地方被占用结束的日期是明确的。这一遗骸（HMC 1216）是一名约 35 岁的男性。其骨骼表现为多发性的病灶，并展现出一系列的变化，从初期形成的异常改变到后期的密质骨损伤。

该患者的额骨展现了典型干性骨疽的特征，从早期大致圆形的集群细孔（图 29-8，白箭头）到发展至损伤中心部位周边都出现轻微凹陷和骨骼边缘骨密质轻度凸起（图 29-8，黑箭头）。在硬腭有一个直径接近 1 cm 且穿透骨骼的破坏性损伤。异常骨形成的病变发生在整个骨骼，包括颈椎骨体、锁骨前骨干和四肢长骨。这些骨损伤包括编织骨、密质骨和两者的结合。一些编织骨损伤有中心区的凹陷，可能是因为这个部位生前有被反应性编织骨围绕的肉芽肿。而颅骨异常实际上是密螺旋体病所特有的特殊病症，这是由锁骨和大部分长骨上分布的反应性骨形成所支持的。尽管密螺旋体病的非性病综合征是可能存在

的，但该英国坟墓的地理位置与雅司病和贝耶病分布的地理位置不同，所以该病例是梅毒的可能性更大。考古推测这个坟墓属于中世纪时期，这无疑增加了其为前哥伦布时期的梅毒病例的可能性，但与后哥伦布时期时间范围上的重叠使之留下了质疑的空间。从伦敦一处中世纪遗址[27]发现了很多有力的证据，证明梅毒在哥伦布航海前就已经出现。尽管如此，对于梅毒是否在 16 世纪前出现在旧大陆，仍然存在很多争议。

科尔（Cole）和沃尔德伦（Waldron）[28]近年公布了一例在成年男性遗骸上发现的疑似梅毒病例，这具遗骸来自英国盎格鲁 - 撒克逊遗址（公元 6 世纪），这一发现基本可以证实梅毒出现在欧洲的时间远早于哥伦布时期。这一遗址内藏有的大量物资表明主人来自上层社会。那些文物可将时间明确地定在盎格鲁 - 撒克逊族时期。骨骼损伤的类型及分布，包括双侧锁骨的累及，使其不大可能与其他任何疾病有关。

包虫病

另一种可引起破坏性骨骼损伤的感染性疾病是由棘球属绦虫幼虫引起的包虫病。该病在人体最常见的表现是由细粒棘球绦虫引起的囊性黏着。这种寄生虫会刺激骨骼的破坏性损伤。在软组织中，宿主对这种生物的部分反应是将寄生虫的囊性团簇包裹在结缔组织中，使其钙化。而在墓葬考古研究时很少看到这种钙化的囊肿，但是在美国阿拉斯加州的一个考古遗址中曾发现一例病例（图 29-9）。

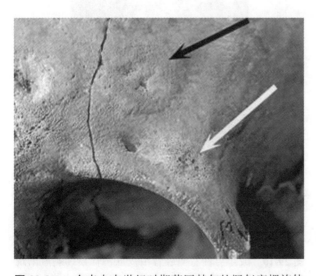

图 29-8 一个来自中世纪时期英国赫尔的疑似密螺旋体病病例（1317—1539），遗骸编号为 no. HMC 1216。这是一具 35 岁男性的骨骼。注意伴有细孔的圆形团块的额骨（白色箭头）中出现的干性骨疽早期表现。后期阶段的干性骨疽（黑色箭头）位置非常靠近早期损伤

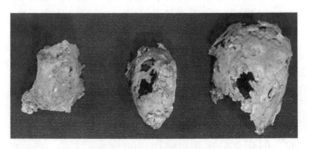

图 29-9 美国阿拉斯加州琼斯角（Jones Point）考古遗址发现的一具成年人遗骸中的钙化包虫囊肿（遗骸编号为 NMNH 374623，现在没有重新埋葬），时间是公元 1—1000 年间

骨膜骨赘形成

长骨的骨膜骨赘形成，特别是下肢的骨骼，可能是人类考古遗骸中最常见的骨骼疾病表现。其典型表现是在长骨骨干上出现浅薄编织骨斑块，通常是在胫骨内侧面。在患者的 X 线平片图中，这些病变不可能很明显，在临床上也不可能像在考古坟墓中那样常见。

与骨膜骨赘形成相关联的异常骨骼病变的发展可由多种骨骼疾病引起，包括外伤、感染和肿瘤。在许多这种疾病的病例中，如果没有骨骼其他部位患病的额外证据，是不可能确定病因的。这方面的一个例外情况是骨骼对慢性皮肤溃疡的骨性反应。到目前为止，皮肤溃疡的骨骼表现最常见的部位是胫骨骨干的中段[29]。

在美国马里兰州的一个藏骨堂发现一例发生在右侧胫骨的骨膜骨赘病例（NMNH 384299）（图 29-10）。在这一病例中，皮肤溃疡的慢性性质在反应性骨形成中表现明显，边界清晰，大片病变的多孔表面。在主病变的下方是一个较小的反应性骨形成区，它扩大了胫骨远端截面积。虽然葡萄球菌是诊断的首选，但是解剖学证据无法确定导致溃疡的病原体。

结论

至少一个半世纪以来，对考古人类遗骸中骨骼病变的分析，为我们研究祖先所患的某些疾病提供了时间和地理上的视角。这项研究是基于仔细分析影响骨骼疾病的解剖学和临床表现得出的观察结果。不幸的是，影响骨骼的疾病数量只是人类疾病总量中的一小部分，而且鉴别诊断往往很具挑战性，其中有许多疾病无法分辨出来。正在进行的骨科病理学和骨骼放射学的研究，以及近年从人体骨骼疾病中得到的临床经验，可继续阐明影响骨骼疾病的骨骼表现。在古病理学中，有可能对疾病的骨骼表现有更深入的了解，因为在多灶性疾病中，虽然放射学无法提供病变数据，但病变分布是可能得到的。

进化的出现成为我们理解人类宿主和感染性病原体共同进化的一个重要的因素[30-32]，而人类

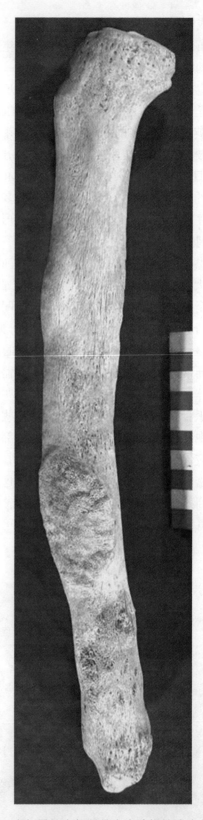

图 29-10 成年男性右侧胫骨由皮肤慢性溃疡刺激出现的成骨损伤。边缘清晰的大损伤位于皮肤溃疡下方。这个骨骼来自美国马里兰州的一个藏骨堂，遗骸编号为 NMNH 384299，时间是 1200 年到 1650 年间

古病理学所提供的时间深度为我们更好地理解这种关系提供了重要的数据来源[11,33]。确保这一数据来源的准确性取决于研究人体遗骸的生物人类学家和拥有专业技能的医学专家间的持续合作，利用现代医学知识，尤其是骨科病理学和骨骼放射学，来研究分析古老遗骸中得到的数据。

致谢

病理学家恩里克·哥斯特（Enrique Gerszten）任职于弗吉尼亚医学院（Medical College of Virginia）病理科，以木乃伊古病理学研究而闻名，他为本文提供了宝贵的意见。我十分珍惜和他之间的友谊，也非常感谢他一直以来为古疾病研究所做出的贡献。感谢玛西亚·贝克雷（Marcia Bakry）女士在插图方面的协助。感谢珍妮特·贝克（Janet Beck）女士在编辑方面提供的宝贵意见。两位女士都任职于史密森学会（Smithsonian Institution）国家自然历史博物馆（National Museum of Natural History）人类学部门。

本书第 12 章到 26 章，以及第 27 章"癌症"部分，都有论及骨骼遗骸中发现的肿瘤，供感兴趣的读者参考。

参考文献

1. Esper J. Ausführliche Nachricht von Neuentdeckten Zoolithen, Unbekannter Vierfüssiger Thiere, und denen sie Enthaltenden, so wie Verschiedenen Andern Denkwürdigen Grüften der Obergebürgischen Lande des Marggrafthums Bayr- euth. Nürnberg, 1774.

2. Cuvier G. Recherches sur les Ossemens Fossiles, vol 4. G. Dufour & E. d'Ocagne, Paris, 1820.

3. Jones J. Explorations of the aboriginal remains of Tennessee. Smithsonian contributions to knowledge, vol 259. Smithsonian Institution, Washington, 1876: 1-17.

4. Breeden JO. Joseph Jones, M.D. Scientist of the Old South. University Press of Kentucky, Lexington, 1975.

5. Virchow R. Über die Natur der Constitutionellsyphilitischen Affectionen. Virchows Arch Pathol Anat Physiol Klin Med, 1858, 15(217-236): 243-253.

6. Virchow R. Knochen aus Alten Gräbern von Tennessee. Verh Berl Ges Anthrop, 1898, 30:342-344.

7. Sandison AT. Sir Marc Armand Ruffer (1859-1917) pioneer of palaeopathology. Med Hist, 1967, 11:150-156.

8. Moodie RL. Rentgenologic studies of Egyptian and Peruvian mummies. Anthropological memoirs, vol 3. Field Museum of Natural History, Chicago, 1931.

9. Aufderheide AC. The scientific study of mummies. Cambridge University Press, Cambridge, 2003.

10. Salo WL, Aufderheide AC, Buikstra J, Holcomb TA (1994) Identification of Mycobacterium tuberculosis DNA in a pre- Columbian mummy. Proc Natl Acad Sci USA, 2003, 91: 2091-2094.

11. Ortner DJ. Identification of pathological conditions in human skeletal remains, 2nd ed. Academic, Amsterdam, 2003.

12. Katzenberg MA, Lovell NC. Stable isotope variation in pathological bone. Int J Osteoarch, 1999, 9: 316-324.

13. Katzenberg MA. Stable isotope analysis: a tool for studying past diet, demography, and life history. In: Katzenberg MA, Saunders SR (eds) Biological anthropology of the human skeleton, 2nd ed. Wiley-Liss, Hoboken, 2008: 413-441.

14. Kolman CJ, Centurion-Lara A, Lukehart SA, et al. Identification of Treponema pallidum subspecies pallidum in a 200-year-old skeletal sample. J Infect Dis, 1999, 180: 2060-2063.

15. Roberts C, Manchester K. The archaeology of disease, 3rd edn. Sutton, Phoenix Mill, 2005.

16. Jopling W. Handbook of leprosy, 2nd ed. Heinemann, London, 1978.

17. Møller-Christensen V. Bone changes in leprosy. Munksgaard, Copenhagen, 1961.

18. Møller-Christensen V. Leprosy changes of the skull. Odense University Press, Odense, 1978.

19. Magilton J, Lee F, Boylston A. Lepers outside the gate. Chichester excavations 10, CBA Research Report 158. Council for British Archaeology, York, 2008.

20. Aufderheide AC, Rodríguez-Martín C. The Cambridge-encyclopedia of human paleopathology. Cambridge University Press, Cambridge, 1998.

21. Buikstra J. Paleoepidemiology of tuberculosis in the Americas. In: Pálfi G, Dutour O, Deák J, Hutás (eds) Tuberculosis past and present. Golden Book, Szeged, Hungary, 1999: 479-494.

22. Broach R, Gordon SV, Marmiesse M, et al. A new evolutionary scenario for the Mycobacterium tuberculosis complex. Proc Natl Acad Sci USA, 2002, 99: 3684-3689.

23. Hackett C. Diagnostic criteria of syphilis, yaws and treponarid (treponematoses) and of some other diseases in dry bones (for use in osteo-archaeology).

In: Sitzungsberichte der Heidelberger Akademie der Wissenschaften Mathematisch- naturwissenschaftliche Klasse, Abhandlung 4. Springer-Verlag, Berlin, 1976.

24. Hackett C. The bone lesions of yaws in Uganda. Thesis. University of London, London, 1947.

25. Hudson E. Christopher Columbus and the history of syphilis. Acta Trop, 1968, 25: 1-16.

26. Baker BJ, Armelagos GJ. The origins and antiquity of syphilis. Curr Anthropol, 1988, 29: 721-723.

27. Connell B, Gray Jones A, Redfern RC, et al. Spitalfields: a bioarchaeological study of health and disease from a medieval London cemetery. Archaeological excavations at Spitalfields Market 1991-2007, vol 3. MoLA Monograph, London (in press), 2011.

28. Cole G, Waldron T. Apple Down 152: a putative case of syphilis from sixth century AD Anglo-Saxon England.

Am J Phys Anthropol, 2011, 144:72-79.

29. Boel LWT, Ortner DJ. Skeletal manifestations of skin ulcer in the lower leg. Int JOsteoarch. doi:10.1002/oa.1248, 2011.

30. Ewald P. Evolution of infectious disease. Oxford University Press, Oxford, 1994.

31. Ewald P. Plague time. How stealth infections cause cancers, heart disease, and other deadly ailments. The Free, New York, 2000.

32. Sterns SC, Koella JC. Evolution in health and disease. Oxford University Press, Oxford, 2008.

33. Ortner DJ, Schutkowski H. Ecology, culture and disease in past human populations.In: Schutkowski H (ed) Between biology and culture. Cambridge University Press, Cambridge, 2008: 105-128.

翻　译：郑丹阳　马晓楠
校　对：郭　素　陈雪玲

第 30 章

第一个病理教研室：世界解剖学和病理学博物馆

罗宾·A. 库克〔Robin A. Cooke〕

引言

我们今天所知的医学博物馆始于欧洲文艺复兴时期的"珍奇屋"。统治者们和富人们收集各种各样的物品，包括那些到欧洲和世界各地旅行的博物学家的物品。"珍奇屋"可以是一个单一的陈列柜，也可以是一套房子里的一个房间或者是整座建筑。而当这些收藏家去世后，他们的收藏品被逐渐合并，存放在一起就构成了正式的博物馆。18 世纪，随着医学教育的正规化，医学院的老师们开始从正常解剖或病理解剖的研究中收集"珍贵的医学标本"。机能解剖学（生理学）就是这样发展而来的。到 19 世纪末，医学教学已牢固地建立在科学方法的基础上。根据疾病的临床特征、大体病理和病因进行分类。20 世纪上半叶，医学院主要的静态教具是病理学博物馆。病变组织的显微镜检查也成为医疗诊断的一部分。

从 20 世纪下半叶开始，医学课程的专业性及信息量逐渐提高和增加。由于博物馆占用空间大且日常维护价格不菲，越来越多的病理学教授成为研究人员，而不是执业病理学家。因此在许多学校内，大体形态病理学的教学都被降级，甚至被认为不值得列入课程内。病理学博物馆被迫关闭甚至遭受破坏。医学院尸检率降低的同时，很多新生的社会团体都认为收集人体组织是淫秽且非法的行为。这就使得这一时期组织样本的采集陷入困境。

然而，随着 21 世纪的发展，学生和老师们再次意识到人类遭受的疾病是"立体"的，而不是"平面"的，不能单纯凭借看到的症状进行治疗。称职的医生及其他卫生专业人员，他们更需要知道如何立体全面地诊治疾病。尽管现代检查仪器在这方面越来越精确，但是仍然没有什么可以代替"真实"的东西。如果研究疾病的样本是"新鲜"的，那再好不过；如果不是，那可能就需要病理博物馆的帮助了。

本章讲述了从 18 世纪到 21 世纪初的一些病理学博物馆的故事。古老的博物馆经历了这一时期的巨变并幸存下来，目前他们正准备在 21 世纪与教学关联起来。然而，在介绍这些博物馆之前，我们介绍一些关于病理标本的制备、保存及展示的内容。

样本的保存方法

第一种被广泛应用于保存人体组织的液体是乙醇（酒精）。出生于苏格兰的外科医生、解剖学家和病理学家约翰·亨特（John Hunter, 1728—1793）负责培训陆军和海军的外科医生，并让他们从工作的地方带标本给他。使用的固定剂是供应充足的海军朗姆酒。甲醛溶液（福尔马林）是在 19 世纪 90 年代才开始使用的，它作为当时最好的组织防腐剂取代了朗姆酒的位置。当标本到达亨特博物馆时，首先进行解剖，以显示相关的病理，然后将其转移到厚玻璃缸中，用细线缠绕并固定在玻璃棒上。缸里装满了乙醇，顶部盖上玻璃盖并用沥青进行密封。所有的老博物馆都用类似方法用容器保存标本。近年来，人们对这些保存在容器里的标本进行了修复，他们拆下玻璃盖，更换固定液和玻璃盖，并用黑硅橡胶密封以隔绝空气（图 30-1）。有机玻璃（聚甲基丙烯酸甲酯）于 1933 年首次上市，并于 20 世纪 40 年代末取代玻璃，成为制作病理标本展示容器的首选材料。博物馆管理者必须安装相应的设备，并学习如何制造有机玻璃"罐"；这需要大量的时间和相当好的技巧。

随着博物馆标本教学需求的减少，有机玻璃罐的制造也停止了。博物馆老管理员开始退休而新的管理员也没有接受过制作容器的培训。随着近年来大体病理学教学的兴起，那些变得不透明的旧有机玻璃罐需要采取新的方法来恢复透明，而那些已损坏的更是急需更换。过去用来制造有机玻璃罐的设备现在已经过时了。同时，有机玻璃制品的需求量也在增加。现在的有机玻璃制造商有着卓越的现代化制造机器。对于新任命的管理员来说，现在最好是把旧罐子里的溶液换掉，并根据每个标本的尺寸定制合适的容器。管理员可以对样本进行测量，从制造商那里订购合适的

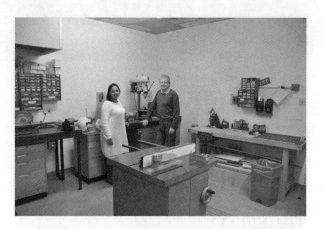

图 30-2　皇家自由大学医学院病理博物馆（Royal Free and University College Hospitals Pathology Museum）馆长苏巴德拉·德斯（Subhadra Das）和已退休的老馆长保罗·贝茨（Paul Bates），他现在的部分工作是在制备旧"罐"的房间里翻新旧标本（获得两位馆长的许可）

有机玻璃罐。他们所要做的就是把标本固定在背板上，放在有机玻璃罐底部，并向罐内装满长效固定液。这可以节省大量时间，也节省了安装现代化设备的巨大成本，这样管理员也可以做其他的管理工作（图 30-2）。

英国伦敦的病理学博物馆

英国皇家外科学院博物馆

英国皇家外科医学院（Royal College of Surgeons of England）运营着两个重要的外科博物馆："亨特博物馆"（Hunterian museum）和"惠康博物馆"（Wellcome museum）。最古老的亨特博物馆（图 30-3）建于 1813 年，购买了外科医生、解剖学家约翰·亨特于 18 世纪末收集的一系列标本。他用自己收集的标本来解释疾病的机制，并教给那些自费来上解剖课的学生。如今博物馆展示的约翰·亨特一些的重要标本涵盖了外科学的发展史。这座历史悠久的亨特博物馆已经对公众开放了好几年，每年吸引游客量超过 4.5 万人。像伦敦的大多数博物馆一样，亨特博物馆对外免费开放。博物馆里的工作人员是由少数有偿专家和志愿者组成的，并鼓励游客捐款来维持博物馆的运营。

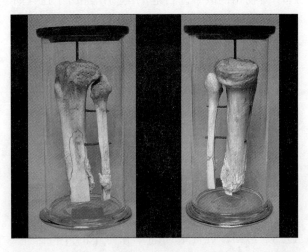

图 30-1　一件装在带盖圆柱形玻璃容器中的旧（经修复的）标本的前后视图（获得皇家外科医学院惠康解剖病理博物馆的许可）

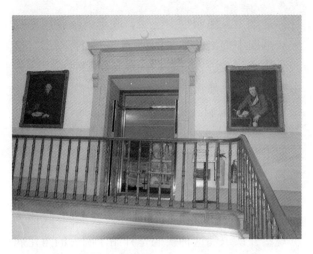

图30-3 亨特博物馆的入口。左边是威廉·亨特（William Hunter）的肖像，右边是约翰·亨特的肖像（获得皇家外科医学院惠康解剖病理博物馆的许可）

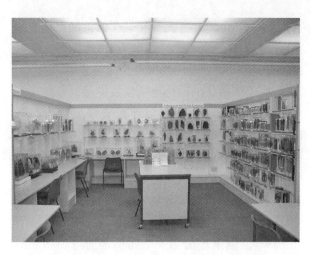

图30-4 惠康解剖病理博物馆。左边是胸廓的解剖标本，右边是其病理标本。由英国皇家外科医学院主任山姆·艾伯蒂（Sam Alberti）博士、迪雷克托（Director）和保存教研室主任马丁·库克（Martyn Cooke）先生提供的信息（获得皇家外科医学院惠康解剖病理博物馆的许可）

20 世纪，学院还建立了其他博物馆，包括病理藏品和最近的解剖学藏品，现在都在英国皇家外科医学院的惠康解剖病理博物馆（Wellcome Museum of Anatomy and Pathology）展出。近年来，学校所有的藏品和档案都已统一管理，用于公众教育及医学生和外科专业的研究生学习。惠康解剖病理博物馆每年为 6000 名外科实习生和其他专业的医学生及专业人士提供支持。日益增加的标本展示区域被改装为分隔间，每个分隔间里的标本都与身体的某个器官相关。解剖标本展示在分隔间的一侧，而病理标本在另一侧。以胸腔为例（图 30-4）。惠康博物馆及其解剖和病理标本被用于学院外科专业实习生的许多课程中。2009 年，解剖藏品在新的核心外科解剖学系列教学讲座中成为一个至关重要的资源，该讲座是由英国皇家外科医学院和伦敦教区为外科专业实习生发起的。由于有资金的支持，在过去的两年里，博物馆的参观人数增加了 3500 名，其中包括医学院的学生，它还被用来为那些没有博物馆的医学院的外科专业学生提供解剖和病理课程。最近来自伯明翰（Birmingham）的一组学生就参加了这样的讲座。

在过去的几年中，英国的许多医学院校关闭了他们的解剖学和病理学博物馆，甚至有些还销毁了他们的标本。另外一些院校则将标本捐赠给其他博物馆，这些博物馆有能力根据《人体组织法》（*Human Tissue legislation*）的新规定来存储它们。因此，一些规模较大的博物馆，包括我们上文提到的那几个博物馆，额外收到了许多需要维护和存储的标本。虽然在这方面增加了博物馆的负担，但也意味着它们获得了额外的标本，可以有效地用于教学。

伦敦圣巴塞洛缪医院病理学博物馆

圣巴塞洛缪医院（St. Bartholomew's Hospital）是伦敦最古老的医院，现在仍坐落在原址。1123 年，一位奥古斯丁修道士在史密斯菲尔德（Smithfield）肉类市场附近建立了其前身修道院，邻近现在的圣保罗大教堂（St Paul's Cathedral）。1546 年，国王亨利八世（King Henry Ⅷ）接管了这所修道院，但修道院仍在运转，并由伦敦市政府管理。1879 年，病理博物馆正式开放，外科医生詹姆斯·佩吉特（James Paget，1814—1899）担任第一任馆长。根据 1993 年对伦敦市中心医院的审查，建议关闭该医院。由于圣巴塞洛缪医院和伦敦医院，还有一些在巴兹（Barts）和伦敦国家医疗服务系统（National Health Service，NHS）保护下的小医院进行了合并，圣巴塞洛缪医院才得以保留。但博物馆自此失修，史蒂夫·摩尔（Steve Moore）年复一年提交的资助申请直到2011年终于有了回复，圣巴塞洛缪医院的医学院信托基金资助了一位技术人员来维护这些标本，使这片摇摇欲坠的遗迹重新焕发生机。卡拉·瓦伦丁（Carla Valentine）被指派来修复标本，在这份工作中她的表现十分出色。博物馆有许多重要的历史标本，包括医学标本以及所谓的辅助医学标本，其中一些医疗标本被精选出来展示（图30-5A）。外科医生詹姆斯·佩吉特描述了骨代谢异常的疾病，就是现在所谓的佩吉特病（Paget's disease）。他阐述的第一个病例是通过临床照片和尸检中保存的骨头标本来证明的。

另一位外科医生波西瓦·帕特（Percival Pott，1715—1788）因描述由肺结核引发的典型脊柱骨折而闻名。当时肺结核在伦敦很常见，是非创伤性死亡最常见的原因。他还描述了发生于烟囱清洁工的阴囊癌（后来证实是鳞状细胞癌）（图30-5B，见第7章、27章）。伦敦的小伙子们爬进狭窄的烟囱里，凿下那些积聚在烟囱里的烟灰，再将其收集起来给那些买不起煤的穷人取暖用。这些小伙子在工作时间穿着宽松的裤子，浑身都是烟尘。他们很少洗澡，晚上就睡在用来收集从烟囱中扫出的烟灰的毯子里。帕特指出，这些小伙子会在进入青春期或成年早期时患上一种影响阴囊的恶性疾病。他确信烟灰中某些物质能够导致这种疾病。帕特是这样描述这种病变的："这是一种总是首先攻击阴囊下半部的疾病，从下部沿着表面向上长出疼痛的、粗糙的、丑陋的溃疡。在短时间内就会渗透皮肤、阴囊及阴囊膜，使睾丸变大变硬，导致功能紊乱，最终发展为阴囊癌。然后又通过精索进入腹部。"其他人也观察并认识到这种疾病是开始于阴囊的角化病变，烟囱清洁工称之为烟尘疣（soot warts）。他们有时会自己把病变物从身上剪下来。帕特还描述了在伦敦花园撒烟灰的园丁们手上的一种类似癌症的疾病。

1915年，山极胜三郎（Katsusaburo Yamagiwa，1863—1930）（见第11章）和他的助手市川浩一（Koichi Ichikawa）在东京帝国大学（Imperial University）通过实验证实了帕特的结论。1891年到1894年，山极胜三郎被日本政府派到柏林与鲁道夫·魏尔啸一起工作。在那里，

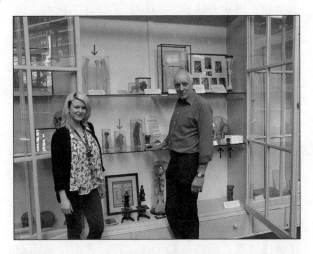

图 30-5A 卡拉·瓦伦丁、史蒂夫·摩尔与标本柜。右下箭头：来自波西瓦·帕特的"烟囱清洁工阴囊癌"。左下箭头：来自波西瓦·帕特的肺结核引起脊柱骨折。左上箭头：骨梅毒［"Sabre tibia"（"萨布雷胫骨"）］。右上箭头：来自詹姆斯·佩吉特的第一例佩吉特病患者的临床照片、胫骨、头骨及髌骨。在架子顶部的右边，是来自非洲的传教士利文斯顿（Livingstone）博士的左肱骨；他被一只狮子攻击，而导致骨折，且骨折没有完全愈合。他的雕像是用左手拿着一本圣经，而肘部弯曲以稳定他的连枷臂

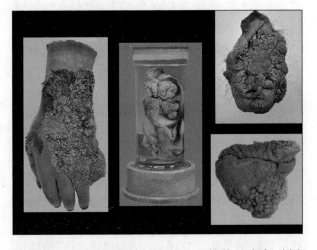

图 30-5B 鳞状细胞癌复合图片——鳞状细胞癌：（右）两例烟囱清洁工阴囊癌；（左）一名在伦敦花园里撒灰的园丁的手部所长的肿瘤（后来证明是鳞状细胞癌）：（中间）来自东京大学的山极胜三郎在兔耳朵涂上煤焦油后发展为鳞状细胞癌［获得伦敦圣巴塞洛缪学院病理学教授兼馆长保拉·多秘兹欧（Paola Domizio）、馆长助理卡拉·瓦伦丁和学习资源部的史蒂夫·摩尔的许可；获得东京大学病理学教授兼馆长町并陆生（Rikuo Machinami）的许可］

他经历了知识爆炸时期，新的科学知识孕育而生。除此之外，他们还在寻找发生癌症的病因。山极胜三郎提出假设："反复或持续性的慢性刺激可能会导致正常的上皮细胞发生癌前病变。如果持续刺激就可能发展为癌症。"山极胜三郎从柏林回来后就被任命为病理学教授。他和他的助手市川浩一每 2 到 3 天就在兔子的耳朵上涂上煤焦油。他们发现这样持续 100 多天后上皮细胞出现异型增生，之后继发增生和过度角化，随后病变发展为局部浸润性鳞状细胞癌，最终导致颈部淋巴结转移和死亡。即使停止给兔子涂煤焦油，肿瘤仍会继续生长。

伦敦盖伊医院戈登博物馆

托马斯·霍奇金（Thomas Hodgkin，1798—1866）是盖伊医院（Guy's Hospital）第一任医学博物馆馆长和病理解剖学讲师。1826 年，他建立了第一个医学院博物馆。1905 年，盖伊医院的院长罗伯特·戈登（Robert Gordon）捐赠了 4.5 万英镑以支付将其搬迁至现址的费用，因此这座博物馆被命名为戈登博物馆（Gordon Museum）。由于伦敦的病理学博物馆关闭了，所以戈登博物馆现有的标本来源于圣托马斯医院（St. Thomas's Hospital）、国王学院医院（King's College Hospital）、皇家海军博物馆（Royal Naval Museum）、惠康热带医学博物馆（Wellcome Museum of Tropical Medicine）和动物学博物馆（Zoological Museum）。在一次偶然的机会，博物馆搬进了邻近的另一个被有关部门腾出来的、更具现代化的房间。动物学博物馆设在盖伊医院的图书馆内。当图书馆搬迁时，他们不想带走这些旧的、非常华丽的木制橱柜。因此，橱柜被博物馆改造成带有可锁玻璃门的展示柜。主要藏品中的一些特殊藏品是由法医病理学家基思·辛普森（Keith Simpson，1907—1985）在 1934 年到 1982 年间在盖伊医院调查的一些案件的法医标本（图 30-6）。第二次世界大战期间，他在伦敦进行法医尸检，在"闪电战"（blitz）中进行尸检时，他周围的建筑物轰然垮塌。1947 年，他总结了之前在第二次世界大战中获得的经验，出版了一本教科书《法医学》（*Forensic Medicine*）。多年来，

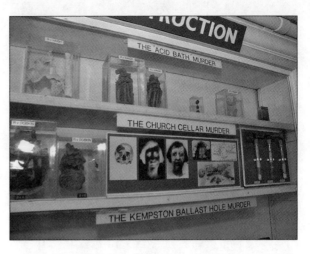

图 30-6　戈登博物馆。来自法医病理学家基思·辛普森先生法医案件中的法医病理展品

这本书一直是法医学的主要教材。1941 年，基思·辛普森任命莫莉·蕾菲布（Molly Lefebure，1919—2013）为他的秘书，他们一起去太平间，他口述他在尸检中的发现，莫莉·蕾菲布就在旁边的小桌子上将其记录下来。她将在此期间伴随辛普森开展的约 7500 例尸检的经历写下来，并于 1947 年出版了《证据之王》（*Evidence for the Crown*）。2013 年，该书以《后方谋杀案》（*Murder on the Home Front*）为题再次出版，这也是 2013 年很受欢迎的一部电视剧的名字，由伦敦的英国独立电视台（ITV）制作并分为两部播出。很难想象，在第二次世界大战的毁灭性破坏期间，伦敦的犯罪分子仍然在照常活动。警察和法院仍在运作，绞刑的执行仍在继续，法医病理学服务也还在继续进行。以至于基思·辛普森能够从当时收集到的照片和数据撰写成一本教科书。

如今博物馆不仅用于医学生的教学，并对公众开放，供举办活动用。近年来，馆内已经进行了大面积的翻新（图 30-7）。

欧洲病理学博物馆

维也纳联邦病理解剖博物馆（罗基坦斯基博物馆）

联邦病理解剖博物馆（Federal Pathologic-Anatomical Museum）是病理学博物馆中的一个

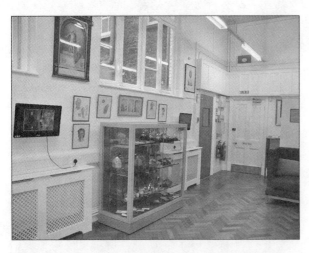

图 30-7　2013 年进行翻新的戈登博物馆；"珍奇柜"类似 19 世纪欧洲流行的橱柜 [获得伦敦戈登博物馆馆长威廉·（比尔）GJ 爱德华（William（Bill）GJ Edwards）的许可]

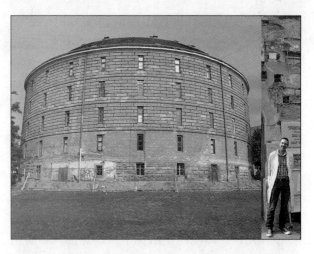

图 30-8　圆形"疯人塔"为维也纳联邦病理解剖博物馆存放标本。最右边的是馆长爱德华·温特（Eduard Winter）（已获得允许）

很好的例子，它几乎被摧毁，但在翻新维修后又成为 21 世纪的教学资源。19 世纪，维也纳是奥匈帝国（the Austro-Hungarian Empire）的首都，也是重要的文化中心。奥匈帝国的历代帝王为现存的医学院聘请来自不同国家的教师，使这所学校重新焕发生机，成为 19 世纪领先的医疗中心。这些教师包括：约瑟夫·斯柯达（Joseph Skoda，1805—1881）医生、病理学家卡尔·罗基坦斯基（Carl Rokitansky，1804—1878）、产科医生伊格纳兹·塞麦尔维斯（Ignaz Semmelweis，1818—1865）和外科医生西奥多·比尔罗斯（Theodor Billroth，1829—1894）。通过仔细记录疾病的症状和体征，将正常解剖和病理解剖联系起来研究疾病的方法是在 19 世纪确立的。维也纳医学院的新发现是将临床病理诊断纳入疾病诊治，并公布了研究成果。

卡尔·罗基坦斯基在停尸间开展的成千上万次的尸检和记录是这个学校成功的关键。学校定期公布临床病理讨论的结果和结论。这些出版物使人们开始关注维也纳的发展动态。世界各地的医学院纷纷效仿他们这种模式，而他们的教学也实现了从"传统医学"到"科学医学"的转变。病理学家收集并保存了许多病理标本，用于后续研究和博物馆教学。

维也纳大学病理学研究所（Institute of Pathology of the University of Vienna）于 20 世纪 70 年代早期进行了改组，其收藏品也因此面临解散。1946 年—1993 年担任馆长的卡尔·勃特勒（Karl Portele）就极力反对这一点。最终他成功了，并在 1971 年准备将收藏品（用手推车）搬入尚未被占用的"疯人塔"（Narrenturm），这个塔位于维也纳总医院（综合医院）[Allgemeines Krankenhaus（General Hospital）] 旧址的庭院中。

"疯人塔"是一座建在中心庭院旁的 5 层圆形建筑物，建于 1784 年，用来收容精神病患者。每层楼有 28 个房间，这些房间现在用于展示（图 30-8）。自 20 世纪 80 年代以来，这座博物馆收集的许多病理标本来自奥地利甚至德国的医院。有人认为不需要再进行这种保存工作，进一步维护也是不值得的。这导致博物馆在夹缝中生存，迫切需要新的展览空间。直到博物馆协会之友募集了资金，加上政府的一大笔拨款，博物馆的修整才得以进行。2013 年，博物馆开始大规模修整，修复建筑物的结构，更新标本，创建新展览。博物馆开始对游客开放，游客的数量也在增加。来自罗基坦斯基的两个标本也在这里展出（图 30-9）。

柏林慈善医院医学历史博物馆

医学历史博物馆（Medical Historical Museum）几乎是病理学家鲁道夫·魏尔啸的代名词了

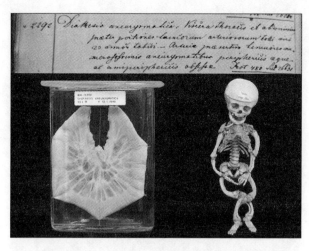

图 30-9 合成图：顶部是 1849 年卡尔·罗基坦斯基写的尸检报告。（左）这份报告指出的肠系膜血管多发性动脉炎标本。（右）患有佝偻病的成年人骨架；在欧洲，几乎所有的博物馆中都发现类似标本，说明了当时这种疾病的流行程度（图片的大小缩小了 4 倍）[获得皮特·希斯（Peter Hiess）、普雷斯·奥菲瑟（Press Officer）、比阿特丽克丝·帕扎克（Beatrix Patzak）和爱德华·温特馆长的允许]

（图 30-10）。魏尔啸在柏林获得了医学学位和研究生培养资格。在此期间，他一直在慈善医院（Charité Hospital）的博物馆进行相关工作。1849年，他因政治观点被驱逐出柏林，但维尔茨堡大学（University of Würzburg）向他提供了病理解剖学教授的职位。这一职位让他接触到最新的显微镜——当时刚推出的诊断工具。他在那里结婚，并教授学生知识和发展他关于微观病理学的

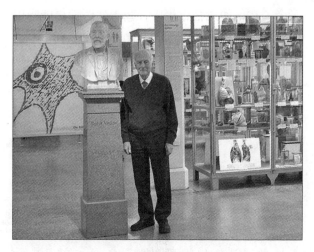

图 30-10 柏林慈善医院。作者罗宾·库克（Robin Cooke）为纪念魏尔啸 80 岁诞辰而制做的半身像

想法，摆脱了首都那种紧张忙碌而又负担满满的生活。1856 年，他被任命为柏林慈善医院新成立的病理解剖学和生理学主席，并于 1858 年出版了他的开创性著作《细胞病理学》（*Die Cellular Pathologie*），主题为"一切细胞都来源于细胞"。

他的目标是建立一个比欧洲其他博物馆更大更好的病理学博物馆。当他成为教授时，博物馆里有 1500 件标本。他开始着手一项雄心勃勃的收购计划。到 1899 年，他的博物馆已经达到了对外开放的规模，1901 年，他退休的时候博物馆已经有 23 066 件标本。他的计划是每种已知的疾病都有一件代表性的标本，并用这些疾病的多个例子来展示疾病所有的变化。他将博物馆的一部分标本用于教学和研究，另一部分用于向公众科普疾病相关知识。他特别感兴趣的病理学部分是先天性畸形。他想强调的是这些畸形是医学上的异常，而不是"魔鬼的杰作"。1904 年，博物馆被关闭了。在第二次世界大战的最后几天，博物馆受到了严重的炸弹轰炸。大部分标本丢失，只有将近 1800 件标本幸免于难。在战后时期，它被用于教学，但教学效果已远不及鼎盛时期。柏林墙倒塌后，1993 年，曼费雷德·迪特尔（Manfred Dietel）被任命为病理学研究所新的教授／主任。他翻修了被炸弹破坏的博物馆和演讲厅，并将其出租用于各种活动。通过这些活动募集的资金用于博物馆进一步的整修。1998 年，它以"柏林医学历史博物馆"（Berlin Medical History Museum）的名字重新对外开放。

2000 年，托马斯·施奈尔克（Thomas Schnalke）被任命为医学历史博物馆的教授。在他的指导下博物馆的规模逐渐扩大。博物馆保留了约 750 件核心标本，并有一系列用于医疗和教学的展品轮流展出。馆内的工作人员从事各种研究工作。博物馆营造了一种充满活力的氛围，每年大约有 9 万名游客参观博物馆，且因其功能多样而受到大众的普遍喜爱。

与魏尔啸同时代且同样举世闻名的人之一是慈善医院的罗伯特·科赫（Robert Koch，1843—1910）。他与巴黎的路易斯·巴斯德（Louis Pasteur）共享细菌学创始人的荣誉。他们一起提出了活菌致病的概念。尤其是科赫，他发现了肺结核的病原菌，这在当时是一种很常见的疾病。

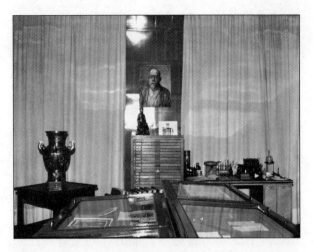

图 30-11 展出的奖项包括日本天皇为纪念北里柴三郎（Kitasato）与科赫的合作而颁发的一个奖项（见第11章）[获得病理研究所所长兼教授曼费雷德·迪特尔（Manfred Dietel）、馆长托马斯·施奈尔克及其助理佩特拉·林格（Petra Lennig）许可]

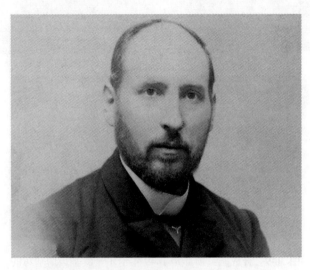

图 30-12 马德里卡哈尔研究所博物馆。1906年，圣地亚哥·拉蒙·卡哈尔获得诺贝尔生理学或医学奖 [获得博物馆馆长胡安·德·卡洛斯（Juan de Carlos）的许可；来自西班牙马德里卡哈尔研究所卡哈尔遗产中卡哈尔的照片]

1905 年，科赫因对结核病的相关研究和发现而获得了诺贝尔生理学或医学奖（图 30-11）。柏林大学慈善医院为纪念他在细菌学方面的成就建立了一座小型博物馆。这个小型博物馆在 2011 年被拆除，展品被转移到公共卫生实验室（Public Health Laboratory）——罗伯特·科赫研究所（Robert Koch Institute）。2012 年，这些文物遭到暴风雨破坏，没能存留下来。

马德里卡哈尔研究所博物馆

卡哈尔研究所（Cajal Institute）是世界公认的神经学研究中心。它是由圣地亚哥·拉蒙·卡哈尔（Santiago Ramóny Cajal，1852—1934）在 1902 年建立的实验室发展而来的。卡哈尔是西班牙医学史上最著名的名字。事实上，西班牙的医学史是以卡哈尔的出现划分的，分为"卡哈尔之前"和"卡哈尔之后"（图 30-12）。他的名望源于他对大脑神经细胞的认识，他认为它们是单个但相互沟通的细胞。为得出这一结论，他采用来自帕维亚（Pavia）的意大利解剖学家卡米洛·高尔基（Camillo Golgi，1843—1926）发明的染色方法——银染色法对人和动物的脑组织进行染色。1906 年，他们共同获得了诺贝尔生理学或医学奖。在斯德哥尔摩的颁奖仪式上，高尔基首次发表了他的论文，并宣称神经系统是由连续的纤维网络构成的。随后，卡哈尔发表他的主张，声称神经系统是由相互接触、相互沟通的单个细胞组成的。另外，澳大利亚神经生理学家约翰·埃克尔斯（John Eccles，1903—1997）在 1963 年通过演示神经细胞间的交流而获得诺贝尔生理学或医学奖。

卡哈尔研究所有座小型博物馆，在这里展示着他对肥厚组织进行切片的过程、染色的设备，以及他如何将显微镜下所看到的画出来。他是一名有天赋的艺术家，同时他也是一位医学爱好者，在他的成长过程中，艺术比医学更能吸引他。他将这两种才能结合起来，创作了成千上万幅画，其中有许多在博物馆里展出。1893 年，他做了一项关于神经支配内脏的观察，这项观察在 100 年后的 20 世纪末受到特别的关注。在他的一些画中，阐明了肠道的迈斯纳神经丛（plexuses of Meissner）和奥尔巴赫神经丛（plexuses of Auerbach）。他也发现了一些不属于这两个系统的神经丛。他称之为"间质"细胞。后来发现，胃肠道间质瘤 [Gastrointestinal Stromal Tumour（GIST）] 这种不常见的胃肠道肿瘤，就是来源于这些"卡哈尔间质细胞"（Interstitial cells of Cajal）（图 30-13）。

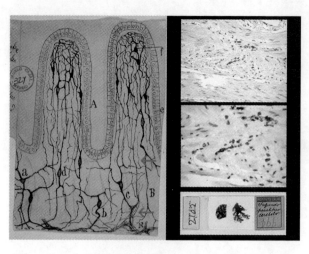

图 30-13 左：绘制的肠道细胞，卡哈尔称之为间质细胞（红色箭头）。右：现代免疫组织化学对 CD117 间质细胞染色的结果。右下角显微切片是卡哈尔的组织切片之一，他用银染色进行处理 [获得博物馆馆长胡安·德·卡洛斯的许可；来自西班牙马德里卡哈尔研究所卡哈尔遗产中卡哈尔的照片]

南美洲病理学博物馆

墨西哥国立自治大学病理学博物馆

病理学的发展从西班牙到墨西哥，在历史上是一个不小的进步。1521 年—1810 年墨西哥由西班牙统治。1551 年，西班牙国王查尔斯一世（Charles I）根据皇家法令创办了一所大学，称为"墨西哥皇家主教大学"（Royal and Pontifical University of Mexico）。由西班牙的天主教牧师负责，是模仿西班牙萨拉曼卡大学（University of Salamanca）建造的。医学院就是其中的一个学院。1850 年，医学院搬进了一个始建于 17 世纪的废弃建筑物里。现在这座大楼是医学学会（Medical Society）办公室和医学历史博物馆（Museum of Medical History）。1850 年之后一段时间，全体教员接受从欧洲开展起来的课程。他们主要遵循法国的模式进行教学，法语教材一直沿用到 20 世纪 50 年代初。像当时北美成立的新医学院一样，他们从欧洲购买教学用具。从巴黎购买的 16 具蜡制解剖模型如今仍在博物馆展出，它们是法国影响挥之不去的历史见证。

墨西哥的病理学深受马德里的圣地亚哥·拉蒙·卡哈尔的影响。直到 1939 年，病理学都是由临床工作人员教授的，圣地亚哥·拉蒙·卡哈尔有一名来自马德里的学生，名为皮奥·德尔·里奥·霍特加（Pio del Rio Hortega），霍特加的学生艾萨克·科斯特罗（Isaac Costero）在 1939 年到 1945 年间作为病理学教授执教病理学课程。艾萨克·科斯特罗的两名学生鲁伊·佩雷斯·塔马约（Ruy Perez Tamayo）和弗朗茨·冯·理查特本（Franz von Lichtenb）前往美国进行研究生学习。回国后，他们共同策划并在墨西哥城综合医院（Mexico City General Hospital）成立了病理科，如今他们已经桃李满天下，学生遍布全国。

墨西哥城的大学医院（University Hospital）建立的病理学博物馆现在存放着很多标本，这些标本被锁在玻璃陈列柜里，陈列在贯穿病理大楼一楼的走廊上。博物馆鼓励市民前去参观，馆内有工作人员值班以保证标本不被破坏。博物馆在杰勒德·阿里斯蒂（Gerardo Aristi）博士的监督下，逐渐从手术和验尸材料中增加新的标本（图 30-14）。博物馆经常用于学生教学，也欢迎民众前去参观。奥古斯汀·索托（Augustin Soto）馆长在一个狭小的、闷热的工作室里根据每个标本的尺寸来制作新的有机玻璃标本容器。

与所有开放的博物馆一样，其标本也反映了当时社会中的常见疾病。阿米巴病曾经很常见，

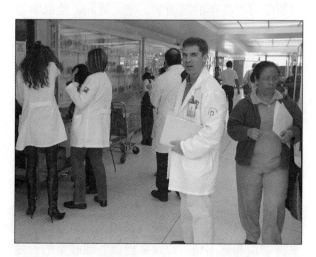

图 30-14 墨西哥大学医学院博物馆馆长杰勒德·阿里斯蒂。标本陈列在玻璃柜中 [获得帕特里夏·阿朗索-德·鲁伊兹（Patricia Alonso-de Ruiz）、爱德华·洛佩兹-科雷拉（Eduardo Lopez-Corella）、鲁伊·佩雷斯·塔马约的许可]

但随着卫生条件的改善，已不再常见，但其标本在现在仍具有历史价值。胆囊癌是一种很常见的肿瘤，它的标本被公开展出。这座博物馆是一个现代教学博物馆，虽是基于相对老式的技术，却在教学设施中引入了现代的电子教学方法。

巴西里约热内卢奥斯瓦尔多·克鲁兹研究所

奥斯瓦尔多·克鲁兹研究所（Oswaldo Cruz Institute）成立于 1900 年，其工作重点是开发疫苗以对抗当时流行的鼠疫、天花、黄热病等传染病。同年，一个类似的机构——布坦坦研究所（Institute the Butantan）在圣保罗（Sao Paulo）成立了。巴西当局热衷于建立这类研究所，是因为他们所需的这些疫苗都是由巴黎巴斯德研究所（Pasteur Institute）提供的。在过去的 100 年中，这两个机构已经成为主要的生物医学研究中心，尤其在传染病和寄生虫病方面。他们是世界疫苗生产的领导者。布坦坦研究所是抗蛇毒血清的主要生产者，奥斯瓦尔多·克鲁兹研究所是黄热病疫苗的主要生产者。

奥斯瓦尔多·克鲁兹（Oswaldo Cruz，1872—1917）毕业于里约热内卢大学（University of Rio de Janeiro）医学院，他的梦想是成为一名研究员。1897 年，他和家人来到巴黎，在巴斯德研究所学习了 2 年的细菌学。毫无疑问，他也学习了如何生产疫苗。回到里约热内卢后他加入研究所，并于 1901 年发表了第一篇关于"抗鼠疫疫苗"的论文。他很快成为研究所的主任，后来为了获得更多的基金资助，他成为一名政治家。1903 年，他被任命为公共卫生主任；1905 年，他在里约热内卢港附近的一个农场 [曼谷因豪斯农场（Manguinhos farm）] 建立了曼谷因豪斯城堡，即现在的奥斯瓦尔多·克鲁兹研究所。这张照片显示了它的西班牙风格及其相当奢华的建筑（图 30-15）。这栋大楼现被用作行政管理、历史博物馆和图书馆，以及从巴西各地收集的大量昆虫学藏品。在大楼附近的一个大仓库的金属架

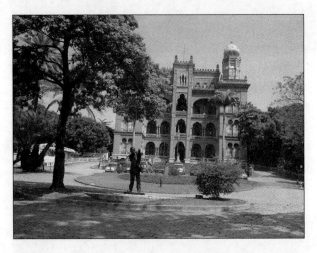

图 30-15 奥斯瓦尔多·科鲁兹研究所所在的位置曾是一个农场，面积约 40 英亩①。入口处有一尊奥斯瓦尔多·科鲁兹的雕像

上，大约有 18 500 件旧的病理学教学标本。它们是在公众发起"除掉这些标本，它们是对社会的蔑视"的抗议时，被教学医院弃置在此的。据估计，约有 1.5 万件标本被毁。在本章中提到的所有国家几乎都发生过此类现象。这导致了大量重要的教学和研究材料的损失。

该研究所最著名的成员是卡洛斯·恰加斯（Carlos Chagas，1878—1934）（图 30-16）。在里约热内卢医学院毕业后，恰加斯花了 2 年的时间控制了圣保罗桑托斯港口（Santos the port）疟疾的爆发。他是第一个通过使用除虫菊酯喷雾作为杀虫剂来控制蚊子的人。此后，他进入奥斯瓦尔多·克鲁兹研究所工作。1907 年，克鲁兹派他去调查在亚马孙河（Amazon）地区铁路建设工人中爆发的疟疾。工人们死于疟疾和黄热病。在他做这项调查时，他发现了一例病例并由此闻名。随后他对这种病的临床特点、病理学、传播与流行病学进行了描述，现在这种病以他的名字命名——恰加斯病（Chagas' Disease）。他进一步研究发现，这种疾病通过锥蝽（Triatome bugs）的叮咬进行传播，这种虫子生活在咖啡工人用来做天花板和墙所用的"当地材料"。通过在房间里喷洒杀虫剂（DDT），正如他控制疟疾那样，这种疾病也得到了控制。喷洒杀虫剂（DDT）的同

---

① 1 英亩（acre）= 40.4687 公亩 = 4046.87 m²，约合中国的 6.07 亩。——编辑注

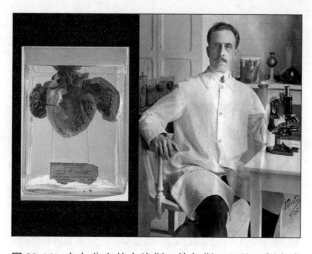

图 30-16 在办公室的卡洛斯·恰加斯，以及一例在童年时期患南美洲锥虫病而引起慢性心力衰竭急性发作的患者的标本 [获得奥斯瓦尔多·科鲁兹博物馆馆长保罗·法利亚（Paulo Faria）和马塞洛·佩拉洛·马查多（Marcelo Pelajo Machado）的许可]

时，使用永久性材料制成的房屋替代原来的房屋。这些措施使疾病从实质上得到根除。令许多巴西人感到失望是，他没有被授予诺贝尔奖。近年来有案例发现，儿童期患恰加斯病导致慢性心力衰竭的患者，在进行心脏移植手术后复发心力衰竭。

北美病理学博物馆

加拿大蒙特利尔麦吉尔大学莫德艾波特医学博物馆

莫德艾波特医学博物馆（Maude Abbott Medical Museum）起源于 19 世纪 20 年代初，曾是麦吉尔医学院（McGill Medical School）的医生收集尸检标本后归置标本的场所。1872 年，校园里建成了一座新的医学大楼。同年，威廉·奥斯勒（William Osler，1849—1919）于麦吉尔医学院毕业，成为一名非常著名的医生。毕业后他在伦敦、柏林和维也纳学习了 2 年，之后回到麦吉尔医学院。在 1876 年到 1884 年间，他在蒙特利尔总医院（Montreal General Hospital）进行了大约 800 次的尸体解剖。他用尸检对学生和一些临床医生进行教学，并将临床发现与尸检中的大体及微观病理学发现联系起来。这些尸检标本许多都被补充到现有的博物馆收藏中。他根据欧洲

之行的所见所闻，开发了一种技术，这种技术的开发尤其受到了柏林的鲁道夫·魏尔啸技术的影响。由于这些技术，他受到了广泛认可，因此在 1888 年的时候，他被聘任为约翰斯·霍普金斯医院（Johns Hopkins Hospital）四位创立教授之一。在那里，他进一步发展他的思想，并在将欧洲的重要知识转移到美国和加拿大许多大学的课程中发挥了重要作用。

麦吉尔大学医学院在 1892 年成立了正式的病理学系。乔治·阿达米（George Adami）是第一任教授；1898 年，他任命莫德·艾波特（Maude Abbott，1869—1940）为馆长助理。1898 年，莫德·艾波特前往华盛顿的陆军医学博物馆（Army Medical Museum）学习博物馆分类系统，期间，她遇见奥斯勒，奥斯勒告诉她，她应该将麦吉尔博物馆改造成像乔纳森·哈奇森（Jonathan Hutchison）在伦敦医院（London Hospital）建立的博物馆那样。莫德·艾波特采纳了这一建议，她在恢复了旧有标本藏品的秩序后，开始增加新的标本，并为医学生提供教学。1904 年，参观博物馆展示成为医学生的必修课。1906 年，莫德·艾波特成立了国际医学博物馆协会（International Association of Medical Museums）。1907 年的一场大火摧毁了她的大部分馆藏。她利用新闻公告，发布有关成立新协会的信息，很快收到 3000 件标本的捐赠，这批捐赠和其他标本很快被安置在斯特拉斯科纳（Strathcona）医学大楼一个美丽的十字形展示区。1909 年，新的博物馆对外开放。1929 年，第二任教授将大部分博物馆藏品搬进新建立的病理研究所。这是博物馆的雏形，直到 20 世纪 40 年代，博物馆被改建为一个研究实验室，里面的标本被转移到地下室，在那里继续用于教学。1965 年，这个地下室也变成了实验室，教学被转移到一系列的小隔间中，标本按照器官系统分类并放在墙上的架子上。1996 年，这些标本又被搬到储存室，在那里它们变质并积满灰尘。2006 年，理查德·弗雷泽（Richard Fraser）会长和国际病理协会（International Academy of Pathology，IAP）组织在蒙特利尔举行百年纪念大会，他的助理琼·奥马利（Joan O'Malley）在大会前及时修复了那些标本（图 30-17）。本次大会庆祝了国际医学博

馆协会（即国际病理协会前身）成立100周年。理查德·弗雷泽和琼·奥马利制作了一个原博物馆的复制品，作为大会的一个特色进行了展示。由于这次展览非常成功，2012年，麦吉尔大学将其命名为莫德·艾波特医学博物馆。2013年年中，所有"湿"标本被收集转移到斯特拉斯科纳解剖和牙科大楼的二楼，这个地方是莫德·艾波特原博物馆馆址。转了一圈又回到原地，博物馆再次被用于医学教学和研究（图30-18）。

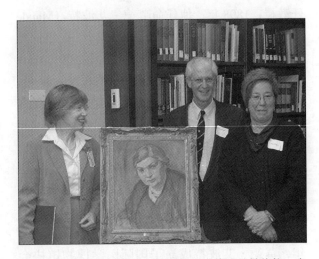

图30-17　麦吉尔博物馆。奥斯勒图书管理员帕梅拉·米勒（Pamela Miller）、理查德·（里克）弗雷泽 [Richard (Rick) Fraser] 和琼·奥马利以及莫德·艾波特的画像，这个画像是里克·弗雷泽从二手商店买的

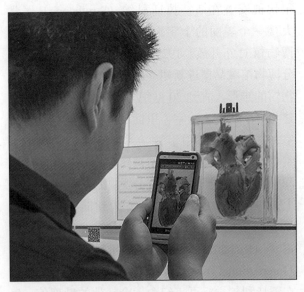

图30-18　麦吉尔博物馆。2014年，一个学生在博物馆在手机上使用二维码（QR）获取信息（获得博物馆馆长理查德·弗雷泽的许可）

美国巴尔地摩约翰斯·霍普金斯医疗机构

约翰斯·霍普金斯医疗机构（Johns Hopkins Medical Institutions）中的大学成立于1876年，由商人约翰斯·霍普金斯（Johns Hopkins，1795—1873）捐赠的遗产建成。遗嘱规定了这些钱用来建设大学、医学院及医院。因此有了约翰斯·霍普金斯医疗机构这个名字，它们是非盈利的私人机构。外科医生约翰·S.比林斯（John S. Billings，1838—1913）因赢得医院设计比赛成为被聘用的第一位教授。他任命了一名能将研究、教学和患者护理结合起来的工作人员，从而开始了美国第一个真正的科学医学院。威廉·奥斯勒（1849—1919）（图30-19）是第一位医学教授，威廉·H.韦尔奇（William H. Welch，1850—1934）是病理学教授。医院建立于1889年，医学院建立于1893年。奥斯勒作为主任医师，非常重视临床医学与病理相关性在医学教学中的重要性；韦尔奇是当时病理学的领军人物，所以约翰斯·霍普金斯医学院拥有一个很强大的病理学博物馆也不足为奇。

50多年来，这个病理学博物馆收藏了超过2 000件标本，这些标本是医学院最重要的教学辅导工具。第二次世界大战结束后，博物馆开始衰落，当时正需要空间去容纳较新的医学学科，且当时病理学教授不一定是解剖病理学家。从那以后，博物馆就被分散了，现在病理工作人员只

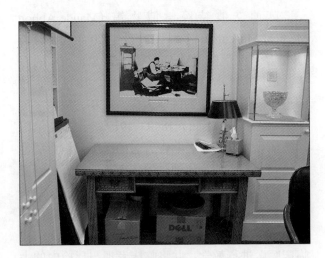

图30-19　霍普金斯博物馆。奥斯勒纪念室。桌子上方的照片是奥斯勒在同一张桌子上撰写医学教科书 [获得拉尔夫·胡本（Ralph Hruban）和加里·利斯（Gary Lees）的许可]

使用少量的标本进行病理教学。教师们现在很少关注旧博物馆的修复，更多地依赖电子教学工具进行教学，例如"约翰斯·霍普金斯胰岛病理学图谱"（*Johns Hopkins Atlas of Pancreatic Pathology*）在平板电脑上的教学软件，工作人员支持艺术系参与协助医学院的早期建立，以帮助他们设计这些辅助设备。

约翰斯·霍普金斯大学艺术系对于医学的贡献

1894 年，威廉·H.韦尔奇教授（病理学）、霍华德·A.凯利（Howard A. Kelly，1858—1943）教授（妇科学）及富兰克林·玛尔（Franklin Mall，1862—1917）教授（解剖学）访问了德国莱比锡（大学）的生理系。在那里，他们发现了一名年轻有为的插图画家马克思·布罗迪尔（Max Brödel，1870—1941），并聘请他到约翰斯·霍普金斯大学工作。布罗迪尔很快成为著名的插图画家，通过教科书插图，他协助在约翰斯·霍普金斯大学工作的医学专家传播专业知识。1911 年，服务于医学应用的艺术系正式成立，布罗迪尔担任系主任（图 30-20）。随着医学影像学的发展，医学摄影也被加入到艺术系中。因此该系在医学插图方面处于领先地位。1959 年，约翰斯·霍普金斯大学批准了一项为期两年的研究生项目，授予医学和生物插画的研究生艺术硕士学位。这使美国的医学插图画家和摄影师遍布国

内外。艺术系还提供了一些基于网络的程序，使一些教学机构能够在教学中依靠网络程序查看插图。可以推测，未来网络程序将代替复兴的医学博物馆，成为病理教学的首选方法。也许在不久的将来两者都会使用。

加拿大温哥华英属（不列颠）哥伦比亚大学，威廉·博伊德教授病理学博物馆

威廉·博伊德（William Boyd，1885—1979）著有最著名的病理学教科书，他也是一位伟大的教师。他的讣告描述他为"能言善辩且才笔极佳"的人。1908 年，他毕业于爱丁堡大学，随后花了 7 年的时间学习神经学、精神病学和病理学。1915 年，他移民加拿大，从 1915 年到 1937 年，他在温尼伯（Winnipeg）任病理学教授。

1925 年，博伊德出版了他的第一本病理学著作《外科病理学》（*Surgical Pathology*）。1932 年，该书以《内部疾病病理学》（*The Pathology of Internal Diseases*）再版，后来又以《病理教科书》（*A Textbook of Pathology*）再版。这本书当时非常畅销，有很多版本和再版，被翻译成多种语言。1937 年—1950 年，博伊德在多伦多担任教授，1950 年—1954 年，他在温哥华英属哥伦比亚大学（University of British Columbia）担任教授。他在每个待过的地方都建立了一个病理学博物馆。当他来到温哥华时，他带了为数不多的用玻璃容器装着的标本，分别用沥青（松焦油）粘在一起。这是他开始教医学生所需的最低限度的标本。在接下来的 4 年里，他亲自收集额外的标本。如今有一个全面的博物馆，戴维·哈德维克（David Hardwick）对博物馆的所有标本进行匿名处理，来保护标本不受那些不希望用真实的病理标本来教学的人的破坏。

1998 年，医学本科课程改为基于问题的学习（Problem Based Learning，PBL），创建了一套新的教学标本。原来的博物馆标本使用频率越来越少，因而被转移到橱柜的后面。

一些原始标本的维护工作已完成，但由于缺乏展示空间，它们大部分被储存起来。2006 年，温哥华总医院（Vancouver General Hospital）开设了一个新的健康中心。这提供了新的展示空

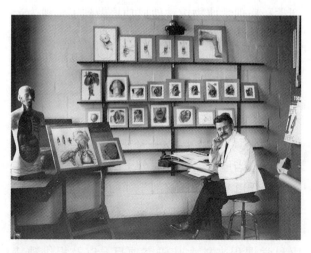

图 30-20 霍普金斯博物馆。医学插图画家马克思·布罗迪尔在他的工作室（获得拉尔夫·胡本和加里·利斯的许可）

间，病理标本被安置在戴维·F.哈德维克病理学学习中心（David F. Hardwick Pathology Learning Centre），该学习中心成立于2007年，坐落在一个对本科生、研究生和医务工作者来说进出非常便利的地方。中心的地理位置优越，并向公众、中学生及其他健康学科的学生提供免费参观服务。标本都装在圆顶平底的有机玻璃容器中（一些病理学家偏爱穹顶的展览容器）。这些有机玻璃容器是在病理科工作室内制造的，通过在烤箱里加热有机玻璃，使其变软后用冲压模具制成圆顶，然后在车床上将圆顶切割成所需的高度，并将圆顶的底座削成直角。标本放在背板上，圆顶用溶剂（二氯乙烯）焊接，然后在容器里装满凯泽林（Kaiserling）固定液（图30-21）。底座上有个螺丝孔，便于更换固定液。玻璃容器被制成3种直径和不同厚度的标本套件。这些标本有时候要经过奇怪的角度切割才能装进去，标本陈列在木架上。随着标本和显微切片的数字化，现在每个病例都可以用于临床病史和病理的研究，其相关信息可以在学习中心、英属哥伦比亚大学3个校区及该地区的其他地方通过电脑访问获得（图30-22）。

澳大利亚病理博物馆

澳大利亚墨尔本大学哈利·布鲁克斯·艾伦解剖病理博物馆

墨尔本和悉尼医学院成立于1862年，是澳

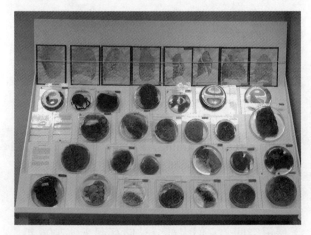

图30-21 温哥华博物馆。架子顶端的整个肺切片是属于教科书《肺部病理学》（*Pulmonary Pathology*）作者威廉·（怀特）瑟贝克［William（Whitey）Thurlbeck］的

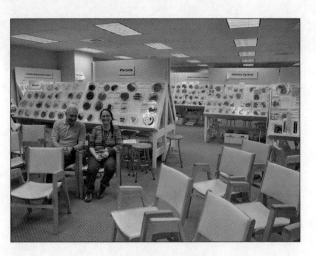

图30-22 在温哥华博物馆的查理斯·雷米（Charles Ramey）和海伦·戴克（Helen Dyck）［获得海伦·戴克（博物馆馆长）、查理斯·雷米（管理员）和戴维·哈德维克（英属哥伦比亚大学名誉教授）的许可］

大利亚第一所医学院。墨尔本第一位病理学、解剖学及生理学教授是乔治·B.哈尔福德（George B. Halford, 1824—1910），他毕业于苏格兰圣安德鲁斯大学（St. Andrews University）。作为这三个学科多年来唯一的代表，哈尔德福忙得不可开交。

哈利·布鲁克斯·艾伦解剖病理博物馆（Harry Brookes Allen Museum of Anatomy and Pathology）是以哈利·布鲁克斯·艾伦（Harry Brookes Allen, 1854—1926）的名字命名，艾伦出生于墨尔本附近的一个小镇，在墨尔本大学接受过医学培训。1882年，他被任命为描述性外科解剖学和病理学教授，并决定创建一个大型的解剖学和病理学博物馆。他成功地做到了。他为运营中的博物馆增加了大约1.5万件标本。这些标本大多数是由他自己解剖并描述的。1905年，一个独立的解剖学系成立了，随后又成立了一个独立的解剖学博物馆。2004年，这两个博物馆再次合并。现在它成为了澳大利亚最大的病理和解剖标本收藏博物馆。这里还拥有一些特殊标本，包括一些当地有名的犯罪分子的死亡面具、一些在他继任巴黎第一任解剖学和病理学教授之前购买的模具，以及一些死于第一次世界大战的士兵的尸体标本。博物馆通过集中展现当前医学和健康科学课程来扩大其研究项目，以及提供独特的公众参与机会，使自身的发展与21世纪紧密

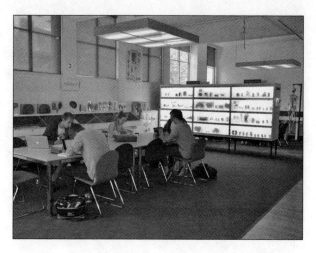

图 30-23　医学生在墨尔本大学博物馆学习［获得馆长瑞安·杰弗里斯（Ryan Jefferies）的许可］

联系起来（图 30-23）。2013 年冬天的一个周末，超过 800 人排队参观这些藏品，这意味着博物馆为公众举办的墨尔本开放日取得了成功。

澳大利亚布里斯班大学医学院综合病理学习中心

昆士兰大学医学院（University of Queensland Medical School）成立于 1936 年。出生于布里斯班（Brisbane）的詹姆斯·V. 杜亨（James V. Duhig，1889—1963）在 1937 年被任命为病理学名誉教授，直到 1947 年毕业于悉尼大学的第一位全职教授乔·坎尼（Joe Canny）继任。杜亨在这个岗位上工作了 10 年。詹姆斯·杜亨是病理博物馆的早期创始人，乔·坎尼的上任使这个博物馆进一步扩大。在从伦敦圣·奥蒙德街道儿童医院（Great Ormond St. Childrens' Hospital）聘请过来的高级讲师汤姆·维克斯（Tom Vickers）的努力下，博物馆的内容越来越丰富。维克斯为每件标本制定了卡片，卡片上面记载着标本简短的历史和特征。

约翰·克尔（John Kerr，1934—）毕业于昆士兰大学医学院，1965 年进入学院担任高级讲师，在伦敦与罗伊·卡梅伦（Roy Cameron）教授一起工作期间获得博士学位。他致力于将博物馆变成一个世界级的教学设施，他用新标本逐渐取代旧有标本，并试图以尽可能多的形式去说明

每种常见疾病的临床表现。在这方面，他被允许从皇家布里斯班医院（Royal Brisbane Hospital）获得成人、妇女、儿童的标本，并得到医院的病理学家、实习生及布里斯班的其他病理学家的全力支持。博物馆馆长亚历山大·（桑迪）鲍威尔 [Alexander（Sandy）Powell] 是从圣·奥蒙德街道医院招聘过来的。像约翰·克尔一样，他也是一名一丝不苟的专家。他为布里斯班其他 3 个教学医院提供了很多服务，并在每个医院建立了一个大型博物馆。他还把博物馆标本提供给医学及外科专业部门进行学习。约翰·克尔是一名一丝不苟的解剖学家，他拒绝接受任何一个没有达到他的完美标准的标本。他珍视每个标本，因此，尽可能给这些标本多制作几片。这让他在一般的教学中，有可展示的教学示例，也有可用来考试的标本（图 30-24）。20 世纪 80 年代，标本的收集活动逐渐减少，1994 年，在约翰·克尔退休以后，由于病理教学的大幅减少，博物馆用于教学的次数也在减少。博物馆的空间被作其他用途，多年的标本陷入尴尬境地。2010 年，昆士兰大学决定将博物馆改造成 21 世纪的教学设备。这个地方主要由病理标本构成，被称为"综合病理学学习中心"[Integrated Pathology Learning Centre（IPLC）]。它位于皇家布里斯班大学和妇女医院临床服务、教学和研究设施的中间位置。用分子与细胞病理学教授苏尼尔·拉克哈尼（Sunil Lakhani）的话说就是"这些设施背后的理念就是

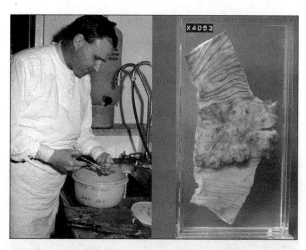

图 30-24　昆士兰大学。布里斯班，管理员约翰·克尔正在处理标本（获得馆长朱莉·艾、苏尼尔·拉克哈尼教授和约翰·克尔名誉教授的许可）

带领学生进行一场旅行，从过去到现在，从细胞到患者。"约翰·克尔不仅建立了一个世界一流的博物馆，作为一名教师他也拥有极高声望，并开展了一项积极的研究，引入被他称为"凋亡"（apoptosis）的细胞死亡的革命性概念。

自从 IPLC 开放以来，病理学又成为一门重要的学科。馆长朱莉·艾尔（Julie Ayre）向医学生介绍互动教学活动，包括一些由病理学家或临床医生制作的标本的音频报告。她还安排了学校里其他健康学科的学生和老师及高中生团体来参观（图 30-25）。

澳大利亚悉尼新南威尔士大学

新南威尔士大学（University of New South Wales，NUSW）医学院成立于 1960 年 7 月，所以它相对比较年轻。它建立在其教学医院威尔士亲王医院（Prince of Wales Hospital）附近。这家医院有座美丽的博物馆。

在新成立的威尔士亲王医院，病理学家已经收集了大约 500 件标本，一些可以追溯到 20 世纪 30 年代。这些标本及一些附近其他医院的标本一起形成了博物馆的核心，该博物馆由已故的唐纳德·威廉（Donald Wilhelm）建立（图 30-26）。格雷斯·希金斯（Grace Higgins）从 1969 年到 2000 年在这个部门工作，负责其余的标本。彼时，因为医学院其他部门无空间存放标本，且

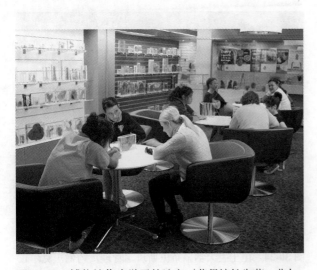

图 30-25　博物馆作为学习的地方（获得馆长朱莉·艾尔、苏尼尔·拉克哈尼教授和约翰·克尔名誉教授的许可）

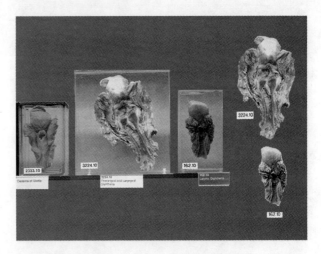

图 30-26　新南威尔士大学。急性喉炎的标本；20 世纪 30 年代的两例白喉

当时公众强烈反对保存病理标本，所以收集标本的活动停止了。病理学科的领军人丹尼斯·韦克菲尔德（Denis Wakefield）安排将那些标本转移到一个新的地方，该博物馆被重新确立为人类疾病博物馆（Museum of Human Disease），这样一来，它又可以对公众、高中生、医学生及专职医疗人员开放了。他任命了一名博物馆管理员，这位管理员又雇佣了一些志愿者来协助指导参观。这使得参观博物馆的人数增加，起到了更广泛的教育作用。在 1996 年到 1997 年，时任医学科学院院长的尼克·霍金斯（Nick Hawkins）拥有 1200 件标本的照片，这些照片是用 35 mm 相机拍的。他自己拍摄了完整的学生教学用的显微镜幻灯片，也用了 35 mm 显微相机。然后，他将所有的标本都进行数字化，每张图片都进行了增强。他将这些图片刻录成 CD 后分发给学生。后来，它们被放到网上，加里·威兰（Gary Velan）最近将它们转换成"疾病图片"应用程序，在 iPads 和智能手机上可以使用。

多年来，加里·威兰在西蒙尼·范·厄斯（Simone Van Es）的帮助下，一直在开发交互式教学课程、博物馆的音频导览，以及像展示"吸烟的影响"等的特殊教育展览（图 30-27）。

蜡质模型，或"蜡模"

随着时间的推移，除了传统的保存标本外，

世界各地的许多博物馆还收集并展示了正常解剖的蜡质模型，尤其是病变器官的蜡质模型，以供教学之用。许多保存至今的标本，其质量相当惊人，可以从下列插图中看出（见图 30-28A，B，C）。作为《魏尔啸文献》杂志病理学史系列文章的一部分，作者在一篇专门讨论蜡质模型的论文 [1] 中提供了更多的例子，并详细叙述了铸蜡的历史和制作过程。

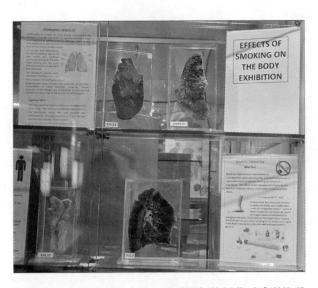

图 30-27　新南威尔士大学；反对吸烟的展览［感谢格雷斯·希金斯、丹尼斯·韦克菲尔德、尼克·霍金斯、加里·威兰和西蒙尼·范·厄斯及博物馆现任管理员德里克·威廉姆森（Derek Williamson）］

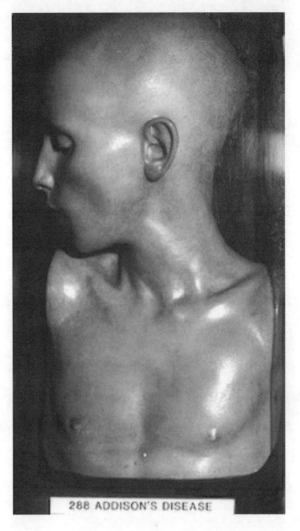

图 30-28B　大约制于 1850 年，来自伦敦盖伊医院戈登博物馆。由约瑟夫·汤尼（Joseph Towne）发现的艾迪生病（Addison's disease）。来自参考文献 1 中的图注 5（已获得许可）

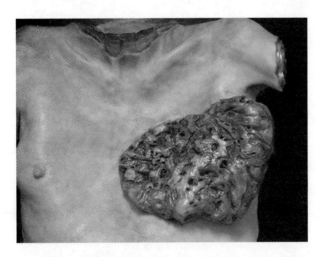

图 30-28A　大约制于 1840 年，来自佛罗伦萨。在 19 世纪 30 年代开始制作病理蜡模。这是一例晚期乳腺癌，来自于佛罗伦萨博物馆的解剖病理学艺术家：E. 托托里（E. Tortori）。由莫杰克·范·登·缇威尔（Marijke van den Tweel）拍摄。来自参考文献 1 中图注 4（已获得许可）

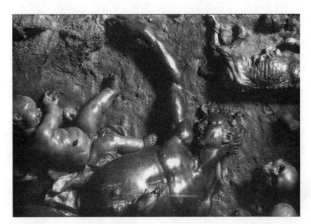

图 30-28C　制于 17 世纪末，来自佛罗伦萨。由盖塔诺·综博（Gaetano Zumbo）制作的鼠疫受害者。鼠疫的传播与大鼠蚤有关（发现于 1894 年），图中一名受害者的胸部便有一只老鼠。来自参考文献 1 中的图注 1（已获得许可）

参考文献

1. Cooke RA. A moulage museum is not just a museum. Wax models as teaching instruments. Virchows Archiv, 2010, 457: 513-520. DOI 10.1007/s00428-010-0983-8.

翻 译：吴燕云 马晓楠
校 对：陈雪玲 杨 扬

第五部分 病理学进步的技术驱动力

第 31 章

显微镜时代和"病理学家的诞生"

M. 拉马尔·琼斯（M. Lamar Jones），安东尼·A. 盖尔（Anthony A. Gal）

引言

解剖病理学是从临床和基础科学实践中发展而来的一门学科[1-3]。从文艺复兴时期到 20 世纪初，人们发明了各种工具和技术来照顾生者和观察死者，并提高了人们对于疾病的认识[1,4-6,7]。特别是显微技术、组织技术和外科技术的进步，为现代解剖病理学专业的发展奠定了基础。

显微镜

显微镜是世界上最具有革命意义的科学仪器之一，人们对自然环境的认识因此有了颠覆性的改变[8-9]。借助它我们可以看到肉眼看不到的细微物体，有助于我们更好地探索科学的真理。望远镜是一种能使远方巨大物体变近以便观察的仪器，而显微镜的发明则是受到望远镜的启发[10]。1608 年，扎卡赖亚斯·詹森（Zacharias Janssen，1585—1632）和他的父亲在英格兰一起制作眼镜。当时他将焦距透镜组放置在管子里，最终放大了 3 ~ 10 倍。后来人们普遍认为是他发明了历史上第一台望远镜，也可能可以说是第一台基本的简易显微镜。而这个发现也使得他被后人广为传颂。在詹森发明望远镜不久后，意大利科学家伽利略·伽利雷（Galileo Galilei，1564—1642）

和英国人托马斯·哈里奥特（Thomas Harriott，1560—1621）就对天空进行了早期的科学探索。1625 年，意大利的乔瓦尼·费伯（Giovanni Faber，1574—1629）在给伽利略的一封信中首次创造了"显微镜"一词，用来代指微小物体的观察[11]。亨利·鲍尔（Henry Power，1623—1668）的《实验哲学》（*Experimental Philosophy*，*in Three Books*）系列 3 本书是最早用英文发表的关于显微镜的著作。鲍尔的著作自开篇就强调显微镜对于自然环境研究的重要性。他非常尊重勒内·笛卡儿（René Descartes，1596—1650）和罗伯特·波义耳（Robert Boyle，1627—1691）等科学家，在他们的理论当中，微小结构通常被称为"小体"。鲍尔认为显微镜也许能让我们看见这些小体。他的书成为英国伦敦皇家学会（the Royal Society of London）成员制定发现和探索标准的重要工具书。

伟大的显微学家

说到显微镜，我们不得不提到下面这 5 位显微学家，他们的工作推动了显微镜的发展。他们分别是：马塞洛·马尔比基（Marcello Malpighi）、简·施旺麦丹（Jan Swammerdam）、安东·范·列文虎克（Antony van Leeuwenhoek）、尼希米·格鲁（Nehemiah Grew）和罗伯特·胡克（Robert Hooke）[12]。

马塞洛·马尔比基（1628—1694）是一位意大利的科学家。他对植物结构、鸡胚以及其他类型的动物组织都做了广泛的研究。他因观察到了青蛙的肺部毛细血管的血液流动而为众人所知[13,14]。

简·施旺麦丹（1637—1680）因酷爱收集自然标本而出名。他早先的生物学研究主要覆盖两门学科：医学和解剖学。他的手稿展示了大量充分利用显微镜的先进技巧和实验技术。

安东·范·列文虎克（1632—1723）经商有成，在伦敦皇家学会有很大影响力。而他所描述的"微生物"或"微小动物"是最早的显微镜研究记录[15,16]。

尼希米·格鲁（1641—1712）是一名训练有素的医生，但他的职业生涯却致力于植物解剖学。他最初的研究是利用显微镜研究植物的有性特征。

罗伯特·胡克（1635—1703）是伦敦皇家学会的调查实验室管理员，他需要定期在会议上展示显微镜的使用方法。在他的经典著作《显微图谱》（*Micrographia*）中，他用科学插图和研究描述了他的复合显微镜及其设计，其中关于软木的描述中一个新的单词"细胞"诞生了[4,8,13]。

这5位"伟大的显微学家"基本上都是独立使用显微镜完成研究工作。他们可能都没有带教过学生，因为当时没有哪个机构真正建立起显微镜系统性学习的课程。尽管当时的伦敦皇家学会确实提供了显微镜技术交流的机会，但却未能为任何科学领域提供持续发展的条件。亨利·贝克（Henry Baker，1698—1774）用显微镜鉴别了晶体；约翰·希尔（John Hill，1716—1775）——植物学家和希尔切片机的发明者，研究了木材和木材的形态学；亚伯拉罕·特朗布雷（Abraham Trembley，1710—1784）发现了淡水水螅虫，奥托·弗里德里希·穆勒（Otto Friedrich Müller，1730—1784）探索了纤毛虫类水生动物（微小的水生动物）的分类方法；约翰·利贝昆（Johann Lieberkühn，1711—1756）为显微镜设计和肠道绒毛的发现做出了贡献。

显微镜的设计和制造

对显微镜日渐增长的兴趣和需求促使大量"仪器制造者"去设计和制造显微镜，这些努力证明了显微镜作为一种具有"现代"特征并不断演变和改进的科学工具，其发展至关重要。对显微镜的改进主要受专业工匠的影响，制造上特别注重细节，力求完美，使之成为一个高度专业化的产品。当时，英格兰、法国、意大利、荷兰和德国都在制作显微镜，但在显微镜的一些最重要的发展中，英格兰起了领导的作用。"镜片"是当时显微镜制作过程的最大障碍之一，比如缺乏高质量的玻璃导致光学分辨率低[9,17]。而在当时，意大利威尼斯的玻璃质量是最好的。

1800年之前，显微镜透镜的两个主要问题是球面形状和镜片色差，因此产生的"假象"也常被解释为"生物学"的一部分[18]，这两个问题一直未能解决，直到19世纪30年代，约瑟夫·李斯特勋爵（Lord Joseph Lister，1827—1912）的父亲约瑟夫·杰克逊·李斯特（Joseph Jackson Lister，1786—1869）发明了第一个可以消除色差的透镜，这个问题才得以解决[4,8,19]（见第16章），而这种早期的透镜都是使用"冕牌"玻璃和硬质玻璃打磨的。

18世纪时期，简易显微镜仍然很受欢迎[20]。人们对它进行了精美的装饰，比如镶嵌黄金的皮革、用木头精心雕刻的组件，或者象牙和铜之类的华丽金属。这些改变虽然在一定程度上改善了显微镜的外观，但是对其性能几乎没有影响[20]。事实上，显微镜并无"现货"可以购买，一般是受某位科学家或"绅士博物学家"的委托制造，而其成本更是相当于建造一座不错的小房子。一台简单的显微镜功能类似于手持放大镜，其放大透镜通常安装在一个硬木或果木制作的框架内，通过一个小的桶状结构和底座相连，并向上延伸连接放大镜，使物体能在放大镜后方成像（图31-1）。

列文虎克对自己的显微镜做了一个小的改造——在两个铆接银片中间放置一个小玻璃珠，通过移动一个小手柄，将小玻璃珠靠近眼

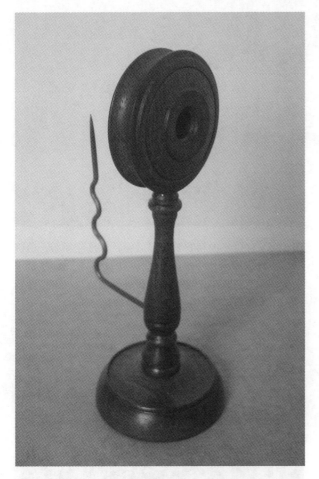

图 31-1 19 世纪欧式果树材质简易显微镜复制品。该显微镜包括三个可转动的操作部件。简易镜片，聚焦原理在于弹簧针能相对于固定镜片向前或向后滑动。可以检测 $3\frac{1}{8}$ 英寸（7.94 cm）的高度。来自 M. 拉马尔·琼斯（M.Lamar Jones）个人收藏

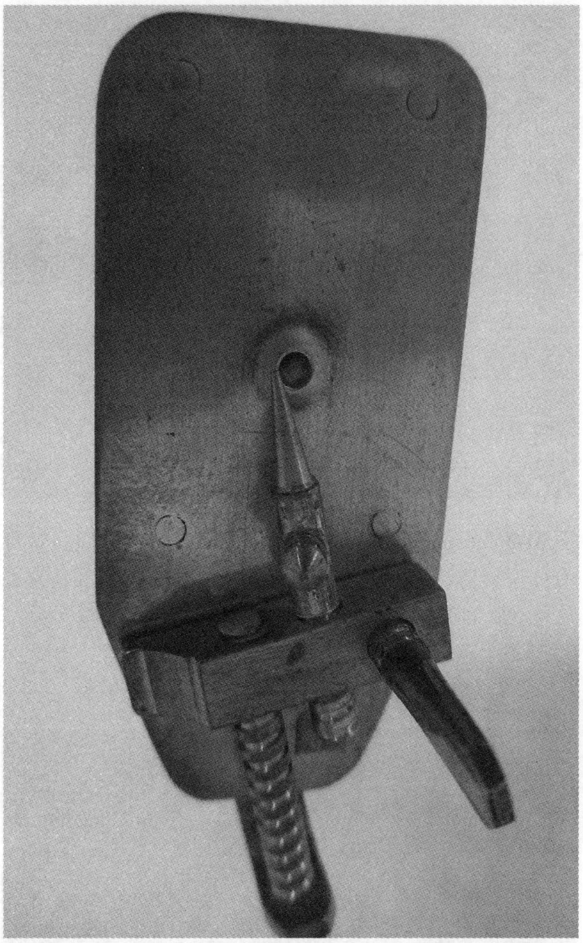

图 31-2 17 世纪末列文虎克显微镜复制品。该显微镜要拿到眼睛处，用蝶形螺钉聚焦。两个银片中间夹着一个玻璃珠，用铆钉固定到一起。来自 M. 拉马尔·琼斯个人收藏

睛，这样可以在 $\frac{3}{4}$ 英寸①的空间测量到 $1\frac{5}{8}$ 英寸②的长度。它的核心机制是通过一个螺钉固定标本，使其接近玻璃珠而被进一步放大（图 31-2）。在更多极具创造力的制造者的推动下，更多简易显微镜诞生了，它包括威尔逊（Wilson）螺杆机筒显微镜（图 31-3）、埃利斯（Ellis）水生生物显微镜（图 31-4）、怀特宁（Withering）显微镜（图 31-5）和利贝昆罗盘显微镜（图 31-6）。罗盘显微镜用于观察不透明标本，而简单的螺杆机筒显微镜则是为观察透明标本而设计的。之后，埃德蒙德·卡尔佩珀（Edmund Culpeper，1670—

1738）将威尔逊螺杆机筒显微镜进行了改良，在此基础上，菲利波·博南尼（Filippo Bonanni，1638—1723）在观察处增加了一个弹簧台来承载标本。在显微镜的演变过程中，约翰·卡夫（John Cuff，1708—1772）设计并改变了显微镜的外观[21]。他设计改造的"卡式"显微镜更是优于以往任何显微镜，其基本结构设计维持了 60 多年。

在 19 世纪，显微镜的设计和技术进步飞快，这也促进了它在生物科学研究中的应用。那个时代最杰出的显微镜制造商是德国光学研究所（Optischen Institut）的冯·恩斯特·莱茨（Von Ernst Leitz）和卡尔·蔡司（Carl Zeiss）、

①$\frac{3}{4}$ 英寸 = 1.905 cm，②$1\frac{5}{8}$ 英寸 = 4.1 cm 。——编辑注

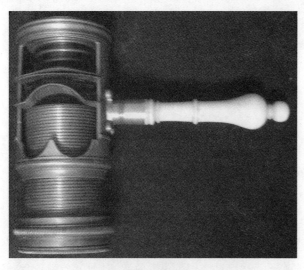

图 31-3　威尔逊螺旋筒袖珍显微镜，1710 年原版。镜身由黄铜打造，把手是象牙制成的。博南尼弹簧台是为了放置观察的玻片。来自 M. 拉马尔·琼斯个人收藏

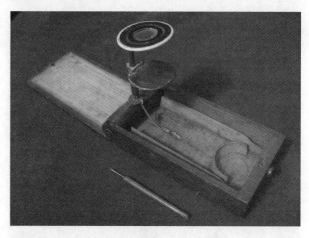

图 31-5　怀特宁的植物野外显微镜，1793 年原版。詹姆斯·怀特宁博士是一位内科医生、植物学家、地质学家和化学家。这是一个可折叠的野外显微镜，可以折叠到一个小木盒里，带到野外工作，由怀特宁研制。M. 拉马尔·琼斯个人收藏

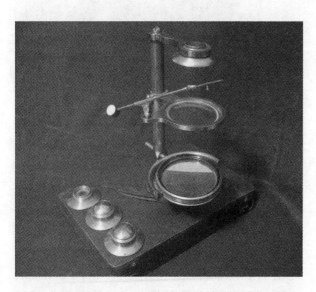

图 31-4　埃利斯水生生物显微镜，黄铜镜身及附件，1770 年原版。包装在一个黑色鲨鱼皮制的箱子里，作为野外显微镜携带去进行池塘水和水生物种研究。来自 M. 拉马尔·琼斯个人收藏

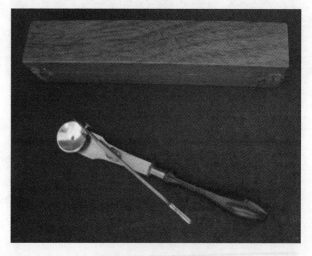

图 31-6　利贝昆罗盘（Lieberkühn Compass）显微镜，1800 年原版。由内科医生、解剖学家约翰·利贝昆研制。这个显微镜在简单显微镜的镜头旁，有一个光滑的银制凹透镜，还有黄铜镜身和可旋转的黑檀手柄。来自 M. 拉马尔·琼斯个人收藏

欧洲的一些公司，以及一些新公司，如美国的博士伦公司（Bausch and Lomb）[1]。伦敦拥有很多技艺精湛的铜制仪器制造商，比如亨利·内格雷蒂（Henry Negretti）、约瑟夫·赞布拉（Joseph Zambra）、詹姆斯·史密斯（James Smith）、休·鲍威尔（Hugh Powell）和亨利·克劳奇（Henry Crouch）。亨利·克劳奇后来制造了"便携式"显微镜和"学生型"显微镜，而

詹姆斯·史密斯为托马斯·霍奇金（Thomas Hodgkin）制造了显微镜，但霍奇金在他 1832 年的开创性研究中并没有使用这种技术（见第 7、第 16 章）。亨利·内格雷蒂在光学历史上留下了一个截然不同的印记，他在 1863 年用气球拍摄了伦敦的第一张航拍照片。

　　由黄铜制成的蔡司显微镜非常轻便，后期改为用金属喷漆制造后则使其造价更加低廉。蔡司

有限公司的恩斯特·阿贝（Ernest Abbe，1840—1905）开发了油浸物镜、复消色差透镜以及台下聚光镜[4,9,19]。到 19 世纪末，显微镜设计进一步发展，在不影响光学性能的条件下，莱茨和博士伦设计的显微镜采用由较少的黄铜和较多的涂漆铁组成，对黄铜使用的减少主要是为了节约成本，且更易于维护。而增用涂漆铁制造则价格更便宜，重量更轻，且不会腐蚀。到 20 世纪初，显微镜大部分是铁铸的，只有物镜和目镜使用黄铜[1]。

显微标本

早期的显微镜标本被放在一根锋利的"铲状"杆或臂上，这根杆或臂被安装在显微镜的框架上，并在镜头后面旋转，以便近距离观察标本。后来，人们在放大镜下面安置一个圆盘或一块玻璃，用来放置标本以便观察。"载片"的发明是显微镜载玻片的前身。在当时"载片"是用象牙、骨头或上好的黑檀木制造的。在载片中间钻有几个孔，装上一个铜环并嵌入用来支撑穿插的云母片，而观察的标本则放在两块云母片中间，另一个铜环放置在顶部来固定顶部的云母片（图 31-7）。因而载片可以通过插入显微镜的博南尼弹簧台以供观察。这样的载片可以从载物台的一个孔滑到另一个孔，用于观察多个标本。

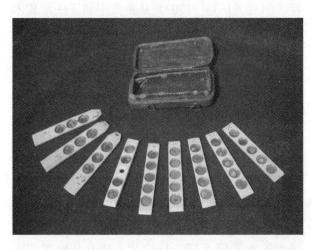

图 31-7 象牙制的玻片，装在鲨鱼皮制的小盒子里，1770 年原版。带孔的象牙制玻片中间是黄铜圈，黄铜圈中间是承载标本的云母片。鲨鱼皮盒子是黑色的，内衬是绿色天鹅绒，C 钩是确保盒子关闭的。来自 M. 拉马尔·琼斯个人收藏

随着玻璃制造技术的发展，人们把玻璃制成片状，再用手切成条型。至此，玻璃显微载玻片诞生了。最初载玻片大小不一，最终，伦敦皇家显微镜学会（Royal Microscopical Society of London，1839 年成立）定下了标准——所有玻璃载玻片一律按 75 mm×26 mm 的规格制作，而这个标准也一直沿用到今天[22]。载玻片的边缘不平且十分锐利，这也间接地促进了其纸质包装的发展（图 31-8）。粗切的显微镜载玻片有锐利的边缘，而纸张包装可以起到保护作用且有装饰的

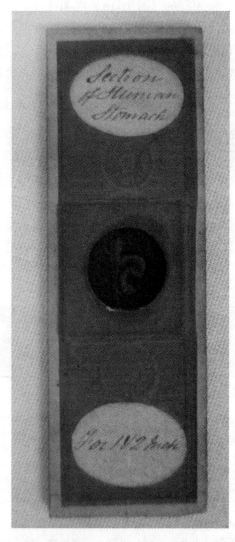

图 31-8 纸包装的玻片，1860—1870 年间 C.M. 托平（C. M.Topping）准备的原始人胃玻片。早期玻璃玻片是手裁的，十分锋利，覆盖着装饰纸以防止拿的时候割到手指。装饰纸也成了玻片准备者的象征。由于装饰设计和玻片准备的方法，才有了《组织工艺学的艺术与科学》（*Art and Science of Histotechnology*）一书。来自 M. 拉马尔·琼斯个人收藏

效果。许多显微镜的制造者设计了独特的纸质包装，作为他们的标识或载玻片标签，颜色丰富且标记详细。《组织工艺学的艺术与科学》（*Art and Science of Histotechnology*）在一定程度上起源于显微镜标本研究中用到的粗糙的切割玻璃，以及实际标本制备和装饰性包装纸的技巧"艺术"。

因此，随着时间的推移，载片逐渐发展为显微镜载玻片。早期的载片包括岩石、矿物质、昆虫、沙子和植物体等自然科学标本（图31-9）。在维多利亚时代（Victorian era）①，许多关于显微镜学的书籍和手册大都是自然历史爱好者和业余科学家编写的（图31-10，图31-11）。这些在显微镜设计上的无数贡献和创新为19世纪组织技术和组织病理学的诞生奠定了基础[1,23]。但在组织病理学可以一展身手之前，组织制备上的其他相关元素的发展也至关重要。

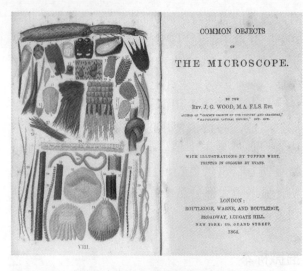

图 31-10 19世纪中期的显微镜指南彩钢板卷首页。来自伍德·JG（Wood JG）的《微观小生灵》（*Common Objects of the Microscope*），于1864年由伦敦劳特利奇（Routledge）出版社出版。来自安东尼·A. 盖尔（Anthony A. Gal）个人收藏

染色剂和组织化学

组织化学染色的发展和技术的进步极大推动了解剖病理学的发展，尤其是在19世纪。组织在仔细解剖后需要反复切割和染色，显微镜也因此成为研究和诊断的工具。染色剂使组织部分着色，以突出特殊的结构、实体、微生物或病灶。染料和染色剂通过折射和颜色反应使组织成分变得肉眼可见。许多组织成分在常规染色下没有什么区别，除了细胞核和细胞质之间。特殊的着色剂是专门为真菌、细菌、细胞间和细胞内的结构设计的，它们通常被称为"选择性着色剂"[24]。

没有"染色"的薄切组织大部分呈现透明或无色，在显微镜下并不能确切地辨别出细胞组成、结构或病灶。最初的细胞图像是由罗伯特·胡克（1635—1703）从树皮中切了一片软木薄片描绘的。1714年，安东尼·范·列文虎克（1632—1723）首次使用乙醇西红花展示肌肉纤维。1770年，早期切片机发明家之一的约翰·希尔（1716—1775）首次引进胭脂虫（胭脂红色素）作为染料[25]。

1856年，18岁的威廉·珀金（William Perkin，1838—1907）在煤焦油中提取奎宁未能成功，但却意外发现了底部的淡紫色提取物。这一偶然的发现引入了第一种苯胺染料——苯胺紫，预示着苯胺染料工业的开始，这也是显微镜技术的重要创新[26]。1857年，随着其他苯胺染

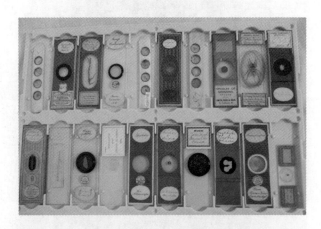

图 31-9 一盘1700—1900年间制备的显微镜玻片。标本从沙子到昆虫及昆虫部分组织，再到植物。玻片从象牙和黄铜玻片、纸装饰玻片到最初的玻璃玻片。来自 M. 拉马尔·琼斯个人收藏

---

① 即维多利亚（Alexandrina Victoria，1819—1901）女王统治时期（1837年至1901年），是大英帝国最强盛的时期。她在位期间直到第一次世界大战开始的1914年，英国都称为维多利亚时代。——编辑注

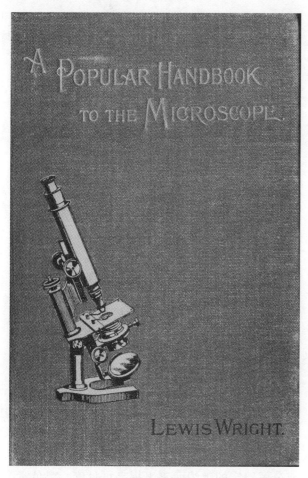

图 31-11 19 世纪末的显微镜指南封面。来自赖特·L（Wright L）的《显微镜通用手册》（*A Popular Handbook to the Microscope*），于 1895 年由伦敦宗教协会（Religious Track Society）出版。来自安东尼·A. 盖尔个人收藏

料的发现，如巴黎蓝、碱性复红、苯胺蓝和苦味酸，越来越多的合成染料应用于组织切片染色 [27]。1880 年，乔治·格鲁伯勒（George Grübler）创立了格鲁伯勒生物化学实验室（Grübler Physiolgisch-Chemisches Laboratorium），开始大量商业化生产用于生物染色的合成苯胺染料 [28]。保罗·埃尔利希（Paul Ehrlich，1854—1915）也引入了许多染料，如番红、甲基蓝、苯胺黑、酸性复红和中性红等。苯胺油的使用，使弗朗兹·齐尔（Franz Ziehl，1859—1926）开始在他的染色剂中用苯酚作为添加剂，至今仍用于耐酸细菌的染色。1865 年，弗朗兹·玻默（Franz Böhmer）通过添加铝制媒染剂改良了洋苏木（苏木精），使其成为更好用的组织染色剂。但一直到 1891 年，保罗·迈尔（Paul Mayer）讨论了苏

木精的氧化作用，它才真正被人们接受。1884 年，汉斯·克里斯蒂安·革兰（Hans Christian Gram，1853—1938）发表了他在染色基础上对微生物进行分类的方法，这才有了革兰氏阳性细菌和革兰氏阴性细菌的命名。

1875 年，英国校长 W.H. 普尔（W.H. Poole）首次提出苏木精和伊红组合染色（HE 染色）[29]。施瓦茨（Schwartz）在 1867 年首次利用苦味酸和胭脂红的混合物完成了组织的复合染色。1889 年，艾拉·范·吉森（Ira Van Gieson，1866—1913）将染色技术首次应用于神经组织，如今这种方法主要应用在鉴别结缔组织上。另外两种至今仍在使用的三重染色法，一个是 1891 年弗莱明（Flemming）在研究核细胞学时使用的番红、甲基紫和橙色 G 三重染色剂，另一个是 1900 年弗兰克·马洛里（Frank Mallory，1862—1941）的胶原和胞质纤维三重染色技术 [30]。1879 年，保罗·埃尔利希（1854—1915）对血染色进行化学研究，并对这些化学染色进行阐述。1902 年，古斯塔夫·吉姆萨（Gustav Giemsa，1867—1948）进行了改良，使多重血染色更加一致 [31]。

天然染色剂

只有少数几种天然染色剂被用于组织染色剂，如苏木精、地衣红、碘、胭脂红和西红花 [1,26]。在这些染色剂中，苏木素是一种核染色剂，提取自生长在墨西哥尤卡坦半岛（Yucatán Peninsula）、伯利兹城（Belize）和加勒比（Caribbean）地区的洋苏木的心材。作为一种罕见的紫色染料，它曾经是海盗的战利品，仅次于黄金和"8 里亚尔币比索"（西班牙古银币）。（图 31-12）早在 1758 年，乔治·雷谢尔（Georg Reichel，1721—1771）就尝试使用没有媒染剂的洋苏木给植物标本染色，但没有成功。要让苏木精染色变成永久性染色，它必须被媒染剂如铝盐或铁盐氧化 [32-35]。大部分 HE 染色用的碱性苏木精使用铝盐形成紫罗兰色，例如哈里斯（Harris）苏木精染剂。铁（三价铁）盐的使用会形成蓝黑色，例如卡尔·魏格特（Carl Weigert，1845—1904）铁苏木素染剂 [35]。胭脂红酸，亦称胭脂酸，提取自胭脂虫雌虫体，是一种碱性核染剂，同样需要铝媒染

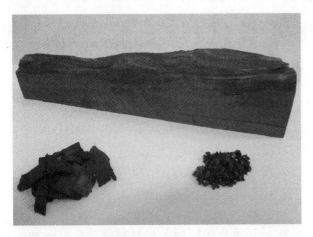

图 31-12　图为洋苏木树的一部分、小的洋苏木木屑和洋苏木提取物。苏木精是一种从洋苏木树提取的天然染料。来自 M. 拉马尔·琼斯个人收藏

剂辅助[36]（图 31-13）。地衣素是从地衣中提取，需要氧化才能出现蓝紫色。深黄色提取自干西红花，能产生黄色到黄红色之间的颜色。

合成染色剂

合成染色剂通常被称为苯胺或"煤焦油"染

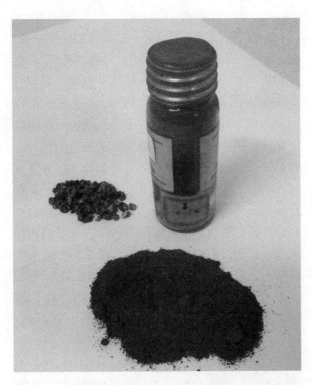

图 31-13　图为胭脂虫硬体、胭脂红染料粉末和一瓶格鲁伯勒染色粉末。来自 M. 拉马尔·琼斯个人收藏

料，可以提供一个较广范围的颜色谱[26]。它们多由煤焦油蒸馏物的碳氢化合物化合而成。这些化合物可以是酸性（阴离子型）的、碱性（阳离子型）的，或者是中性（两性）的[37]。酸性染色剂在酸性溶液中染色作用会增强，它的酸性成分或阴离子包含有着色物质。它们会给细胞质着色，并吸引嗜酸性颗粒。此外，酸性染色会与核染色形成对比，组织内的基本成分也会吸引酸性染料附着[38]。同样的，碱性染色剂在碱性溶液中染色作用增强，染色剂中的碱性成分含有着色物质。碱性染料会使细胞核、嗜碱性颗粒和细菌染色，组织中的酸性成分会吸附碱性染料[38]。异染性染色剂一般为碱性，可以使多种组织成分染成黑色，或染成不同于染色液的颜色。正染染色剂会使组织成分染上同样的颜色。复合染料是一种合成染色剂或混合物，包含了不同颜色的成分，如吉姆萨染料[39]。

金属染色剂（浸渍）

银、金、铅、锇和汞的金属盐可以通过浸渍或分解特定的组织元素来提高可见度。黑色素、神经系统的结构、螺旋体、网状组织、真菌、尿酸盐和"亲银性"结构都可以借助硝酸银染色显色。早在 1844 年，克劳斯（Krauss）就开发了银浸渍染色技术并应用于皮肤切片[40]。1860 年，德国弗里德里希·冯·雷克林豪森（Friedrich von Recklinghausen，1833—1910）对这项技术进行了重大的改进。1866 年，朱利叶斯·科恩海姆（Julius Cohnheim，1839—1884）首次实现了金盐浸渍法。1873 年，卡米洛·高尔基（Camillo Golgi，1843—1926）研究使用四氧化锇染色，并于 1886 年成功地实现了快速高尔基染色法。1891 年，雷蒙·卡哈尔（Ramony Cajal，1852—1934）发明了另一种用于脊神经节和星形胶质细胞染色的胶体金法[41]。

核酸染色剂

1871 年，弗雷德里希·米歇尔（Friedrich Miescher，1844—1895）利用重力萃取细胞核时，首次发现了核酸。1934 年，离心机的应用使得细

胞的分离更精确。1881 年，爱德华·扎卡赖亚斯（Edward Zacharias）提出了染色质、核蛋白和染色体本质是 "一样" 的，至少主要成分是一样的。而阿尔布雷希特·科塞尔（Albrecht Kossel，1853—1927）因进一步发现核酸的化学成分而获得 1910 年的诺贝尔生理学或医学奖。罗伯特·富尔根（Robert Feulgen，1884—1955）和海因里希·罗森贝克（Heinrich Rossenbeck）在 1924 年首次设计了 DNA 的细胞化学反应，而随后富尔根核染色法的发明满足了科学家们对稳定的 DNA 染色的需求，在 20 世纪 50 年代一直是独一无二的染色法。

媒染剂

媒染剂一般是铝盐、铁盐或铬盐，被应用于固定剂中，在染色前使用或与染色液混合一起使用。染色剂通过和媒染剂结合形成了一种 "胭脂红" 的复合物[42]，而媒染剂则通过化学作用使染色剂与组织结合。"媒染" 的目的是使染色效果更持久，以便在不去除第一个染色剂的情况下进行附加染色，这也使样本在脱水和清洗时不至于脱色。

染色剂的认证

自从 1922 年成立以来，非政府机构生物染色委员会（Biological Stain Commission，BSC）一直确保不间断供应染料用于生物和医疗应用。生物染色委员会通过对着色剂和染料粉末的化学分析和评估其在生物和医学方面的用途，为染料工业提供认证服务。生物染色委员会也推动了生物、组织化学用途的染色剂的生产商、经销商和用户之间的对话与合作，根据严格的化学和性能标准，通过独立测试确保染料的性能质量。因此，生物染色委员会对染料和染色粉的差异标准化方面做出了不少努力[43]。通过认证试验的优质染色剂进入市场，质量得以 "保证"，在严格地按配方制造时，可以胜任相应的染色要求。各种染色剂批次间的一致性也有了保证，这样不同批次认证的染色剂，其染色结果前后一致。通过 BSC 试验和批准的染色剂和染料会在瓶子上盖有

BSC 的 "合格" 印章，为用户提供该染色剂批次的性能和质量保证。（图 31-14A，31-14B）

1925 年，BSC 出版了哈罗德·康恩（Harold Conn，1886—1975）主编的《生物染色剂》（*Biological Stains*）第 1 版。从那时开始，这本关于染色剂使用信息的珍贵书籍经过多次修订，目前已出版至第 10 版（图 31-15）。另一种鉴别生物染色剂的方法是根据使用的染色剂索引号码，它由染色剂颜色的英文单词的首字母和一系列数字表示，在包装瓶上可找到，例如固绿色（Fast Green）是 FCF，CI 42053[44]。

染色设备

在病理实验室中，常规染色和特殊染色均采用不同的染色和仪器和设备（图 31-16）。一些早期的染色缸和染色盘都是使用特制玻璃，可同时在水平或垂直方向放置玻片以进行染色。而多

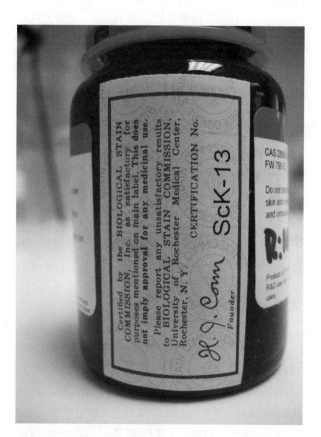

图 31-14A 贴于染色粉末瓶上的生物染色委员会认证标签，对染剂提纯的标准和作为生物染料的效力有严格的质量把控。来自 M. 拉马尔·琼斯个人收藏

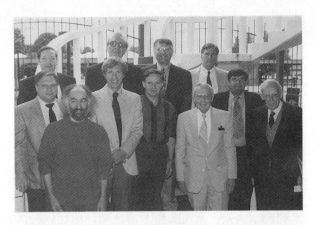

图 31-14B 于纽约罗契斯特（Rochester）举办的第75届年会的生物染色委员会理事成员。后排从左到右依次是格雷姆·伯莱恩（Graeme Berlyn，耶鲁大学）、弗雷德·卡斯滕 [Fred Kasten，田纳西州大学（Tennessee State U）]、大卫·彭尼（David Penney，罗契斯特大学）和吉姆·鲍尔（Jim Power，罗契斯特大学），前排从左到右依次是史蒂夫·内特尔顿 [Steve Nettleton，路易斯维尔大学（U Louisville）]、理查德·霍罗宾 [Richard Horobin，英国谢菲尔德大学（U Sheffield）]、克莱夫·泰勒 [Clive Taylor，南加利福尼亚大学（U Southern California）]、约翰·基尔南 [John Kiernan，加拿大西安大略大学（U Western Ontario）]、鲍勃·莫里 [Bob Mowry，阿拉巴马大学（U Alabama）]、比尔·格里兹尔（Bill Grizzle，阿拉巴马大学）和迪特里希·维特金德 [Dietrich Wittekind，德国弗莱贝格大学（U Freiberg）]

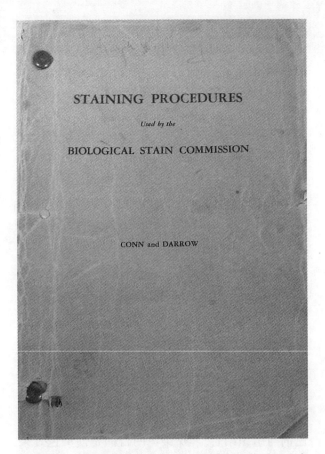

图 31-15 生物染色委员会1946年的染色操作手册。来自 M. 拉马尔·琼斯个人收藏

种多样的托盘和容器，包括洗指碗、"姆克求根"（McJunkin）盘和凹槽玻璃染色缸也都可以在实验室中看到 [45]。而目前用得较多的"科普林缸"染色缸，是由威廉·科普林（William Coplin，1864—1928）发明的，至今仍在使用，有玻璃和塑料两种材质。由金属和玻璃制成的多代染色架和染色盘几乎适用于所有类型的染色。

免疫组织化学

1941年，艾伯特·孔斯（Albert Coons，1912—1978）和他的同事最先提出了免疫荧光技术，用来检测细胞切片上的细胞抗原。1948年，阿斯特丽德·法格雷乌斯（Astrid Fagraeus，1913—1997）改进了这项技术 [46]。抗体在疾病研究上的进一步应用也促进了免疫组织化学（IHC）（见第16章）和原位杂交（ISH）的发展 [47]。抗

体通常被称为染色试剂，但它们实际上是一种显色反应表达，免疫组织化学染色或显色反应表达实际上是蛋白质结合在已结合了另一种蛋白质的蛋白质上，然后由染色色素原，如二氨基苯肼（DAB）或碱性磷酸酶快速红色色素原进行显色。IHC 和 ISH 技术现在可以在石蜡切片上应用。相比于冰冻切片，石蜡切片是日常试验中更常用的一种技术，在大多数情况下可以永久保存。现在，大量的商业和研究用抗体可应用于解剖病理学的许多方面。

活检

纵观19世纪，疾病的发现及描述主要是内外科医生进行尸体解剖的结果，医生偶尔也会对自己的患者进行尸检 [1-3]。（见第5章）因此，对尸检的观察结果连同对患者临床症状的监测，共同促进了临床病理方法论的发展，也为现代医

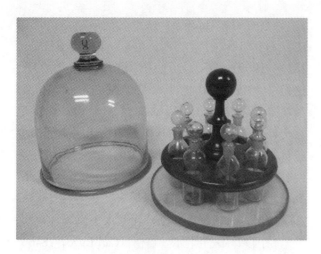

图 31-16 19 世纪末 20 世纪初，染色滴瓶专用旋转台和玻璃圆顶盖。这一装置包括从科普林染色瓶吸取染色液滴在玻片所用的所有玻璃滴瓶。来自 M. 拉马尔·琼斯个人收藏

学思想的发展奠定了基础。1793 年，英国外科医生马修·贝利（Matthew Baillie，1761—1823）（图 31-17）写了第一本综合性病理解剖学教材，名为《人体重要部位的病理解剖》（*The Morbid Anatomy of Some of the Most Important Parts of the Human Body*）[48-49]。（见第 7 章）在之后 19 世纪

的病理学书籍中，许多作者普遍使用 "病态解剖学" 和 "病理解剖学" 等术语作为病理学书籍的标题 [1,49]。

在这段时期，"外科病理学" 一词的含义与现代几乎完全不同。其实，这个术语第一次出现是在詹姆斯·威尔逊（James Wilson）1819 年夏天于皇家外科医学院（Royal College of Surgeons）举行的 "关于血液和人体血液系统的解剖生理学和外科病理学"（*Lectures of the Blood and on the Anatomy Physiology，and Surgical Pathology，of the Vascular System of the Human Body*）的讲座。[50]

1838 年，约翰内斯·穆勒（Johannes Müller，1801—1858）（图 31-18）通过对组织的显微镜检，提出恶性肿瘤是由细胞组成的概念，同时这些癌细胞的增殖与其组织来源有一定的相似性 [51]。这个细胞学说的基础概念，后来被鲁道夫·魏尔啸（1821—1902）（图 31-19）进一步修正 [52]。（见第 8 章）

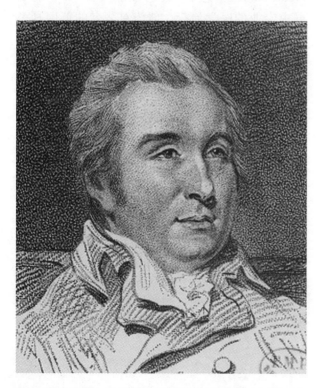

图 31-17 马修·贝利（1761—1823）医学博士画像，由森特国际医学院（BIU Santé Médecine，巴黎）收藏提供

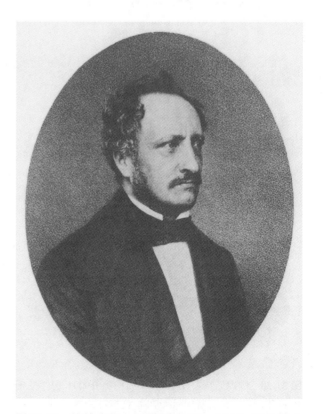

图 31-18 约翰内斯·P. 穆勒（1801—1858）医学博士画像。来自斯特灵·W（Stirling W.）的《生理学的一些信徒：他们的生活和工作》（*Some Apostles of Physiology：Being an Account of Their Lives and Labours*），于 1902 年由伦敦滑铁卢父子出版社（Waterloo and Sons）出版

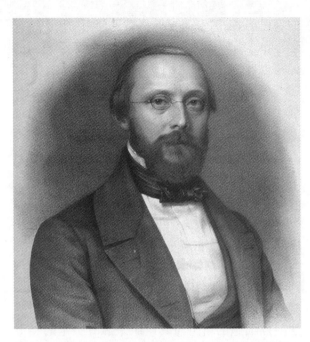

图 31-19　鲁道夫·L. C. 魏尔啸（1821—1902）医学博士画像，由冯·乔治·恩格尔巴赫（von Georg Engelbach）平板印刷。由美国国家医学图书馆（National Library of Medicine）提供

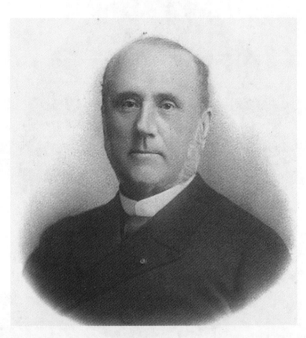

图 31-20　欧内斯特·H. 贝尼耶（1831—1909）医学博士1909 年画像，由森特国际医学院（巴黎）收藏提供

组织活检（biopsy）这个名词最早是由法国皮肤科医生欧内斯特·贝尼耶（Ernest Besnier, 1831—1909）（图 31-20）于 1879 年提出的 [53]。这是一个新词，由两个希腊单词"生命"（bios）和"眼界"（opsis）衍生而来 [54]。然而，在世纪之交，外科、妇产科和其他科的临床医生都很少进行组织活检用于诊断，因为他们普遍不信任恶性肿瘤的显微诊断。此外，19 世纪时欧美的所谓"病理解剖学家"和"病理学家"更专注于尸检和基础研究，对临床实践应用基本不感兴趣 [1-3]。

德国妇科医生卡尔·鲁格（Carl Ruge, 1846—1926）最早将活检描述为临床实践的一部分 [55-61]。在柏林的妇女医院（Women's Hospital），他通过宫颈及子宫刮取物的镜下检查诊断了宫颈癌和子宫癌，并于 1879 年发表了他的观察结果。鲁格是最早的"国际外科病理学顾问"之一，很多其他国家的妇科医生将活检标本寄给他，以寻求诊断结果 [57]。

19 世纪 80 年代，活检的临床应用遭遇了一次重大的挫败。这件事以不同角度在其他章节也有介绍（见第 8 章、第 17 章）。1887 年春天，55 岁的德国皇储腓特烈三世（Emperor Kaiser Frederick Ⅲ）① 患上了一种喉部疾病 [62-65]。为了寻求专业的医学治疗，他传召著名的英国耳鼻喉科医生莫雷尔·麦肯齐（Morell MacKenzie, 1837—1892）（图 31-21）爵士到柏林。麦肯齐医生盲目地对皇帝的喉部病变进行了活检。当时已从病理学实践中半退休下来的魏尔啸以相当保守的态度，重新投入到临床实践中。他通过对至少三处喉部活检标本的检查与分析，最终把皇帝的喉癌诊断为喉部增生性疣状病变（疣状喉厚皮病）[65]。治疗一段时间后，皇帝的病情恶化，喉部的病变复发。直到皇帝去世前不久，威廉·瓦尔代尔（Wilhelm Waldeyer, 1836—1921）才通过检查皇帝的痰标本，作出了癌症的正确诊断。

因为这次"误诊"，上述两位著名医生的声誉受到极大的影响：魏尔啸转而开始了政治生涯，麦肯齐被皇家内科医学院（Royal College of

---

① 腓特烈三世（1831.10.18—1888.6.15），德意志帝国皇帝兼普鲁士王国国王（1888.3.9—6.15 在位），在位近 99 天，便因患喉癌去世，被称为"百日皇帝"（摘自 360 百科）。——编辑注

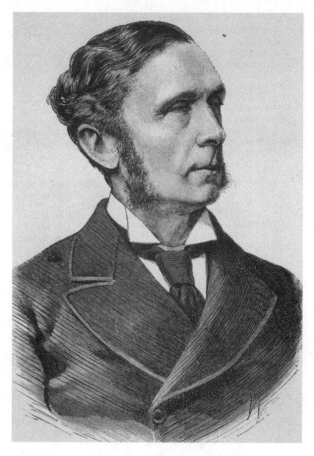

图 31-21　医学博士莫雷尔·麦肯齐爵士（1837—1909）画像，由美国国家医学图书馆提供

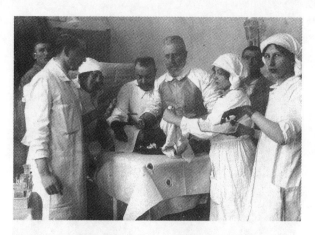

图 31-22　早期外科消毒技术。迪赛德·拉斯凯（Desider Ráskay，1866—1944）医学博士，约 1900 年于布达佩斯。来自安东尼·A. 盖尔个人收藏

Physicians）开除[66]。这个插曲实际上强化了魏尔啸关于活检的意义尚未明确的观点[57]。活检技术的进一步应用也因此停滞，在那之后的几十年里都很少被使用，直到 20 世纪 30 年代[57]。

冰冻切片

　　冰冻切片（FS，或术中会诊）是一种技术含量高且精细的诊断程序，它使得经验丰富的解剖病理学家能在手术过程中对病变组织进行切片和诊断[67-69]。当患者还在手术台上的时候，外科医生常常需要了解患者的组织病变是良性还是恶性、肿瘤的扩散程度或肿瘤组织是否已完全切除。如果检查医生经验足够丰富，冰冻切片诊断具有很高的准确性，并且与之后做的永久切片的镜检结果密切相关，同时用于提供最终的诊断记录。这一完整过程已发展成当代外科病理学实践中的一项重要任务。

　　19 世纪下半叶，外科技术在整体上以及麻醉、消毒和止血方面都有不少进步[55,61]。（图 31-22）这些改变导致了更加复杂且漫长的手术程序，但也使得术后生存率和预后得到显著改善。在这段时期，显微镜学、组织冰冻硬化、组织技术、组织化学以及特殊设备都有了许多的创新，从而极大地促进了冰冻切片的发展[1,55]。约从 1882 年开始，格拉斯哥西部医院（Glasgow Western Infirmary）对非手术来源的解剖和活检标本开始使用冰冻切片技术进行检查[70]。检查步骤与现代很相似：经过薄片切片机的快速冰冻和切片，组织染色后于镜下检查。虽然这项技术被认为是可靠的，但是当时并没有在手术中使用。它的第一次术中使用后来发生在美国[2,3,55,57,71]。

　　到了 19 世纪末，欧美的许多医学中心尝试使用冰冻活检技术（经常是失败的），并对此写了许多份冗长的报告。1891 年，约翰斯·霍普金斯医院（Johns Hopkins Hospital）的威廉·韦尔奇（William Welch，1850—1934）（图 31-23）在手术过程中使用二氧化碳冰冻切割机来制作乳腺组织切片并进行分析。著名的外科医生威廉·霍尔斯特德（William Halstead，1852—1922）[55,72]报道说，当时给韦尔奇医生寄送了部分乳腺肿瘤组织，当然，韦尔奇医生花了太多时间制作并分析冰冻切片，以致于霍尔斯特德在诊断意见出来之前已经完成了手术[55,57,58,73,74]。（图 31-24）数年后，约翰斯·霍普金斯医院的妇科医生托马

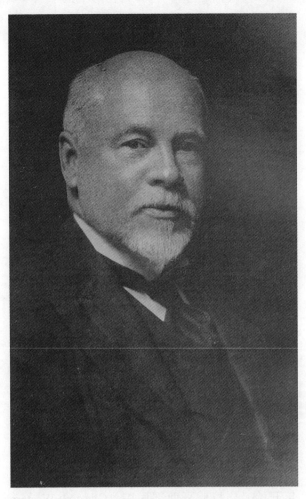

图31-23　威廉·H.韦尔奇（1850—1934）医学博士肖像，来自亚瑟·W（Arthur W）撰写的《在世界工作中：我们时代的历史》(*In The World's Work：A History of Our Time*)，由花园城（Garden City）双日出版社（Doubleday Page & Company）出版，书目编号：NY 1913：27：127

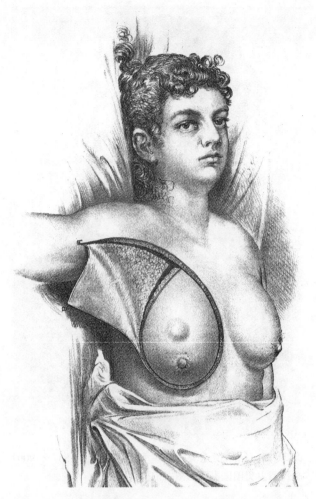

图31-24　改良的根治性乳房切除术。威廉·霍尔斯特德描述改良根治性乳房切除术的第10板图中，显示了最初的皮肤切口。来自盖尔·AA（Gal AA）2001年1月发表于《解剖病理学进展》(*Adv Anat Pathol*)杂志的《现代外科病理学起源的研究》(*In search of the origins of modern surgical pathology*)，8：1-13。经威科健康公司（Wolters Kluwer Health，Inc）许可转载

斯·卡伦（Thomas Cullen，1868—1944）（图31-25）在《约翰斯·霍普金斯医学院学报》(*Bulletin of the Johns Hopkins School of Medicine*)上发表的文章被认为是冰冻切片技术最早的书面描述[55,75,76]。随后的十年（1895—1905）里，美国、英国和德国的许多学者发表相关文章，部分作者声称开发了冰冻切片技术或改进了卡伦的技术[55]。（见第9章）

　　在各种描述冰冻切片的科学文献里，最广为人知的是梅奥诊所（Mayo Clinic）的路易斯·威尔逊（Louis Wilson，图31-26）在1905年12月发表的一份独创性的文章[55,77-80]。（图31-26）在威尔逊从"新诊断实验室"的病理学主席位置

上退休下来不久，梅奥诊所创始人威廉·梅奥（William Mayo，1861—1939）医生给了他一个高难度的任务：我希望你们病理学家能找到一种方法，让我们外科医生在手术中就能判断肿物是否是恶性肿瘤[77]。威尔逊凭借着他作为生物老师的背景和对植物染色的熟悉，提出了一种快捷可靠的组织切割和亚甲基蓝染色技术，可在数分钟内制作冰冻切片并进行诊断[81]。（图31-27）此外，威尔逊提出这种方法的100多年后，这种简便的诊断技术经过了几次小幅度的改进至今仍在梅奥诊所使用[78,82]（图31-28）。

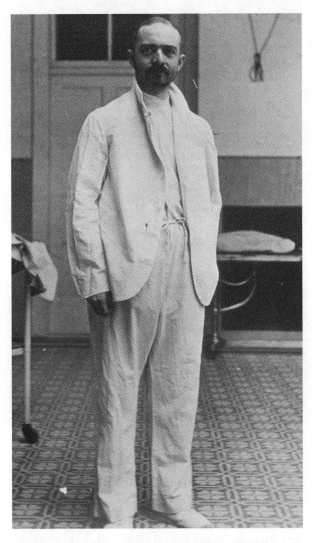

图 31-25　托马斯·S. 卡伦（1868—1953）医学博士，肖像摄于 1903 年 4 月。由美国国家医学图书馆提供

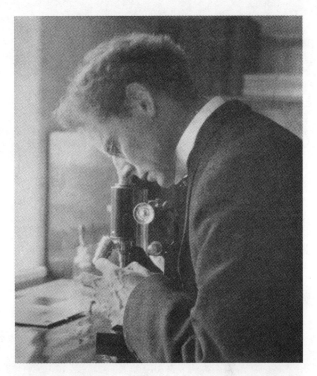

图 31-26　路易斯·B. 威尔逊（1866—1943）医学博士正在用显微镜观察标本的图片。图片使用获得明尼苏达州罗契斯特的梅奥基金会（Mayo Foundation）许可

威尔逊的方法逐渐被其他医学中心所熟知，冰冻切片也慢慢纳入日常临床应用。在约翰斯·霍普金斯医院，约瑟夫·布莱德格（Joseph Bloodgood，1867—1935）（图 31-29）跟随卡伦成为了优秀的"外科医生 - 外科病理学家"[55,72]。1893 年，他在欧洲进行了广泛的组织学和病理学的研究，并将这些技术带回美国，在约翰斯·霍普金斯医院的外科建立了第一个外科病理学部，促进了外科的临床实践发展[72,84]。在接下来的几年里，布莱德格经常在手术中使用冰冻切片技术，甚至会离开手术室亲自检查组织切片[57,72,84]。起初他对冰冻切片技术心存疑虑，但努力验证之后，他却极力提倡将冰冻切片技术纳入日常的手术实践中[55,72,73,84,85]。

在 20 世纪初之后，美国许多学术中心谨慎地采用冰冻切片技术，欧洲也有少量采用这种技术。不同于布莱德格的强烈热情，其他杰出的美国病理学家和临床医生一直质疑冰冻切片的可靠性及精确性[55,57]。纽约纪念医院（Memorial Hospital）的詹姆斯·尤文（James Ewing，1866—1943）（图 31-30）并不支持冰冻切片技术，他在 1925 年《美国医学会杂志》（*Journal of the American Medical Association*）的社评上这样写道："在乳腺肿瘤诊断上使用冰冻切片比用肉眼观察更不准确，多年来我在乳腺肿瘤镜下诊断方面已经不使用冰冻切片技术，而是几乎完全靠肉眼观察。我的许多同事也跟我反映类似的情况。"[86] 同时代的顶尖病理学家，如弗朗西斯·德拉菲尔德（Francis Delafield）、T·米切尔·普鲁登（T. Mitchell Pruden）、奥尔德雷德·沃辛（Aldred Warthin）、W. M. 科普林（W. M. Coplin），以及其他很多医生普遍不信任冰冻切片技术[55,57]。1937 年，沃尔特·辛普森（Walter Simpson）将冰冻切片的流程描述为马戏团似的过程：在他那篇讽刺性的文章里，他描述病理学

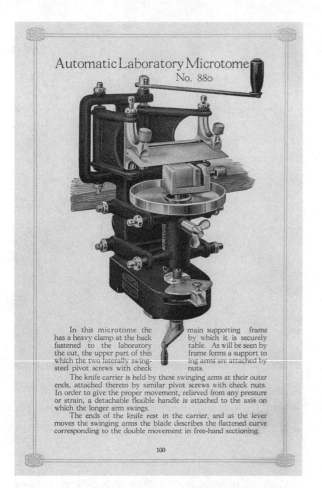

图 31-27　冷冻切片机：斯宾塞自动冷冻切片机 #880。这台切片机与路易斯·B.威尔逊医生使用的相似，虽然这个特殊的模型可以追溯到 1920 年。图片已获得澳大利亚新南威尔士州悉尼大学麦克利博物馆（Macleay Museum）的许可

家就像训练有素的海豹在抓着一小块组织[87]。一直到第二次世界大战前，外科医生、妇科医生以及病理学家才认识到冰冻切片的重要意义和贡献，才开始为冰冻切片技术进行辩护和验证[1,55]，（图 31-31）。

显微镜检查的回顾

自显微镜发明的 300 年来，它历经不同时代，从被认为是科学趣闻，到昂贵的玩具，到被认可为一项重要的技术进步并催生了医学的一个分支——"病理学"，正如本书第三部分所述，显微镜持续推动医学各个方面的知识向前发展，其影响力很可能远远超过两个世纪内的其他任何一

图 31-28　《一个快速制备显微镜新鲜组织的方法》（*A Method for the Rapid Preparation of Fresh Tissues for the Microscope*）1905 年发表于《美国医学会杂志》，45：1737。转载经美国医学会许可。2005 年，美国医学会版权所有，保留所有权利

项发明（见第 32 章）。在精密程度上它也算是最"古老"的仪器，至今仍在日常使用中发挥着重要作用，也许只有先前几十年才被广泛应用的雷奈克听诊器才能与它媲美。见证人托马斯·霍奇金 19 世纪 20 年代就从法国带回来一台早期的显微镜模型。正如其他章节（见第 16 章）描述的，霍奇金在 1828 年拥有了一台显微镜，但直到 20 年后它才进入医学实践的主流。

光学显微镜的一些物理特征，包括分辨率、放大倍率、目镜和物镜下图像识别的方法，在一个世纪里几乎没有太大改变。然而，在 2016 年，也就是显微镜发明 300 年后的今天，它处在前所未有的巨变的边缘上。接下来的最后一章会简略地提及免疫组织化学和原位杂交技术这些"辅助技术"的稳步进展，这些技术结合电脑图像捕捉、数字显示和图像分析，以及图像生成技术的惊人进步，是否将会产生一种在设计、性能、功能上与显微镜有本质区别的"新"工具？也许它仍然会被称为显微镜？但无论如何，这一章节已经描述了它的原型。

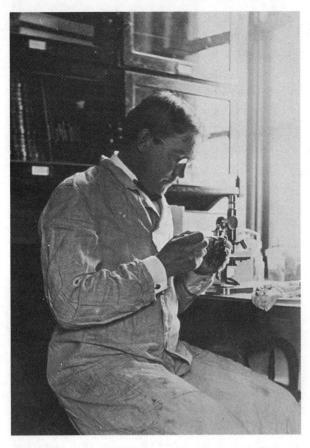

图 **31-29** 约瑟夫·C.布莱德格（1867—1935）医学博士与显微镜，图片摄于 1903 年 4 月左右。由美国国家医学图书馆提供

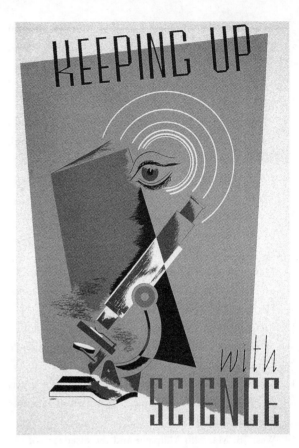

图 **31-31** 跟上科学的步伐（*Keeping up with Science*）主题海报。约 20 世纪 30 年代后期，工作进步总署（Works Progress Administration）的海报联邦艺术项目（Poster Federal Art Project）。由美国国会图书馆（Library of Congress）工作项目管理海报收集（Work Projects Administration Poster Collection）的印刷与摄影部提供，编号：LC-USZC2-802

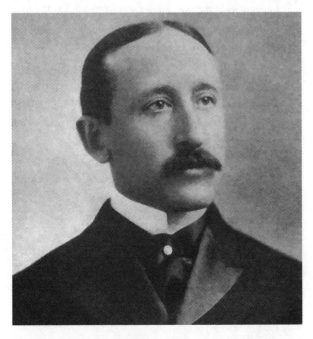

图 **31-30** 詹姆斯·S.尤文（1866—1943）医学博士于 1890 年画像。由美国国家医学图书馆提供

参考文献

1. Gal AA. In search of the origins of modern surgical pathology. Adv Anat Pathol, 2001, 8: 1-13.

2. Nezelof C. European roots of pathology. Path Res Pract, 1994, 190: 103-114.

3. Nezelof C, Seemayer T. The History of Pathology: An Overview. In: Damjanov I, Linder J, eds. Anderson's Pathology. 10th ed. St, Louis: Mosby, 1996, 1-11.

4. Bradbury S. The Evolution of the Microscope. Oxford: Pergamon Press, 1967.

5. Bracegirdle B. A History of Microtechnique. Ithaca, NY: Cornell University Press, 1978.

6. Brieger G. The development of surgery: historical aspects important in the origin and development of modern surgical science. In: Sabison D, ed. Textbook

of Surgery: The Biological Basis of Modern Surgical Practice, 15th ed. Philadelphia: W.B. Saunders, 1997, 1-15.

7. Van den Tweel JG, Taylor CR. A brief history of pathology. Virchows Arch, 2010, 457: 3-10.

8. Kalderon AE. The evolution of microscope design from its invention to the present days. Am J Surg Pathol, 1983, 7: 95-102.

9. Rooseboom M. Microscopium. Leiden: Rijksmuseum, 1956.

10. McCormick J. 18th-Century Microscope: A Synopsis of History and Workbook. Lincolnwood: Science Heritage, Ltd, 1987: 3.

11. McCormick J. 18th-Century Microscope: A Synopsis of History and Workbook. Lincolnwood: Science Heritage, Ltd, 1987: 4.

12. McCormick J. 18th-Century Microscope: A Synopsis of History and Workbook. Lincolnwood: Science Heritage, Ltd, 1987: 5.

13. McCormick J. 18th-Century Microscope: A Synopsis of History and Workbook. Lincolnwood: Science Heritage, Ltd, 1987: 6.

14. West JB. Marcello Malpighi and the discovery of the pulmonary capillaries and alveoli. Am J Physiol Lung Cell Mol Physiol, 2013, 304: 383-390.

15. McCormick J. 18th-Century Microscope: A Synopsis of History and Workbook. Lincolnwood: Science Heritage, Ltd, 1987: 9.

16. Ford B. The Leeuwenhoek Legacy. London: Biopress, 1991.

17. McCormick J, Turner GE. Atlas Catalogue and History of Antique Microscopes: 1675-1840. Chicago-London: Replica Rara Limited, 1975: 31.

18. McCormick J. 18th-Century Microscope: A Synopsis of History and Workbook. Lincolnwood: Science Heritage, Ltd, 1987: 12.

19. Zeiss AC. 150 Years Innovation in Optics. Jena, Germany: Carl Zeiss, 1996.

20. McCormick J. 18th-Century Microscope: A Synopsis of History and Workbook. Lincolnwood: Science Heritage, Ltd, 1987: 39.

21. McCormick J. 18th-Century Microscope: A Synopsis of History and Workbook. Lincolnwood: Science Heritage, Ltd, 1987: 66-70.

22. Bracegirdle B. A History of Microtechnique, 2nd Ed. Lincolnwood: Science Heritage, Ltd, 1987: 111.

23. Hajdu SI. A note from history: Landmarks in history of cancer, part 3. Cancer, 2012, 118: 1155-1168.

24. Preece A. A Manual for Histologic Technicians, 3rd Ed. London: Churchill-Livingstone, 1972: 202.

25. Bracegirdle B. A History of Microtechnique, 2nd Ed. Lincolnwood: Science Heritage, Ltd, 1987: 67.

26. Heller R. A requiem for aniline dyes. Persp Biol Med, 1992, 35: 398-400.

27. Bracegirdle B. A History of Microtechnique, 2nd Ed. Lincolnwood: Science Heritage, Ltd, 1987: 70.

28. Titford M. George Grubler and Karl Hollborn: two founders of the biological stain industry. J Histotechnol, 1993, 16: 155-158.

29. Bracegirdle B. A History of Microtechnique, 2nd Ed. Lincolnwood: Science Heritage, Ltd, 1987: 71.

30. Bracegirdle B. A History of Microtechnique, 2nd Ed. Lincolnwood: Science Heritage, Ltd, 1987: 72.

31. Woronzoff-Dashkoff KP. The Ehrlich-Chenzinsky-Plehn-Malachowski-Romanowsky-Nocht-Jenner-May-Grünw ald-Leishman-Reuter-Wright-Giemsa-Lillie-Roe-Wilcox stain. The mystery unfolds. Clin Lab Med, 1993, 13: 759-771.

32. Norton S. The useful plants of dermatology: Haematoxylum and hematoxylin. J Am Acad Derm, 1996, 34: 149-151.

33. Gurecki J. The history of hematoxylin. Lab Med, 1984, 15: 423-425.

34. Preece A. A Manual for Histologic Technicians, 3rd Ed. London: Churchill-Livingstone, 1972: 211.

35. Bracegirdle B. A History of Microtechnique, 2nd Ed. Lincolnwood: Science Heritage, Ltd, 1987: 68-72.

36. Preece A. A Manual for Histologic Technicians, 3rd Ed. London: Churchill-Livingstone, 1972: 211-212.

37. Lamberg SL, Rothstein R. Laboratory Manual of Histology and Cytology. Westport: AVI Publishing, 1978: 89.

38. Preece A. A Manual for Histologic Technicians, 3rd Ed. London: Churchill-Livingstone, 1972: 212.

39. Lamberg SL, Rothstein R. Laboratory Manual of Histology and Cytology. Westport: AVI Publishing, 1978: 96.

40. Bracegirdle B. A History of Microtechnique, 2nd Ed. Lincolnwood: Science Heritage, Ltd, 1987: 74.

41. Bracegirdle B. A History of Microtechnique, 2nd Ed. Lincolnwood: Science Heritage, Ltd, 1987: 75.

42. Lamberg SL, Rothstein R. Laboratory Manual of Histology and Cytology. Westport: AVI Publishing, 1978: 95.

43. Preece A. A Manual for Histologic Technicians, 3rd Ed. London: Churchill-Livingstone, 1972: 210-211.

44. Suvarna SK, Layton C, Bancroft JD. Bancroft's Theory and Practice of Histological Techniques, 7ᵗʰ Ed. Churchill-Livingstone, 2013: 168.

45. Preece A. A Manual for Histologic Technicians, 3ʳᵈ Ed. London: Churchill-Livingstone, 1972: 219.

46. Taylor CR, Cote RJ. Immunomicroscopy A Diagnostic Tool for the Surgical Pathologist, 3ʳᵈ Ed. Philadelphia: Elsevier, Saunders, 2006: 3.

47. Taylor CR, Cote RJ. Immunomicroscopy A Diagnostic Tool for the Surgical Pathologist, 3ʳᵈ Ed. Philadelphia: Elsevier, Saunders, 2006: 5.

48. Baillie, M. The Morbid Anatomy of Some of the Most Important Parts of the Human Body. London: J. Johnson & G. Nicol, 1793.

49. Taylor CR. From anatomy to surgery to pathology: eighteenth century London and the Hunterian schools. Virchows Arch, 2010, 457: 405-414.

50. Wilson J. Lectures of the blood and on the Anatomy Physiology, and Surgical Pathology, of the vascular system of the human body, delivered before the Royal College of Surgeons. In: The Summer of the Year 1819. London: Burgess and Hill, 1819.

51. Müller J. Ueber Den Feinern Bau Und Die Formen Der Krankhaften Geschwülste,. Berlin: G. Reimer, 1838.

52. Virchow R. Die Cellularpathologie in Ihrer Begründung Auf Physiologische Und Pathologische Gewebelehre. Berlin: Verlag von August Hirschwald, 1858.

53. Besnier, Ernest. Études nouvelles de dermatologie: sur un cas de dégénérescence colloïde du derme non décrite ou improprment appelée "colloid millium". Gaz Hebdo Med Chir, 1879, 41: 41-50.

54. Nezelof C, Guinebretière J-M. Ernest Besnier invente le mot "biopsie". Rev Prat, 2006, 56: 2081-2085.

55. Wright JR Jr. The development of the frozen section technique, the evolution of surgical biopsy, and the origins of surgical pathology. Bull Hist Med, 1985, 59: 295-326.

56. Ruge C. In gynecological diagnosis: the excision of small fragments and the erosion. Berliner Klin Wochenschr, 1879, 16: 44-45.

57. Hellwig C. Biopsy in tumors. Arch Pathol, 1932, 13: 607-653.

58. Rosen G. Beginnings of surgical biopsy. Am J Surg Pathol, 1977, 1: 361-364.

59. Becker V. 100 Years of "Stückchen" -Diagnosis. Arch Gynecol, 1979, 227: 193-204.

60. Dallenbach-Hellweg G, Schmidt D. History of gynecological pathology. XV. Dr. Carl Arnold Ruge. Int J Gynecol Pathol, 2004, 23: 83-90.

61. Young RH. The rich history of gynaecological pathology: brief notes on some of its personalities and their contributions. Pathology, 2007, 39: 6-25.

62. Haweis HR. Sir Morell Mackenzie; Physician and Operator; a Memoir Compiled and Ed. from Private Papers and Personal Reminiscences. London: W.H. Allen & co., limited, 1893.

63. Gerlings PG. Laryngeal carcinoma-some considerations with reference to the illness of Emperor Fredrick Ⅲ. Eye Ear Nose Throat Monthly, 1968, 47: 566-571.

64. Lin JI. Virchow's pathological reports on Frederick Ⅲ's cancer. N Engl J Med, 1984, 311: 1261-1264.

65. Cardesa A, Zidar N, Alos L, et al. The Kaiser's cancer revisited: was Virchow totally wrong? Virchows Arch, 2011, 458: 649-657.

66. Mackenzie, Morell. The Fatal Illness of Frederick the Noble. London: S. Low, Marston, Searle & Rivington, limited, 1888.

67. Silva E. Preparing and evaluating frozen tissue sections: techniques and cytology. In: Silva E, Kramer B, eds. Intraoperative Pathologic Diagnosis. Frozen Section and Other Techniques. Baltimore, MD: Williams & Wilkins, 1987: 1-23.

68. Lechago J. The frozen section: pathology in the trenches. Arch Pathol Lab Med, 2005, 129: 1529-1531.

69. Acs G, Baloch ZW, LiVolsi VA. Intraoperative consultation: an historical perspective. Semin Diagn Pathol, 2002, 19: 190-191.

70. Jacyna LS. The laboratory and the clinic: the impact of pathology on surgical diagnosis in the Glasgow Western Infirmary, 1875-1910. Bull Hist Med, 1988, 62: 384-406.

71. Ober, William BO. American pathology in the 19th century: notes for the definition of a specialty. Bull NY Acad Med, 1976, 52: 326-347.

72. Carter D. Pathology at Johns Hopkins. In: Rosai J, ed. Guiding the Surgeon's Hand: The History of American Surgical Pathology. Washington DC: American Registry of Pathology, 1997: 23-39.

73. Bloodgood JC. Biopsy in diagnosis of malignancy. South Med J, 1927, 20: 18-27.

74. Fechner R. The birth and evolution of American surgical pathology. In: J R, ed. Guiding the Surgeon's Hand: The History of American Surgical Pathology. Washington DC: American Registry of Pathology, 1997: 7-21.

75. Cullen TS. A rapid method of making permanent

sections from frozen sections by the use of formalin. Bull Johns Hopkins Hosp, 1895, 6: 67.

76. Robinson J. Tom Cullen of Baltimore. London: Oxford University Press, 1949: 83-84.

77. Clapesattle H. The Doctors Mayo. Minneapolis, Minn: University of Minnesota Press, 1941: 444.

78. Woolner LB. Surgical pathology at the Mayo Clinic. In: Rosai J, ed. Guiding the Surgeon's Hand: The History of American Surgical Pathology. Washington DC: American Registry of Pathology, 1997: 145-179.

79. Gal AA. The centennial anniversary of the frozen section technique at the Mayo Clinic. Arch Pathol Lab Med, 2005, 129: 1532-1535.

80. Gal AA, Cagle PT. The 100-year anniversary of the description of the frozen section procedure. JAMA, 2005, 294: 3135-3137.

81. Wilson LB. A method for the rapid preparation of fresh tissues for the microscope. JAMA, 1905, 45: 1737.

82. Keeney G, Leslie K. Preparing fresh tissues for the microscope. JAMA, 2008, 300: 1074-1076.

83. Dahlin DC. Seventy-five years' experience with frozen sections at the Mayo Clinic. Mayo Clin Proc, 1980, 55: 721-723.

84. Marmon LM, Mandal AK, Goodman D, et al. The life of Joseph Colt Bloodgood, M.D., public surgeon. Surg Gynecol Obstet, 1993, 177: 193-200.

85. Bloodgood JC. When cancer becomes a microscopic disease, there must be tissue diagnosis in the operating room. JAMA, 1927, 88: 1022-1023.

86. Ewing J. The diagnosis of cancer. JAMA, 1925, 84: 1-4.

87. Simpson W. The frozen section fetish. Am J Clin Pathol, 1937, 7: 96-102.

翻　译：黄灿灿　苏作清
校　对：陈雪玲　杨　扬

第 32 章

分子时代的黎明：免疫学、遗传学和分子方法

克莱夫·R. 泰勒（Clive R. Taylor），简·G. 范·登·特维尔（Jan G. van den Tweel）

当一件事情可能可行的时候，通常会有一些人立即去做这件事情，而其他人会不断地跟进、检验、质疑、否定和改善。

当一个医生或科学家使用新的研究工具去研究无人研究过的领域时，新的发现一定会随之诞生。历史告诉我们，很少有人能够"跳出时代的限制"，跳出当下流行的哲学观、价值观进行思考，实践也是一样的道理。众所周知，先有思想和理论，其后才有对猜想的检验，但是理论并不是凭空想象出来的。只有当"时机成熟"时，它们才会在适当的历史时期出现。历史告诉我们，人类社会中各种复杂因素相互交织、相互影响，从而引起信仰、哲学观的改变，为新概念、新实践、新技术、新方法的产生提供了契机。这是医学的历史发展过程，也是这本书所要讲述的故事。

病理学，尤其是在疾病的研究与诊断方面，受到先进方法的推动，与先进技术齐头并进。事实上，有人认为是显微镜技术的发展成就了现代病理学家和外科病理学家，而不是病理学家促进了显微镜的发展。

"从 19 世纪中期开始，与显微解剖学和显微病理学相关的文献迅速增多，医生和研究人员使用显微镜改进或者重新定义'旧疾病'，并且发现和定义了先前未发现的'新疾病'。……随着新疾病报道的增多，组织病理学的范围扩大了，因此在之后的几十年间，医生们需要投入更

多精力和时间才能熟练掌握正常和异常组织的组织学区别。在这样艰难的情况下，第一批病理学家出现了，组织病理学担当起诊断疾病的重任[1]。"

事实上，病理学出现得相对更早，当一种能够最终用以检验疾病的病因及其性质的流行概念，并按照一个多世纪前建立的"林奈"（Linneah）模型进行疾病命名和分类的新方法出现时，病理学便诞生了。（图 32-1）（见第 16 章）

尸体解剖时代

本书的第一部分"正误交织的时代"的第 1 章"巫术与理性之战"中，概述了医学早期的理论与实践。当时医学中有很多迷信和魔幻思想，像吉兆凶兆、诅咒、符咒等，这些思想根深蒂固。事实上，即便是今天，对我们很多人来说，迷信、星座、"护身符"都是我们日常生活中不可缺少的一部分，而当我们了解了历史发展进程之后，再回顾历史，会发现这些古老的迷信行为并没有什么意义。然而，在当时的条件下，受病痛折磨的患者走投无路时，向有法术的人、巫医、巫师们诉说自己的症状和不适，也是可以理解的。

第 2 章到第 5 章综述了迷信、巫术时代逐渐向"科学"和"理性"时代发展的过程。希

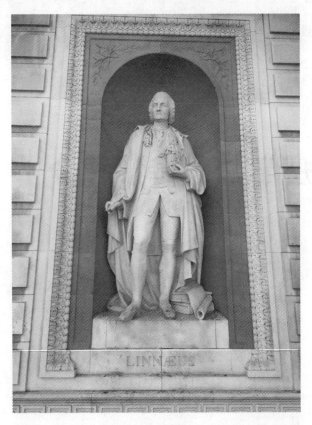

图 32-1 卡 尔·林 奈 （Carolus Linnaeus，1707—1778）雕像；"伟大的分类学家"（见第 16 章）。位于伦敦柏林顿花园（Burlington Gardens）柏林顿宫（Burlington House）的林奈学会（克莱夫·R.泰勒个人珍藏）

腊、罗马、阿拉伯的医生们将迷信思想与最初观察到的一些科学知识混合在一起，建立了一些理论，比如"体液学说"。"体液学说"虽然历经千年的考验，但仍然是错误的。这些古老的理论之所以经久不衰，一方面是由于传统文化的主导作用，另一方面也是由于当时缺少"检验理论"的方法。

文艺复兴时期的解剖学家们开创了方法学的先河。起初他们只是受求知欲的驱使进行尸检，但渐渐的，尸检揭开了人类和动物身体结构的秘密，并因此引发了对疾病本质的"新思考"。从此人们可以提出问题了，因为至少有可能通过某种方法去找到问题的答案。解剖从起初只是为了了解结构逐渐发展为验尸，并且希望能将解剖变化、异常变化与临床表现联系起来（见第 5 章）。

文艺复兴时期，追求知识的强大精神逐渐解放了当时社会和宗教对尸体解剖的禁令（见第 7

章）。虽尚未普及，但是验尸的数量稳步上升。当时欧洲出现许多人体解剖中心绝非偶然，这些中心后来进行正式尸检，并规范化执行、记录，成为了当时医学学习的中心（见第 4、5 章）。

通过将系统尸检与临床表现相联系，人们了解到更多的医学知识。但仍有不足之处，即解剖的结果仅通过肉眼进行观察。

显微镜时代

仅靠肉眼观察在一定范围内限制了新发现、新思想的产生，而这一限制在罗基坦斯基（Rokitansky）时代终结（见第 8 章）。罗基坦斯基的爱徒鲁道夫·魏尔啸（Rudolf Virchow）、詹姆斯·佩吉特（James Paget）、休斯·贝内特（Hughes Bennett）及随后的许多学者，夜以继日地伏案于显微镜旁进行研究，最终突破了这一限制，并成为第一批组织细胞病理学家。从这个角度讲，显微镜"创造"了病理学的一个新分支——"组织病理学"，并诞生了一批新的病理学家，如今我们称他们为外科病理学家[1,2]。

1614 年，伽利略（Galileo）声称"看到像羊一样大的苍蝇"[3]，如果他所言不虚，那么 1840 年显微镜的出现并非新发明。但是，更可信的说法是早在 1608 年，扎卡赖亚斯·詹森（Zacharias Janssen）就发明了显微镜，并为其后 5 位伟大的"显微镜学家"铺好了道路（见第 31 章）。这 5 位学者分别是马塞洛·马尔比基（Marcello Malpighi）、简·施旺麦丹（Jan Swammerdam）、安东尼·范·列文虎克（Antony van Leeuwenhoek）、尼希米·格鲁（Nehemiah Grew）、罗伯特·胡克（Robert Hooke）。半个世纪后，约翰·亨特（John Hunter）（约 1750 年，见第 7 章）使用了显微镜，但不久便弃之不用，因为他认为显微镜价值不大。由于显微镜刚刚起步，加上当时的科研风气不正，因此尽管这些著名的学者在研究中都使用了显微镜，但没有人发现它的真正价值所在。从亨特使用显微镜那时起，又一个世纪过去了。

到 19 世纪 40 年代，显微镜已经两百多"岁"了。然而，从高质量仪器的可用性和实用价值来说，当时的显微镜从真正意义上讲仍属于"新发明，这一点我们在第 31 章中进行了详细的讨论。从显微镜初步被发明到它真正被应用，中间隔了两个世纪[3]。对这一间隔现象，马伊诺（Majno）和尤里斯（Joris）[3]给出的解释十分有趣，他们认为是由"艺术的隐秘性、设备的高昂费用、技术上的困难、将显微镜视为玩具的传统观念、新思想的缺乏以及被大学所忽视"导致的，而这些解释与现在引进新技术用于实践所遇到的问题并无二致。在改进镜头的生产，减少球面、色差上，李斯特（Lister）做出了一些贡献，这些在第 7、16、31 章中均有提及，这一改进对于提升仪器性能并使其可以用于解答疑问来说十分重要。只有当图像质量符合要求，能够看到单个细胞时，显微镜才能用于医学，并改变一切。

"时机"成熟了。"细胞学理论"逐渐在病理解剖学家和生物学家的研究过程中占据重要地位。克里斯多弗·雷恩（Christopher Wren）任命罗伯特·胡克（见第 31 章）为国王查理二世（Charles Ⅱ）做显微镜研究。1653 年，他在软木橡树皮中观察到很多"孔"，并将它们命名为"细胞"（图 32-2）。大约 200 年后，人们对这一命名提出了质疑，"器官是由细胞组成的吗？""细胞理论"和实用显微镜谁先出现，这一问题难以解答，因为它们互相促进。

从更广泛的科学领域来看，"时机"也确实成熟了。因为在这一时期，查尔斯·达尔文（Charles Darwin）和阿尔弗雷德·罗素·华莱士（Alfred Russell Wallace）从更广泛的领域，不仅是医学方面动摇了当时信仰的根基，撼动了教会甚至上帝的教条。正如另一处所述（见第 16 章），1858 年，达尔文递交给伦敦林奈学会（Linnean Society，图 32-1）的第一份论文（包括他自己和华莱士的报告）并没有鲜花与掌声相伴，也没有立即轰动世界。"进化论"从一开始，就受到了很多非议和争论，正如第 8 章所详细阐述的"细胞理论"一样，经历了漫长的过程才被世人接受。但是两者有一个很大的区别，细胞理论是可以通过显微镜直接进行验证的。经过 20 年的发展，细胞理论最终得到验证，随之而来的是外科病理学家和他们所使用的显微镜地位的提升。

本书的第三部分"现代病理学——现代里程碑：精细分科的到来"，从多个角度详细阐述了熟练使用显微镜的人是怎样利用显微镜开创了一个历史上快速进步的新时代，揭开了组织、细胞、疾病的秘密。第 31 章的主要内容便是显微镜、组织制备及染色方法等。

显微镜：重要技术

组织染色是非常重要的一步，因为切片中的细胞原本是没有颜色的，因此在显微镜下观察时最多只能看到一个模糊的轮廓，没有办法看清具体结构。纵观早期的染料，大多是从产生不同颜色的植物中提取的"生物染料"。而制衣业所用的苯胺染料为组织染色提供了很大帮助，这些内容在第 31 章有详细的阐述。我们现在熟知的苏木精，出现于 1865 年，"HE 染色"出现于 1875 年。革兰氏染色出现于 1884 年，"恰巧"开始了由巴斯德（Pasteur）、科赫（Koch）（图 32-3、图 32-4）以及同时代科学家新发现的"微生物"的研究。

与"一切细胞都来源于细胞"（见第 8 章）这一理论平行的是，"一切生命都起源于生命"。病理学家愈加关注染料的发展以解答疑惑、观察新结构并提出新问题。本书列举了很多例子，比如汉森（Hansen）和奈瑟（Neisser）发现了新的微生物，以及麻风病中生物体的发现（见第

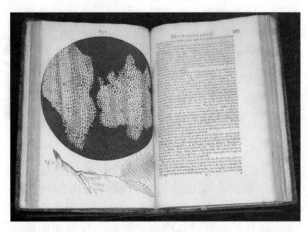

图 32-2　罗伯特·胡克镜下观察的"细胞"，《显微图谱》（*Micrographia*），1665 年，国家医学图书馆（National Library of Medicine）收录该书后，"这一词"（指细胞）就此确定。公共资源，美国国家医学图书馆

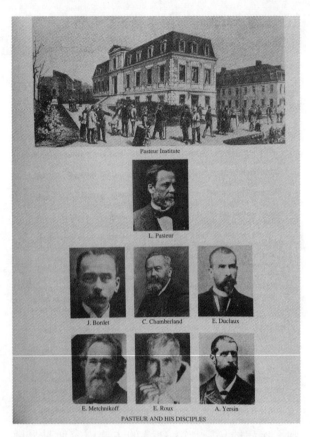

图 32-3　巴斯德和他的追随者。来自于 H.M. 马尔金（H.M. Malkin）的《走出迷雾》（*Out of the Mist*）。维萨里（Vesalius）。1993 年（克莱夫·R. 泰勒个人收藏）

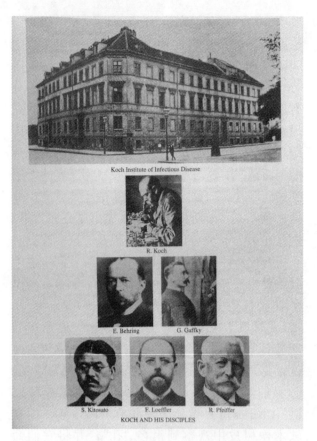

图 32-4　科赫和他的追随者。来自于 H.M. 马尔金的《走出迷雾》。维萨里。1993 年（克莱夫·R. 泰勒个人收藏）

24 章）。

　　卡尔·魏格特（Carl Weigert）、卡米洛·高尔基（Camillo Golgi）、雷蒙·卡哈尔（Ramony Cajal）、罗伯特·富尔根（Robert Feulgen）、保罗·昂纳（Paul Unna）、阿尔伯特·奈瑟（Albert Neisser）（见第 24、31 章）等人由于他们在"特殊染色"方法上的贡献而闻名。这些染色可以区分组织的不同成分，包括不同的细胞类型，在本书的第三部分结合身体不同部分的疾病进行了详细阐述。"组织化学"通过检测内部酶的活性进一步区分不同的细胞，这一方法在冰冻组织上可行，但在甲醛溶液（福尔马林）固定的组织上应用受限（由于固有酶的失活）。1893 年，甲醛溶液（福尔马林）在经过布卢姆（Blum）父子的改进后，迅速成为外科病理学家研究过程中的标准试剂。

　　艾伯特·孔斯（Albert Coons）在证明风湿热的免疫学起因的过程中，第一次用荧光标记了

一个抗体（见第 16、31 章）。由于这种抗体标记方法的出现，实验病理学发展出一个全新领域——"免疫病理学"，它主要研究例如肾、皮肤、甲状腺等多个器官系统自身免疫疾病的内在机制。然而，由于各种技术原因，比如背景荧光太强等，免疫荧光标记在甲醛溶液（福尔马林）-石蜡组织中的应用很受限。此外，冰冻组织必须使用暗视野显微镜，以排除形态学的干扰，这意味着之前 100 多年显微镜的发展在此处毫无用武之地[1]。简单来说，这一方法不适用于传统外科病理学。

　　这一问题随着之后一系列的新发现迎刃而解[1]。第一个发现是将酶（最初使用的是辣根过氧化物酶）连接到抗体上，从而取代了荧光标记，使其在明视野显微镜下可见。这是由中根一穗（Paul Nakane）（图 32-5）等人在 1972 年戈登会议（Gordon Conference）上，就免疫-电子显微镜[4]的研讨时提出的。虽然可以在光学显微

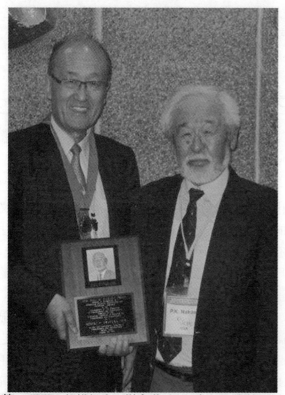

第14回国大組織細胞化学会議 2012年8月 京都にて
右：中根一穂(Paul Nakane) 左：長村義之

图 32-5 中根一穂（右）向长村义之（Robert Osamura，本书第 11 章作者）展示他因"组织化学与细胞化学"所获得的奖，于 2012 年 8 月日本京都第 14 届国际会议上。[由长村鲍勃（Bob Osamura）提供]

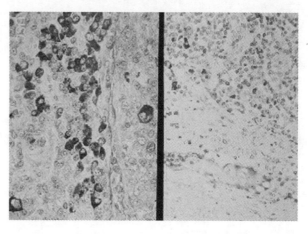

图 32-6A 在甲醛溶液（福尔马林）固定的蜡块上进行的第一次免疫组织化学染色，1974 年；显示浆细胞双重染色（左）；这也是第一个多重免疫组织化学染色，来自于泰勒和伯恩斯（Burns），牛津大学，1974 年 [5]

镜下观察，但这一方法只能用于冰冻组织或特殊处理过的组织。根据同样的原理，诞生了一种独特而又十分重要的新方法，即 ELISA 法（酶联免疫吸附测定），这是由斯特拉蒂斯·阿拉敏斯（Stratis Avrameas）发明的，他也参加了当时的戈登会议 [4]。直至今日，ELISA 仍然是检测血浆和体液中蛋白质的"金标准"。

第二个发现是在 20 世纪 70 年代初，如今看来至关重要，因为它使"免疫过氧化物酶"方法可用于外科病理学诊断。笔者与牛津大学的同事在技术上进行改进，使辣根过氧化物酶可以应用于传统甲醛溶液（福尔马林）固定 - 石蜡包埋的组织上（图 32-6A）[1,5,6]。就职于纽约罗契斯特市埃基伍德兵工厂（Edgewood Arsenal）[1] 的路德维格·斯特恩伯格（Ludwig Sternberger）通过敏感性 PAP 法进一步提高了染色效果。

第三个重大发现是单克隆抗体，是由剑桥大学的乔治·让·弗朗兹·科勒（Georges Jean Franz Köhler）和塞萨尔·米尔斯坦（César Milstein）[7] 通过杂交瘤方法"意外收获"到的，他们也因此获得了 1984 年的诺贝尔生理学或医学奖。

第四个被发现的方法是免疫组织化学，是能使其广泛应用于诊断（和科研）但仍在完善中的抗原修复，它是由石善溶（Shan-Rong Shi）及其同事于 20 世纪 90 年代在洛杉矶历经十年研发出来的 [8,9]。

免疫组织化学（Immunohistochemistry，IHC）的实用性可以从文献数量上来判断。1975 年，全世界所有文献中只有少数论文用到了免疫组织化学（当时普遍称为"免疫过氧化物酶"）。而仅 5 年后，每年有几百篇相关文献，并且诞生了关于免疫组织化学的第一本书——《免疫显微学：外科病理学家的诊断工具》（*Immunomicroscopy：A diagnostic tool for the surgical pathologist*）[1]。

到 20 世纪 90 年代，大部分外科病理学论文中都有提到免疫组织化学，赫克托·巴蒂福勒（Hector Battifora）等人创办了第一本免疫组织化学杂志，即现在的《实用免疫组织化学与分子形态学》（*Applied Immunohistochemistry and Molecular Morphology*，AIMM）（图 32-6B）（本书有两位作者是这本杂志的编辑）。到了 21 世纪

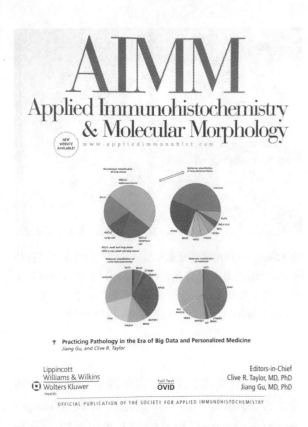

图 32-6B 《实用免疫组织化学与分子形态学》杂志。第一本专注于免疫组织化学研究的杂志，其主编克莱夫·R.泰勒和顾江也参与了本书的编写

之交，免疫组织化学已经成为外科病理学诊断的标准"工具"，在所有主要的外科病理学课本中都占有举足轻重的地位。此外，一种类似的方法"原位杂交"（In situ hybridization，ISH）也出现了，这种方法一开始使用荧光标记物（FISH），后来出现了能利用光学显微镜进行观察的显色标记物（CISH）。原位杂交原理上与免疫组织化学很相似，只是靶点不同，其靶点为核苷酸序列（免疫组织化学中是抗原/蛋白质），其"探针"是互补核苷酸序列（免疫组织化学是抗体）。

与此同时，随着电子显微镜的出现，对微小组织成分的检验需求亟待满足，不再局限于组织水平和细胞水平，而是深入亚细胞水平。第一台电子显微镜是柏林理工学院（Berlin Technische Hochschule）的马克思·诺尔（Max Knoll）和恩斯特·鲁斯卡（Ernst Ruska）于 1931 年发明的。电子显微镜对外科病理学诊断起到了重要作用，但其应用仅限于特定的肾和皮肤疾病（见第 20、24 章）。究其原因，一方面是由于操作时间要求、技术需求和费用问题；另一方面是由于它起初主要用来鉴定肿瘤类型，但随后被应用更加广泛、迅速且经济的免疫组织化学所替代了。

分子时代

这一时期最初被定义为"尸体解剖时代"和"显微镜时代"。

即使回顾过去，也很难确定"尸体解剖时代"究竟是何时开始的，因为历史上有医学意义的尸体解剖记录是逐渐增多的，但是其根源无法追溯（见第 4、5 章）。现在除了法医的尸检工作，尸体解剖已经很少了。当然这并不是本书讨论的重点。

关于"显微镜时代"，从 1608 年第一台显微镜问世开始（见第 31 章）。但如前所述，它起初主要用于满足人们的科学好奇而非一种实用工具。就像之前所讨论的，历经了两个世纪的等待，显微镜才真正被广泛用于医学研究，并随之诞生了外科病理学。如今，在 21 世纪之初，病理学家使用显微镜诊断仍然是很多疾病诊断过程中的重要步骤，更是癌症诊断的"金标准"，在没有明确的"组织学诊断"结果前，医生一般不会开展治疗。然而，历经两百年，显微镜第一次迎来了改革的风潮，无论是设计还是使用方式，显微镜都即将进行大变革。"分子"便是这一变革的先兆；因为显微镜分辨率的限制，至少目前来讲光学显微镜还无法分辨分子结构。

正如下文即将讨论的，要确认"分子时代"的开端并没有那么难，至少可以在疾病的因果关系中找到答案。

当然，在这之前会有一段新发现和新概念的积累期。在古希腊的宇宙结构概念中，有"原子"一词，但其与医学、疾病无关。在当时的疾病理论中，四大元素"火、土、风、水"，以及更为广泛传播的"四种体液"学说占据主导地位（见第 1、2 章）。初步的"原子"概念随着医学同时进入"黑暗时代"。直到文艺复兴时期，罗伯特·波义耳（Robert Boyle，1627—1691）和艾萨克·牛顿（Isaac Newton，1643—1727）才开始对这一概念进行科学探索。但是他们研究的是物理学、化学、天文学，并不是医学。第一个与现代相似的分子定义，可能是由詹姆斯·克拉克·麦斯威尔（James Clerk Maxwell，1831—1879）于 1873 年发表在《自然》（*Nature*）杂志上的论文——《分子—原子是不能被一分为二的个体；分子是某种物质最小的组成部分》（*Molecules-An atom is a body which cannot be cut in two；a molecule is the smallest possible portion of a particular substance*）。这仍然与医学不相关，与组织病理学和疾病的联系更是遥远。但空间上的条件已初步具备，因为麦斯威尔建立了剑桥卡文迪什实验室（Cavendish Laboratories），并担任实验室的第一任主任。仅 80 年后，世界就发生了巨大变革。

有很多科学发现乍看与医学完全无关，但是其后却对生物学和医学产生了重大影响。有很多"蛋白质"都经历了这样的过程，本文仅对其中三种蛋白质进行详细的讨论：免疫球蛋白、胰岛素和血红蛋白。这些发现虽然并不属于病理诊断的主流，但是对于人们了解疾病产生了深远影响，远远超出其最初的领域。

免疫球蛋白

以下将简单讲述免疫球蛋白的故事。当我们回顾时，通常会富有逻辑性地完整讲述其发展过程，但在历史的前进过程中，它并不是一帆风顺的。

对疾病的抵抗力和免疫力这一概念在医学史上早就存在，基于人体自我保护这一事实，人们构想出一些类似于免疫球蛋白的存在，但是并不了解它的本质。1796 年 5 月，詹姆斯·菲普斯（James Phipps）、莎拉·内尔姆（Sarah Nelms）和爱德华·詹纳（Edward Jenner）（见第 7 章）通过天花接种实验研究免疫力。其实早在中国明朝（16 世纪中期）[1]和 100 年后的奥斯曼帝国（Ottoman Empire，17 世纪中期），医生们就进行过类似的实验。他们将痘痂接种到人的鼻孔里，以寻求预防天花的方法。驻君士坦丁堡（Constantinople）[2]大使的妻子蒙塔古女士（Lady Montagu）将这一实验引进到英国，但并没有得到广泛认可。当时这样做的确使人体产生了一定的免疫力，但是由于发病率与死亡率太高，代价很大。詹纳的研究也不被当时的医学领军人物认可（他的论文被拒，见第 7 章），接种"疫苗"在 80 年后的路易斯·巴斯德（Louis Pasteur，1822—1895）（图 32-3）和罗伯特·科赫（Robert Koch，1843—1910）（图 32-4）（1905 年获得诺贝尔生理学或医学奖）时代才被认可。路易斯·巴斯德没有获得诺贝尔奖，是因为他在 1901 年首个诺贝尔科学奖颁布前便去世了。但是，在他之后，巴斯德研究所（Pasteur Institute）至少有 10 位研究员继续进行相关研究。巴斯德和同事们证实了微生物的存在，而且进行疫苗实验，证实了疫苗在临床治疗上是有效的。这种临床效果的生物学基础的研究过程也是十分曲折的。

巴斯德和科赫最早提出了微生物是疾病的起因，紧随他们的步伐，有更多其他病原有机体被逐渐证实。1883 年，埃德温·克莱布斯（Edwin Klebs）发现了白喉杆菌。一年后，弗里德里希·莱夫勒（Friedrich Loeffler）培养白喉杆菌，并证实它会产生有毒物质，也就是"毒素"。1890 年，埃米尔·冯·贝林（Emil von Behring）和北里柴三郎（Shibasaburo Kitasato）（见第 11 章）在柏林罗伯特·科赫研究所（Robert Koch Institute）对几内亚猪进行接种，生成一种"抗毒素"，被证实具有临床疗效。因此，1891 年圣诞夜，一位患有白喉的男孩"被动免疫接种"了这种抗毒素。1901 年，冯·贝林因此获得了诺贝尔生理学或医学奖。就在此时另一位不属于外科病理学领域的"伟人"也加入了研究，且影响深远。1899 年，保罗·埃尔利希（Paul Ehrlich，1854—1915，1908 年获得诺贝尔生理学或医学奖）就职于柏林研究所（Berlin Institute），他有很多贡献，他假定是"抗毒素"的"侧链"产生了临床疗效——即现在所说的"免疫球蛋白"和"抗体"。但这是另一个故事了。

---

①剧《中国医学史》教材载："种疫法起于明朝隆庆（1567—1572）年间宁国府太平县，……"。——编辑注

②君士坦丁堡士尔其最大城市伊斯坦布尔的旧名，往于土耳其西北部、巴尔干半岛东端。历史上曾经是罗马帝国、拜占庭帝国、拉丁帝国和奥斯曼帝国的首都。——编辑注

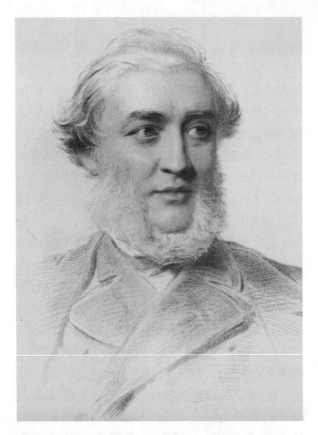

图 32-7A 亨利·本斯·琼斯（1813—1873），英国内科医生及化学家。由乔治-瑞奇蒙（George Richmond，1809—1896）所画。来自维基百科，公共资源

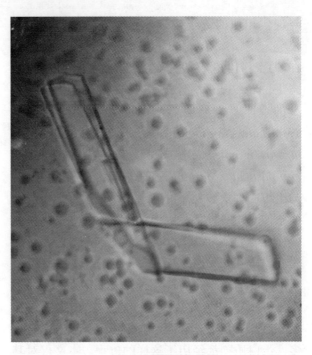

图 32-7B 本斯·琼斯发现的蛋白质；在 X 线下所见的本周蛋白结构，由免疫球蛋白轻链构成。来自维基百科，公共资源

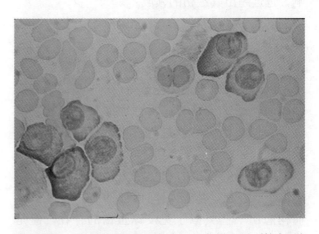

图 32-7C 多发性骨髓瘤—免疫组织化学显示（棕色区）恶性浆细胞中有免疫球蛋白轻链（本章作者的个人收藏，1974 年）

事实上，第一个免疫球蛋白（类似物）分子的发现，可以追溯到 1847 年，英国医生亨利·本斯·琼斯（Henry Bence Jones，1813—1873）（图 32-7A）在 44 岁的患者亚历山大·麦克贝恩（Alexander McBean）的尿液中发现一种特殊的蛋白质。大概一年后，该患者去世了，在他的死亡证明上写着"死于蛋白尿"。然而，验尸发现他的肋骨上充满"血红色油性胶状物"。1846 年，皇家显微镜学会（Royal Microscopical Society）的成员——外科医生约翰·达尔林普尔（John Dalrymple）检验了这一物质，发现其中含有大量的椭圆形细胞，细胞中一般都有 2～3 个细胞核 [12]。大约 25 年后，1873 年，J.冯·鲁斯提基（J. von Rustizky）发现了一个类似病例，并将其命名为"多发性骨髓瘤"，最终证实这种细胞是"浆细胞"。尿液中"本周蛋白"（Bence Jones protein）（图 32-7B）（其后被证实是免疫球蛋白的一部分）的发现为多发性骨髓瘤提供了一

种检测方法 [10,11,12]，但恶性浆细胞是免疫球蛋白样分子的来源这一点，是之后被证实的（图 32-7C）。

本书中提到过的瓦尔代尔（Waldeyer，1875年）、卡哈尔（Cajal，1890 年）和昂纳（Unna，1891 年）都描述过浆细胞，但匈牙利病理学家塔马斯·马沙尔科 [Tamas Marschalko，1895 年发表于《皮肤病与梅毒杂志》（Archiv für Dermatologie *und Syphilis*），30，1-52] 对浆细胞的描述更为贴切[12]。

"细胞核不在细胞中间，而是偏向一侧，在椭圆形细胞中，它位于细胞的一个极中——然而，细胞中间有透明的地方……"——塔马斯·马沙尔科，1895 年。

因此，我们知道"浆细胞"存在于多发性骨髓瘤中，也知道其与本周蛋白有关，但其与免疫球蛋白生产的关系还有待进一步研究了解蛋白质的结构及浆细胞的主要生产场所。当然，所有这一切都发生在 B 淋巴细胞和 T 淋巴细胞被发现的 50 年前（见第 16 章），以及对蛋白质合成认识的曙光出现之前，而这一切又反过来等待着 DNA 的故事和蛋白质结构的证明。本周蛋白最终在剑桥的桑格实验室（Sanger Laboratory）测序。弗雷德里克·桑格（Frederick Sanger，1918—2013），（图 32-8A）两次获得诺贝尔化学奖；第一次是由于蛋白质测序，并建立了它们的肽段序列结构（1958 年）。尽管他的荣誉主要来自于研究胰岛素，而不是本周蛋白；第二次是由于 DNA 测序（"桑格测序"，1980 年）。

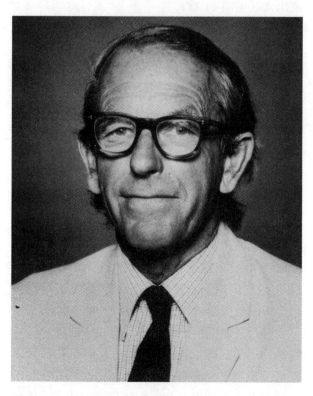

图 32-8A 弗雷德里克·桑格（1918—2013）；由于胰岛素、DNA 测序获得两次诺贝尔化学奖

大概在同一时期，20 世纪 60 年代，通过 B 细胞"免疫球蛋白基因重组"，人们更加全面理解到人体蛋白质结构多样性的形成过程（见第 16 章）。这对于外科病理学的发展至关重要。其中一个重要推论是抗体结构的特异性可用于检测癌细胞的起源。淋巴瘤是源于多个还是单个 B 细胞，是"场效应"还是"克隆"源性？"单克隆性"（源于单个细胞）理念明显得到更多的认可；B 细胞淋巴瘤和白血病起源于单个肿瘤性 B 细胞。由此可见，总体上癌症的"克隆源性"主要是通过子克隆突变的连续累积完成的，阿尔弗雷德·克努森（Alfred Knudson）提出的成视网膜细胞瘤[13]的"二次打击"理论和伯特·沃格尔斯坦（Bert Vogelstein）提出的结肠癌[14]的"多次打击"理论，是目前国际上比较认同的关于癌症发展的理论（见综述）[14,15]。

此外，虽然免疫球蛋白并不是"显微镜学家"的研究领域，但对其结构与功能的了解永远地改变了外科病理学，而且不仅是淋巴瘤领域。抗体（抗血清）因其具有固有特异性而能够被合成和识别；如上文中提到的，孔斯（Coons）将这种特性用于免疫荧光研究中；此后 25 年里，光学显微镜下的免疫组织化学缓慢地发展起来了[5]。免疫球蛋白在免疫组织化学的初期占有显著地位绝非偶然；浆细胞（包括抗体和免疫球蛋白）"跃入人们的视野"，因为它能利用其他浆细胞产生的抗体（免疫球蛋白），且这些抗体可以被标记（图 32-6）；而利用天然的抗体标记物和高度特异性工具也使免疫组织化学的研究方法得到了提升。

胰岛素

胰岛素是第一个被科学家们详细破译结构的蛋白质（弗雷德里克·桑格，剑桥，见上文）。同时，它在糖尿病的研究发展中也非常重要，这属于医学另一个重要领域。外科医生弗雷德里克·班廷（Frederick Banting，1891—1941）和医学生查尔斯·贝斯特（Charles Best，1899—1978）在多伦多大学用狗作为模型进行实验。他们的主要贡献是在 1921 年证实了糖尿病中胰岛素的作用，因此获得了 1923 年的诺贝尔生理学或医学奖（见第 26 章）。这一疾病过程的揭示，为人们了解影响身体各个器官的多种形态学变化（图 32-8B）提供了参考，外科病理学家也因此可以再次利用形态学领域之外的发现来更好地理解疾病的变化。对胰岛素的产生和作用的研究同时也揭示了细胞反应模式和激素与激素受体作用模式，为理解现代概念的配体、配体受体和细胞信号作用奠定了基础。

血红蛋白

蛋白质领域的最后一个例子是血红蛋白的研究。这一过程历经 50 多年。历史上很多著名的科学家都参与了这一研究，包括诺贝尔化学奖得主莱纳斯·鲍林 [Linus Pauling，1954 年（1962 年获得诺贝尔和平奖）] 和马克·佩鲁兹（Mark Perutz，1962 年），以及许多其他科学界的传奇人物，如 JB·霍尔丹（JB Haldane）。血红蛋白最终结构的发现为 DNA 研究奠定了基础（见下文）。其遗传学研究对"分子生物学"时代和"分子时代"的开启有重要意义[16]。"血红蛋白病"（主要是镰状细胞贫血，其次是地中海贫血）提供了一个真实的人体实验，正如一个世纪前格雷戈·孟德尔（Gregor Mendel，1822—1884）用一小把黄豆和绿豆所证明的。孟德尔是一名奥古斯丁教（Augustinian）修道士，生于奥地利，住的地方今天属于捷克共和国。

在这些背景下，以上所述的蛋白质研究，即蛋

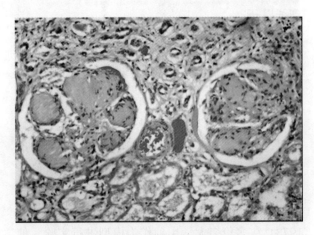

图 32-8B　糖尿病：结节性肾小球硬化的典型肾病变 [由纽约罗契斯特（Rochester）的肾脏病学医学博士杰里米·泰勒（Jeremy Taylor）友情提供]

白质分子远超过光学显微镜的极限，几乎完全超出了外科病理学的范围。然而，他们的影响扩展到病理学家用显微镜观察的每一个地方，尽管是看不见的。

病毒

病毒，尽管也是由蛋白质组成，而且比任何一种蛋白质都大得多，但其大小仍没有引起外科病理学家的注意，然而，病毒的研究对外科病理学的发展起到了关键作用。

在最早的"前蛋白质"时期，病毒在概念上经常与毒素相混淆。起初人们通过两个方面推断出病毒的存在；它能传递疾病和通过阻挡细菌的尚博朗过滤器（Chamberland filter）（见第 6、11 章）。滤器实验指出了病毒大小的上限，但是仍然无法将"毒素"和"液体"（在拉丁语中"液体"指病毒）区分开来（见第 27 章）。通过这种方法，第一种诱发疾病的病毒在 20 世纪初被发现，即烟草花叶病毒（tobacco mosaic virus，TMV），这种病毒对烟草种植者造成了经济损失，他们也对这种病毒十分好奇。直到 30 年后，第一个诱发人类疾病的病毒——黄热病病毒才被分离出来（见第 11 章）。

然而，与此同时，一个在当时看来微不足道但其后影响深远的事件发生了。佩顿·劳斯（Peyton Rous）（见第 27 章）起初为艾伯特·沃辛（Albert Warthin）[17] 工作，后来他有幸得到了洛克菲勒研究所（Rockefeller Institute）的资助。更加幸运的是，他收到一只他人捐赠的携带可转移性肿瘤的鸡，这一肿瘤不是通过整个细胞转移，而是在超滤器提取液的作用下发生了转移。因此，如第 27 章所述，他开始了长达 60 年的重要研究工作。最终他发现了 RNA 肿瘤病毒、第一个癌症基因（致癌基因）、RNA 的"反转录"和细胞生长"促进和抑制"基因。87 岁时，在60 年持之以恒的累积后，他获得了 1966 年诺贝尔生理学或医学奖（见第 27 章），实至名归。

经过长时间的研究，人们意识到病毒这一感染性物质的病理学特征，根据这些特征，病理学家可以识别、分辨病毒体及诊断，这不仅有利于了解很多先前被误解的疾病的形态学特征，比如黄热病、肝炎，以及细胞学特征，比如病毒包涵

体及其类似物。更有趣的是，一些分子虽然不满足病毒最基本的定义，比如骨病毒，但是它仍然具有传染性。这种现象虽然存在巨大争议，但很明显它推动了病毒学研究的发展。

接下来要讲述这一精彩故事也超出了外科病理学的范畴。这是发生在 20 世纪 60 年代的一个"从巫术到分子"的故事，是关于巴布亚新几内亚（Papua New Guinea）人的"巫术信仰"，他们为了保存"生命力"而吃掉死人的部分尸体，关于"库鲁病"（一种致命的帕金森病）、"疯牛病"和神秘又令人畏惧的克雅病（Creutzfeldt-Jakob Disease），关于判刑，以及丹尼尔·盖达塞克（Daniel Gajdusek，1976 年）和斯坦利·普鲁希纳（Stanley Prusiner，1997 年）获得诺贝尔生理学或医学奖的故事。最后，这也是一个关于分子"朊病毒"的故事。盖达塞克成功将"库鲁

病"转移到黑猩猩身上，证明该病的传染性而获奖。1982 年，普鲁希纳因阐明了朊病毒蛋白的本质而获奖。这个故事对整个世界影响深远且出人意料，比如对因恐惧"疯牛病"而禁止吃牛肉这一禁令的影响。这一病毒的发现对外科病理学也产生了很大的影响，因为它带来一个新的挑战，即实验室常规使用的抗污剂无法抵抗朊病毒或传染性蛋白质。这一故事也十分戏剧化，但那是另一段历史了（图 32-9A、32-9B）[18]。

DNA

最后，作为这段历史的结尾，也是未来故事的开端，DNA 的发现具有里程碑式的意义，这是任何探索健康与疾病近代史的人都知道的。

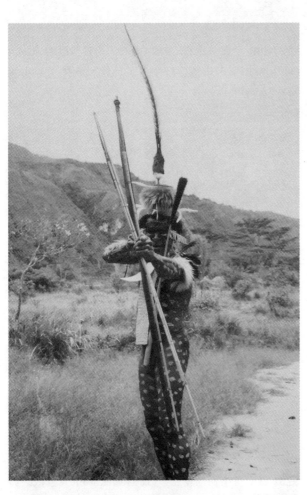

图 32-9A 巴布亚新几内亚（Papua New Guinea）部落成员正在射箭，1998 年 [本·泰勒（Ben Taylor）医学博士友情提供]

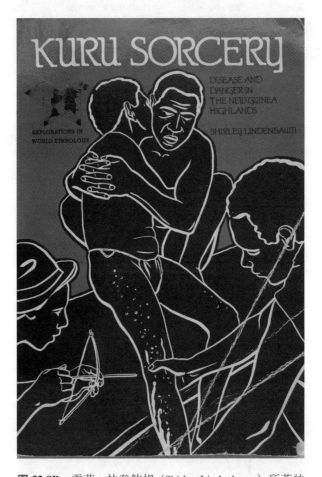

图 32-9B 雪莉·林登鲍姆（Shirley Lindenbaum）所著的《库鲁病》（*Kuru Sorcery*）。世界人种学探索。编辑：埃杰顿·RB（Edgerton RB）与朗格内斯·LL（Langness LL），加州大学洛杉矶分校（UCLA），梅菲尔德（Mayfield）出版社，1979 年（克莱夫·R. 泰勒个人收藏）

"生命的秘密"（DNA 的结构）[19]（图 32-10）这一发现是在剑桥大学的"老鹰"（Eagle）酒吧公布的，该酒吧位于卡文迪什实验室正对面，为了纪念这一事件，他们在门外立下一块牌匾（图32-11A）和一份简短的论文（图 32-11B），詹姆斯·沃森（James Watson）为其剪彩。弗朗西斯·克里克（Francis Crick，1916—2006，研究生）（图 32-12）、詹姆斯·沃森（1928 年生于芝加哥，动物学研究员）（图 32-13），和毕业于剑桥大学并就职于伦敦国王学院（King's College）的莫里斯·威尔金斯（Maurice Wilkins，1916—2004，生于新西兰）（图 32-14）因此获得了 1962 年诺贝尔生理学或医学奖。但同样任职于国王学院的罗莎琳德·富兰克林（Rosalind Franklin，1920—1958）（图 32-15），因卵巢癌去世而没能获奖。1941 年，她以研究生学历毕业于剑桥大学纽纳姆学院（Newnham College），她是四位"合作者"中唯一拥有正式化学学位的人。由于诺贝尔奖不会追授给过世者，富兰克林没能

获得属于自己的荣誉。这一发现公布后争论声四起，但这是另一段历史。这一发现在很大程度上也依赖于弗瑞德·桑格（Fred Sanger）在剑桥的

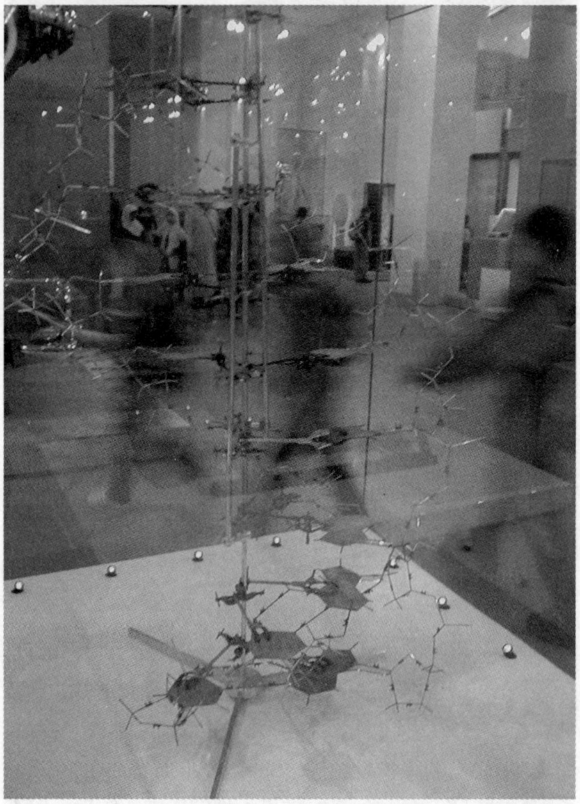

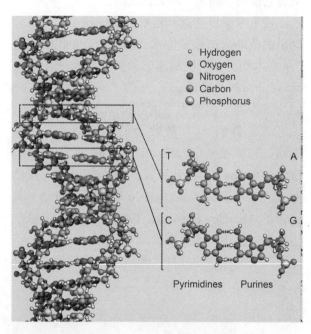

图 32-10B "那个分子"。DNA 模型 ［由科罗拉多（Colorado）基因组的医学、科学博士马修·泰勒（Matthew Taylor）友情提供］

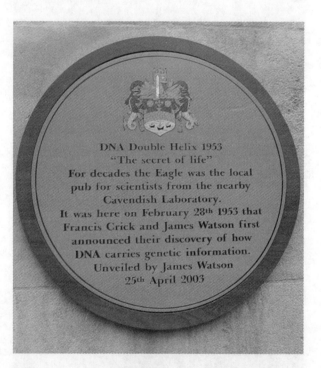

图 32-11A "生命的秘密"（The secret of life）首版。剑桥大学老鹰酒吧门前的招牌：公开了 50 年前发表的论文（图 32-11B）Commons.wikimedia.org.（克莱夫·R.泰勒个人收藏）

图 32-10A DNA。克里克和沃森的 DNA 模型，建于 1953年，1973 年重建，并赠予伦敦国家科学博物馆（National Science Museum）Commons wikimedia.org. 公共资源

MOLECULAR STRUCTURE OF NUCLEIC ACIDS

A Structure for Deoxyribose Nucleic Acid

WE wish to suggest a structure for the salt of deoxyribose nucleic acid (D.N.A.). This structure has novel features which are of considerable biological interest.

A structure for nucleic acid has already been proposed by Pauling and Corey[1]. They kindly made their manuscript available to us in advance of publication. Their model consists of three intertwined chains, with the phosphates near the fibre axis, and the bases on the outside. In our opinion, this structure is unsatisfactory for two reasons: (1) We believe that the material which gives the X-ray diagrams is the salt, not the free acid. Without the acidic hydrogen atoms it is not clear what forces would hold the structure together, especially as the negatively charged phosphates near the axis will repel each other. (2) Some of the van der Waals distances appear to be too small.

Another three-chain structure has also been suggested by Fraser (in the press). In his model the phosphates are on the outside and the bases on the inside, linked together by hydrogen bonds. This structure as described is rather ill-defined, and for this reason we shall not comment

We wish to put forward a radically different structure for the salt of deoxyribose nucleic acid. This structure has two helical chains each coiled round the same axis (see diagram). We have made the usual chemical assumptions, namely, that each chain consists of phosphate diester groups joining β-D-deoxyribofuranose residues with $3',5'$ linkages. The two chains (but not their bases) are related by a dyad perpendicular to the fibre axis. Both chains follow right-handed helices, but owing to the dyad the sequences of the atoms in the two chains run in opposite directions. Each chain loosely resembles Furberg's[2] model No. 1; that is, the bases are on the inside of the helix and the phosphates on the outside. The configuration of the sugar and the atoms near it is close to Furberg's 'standard configuration', the sugar being roughly perpendicular to the attached base. There

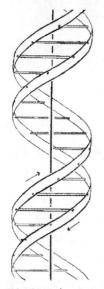

This figure is purely diagrammatic. The two ribbons symbolize the two phosphate—sugar chains, and the horizontal rods the pairs of bases holding the chains together. The vertical line marks the fibre axis

图 32-11B "生命的秘密"。仅仅几天后发表的更加正式的声明。《自然》杂志一页上的两版（737 页，1953 年 4 月 25 日）- "来自剑桥大学卡文迪什实验室研究生物系统分子结构的医学研究理事会（The Medical Research Council Unit），4 月 2 日"

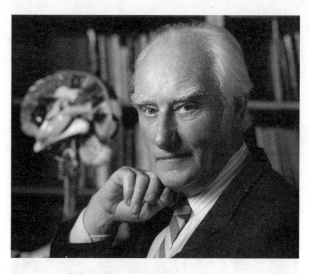

图 32-12 弗朗西斯·克里克在办公室。他身后是雅各布·布朗劳斯基（Jacob Bronowski）赠予他的人脑模型。Commons.wikimedia.org-Dutch. 公共资源

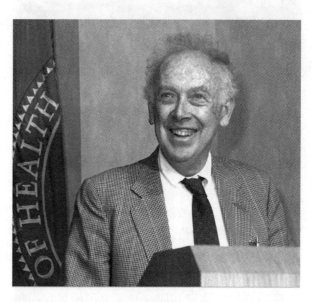

图 32-13 詹姆斯·沃森在美国国立卫生研究所（National Institutes of Health），人类基因组项目的领军处，1990—1992。詹姆斯·杜威·沃森 Commons.wikimedia.org. 公共资源

研究，他揭示了胰岛素的结构和序列，以及鲍林和佩鲁兹揭示的血红蛋白序列结构的研究（见上文）。弗朗西斯·克里克就在佩鲁兹手下工作。

新的开端

"分子时代"在各处都拉开了序幕，它的光

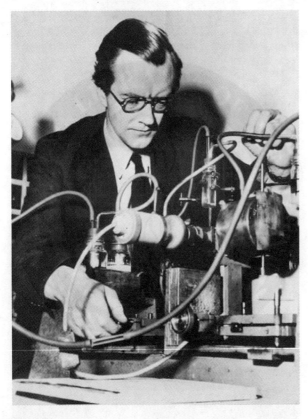

图 32-14　莫里斯·威尔金斯在他的实验室。文件：莫里斯·HF 威尔金斯。Commons.wikimedia.org. 公共资源

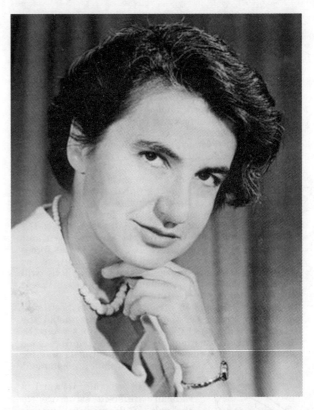

图 32-15　罗莎琳德·富兰克林，她的 X 射线衍射结果为 DNA 结构的研究提供了重要线索。文件：罗莎琳德·富兰克林。Commons.wikimedia.org. 公共资源

芒遍及各个角落，如果真要说它的开端，那就是在 1950 年，因为在第二次世界大战后的几十年间，医学创新研究的洪流席卷而来，将分子医学引入了主流研究地位。而它最初开始的地方，就是在英国剑桥大学，在那里有很多优秀的实验室和一群天才科学家，历史上很少出现这样人才济济的时代。他们共同解开了分子的秘密：包括胰岛素分子、肌红蛋白，血红蛋白。弗雷德里克·桑格、马克·佩鲁兹、弗朗西斯·克里克、詹姆斯·沃森、莫里斯·威尔金斯和罗莎琳德·富兰克林共同揭示了 DNA 结构，除了早逝的罗莎琳德·富兰克利，他们都获得了诺贝尔奖。

我们在看待蛋白质和 DNA 具体结构这一发现时，不应局限于它本身所属的物理化学领域，而应该从克里克和沃森所讲的"生命的秘密"这一高度出发，了解到它巨大的价值，它已经并将继续引领我们的时代。在新方法的基础上，更新的方法层出不穷，也会带来更多的发现；一切都将改变。

本书讲述的是从古代到现代的历史，而不仅仅讲述近代或现在的历史。为了阐述历史，本书谈到了很多事件及发现者们产生的影响，并记录了一条时间线。"分子时代"是一个新时期，这在其他人的历史传记中也有记录。近 50 年的发现，比如分子生物学、"人类基因组"测序、"表观微阵列"和"二代测序"，在任何历史记录中都是举足轻重的。而凯利·穆利斯（Kary Mullis）驾车经过红木村时灵感一现而后发现的聚合酶链式反应（PCR），被称作这一时代的"重要技术"（图 32-16）。

谈到恶性淋巴瘤，作者如下写道[21]（见第 16 章）：

……运用"遗传信息"对造血系统肿瘤进行分类可以追溯到 1960 年，这一年，诺维尔（Nowell）和亨格福德（Hungerford）描述了一种"存在于人类粒细胞白血病中的微小染色体"（费城染色体）。想要得到进一步的发现，还需等待一种新技术的诞生。这一技术来自于另一个平行

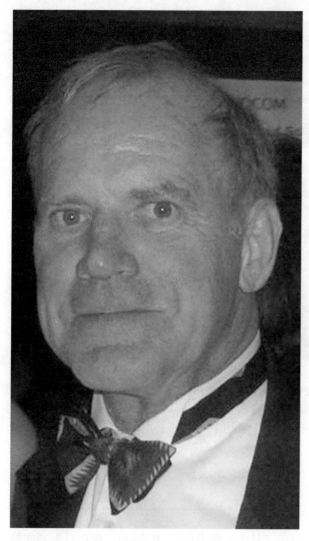

图 32-16 凯利·穆利斯，聚合酶链式反应（PCR）的发明者。文件：凯利·穆利斯 Commons.wikimedia.org. 公共资源

的不相关的领域，"小致癌病毒 SV40，其中包含双链共价连接环形 DNA"，在这篇 1971 年的论文中，丹·内森（Dan Nathans）和他的研究生凯思琳·丹娜（Kathleen Danna）使用"细菌限制性内切酶……生成了 SV40 DNA 的特殊片段"，因而在一个几乎不可能的链上形成了第一个连接。几十年后，某个"幸运的意外加之敏锐的观察"造就了新的技术，它再次推动了科学的前进。

凯利·穆利斯说：

"无心插柳柳成荫。冥冥之中，在 1983 年 4 月的一个星期五的晚上，我紧握汽车方向盘，在月光下沿着崎岖的山路迂回前进，驶入位于北加利福尼亚的红木村。我就这样偶然发现了聚合酶

链式反应（PCR）[20,21]。"

对未来的探索

技术的持续影响——分子形态学 [21]

"就像显微镜，历经 150 年，将医学研究从对整个躯体和器官的研究转变为对组织和细胞的显微水平的研究一样，现代分子方法也正在迫使另一种转变，更深入到基因和分子的亚细胞水平。淋巴瘤的分类（正如大多数肿瘤和疾病），始于显微镜时期，但是它会继续发展，进入'分子形态学'时期。"[21]

在火热的"分子时代"这一大背景下，外科病理学大步前进着，将越来越多的新知识融入到形态学及诊断学中。值得注意的是，2016 年，在激烈的"分子风暴"中，有着 200 年历史的"组织诊断"技术仍然是癌症诊断和治疗的"金标准"。

然而，外科病理学、病理学家以及传统的疾病研究方法都在发生改变。上面简单提到的"外在发现"形成了势不可挡的力量，使显微镜学和病理学领域都经历巨变。免疫组织化学亟待进步，从仅是定性"染色"发展为"定量分析"[22]。同一切片上 4 ~ 8 个标记物的多分子分析是"常规的分析方法"（图 32-17），未来很有可能实现单个分子可视化。当然，单个突变事件（比如基因易位）已经可以通过原位杂交"常规"检测了。此外，显微镜"这一重要技术"，200 多年来一直未有变革。这一技术，无论是获取"图像"的方法还是观察、解释图像的方法都将迎来巨变。

在广义上的"显微镜"领域中新方法层出不穷；包括预期出现的多种"超分辨率"仪器和"单分子显微镜"或"纳米显微镜"，后者的研究者们 [霍华德休斯医学研究所（Howard Hughes Medical Institute）的埃里克·贝齐格（Eric Betzig）、马克斯普朗克研究所（Max Planck Institute）的斯特凡·赫尔（Stefan Hell）和斯坦福大学（Stanford University）的威廉·莫纳尔（William Moerner）] 因此获得了 2014 年诺贝尔

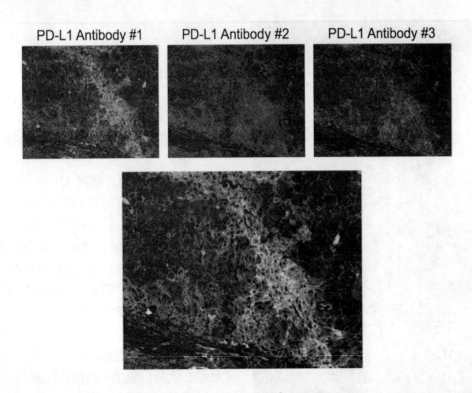

图 32-17　多重免疫组织化学：4 个标记物；3 种不同的抗 PD-L1 [①] 抗体以及核染色。实验中可见 12 个左右的抗体，2016 年 4 ～ 6 个标记物是"常规"标准。[由加州大学洛杉矶分校医学博士保尔·图姆（Paul Tumeh）和艾玛·泰勒（Emma Taylor）友情提供见文章：Tumeh P et al. NATURE，515，568，2014.]

化学奖。如果将它应用到医学实践中，外科病理学的面貌将会难以辨认，既小得多，又大得多。

此外，30 秒内获得组织切片的高分辨率、高质量的全视野图像即将成为全球标准，但是由于尚未通过美国食品和药物管理局（FDA）的认证，因而美国还未开展。一旦数字化图像成为常规，那么数据分析和"形态测定"将会变成常规，生成很多肉眼无法获得的数据，而这些数据光靠病理学家的头脑也无法处理和分析。病理学家需要努力适应这些数据，因为这些数据有助于病理学家的诊断 [23]。

靶向治疗正在引起肿瘤领域的变革。"个体化医疗"旨在通过检测个体肿瘤的突变模式进而选择特定的靶向药物。靶向治疗十分复杂，而且花费巨大，需要"相应的诊断"来判断哪些患者对治疗有反应，而缺乏相应突变的患者则治疗无效。个体化医疗必然需要"个体化病理学" [15,24]，这也可能就是病理学与疾病研究"未来故事"的走向。

结束语

"从巫术到分子"，一路走了很远，本书的故事叙述中包含了本书作者及编辑们的铺陈和个人愿望。

正如"前言"中所述，本书所叙述的历史是独一无二的，在一定程度上可能带有些许个人的色彩，比如本书作者所定义的里程碑式事件，其他作者对此很可能会有不同的认识。本书的个性化特色还体现在编辑们对作者的选择上，一般都是选择相识的或者通过文章了解的人。特别要提的是简·G. 范·登·特维尔（Jan G. van den Tweel），他参加了很多历史类会议和会社，也是他的努力"劝说"才使更多优秀的作者加入了本书的创作。其中两位编辑，简·G. 范·登·特维尔和克莱夫·R. 泰勒（Clive R. Taylor）曾一起工作过很长时间，他们 20 世纪 70 年代在洛杉矶就相识，为罗伯特·卢克斯（Robert Lukes）和约

[①] PD-L1：Programmed cell death-1 ligand 1（程序性细胞死亡 -1 配体 1）。——编辑注

翰·帕克（John Parker）成立的"淋巴瘤白血病计划"工作（见第16章）。泰勒和顾江由于对免疫组织化学有共同兴趣而开始合作，他们将以前的《免疫组织化学应用学杂志》（*Journal of Applied Immunohistochemistry*）与《细胞视界》（*Cell Vision*）杂志合并后成立了《实用免疫组织化学与分子形态学》（*Applied Immunohistochemistry and Molecular Morphology*，*AIMM*）杂志（图32-6B），他们共同担任主编，也因此为本书招募了一些优秀的作者。

因此，这本书是"一段历史"，又不仅是"一段历史"。医学的后继者多多益善，希望他们能将病理学的研究进一步推进，同时也期待未来有更多的历史陈述。现今的科学发展必将成为未来的一段精彩历史，被后人所乐道。

参考文献

1. Taylor CR. Immunomicroscopy: A diagnostic tool for the surgical pathologist. W.B. Saunders, Philadelphia, 1986. (2nd & 3rd editions, 1994, and 2005, with RJ Cote).

2. Onuigbo W. The Surgical Pathology of Cancer: A Historical Review. J Cancer Prev Curr Res 2(3): 00039, 2015.

3. Majno G, Joris I. The microscope in the history of pathology. With a note on the pathology of fat cells. Virchows Arch A Pathol Pathol Anat, 1973, 360(4): 273-286.

4. Childs G. 40 Years Ago. Gordon Research Conference on Immuno-electron microscopy in 1972: A tipping point for immuno-enzyme technology Gwen Childs, Ph.D., FAAA (formerly Gwen C. Moriarty). Histochemical society.org

5. Taylor CR, Burns J. The demonstration of plasma cells and other immunoglobulin containing cells in formalin-fixed, paraffin-embedded tissues using peroxidase labelled antibody. J Clin Pathol, 1974, 27:14-20.

6. Taylor CR, Mason DY. The Immunohistological detection of intracellular immunoglobulin in formalin-paraffin sections from multiple myeloma and related conditions using the immunoperoxidase technique. Clin Exp Immunol, 1974, 18: 417-429.

7. Köhler G, Milstein C. Continuous cultures of fused cells secreting antibody of predefined specificity. Nature, 1975, 256 (5517): 495-497.

8. Shi S-R, Cote RJ, Taylor CR. Antigen Retrieval Immunohisotchemstry : Past, Present, and Future. The Journal of Histochemistry & Cytochemistry, 1997, 45(3): 327-343.

9. Shi S-R, Cote RJ, Taylor CR. Antigen Retrieval Immunohistochemistry and Molecular Morphology in the Year 2001. Applied Immunohistochem Mol Morph, 2001, 9(2): 107-116.

10. Llewelyn MB, Hawkins RE, Russell SJ. Discovery of antibodies. BMJ, 1992, 305(6864): 1269-1272.

11. Black C. A brief history of the discovery of the immunoglobulins and the origin of the modern immunoglobulin nomenclature. Immunology and Cell Biology, 1997, 75: 65-68.

12. Kyle RA. Historical Review. Multiple Myeloma: an odyssey of discovery. British Journal of Haematology, 2000, 111: 1035±1044.

13. Knudson AG Jr. Mutation and Cancer: statistical study of retinoblastoma. Proc Natl Acad Sci USA, 1971, 68 (4): 820-823.

14. Vogelstein B, Papadopoulos N, Velculescu VE, et al. Cancer genome landscapes. Science, 2013, 339: 1546-1558.

15. Gu J. Taylor CR. Practicing pathology in the era of big data and personalized medicine. Appl Immunohistochem Mol Morph, 2014, 22: 1-9.

16. Schechter AN. ASH 50th Anniversary Reviews. Hemoglobin research and the origins of molecular medicine. Blood, 2008, 112(10): 3927-3938.

17. Kumar P, Murphy FA. Francis Peyton Rous. Emerg Infect Dis, 2013, 19(4): 660-663.

18. Rhodes R. The "Prion" Controversy and the Public's Health Touchstone (Simon & Schuster) The Rockefeller Center New York, 1997.

19. Watson JD, Crick FH. Molecular structure of nucleic acids; a structure for deoxyribose nucleic acid. Nature, 1953, 171(4356): 737-738.

20. Mullis KB. The unusual origin of the polymerase chain reaction. Scientific American, April, 1990: 56-65.

21. Taylor CR, Hartsock RJ. Classifications of Lymphoma; Reflections of Time and Technology. Virchow Archiv, 2011, 458: 637-648.

22. Taylor CR. Quantitative In Situ Proteomics; a proposed pathway for quantification of immunohistochemistry at the light-microscopic level. Cell Tissue Res, 2015, 360: 109-120.

23. Taylor CR. From microscopy to whole slide digital images: a century and a half of image analysis. Appl

Histochem Mol Morph, 2011, 19: 491-493.

24. Taylor CR. Predictive Biomarkers and Companion Diagnostics.The Future of Immunohistochemistry - "in situ proteomics", or just a "stain"? Applied Immunohistochem Mol Morph, 2014, 22: 555-561.

翻 译：赵小娟 李 哲

校 对：陈雪玲 许 茜